Aus der Mitte
des Herzens lauschen

Eine visionäre Annäherung an die
Craniosacralarbeit

Band 2

Hugh Milne

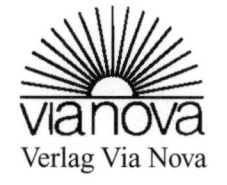

vianova
Verlag Via Nova

Aus der Mitte des Herzens lauschen

Eine visionäre Annäherung an die Craniosacralarbeit

Band 2

Hugh Milne

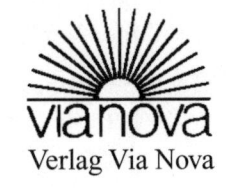

via nova
Verlag Via Nova

Die osteopathischen, schamanischen und visionären Praktiken, die in diesem Buch vorgestellt werden, sollten nicht als einzige Behandlungsmethode angesehen werden. Für die Diagnose aller medizinischen oder psychologischen Beschwerden sollten entsprechende medizinische oder psychotherapeutische Fachpersonen herangezogen werden.

Die osteopathischen, schamanischen und visionären Praktiken, die in diesem Buch beschrieben sind, werden am besten als Ergänzung zu orthodoxer medizinischer oder psychotherapeutischer Behandlung betrachtet.

Ziel dieses Buches ist es, lizenzierten Fachkräften im Gesundheitswesen als Ausbildungsgrundlage zu dienen, ein Verständnis von und die Kompetenz in komplementären Heilpraktiken zu fördern.

Übersetzung aus dem Amerikanischen: Helen Prisi, mit Unterstützung von Michael Espenlaub.

Originaltitel: The Heart of Listening: A Visionary Approach to Craniosacral Work
Copyright © 1995 bei Hugh Milne. Alle Rechte vorbehalten. Kein Teil des Buches, außer für Rezensionen, darf in irgeneiner Form ohne Erlaubnis des Verlages kopiert werden.
Herausgegeben in USA: North Atlantic Books, P.O. Box 12327, Berkeley, California 94712
Cover: Malcolm Godwin (Yatri), The Heart of the Matter, ©1988
Grafiken: Jamey Garbett und © copyright Nielsen/Garbett 1995
Grafiken auf Seite 24, 26, , 90, 111, 124, 151,164, 171, 181, 190, 197, 203, 205, 213, 225, 227
Nachdruck mit Erlaubnis des Georg Thieme Verlags
Photos: Hugh Milne

2. Auflage 2009

Verlag Via Nova, Alte Landstraße 12, 36100 Petersberg

Telefon: (06 61) 6 29 73
Fax: (06 61) 9 67 95 60

Satz: typo-service kliem, 97647 Neustädtles
Druck und Verarbeitung: Fuldaer Verlagsanstalt, 36037 Fulda

Alle Rechte vorbehalten
ISBN 978-3-928632-62-1

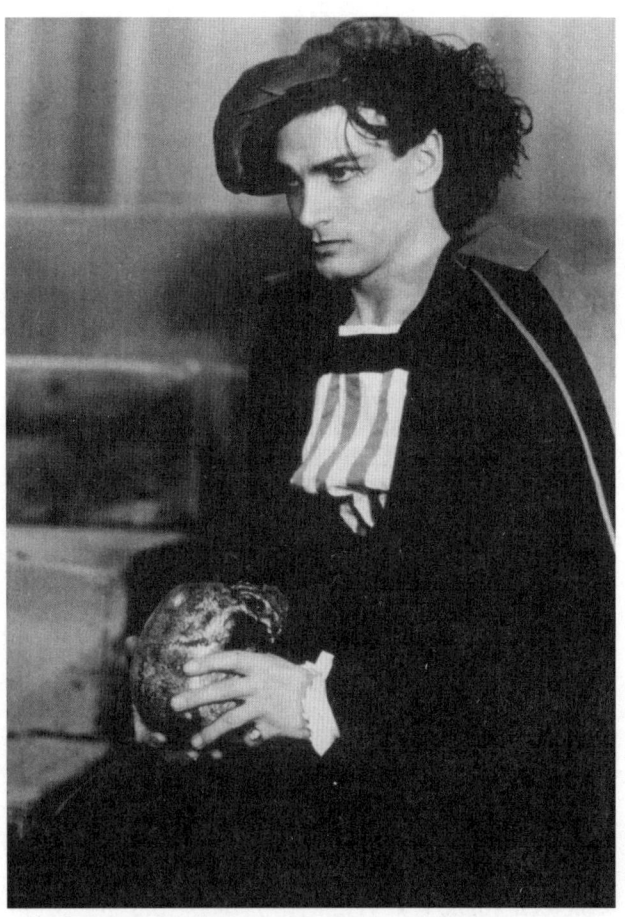

Copyright J.W. Debenham, circa 1930, Motion Picture and Television Archive

Widmung

Meinem Vater Sandy,
der mich als erster lehrte,
Aussagen, Symptome
und Gebärden
einer tieferen Wirklichkeit
gemäß neu zu interpretieren.

Meiner Mutter Joycelyn,
die mir als erste
intuitive Wahrnehmung
nahebrachte und
die das mitfühlende
Herz lebte.

Und allen Lehrerinnen
und Lehrern.

Danksagung

Dieses Buch lag während dreier Jahre als Manuskript vor und wurde auf der ganzen Welt von Hunderten von Studenten als Handbuch verwendet. Während jener Zeit bat ich wiederholt um Kommentare, Kritik, Rückmeldungen irgendwelcher Art. Niemand antwortete, bis eines Tages Marti Spiegelman sagte: „Ich möchte dir helfen" – und sie tat es wirklich. Sie leistete für Fließen, Inhalt und psychisches Gewicht dieses Buches absolut unschätzbare Hilfe. Als mannigfaltig begabte Frau hat sie auch das Seitenlayout betreut und Bildmaterial und Schriftsatz des englischen Originals überwacht. Sie ist die Hebamme dieses Buches.

Jodie Arey bewältigte ein endlos scheinendes Maß an Transkription, Briefen und literarischer Suche mit unverwüstlicher und ansteckend guter Laune.

Courtney Childs und Dove Grace vervollständigten ihre Arbeit mit Talent. Mit erstaunlicher Kompetenz und Konzentration verbrachte Brian Lyke viel Zeit mit Fußnoten. Rabia Erduman half bei den Seelenzentren, Craig Carr bei den Fenster-zum-Himmel-Punkten, und David Schanakar drang bei der taoistischen Wahrheit stets durch. Trent Cornell leistete unschätzbare Hilfe bei der Dynamik von Übertragung. Wojciech Tarnowski reagierte prompt und gewissenhaft auf meine Fragen bezüglich der Zahnforschung, und Angeles Arrien definierte den Begriff „visionär" für mich so, wie ich ihn verstand, wie er jedoch in keinem Wörterbuch stand.

Julie Chertow, Teresa Gaffin, Sabine Grandke, Kim Luchau, Reiko Miyamoto, Mark Nilsson und Marti Spiegelman stellten sich alle geduldig und gutgelaunt für die technischen Fotos zur Verfügung. Gary Russell von GMR in Monterey war für die Aufbereitung und Reproduktion der Bilder unentbehrlich.

Anne Hoff traf genau die richtige Mischung von Wachsamkeit, Verifikation und Verständnis für die Erstveröffentlichung. Catherine Campaigne kombinierte heroisch Korrekturen der letzten Minute mit Änderungen des Schriftsatzes und tat das mit untrüglicher Wärme und gutem Willen. Es war eine Freude, mit ihr zu arbeiten.

Euch allen danke ich von ganzem Herzen.

Das Herz

„Heart" (Herz) enthält vier Wörter:

- *Ear   (Ohr)*
- *Hear (hören)*
- *Heat (Hitze)*
- *Art   (Kunst)*

„Aus der Mitte des Herzens zu lauschen" verlangt von uns, daß wir nicht nur ein Ohr haben, sondern mit unserem ganzen Wesen hören; es ist Energiearbeit, und die Hitze in den Händen einer Heilerin ist eine mächtige Form von Energie. Mit realen, ganzen Menschen zu arbeiten ist ein heißblütiges Unterfangen, das heißt, es ist, vor allem anderen, eine Kunst.

Wahrnehmung ist der visuelle, äußere Anteil der Intuition, Einsicht ist der kontemplative, innere Anteil der Intuition. Es ist „Ein-Sicht"; es ist das innere Sehen des Selbst und des andern. Ein visionärer Mensch ist jemand, der dem vertraut, was er außen wahrnimmt und was er innen fühlt, und beides gleichermaßen achtet. Viele Menschen können der Teile gewahr sein; andere können das Ganze im Bewußtsein halten; doch sehr wenige Menschen können der Teile und des Ganzen gewahr sein. Dieses Buch stellt einen visionären Zugang zur Craniosacralarbeit vor.

Ich hoffe, daß es dir einen Weg nach innen zeigen wird, einen Weg nach außen und einen Weg, die beiden zu verbinden.

Inhaltsübersicht

Vorwort — 10

Der beste Zuhörer von allen — 11

Einführung — 12

Abkürzungen, Terminologie und Maßreferenzen — 14

Anatomie und Physiologie

16. Eine geführte anatomische Reise durch den cranialen Bereich — 18
17. Die reziproke Spannungsmembran — 31
18. Das stomatognathische System — 41
19. Quanten-Cranial: Das fließend-elektrische Modell — 52
20. Das Zentralnervensystem — 71

Die Knochen

21. Einführung in die Techniken — 86
22. Das Os sacrum — 90
23. Das Os occipitale — 111
    Die vierzehn Möglichkeiten des CV4
24. Das Os sphenoidale — 124
    Übersichtstabelle der sphenobasilaren Läsionsmuster
25. Die Ossa temporalia — 151
26. Die Ossa parietalia — 164
27. Das Os frontale — 171
28. Das Os ethmoidale — 181
29. Der Vomer — 190
30. Die Ossa zygomatica — 197
31. Die Maxillae — 203
32. Die Ossa palatina — 213
33. Die Tubae auditoriae — 219
34. Die Mandibula — 225
    Zehn Gründe, die Mandibula zu entwirren
    Zwölf Gründe, die lateralen Ptergygoidei zu lösen
    Überlegungen zum Temporomandibulargelenk

Besondere Anwendungsbereiche

35. Craniosacralarbeit mit Kleinkindern — 246
36. Schlimmer Rücken — 250
37. Kopfschmerzen — 267
38. Gehirntumore — 277

Protokolle und Tests

39. Craniosacrale Protokolle — 282
40. Vertraut werden — 284
    Ein Grundprotokoll
41. Eine Sequenz von Techniken bei Kopfschmerzen — 286
42. Protokoll der Kardinalen Acht — 287
43. Protokoll für die lateralen Strukturen — 289
44. Techniken fürs Entwirren — 291
45. „Fenster zum Himmel" — 295

Glossar — 305

Index der Techniken — 312

Index — 315

Bibliographie — 331

Quellennachweis — 338

Vorwort

Über Jahre hinweg haben mich viele Therapeuten gefragt, ob ich sie das, was in meiner Sitzung mit ihnen geschieht, lehren könne. Dieses Buch stellt einen Versuch dar, darüber zu schreiben, ausführlich über eine visionäre Annäherung an eine Kunst zu berichten, die mehrheitlich in streng technischer Terminologie vorgestellt wird. Der angehenden Heilerin, die ihre Fertigkeit zu entwickeln wünscht, soll es einen alternativen Ansatz bieten.

Für mich ist die Arbeit mit dem Kopf der Menschen spirituelle Praxis. Sie gründet auf einem tiefen Respekt für das Individuum, durchdrungen von Ehrfurcht und überlagert von einer Art Scheu. Für andere ist die Arbeit mit dem Kopf einfach eine mechanische Kunst. Das macht sie nicht unwirksam. Rumi, der persische Mystiker, bemerkt, daß „es Hunderte von verschiedenen Wegen gibt, hinzuknien und den Boden zu küssen."

Als ich frisch von der Osteopathie-Schule kam, führte ich Sitzungen von fünfzehn Minuten durch, in denen es darum ging, Wirbel sehr rasch auszurichten. Ich sah bis zu fünfunddreißig Klienten pro Tag. Am Ende des zweiten Jahres dieses für mich traumatischen Anfangs schwor ich, nie wieder derart viele Menschen derart mechanisch zu behandeln. Fünfzehn Jahre später gab ich sieben Personen pro Tag einstündige Sitzungen, und es fühlte sich immer noch an, als ob nicht genügend Zeit wäre, an die Quelle zu gelangen, sie zu berühren und den Heilungsprozeß zu beginnen. Nach fünfundzwanzig Jahren Praxis sehe ich heute drei Menschen pro Tag für zweistündige Sitzungen. Ich ändere das nicht mehr. Ich fühle mich, als sei ich nach Hause gekommen, und tue das, wofür ich geboren wurde.

Was heute allgemein als „Craniosacralarbeit" bekannt ist, kann, wie jede Kunst, sehr verschiedenartig ausgeübt werden. Manche Osteopathen üben „Craniale Osteopathie" als technische Fertigkeit aus, die sich darauf konzentriert, Symptome in zehn- bis zwanzigminütigen Sitzungen zu behandeln. Viele Chiropraktiker praktizieren „Craniologie" mit großer mechanischer und taktiler Begabung während ähnlich kurzer Zeiten. Sowohl Chiropraktiker wie auch Osteopathen neigen dazu, ihre Arbeit auf die mechanischen Modelle von Knochenbewegung abzustellen, die sie gelernt haben. Begabte Körperarbeiter setzen Craniosacralarbeit in ihren einstündigen Sitzungen ergänzend ein. Sie neigen dazu, das, was sie tun, in bezug auf Ausgewogenheit, Schwerkraft, Muskeltonus und Faszienlänge zu interpretieren. Massagetherapeuten arbeiten vielleicht am Ende jeder Sitzung mit einigen Craniosacraltechniken. Bezüglich taktiler Sensitivität außerordentlich begabt, neigen sie dazu, sich von ihren Händen erzählen zu lassen, was zu tun ist. Christliche Heiler berühren den Kopf, wenn sie „Hände auflegen"; sie behandeln, indem sie beten. Für mediale Menschen ist Craniosacralarbeit ein Weg, während „psychischem Heilen" tiefe Bereiche des Geistes zu erreichen. Indem sie über visionäre Wahrnehmung arbeiten, sehen sie, was mit dem Kopf nicht stimmt. Im „Zurückgehen zu vergangenen Leben" arbeiten Therapeuten mit craniosacraler Berührung, um Menschen in sensitive Erfahrungsbereiche zu führen. Sie arbeiten in veränderten Bewußtseinszuständen und benutzen dazu ihre außerordentliche Sensitivität dem elektrischen Feld des Körpers oder dem Chi gegenüber.

Meine Sitzungen enthalten Aspekte eines jeden der oben erwähnten Ansätze; angemessen eingesetzt, ist jeder davon wertvoll und trägt zur Heilung das Seine bei. Die Sitzungen beginnen mit einem intuitiven Lesen, das sich darauf konzentriert wahrzunehmen, was den Klienten wirklich bedrückt, seine Stärken und Schwächen zu erfassen und auch, wie er Zugang zu seinem Potential finden kann. Von da an kann die Sitzung so verlaufen, daß wir zusammen sitzen, abwechselnd meditieren und darüber sprechen, was wir hören, sehen und fühlen, wobei sich unser Kontakt auf die verbale Ebene beschränkt. Die Sitzung kann auch so verlaufen, daß die erwähnte Erstwahrnehmung dazu dient, den Klienten auf tieferer Ebene genauer zu treffen. (Der physischen Manifestation psychischer Zustände kann nachgespürt werden, indem man Veränderungen der Energiemuster, der cranialen Wellenbewegung und des Gewebetonus des Körpers nachspürt.) Die meisten Sitzungen bestehen aus einer Mischung von Zusammensitzen und Berühren.

Zu Ehren des weiblichen Geschlechts und des im wesentlichen weiblichen Wesens visionärer Craniosacralarbeit spreche ich von Heilerin und Klient, von „sie" und von „er". Ich hoffe, daß das die Gefühle des Ausgeschlossenseins beschwichtigt, die sich aus dem traditionellen Gebrauch ausschließlich männlicher Pronomina ergeben können.

Hugh Milne
Richterswil, Schweiz
10. Oktober 1994

Der beste Zuhörer von allen

Ein Nachrichtenoffizier ist keinen Schuß Pulver wert, wenn er nicht mehr zuhören kann. George Smiley aber, rundlich, bekümmert, von seiner Frau betrogen, der zurückhaltende, unermüdliche George, immer dabei, seine Gläser am breiten Ende seiner Krawatte zu polieren, seine Backen aufzublasen, George, in ständiger Zerstreutheit vor sich hin seufzend – er war der beste Zuhörer von allen.

Nie im Leben werde ich die sanfte Macht seiner Geduld vergessen. Smiley hörte zu, wie nur Smiley das kann, mit halbgeschlossenen Augen, das Doppelkinn im Kragen versenkt. Ich dachte, ich würde ihm alles sagen, was ich wußte. Vielleicht dachte er das auch von mir, obschon ich daran zweifle, weil er, viel besser als ich, um die verschiedenen Schattierungen von Selbstbetrug wußte, mit denen wir unser Überleben zu sichern meinen. Ungeachtet der beunruhigenden Stoßrichtung seiner Fragen spürte ich auf einmal ein großes Bedürfnis, mich ihm zu offenbaren.

Smiley konnte mit schweren, schläfrigen Augen zuhören. Er konnte zuhören mit einer Neigung seines rundlichen Körpers, mit seiner absoluten Ruhe und seinem verständnisvollen Lächeln. Er konnte das, weil er mit einer Ausnahme, und das war seine Frau Ann, von seinen Mitmenschen nichts erwartete, nichts kritisierte und noch die größte Schlechtigkeit beiseite schob, bevor sie ihm überhaupt begegnete. Er konnte besser hören als ein Mikrophon, weil sein Geist das Wesentliche sofort erfaßte; er schien es zu erkennen, noch bevor er wußte, was es damit auf sich hatte.

Die einzige Gewißheit, die wir voneinander haben, beruht auf Instinkt.

Auszüge aus The Secret Pilgrim *von John Le Carré*

Einführung

Dies ist ein Buch über das Heilen. Es ist nicht nur ein Destillat der eigenen Studien des Autors, sondern auch jener seines Vaters und Großvaters. Das scheint in Hughs Arbeit und Lehrtätigkeit durch. Es zeigt sich in diesem Buch. Aus der Mitte des Herzens lauschen wirft auch Licht auf das Unfaßbare, das mich stets fasziniert.

Die Informationsmenge und die Art, in der sie verwoben ist, faszinieren mich. In der Arbeit mit diesem Buch mache ich die Erfahrung, daß es eines der wenigen Werke ist, welche das Physische mit dem Emotionalen und dem Spirituellen verbinden. Es hat vertieft, was ich als Student in Hughs Kursen aus erster Hand gelernt habe.

Visionäre Craniosacralarbeit ist für die Körperarbeiter unter uns wertvoll, weil sie zu der Arbeit paßt, die wir bereits tun, und sie vertieft. Sie verbessert die Früchte unserer Bemühungen. Ob wir sie mit unserer bestehenden Arbeit zusammen verwenden oder reine Cranialsitzungen geben – sie erlaubt uns, tiefere Ebenen von Heilung zu erreichen.

Hugh war der dritte wichtige Lehrer in meinem Leben. Meine eigene Entwicklung als Heiler begann mit meinem Vater, als ich die heilende Kraft seiner Hände erfuhr. Litt eines seiner Kinder unter irgendeinem Schmerz, massierte er die betreffende Stelle. Er konnte den Schmerz stets zum Verschwinden bringen. Das war meine erste Begegnung mit Heilen.

Als Hintergrundzeichner von Trickfilmen lehrte er mich, welcher Prozesse es bedarf, um Gedanken Wirklichkeit werden zu lassen. Er war ein phantasievoller Zeichner und liebte seine Arbeit. (Tatsächlich fertigte er die Zeichnungen für „Fantasia" und viele andere Filme von Walt Disney an, einschließlich „Reise um die Erde in 80 Tagen".) Er lehrte mich etwas über Strukturen, die Stärken und Qualitäten von Materialien und die Funktionsweise von Flaschenzügen und Gangschaltungen. Das beste, was er mich lehrte, war, daß man, wollte man etwas wirklich verstehen, da „hineingehen" mußte. Man mußte es zuerst vollkommen verstehen. Ich kann mich erinnern, wie ich ihm beim Reparieren von Dingen zusah. Er ließ sie ihren Ablauf immer wieder durchspielen und beobachtete sie so lange, bis er verstand, wie sie funktionieren sollten. Die Lektüre dieses Buches erinnert mich an seine Beharrlichkeit: Alles, was man braucht, um die Verbindung von Energie und Bewegungsmustern der Cranialknochen zu verstehen, wird hier umfassend dargelegt. Der Leser kann wirklich „hineingehen".

Dem Konstruieren galt meine Liebe seit je. Meine Eltern, Künstler, brachten mich darauf. Vor meinem Staatsexamen lernte ich während zehn Jahren bei Architekten und Bauingenieuren. Nachdem ich danach weitere zehn Jahre als Architekt gearbeitet hatte, begegnete ich 1970 Ida Rolf. Ich war das Rolfing-Modell von Al Drucker und Don Johnson. Ich saß zu Idas Füssen, während sie von ihrem berühmten Schaukelstuhl aus lehrte und Hof hielt. In jenen Tagen bereitete mir das Sitzen auf dem Boden Schwierigkeiten, und ich litt unter großen Schmerzen. Irgendwann fühlte Ida das und wies Al an, an einer bestimmten Stelle meines Rückens zu arbeiten; das brachte mir große Erleichterung. Ich dachte bei mir: „Wow! Diese Dame hört das Gras wachsen."

Im selben Augenblick wußte ich, daß sie etwas besaß, das ich kennenlernen wollte, und daß sie es mir beibringen konnte. Daraufhin fragte ich sie, ob sie mich zum Rolfer ausbilden würde. Es hatte mit der Magie der eigentlichen Struktur zu tun. Als Architekt war ich über die vielen Teile, die es brauchte, um auch nur ein Gebäude zu errichten, erstaunt und frustriert. Ich pflegte von einer einteiligen Struktur zu träumen. Nach meiner Ausbildung am Rolf-Institut wurde mir klar, daß der Körper jene einteilige Struktur war. Rolfing wurde mein zweiter großer Lehrer.

Es hat sich herausgestellt, daß Hughs Craniosacralarbeit sich vom Rolfing in der Lehre unterscheidet, mir jedoch ebenso wichtig ist. Sie fügt meinem Repertoire nicht bloß eine weitere Technik hinzu, sondern verändert und verbessert alles, was ich zuvor gelernt habe.

Eine Struktur, wie ich sie schon immer hatte entwerfen wollen, war ein Tempel. In der Craniosacralarbeit entdeckte ich, daß das „einteilige Gebäude" auch der Tempel war. Das war und ist unglaublich aufregend – ein großes Mysterium. Ich verstehe es immer noch nicht ganz, und vielleicht werde ich es nie verstehen. Was einen Tempel von anderen Gebäuden unterscheidet, ist ein gewisses, beinahe magisches Gewahrsein des heiligen Raums. Wenn ich mit den Cranialknochen eines Klienten verbunden bin, fühle ich, daß ich direkt mit seiner Seele verbunden bin. Diese Arbeit befähigt mich dazu, ein „Hüter des Tempels" zu werden. Im Tempel werden wir Gott gewahr, werden wir dessen gewahr, was niemals stirbt und nie geboren wurde. Cranialarbeit ist ein Weg, den Klienten in den Tempel hineinzuführen und ihn ihm zu zeigen.

Während der ersten Jahre mit Craniosacralarbeit erlaubte ich mir nicht, mich vollständig in die Bewegungen der Cranialknochen zu vertiefen, denn ich habe von meinem Vater einen weiteren Zug geerbt: Ich zweifle ständig. Fünf Jahre brauchte ich, bis ich bereit war, ruhig genug zu werden, um die spezifischen Bewegungen wirklich fühlen zu können. Nun fühlt sich die Arbeit für mich eher wie spirituelle Praxis als wie Arbeit an. Eine Sitzung ist wie Satsang halten – man weiß nicht, wer nun eigentlich der Lehrer ist.

Was ich im Rolfing lernte, war hinzusehen, zuzuhören, meine Ärmel hochzukrempeln und mit der Arbeit zu beginnen. Was ich in der Craniosacralarbeit gelernt habe, ist, sehr tief zu gehen, wie der Blauwal, und dann ganz still zu werden. Von jenem Ort der Stille aus habe ich eine vollkommen neue Ebene fühlen gelernt. Ich konnte die craniale Bewegung bereits seit vielen Jahren fühlen, aber die in den cranialen Strukturen verborgene Information nicht herausarbeiten. Was ich fühlte, konnte ich nicht in Worte fassen. Visionäre Craniosacralarbeit befähigt mich, einen andern Teil meines Gehirns anzugehen, einen Teil, mit dem ich präziser auf das reagieren kann, was ich sehe und fühle. Eines Tages begann ich in einem Cranialkurs zu sehen, wie Hugh sehen kann (und wie Ida sehen konnte). Zum ersten Mal konnte ich das Cranium vor mir sehen und die Strukturen, die Dynamik und was vorging wirklich verstehen. Dies war eine unglaubliche Offenbarung für mich.

Wenn ich im Bindegewebe arbeite, stelle ich immer wieder fest, daß die Arbeit sich insgesamt vertieft, wenn ich damit ende, Sacrum, Nacken und Sphenoidale zu prüfen. Sie prägt sich einem anderen Teil im Gehirn des Klienten ein. Es ist wie das saubere Einpflanzen eines Samens. Cranialarbeit nimmt diesen Samen und pflanzt ihn tief in die Öffnung, die durch die Arbeit im Bindegewebe geschaffen wurde. Es ist eine Art von Alchemie, welche die zuvor getane Arbeit verwandelt. Hugh zeigte mir, wie man ein Knie hält und es mit dem Sphenoidale des Klienten verbindet. Er zeigte mir, wie ich meine Absicht erst auf bestimmte Punkte im Körper richten und dann ausweiten konnte, um Lösung zu veranlassen (eine Technik, die sich in diesem Buch nachlesen läßt). Die Klienten fühlen das, was mich manchmal erstaunt, und sie wissen tatsächlich, wo ich gewesen bin. Ich kenne keinen andern Weg, um ihre Aufmerksamkeit im selben Maß zu erregen. Ich arbeite mit Menschen, die unmittelbar nach dem cranialen Teil der Sitzung sagen: „Gott, ich will mehr davon." Sie wissen nicht, was es war; sie wissen lediglich, daß sie es wieder tun wollen.

Wenn Klienten Zeiten extremer emotionaler Verwirrung durchmachen, ist an der cranialen Arbeit etwas, das sie mit ihrem Selbst wirklich in Verbindung bringt. Sobald wir zum cranialen Teil der Sitzung kommen, wird nahezu jedermann ruhig, sinkt nach innen und wird gewahr, daß es sich bei dem, was wir tun, um Meditation, mit dem Physischen verbundene Meditation handelt. Dieses Buch ist eine Straßenkarte, mit der man lernen kann, auf diesen Ebenen zu arbeiten.

Die in diesem Buch beschriebenen Techniken sind individuelle Hilfsmittel, die, sobald sie dir geläufig sind, Türen zu einer umfassenderen Kreativität öffen können. So einfache Hilfsmittel können so viel bewirken. Eine Vielseitigkeit entsteht – eine Vielseitigkeit ohne Dogma. Hugh betont die Bedeutung des Sehens und Fühlens dessen, was geschieht, ohne daß man sich einem festgelegten Arbeitsschema verschreibt. Laß dich von dem führen, was du fühlst. Dieser Ansatz ist lebendig und zutiefst heilend.

Mir ist es sehr leicht gefallen, das aufzunehmen, was Hugh lehrt, und es macht mich hungrig nach mehr. Und ich weiß, daß er dieses „mehr" besitzt.

Richard Stratman
Certified Rolfer und Architekt

Abkürzungen, Terminologie und Umrechnungstabelle

Richtungen im Raum

Sämtliche Richtungen beziehen sich (wie abgebildet) auf den Körper in der anatomischen Position.

anterior	nach vorn gerichtet
posterior	nach hinten gerichtet
inferior	nach unten beim aufrechten Körper
superior	nach oben beim aufrechten Körper
lateral	seitlich; seitwärts gelegen (gerichtet)
medial	zur Körpermitte gelegen (gerichtet)
dorsal	rückseitig gelegen; zum Rücken hin gerichtet
ventral	bauchseits; bauchwärts gerichtet
tief	von der Oberfläche weg
oberflächlich	zur Oberfläche des Körpers hin
cephalad	zum Kopf hin; gegen den Scheitel hin
caudad	zum Coccyx hin; gegen den „Schwanz" hin
pedad	zu den Füßen hin

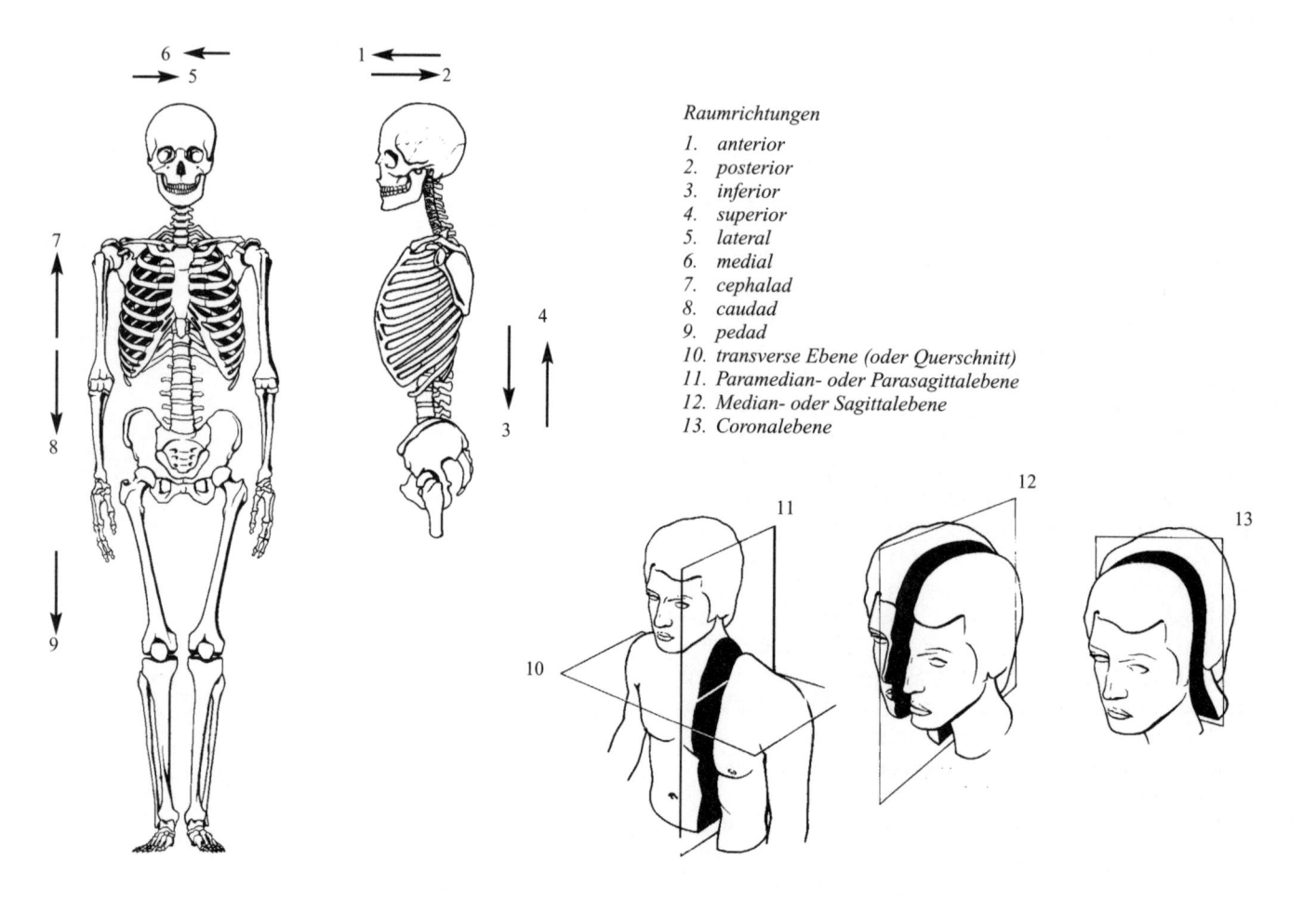

Raumrichtungen

1. *anterior*
2. *posterior*
3. *inferior*
4. *superior*
5. *lateral*
6. *medial*
7. *cephalad*
8. *caudad*
9. *pedad*
10. *transverse Ebene (oder Querschnitt)*
11. *Paramedian- oder Parasagittalebene*
12. *Median- oder Sagittalebene*
13. *Coronalebene*

Abkürzungen

CN	Cranialnerv – CNV ist beispielsweise der fünfte Cranialnerv
COEX	Bereich kondensierter Erfahrung (engl. Area of Condensed Experience), geprägt von Stanislav Grof
CRC	Cranialer Atemzyklus (engl. Cranial Respiratory Cycle)
CRI	Cranialer rhythmischer Impuls
cun	Körperzoll; die Entfernung zwischen den Beugefalten des mittleren Gliedes des Mittelfingers bei geringer Beugung oder die Breite der Basis des distalen Daumengliedes
DE21	„Tor zum Ohr"
DI10	„Drei Meilen der Hand"
GG16	Gouverneursgefäß 16, „Windpalast"
GG22	Gouverneursgefäß 22, „Mitte des Menschen"
H9	Herz 9, „Kleines Hineinschießen"
IOP	Interne Occipitale Protuberanz
M15	Magen 15, „Raumteiler"
NC	Neurocranium
RIT	Reziproke Innervierungstechnik
RTM	Reziproke Spannungsmembran (engl. Reciprocal Tension Membrane)
SAD	Jahreszeitlich bedingte Störungen (engl. Seasonal Affective Disorder)
SCM	Sternocleidomastoideus
SOT	Sacro–Occipital–Technik
TMJ	Temporomandibulargelenk (engl. Temporomandibular Joint); im Text: TMG (Temporomandibulargelenk)
VC	Viscerocranium

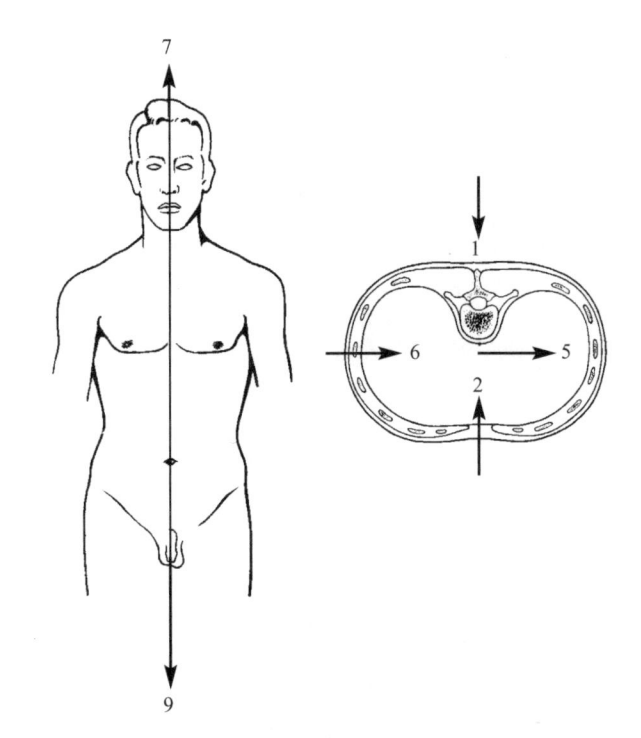

Terminologie von Bewegung und Richtung

Flexion: Den Winkel eines Gelenks vergrößern, vorbeugen oder Bewegung in eine Embryonallage.
Extension: Den Winkel eines Gelenks verringern, nach hinten beugen oder Bewegung aus der Embryonallage heraus.
Craniale Flexion: Der zentrale Bezug ist die Bewegung des Os sphenoidale in eine Beugung nach vorn. Die Bewegung aller anderen Cranialknochen während der Flexion des Os sphenoidale heißt ebenfalls Flexion, selbst wenn die Bewegung streng genommen einer Extension oder Beugung nach hinten entspricht.
Craniale Extension: Der zentrale Bezug ist die Bewegung des Os sphenoidale in eine Beugung nach hinten oder Extension. Die Bewegung aller anderen Cranialknochen während der Extension des Os sphenoidale heißt ebenfalls Extension.
Proximal: Am nächsten an der Ansatzstelle, dem Zentrum des Körpers oder dem Bezugspunkt.
Distal: Am weitesten vom Zentrum, von einer Mittellinie oder vom Rumpf entfernt.

Querschnitt durch die Brusthöhle

Ipsilateral: Auf derselben Seite.
Homolaterale Bewegung: Linker Arm und linkes Bein, rechter Arm und rechtes Bein bewegen sich zusammen.
Contralateral: Auf der entgegengesetzten Seite.
Contralaterale Bewegung: Linker Arm und rechtes Bein, rechter Arm und linkes Bein bewegen sich zusammen.
Homologe Bewegung: Beide Arme und beide Beine bewegen sich zusammen.

Geist, Seele und Bewußtsein

In diesem Buch bezieht sich das Wort „Geist" auf das meßbare elektrische Feld des menschlichen Körpers, das im Augenblick des Todes zusammenzufallen beginnt.

„Seele" bezieht sich auf eine nicht meßbare Präsenz – sie wird manchmal „ein Körper aus Licht" genannt –, die nicht Teil des physischen Körpers, sondern leicht außerhalb oder oberhalb des Körpers, in der Regel oberhalb des Scheitels beheimatet ist. Menschen, die durch Nahtod–Erfahrungen gegangen sind, berichten, daß sie die Welt von einem günstigen Punkt in der Höhe, typischerweise von der oberen linken Ecke des Raumes aus, gesehen haben; sie „sehen" vom Ort ihrer Seele aus.

„Bewußtsein" ist eine Energieform. Das Wort bezieht sich auf das Vorhandensein eines Metakommunikators oder zentralen Gewahrseins des Selbst, das sich dem Zugriff instinktiver Kräfte entziehen kann. Bewußtsein ist also der „Betrachter auf dem Hügel", der weiß, wann wir zornig, sexualisiert, traurig oder euphorisch sind, und das mitten in der Erfahrung eines Überschwemmtseins von solchen Gefühlen auch klar kommunizieren kann. Im Sanskrit ist Bewußtsein *drashta*, der Betrachter. Wenn Krishna sagt, daß das Geheimnis der Unsterblichkeit darin besteht, „zu wissen, daß du das Feld und der Kenner des Feldes bist", bezieht sich „der Kenner" auf *drashta*, das Bewußtsein.

Nützliche Maßreferenzen

- Ein bar ist 1,025 kg/cm².
- Ein Mikron ist ein Millionstel Meter oder 10^{-6} Meter. (Ein Mikron ist $\frac{1}{100}$ der Dicke dieser Seite. Die maximale beobachtete Amplitude der Cranialen Welle beträgt 40 Mikron, etwas weniger als die Hälfte der Dicke dieser Seite.) Sensitive Menschen können beim Beißen den Unterschied, den eine 3 Mikron hohe Erhebung des Zahns verursacht – die Dicke eines Stücks feinen Dental-Kohlepapiers für die Zähne – wahrnehmen.
- Ein Nanometer ist ein Billionstel Meter oder 10^{-9} Meter.
- Ein Angström ist 0,1 Nanometer oder 10^{-10} m.

Anatomie und Physiologie

16	Eine geführte anatomische Reise durch den cranialen Bereich	18
17	Die reziproke Spannungsmembran	31
18	Das stomatognathische System	41
19	Quanten-Cranial: Das fließend-elektrische Modell	52
20	Das Zentralnervensystem	71

16
Eine geführte anatomische Reise durch den cranialen Bereich

Um das klare analytische Verständnis seiner Bestandteile zu erleichtern, ist der physische Körper in craniosacraler Arbeit in folgende Abschnitte unterteilt: „den Mechanismus", das Neurocranium (das die craniale Basis und das craniale Gewölbe umfaßt), das Viscerocranium, das stomatognathische System und die Geschwindigkeitsbegrenzer.

Der Mechanismus

Der Begriff „Mechanismus", wie er in der Craniosacralarbeit verwendet wird, bezieht sich auf die Gesamtsumme der Teile, welche das craniosacrale System ausmachen, einschließlich der verbindenden Membrane der meningealen und spinalen Dura. Er umfaßt also:
- Alle 21 Cranialknochen (ohne die 6 Gehörknöchelchen)
- Gehirn, Rückenmark und cerebrospinale Flüssigkeit
- Alle 24 Wirbel
- Das Sacrum
- Das durale Membransystem oder die reziproke Spannungsmembran (RTM), das die spinale Dura mit einschließt

Die craniale Basis

Die craniale Basis besteht aus sechs Knochen:
- Das Occipitale (1 Knochen; exklusive Pars interparietalis)
- Das Sphenoidale (1 Knochen; inklusive Körper, kleine Flügel, Wurzeln der großen Flügel)
- Das Ethmoidale (1 Knochen)
- Die Temporalia (2 Knochen; exklusive die Partes squamosae)
- Das Frontale (1 Knochen)

Das craniale Gewölbe

Das craniale Gewölbe umfaßt sieben Knochen:
- Das Frontale (1 Knochen; exklusive den horizontalen oder orbito-nasalen Anteil)
- Die Parietalknochen (2 Knochen)
- Den interparietalen Anteil des Occipitale (1)
- Die Squamae der Temporalknochen (2)
- Das Sphenoidale, nur die großen Flügel (1)

Das Viscerocranium

Das Viscerocranium besteht aus 15 Knochen:
- Das Ethmoidale (1 Knochen)
- Das Frontale (1 Knochen)
- Die Maxillae (2 Knochen)
- Die Zygomatica (2 Knochen)
- Die Concha (2 Knochen)
- Die Lacrimales (2 Knochen)
- Die Palatina (2 Knochen)
- Die Nasalia (2 Knochen)
- Der Vomer (1 Knochen)

Das stomatognathische System

Das stomatognathische System besteht aus 27 Knochen:
- Das Occipitale (1 Knochen)
- Die Temporalia (2 Knochen)
- Das Sphenoidale (1 Knochen)
- Die Maxillae (2 Knochen)
- Die Mandibula (1 Knochen)
- Das Hyoideum (1 Knochen)
- Die Claviculae (2 Knochen)
- Die Scapulae (2 Knochen)
- Das Sternum (1 Knochen)
- Die beiden obersten Rippen auf jeder Seite (4 Knochen)
- Die 7 Halswirbel und die drei ersten Brustwirbel (10 Knochen)

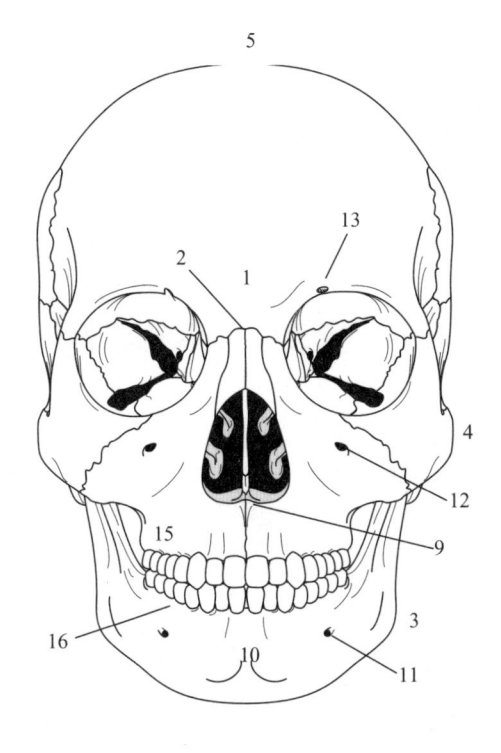

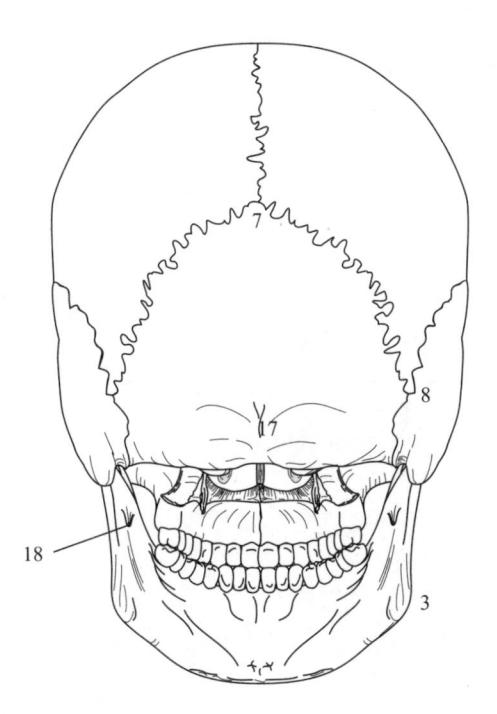

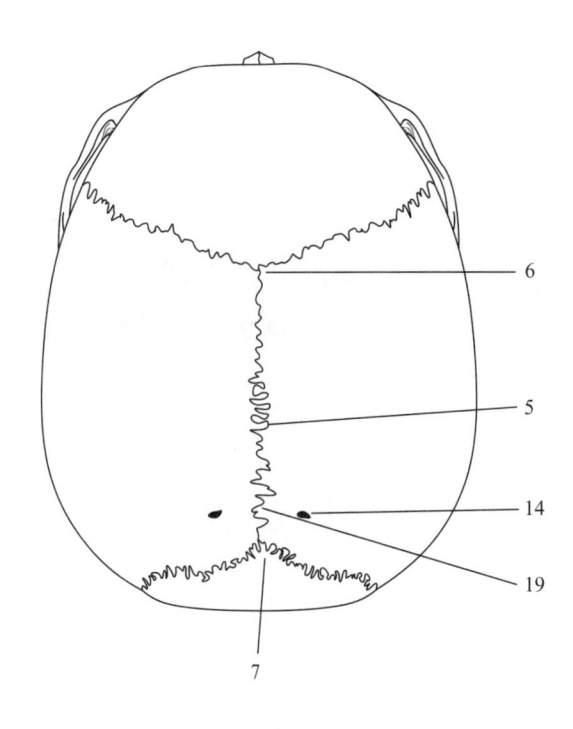

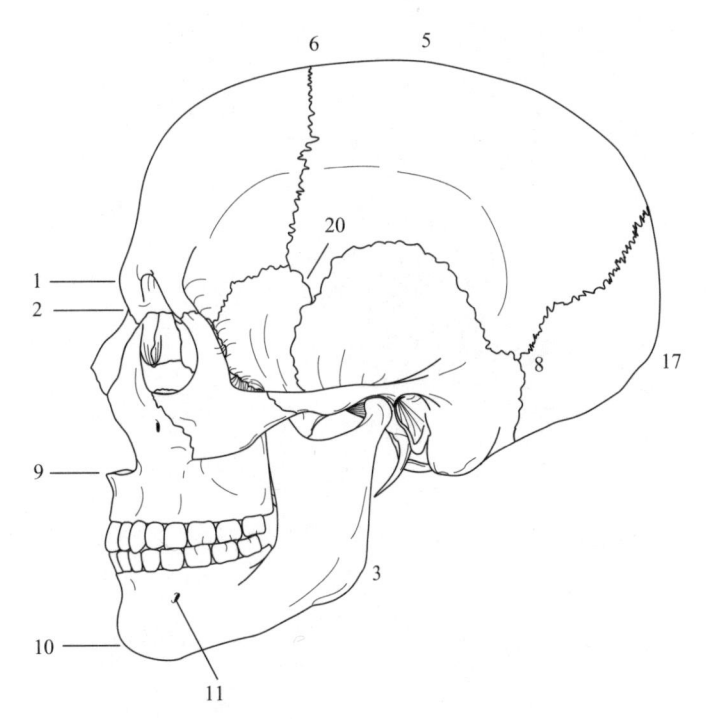

Orientierungspunkte des menschlichen Schädels

1 Glabella
2 Nasion
3 Winkel der Mandibula (Gonion)
4 Zygomatische Prominenz
5 Scheitel (Vertex)
6 Bregma
7 Lambda
8 Asterion
9 Spina nasalis
10 Protuberantia mentalis
11 Foramina mentalis
12 Foramina infraorbitalia
13 Foramina supraorbitalia
14 Foramina parietales
15 Alveolarkamm von Maxilla
16 Alveolarkamm von Mandibula
17 Inion
18 Foramina mandibularis
19 Obelion
20 Pterion

Copyright © 1995 Nielsen/Garbett

20

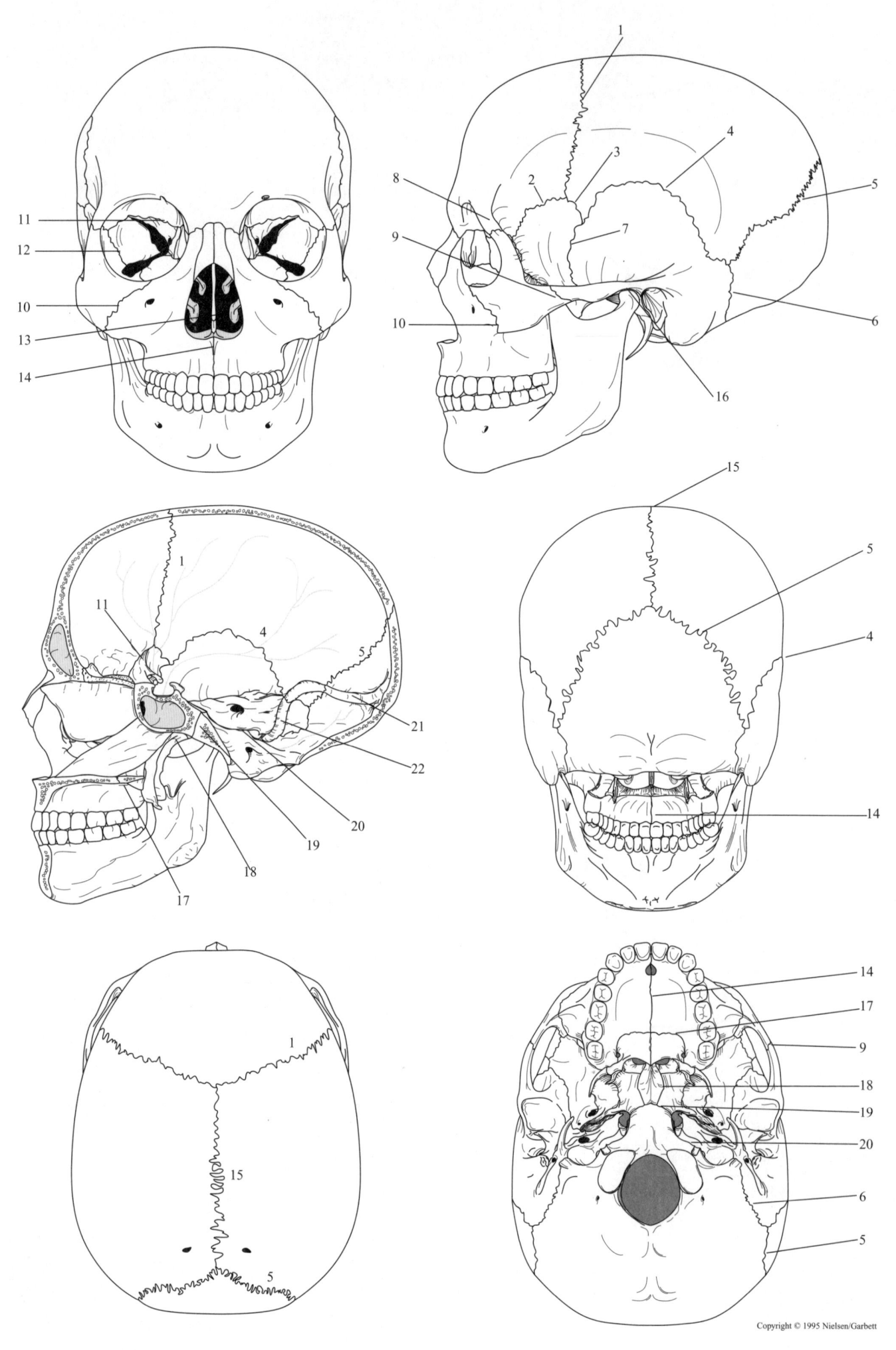

Die Geschwindigkeitsbegrenzer

Die „Geschwindigkeitsbegrenzer" bestehen aus
- Den Zygomatica (2 Knochen)
- Den Palatina (2 Knochen)
- Dem Vomer (1 Knochen)

Orientierungspunkte

Die grundlegenden Orientierungspunkte des Schädels:
- Nasion (liegt in der Mitte der naso-frontalen Naht)
- Glabella (liegt zwischen den Brauenbogen, am Austrittspunkt des Inneren Auges)
- Bregma (liegt dort, wo Sagittalnaht und Coronalnaht aufeinandertreffen; Kronen-Seele)
- Pterion (liegt dort, wo sich Frontale, Sphenoidale, Temporal- und Parietalknochen an der Schläfe treffen)
- Asterion (liegt dort, wo Parietal- und Temporalknochen auf das Occipitale treffen: Akupunkturpunkt Gallenblase 19)
- Lambda (liegt dort, wo der superiore Anteil des Occipitale auf die Sagittalnaht trifft)

Fortgeschrittene Orientierungspunkte umfassen:
- Obelion (liegt auf der Sagittalnaht zwischen den Foramina parietales: Akupunkturpunkt Gouverneursgefäß 18)
- Gonion (der Punkt auf dem Winkel der Mandibula: Akupunkturpunkt Magen 5)
- Opisthion (Akupunkturpunkt Windpalast, Gouverneursgefäß 16, ein Neben-Seelenzentrum)
- „Tor zum Ohr" (liegt dort, wo die Ohrmuschel auf den oberen Rand des temporalen Anteils des zygomatischen Bogens trifft: Akupunkturpunkt Dreifacher Erwärmer 21)

Die folgenden Begriffe ergänzen die grundlegende anatomische Nomenklatur:
- Cephalad oder gegen den Scheitel hin („cranial" ist ein Synonym dazu)
- Caudad oder gegen den "Schwanz" hin
- Pedad oder gegen die Füße hin
- Vektor: Bewegung und/oder Energie, die entlang eines spezifischen Winkels gerichtet wird

Übersicht

Wir entwickelten Cranialknochen, weil wir es so wollten. Wir lebten, aßen, pflanzten uns fort und starben, und etwas in uns wollte diesen Prozeß verstehen, wollte ihn kontrollieren können, um besser und länger leben zu können.

Um verstehen zu können, brauchten wir neuronales Gewebe, und das neuronale Gewebe brauchte einen sicheren, geschützten Raum. Da das neuronale Gewebe die wellenähnliche Pulsation seiner ozeanischen Herkunft bewahrte, mußte der geschützte Raum sich dieser Bewegung anpassen. Daher Nähte, daher die knöcherne Geschmeidigkeit der dünneren Cranialknochen. Die Mobilität der Knochen war auch für die Geburt wichtig. Diese Motilität besaß verschiedene günstige Nebenerscheinungen; eine davon ist verbesserter Schutz: Ein mobiler Knochen fängt Schock auf, lenkt ihn ab und verhindert Knochenbrüche weitaus besser als eine „starre" Knochenkuppel.

Bewegung ist auch totemistisch: Wir definieren uns – unser Bewußtsein und unsere Beziehung zu unserem Körper und unserer Seele – durch unsere Bewegung. Bis vor sehr kurzer Zeit überlebten wir dadurch, daß wir uns bewegten – zuerst als Sammler und Jäger, dann als wandernde Nomadenhirten und schließlich, in geringerem Maß, als Bauern. Heute hat unser Bewegungsdrang auf der Autobahn, auf dem Mountainbike und in der Gymnastik neue Ausdrucksformen gefunden.

Die reziproke Spannungsmembran (Reciprocal Tension Membrane (RTM)) hilft mit, die Wucht eines Aufpralls abzulenken, und verringert die Möglichkeit einer Schädigung des Gehirns selbst. Die Reaktion des Kopfs auf physisches Trauma gleicht so ziemlich der Reaktion eines Tai Chi-Meisters auf einen Angriff – er weicht aus, ist rund und glatt, flexibel, und verhält sich wie Meerwasser. Im Taoismus wird dies „Der Weg des Wassers" (wu wei wu) genannt.

Nähte des menschlichen Schädels

1. *Coronale*
2. *Spheno-frontale*
3. *Spheno-parietale*
4. *Squamosa*
5. *Lambdoidea*
6. *Mastoidea*
7. *Spheno-temporale*
8. *Zygomatico-frontale*
9. *Zygomatico-temporale*
10. *Zygomatico-maxillaria*
11. *Orbitonasale Platte des Frontale mit dem kleinen Flügel des Sphenoidale*
12. *Großer Flügel des Sphenoidale mit Zygomaticum (spheno-zygomatica)*
13. *Vomer mit palatina mediana*
14. *Palatina mediana*
15. *Sagittalis*
16. *Temporomandibulargelenk*
17. *Palatina transversa*
18. *Schindelyse des Vomerflügels mit dem Körper des Sphenoidale*
19. *Synchondrose des Sphenoidalkörpers mit dem Basilarteil des Occipitale („Sphenobasilargelenk")*
20. *Sulcus petrosus inferior*
21. *Sinus transversus (keine Naht)*
22. *Sinus sigmoideus (keine Naht)*

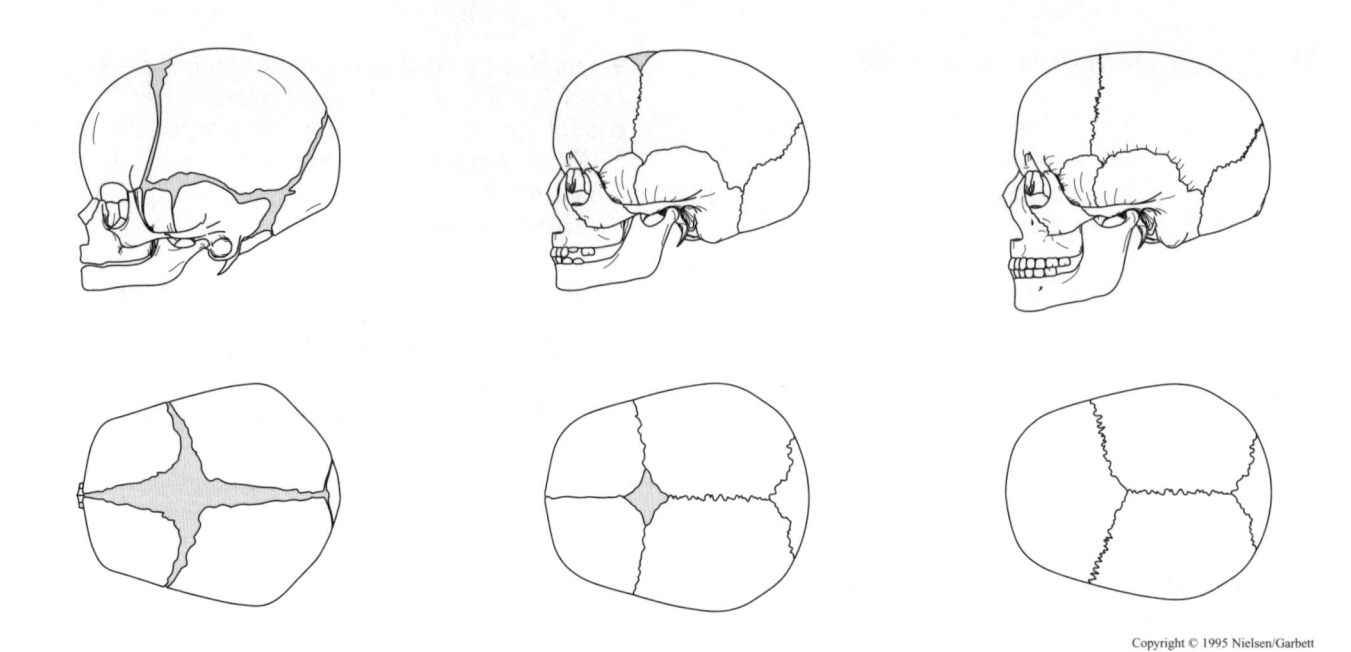

Entwicklung von Fontanellen und Nähten. Laterale und superiore Ansichten bei der Geburt (links), mit zwei Jahren (Mitte) und mit vier Jahren (rechts)

Das Wolffsche Gesetz

Im siebzehnten Jahrhundert entdeckte Galileo Galilei (1564–1642), daß die Gesetze von Bewegung durch mathematische Prinzipien erklärt werden konnten. Er beschrieb eine enge Beziehung zwischen dem Körpergewicht und der Bewegung eines Menschen einerseits und der daraus resultierenden Knochenform und -dichte andrerseits. In seiner Arbeit aus dem Jahr 1892, *Das Gesetz der Transformation von Knochen*, erklärte Julius Wolff diese Beziehung im einzelnen. Wolff stellte fest:

Jede Veränderung in der Funktion eines Knochens zieht bestimmte eindeutige Veränderungen der inneren Bauweise und der äußeren Entsprechung gemäß mathematischen Gesetzen nach sich.

Das bedeutet, daß sich Knochenstrukturen in Form und Masse selber orientieren, um auf äußere Einflüsse am geeignetsten reagieren zu können. Das wurde als das „Wolffsche Gesetz" bekannt.

Haltungs-, Arbeits- und Spielgewohnheiten sowie die allgegenwärtige Wirkung der Schwerkraft sind die hauptsächlichen Belastungskomponenten des Knochens. Im Innern des Neurocraniums beeinflußen die Spannung innerhalb des Membransystems und das Gewicht des Gehirns die Form der Knochenstrukturen maßgeblich.

Genetik spielt eine zentrale Rolle, eine, die durch den Gebrauch nicht betroffen ist (Computermessungen des Schädels können die minimalen genetischen Formunterschiede zwischen menschlichen Rassen unterscheiden). Im weiteren bestimmen psychologische, psychische und physiologische Anforderungen Form, Dichte, Stärke und Geschmeidigkeit der Knochen.

Die Wissenschaft des „Lesens" von Knochen ist heute derart spezialisiert, daß Individuen aus Massengräbern identifiziert werden und zehntausendjährige, in Äthiopien gefundene Unterarme definitiv als diejenigen von Speerwerfern klassifiziert werden können. (Die Tuberositas ihres Humerus hat dieselbe Form wie heute der Arm eines Golfspielers.) Man kann beweisen, daß ein mumifiziertes Skelett aus einem ägyptischen Grab einst ein männlicher Schreiber gewesen ist: Die exakte Lage, Größe und Richtung der Tuberositates von Muskeln und Bändern der rechten Hand sind nur durch die Flexion eines verlängerten Fingers erklärbar, wie dies beim Halten eines Stiftes der Fall ist.

Die Gestaltung der Knochen wird vom formenden Druck während der Geburt wesentlich mitbestimmt und kann durch die Abdrücke einer Zange beeinträchtigt werden. Bei afrikanischen Kindern, die von ihren Müttern während der Feldarbeit in Stofftüchern auf dem Rücken getragen werden, zeigen sich in der Lendenwirbelsäule abnormale Dornfortsätze und Facetten. Craniale Knochen können abgeflachte Stellen entwickeln, die vom Druck der Schlafgewohnheit eines Kindes herrühren. Das ist vor allem so, weil Cranialknochen bis zum dritten Lebensjahr dünne, einwandige Strukturen sind (Diploeknochen formt sich im Cranium erst zwischen dem dritten und vierten Lebensjahr).

Das Wolffsche Gesetz ist ein wichtiger Schlüssel zum Verständnis interner und externer cranialer

Strukturen. Falx und Tentorium bilden beispielsweise im Neurocranium scharfe und sehr deutliche Grate, Fortsätze und Spitzen.

In jenem Teil der occipitalen Squama, in dem es keine Ansätze des Membransystems gibt, besonders inferior des Sinus transversus, ist der Knochen hauchdünn und durchsichtig. Das ist ein gutes Beispiel für das Wolffsche Gesetz: Form und Masse des Knochens werden durch seine Funktion bestimmt.

Das Gesetz der Gelenke

In einem entwicklungsgeschichtlichen Sinn haben wir Gelenke schon immer geliebt, denn Gelenke verhalfen uns zu Bewegung, der Quelle unseres Überlebens, unserer Freude und unserer Identität als wandernde Spezies von Sammlern und Jägern. Gelenke zwischen Cranialknochen erlauben es dem Gehirn, zu tanzen, Raum und Bewegung zu haben. Gelenke erlauben dem Gehirn zu atmen.

Gelenke existieren gemäss den Anforderungen der Bewegung, die an sie herantreten. Das bedeutet, daß Bewegung die Form des Gelenks bestimmt.

Das leuchtet ein, wenn du bedenkst, daß bei der Geburt all unsere Gelenke vollständig aus Knorpel bestehen und daß viele Knochen, wie zum Beispiel die Wirbel, sich aus deutlichen Einzelteilen zusammensetzen, die durch Knorpel voneinander getrennt sind. Der Säugling beginnt sich von Geburt an zu bewegen. Manchmal wird die Bewegung von Wickeltüchern – wie sie in Teilen Afrikas, der Mongolei und Rußlands heute noch verwendet werden –, manchmal von Kinderwagen eingeschränkt. Aber das Kind wird sich bewegen. Es beginnt zu gehen, dann zu laufen, und formt seine Haltung nach dem Vorbild seiner Eltern, besonders nach seinem Rollenvorbild. In Ländern, in denen das Sitzen mit gekreuzten Beinen auf dem Boden die Regel ist, wachsen Kinder mit Hüft- und Iliosacralgelenken auf, deren Oberfläche bis zu 30 Prozent größer ist als jene von Kindern, die in „Stuhlkulturen" aufwachsen.

Die Form des knöchernen Sacrums und seiner Artikulationen mit den Ilia und der Lendenwirbelsäule beispielsweise bildet sich als Antwort auf die Haltung und auf gewohnheitsmäßige, wiederholte Bewegungen. Bewegung ist, zumindest anfangs, nicht durch die Form des Knochens bestimmt.

Wenn du diese Logik aufs Cranium anwendest, beginnt die Architektur der einzelnen Nähte einen Sinn zu ergeben. Bei der Geburt sind die Nähte alle „offen" – das heißt, sie besitzen glatte Ränder, bar jeder Verzahnung; also wird die Bewegung der Cranialknochen die Ausgestaltung der Nähte innerhalb der Parameter des genetischen Codes bestimmen.

Je mehr sich ein cranialer Knochen bewegen muß, desto größer wird seine Gelenkoberfläche wahrscheinlich sein. Die Craniale Welle, welche die Nähte des Kopfes während des ganzen Lebens zehnmal pro Minute bewegt, hilft mit, die cranialen Nähte offenzuhalten. Qualität und Richtung der Welle und die Art, in der sie zwei beliebige Cranialknochen untereinander bewegt, bestimmen die genaue Form der Verbindung zwischen denselben mit.

Je größer die Oberfläche einer Naht ist, desto mehr elastisches Gewebe gibt es dort, um zwischen den nebeneinanderliegenden Knochen Bewegung zu ermöglichen. Diese Beobachtung gilt für die Tiefe der Naht und ebenso für die Festigkeit des Knochens selber. Eine größere Nahtoberfläche bedeutet nicht, daß die Knochen enger verbunden sind, sondern eher das Gegenteil – sie sind beweglicher und können sich mit größerer Sicherheit bewegen. Solche Köpfe können die Wucht eines krachenden Aufpralls erfolgreicher ablenken als dünnere Knochen und einfachere Nähte. Männliche Alpha-Widder, die Leittiere der Herde, die während der ganzen Paarungszeit Herausforderer auf die Hörner nehmen, entwickeln dickere Cranialknochen mit tiefer verzahnten Nähten als ihre gelegentlichen Herausforderer. Tiere, für welche Flucht und rasches Angreifen im Vordergrund stehen, haben dünnere, leichtere Cranialknochen.

Nähte vertragen während eines Aufpralls Druck und Spannung und verringern so die Wahrscheinlichkeit eines Bruchs, ähnlich wie die Bandscheiben einen Fall aus vier Metern Höhe ermöglichen, ohne daß die Wirbelsäule bricht.

Das ausgedehnteste Nahtgebiet im menschlichen Cranium finden wir bei der Sutura squamosa, wo der Temporalknochen mit dem Parietalknochen artikuliert. Sie braucht diese Ausdehnung, um sich an die vielen verschiedenen großen und kleinen Traumata anzupassen, die über die Temporomandibulargelenke zu den Temporalknochen gelangen.

Das hilft erklären, weshalb Schwergewichtsboxer Aufwärtshaken an ihrem Unterkiefer auffangen können, Kieferfrakturen jedoch nur selten vorkommen.

Die Motilität der individuellen Knochen des Kopfes ist durch zwei Faktoren bedingt – das Vorhandensein der Nähte und die leichte Biegsamkeit der Knochen selber.

Die Geisteshaltung ist ebenfalls wichtig. Je gelöster und offener ein Mensch eingestellt ist, desto mobiler werden seine Cranialknochen sein. Das ist eine positive Feedbackschleife: Ein freier und offener Kopf verhilft uns zu freien und offenen Einstellungen, die dem Kopf zu Freiheit und Offenheit verhelfen. Ich erinnere mich, wie Florence, achtzig Jahre alt, ein reizendes kleines Haarnetz züchtig um ihren Haarknoten gebunden, den Unterrichtsraum betrat. Ich dachte bei mir selber: „Na – in *ihrem* Kopf wird es herzlich wenig Bewegung geben!" Ich wurde eines besseren belehrt. Sie besaß die craniale Motilität eines Teenagers. Doch dann mußte ich denken: „Hier ist sie, im esoterischen Rahmen einer Cranialklasse, und

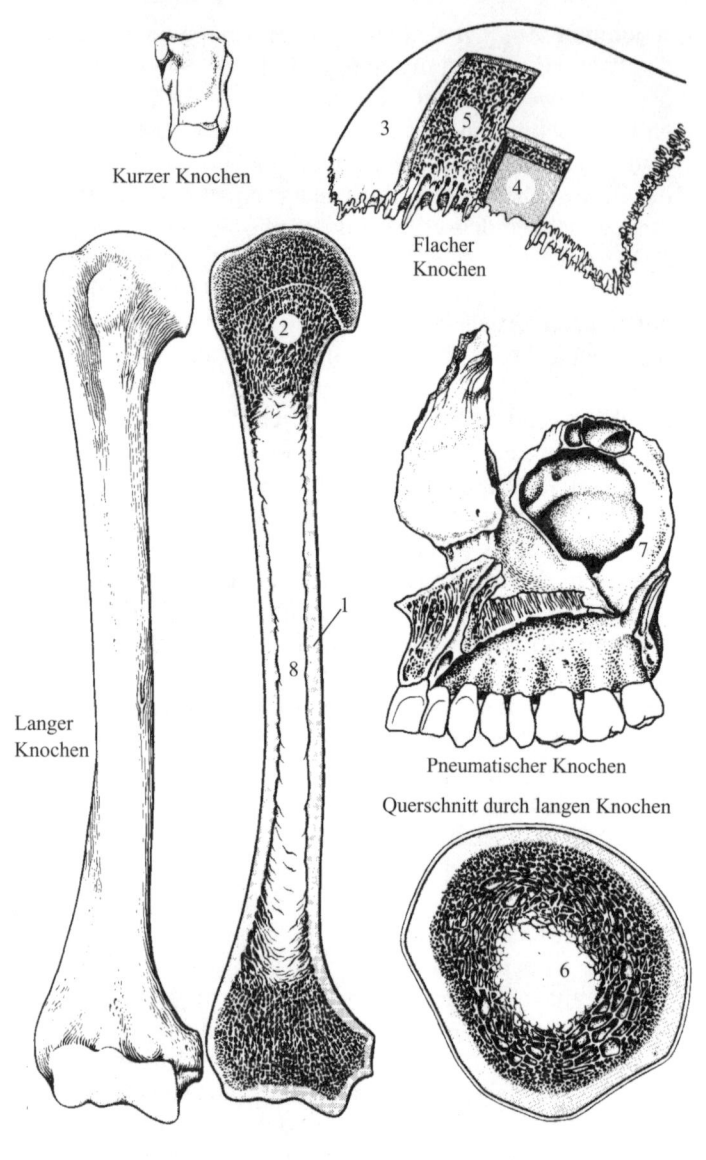

Knochenarten
1. *Kompakter oder corticaler Knochen*
2. *Trabeculärer oder spongiöser Knochen*
3. *Externe Lamina von corticalem Knochen*
4. *Interne Lamina von corticalem Knochen*
5. *Diploe oder Diploeschicht von spongiösem Knochen*
6. *Knochenmark oder Markhöhle*
7. *Maxillare Lufthöhle (Antrum Highmori); Höhle mit Schleimhaut ausgekleidet*

das mit achtzig – welch wundervoll offene Einstellung – kein Wunder, daß ihre Nähte so offen sind.

Erinnere dich:
- Form und Masse des Knochens existieren gemäß den Belastungen, denen er ausgesetzt ist.
- Gelenke existieren gemäß dem Maß an Bewegung, das sie erbringen müssen.
- Konditionierung und Bewußtsein spielen Schlüsselrollen beim Bestimmen, wieviel Belastung und welcher Art von Bewegung Knochen und Gelenke ausgesetzt sind.

Die Nähte

In jeder cranialen Naht gibt es fünf unterschiedliche Schichten von Zellgewebe: zwei osteogene Zellschichten, zwei periosteale Schichten (von einigen Anatomen durale Schichten genannt) und eine Nahtband-Bindegewebeschicht innerhalb der Nähte.

Das Bindegewebe ist teils fibrös, teils retikulär. Die kollektive Elastizität dieser Bindegewebe ermöglicht den größten Bewegungsanteil der Cranialknochen, die unsere Finger in Craniosacralarbeit ertasten. Diese suturalen Zellschichten lassen mehr Motilität zu als die Geschmeidigkeit der Knochen; Ausnahmen bilden äußerst feine Knochen, wie die Palatina, das Ethmoidale und der Vomer. Knochen kann nur an der Naht wachsen; wenn also eine Naht starr oder gar nicht vorhanden ist, hat das Gehirn möglicherweise zuwenig Raum, um sich normal zu entwickeln.

Knochen

Knochen repräsentieren den Archetyp des Unzerstörbaren. In jeder Kultur gibt es Mythen bezüglich Verwendung, Opfer, Bruch oder Krankheit von Knochen. (In Nordamerika nennen wir ein nahes Familienmitglied einen „Blutsverwandten". Wir sagen, daß „Blut dicker ist als Wasser". In der Türkei jedoch ist ein nahes Familienmitglied ein „Knochenverwandter", womit gemeint ist, daß die Verwandtschaft enger und beständiger ist als jene des Blutes.)

Cranialknochen sind nicht fest; sie sind feucht und biegsam. Einige Studenten haben Mühe, dies zu erfassen – sie können sich nicht von dem lösen, was sie über ausgetrocknete, medizinisch präparierte Knochen wissen: weiß, hart und zerbrechlich wie Porzellan. In Wirklichkeit ist lebendiger Knochen durchtränkt mit Blut und Blutgefäßen. Lebendiger Knochen ist rot und rosa und weiß. Lebendiger Knochen ist leicht biegsam, geschmeidig und mit Sicherheit formbar. Wäre er wie Porzellan, würde er in tausend Stücke zerspringen, wenn wir über einen Zaun sprängen. Lebendiger Knochen reagiert innerhalb von Stunden auf Veränderungen seines Gebrauchs oder des Gravitationsfeldes, dem er unterworfen ist.

Wenn ein Student Knochen als spröde wie Porzellan sieht, kann er dessen leichte, innewohnende Motilität nicht visualisieren.

Es ist ihm anfangs unmöglich, das Sphenoidale (den zentralen Knochen im Kopf) als ein leicht biegsames, stetig sich wandelndes Hologramm von Bewußtsein, als Teil von Körper, Geist und Seele zu visualisieren. Um zu visualisieren, wie das Sphenoidale auf craniale Berührung antwortet, ersetzt er das klassische Bild des Knochens besser durch das Visualisieren eines Plasmafeldes oder durch ein poetisches Bild – wie eine Qualle, die durch ein Bett aus

Tang hindurchpulsiert, oder einen müden Welpen, der sich langsam in seinem Körbchen dreht.

Biegsamkeit von Knochen

Sämtliche Knochen sind biegsam, was als „intraosseale Biegsamkeit" bekannt ist. Der menschliche Femur wird sich um ca. 1,3 cm oder eine knappe Fingerbreite biegen, bevor er an seiner Belastungsgrenze von 4000 Kilogramm bricht. Einige Cranialknochen, zum Beispiel die Parietalknochen, sind ausnehmend widerstandsfähig und biegen sich unter dem Einfluß von Expansion und Kontraktion des Gehirns nicht mehr als einige Mikron. (Bei Schlägen von außen biegen sie sich mehr, um Schock abzuwehren und Brüche zu verhindern.) Andere Knochen, zum Beispiel die zarteren Anteile des Sphenoidale – der dünnwandige Körper, die kleinen Flügel und die Pterygoidprozesse – verändern ihre Form mit jeder cranialen Welle ganz geringfügig und bedeutungsvoll. Und die äußerst dünnwandigen Knochen, wie Ethmoidale, Palatina und Vomer, verändern ihre Form leicht und kontinuierlich, obwohl die Größe der Bewegung bloß einige Mikron beträgt.

Elastizität der Nähte und Biegsamkeit der Knochen ermöglichen in einer auf den ersten Blick beängstigend robusten und geschlossenen cranialen Struktur gemeinsam die Expansion und Kontraktion der Cranialen Welle.

Die Beschaffenheit von Knochen

Knochen kann als aus sieben Teilen bestehend betrachtet werden:

Eine anorganische Komponente: Diese besteht aus Knochenkalksalzen, vor allem Kalzium, dem fünfthäufigsten anorganischen Element unseres Körpers, welches etwa 70 Prozent des Gewichts eines jeden Knochens ausmacht. Kleinere Mengen an Natrium und Magnesium vervollständigen die hauptsächlichen anorganischen Komponenten – 30 Prozent des körpereigenen Natriums und 50 Prozent des Magnesiums sind in den Knochen eingelagert. Kürzlich wurde entdeckt, daß Bor, ein Spurenelement, das sich vor allem in grünem Blattgemüse und in Früchten findet, für die Fähigkeit des Knochens, für seinen Aufbau Kalzium zu verwenden, wesentlich ist.

Eine Bindegewebekomponente: Die Matrix der Bindegewebe, in welcher die Kalksalze enthalten sind, macht die restlichen 30 Prozent des Knochengewichts aus. Diese Komponente wird durch das Vorhandensein von Prolin, Hydroxyprolin und Deoxyprolin verstärkt, drei organischen Verbindungen, die den Knochen verstärken, indem sie seine collagene Struktur durchwirken und kreuzweise verstreben; sie haben einen Anteil von mindestens 14 Prozent am Collagenmolekül. Die Bauweise dieser collagenen organischen Komponente spielt für die Stärke und Biegsamkeit des Knochens eine entscheidende Rolle. Dieses Bindegewebe ist biegsam und elastisch – das bedeutet, daß es dazu neigt, nach einer Verformung wieder zu seiner ursprünglichen Form zurückzukehren, wobei alles andere gleich bleibt. Diese „Zwei-Phasen"-Zusammensetzung von Bindegewebe und Kalksalzen ist stärker, leichter und federungsfähiger als jeder der einzelnen Bestandteile für sich allein.

Eine funktionelle Komponente: Das ist die kontinuierliche Bewegung des Knochens, welche sowohl fein (Craniale Welle) als auch groß (Atmung und großräumige Körperbewegungen) ist.

Eine tragende Komponente: Knochen ist ein tragendes Gewebe, das Fortbewegung und den Gebrauch von Werkzeugen erlaubt.

Eine produzierende Komponente: Knochen hat auch die Rolle eines Organs; er dient als Produzent von Blutzellen.

Eine Speicher-Komponente: Knochen sind ein unersetzlicher Speicher für Mineralien, ein riesiges Reservoir komplexer, unlöslicher Formen von Kalzium, Natrium, Magnesium und weiterer Mineralien. Knochen bildet mit dem löslichen, im Blut und in der Lymphe zirkulierenden Kalzium ein dynamisches Gleichgewicht. Der Körper reguliert diese Pegel innerhalb sehr genauer Tagesparameter von plus minus 3 Prozent.

Eine energetische oder spirituelle Komponente: Knochen steht für unser Gegründetsein, unsere Freiheit, uns zu bewegen und schöpferisch zu sein, und manchmal auch für Starrheit, Steifheit oder Zerbrechlichkeit im Leben.

Wir können verknöchern. Wir sind wesentlich glücklicher, wenn wir uns eher wie Gelenke verhalten – lose, flexibel, anpassungsfähig, geschmeidig. Nichts wirft mehr Licht auf die energetische Ladung von steifen Knochen und Gelenken als die unmittelbaren Auswirkungen eines Bruchs. Wir „lassen eine ganze Menge los" und „fühlen uns, als ob wir einen Durchbruch gehabt hätten".

Der Geist ist ein fluktuierendes elektrisches Feld; die piezoelektrische Ladung (oder das „bioelektrische Feld") von Knochen kann gemessen werden, und diese Ladung verändert sich unter Spannungsladung oder Druckladung merklich. Das bioelektrische Feld ist das Leben selber; daher gipfelt die Injektion von cytotoxinen (gewebetötenden) Drogen oder hochenergetischen Ultraschallwellen – beide fähig, kleine Anteile von Knochen zu zerstören – im vollständigen Verlust von Bioelektrizität im betroffenen Gebiet.

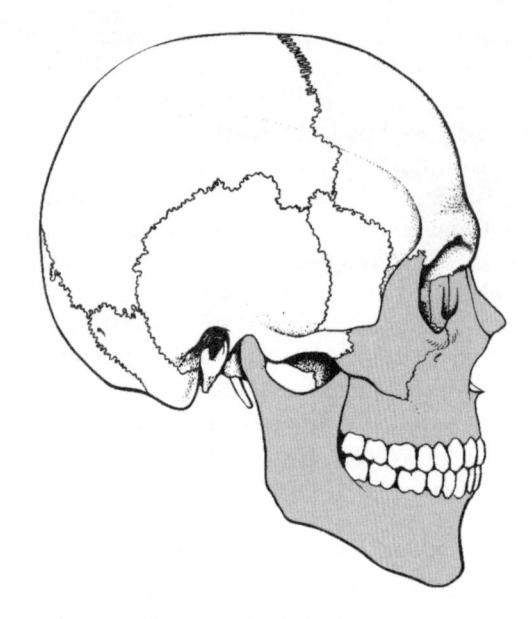

Neurocranium und Viscerocranium (schattiert)

Knochenschwund: Schwerelosigkeit, Osteoporose und Brüche im Hüftbereich

Die Schwerelosigkeit illustriert das Wolffsche Gesetz sehr schön. Im Weltraum gibt es für Knochen kaum eine Existenzberechtigung, und Knochen registrieren das überraschend schnell.

Die ersten Astronauten, aus den Elite-Armeekadern ihrer jeweiligen Länder ausgewählt, waren durchweg außergewöhnliche Athleten. Doch selbst nach den einmal umkreisenden Gemini-Raumflügen (und mehr noch nach den ein- bis fünftägigen Apollo-Flügen) wurde festgestellt, daß der Verlust an Matrix und Mineralgehalt im Knochen unmittelbar und ausgedehnt war.

Bei einem längeren Raumflug – der Skylab 4-Mission von achtundvierzig Tagen in den frühen siebziger Jahren – wurde ein Abbau des Calcaneus (Fersenbeins) von durchschnittlich 3,9 Prozent beobachtet. Diese Daten können dank dem Prolin und Deoxyprolin, die die organische Komponente des Knochens verstärken, gesammelt werden: Das sind Verbindungen, die ausschließlich im Knochen vorkommen und, wenn der Knochen zusammenbricht, im Urin genau nachgewiesen werden können. Sie sind die Schlüsselindikatoren, die den Umfang des Knochenschwundes während eines Raumflugs bestimmen.

Die bemerkenswertesten Veränderungen von Knochen durch Schwerelosigkeit können in der raschen Umgestaltung der Wirbel beobachtet werden. Das ist verständlich: kein Gewicht zu tragen – keine Notwendigkeit für Knochen.

Yuri Romanenko, der russische Kosmonaut, der bis im März 1995 den Zeitrekord im Weltraum, 326 Tage, hielt, verlor insgesamt 5 Prozent seines Knochenkalziums und litt unter einem ernstzunehmenden Matrixschwund. Nach seiner Rückkehr in den Bereich der Schwerkraft war er, von seinen Muskeln her, während zwei Wochen unfähig aufzustehen. Wäre er gestanden, hätte er möglicherweise einen unmittelbaren und spontanen Schenkelhalsbruch erlitten, ähnlich, wie dies einem Neunzigjährigen geschehen kann, der von einer Leiter fällt.

Osteoporose

Nach der Menopause verhalten sich die Knochen mancher Frauen wie diejenigen eines Astronauten im Weltraum. Das Ausmaß des Kalziumverlustes einer älteren Frau bestimmt sich teilweise dadurch, wieviel Kalzium sie im Zeitraum zwischen Pubertät und ihrem zwanzigsten Lebensjahr aufgenommen hat, wenn die Knochenmasse am dichtesten ist. Der Kalziumgehalt in der Nahrung einer Frau, die Menge, welche sie aufnimmt und das Ausmaß an körperlicher Bewegung – sie alle bestimmen das Muster, nach dem der Knochen sich nach der Menopause verhält. Die meisten jungen Amerikanerinnen der heutigen „Coca-Cola"-Generation ernähren sich ohne genügenden Kalziumanteil, und ihre Osteoporose nach der Menopause wird bedenklich sein. Gegenwärtig verlieren einige Frauen in den ersten fünf Jahren nach der Menopause jedes Jahr bis zu 5 Prozent ihrer Knochenmasse. Der Rückgang verlangsamt sich dann, hört jedoch nicht auf. Besonders ältere weiße Frauen neigen zu Osteoporose. Mehr als 66 Prozent der Knochenbrüche im Hüftbereich nach Stürzen entfallen auf Frauen.

Siebten-Tags-Adventisten sind Vegetarier und haben eine weit geringere Osteoporoserate als Fleischesser. Inuit, die sich traditionell ernähren, essen praktisch ausschließlich Fleisch und haben ebenfalls eine hohe Osteoporoserate. Östrogenhaltige Medikamente können diesen Verlust wirksam verlangsamen, erhöhen jedoch das Risiko von Gebärmutterkrebs, der zweithöchsten Todesursache bei Frauen. (Gebärmutterkrebs verläuft teilweise deshalb so tödlich, weil er im Frühstadium, wenn er noch eingekapselt ist, schwierig festzustellen ist.) Der Nutzen einer Östrogentherapie wird durch Rauchen sofort zunichte gemacht, wogegen mäßiges Trinken den Östrogenspiegel bei Frauen nach der Menopause augenblicklich hebt. Ist eine Frau anfällig für Osteoporose, wird es ihr nicht helfen, nach der Menopause einfach auf eine kalziumreichere Nahrung umzustellen. Im Rahmen einer ausgedehnten dänischen Studie über den Verlust von Knochenkalzium bei dreiundvierzig Frauen nach der Menopause erhielten diese täglich zusätzlich zweitausend Milligramm Kalzium; dies wirkte sich wenig auf die

Arm- und Beinknochen, gar nicht auf Wirbelsäule und Handgelenke aus.

In England hat sich in den letzten dreißig Jahren die Anzahl von Hüftfrakturen sowohl bei Männern wie bei Frauen verdoppelt. Forscher verglichen die Knochendichte von 87 Frauen, die zwischen 1729 und 1852 begraben worden waren, mit derjenigen von 294 heutigen Frauen; die älteren Knochen waren stärker. Man fand heraus, daß der Knochenverlust bei Frauen ähnlichen Alters heute bedeutend größer ist; weiter tritt Knochenschwund heute auch bei Frauen vor der Menopause auf, während dies bei keinem der Skelette der Fall war. Ein Grund für diese Unterschiede ist vermutlich das geringere Ausmaß an körperlicher Betätigung heutiger Frauen. Viele Frauen früherer Zeiten arbeiteten in Schichten von vierzehn Stunden als Seidenweberinnen und gingen viel zu Fuß. Da sie arm waren, kannten sie kein anderes Fortbewegungsmittel.

Diese Erörterung über das Verhalten von Knochen bei unterschiedlichen Bedingungen möchte den Respekt für die Sensitivität und Reaktion des Knochens steigern. Die tragenden Strukturen des Schädels und die beanspruchten Ansätze der reziproken Spannungsmembran sind allesamt von unserer Haltung, unserer Umgebung und unseren Einstellungen betroffen. Sie sind lebendig – „lebendige Zweige". Berühre sie, und sie antworten: Sie wissen, daß du da bist.

Neurocranium und Viscerocranium

Das Neurocranium, jener Teil des Schädels, der das Gehirn umschließt, unterteilt sich in die craniale Basis und die craniale Kuppel. Das Viscerocranium dagegen bildet den knöchernen Rahmen für das Gesicht.

Das Neurocranium

Intrauterine craniale Entwicklung: Die craniale Basis des Säuglingsschädels bildet sich aus Knorpelgewebe heraus. Die craniale Kuppel bildet sich aus Membran, die sich aufstülpt und über die sich rasch entwickelnden Hemisphären legt. Eine Reihe von knochenbildenden Zellen (Osteoblasten) legt sich an die Membrane oder das Knorpelgewebe und entwickelt ein „Ossifikationszentrum" (bei der Geburt meist sichtbar als gewölbte oder kegelförmige Eminenz – wie die frontalen Eminenzen, welche oft das ganze Leben hindurch sichtbar sind) – beginnt in zentrifugalen Kreisen nach außen zu wachsen, um jede frisch entstandene Reihe neue Kreise von Knochenzellen bildend.

Die Fontanellen (hergeleitet vom lateinischen Wort für „Quelle", da bei jedem arteriellen Pulsschlag ein quellengleiches Strömen des Blutes gefühlt werden kann) existieren genau deshalb, weil die Knochen des cranialen Gewölbes in diesem zentrifugalen Muster wachsen. Wenn diese Kreise auf einen angrenzenden Knochen treffen, bleibt ein Zwischenraum übrig, denn die endgültige Gestalt, die von der Bauweise her vom Knochen verlangt wird, ist nicht kreisförmig (diejenige der Parietalknochen ist beispielsweise rechteckig). Da die Knochen zentrifugal wachsen, gibt es dort, wo vier Knochen aufeinandertreffen und schließlich zu einem Viereck werden, eine beträchtliche Öffnung, die von „zielgerichteterem" Wachstum ausgefüllt wird. Diese Öffnung ist eine Fontanelle.

Fontanellen sind weiche, verletzliche Gebiete; sie bilden elastische Fenster, die den jungen Cranialknochen helfen, das Cranium einzufassen und ihm Halt zu geben. Auch ermöglichen und sichern sie die umfassenden Verschiebungen und Verformungen des gesamten Schädels und der Hirnmasse während des natürlichen Geburtsvorganges. Die Fontanellen helfen das durale „Zelt" kontrollieren und wirken als Anker. Die posteriore Fontanelle schließt sich am Ende des ersten, die anteriore am Ende des zweiten Lebensjahres. Die anteriore Fontanelle sollte bis zum achtzehnten Monat nicht zum Zwecke einer cranialen Korrektur berührt werden (wie die „Nicht betreten"-Stellen auf einem Flugzeugflügel: hier nicht drücken). Man kann dort jedoch sehr gut fühlen, wie sich das Gehirn bewegt und wie die cerebrospinale Flüssigkeit vorbeiströmt.

Geburt: Wie wir gesehen haben, besteht bei der Geburt jedes Gelenk im Körper aus Membran- oder Knorpelgewebe – nicht aus Knochen. Alles ist weich – der Körper ist wie flüssiges Gold. Das Empfinden einer Unterteilung ist geringer als zu jeder andern Zeit. Viele Cranialknochen bestehen bei der Geburt aus mehreren Teilen: Das Occipitale ist in vier Teile, die Temporalknochen sind in drei, Frontale und Mandibula in je zwei Teile gegliedert. Der Atlas ist dreiteilig. Die jeweiligen Teile sind durch Knorpelgewebe miteinander verbunden und schwimmen wie Eisberge im Meer einer sich stets bewegenden, reagierenden Dura.

Bei der physiologischen Formung während des Geburtsvorgangs gleiten die Parietalknochen idealerweise sanft über die Außenseite des Frontal- und Occipitalknochens. Ein Parietalknochen schiebt sich an der Sagittalnaht über den andern. Die Temporalknochen gleiten außen über die Parietalknochen, und die Zygomatica gleiten innen unter die temporalen Anteile der zygomatischen Bogen. Zum Zeitpunkt der Geburt verhält sich das Sphenobasilargelenk wie eine Bandscheibe: Es kann sich als Gelenk überallhin bewegen, auch in laterale oder vertikale Spannungsmuster hinein.

Bei der Geburt besteht das Cranium aus einem teilweise verknöcherten Gewölbe (dem Calvarium), geformt aus hauchdünner Membrane, und einer teilweise verknöcherten Basis, geformt aus Knorpel. Der Knorpel beginnt bereits in der siebten Woche nach der Empfängnis zu verknöchern, die Membrane eine Woche später.

Der dreilagige Bau der meisten cranialen Knochen (glatter, dichter corticaler Knochen auf der Außenseite, wabenförmiger oder diploider Knochen in der Mitte und eine weitere Schicht corticalen Knochens auf der Innenseite) formt sich nicht vor dem vierten Lebensjahr.

Die Entstehung der cranialen Nähte beginnt mit der genetisch codierten Form der Nähte, welche danach durch Haltung und Bewegung einen persönlichen Zuschnitt erhält: Bewegung (und Verletzungen aus Stößen und Stürzen) bestimmt den endgültigen Bau der Gelenke. Bis zu seinem zweiten Lebensjahr bleiben die einzelnen Cranialknochen eines Kleinkindes in bezug auf die Bewegungsmöglichkeiten ziemlich unabhängig; das macht es dem Kopf relativ leicht, die zahllosen Stürze der Kindheit aufzufangen und zu verteilen – die Knochen werden für einen Augenblick gestaucht, wobei sie in ihrer Bewegung vom RTM-System zusammenhehalten und synchronisiert werden.

Die Verzahnung der Nähte setzt am Ende des zweiten Lebensjahres ein und ist im vierten Lebensjahr abgeschlossen. Das volle Ineinandergreifen und die Durchformung dessen, was Sutherland die „artikulären Zahnräder" nannte, ist im Alter von sechs Jahren abgeschlossen. Die Verzahnung der Räder bildet sich als Reaktion auf die Bewegungsweise jeder einzelnen Naht oder Artikulation.

Die frontale (oder metopische) Naht schließt sich erst im vierten Lebensjahr. Die cephaladen Anteile von Occipitale und Sphenoidale verknöchern erst im siebten bis achten Lebensjahr. Falls das Sphenobasilargelenk verknöchert, geschieht das gleichzeitig mit dem Sacrum zwischen dem zwanzigsten und dem fünfundzwanzigsten Lebensjahr.

Wachstumsphasen: Während intrauteriner Entwicklung des hormonalen und des knöchernen Systems sowie post partum gibt es – für ein gesundes Wachstum – entscheidende Phasen. Bei der Geburt besitzt das Gehirn ein Viertel seiner erwachsenen Größe und verdoppelt seine Größe innerhalb der folgenden zwölf Monate. Craniale Knochen wachsen und verändern ihre Form, um sich der Wachstumsrate des Gehirns anzupassen, und fahren fort, ihre ständig wachsende Beanspruchung abzusichern. Knochenwachstum wird von genetischem Wispern, hormonellen Schüben, neurologischen Befehlen und dem Druck des Gehirns koordiniert. Unter dem Druck des wachsenden Gehirns wird die piezoelektrische Ladung der Knochen negativ und zieht deshalb weitere Osteoblasten an.

Wachstumsgezeiten kümmern sich auch um das Ineinandergreifen der Nähte. Wenn sich eine Naht während der entsprechenden, dafür vorgesehenen Zeit

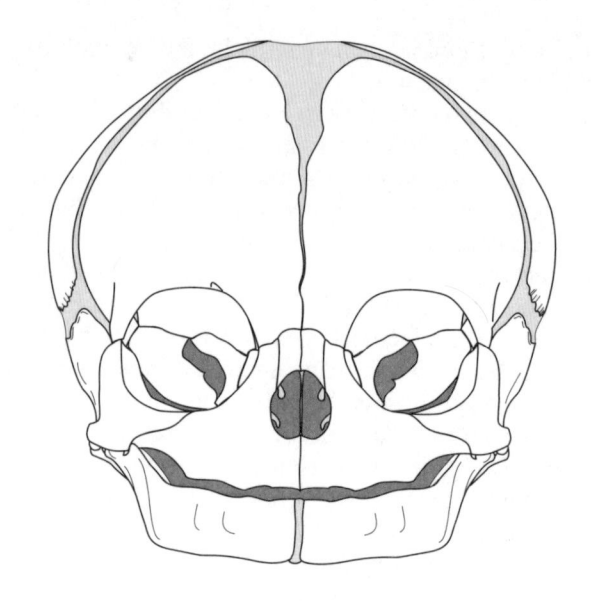

Symphysis mentis und metopische Naht bei der Geburt

nicht formt, bedeutet das, daß die Knochenzellen auf die nächste Gelegenheit warten müssen. Wenn diese nicht kommt, kann sich der betroffene Knochen nicht normal entwickeln. Bei einem Hydrocephalus trennt der Druck der künstlich vergrößerten Hemisphären die sich entwickelnden Knochen während der kritischen Zeitspanne zwischen dem zweiten und vierten Lebensjahr, wenn die Entwicklung des Ineinandergreifens der Nähte üblicherweise auf ihrem Höhepunkt steht; nach dem vierten Lebensjahr gibt es keine weitere Wachstumsphase mehr, welche das Ineinandergreifen ermöglichen könnte.

Während der Pubertät wachsen die Lufthöhlen von Sphenoidale, Maxillae, Frontale und Ethmoidale, überspült vom hormonellen Fluß sexueller Reifung, explosivartig an. Wenn die Maxillae – durch Gesichtsverletzungen, ungenügend angepaßte oder kontrollierte Spangen oder Dysfunktion des Temporomandibulargelenks – unbeweglich geworden sind, kann dies zu Sinusitis oder einem Torus palatinus führen. (Ein Torus palatinus entsteht, wenn der Vomer den harten Gaumen nach unten hin spaltet und einen längsseitigen, wurstförmigen Vorsprung in die Mundhöhle hinein bildet.)

Die craniale Basis: Die craniale Basis bietet Halt, Schutz und Stabilität. Darüber hinaus enthält sie eine Vielzahl von Öffnungen und Durchlässen (Foramina, Fissurae, Orifices, Alveoli) für Rückenmark, craniale Nerven, Arterien, Venen, Ohren, Tubae auditoriae, Zähne und Pharynx (der venöse Abfluß ist jedesmal blockiert, wenn wir unseren Atem anhalten, husten oder schreien). Die craniale Basis beherbergt auch unseren Geruchs- und Gesichtssinn, das Hervorbringen von Tönen und den Beginn unseres gastroin-

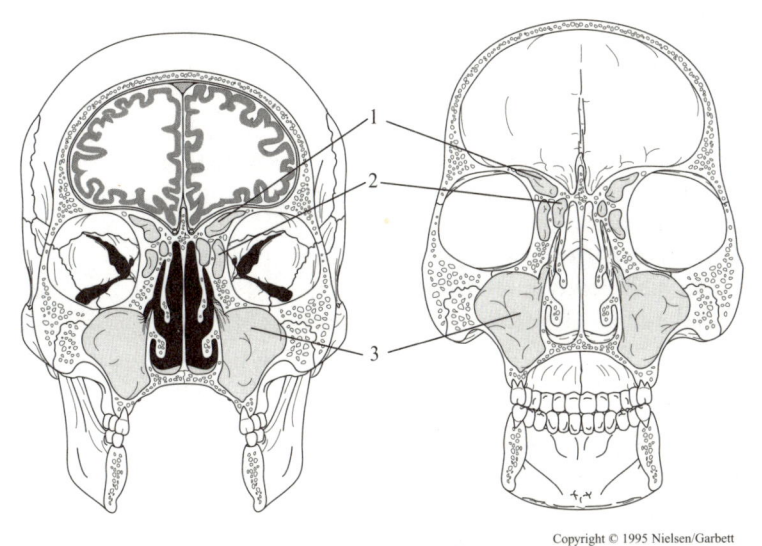

Paranasale Lufthöhlen von vorn und von hinten:
1. Stirnhöhle
2. Lufthöhle des Ethmoidale
3. Maxillare Lufthöhle (Kieferhöhle)

testinalen Traktes. Das Gehirn braucht Zugangs- und Austrittsmöglichkeiten für seine umfangreiche Blutversorgung und seinen großen Bedarf an Sauerstoff und Glycogen. Auch setzen an der cranialen Basis Hals- und Brustmuskeln an. Die Nähte und die vielen Öffnungen und Fissurae ermöglichen weitere Motilität, die wiederum einen Schutz vor Brüchen darstellt, indem sie Erschütterung durch Bewegung absorbieren hilft.

Die Aufgabe der Knochen der cranialen Basis besteht darin, einen starken und stabilen, doch grundsätzlich geschmeidigen und schützenden Halt für den cranialen Inhalt zu bilden und sich an die rhythmische Motilität der Cranialen Welle anzupassen. Stabilität und Bewegung bilden eine Polarität; doch diese miteinander in Konkurrenz stehenden Qualitäten werden durch die Flexibilität der Knochen von Basis und Kuppel und deren Nähte zusammengebracht, und im weiteren wird ihnen durch die Flexibilität des Halses Rechnung getragen.

Ein verdrehtes Sacrum kann die craniale Basis verzerren, und Verzerrungen des Craniums (nicht bloß der Basisknochen) können die Gelassenheit des Sacrums stören. Sutherland nannte diese unmittelbare Entsprechung „die Kernverbindung" („the core link"). Die Anheftung der spinalen Dura am zweiten sacralen Segment bildet den „Südpol" von Sutherlands „Mechanismus".

Das craniale Gewölbe: Das craniale Gewölbe umfaßt sieben Knochen:
- Das Frontale (1 Knochen; exklusive orbito-nasaler Anteil)
- Die Parietalknochen (2 Knochen)
- Der interparietale Anteil des Occipitale (1)
- Die squamosen Anteile der Temporalknochen (2)
- Das Sphenoidale; nur die Anteile der großen Flügel (1)

Die Knochen des cranialen Gewölbes oder des „Calvariums" sind jener Teil des Schädels, den buddhistische Mönche traditionellerweise als Bettelschalen verwenden. Sie verknöchern alle aus Membrangewebe heraus und können in der Craniosacralarbeit betrachtet werden, als ob sie sich wie spezialisierte „erstarrte Membranen" verhalten würden.

Während die craniale Basis für Halt, Stabilität und Mobilität zuständig ist, hat sich das Gewölbe auf Schutz und Formbarkeit spezialisiert. Die Schutzfunktion der Kuppel wird durch Glätte, Rundung, Reaktionsvermögen und die Fähigkeit erreicht, sich als Antwort auf einen schweren traumatischen Schlag kontrolliert zu verformen. Die Kuppel hat den Auftrag, den Cortex und die tiefliegenden Gehirnstrukturen, wie Corpus callosum, limbisches System und Thalamus, zu schützen.

Am besten läßt sich die Bewegung der individuellen Cranialknochen und des ganzen Schädels verstehen, wenn man dieses Kapitel zusammen mit einem disartikulierten Cranium, einem Modell der reziproken Spannungsmembran und einem intakten Schädel durcharbeitet. Wenn dir diese Hilfsmittel nicht zur Verfügung stehen, schöpfst du stattdessen die Illustrationen in diesem Buch optimal aus.

Das Neurocranium ist eine geschlossene Struktur, welche sich wie ein mit Wasser gefüllter Ballon verhält (das heißt gemäß den physikalischen Gesetzen, die sich auf geschlossene hydraulische Systeme anwenden lassen). Wenn der Ballon auf einen Tisch gelegt und seitlich nach außen gezogen wird, so daß er lateral weiter wird, verkürzt er sich in seiner anteroposterioren Dimension und verliert auf der superior-inferioren Ebene etwas an Höhe. Diese Kombination von Bewegungen zeigt, was mit der cranialen Kuppel während cranialer Flexion geschieht.

Das Viscerocranium: Das Viscerocranium unterscheidet sich deutlich vom Neurocranium, jenem Teil des Schädels, der das Gehirn umschließt. Das Viscerocranium umfaßt einige unserer Sinnesorgane – Augen, Nase und Mund. Es besteht aus fünfzehn Knochen:

- Ethmoidale (1 Knochen)
- Frontale (1 Knochen)
- Maxillae (2 Knochen)
- Zygomatica (2 Knochen)
- Concha (2 Knochen)
- Lacrimales (2 Knochen)
- Palatina (2 Knochen)
- Nasalia (2 Knochen)
- Vomer (1 Knochen)

Sowohl Ethmoidale als auch Frontale gehören teils zum Neurocranium, teils zum Viscerocranium.

Die Gesichtsknochen werden als vom Frontale „herunterhängend" betrachtet. Die zarten Knochen von Ethmoidale, Vomer und Palatina sind die biegsamsten Knochen des Schädels, was bei Verletzungen das Auffangen des Schlags verbessert und der Cranialen Welle erlaubt, ihre Amplitude zwischen den motileren Knochen des Neurocraniums und den stabileren oberen Knochen des Viscerocraniums zu reduzieren. Die Maxillae sind eine Mischung aus diploidem, pneumatischem (Lufthöhle) und dünnem, lamellenförmigen Plattenknochen. Die Mandibula ist der stärkste und mobilste Knochen des Schädels. Mandibula wie auch Maxillae leiten starke mechanische und psychologische Kräfte zum Neurocranium, besonders zum Sphenoidale und zu den Temporalknochen hin.

17
Die reziproke Spannungsmembran

Da das geschriebene Wort ein beschränktes Medium ist, sobald es darum geht, Strukturen zu beschreiben, die visualisiert sein wollen, werden die Leserin oder der Leser dieses Kapitel besser verstehen, wenn sie ein Karton- oder Latexmodell von Falx und Tentorium zuhilfe nehmen, die beim Sinus rectus miteinander verbunden sind. (s. S. 34)

William Sutherland und Harold Magoun nannten die Kombination der endostealen Dura und der Spezialisierungen der meningealen Dura – der Falx, des Tentoriums und der spinalen Dura – die reziproke Spannungsmembran (engl. „Reciprocal Tension Membrane", RTM). Dieses System umfaßt auch die Anheftung der spinalen Dura am zweiten sacralen Segment. Die reziproke Spannungsmembran ist ein unterstützendes, integrierendes und schützendes System von Membranen, das von der starken und doch motilen Peripherie des Neurocraniums ausgeht. Es bildet Zwischenflächen zwischen den cerebralen Hemisphären, um sie dort zu verstärken, wo sie am wenigsten unterstützt werden. Indem es die Motilitätsmuster verschiedenster Knochen zusammenbringt, hilft es mit, mechanische Kongruenz zu schaffen. Seinen größten Nutzen hat es nach der Geburt, wenn seine Erinnerung an die optimale Form des Craniums die Cranialknochen des Kindes neu ordnen hilft; dieses Phänomen ist am besten in den drei ersten Tagen nach der Geburt wahrnehmbar.

Meningeale Anatomie

Es gibt drei meningeale Schichten – die Dura, die Arachnoidea und die Pia mater. Die Dura selbst besteht aus zwei Schichten. In der Craniosacralarbeit ist es wichtig, die relative Lage dieser vier Schichten visualisieren zu können.

Die Dura

Die äußere der beiden Duralschichten ist die endosteale Dura. Mit dem Knochen auf der Innenseite des Craniums fest verbunden, ist sie eigentlich Periosteum. Die zweite durale Schicht ist die meningeale Dura; sie formt spezialisierte, freistehende Bogen und Sicheln, die die cranialen Hemisphären vertikal (voneinander) und beinahe horizontal (vom Cerebellum) trennen.

Nirgendwo sonst im Körper tut das Periosteum etwas Vergleichbares; deshalb rechtfertigt das Vorhandensein der meningealen Dura, daß sie ihre eigene Nomenklatur erhält. Die meningeale Dura formt auch Tunnel, durch die das periphere venöse Sinusnetzwerk Blut zum Sinus rectus (geraden Sinus) und der Vena jugularis zurückbringt. Die leichte Elastizität der Dura sowie Form und Anheftung von Falx und Tentorium scheinen für einige der Phänomene, mit denen wir in Craniosacralarbeit umgehen, verantwortlich zu sein.

Die Dura besteht hauptsächlich aus Collagenfasern. Sie sieht ein bißchen wie dünn aufgeschnittener Rohschinken aus – rosa, leicht durchscheinend, mit dichten, doch zarten Streifen von Bindegewebe, von denen sie in Gebieten größerer Belastung durchzogen ist. Wenn sie aus dem Cranium entfernt wird, besitzt sie die Spannkraft eines weichen Fingernagels. Die Dura erlaubt mit ihren 5 Prozent Elastizität ein kleines bißchen Bewegung zwischen den Knochen, an denen sie angeheftet ist. Sie ist im wesentlichen für die cerebrospinale Flüssigkeit undurchlässig, obwohl gesagt wird, daß im Bereich des Rückenmarks und durch die Lamina cribrosa (Siebplatte) des Ethmoidale gelegentlich etwas davon in den nasalen Raum austreten kann.

Die Dura ist im Gebiet der sie durchquerenden Blutgefäße schmerzempfindlich. Es wurde gezeigt, daß in den Sagittalnähten von Affen Schmerzrezeptoren vorhanden sind, und Menschen sind vermutlich anatomisch ähnlich organisiert. Möglicherweise sind in all unseren Cranialnähten Schmerzrezeptoren vorhanden. In der Craniosacralarbeit neigen wir dazu, uns besonders auf die spektakuläre Bauweise von Falx und Tentorium zu konzentrieren, und vergessen leicht,

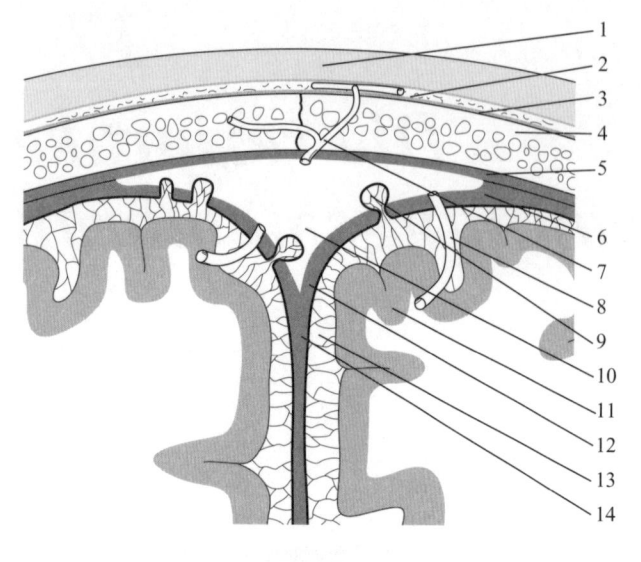

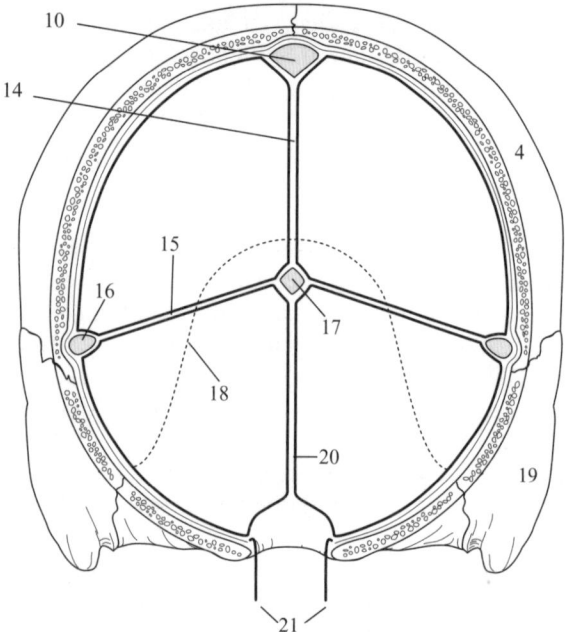

Oben: Ein Coronalschnitt durch den cranialen Scheitel
Unten: Ein Coronalschnitt auf der Höhe des Foramen magnum (schematisch)
 1. Haut und subkutanes Fett
 2. Aponeurose des M. occipitofrontalis
 3. Periosteum
 4. Parietalknochen
 5. Endosteale Dura
 6. Meningeale Dura
 7. Vena emissaria
 8. Vena cerebri superior
 9. Granulationes arachnoidales
10. Sinus sagittalis superior
11. Cerebraler Cortex
12. Arachnoidea
13. Subarachnoidalraum
14. Falx cerebri
15. Tentorium cerebelli
16. Sinus transversus
17. Sinus rectus (auch bekannt unter dem Namen „Sutherlands Fulcrum")
18. Sutura lambdoidea
19. Os temporale
20. Falx cerebelli
21. Spinale Dura

daß die meningeale Dura eng mit der endostealen verbunden ist, die die Innenseite der cranialen Nähte umspannt. (Selbst beim Sezieren von Proben aus erwachsenen Leichen, die bereits seit Jahren als Lernhilfe benutzt worden sind, muß die meningeale Schicht mit Kraft von der endostealen losgerissen werden, was diese haftende Zähigkeit deutlich macht.) Das bedeutet, daß die meningeale Dura bei der Bewegungsbegrenzung cranialer Knochen eine wichtige Rolle spielt.

Die Dura, im besonderen Falx und Tentorium, scheint dem Bewußtsein zugänglich zu sein. Die Falx cerebri und die Dura der cranialen Kuppel werden vom ophthalmischen Zweig des Nervus trigeminus, Tentorium und Falx cerebelli von den oberen Halsnerven (Nervi cervicales) versorgt. Nach einigen Monaten Meditationspraxis ist es möglich, den neurologischen „Weg hinein" zu finden, besonders zur Falx, und zu lernen, wie man die eigenen Cranialknochen in Verbindung mit der aktiven Zusammenarbeit der äußeren Augenmuskeln und den Kiefer- und Nackenmuskeln bewegen kann. Die Fähigkeit, die betreffenden äußeren und inneren Strukturen visualisieren zu können, erhöht die Erfolgschancen.

Arachnoidea und Pia mater

Die Arachnoidea besitzt unter ihrer Oberfläche (d.h. dem eigentlichen Gehirngewebe zugewandt) ein kompliziertes und wunderschönes Fasersystem, das hilft, den Raum zwischen Arachnoidea und Pia mater offenzuhalten. Dieser Raum ist gefüllt mit cerebrospinaler Flüssigkeit. Er wird Subarachnoidalraum (Cavum subarachnoidale) genannt. Die Pia mater ist mit dem Gehirngewebe selbst verbunden und folgt den Windungen der Gyri (was weder Dura noch Arachnoidea tun). Die Blutversorgung für die cranialen Meningen geschieht durch die meningealen Arterien, hauptsächlich durch die mittlere (die anteriore und posteriore Meningealarterie versorgen überraschend kleine Anteile des Cortex) und durch Zweige der internen und externen Karotisarterie. Venöses Blut wird aus dem Gehirn durch sechs Sinus abgeführt: (1) Sinus sagittalis superior, (2) Sinus sagittalis inferior, (3) Sinus rectus, (4) zwei Sinus transversi, (5) zwei Sinus petrosi superior und (6) Sinus cavernosus.

Der Duraschlauch

Der Duraschlauch besteht aus meningealer Dura, Arachnoidea und Pia mater; sie alle umhüllen das Rückenmark. Er ist sehr solide am Foramen magnum und mit fadenartigen Verbindungen am zweiten und dritten Halswirbel befestigt, von wo an er – bis zu fadenartigen Anheftungen ans lumbale posteriore Longitudinalband und einer soliden Befestigung am sacralen Periosteum auf der Höhe des zweiten sacralen Segments – völlig frei von jeder Verbindung bleibt. Von da an verschmilzt die Dura mit dem Periosteum, das den Sacralkanal auskleidet und seinerseits mit dem Filum terminale und der Sehne des Pubococcygeusmuskels verschmilzt.

Dreidimensionale Architektur der reziproken Spannungsmembran

Gehirngewebe besitzt die Konsistenz einer überreifen Avocado; die meningeale Dura unterteilt die Hemisphären sauber in Abteile, die den Mangel des Gehirngewebes an Dehnbarkeit wettmachen helfen und das Risiko einer Gehirnerschütterung verringern.

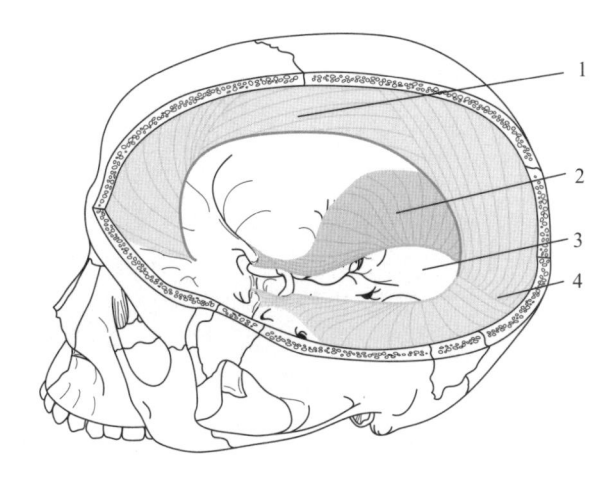

Die reziproke Spannungsmembran
1. *Falx cerebri*
2. *Tentorium cerebelli*
3. *Tentoriumschlitz*
4. *Sinus rectus (auch bekannt als „Sutherlands Fulcrum")*

Die Falx

Die Falx cerebri ist jener Teil der Falx, der die Hemisphären des Gehirns voneinander trennt. Sie ist 4 bis 5 cm tief; von der Seite gesehen, ist sie sichelförmig, wobei der Sinus rectus den Griff darstellt; die Klinge der Sichel schwingt sich um den superioren Aspekt des Schädels herum, bis ihre Spitze sich an der Crista galli des Ethmoidale anheftet. Inferior des Sinus rectus heißt die Falx „Falx cerebelli". Sie ist um etliches kleiner als die Falx cerebri und folgt vom Sinus rectus aus inferior und anterior der inneren Kurve der occipitalen Squama bis zum Foramen magnum, wo sie sich gabelt, um sich am Rand des Foramens selbst anzuheften. Das Rückenmark ist von einer Fortsetzung der meningealen Dura umhüllt, welche die „spinale Dura mater" genannt wird.

In der Terminologie des menschlichen Feldes sind die superioren Anteile der Falx cerebri Teil der Kronen-Seele und des Neben-Seelenzentrums Bindu; der inferiore Anteil der Falx cerebri und die ganze Falx cerebelli scheinen einen Teil des Kanals für das Innere Auge zu bilden, der von der Rückseite des Atlantooccipitalgelenks (am Akupunkturpunkt „Windpalast", Gouverneursgefäß 16) zu Glabella hin führt.

Das Tentorium

Von oben gesehen gleichen die paarigen Strukturen des Tentorium cerebelli der Doppelschwingung, den Doppeldeltaflügeln einer Concorde oder des Space Shuttles. Das Tentorium setzt sich aus einem symmetrischen Paar solcher Flügel zusammen, die in der Mitte, in ihrer größten Weite, ein Drittel ihrer anteroposterioren Ausdehnung messen. Die posteriore Verbindung dieser beiden duralen Falten ist am Sinus rectus, wo ihre Fasern in die Falx übergehen. Der oberste Punkt des Tentoriums befindet sich am anterioren Ende des Sinus rectus. An den lateralen und posterioren Rändern liegt es tiefer. Von der Rückseite her gesehen besitzt das Tentorium ein Gefälle nach unten, was in der Terminologie der Flugzeugkonstruktion ein dihedraler Winkel (V-Winkel) genannt wird. Anterior ist es mit den Clinoidprozessen des Sphenoidale verbunden.

Das Tentorium unterstützt das Gehirn derart wirksam, daß es dessen scheinbares Gewicht – im Tentoriumschlitz gemessen – von etwa 1,5 kg auf 50 g reduziert. Genau wegen dieser verbindenden und ineinandergreifenden Aufgaben der reziproken Spannungsmembran kann die spezifische Kraft einer CV4-Technik solch tiefgreifende und manchmal andauernde Wirkungen zeitigen. Energetisch gesehen, ist das Tentorium Teil des Kanals des Inneren Auges.

Tentorium und Falx zusammen

Wenn ich Klienten die reziproke Spannungsmembran beschreibe, benutze ich Begriffe wie „ein Membransystem im Innern des Kopfes" oder „ein System von Unterteilungen und verstärkenden Stützen". Für die Heilerin ist es wichtig, daß sie deren Bauweise visualisieren und deren Pole unterscheiden kann. Ein Karton- oder Latexmodell ist eine nützliche Studienhilfe. Wenn du ein Modell der reziproken Spannungsmembran auf Augenhöhe vor dich hältst, es von

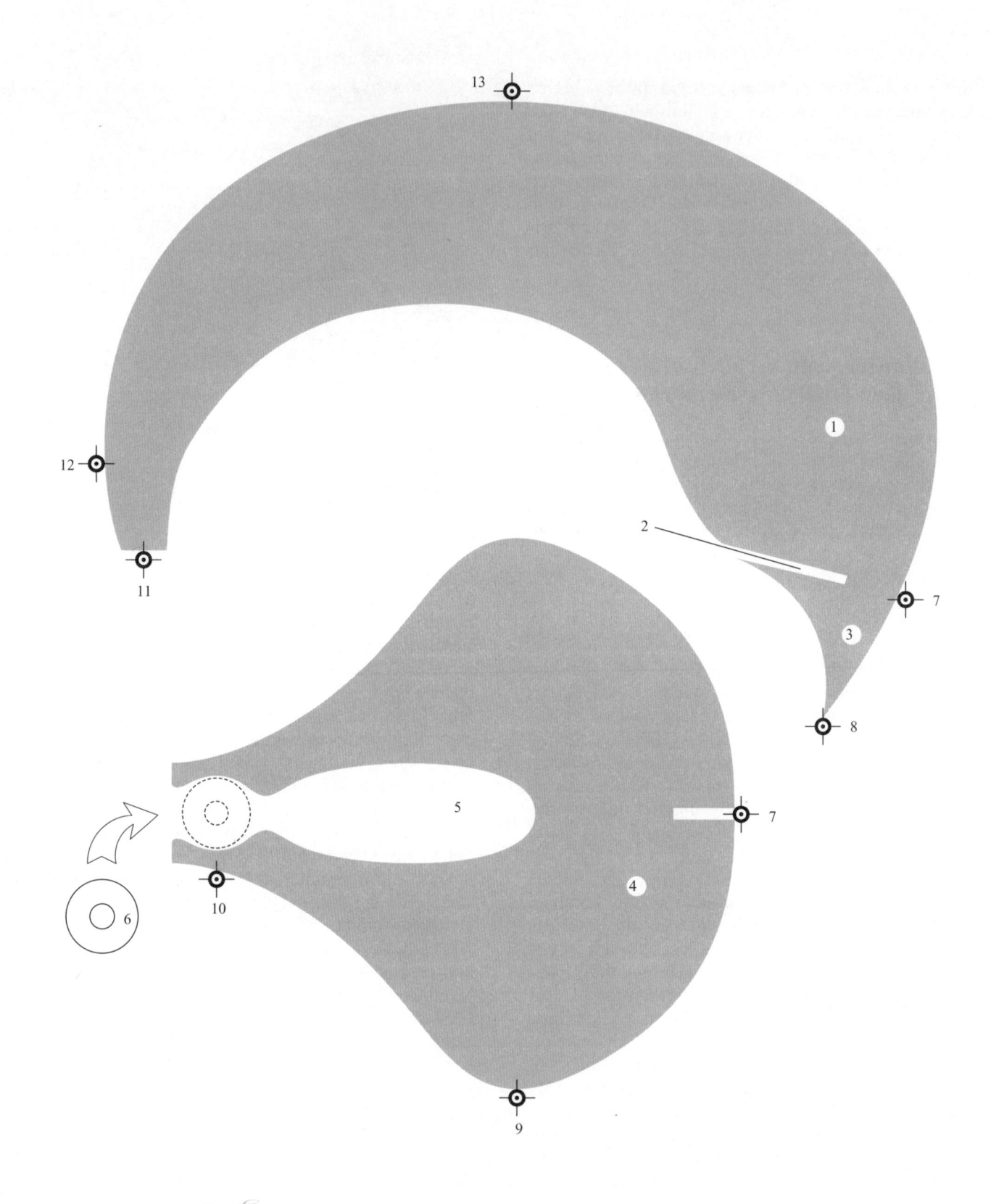

Schematische Nachbildung dreier Hauptbestandteile der reziproken Spannungsmembran (RTM) und den Polen der RTM.

1. Falx cerebri
2. Sinus rectus
3. Falx cerebelli
4. Tentorium cerebelli
5. Tentoriumschlitz
6. Tentorium der Sella turcica
7. posteriorer superiorer Pol
8. posteriorer inferiorer Pol
9. lateraler Pol
10. anterior-inferiorer Pol des Tentoriums
11. anterior-inferiorer Pol der Falx
12. anterior-superiorer Pol der Falx
13. superiorer Pol der Falx

posterior nach anterior betrachtest und daran denkst, die Flügel des Tentoriums in einem V-Winkel nach unten zu biegen, sieht es einem Friedenssymbol ähnlich.

Sutherland richtete seine Aufmerksamkeit auf die Pole der reziproken Spannungsmembran und maß ihnen in bezug auf die Mechanik eine besondere Bedeutung bei. Er betrachtete das Membransystem als sechspolig:

Die sechs Pole der reziproken Spannungsmembran

- anterior an der Crista galli
- posterior an der Protuberantia occipitalis interna
- zentral an den Clinoidprozessen
- lateral an den Margines superiores der partes petrosae
- inferior (1) am Foramen magnum
- inferior (2) auf der Höhe des zweiten Sacralsegments

Die Kernverbindung („core link")

Der weitgehend (zu 95 Prozent) unelastische Schlauch der spinalen Dura stellt die Verbindung zwischen dem Occipitale und dem Sacrum her. Er ist an den Rändern des Foramen magnum und am zweiten Sacralsegment solide befestigt. Er bildet die Basis dessen, was Sutherland die „Kernverbindung" („core link") nannte, die Teil der reziproken Spannungsmembran ist. Es ist wichtig, daß sich der Student bewußt macht, daß

Oben: Die reziproke Spannungsmembran (RTM) und die Kernverbindung während craniosacraler Flexion

1. Falx nach posterior ...
2. und inferior gezogen
3. Tentorium nach lateral gezogen
4. Vorderseite der spinalen Dura nach superior gezogen ...
5. ... von der Befestigung der spinalen Dura an der Vorderseite des Sacralkanals auf der Höhe des zweiten sacralen Segments ...
6. ... was zu einem Vorbeugen der Wirbelsäule führt

Unten: RTM und Kernverbindung, posteriore Ansicht:

1. Falx cerebri
2. Tentorium cerebelli
3. Superiorer Pol der Kernverbindung am Foramen magnum
4. Spinale Dura
5. Subarachnoidalraum
6. Rückenmark
7. Intumescentia lumbalis
8. Conus medullaris
9. Cauda equina
10. Ende der spinalen Dura beim zweiten sacralen Segment; inferiorer Pol der Kernverbindung
11. Stamm des Ischiasnervs

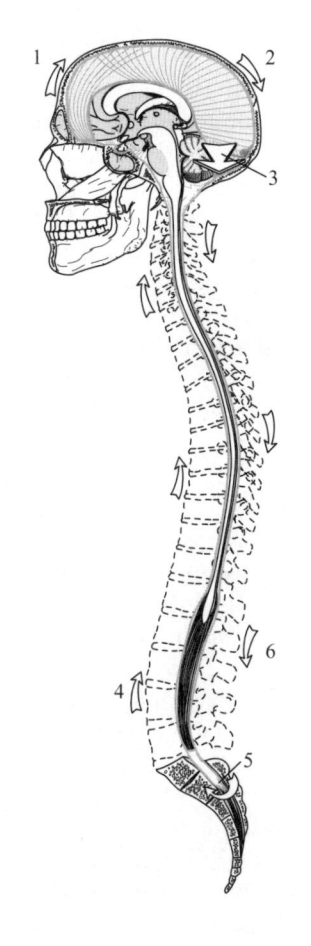

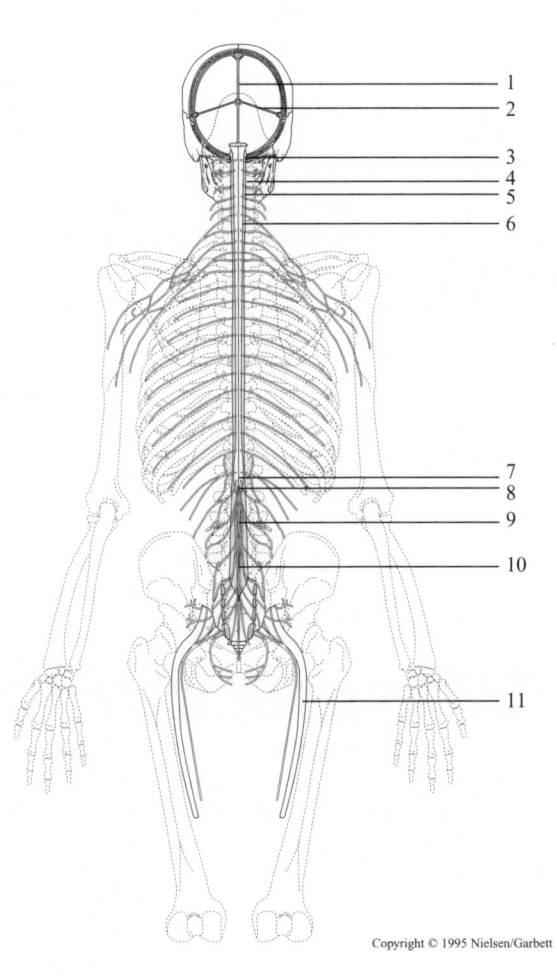

Copyright © 1995 Nielsen/Garbett

35

die meningeale Dura eng mit der Innenseite des Craniums verbunden ist, jedoch im Rückenmarkskanal, von den umgebenden Knochenstrukturen durch eine abgrenzende Fettschicht getrennt, frei schwingt. (Die einzige Ausnahme dieses freien Schwingens bilden fadenartige Anheftungen der spinalen Dura am zweiten und dritten Halswirbel.) Sacrum und Occipitale können mit zwei Stangen einer Wäscheleine, die spinale Dura mit der Wäscheleine selbst verglichen werden. Die Bewegung der Kernverbindung ahmt die rhythmische, expandierende und kontrahierende Motilität einer schwimmenden Kaulquappe nach.

Die spinale Dura besitzt für das Sacrum eine ähnliche Funktion wie ein Anker für ein Schiff: Sie stabilisiert seine Bewegung im kleinsten, modifiziert sie und verstärkt sie manchmal sogar, wenn die „Wellen" (in diesem Zusammenhang die Muster der cerebrospinalen Flüssigkeit in Gehirn und Rückenmark) richtig sind.

Während cranialer Flexion zieht die spinale Dura nach oben (was – in tiefem Ruhezustand – während des Einatmens geschieht); dadurch wird das Sacrum zu einer kreisförmigen Bewegung veranlaßt, die mit jener des Occipitale identisch ist. Das bedeutet, daß sich das Sacrum parallel zum Occipitale bewegt, daß also beide in dieselbe Richtung gehen, wenn das Sphenoidale in Flexion geht („gleiche Bewegung"). Wenn also das Occipitale „in Flexion" geht (was eigentlich eine Rückwärtsbewegung und keine wirkliche Ganzkörperflexion ist), bewegt sich das Sacrum genau synchron dazu (in seinem Fall in eine wirkliche Flexion), wobei die Spitze des Coccyx sich in den perinealen Raum hineinbewegt.

Obwohl die spinale Dura von jeder Art von Bewegung unmittelbar betroffen ist, die an sie übermittelt wird – wie beispielsweise von der Neigung des Rückens bei einem herzhaften Gähnen –, überträgt sie diese nicht notwendigerweise auf eine der beiden Extremitäten – Occipitale oder Sacrum –, denn sie besitzt genügend Spielraum, und zudem ermöglicht das Fett, das das Rückenmark umgibt, Bewegung, ohne daß die Extremitäten notwendigerweise mitbewegt werden müssen.

Die cerebrospinale Flüssigkeit

Die cerebrospinale Flüssigkeit ist das höchste bekannte Element des menschlichen Körpers.
– Andrew Taylor Still

Die cerebrospinale Flüssigkeit sorgt für schwimmende Unterstützung und Stoßabsorption des Gehirns. Sie ist auch ein Transportmittel: Sie vermittelt zwischen Blut und Hirn und handelt als alternativer und ergänzender Durchflutungs- und Absorptionsmechanismus zur Blut-Hirn-Schranke. Das bedeutet, daß weiße Blutkörperchen, Glukose, bestimmte Hormone und Neuropeptide durch die cerebrospinale Flüssigkeit in den Cortex gelangen, was durch den arteriellen Blutzufluß vielleicht nicht möglich ist. Auf ähnliche Weise können bestimmte Medikamente, wie einige der in der Behandlung von AIDS verwendeten, den Cortex durch die cerebrospinale Flüssigkeit, nicht

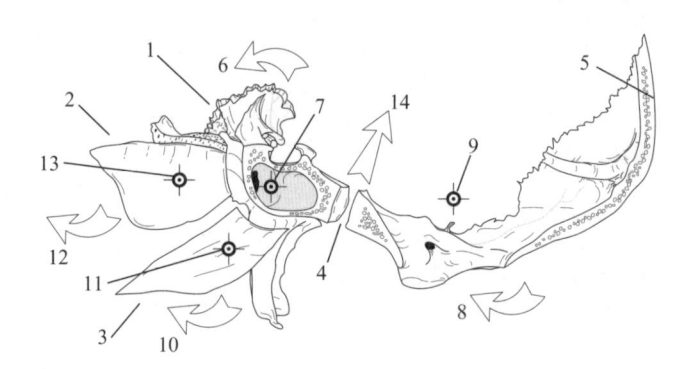

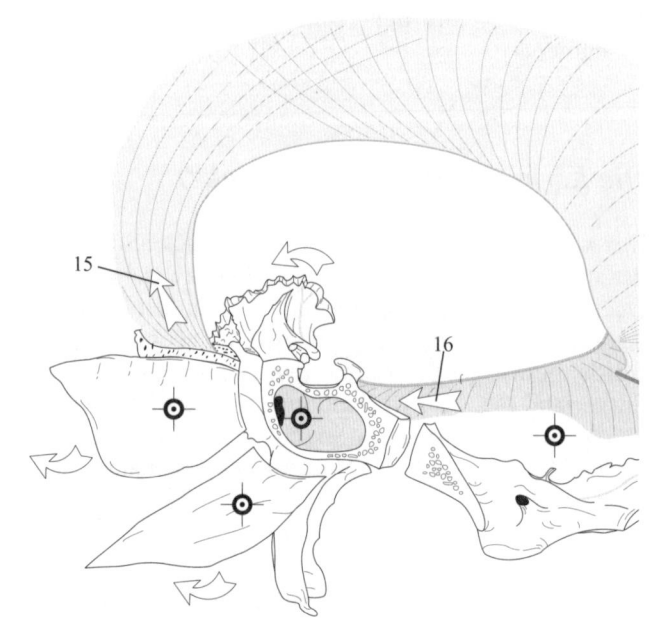

Oben: Flexion

Unten: Flexion; Detail, welches den Zug von Falx und Tentorium zeigt

1. Sphenoidale
2. Ethmoidale
3. Vomer
4. Sphenobasilargelenk
5. Occipitale
6. Sphenoidale in Flexion
7. Rotationsachse des Sphenoidale
8. Flexion des Occipitale.....
9. .... um die Occipitalachse
10. Flexion des Vomer
11. Achse des Vomer
12. Flexion des Ethmoidale
13. Achse des Ethmoidale
14. Sphenobasilarflexion
15. superiorer Zug der Falx cerebri an der Crista galli des Ethmoidale
16. anteriorer Zug des Tentorium cerebelli durch die Clinoidprozesse des Sphenoidale

jedoch durch die „engen Verbindungen" der Blut-Hirn-Schranke erreichen.

In einem frühen Stadium embryonaler Entwicklung formen sich die Augen, indem sie sich von den ehemals aneinandergrenzenden lateralen Ventrikeln trennen. Die Augen und die Ventrikel sind sich bezüglich der internen Flüssigkeit und der zugrundeliegenden Struktur ähnlich.

Der Druck in den Augäpfeln übersteigt jenen der Ventrikel um ein Drittel – 15 mm Quecksilber verglichen mit 10 mm in den Ventrikeln. Berühre das Weiße deines Auges unter einem Lid und fühle den Druck. Der Druck in den Ventrikeln ist um ein Drittel geringer.

In einem normalen Cranial- und Rückenmarksystem gibt es 125 bis 150 cm^3 cerebrospinaler Flüssigkeit, wovon sich etwa 110 bis 130 cm^3 im Subarachnoidalraum und 15 bis 20 cm^3 in den vier Ventrikeln befinden. Der Druck der cerebrospinalen Flüssigkeit ist derart tief, daß er oft in Millimetern von Wasser gemessen wird, wo er zwischen 80 und 150 erreicht. Der Quecksilberdruck von 6 bis 10 mm macht ungefähr den zehnten Teil des diastolischen (ruhenden) Blutdrucks aus. Dennoch ist der Druck der cerebrospinalen Flüssigkeit beinahe doppelt so hoch wie der venöse Blutdruck.

Die Produktion der cerebrospinalen Flüssigkeit bewegt sich von 0,3 bis 0,6 cm^3 pro Minute, was eine tägliche Produktion von etwa 800 cm^3 ergibt; das bedeutet, daß sich die Flüssigkeit ungefähr alle sechs Stunden vollständig erneuert. Cerebrospinale Flüssigkeit wird in den Plexi choroidei in allen vier Ventrikeln produziert; der größte Produktionsanteil geht von den größten, den lateralen Ventrikeln aus. Unter einem Lichtmikroskop sehen Choroidplexi wie winzige, dichtverzweigte Farnwedel aus.

Anatomisch gesehen sind sie wie Miniaturnieren. (In der traditionellen chinesischen Medizin wird das Gehirn als Auswuchs der Niere angesehen und seine Natur als der weichsten Substanz im Körper, Wasser, ähnlich. Dieses „Wasser", wird gesagt, werde von der härtesten Substanz im Körper, Knochen, geschützt, und die unmittelbare Nähe des Harten und des Weichen stimmt mit der chinesischen Beobachtung überein, daß Körper und Energie durch Gegensätze organisiert sind.)

Auch in den Ependym- und den perineuralen Räumen wird cerebrospinale Flüssigkeit produziert, wobei vielleicht 35 Prozent der gesamten Flüssigkeit aus dem Ependym stammt, dem Gewebe, aus dem die Wände der Ventrikel bestehen.

Beim Hydrocephalus komprimiert und verdrängt eine Überproduktion von cerebrospinaler Flüssigkeit oder eine Blockade in ihrem Kreislaufsystem (üblicherweise beim Aquaeductus Sylvii) Gehirngewebe mit dem Ergebnis, daß Gehirngewebe an die Cranialknochen zu stoßen beginnt. Der Druck, der vom Gehirn ausgeübt wird, schiebt die Nähte ausein-

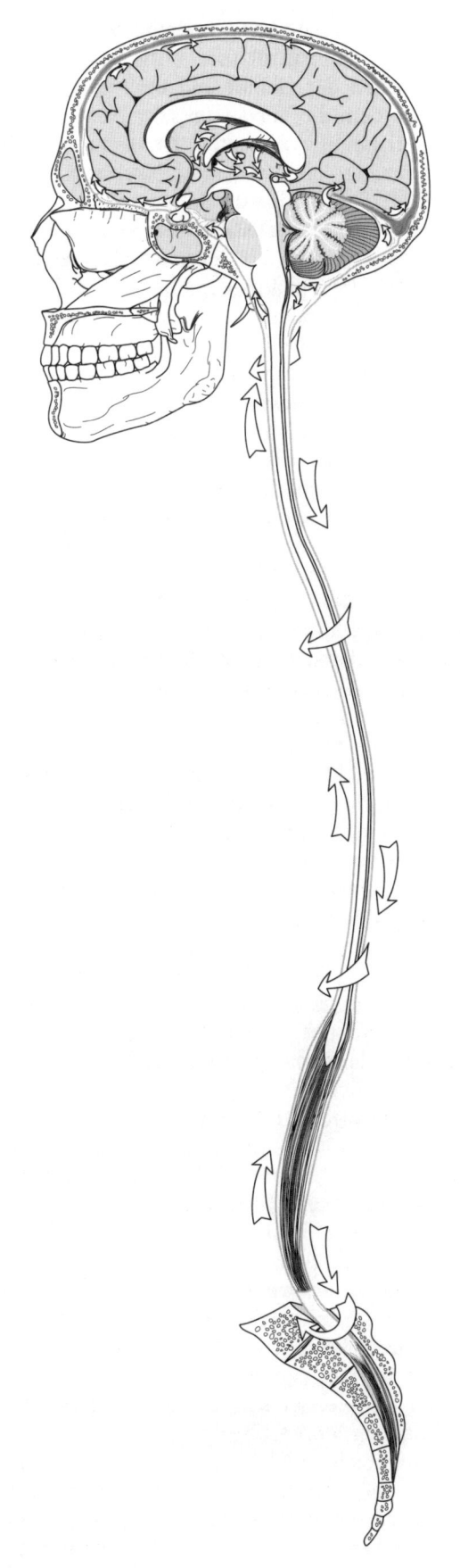

Copyright © 1995 Nielsen/Garbett

Zirkulation der cerebrospinalen Flüssigkeit

ander. Falls die Krankheit plötzlich und vor dem Alter von vier Jahren auftritt (die kritischste Zeitspanne liegt zwischen der Geburt und dem Alter von zwei Jahren), in dem die Verzahnung der Nähte normalerweise vollständig entwickelt ist, trennen sich die Cranialknochen leicht von ihren Nachbarn. Da ihnen die normale Stimulation der Anwesenheit ihrer Nachbarn fehlt, formen die Nahtränder keine Verzahnungen. Sie bleiben glatt. Im Gegensatz dazu ziehen sich bei einem Hydrocephalus, der sich nach und nach entwickelt, die Verzahnungen der Nahtlinien in die Länge im Bestreben, ihre Aufgabe zu erfüllen, selbst wenn die Kontinente, sozusagen, auseinanderdriften. Nach dem fünfzehnten Lebensjahr kommt Hydrocephalus selten vor.

Cerebrospinale Flüssigkeit läßt sich nur sehr begrenzt zusammendrücken und verhält sich, was die physikalischen Gesetze betrifft, wie Wasser. Tatsächlich *besteht* sie zu 99 Prozent aus Wasser. Cerebrospinale Flüssigkeit hat ein spezifisches Gewicht von 1,003–1,008, dasselbe wie Meerwasser, woraus sie, in einem evolutionären Sinn, entstanden ist. Der Körper selbst kann als zu 90 Prozent aus Meerwasser bestehend angesehen werden und ist ebenso offen für die fließenden Kräfte der Gezeiten von Sonne, Mond und Sternen. Statistisch gesprochen, besteht das Gehirn zu beinahe 95 Prozent aus Wasser. Die reziproke Spannungsmembran hilft dieses wässrige Medium zu stabilisieren und zu „ankern", indem sie ihm Elastizität verleiht.

Die cerebrospinale Flüssigkeit gibt dem Gehirn Auftrieb und reduziert dessen Gewicht an jedem beliebigen knöchernen Unterstützungspunkt wirksam um das Dreißigfache. Dank der aufhängenden und führenden Fähigkeiten der reziproken Spannungsmembran und der cerebrospinalen Flüssigkeit im Subarachnoidalraum erhält das Gehirn Auftrieb und kann sich wenige Millimeter in anteriorer, posteriorer, lateraler und medialer Richtung bewegen; auch kann es sich drehen und wenden. Kurzum, das Gehirn schwimmt in der Kleinausgabe eines kugelförmigen Ozeans. Es gibt eine Möglichkeit, die Mobilität des Gehirns in etwa nachzuvollziehen: Du legst eine Feder in ein mit Wasser gefülltes Gefäß, das eben groß genug ist, um sie aufzunehmen. Nun schüttelst du das Gefäß, drehst es oder läßt es auf eine harte Oberfläche aufschlagen und beobachtest, wie bemerkenswert immun die Feder auf die Übermittlung plötzlich auftretender Kräfte reagiert. Alles, was diesem einfachen Modell abgeht, ist eine Stellvertretung für die subarachnoidalen Fasern, die den Raum zwischen Arachnoidea und Pia mater überspannen und als Spannfedern dienen, die die zentrale Leinwand des Gehirns in der Mitte des Trampolinrahmens, des Craniums, halten.

Die Flüssigkeit und ihr Behälter, die Dura, werden als halbgeschlossenes hydraulisches System betrachtet: Die Produktions- und Absorptionsmengen der cerebrospinalen Flüssigkeit sind so geringfügig, daß sie sich weder auf die Craniale Welle auswirken noch darauf, wie Gehirn und Rückenmark auf ein Trauma reagieren. In der Terminologie physikalischer Gesetze wird die Flüssigkeit üblicherweise als ein statisches Medium innerhalb des geschlossenen hydraulischen Systems angesehen, wobei die Bewegung als sehr langsam und von geringem Druck beschrieben wird. Die Kombination einer unendlich kleinen Produktionsmenge und sehr geringem Druck reicht lediglich aus, die Bewegung der cerebrospinalen Flüssigkeit um die Hemisphären herum auf eine sehr träge Art fortzupflanzen, ähnlich, wie heißes Wasser in einer Teetasse langsame Konvektionsströme beschreibt.

Dennoch genügt die Produktion der Flüssigkeit in den Ventrikeln, um den Fluß durch sie hindurch, durch die drei Foramina ins vierte Ventrikel und in den Gehirn und Rückenmark umgebenden Subarachnoidalraum in Gang zu halten. Die dominante Bewegung in der cerebrospinalen Flüssigkeit ist jedoch eher das *Bewegt-Werden* als das eigenständige Sichbewegen. Der Flüssigkeit wird Bewegung übermittelt durch das rhythmische, kaulquappenähnliche Kontrahieren und Expandieren von Gehirn und Rückenmark bei jeder der aufeinanderfolgenden Cranialen Wellen und durch große Körperbewegungen, die die Lage des Rückenmarks verändern.

Dieses geschlossene hydraulische System erfüllt, indem es das zarte Gehirn schützt, eine bewundernswerte Aufgabe. Da schiere Kraft durch Flüssigkeit nicht weitergeleitet werden kann, wird jeder Druck eines Schlages, der „den Mechanismus" des Craniums trifft, durch die Ablenkung der Cranialknochen, die Absorption der Nähte, die Elastizität der reziproken Spannungsmembran und die Verbreitung cerebrospinaler Flüssigkeit weiträumig verteilt und abgelenkt. Der hereinkommende arterielle Puls wirkt sich auf die Flüssigkeit nur minimal aus: Sobald jede der aufeinanderfolgenden systolischen Druckwellen (arterielle Pulsation) das Cranium erreicht, schwellen die Hirngewebe an und verlagern venöses Blut in die Sinus sagittalis superior und transversi, was auch dazu dient, die cerebrale Zirkulation anzuregen. Trotzdem beeinflussen venöser Rückstau und das Blutvolumen im Kopf die Dynamik der cerebrospinalen Flüssigkeit. Deshalb verbringen Craniosacralpraktikerinnen vielleicht erst einige Zeit damit, den venösen Druck im Kopf zu reduzieren, bevor sie am Kopf selber arbeiten.

Eine weitere Facette der Schutzfunktion und Aufgabe, welche die cerebrospinale Flüssigkeit bei einem Trauma innehat, kann dadurch demonstriert werden, daß man einen randvoll mit Wasser gefüllten Krug auf einen Tisch stellt und dann kräftig, mit Richtung nach unten, auf den Tisch schlägt. Das Wasser im Krug steigt in der Mitte an, was dem Verhalten des Schädeldachs entspricht, wenn man nach einem Sprung oder Fall auf den Füßen landet.

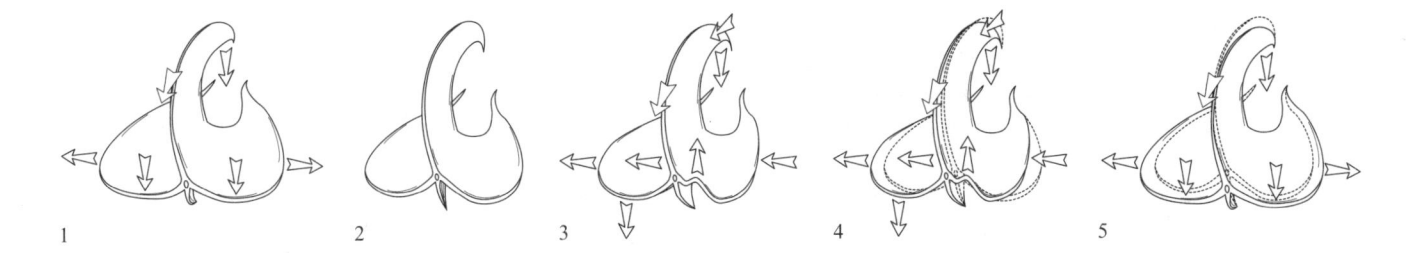

Gleiche und gegenläufige Bewegung des Tentoriums
1. Gleiche Bewegung: Flexion
2. Neutral
3. Gegenläufige Bewegung: linke Seite Flexion, rechte Seite Extension
4. Bewegung von Zeichnung 3 aus neutraler Sicht
5. Bewegung von Zeichnung 1 aus neutraler Sicht

Das Ergebnis der Druckwelle ist ein superiores und laterales Verlagern der Parietalknochen an der Sagittalnaht. (Die neuesten Footballhelm-Modelle in den USA sind mit Glykolpackungen ausgestattet, einem Automobil-Frostschutzmittel, um für zusätzliche Verringerung von Schlageinwirkungen aufs Gehirn zu sorgen. Das ist eine interessante Verdoppelung des Systems unserer eigenen cerebrospinalen Flüssigkeit, die ein ähnliches spezifisches Gewicht besitzt.)

Die Lage des Gehirns ist das Ergebnis der Funktionsfähigkeit der Systeme von reziproker Spannungsmembran und cerebrospinaler Flüssigkeit und bleibt im Erdgravitationsfeld relativ konstant. Deshalb haben wir kein Empfinden von Umherschwimmen, mit Ausnahme von Fahrten in einem Vergnügungspark oder wenn wir schnell über eine bucklige Brücke fahren. Unter Schwerelosigkeit stellt sich das Problem des schwimmenden Gehirns jedoch und macht einen großen Anteil der Weltraumkrankheit aus (die auch das Ergebnis ungewohnter Kräfte ist, die auf den achten Cranialnerv (Nervus vestibulocochlearis) und das Gleichgewichtssystem selbst einwirken). Unter den Astronauten leiden etwa 50 Prozent an Weltraumkrankheit. Im Jahre 1990 bezahlte eine japanische Zeitung der neuen russischen Regierung etwa fünf Millionen Dollar, damit einer ihrer Journalisten mit einer Sojus-Raumkapsel in den Weltraum mitfliegen konnte. Der glücklose Mann verbrachte, unter akuter Weltraumkrankheit leidend, fünf Tage im Weltraum im Mir, der russischen Weltraumstation. Einmal fragte ihn ein auf dem Boden stationierter Kommentator, wie er sich fühle, und erhielt die sinngemäße Erwiderung: „Ich fühle mich gräßlich. Wie würde es Dir wohl gefallen, wenn Du Dein Gehirn den ganzen Tag im Kopf umherschwimmen fühltest?"

Diagnose

Die reziproke Spannungsmembran lenkt die Kraft eines gemäßigten Schlages ab, ohne den Stoß weiterzuleiten und das Gehirn selbst zu schädigen. Bei einem schweren Trauma übersteigen die an die Dura herangetragenen Kräfte deren physische Stärke, und es kann zu einem Riß oder zu einer Blutung kommen. Kraft kann von der Stelle des Aufschlags durch eine Kombination von Interaktionen der Knochen, der fließenden Dynamik und der Dura direkt quer durch das Cranium übermittelt werden. Bei einigen Traumata kann die reziproke Spannungsmembran aus dem Gleichgewicht geraten.

Ein „Kompressionskopf" (eine Kompression der primären Artikulation zwischen Sphenoidale und Occipitale nach einem Trauma) weist eine bis zu einem kritischen Punkt verminderte oder gar keine craniale Wellenbewegung mehr auf.

Nach einem ernsten Trauma können sich in der reziproken Spannungsmembran und im Kernverbindungssystem Verklebungen bilden.

Bemerkenswertes Beispiel dafür ist das Schleudertrauma, wo es eine zeitliche Verschiebung von bis zu drei Jahren geben kann, bevor die anfänglichen Symptome von Nacken- und Kopfschmerzen, die nach dem Unfall gefühlt wurden, zurückkehren. (Auch können Klienten zwischen cranialen und sacralen Schmerzen eine klare Verbindung erfahren.)

Außer bei schwerem Trauma variieren craniale Bewegung und Spannungsgrad der reziproken Spannungsmembran von Individuum zu Individuum und selbst beim gleichen Individuum je nach dessen Lebensanschauung in einem gegebenen Augenblick und nach seinem Gesundheitszustand. Die Dura kann auch von einem emotionalen Trauma betroffen werden, was vaskuläre Veränderungen und daraus folgende Gewebeschäden verursachen kann, oder von einer zahnmedizinischen Lokalanästhesie, die sie ihre Elastizität verlieren und ein pergamentähnliches Empfinden annehmen lassen kann. Nach einem schweren Grippeanfall fühlt sich die reziproke Spannungsmembran des Betroffenen nass und durchweicht – atonisch – an. Während starken Erbrechens zieht sich das Zwerchfell derart stark zusammen, daß die Druckwellen, die an die Schädelbasis herankommen, eine energetische Entsprechung beim ähnlich gewölbten Tentorium verursachen und es dazu kommt, daß sich das Tentorium anfühlt, als wäre es überdehnt worden (ein Klient schilderte dies als „ähnlich wie eine Gehirnerschütterung").

Bei einer multiplen Persönlichkeitsstörung „fühlt" sich das Membransystem anders an, wenn der betroffene Mensch von einer Unterpersönlichkeit in eine andere übergeht. Man kann an einer Veränderung der Fluktuation des Knochens und der energetischen Intensität spüren, wenn das geschieht – das Gewebe verändert sich plötzlich. Man kann es auch erkennen, indem man die „Persönlichkeit" am Ausdruck der Augen beobachtet – diese verändern sich mit jeder Unterpersönlichkeit. Die Unterpersönlichkeiten besitzen derart unterschiedliche Physiologien, daß einige Menschen mit einer multiplen Persönlichkeitsstörung eine ganze Schublade voller Brillen besitzen, weil der Wechsel der Persönlichkeit die fokale Länge ihrer Augen erheblich verändert. (Welchen Anteil hat wohl die Veränderung der lateralen Pterygoidei, des Sphenoidale und der Palatina an diesem Wechsel?)

Zusammenfassung

- Die reziproke Spannungsmembran erlaubt den Knochen, sich nach der Geburt neu zu ordnen. Sie bewahrt während der Kindheit die Form des Kopfes.
- Die reziproke Spannungsmembran hilft mit, die Form des Gehirns zu wahren.
- Die reziproke Spannungsmembran registriert, führt und koordiniert die Bewegung des Gehirns.
- Sowohl reziproke Spannungsmembran wie auch cerebrospinale Flüssigkeit sorgen für die Absorption von Stössen bei Knochen und Gehirn, verringern das Risiko von Knochenbrüchen und ermöglichen dem Gehirn, unterstützt von cerebrospinaler Flüssigkeit von annähernd gleicher Dichte, zu schwimmen.
- Reziproke Spannungsmembran und cerebrospinale Flüssigkeit bewirken die hydraulische Dämpfung der arteriellen Druckwelle, sobald sie ins Cranium eintritt. Um dem Anschwellen des Gehirns während der Systole Raum zu geben, weicht erst das venöse Blut, danach die cerebrospinale Flüssigkeit. Die cerebrospinale Flüssigkeit bildet ein Transportmittel, indem sie zwischen Blut und Gehirn vermittelt – eine Alternative zur Blut-Hirn-Schranke. Bestimmte Hormone, Neuropeptide, weiße Blutkörperchen und Glukose treten aus der Flüssigkeit in den Cortex ein.
- Als immunologisches Medium hilft die cerebrospinale Flüssigkeit mit, das Gehirn von viralen und bakteriellen Verunreinigungen freizuhalten. Die cerebrospinale Flüssigkeit nimmt viele der immunologischen Aufgaben wahr, die das Lymphsystem im übrigen Körper erfüllt.

18
Das stomatognathische System

Da sich diese Abhandlung des stomatognathischen Systems stark auf Mandibula und Maxillae konzentriert, kann es nützlich sein, zuerst die beiden Abschnitte über Anatomie und Physiologie dieser beiden Knochen zu lesen.

Das stomatognathische System besteht aus 27 Knochen:
- dem Occipitale (1 Knochen)
- den Temporalknochen (2 Knochen)
- dem Sphenoidale (1 Knochen)
- den Maxillae (2 Knochen)
- der Mandibula (1 Knochen)
- dem Hyoideum (1 Knochen)
- den Claviculae (2 Knochen)
- den Scapulae (2 Knochen)
- dem Sternum (1 Knochen)
- den beiden obersten Rippen auf jeder Seite (4 Knochen)
- den sieben Halswirbeln und den drei ersten Brustwirbeln (10 Knochen)

Anatomie

Das stomatognathische System besteht aus jenen Anteilen des Kopfes, Halses und oberen Brustkorbes, deren Muskeln, Knochen, Bänder, Faszien und Nervensystem das Beißen, Kauen und Schlucken kontrollieren.

Struktur

Das stomatognathische System setzt sich hauptsächlich aus folgendem zusammen:
- Zahn: besteht aus Adamantin (Zahnschmelz), Zahnzement und Dentin
- Knochen: in corticalen, pneumatischen und diploiden (spongiösen) Ausformungen
- Gelenk: Synoviales Sattelgelenk mit Meniskus bei den Temporomandibulargelenken; reniform synovial condylar beim Atlantoccipitalgelenk, synovial beim Sternoclaviculargelenk, knorpelig bei den intervertebralen Verbindungen, verzahnte, squamose und harmonische Nahtgelenke bei den cranialen Nähten
- Muskel: spindelförmige, flache, doppeltgefiederte und mehrbauchige Formen
- Faszie: superficialis; cervicalis; praevertebralis; infrahyoidea; praetrachealis; die Faszien von Temporalis, Masseter, Sternocleidomastoideus, Trapezius und Pectoralis major; Galea aponeurotica

In der Arbeit mit dem stomatognathischen System muß jeder der bedeutenden oben aufgeführten Bestandteile mitberücksichtigt werden. Ebenso muß der energetischen Ladung von Mund, Kehle und Hals Rechnung getragen werden.

Im Bereich der Anatomie stellen die Gelenke die bedeutsamen Bestandteile dar, und es sind jene, welche oft unter Steifheit, Knacken oder Schmerzen leiden. Von allen Gelenken des stomatognathischen Systems sind die Temporomandibulargelenke am stärksten belastet, gefolgt vom Atlantooccipitalgelenk. Die Temporomandibulargelenke sind für das Kauen am zweitwichtigsten; auf einer tieferen Ebene sehen wir, daß das Atlantoaxialgelenk das erste Kaugelenk ist; das ist unter dem Namen „Guzays Theorem" bekannt. Temporomandibulargelenk und Atlantoaxialgelenk spielen ständig zusammen und sorgen auf diese Weise dafür, daß das stomatognathische System optimal funktioniert.

Muskulatur

An die Mandibula heften sich folgende Muskeln an:
- Temporalis
- Pterygoidei laterales
- Buccinator
- Orbicularis oris
- Hyoglossus
- Digastricus
- Geniohyoideus
- Constrictor pharyngis superior

- Masseter
- Pterygoidei mediales
- Depressor anguli oris
- Depressor labii inferioris
- Mylohyoideus
- Platysma
- Mentalis
- Genioglossus

Die Muskeln, die sich ans Hyoideum anheften:
- Hyoglossus
- Geniohyoideus
- Digastricus
- Stylohyoideus
- Thyrohyoideus
- Genioglossus
- Mylohyoideus
- Omohyoideus (superiorer Bauch)
- Sternohyoideus
- Sternothyroideus

Die suprahyoiden und infrahyoiden Muskelgruppen – elf Muskeln, die sich ans Hyoideum anheften – spielen im stomatognathischen System eine wichtige Rolle. In der Craniosacralarbeit sind die hauptsächlichen Muskeln dieser beiden Gruppen folgende:
- Laterale und mediale Pterygoidei
- Masseter
- Temporalis
- Omohyoideus (superiorer und inferiorer Bauch)

Der laterale Pterygoidmuskel heftet sich an den medialen Aspekt des Collum mandibulae des Condylarprozesses und direkt an die Gelenkkapsel des Temporomandibulargelenks an. Beachte die Bedeutung des Ligamentum retrodiscale: Es bildet die rückwärtige Verbindung der Gelenkkapsel und damit auch des lateralen Pterygoidmuskels zur Pars petrosa des Temporalknochens gerade anterior des tympanischen Rings. Dieses Band spielt eine kleine, jedoch bedeutende Rolle bei einer Dysfunktion des Temporomandibulargelenks oder des Temporalknochens. Bei konstanter Verspannung des lateralen Pterygoidmuskels wird es gedehnt und zieht den Meniskus aus seiner richtigen Lage heraus, was zu Knacken im Gelenk und schließlich zum Verfall von Form und Funktion der Gelenkkapsel führt.

Sämtliche Kaumuskeln und alle Muskeln, die mit der cranialen Basis, der Halswirbelsäule und den beiden obersten Rippen auf jeder Seite verbunden sind, sind Teil des stomatognathischen Systems. Da jeder von ihnen sich falsch verhalten kann, müssen sie bei einer vollständigen Beurteilung des stomatognathischen Systems alle berücksichtigt werden. Technisch ausgedrückt, gehören sie allesamt zu einer geschlossenen kinematischen Kette. Die Auswirkungen der Verfassung der Mandibularmuskeln reichen vom obersten Punkt der großen Flügel des Sphenoidale bis hinunter zu den Zehenspitzen. Die Zunge, ein starker, beinahe eigenwilliger Muskel, ist in der Arbeit mit dem stomatognathischen System eine oft übersehene Komponente. (Feldenkrais-Arbeit behandelt sie meisterhaft). Alle Muskeln, die mit der Scapula verbunden sind, beeinflussen das stomatognathische System ebenfalls, wenn auch etwas weniger direkt.

Die Entwicklung des stomatognathischen Systems und seine Bedeutung

Jahrmillionen vor dem allgemeinen Brauch des Kochens waren jene Hominiden am überlebensfähigsten, die die größten und stärksten Zähne besaßen, denn große Zähne hielten am längsten und brachen nicht so leicht. Mutationen, die die Zähne vergrößerten, verbesserten die Chancen des glücklichen Besitzers, Alphamännchen oder -weibchen der Stammesgruppe zu werden und so die „Großzahn-Gene" weiterzugeben.

Mit der weiten Verbreitung des Kochens und dem allgemeinen Gebrauch von Geräten zum Schneiden, Zerstampfen, Mahlen und Herstellen von Brei wurden die Zähne nicht mehr gefordert. Sie wurden weniger gebraucht und begannen sich daher zurückzubilden, da Evolution (und Mode) diktierte, daß massive Zähne nicht mehr die einstige Stichkarte waren. Wesen mit großen Zähnen begannen „doof" auszusehen. Das Merkmal begann zu verschwinden. (Die Bedeutung der Zähne für ein selbstbewußtes Erscheinungsbild ist enorm. Schau dir an, wieviel Geld Menschen für ihre Zähne ausgeben, und du wirst ihre Bedeutung für die Archetypen der „Schönheit" und des „Helden" verstehen. Der „Bösewicht" andererseits wird oft mit schlechten oder geschwärzten Zähnen dargestellt, oder mit übergroßen wie Graf Dracula.)

Töpferwaren und Erdöfen wurden erstmals vor 10 000 Jahren verwendet. Töpferwaren bedeuteten, daß Nahrung zu Suppen und Eintöpfen gekocht werden konnte, die noch weniger gekaut werden mußten

Hauptbestandteile des stomatognathischen Systems
1. *Laterale Pterygoidplatte (gepunktete Linie)*
2. *Os temporale*
3. *Processus condylaris der Mandibula*
4. *Os occipitale*
5. *Processus styloideus*
6. *Atlas*
7. *Wurzel des Dens*
8. *Axis*
9. *Dritter Halswirbel*
10. *Scapula*
11. *Maxilla*
12. *Mandibula*
13. *Os hyoideum*
14. *Clavicula*

43

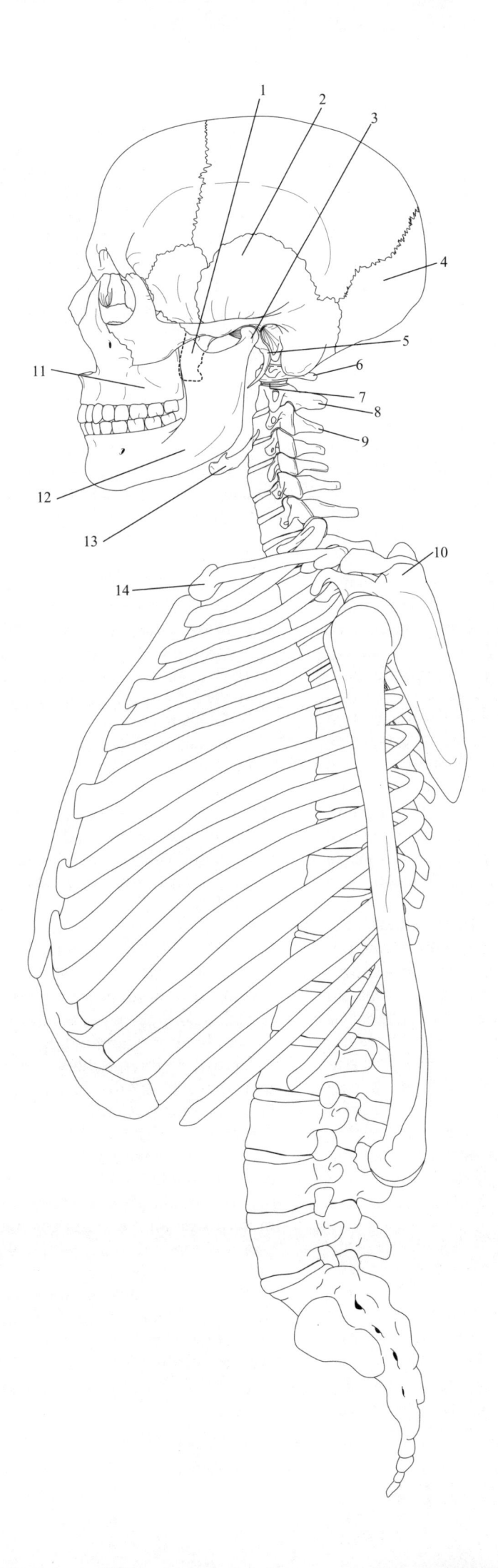

als gegrilltes Fleisch. In den ersten Zeiten der Verwendung von Töpfen sind die Friedhöfe auf einmal voll von zahnlosen Schädeln: Der Zahnverfall hatte begonnen. Die alten Ägypter verwendeten primitive Zahnprothesen, einige davon aus Tierzähnen. Die Etrusker hatten bessere Prothesen und verwendeten auch Goldfüllungen. Vor zweihundert Jahren beklagte Robert Burns in Reimform, daß es keine schlimmeren Schmerzen gebe als Zahnschmerzen.

Physiologie

Die Zähne spielen für die Funktion des stomatognathischen Systems eine zentrale Rolle. Mit den Alveolarkämmen durch Gomphosen (Pflock-und Sockelgelenke) verbunden, ist jeder Zahn so unabhängig wie ein Cranialknochen und muß vielleicht ebenso sehr entwirrt werden wie das Sphenoidale oder das Occipitale. Jeder Zahn hat seine eigenen Erinnerungen, seine eigene Geschichte. Das Periodontium verbindet die Zähne mit ihren Sockeln und verhält sich ähnlich wie die Bänder innerhalb der cranialen Nähte. Es ist „gewellt" und kann unter konstantem Druck überdehnt werden. Wenn ein Zahn entfernt und nicht ersetzt wird, wird sein gegenüberliegender Partner sich wegen des Mangels an Widerstand nach oben (oder nach unten) bewegen: Die Bänder straffen sich und schicken den Zahn sozusagen auf eine Flugbahn, sehr ähnlich einer gespannten Bogensehne, die einen Pfeil abschießt. Wenn ein Zahn ersetzt, aber zu hoch ist, oder wenn die Krone zu hoch ist, wird er das gegenüberliegende Periodontium stark überdehnen (komprimieren).

Wir schlucken durchschnittlich 1800 mal pro Tag, zweimal pro Minute, wenn wir wach sind, einmal pro Minute, wenn wir schlafen. Wenn wir Angst haben, angespannt sind, uns schuldig fühlen oder unsere Gefühle zu unterdrücken versuchen, schlucken wir öfter und schwerer. Bezeichnenderweise bedeutet jedes Schlucken ein Zusammenpressen der Zähne und die Möglichkeit, ein unter Umständen bereits hypertonisches muskuläres Spannungsmuster zu verstärken. Verschiedene zahnmedizinische Schulen idealisieren und theoretisieren über die genaue Beziehung der Zähne untereinander, doch leider basieren die meisten dieser Theorien auf dem Modell eines unbeweglichen Craniums.

Kompetenz in craniosacraler Arbeit hängt vom Verständnis der Vielfalt an Verzweigungen des Ober- und besonders des Unterkiefers ab. Das Temporomandibulargelenk ist ein guter Ort, um mit diesem Verständnis zu beginnen, und am Atlantooccipital- und Atlantoaxialgelenk läßt es sich vertiefen.

Das Occipitale beherbergt die größte Öffnung des Craniums, das Foramen magnum, eine birnenförmige Öffnung, deren schmalerer Anteil anterior liegt. Die Birnenform ergibt sich durch die reniformen (nierenförmigen) Condylen des Occipitale, welche das Foramen magnum falten und die Verbindung zum ersten Halswirbel bilden. Die Form des Foramen magnum ergibt sich einerseits aus einer Einbuße zwischen dem sich herausbildenden Raumbedarf von Gehirn und Rückenmark, andererseits aus dem Bedürfnis des ersten Halswirbels, die Condylen nahe beisammen zu haben; je näher die Condylen beieinanderliegen, desto flexibler und universeller wird das Atlantooccipitalgelenk.

Die meningeale Dura ist an den Rändern des Foramen magnum stabil befestigt (und formt, was Sutherland den „oberen Pol" der Kernverbindung nannte). Sobald die meningeale Dura sich mit dem Occipitale vereinigt, wird sie die „spinale Dura" genannt, die auf ihrem Weg durch die Mitte des Atlas hindurch zum zweiten Sacralsegment hin, wo sie endet, das Rückenmark umhüllt. Die spinale Dura besitzt feine, fadenartige Verbindungen zum zweiten und dritten Halswirbel hin, jedoch weder zum Atlas noch zu irgendeinem der übrigen Wirbel. Darin liegt ein Grund dafür, daß das Gebiet zwischen Occipitale und drittem Halswirbel für Verspannungen und Verschiebungen derart anfällig ist; beides sind Faktoren, die die Funktion des Temporomandibulargelenks beeinflussen.

Der posteriore Aspekt des Atlantooccipitalgelenks markiert die Lage eines Akupunkturpunktes namens „Windpalast" (Gouverneursgefäß 16), der den Beginn des Inneren Auges anzeigt. Das Innere Auge ist ein Energiekanal, der durch den Kopf verläuft: Er beginnt am Atlantooccipitalgelenk, durchläuft das Foramen magnum und tritt bei Glabella aus. Das Atlantooccipitalgelenk ist daher mit dem Gebrauch des Inneren Auges eng verbunden. Die Haltung von Kopf und Hals beeinflußt nicht bloß das stomatognathische System ganz allgemein und die Temporomandibulargelenke im besonderen, sondern auch die Funktionsfähigkeit des Inneren Auges.

Die Temporomandibulargelenke liegen normalerweise lose in ihren Schläfengruben (Fossae temporales), fließend stabilisiert und umschlossen von ihren Gelenkkapseln, Menisken, Bändern und zentrierenden Muskeln. Sie besitzen vier Gruppen von Bändern – die temporomandibularen, die stylomandibularen, die sphenomandibularen und die retrodiscalen –, die der Mandibula allesamt große Freiheit ermöglichen. In der Regel sind die drei ersteren Bändergruppen an Dysfunktionen des stomatognathischen Systems, die mit Craniosacralarbeit behandelt werden können, nicht beteiligt; eine Ausnahme davon ergibt sich dann, wenn die Mandibula genügend lang und ernsthaft an ihrer Bewegung gehindert wurde, um eine Kontraktion der Bänder zuzulassen. Das Retrodiscalband hingegen ist oft betroffen (siehe unten).

Bewegung und neuromuskuläres Muster (Engramm)

Das natürliche, entspannte neuromuskuläre Muster (Engramm) der Mandibula ermöglicht es den Zähnen, sich gleichzeitig mit den leichten Stößen beim Gehen, wenn der führende Fuß auf den Boden aufkommt, leicht voneinander zu trennen. Das Engramm des stomatognathischen Systems hält die Zähne – ungeachtet der Lage des Körpers – in ihrer normalen Beziehung zueinander. Diese Fähigkeit entwickelte sich im Zusammenhang mit einer derart alten sinnlichen Vorliebe wie dem Essen von frischen Feigen mit dem Kopf nach unten. Sie ermöglichte es uns auch, uns auf einen Kampf vorzubereiten, indem wir die Anzahl der kontrahierten Muskelfibrillen jederzeit erhöhen konnten. Das Engramm schloß die Signalwirkung des Zähnefletschens bei grimmigem Drohverhalten mit ein sowie die Fähigkeit, unsere Zähne als wirksame Waffen einzusetzen, sobald mehr als Drohgebärden gefragt war. Dieses Engramm kann Probleme verursachen, wenn es durch die beinahe unaufhörliche Belastung moderner Zeiten überladen ist: Es kann zu einer dauernden Kontraktion der Muskelfibrillen kommen, die das stomatognathische System lahmlegt.

„Optimaler psychologischer Zustand" ist ein Begriff, der manchmal verwendet wird, um die Bedingung zu definieren, unter welcher das Engramm am besten funktioniert. In diesem optimalen Zustand arbeitet unser Nervensystem innerhalb einer fließenden, doch stabilen Folge von Kontrollen und Gleichgewichten, was einen hohen Gesundheitsstandard garantiert; infolgedessen funktioniert auch unser stomatognathisches System optimal.

Das herkömmliche Zahnmodell ist statisch; ihm zufolge berühren sich obere und untere Zähne die ganze Zeit. Das craniale Modell legt nahe, daß sich in einer normalen, gesunden Verfassung die Zähne lediglich während des Kauens zu berühren brauchen. Im fließend-elektrischen Modell schwimmen die Temporomandibulargelenke stets frei; eine Ausnahme bildet das Essen (wenn alternierend komprimierende und lösende Muster zum Tragen kommen), und selbst dann schwimmen sie.

„Optimaler psychologischer Zustand" impliziert jedoch nicht Vollkommenheit. Während Jahrmillionen haben wir vielfältige Mechanismen entwickelt, um mit Belastung und einer Vielzahl von Nöten umzugehen. Was wir nicht entwickelt haben, ist die Fähigkeit, mit jener kontinuierlichen Belastung umzugehen, die für das Leben in Großstädten typisch ist – eine Lebensart, die als „Leben auf der Überholspur" angemessen beschrieben ist.

Das Engramm des stomatognathischen Systems wird von der höchsten Ebene des Seelenzustandes aus reguliert; wenn wir mit der Welt im Einklang sind, entstehen im System keinerlei Spannungen. Die Seele offenbart ihren Zustand durch den vermittelnden Ausdruck des Hormonsystems, und ihre Verfassung wird vom Nervensystem für ihre dichteste Wellenlänge – den Körper – interpretiert und fein abgestimmt. In gesundem Zustand gleichen sich die Hintergrundrollen des autonomen Nervensystems und der motorischen Komponenten des Zentralnervensystems gegenseitig aus. Das Gehirn selbst wird oft mit einem biologischen analogen Computer verglichen, wobei der cerebrale Cortex (auf seiner einfachsten Ebene) auf der Basis eines binären Systems arbeitet. Wie ein gängiger Computer gibt das Gehirn, einem einfachen Ein- und Ausschaltmuster folgend, Signale und schaltet den Stromkreis um. In der Computersprache würde man sagen, es erschaffe entweder eine Eins oder eine Null.

Ein „ständig eingeschaltetes Engramm" ergibt sich, wenn ein Komplex kortikaler Neuronen wegen einer eingebildeten oder realen Bedrohung oder wegen Drogenstimulation dauernd auf „Ein" oder „Senden" geschaltet wird. Daraus resultiert eine ständige Kontraktion jener Muskeln, die von diesem Neuronenkomplex kontrolliert werden. Geschieht dies im Nucleus des motorischen Zweigs des Nervus trigeminus, übt die mandibulare Muskulatur auf Zähne und Temporomandibulargelenke konstanten Druck aus; dieser führt zu Unwohlsein, Kopfschmerzen, Zusammenziehen des Gesichts und unter Umständen zu Dysfunktionen der Temporomandibular-, Atlantooccipital- und Atlantoaxialgelenke und cervicaler Osteoarthritis (Muskel- und Gelenksentzündung).

Rotationsachse

Obwohl die Temporomandibulargelenke die Rotationsachse der Mandibula zu sein scheinen – und es im unmittelbar strukturellen und physiologischen Sinn auch sind – zeigt ein tieferer Blick, daß der atlantoaxiale Komplex (erster und zweiter Halswirbel) das Grundgelenk der Mandibula bildet. Im fließend-elektrischen Modell verläuft die kugelförmige Bewegungsachse der Mandibula durch das Atlantooccipitalgelenk; sie wird von einer imaginären Kugel von 2,5 cm Durchmesser gebildet, die auf der Basis des Dens des zweiten Halswirbels ruht. Wenn du die Verzweigungen dieser Bewegungsachse verstehst, kannst du Dysfunktionen des Temporomandibular- und des Atlantooccipitalgelenks grundlegend verbessern. Um mit diesem Modell arbeiten zu können, mußt du den Hals (im besonderen Atlas und Axis), Occipitale, Temporalia und Mandibula normalisieren – du mußt, anders ausgedrückt, ganzheitlich behandeln, dem gesamten stomatognathischen System Aufmerksamkeit schenken. Das ganze System behandeln heißt den Traumkörper behandeln. Eine Behandlung, die nicht an die Seele rührt, wird eine dysfunktionale Komponente des stomatognathischen Systems nicht richtigstellen – alles, was sie erreichen wird, ist ein Neuordnen von Symptomen.

Querverbindungen

Zähne, Temporomandibulargelenke, Atlantooccipitalgelenk und Atlantoaxialgelenk bilden zusammen in bezug auf Haltungs- und psychologische Reflexe eines der am meisten untereinander verbundenen Gebiete des Körpers. Lediglich bei 5 Prozent der Menschen im Westen sind der Biß der Zähne, die Funktion der Temporomandibulargelenke und eine mandibulare Rotationsachse durch das Atlantooccipitalgelenk normal. Die große Mehrheit besitzt vielfache und unausgeglichene Rotationsachsen und eine geringe bis massive Veränderung der Zahnstellung, was ungleiche Abnutzung und Druck auf Zähne, Temporomandibulargelenke, oberen Halsbereich und die cranialen Nähte mit sich bringt.

Zahnheilkunde und Kieferorthopädie

Manche der besten Zahnärzte haben Craniosacralarbeit studiert und prüfen die cranialen Motilitätsmuster ihrer Klienten vor und nach jeder Zahnbehandlung. Überweise, falls für dich keiner von ihnen erreichbar ist, deine Klienten an einen Zahnarzt, der mit einem Craniosacraltherapeuten zusammenarbeitet oder seine eigenen Klienten an einen solchen überweist.

Eines der Ideale zahnmedizinischer Schulen beginnt mit dem statischen Zentralschluß (oben unter „Bewegung" definiert). Wie bereits erwähnt, stimmen die meisten zahnmedizinischen Schulen darin überein, daß sich im Normalfall obere und untere Zähne stets berühren, während wir das innerhalb des fließend-elektrischen Modells visionärer Craniosacralarbeit als völlig verkehrt ansehen und anstelle dessen das Fließende und das jederzeitige Nichtberühren der Zähne (außer beim Essen) als ideal hinstellen.

Im Idealfall sollten Craniosacralklienten keine Prothesen anpassen, bevor ihr Kopf nicht normal und fließend und ihre Cranialen Wellen nicht ausbalanciert sind. Die besten Prothesen sind so gebaut, daß sie zu leichter Flexion passen und die craniale Motilität nur minimal behindern. Die Verwendung von „weichen Einlagen" zwischen Prothese und Zahnfleisch ruft im gesamten cranialen System eine interessante Wirkung hervor: Solche Einlagen scheinen Energie zuzuführen und das umgebende Bindegewebe zu verbessern, ähnlich wie ein Sportschuh mit Luftsohlen die Laufrunden verbessern kann. (Andererseits erreichen eingepaßte Brücken, die mehrere

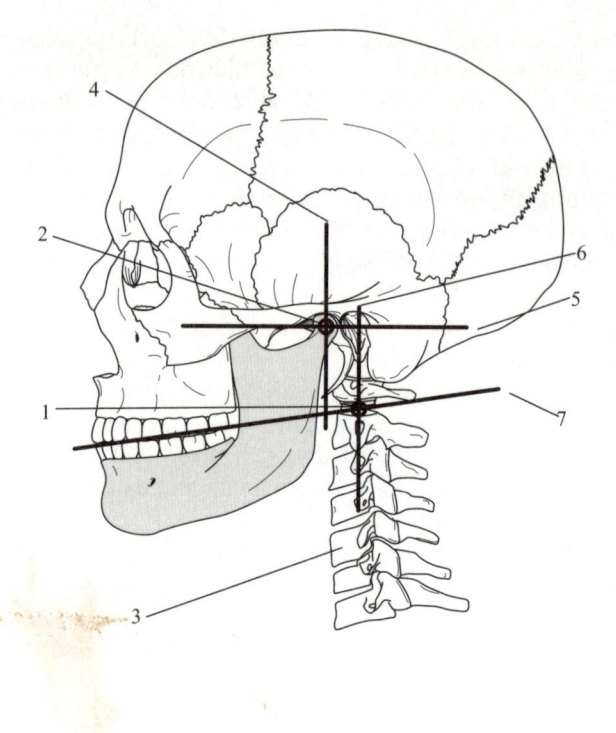

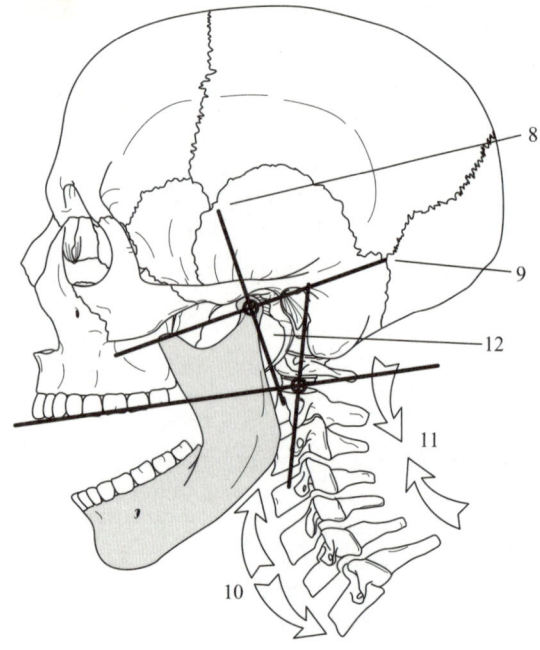

Oben: Guzays Theorem: Kiefer geschlossen

Unten: Guzays Theorem: Kiefer vollständig geöffnet
1. Primäre Achse der Mandibularbewegung an der Basis des Dens
2. Sekundäre Achse der Mandibularbewegung durch das Temporomandibulargelenk (TMG)
3. Halswirbelsäule neigt beim Beißen zu leichtem Verlust ihrer Biegung (schematisch)
4. Vertikale Linie durch TMG
5. Horizontale Linie durch TMG
6. Vertikale Linie durch Dens
7. Horizontale Linie entlang der Okklusionsfläche der Zähne
8. Änderung der vertikalen Linie während Translation
9. Änderung der horizontalen Linie während Translation
10. Verlängerung
11. Kontraktion
12. Veränderungen der Kräfte entlang der Achsen 4, 5, 6, 7

Zähne oder die maxillaren oder palatinalen Nähte umspannen, das Gegenteil und können sich katastrophal auswirken.) Wenn eine weiche Einlage über einen Triggerpunkt gelegt wird, der zuvor durch eine harte Berührung mit der Prothese irritiert war, kann es geschehen, daß sich der ganze Körper löst und ein altes, dysfunktionales Körpermuster sich dadurch zum Guten wendet.

Zahnschienen ermöglichen, daß sich die Muskeln lösen, und sind wesentlich einfacher anzupassen als Prothesen oder Brücken – einer ihrer großen Vorteile. Ein Zahnarzt kann Kronen unter Umständen nicht so genau anpassen, daß Irritationen der Muskelspindeln ausgeschlossen sind; er kann eine Schiene jedoch so fein einstellen, daß sie keine Irritatonen hervorruft. Laß den Klienten mit der eingesetzten Schiene zubeißen, loslassen, gähnen und mahlen und fühle währenddessen nach der Bewegung seines Sphenoidale und seinen Energiemustern. Schlag vor, daß der Zahnarzt die Schiene allmählich dünner macht, und prüfe jedesmal die Craniale Welle, bis du merkst, daß sie wieder gestört ist; dann läßt du den Zahnarzt die Schiene wieder dicker machen, bis zum letzten Stadium, in dem die Craniale Welle noch unbehindert war. Die optimale Schiene löscht das angespannte neuromuskuläre Engramm aus. (Schienen werden bezeichnenderweise während sechs bis vierundzwanzig Monaten verwendet. Einige japanische Zahnärzte verwenden anstelle einer Schiene ein traditionelles, mit Schmelz überzogenes Klötzchen aus Pferdehaar von 0,5 bis 1 cm Tiefe. Mit Schmelz überzogenes Pferdehaar besitzt genau das richtige Maß des „Nachgebens" in sich, um die fluktuierende Bewegung der Cranialen Welle zu ermöglichen.)

Prüfe die Brücken der Klienten stets auf eine Behinderung der Cranialen Welle hin – besonders jene, die ein Gebiet von den Schneidezähnen über das prämolare Gebiet bis zu den Molaren umspannen. Zahnbrücken können Kopfschmerzen, Depression und einen Stillstand der Cranialen Welle verursachen, der jenem eines Kompressionskopfes nahekommt. Wenn der Kieferorthopäde die Brücke aufhängen oder die bereits existierende Brücke einfach an der medianen palatinalen Naht halbieren kann, sorgt er damit möglicherweise für ein unmittelbares und starkes Gefühl von Erleichterung.

Beziehe die Zähne stets mit ein, wenn du es mit Beschwerden des Sphenoidale zu tun hast. Zahnschmerzen und ungleiche Abnutzungsmuster könnten auf die Verfassung des Sphenobasilargelenks, besonders auf eine Torsionsläsion, hinweisen. Torsions-Seitbeugungs- oder Lateroflexions-Läsionen betreffen auch das Atlantoaxialgelenk; daraus folgt eine weitere Belastung der Zähne und der Temporomandibulargelenke.

Die Art der Füllung eines Lochs im Zahn kann unerwartete Auswirkungen zeitigen. Gold, das zur Zeit als Ersatz für defekte Amalgamfüllungen in Mode ist, hat zwei Nachteile. Erstens verändert es mit Temperaturschwankungen seine Größe, was beim Beißen Schwierigkeiten bereiten kann. Zweitens kann ein Wechsel von Amalgam (das Quecksilber enthält) zu Gold einen galvanischen Strom produzieren, der sich auf das elektrische Feld der Augen, der Sehnerven, auf die piezoelektrischen Motilitätsmuster des Sphenoidale oder auf alle drei auswirken und möglicherweise zu Verzerrungen beim Sehen führen kann. Das kann geschehen, weil Gold die winzigen Motilitätsmuster, in denen sich jedes Auge gewohnheitsmäßig bewegt, verändern kann. Keramikfüllungen, nun bereits in ihrer zweiten Generation, sind eine bessere – wenn auch kostspieligere – Lösung.

Eine weitere Auswirkung von Zahnbehandlungen betrifft die Dura: Eine Dentalanästhesie kann die Dura kurzzeitig leicht vergiften. Der Klient fühlt sich während dieser Zeit allgemein müde und unwohl. Dentalanästhesie kann der cranialen Dura auch eine pergamentähnliche Struktur verleihen, was bewirkt, daß sich die Craniale Welle angespannt und trocken anfühlt. Wenn du einmal mit einigen Klienten gearbeitet hast, die kurz zuvor eine Zahnanästhesie hatten, kannst du dem veränderten Sichanfühlen des Membransystems nach herausfinden, vor wie langer Zeit sie stattgefunden hat. Solche Veränderungen sind bis zu sechs Monaten später noch palpierbar.

Die verbreitete Verwendung von Zahnspangen sperrt „den Mechanismus" tendenziell ein: Wenn sie an der medianen Palatinalnaht nicht mit einem Scharnier versehen sind, behindern oder verhindern sie die Craniale Welle in den Maxillae und verändern sie in der Mandibula. Das scheint nach zwanzig Jahren zu einer Dysfunktion der Temporomandibulargelenke zu führen; diese Verbindung wird – obwohl wissenschaftlich schwer zu beweisen – in der klinischen Praxis regelmäßig beobachtet. (Ich erwähnte das kürzlich in einer Klasse in Deutschland. Die Hand einer Frau schoß in die Höhe. „Genau zwanzig Jahre", sagte sie.)

Die Verwendung künstlicher Gelenke als Ersatz für abgenützte Temporomandibulargelenke war von 1983 an für kurze Zeit populär. Etwa 25 000 Menschen erhielten dieselbe Implantatsmarke, Vitek, eingepflanzt. Nachträglich wurde festgestellt, daß die Mißerfolgsrate letzten Endes hundertprozentig war. Wer eine solch mißlungene Prothese eingesetzt bekommen hat, ist schlechter dran als jemand, der sich der Operation nie unterzogen hat. Schmerz und Behinderung treiben manche von ihnen zum Selbstmord.

Diagnostische Überlegungen

Energetik

Energetisch ist das stomatognathische System mit Vishuddha, der Kehl-Seele, mit Ausdruck, verbunden. Der Hals steht für Flexibilität im Leben, und der Nacken für Angst vor Verrat (einschließlich des Gefühls, von hinten angestarrt, und der Furcht, von hinten erdolcht zu werden). Die Vorderseite der Kehle ist unmittelbar mit dem Überleben verbunden: Zahllose Reflexe lassen uns unseren Hals einziehen, wenn wir angegriffen werden oder uns angegriffen fühlen (ein Streifschlag auf den Ringknorpel, wie er in den Kampfsportarten gelehrt wird, verschlägt uns auf erschreckende Weise den Atem; der Traumkörper weiß um diese Reaktion und fürchtet sie). Auch schlucken wir unsere Wahrheit hinunter, wenn wir uns davor fürchten, sie auszusprechen.

Die Schultern sind eng mit Elementen von Aggression (boxen wollen, den Zorn jedoch zurückhalten) und Verantwortlichkeit (die Welt liegt allzu schwer auf unseren Schultern) assoziiert. Die Schultermuskeln sprechen von Stolz auf Muskelkraft. Die Pectoralismuskeln sind die Schilde, die die Zartheit des Herzens schützen.

Die Temporomandibulargelenke sind die Vertrauten von Aggression, Entschlossenheit und der Neigung, zarte Gefühle zurückzuhalten. Wir beißen auf die Zähne, um eine schwierige Angelegenheit zu bewältigen, und komprimieren so die Temporomandibulargelenke. Ein deutschsprachiger Ausdruck nennt das „in den sauren Apfel beißen". 60 Prozent der Menschen, die unter Schwierigkeiten mit den Temporomandibulargelenken leiden, sind Frauen, die in ihrer Kindheit oft gegen den Ausdruck ihres Selbst konditioniert wurden. Eine Studentin erkannte die Parallele dieses Umstandes zum Lehrsatz: „Wenn du nichts Nettes sagen kannst, dann sage nichts", und stellte fest, daß die Variation ihrer Mutter dazu lautete: „Stell keine Fragen: Wenn du es wissen müßtest, hätte man es dir gesagt."

Das Atlantooccipitalgelenk reagiert äußerst empfindlich auf die Belastungen des täglichen Lebens, auf Haltung und auf Gefühle von Aggression, Zorn und des Niedergedrücktwerdens von zuviel Verantwortung. Wenn „die Welt dich niederdrückt", wird das Occipitale muskulär und energetisch auf den Atlas gepreßt, und der Kopf fühlt sich viel schwerer an.

Trauma und Dysfunktion

Wenn Mandibula oder Maxillae durch irgendeine traumatische Verschiebung in eine neue Lage gezwungen werden, kann es in der Okklusionsstellung Veränderungen geben, die in der Regel mit einer erhöhten Abnützungsrate und negativen Auswirkungen auf die craniale Motilität gekoppelt sind. Die Beziehung zu den Condylarprozessen wird sich verändern, möglicherweise einer Anfälligkeit für temporomandibulare Dysfunktion den Weg ebnen, und die Zähne werden häufiger brechen.

Die mandibularen Condylen gestalten sich entsprechend den Gebrauchsmustern und der psychologischen Belastung laufend um. Die Zähne unterstützen die Condylen, die ihrerseits die Zähne nur untergeordnet unterstützen – ähnlich wie die Ausleger eines polynesischen Kanus dieses zwar stützen, jedoch für den Auftrieb nur eine geringe Rolle spielen. Die normalen Kaukräfte werden von den Zähnen, den viskosen und bikonkaven Menisken der Temporomandibulargelenke und den Kaumuskeln übernommen. Ist die Beziehung eines oder mehrerer Zähne auf der antero-posterioren oder einer unilateralen Ebene gestört, kann die muskuläre Kontraktion überstimuliert werden, was zu einem *constant-on engram* führt.

Die Mandibula ist ebenfalls beeinflußt von weit entfernten Faktoren wie der Pronation (Einwärtsdrehung) eines Fußes, einem Ungleichgewicht des Beckens, der Verfassung der Symphysis pubis, der Iliosacralgelenke, der Linea alba, des Rectus abdominis, des Xiphoidprozesses, des Sternums und den drei obersten Halswirbeln. Die Mandibula ist als „Schalenstruktur" auch betroffen von der Verfassung (Lage, Bewegung und energetischen Lage) der andern gehöhlten und gewölbten Strukturen des Körpers wie der Wölbungen des Zwerchfells, des harten Gaumens, des Tentoriums sowie der cranialen Kuppel und der gehöhlten Strukturen von Fußsohlen, Perineum und cranialer Basis.

Nach einer schlecht ausgeführten Zahnextraktion, die den Alveolarknochen für eine gewisse Zeit schädigen kann, kann es Monate, gelegentlich Jahre, dauern, bis sich Kopf- oder Rückenschmerzen melden. Erkundige dich immer nach der Geschichte der Zähne deines Klienten – besonders nach Extraktionen, Brücken, Kronen, aber auch nach Füllungen. Das gilt im speziellen für Klienten mit cranialen Dysfunktionen im Zusammenhang mit dem Sphenoidale.

Ein Ungleichgewicht des Hyoideum spiegelt und entspricht muskulärem Ungleichgewicht in den Haltemuskeln der Wirbelsäulenmuskulatur. Da die Lage des Kopfes weitgehend Lage und Neigung des Halses bestimmt (Sutherlands Maxime „das Kopfende neigt dazu, der Boß zu sein"), spiegeln das Hyoideum und im besonderen die craniale Basis einander tendenziell ihre gegenseitige Verfassung. Das Hyoideum mag sich frei bewegen und klein sein, ist jedoch in der Lage, tiefgreifende Wirkung zu zeitigen. Wie die Mandibula ist es musterbestimmend. Meine Erfahrung hat mir gezeigt, daß das Hyoideum in energetischer Hinsicht besonders mit dem Frontale verbunden ist. Es kann sehr hilfreich sein, mit einem kombinierten umspannenden Kontakt beide gemeinsam zu entwirren.

Fehlmuster: Verschiebung der Mandibula

Mandibulare Verschiebung kann eine Indikation für folgende Umstände sein:
- Mißokklusion (eine der Hauptursachen für mandibulare Dysfunktion. Okklusion stimuliert die periodontalen Propriozeptoren und verändert so das Engramm der Kaumuskeln, indem es dem stomatognathischen System „Zustandsberichte" zusendet, das wiederum die Komponenten des Beißens reguliert, um eine bestmögliche Okklusion zu gewährleisten.)
- Gestörte Zentralokklusion
- Craniale Verletzungsmuster, besonders der Temporalia und des Sphenoidale
- Muskuläres Ungleichgewicht, besonders der lateralen Pterygoidmuskeln
- Durchbruch eines Zahnes durch den Arzt oder aus durch Medikamente bedingten Gründen

Das könnte bedeuten, daß ein gegenüberliegender paariger Zahn ersatzlos entfernt wurde. Der durchgebrochene oder vorstehende Zahn kann vorzeitig in Kontakt zu seinen Nachbarn kommen und so eine Verschiebung der Mandibula verursachen. In diesem Fall wird Korrekturarbeit die Lage des fehlgeleiteten Zahnes normalisieren, und ein neues Engramm wird entstehen, das hoffentlich alle Spuren des schlecht angepaßten Musters tilgen wird. Idealerweise wird dieses neue Engramm eine vollständige Okklusion und eine normale contraversiale (auf beiden Seiten gleiche) Lage der Temporomandibulargelenke gewährleisten.

Dysfunktion der Temporomandibulargelenke

Craniosacralarbeit ist im Umgang mit Beschwerden in den Temporomandibulargelenken besonders wirksam, da sie das Element der Bewegung beachtet. Sämtliche Strategien, die Immobilität vortäuschen oder aufzwingen, mißachten die Sensitivität des stomatognathischen Systems (von den einfachen mechanischen Wahrheiten ganz zu schweigen). Craniosacralarbeit ist eine der besten Möglichkeiten, mit Beschwerden in den Temporomandibulargelenken zu arbeiten.

Schlecht gearbeitete Füllungen oder schlecht angepaßte Kronen können vorzeitigen Zahnkontakt (und daher ein dysfunktionales Mandibularmuster) oder eine Belastung der Temporomandibulargelenke herbeiführen, oder sie können die Motilitätsmuster des Sphenoidale beeinträchtigen.

In einem chronischen temporomandibularen *constant-on engram* wird das Periodontium endlos unter Druck gehalten, was die Zähne in ihre Sockel hinunterpreßt und so ein wichtiges Element in der Kette leicht flexibler Komponenten eliminiert, die das stomatognathische System ausmachen. In solchen Fällen kann die Craniale Welle vollständig aus dem Mundbereich verschwinden. Das gesamte Muskelsystem, besonders die Masseter, die Temporales (vor allem ihre posterioren Bäuche) und die Pteriygoidei werden überempfindlich hyperton sein. Das birgt die Gefahr, daß die Zähne einen sehr wichtigen Schutz, ihren „Kugelreflex", verlieren. Beiße unerwartet auf eine Schrotkugel in deinem Waldhuhn (das kann vorkommen), und der Kiefer öffnet sich, bevor das Gehirn überhaupt realisiert, was geschehen ist. So wird ein Brechen des Zahnschmelzes oder, schlimmer noch, der Bruch eines Zahnes verhindert. Ein hypertonischer Kiefer ist derart zusammengepreßt, daß der Kugelreflex in einem kritischen und katastrophalen Ausmaß verlangsamt ist.

Behandlung

Das Ausbalancieren der Mandibula und der Temporalia bildet die Ecksteine unserer Therapie des stomatognathischen Systems; das Entwirren des Kopfes auf dem Hals und das Lösen „archaischer Wunden" ist jedoch die Grundlage. Eine ausgewogene Behandlung beginnt mit Beobachten, Lauschen, Berühren und Fühlen; der Seelenzustand muß auf der höchsten Ebene erfühlt werden, so daß die Launen und Wechselfälle des *constant-on engram* auf einer ursächlichen Ebene angegangen werden können.

Erwäge, ob du soviel Zeit wie nötig – zehn Minuten oder mehr – darauf verwenden willst, jeden Zahn zu entwirren. (Wenn du die Zähne paarweise entwirrst, kannst du links mit rechts, dann oben mit unten vergleichen.) Mit den Eckzähnen – vorstehend, robust und leicht zu fassen – läßt sich gut beginnen. Du legst ein bißchen Papier zwischen deine Handschuhe und den Zahnschmelz, damit deine Finger nicht ausgleiten. Ein gewisser Zahnarzt, der sich intensiv mit der Cranialen Welle beschäftigt, betrachtet das Entwirren jedes Zahnes als Teil seiner Behandlungsverantwortung. Er würde einen Zahn nicht eher ziehen, als bis er ihn mit seinen Fingern herausziehen kann – bis das möglich wird, glaubt er, daß der Zahn die ihm innewohnende Vitalität, sich selbst zu heilen, bewahrt.

(In der Diskussion des Themas scheint das Benutzen von Zahnseide weit wirksamer für den Schutz der Zähne als das Zähneputzen; natürlich ist es ideal, beides zu tun. Erzähle deinen Klienten in ernsthaftem Tonfall, daß es nicht notwendig ist, für sämtliche Zähne Zahnseide zu benutzen – bloß für jene, die sie erhalten wollen. Der beste Rat für solche, die Zahnseide zwar benutzen möchten, sich jedoch nicht dazu durchringen können, besteht darin, sie anzuweisen, täglich etwa 30 cm Zahnseide abzureißen und wegzuwerfen. Nachdem sie das einige Wochen lang getan haben, hören sie meist mit der Verschwendung auf und benutzen die Zahnseide wirklich. Zahnstocher sollten gemieden werden, denn sie können ein gesundes Periodontium zerstören. Eine wachsame und besorgte zahnärtzliche Vereinigung in Dänemark hat den Verkauf von Zahnstochern im Jahr 1990 verboten.)

Das Normalisieren von Muskeltonus und -geschmeidigkeit ist für das optimale Funktionieren sämtlicher Aspekte des stomatognathischen Systems unerläßlich. Das Ausbalancieren der Muskeln kann durch eine ganze Anzahl von Methoden erreicht werden. Einige davon sind Biofeedback, Akupunktur, Feldenkrais-Übungen, Rolfing, das Lösen der Faszien, reziproke Innervationstechniken, Triggerpunkt-Therapie, Bioenergetik, Entwirren, Dekompression von Mandibula und Maxillae und direkte Fingerdrucktechniken. Zahnärzte bedienen sich einer Vielzahl von Techniken, um die Muskeln auszugleichen – dazu gehören die Korrektur der Höhe von Füllungen in einem Rahmen von bis zu drei Mikron, die Verwendung von Schienen und anderen kieferorthopädischen Geräten und die Verwendung von Zahnspangen.

Bioenergetik kann aufgestaute Spannungen im stomatognathischen System lösen; sie arbeitet dabei besonders mit kathartischem mündlichem Ausdruck und tiefer Arbeit mit den Panzermustern des Körpers. Ein sexuelles Trauma im Gebiet des Mundes ist oft die tiefe Ursache von Schwierigkeiten in den Temporomandibulargelenken, und ein Klient, der sich des betreffenden Ereignisses nicht bewußt ist, kann sogar noch größere Dysfunktionen haben – die „archaische Wunde" ist sehr tief begraben.

Künstler, Friseure, Violinisten und Menschen, die eine Menge Zeit am Telefon verbringen, haben von Berufs wegen Muster, die ihre Temporomandibulargelenke – manchmal gewaltsam – komprimieren. Bitte einen Klienten, der Musiker ist, sein Instrument mitzubringen, und achte sorgfältig auf sein Spiel. Laß deine Augen weich werden, und bewege dich in einen *glamour*. Wo ist der Druck? Wo verflechten sich die Energielinien miteinander? Wo fühlt es sich „völlig falsch" an? Du kannst das Spiel des Klienten nachahmen und feststellen, wie du dich dabei fühlst. Bitte ihn, deiner Pantomime zuzuschauen und herauszufinden, wie der Körper günstiger eingesetzt werden könnte, als du ihn spiegelst.

Anleiten des Klienten und praktische Ratschläge

Klienten mit temporomandibularen und stomatognathischen Problemen lehrst du drei Dinge und ermutigst sie, diese zu beachten: Als erstes können sie darauf achten, wann sie ihre Wahrheit hinunterschlucken, sie nicht aussprechen oder ihren Selbstausdruck anderweitig unterdrücken. Du rätst ihnen, auf Gefühle von Zorn und Aggression zu achten, die sie nicht zum Ausdruck bringen und für die sie kein Ventil besitzen. Du lehrst sie, daß sie ihre Gefühle am besten dann fühlen, wenn sie sie erfahren, und nicht, wenn sie sie in sich hineinstopfen und hinter ihren Zähnen verschließen. So können sie sie zumindest *fühlen*, selbst wenn sie sie nicht ausdrücken können; das ist für Leib und Seele wesentlich günstiger, als sie zu verdrängen.

Als zweites kannst du diese Klienten lehren, sich unmittelbar vor dem Schlafengehen für zehn Minuten in einer meditativen Haltung hinzusetzen und ihren Tag an sich vorüberziehen zu lassen. Eine Möglichkeit, das zu tun, besteht darin, zur ersten Erinnerung nach dem Erwachen zurückzugehen, in rascher Folge den Tag durchzugehen und besonders auf erfreuliche oder belastende Ereignisse zu achten. Diese Technik dient als eine Art Müllentsorgung und befreit die Psyche von Wirrwarr. Auf diese Weise kann nächtliche Anspannung mit ihren abnützenden und zerrenden Auswirkungen auf die Temporomandibulargelenke und möglichem Bruxismus sehr reduziert werden. Der Schlaf wird tiefer, die Träume werden gehaltvoller sein, und das stomatognathische System wird sich nachts besser entspannen können.

Das dritte, was du Klienten lehren kannst – besonders jene mit temporomandibularer Dysfunktion, die von ihrem Zahnarzt keine Schiene erhalten haben – ist, zusätzlich zu ihrer ersten Übung einen Bleistift oder einen 6 mm dicken Holzdübel zu verwenden. Indem sie ihn sich quer zwischen die sechsten oder siebten Zähne legen, während sie ihren Tag durchgehen, helfen sie der Kiefermuskulatur, sich vor dem Schlafengehen zu entspannen. Die Wirkung kann gewahrt werden, wenn sie den Bleistift oder Dübel alle ein bis zwei Wochen mit einer oder mehreren Schichten von wasserfestem Klebeband umwickeln; dadurch erreichen sie ein allmähliches Anwachsen des Durchmessers, bis eine optimale Kombination von Wohlbefinden und Wirksamkeit erreicht ist, eine, die die Spannung in den Temporomandibulargelenken verringert. (Sorge dafür, daß der Klient nicht hart ist mit sich, indem er einen allzu dicken Dübel verwendet – über zu lange Zeit hinweg zu hart mit sich zu sein, steht als Teil des ursächlichen Musters für temporomandibulare Dysfunktion an erster Stelle und ist genau dasjenige Muster, das wir zu verändern suchen.)

Ermutige Klienten darin, zu lernen, ihre Zähne während des ganzen Tages leicht voneinander getrennt zu halten. Zeige ihnen, wie sie ihre Zungenspitze gleich hinter den oberen Schneidezähnen weich auf das Incisivum legen können, um Spannung in den Temporomandibulargelenken zu reduzieren und für die mandibularen Condylen etwas Raum zu schaffen. Das kann Beschwerden in den Temporomandibulargelenken bereits verringern.

Vorhandene Beschwerden in den Temporomandibulargelenken oder im Hals können durch einige einfache Maßnahmen gelindert werden: Der Klient muß aufhören, Kaugummi oder Tabak zu kauen und, wenn möglich, Dinge wie Streifen getrockneten Fleisches essen. Belastende Körperhaltungen – zum Beispiel das stundenlange Aufstützen des Kopfes auf eine Hand oder das gewohnheitsmäßige Tragen einer Schultertasche auf stets derselben Schulter – müssen verändert werden. (Rucksäcke oder Gürteltaschen sind Schultertaschen vorzuziehen.) Probleme mit den Temporomandibulargelenken werden durch konventionelle diagonale Sicherheitsgurte verschärft: Diese führen Brustkorb, Hals und Sternocleidomastoideus der komprimierten Seite in ein unilaterales Torsionsmuster. Renngurte sind eine brauchbare, wenn auch aufwendigere Möglichkeit.

19
Quantencranial: das fließend-elektrische Modell

Köpfe verhalten sich auf ihre eigene, einzigartige Weise. Ich nenne die individuelle Bewegung jedes Cranialknochens dessen „Erkennungsmuster", denn craniale Bewegungsmuster variieren von Mensch zu Mensch ähnlich stark wie Unterschriften, Fingerabdrücke oder die Windungen unseres Gehirns. Dieses Kapitel sucht zu erklären, woher sie kommen, was sie beeinflußt und wie sie sich unterscheiden.

Einfachheit

Seit dem Mittelalter haben sich Heiler-Priester bei Diagnose und Rezepten der lateinischen Sprache bedient, einer Sprache, die ihre oft ungebildeten Klienten nicht verstehen konnten; es hat sich eingebürgert, die eigenen therapeutischen Kenntnisse mit wundersam klingenden Phrasen unter Beweis zu stellen, die ein gewöhnlicher Sterblicher nicht verstehen kann. Dieser Ansatz hat sich überlebt und tut unseren Klienten keinen Gefallen. Wenn wir, wann immer möglich, einfach bleiben, vertiefen wir die Beziehung zwischen Heilerin und Klient und beschleunigen die Heilung.

Während der staatlichen Untersuchung der Space-Shuttle-Katastrophe im Jahr 1986 sagte Richard Feynmann, der Physiker und Nobelpreisträger im Untersuchungsausschuß, über die Wissenschaftler der NASA, mit denen er sich beriet: „Sie fuhren fort, dem Problem irgendeinen komplizierten Namen zu geben –, eine druckinduzierte Abgründigkeit, vibrierende bla bla' oder etwas derartiges. Ich sagte: ‚Ach so, Sie meinen ein Pfeifen!' ‚Ja', sagten sie, ‚es weist die Charakteristik eines Pfeiftons auf.'"

Wenn wir etwas wirklich verstehen, können wir es auf einfache Weise erklären. In der folgenden Darlegung werde ich, nachdem ich die Ursprünge und Ausdrucksformen der Cranialen Welle beschrieben habe, so einfach wie möglich die drei Hauptphasen oder -muster der cranialen Wellenbildung schildern: „gleiche Bewegung", „gegenläufige Bewegung" und „fließend-elektrische Bewegung".

Viele Lehrer verpacken die Craniale Welle gerne in technische Ausdrücke. Ich besuchte in England einen Kursus für craniale Osteopathie bei einem Gastdozenten, einem amerikanischen Osteopathen der Cranialen Akademie. Der Doktor, ungefähr sechzig, war ein Muster an professioneller Integrität und Zurückhaltung. Sein Unterricht war hervorragend, er selbst ein Meister des anatomischen und physiologischen Details. Während einer Teepause fragte ihn ein englischer Osteopath, wie eine craniale Behandlung tatsächlich funktioniere. Unser Gast gab eine eindrücklich klingende Antwort aus der linken Gehirnhälfte heraus, sprach über die Korrektur von Läsionsmustern und die daraus resultierende Normalisierung des Membransystems. Der Student blieb unbewegt. „Das ist alles sehr schön, aber wie *funktioniert* es? Wie kommt es, daß es dem Patienten besser geht?" Erstaunt über die Eindringlichkeit der Frage, versuchte sich der Amerikaner in einer anderen linksseitigen Richtung und sprach über corticale optimierende Mechanismen und die Hierarchie somatischer Hilfsschlaufen. Auch das wurde nicht akzeptiert. Der Mann wollte die tiefere Wahrheit. In einer Ecke überblickte unser Lehrer die kleine, interessierte Gruppe, welche sich um ihn versammelt hatte. „Hören Sie her. Das ist energetische Arbeit. Sie wirkt durch Absicht und durch Fokus." Sein Blick wanderte rasch und irgendwie beschämt über die kleine Gruppe, als wollte er sagen: „Aber erzählen Sie es nicht weiter!"

Hyparxis

Um einen Klienten vollkommen verstehen zu können, müssen Beobachtung und Handlung aus dem Herzen kommen.
– A. Mindell

Die alten griechischen Philosophen verwendeten den Begriff „Hyparxis", um die Fähigkeit, die Ganzheit und Verbundenheit aller Dinge – Mindells „vollkommenes Verstehen" – zu beschreiben. Um für das Verständnis der Cranialen Welle Hyparxis zu verwenden, brauchen wir im Minimum drei Perspektiven – eine aus jeder der beiden cerebralen Hemisphären, und eine aus dem Intuitiven Herzen. Die linke cerebrale Hemisphäre interpretiert Wirklichkeit logisch und linear, die rechte intuitiv und künstlerisch; das Intuitive Herz fühlt tiefe energetische und emotionale Wahrheiten. Wir können Ganzheit und Einzelheiten dessen, was ist, nur erfassen, wenn wir mindestens von diesen drei Aspekten ausgehen. Wenn wir uns craniale Bewegungsmuster betrachten, ist es wichtig, daß wir uns nicht in Einzelheiten verlieren und die Sicht auf diesen Grundsatz nicht aus den Augen lassen.

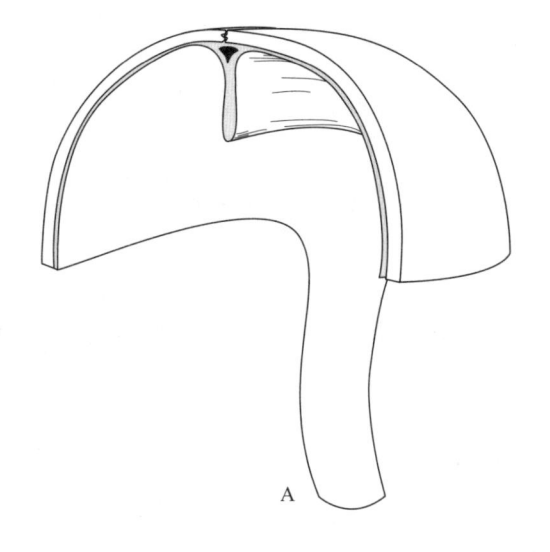

Die Zusammenhänge im Körper aus der Sicht der Craniosacralarbeit und die Bedeutung der Absicht für die Behandlung gingen mir erstmals in einer Craniosacralklasse auf, als der Lehrer mich bat, meine Hände an das Sphenoidale des Übungskandidaten zu legen und meine Augen zu schließen. Ich wurde

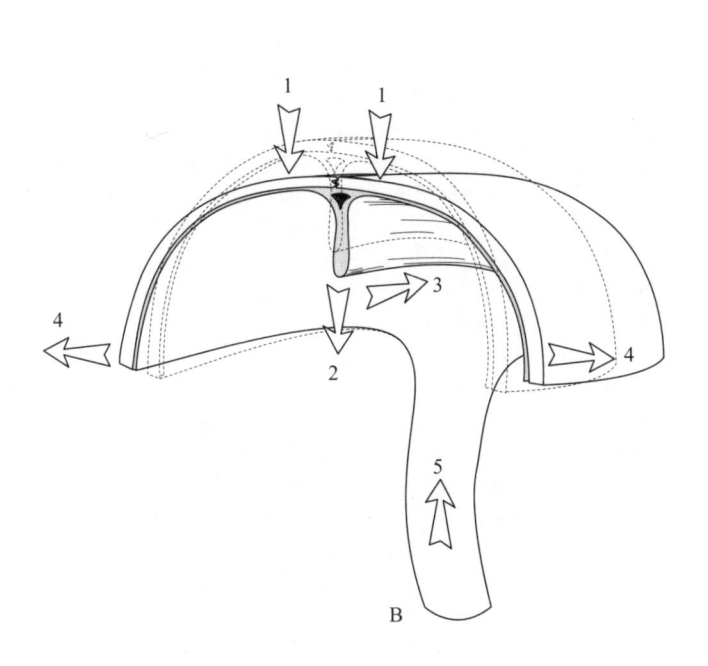

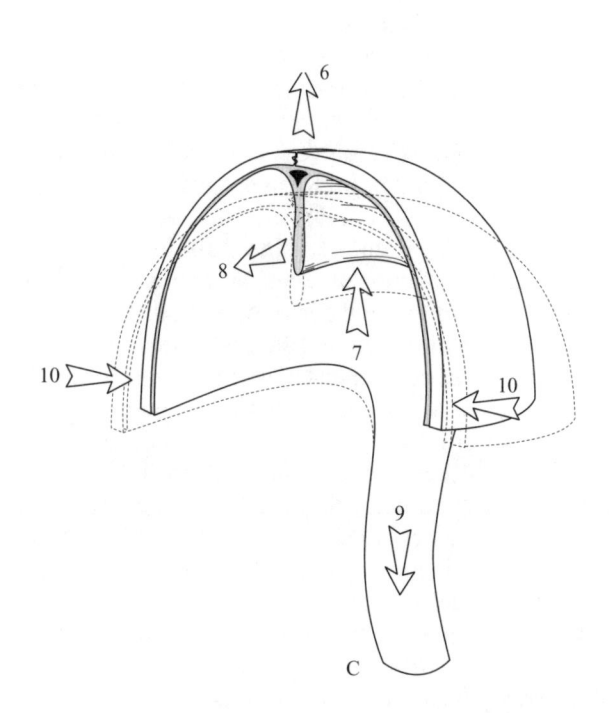

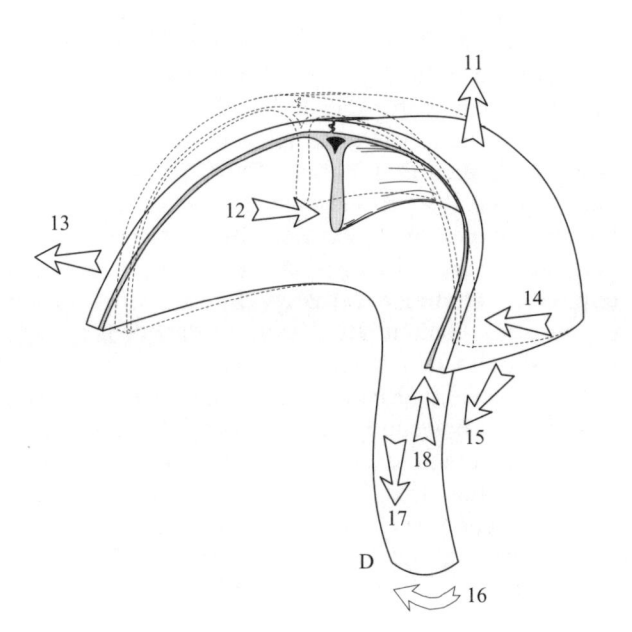

Gleiche und gegenläufige Bewegungsmuster der Parietalia

A Spinale Dura und Falx cerebri: neutral
B Spinale Dura und Falx cerebri: gleiche Bewegung – Flexion
C Spinale Dura und Falx cerebri: gleiche Bewegung – Extension
D Spinale Dura und Falx cerebri: gegenläufige Bewegung

1. Parietalknochen: Scheitel bewegt sich inferior
2. Falx cerebri bewegt sich inferior …
3. … und verlängert sich anteroposterior …
4. … während sich die Parietalknochen lateral bewegen …
5. … und das Rückenmark sich superior bewegt
6. Der parietale Scheitel bewegt sich superior
7. Falx cerebri bewegt sich superior …
8. … und verkürzt sich anteroposterior …
9. Das Rückenmark bewegt sich caudad
10. Die Parietalknochen bewegen sich medial
11. Linkes Parietale bewegt sich superior
12. Falx cerebri bewegt sich nach links
13. Rechtes Parietale bewegt sich lateral
14. Linkes Parietale bewegt sich medial
15. Sutura squamosa bewegt sich inferior …
16. … während sich das Rückenmark nach rechts dreht …
17. … sich aber auch links inferior…
18. … und rechts superior bewegt

angewiesen, ihn wissen zu lassen, wenn ich die Craniale Welle „erreicht hätte". Im selben Augenblick, als ich sie gefunden hatte, bewegte sich das Sphenoidale sehr kraftvoll in ein Torsionsmuster hinein. Es war erstaunlich – nie zuvor hatte ich bisher in einem cranialen Bewegungsmuster eine derart plötzliche Veränderung gespürt. Dann wurde ich gebeten, meine Augen zu öffnen. Der Lehrer stand bei den Füßen des Kandidaten, seine Absicht war auf sie gerichtet. Er tat es nochmals – eine beinahe unsichtbare Auswärtsdrehung der Füße des Kandidaten. Was auch immer er im weiteren an sorgfältig bemessener und absichtsvoller Bewegung an Füßen, Handgelenk oder Bauch induzierte, es drehte, beugte oder scherte das Sphenoidale.

Jahre später noch war ich verblüfft über die offensichtlich große Verschiebung, wenn ein Klient unerwartet seine Beine verlagerte, während ich seine Temporalknochen palpierte. Sutherland hielt die Temporalknochen eines Mannes im Augenblick des Todes und berichtete, daß sie zwei sehr große Bewegungen vollführten. Diese Erfahrungen scheinen zu zeigen, daß die Verbindungen im Körper – nicht nur auf physischer Ebene – sehr tief sind. Was wir in solchen Augenblicken spüren, ist eine Mischung aus der Bewegung von Knochen, einer hydraulischen Veränderung im Cranium und der Bewegung des Feldes.

Wie Knochen fühlen und sich verhalten, wird auch von ihrer „energetischen Ladung" beeinflußt. Die Maxillae einer verärgerten Hausfrau können sich beispielsweise anfühlen, als seien sie mit Zorn aufgeladen, mit einem lange unterdrückten Verlangen danach, sich einen Ausweg freizubeißen. Das Sphenoidale eines Zenmeisters fühlt sich mit der intensiven, beinahe blau-weißen Energie der Wahrnehmung aufgeladen an.

Wie sich ein Knochen anfühlt, hängt auch mit seiner Geschichte zusammen. Wenn er sich an ein physisches oder psychologisches Trauma – eine archaische Wunde – erinnert, werden sowohl sein Feld (und also die Art, wie er sich anfühlt) wie auch seine Bewegung davon betroffen sein. Das Vorhandensein einer archaischen Wunde beeinflußt sowohl die piezoelektrische Ladung als auch die Bewegung; die Wunde kann die Lage des Knochens und – im Fall eines Bruchs – seine Dichte und Struktur beeinflußt haben. Archaische Wunden werden häufig im Kopf gefunden, besonders in den Knochen und Gelenken, die den Mundraum bilden. Ein schweres Trauma kann im verletzten oder einem damit verbundenen Gebiet zu vollständigem Bewegungsstillstand führen; das ist zum Beispiel bei einer „contre-coup"-Blutung der Fall. Solche Traumata können gar die Bewegung im ganzen Kopf stillgelegt haben – ein Zustand, der unter dem Begriff „Kompressionskopf" bekannt ist. Wenn die traumatische Erinnerung ins Bewußtsein kommt, verarbeitet und integriert wird, stellt sich die Bewegung der Knochen gewöhnlich wieder ein.

Die Craniale Welle

Die Craniale Welle ist eine unwillkürliche Bewegung, die sich in einem wässrigen Medium abspielt. Eine Pulsation in einem wässrigen Medium führt nicht unbedingt zu jener Qualität spezifischer Drehungen von Knochen um genau festgelegte Achsen herum, wie sie von den Pionieren unter den cranialen Chiropraktikern und Osteopathen so gern gesehen wird. Sie führt vielmehr zu Wellenbewegungen, Spiralen, Wirbeln und Bewegungen, an die Wellenringe erinnernd, die entstehen, wenn man einen Kieselstein in einen Teich wirft. Was manchmal „cranialer Mechanismus" genannt wird, ist kein Chronometer; es ist lebendiges Gewebe auf der Basis von Wasser. Der vielschichtige Ursprung der Welle macht die craniale Bewegung jedes einzelnen Menschen zu etwas so Einzigartigem, wie es seine Fingerabdrücke sind. Während sie sich durch den Kopf hindurchbewegt, bildet die Craniale Welle formende Muster und führt so zu Ausdehnungen und Strukturen, die reich an interpretierenden Einzelheiten sind und diagnostische Bezüge zur Seele ermöglichen. Damit wird die Craniale Welle für das Gehirn wie für die Seele zu einer Möglichkeit, ihre Bedürfnisse auszudrücken.

Die Craniale Welle wird unterschiedlich beschrieben als:
- Cranialer Rhythmischer Impuls (CRI)
- Cranialer Atemzyklus (CRC) (engl. Cranial Respiratory Cycle)
- Sutherland–Zyklus
- Craniale Wellenformation
- Dritte Welle oder Traube-Hering-Welle
- Dritte Kraft
- Atem des Lebens

Die 25-Mikron-Amplitude der Cranialen Welle ist eine derart winzige Bewegung (die halbe Dicke eines Schreibpapierbogens), daß wir, um sie begreifen zu können, andere Parameter verwenden müssen, als wir sie verwenden, um grobe Körperbewegung zu erklären. Auch wird die Craniale Welle in ihrer Amplitude und Ausrichtung von der Anwendung solch minimalen Drucks beeinflußt, daß die gewöhnlichen physikalischen Gesetze uns nicht verstehen zu helfen scheinen, was geschieht. Wenn sich die Welle verändert, ohne daß Druck ausgeübt wird – lediglich durch die Richtung der Absicht der Heilerin – obliegt es uns, innezuhalten und darüber nachzudenken, was hier wirklich vor sich geht.

In visionären Bewußtseinszuständen kann die Heilerin die Bewegung der Cranialen Welle „sehen"; sie kann Stillpunkte „sehen". Und wenn sie still und sensitiv genug wird, kann sie selbst die Geschichte des Knochens vernehmen, auf den sie ihre Aufmerksamkeit richtet, und sie kann das Spiel der Lichter in den Strukturen sehen.

Qualitäten der Welle

Es mag zum Verständnis der Welle beitragen, wenn wir davon ausgehen, daß sie gewisse Ähnlichkeiten mit dem Atem aufweist. In der Physik sagt man, daß ein „Phasenwechsel" eintritt, wenn sich Wasser durch einen Gefrierprozeß in Eis umwandelt. Ein anderer Phasenwechsel tritt ein, wenn sich Wasser durch Kochen in Dampf umwandelt. Die Craniale Welle kennt ebenfalls Phasenwechsel, und, wie beim Wasser, gibt es bei den cranialen Wellenformationen drei Hauptphasen oder Bewegungsmuster.

Wenn wir schlafen, ist unser Atem vollkommen autonom; das ist die eine Phase oder Qualität unseres Atemmechanismus; wenn wir sitzen und meditieren, lernen wir, unseren Atem vollkommen bewußt zu kontrollieren; diese Atemphase unterscheidet sich bedeutend von der ersteren, jener des Schlafens. Wenn wir uns emotional aufregen, geht unser Atem in eine weitere, ziemlich chaotische Phase über. Natürlich überschneiden sich diese drei mit weiteren Atemphasen.

Die Frequenz der Cranialen Welle eines gesunden Menschen liegt zwischen acht und vierzehn Zyklen pro Minute. Bei Fieber, unter dem Einfluß von Amphetaminen und bei einer Überdosis bestimmter Medikamente wird der Rhythmus hyperaktiv. Wenn der Stoffwechsel durch Koffein angeregt wird, beschleunigt sich die Craniale Welle. Beim Meditieren verlangsamt sich die Craniale Welle gegen ihre untere Grenze hin, wo sie sich mit dem Atem synchronisiert. Nach komprimierenden Kopfverletzungen ist sie reduziert oder kann gänzlich aus dem Kopfbereich verschwinden.

Eine Craniale Welle, die unterhalb einer bestimmten Höhe der Wirbelsäule schneller ist, weist auf die Möglichkeit einer Rückenmarksverletzung, eines Tumors, duraler Verklebungen mit den Wirbeln oder eines Hämatoms im Rückenmarkskanal hin. Der craniale Anteil der Welle schwillt nach überstandener Meningitis an, aber die Amplitude ist wegen duraler und arachnoidaler Verklebungen, Narbengewebe und dem daraus resultierenden Verlust normaler duraler Elastizität oft niedrig.

Die Craniale Welle scheint synonym zu dem zu sein, was Physiologen „Traube-Hering-Wellen" nennen. Diese Bewegungen sind auch als „Dritte Wellen" bekannt und sind als fließende Veränderungen arteriellen Drucks sichtbar, die sich in der gesamten geöffneten Thoraxhöhle von Versuchstieren ausbreiten. Man stellte fest, daß die Häufigkeit der Wellen während des Schlafens abnahm. Die Wellen scheinen aus rhythmischen Veränderungen des Vasokonstriktorenzentrums heraus zu entstehen. Weitere Dokumentationen liegen aus der Langzeitbeobachtung der Bewegung cerebrospinaler Flüssigkeit bei Katzen vor. In diesen Experimenten stellte sich heraus, daß cerebrospinale Flüssigkeit durch Atem, Herzschlag und die Bewegung der „Dritten Welle", der Traube-Hering-Wellen, in die subarachnoidalen Räume verdrängt wurde.

Wenn das Bewußtsein auf einer anderen Ebene wirkt, wie es etwa in einer Nahtod-Erfahrung oder im Koma der Fall ist, kann die Craniale Welle merklich reduziert sein – bis hinunter auf zwei Zyklen pro Minute. (Das ist möglich, weil die elektrische Aktivität des Feldes während des Komas so minimal ist, daß die Craniale Welle wenig Chi zur Verfügung hat, um sich damit zu befeuern und zu erhalten.) Krankenschwestern und Familien kennen die Erfahrung des Empfindens, daß das Wesen des Menschen im Koma „gegangen" ist – daß seine Seele sich nicht im selben Feld wie der Körper befindet, der leblos oder „seelenlos" erscheint.

Einige Menschen mit Nahtod-Erfahrungen berichten von einer Empfindung des Schwimmens in einem glückseligen Meer von Licht, nahe der Decke des Operationssaals über ihren leblosen Körpern schwebend. Sie schildern einen zarten, wellenartigen Rhythmus, der sie in vollkommener, langsamer, ekstatischer Harmonie zu wiegen schien. Sie erzählen, daß sie in ihrem ganzen Leben nie etwas ähnlich Vollkommenes erfahren haben. Aber dann ging ein Ruck durch ihren „toten" Körper, die Defibrillation der Herzkammern setzte ein, und Adrenalin wurde freigesetzt. Die Welle wurde auf einmal chaotisch und unerträglich verwirrend. Sie berichten von einem plötzlichen, übelkeitserregenden Abstieg aus dem ekstatischen Schwebezustand, zurück in ihre verletzte physische Form. Elektrische Aktivität beginnt im selben Augenblick, in dem die Seele mit dem Körper verschmilzt. (Kein Defibrillator kann einen toten Körper wieder lebendig machen; das bringt nur die Rückkehr der Seele fertig.) Sie fühlten sich nun wie in einem Alptraum, in dem der ganze Rhythmus und die ganze Harmonie verzerrt waren, in einem bösen Traum, aus dem sie sogleich aufwachen mußten. So endete das Schweben auf ihrer eigenen Cranialen Welle, das sie in seiner reinsten, körperlosen Form und auf einer Ebene erfahren hatten, auf der sich der Geist beinahe mit der Seele vereinigt. Im Augenblick des Todes dauert es nach dem Stillstand von Gehirnstromwellen, Herzschlag und Atem zwanzig bis vierzig Minuten, bis die Craniale Welle verebbt ist; das geschieht, sobald sich der Geist langsam vom Körper trennt. Es ist natürlich, daß sie als ältester Puls zuletzt aufhört. Eine Schweizer Freundin fand das auf einzigartige Weise bestätigt, als ihr Hund eingeschläfert werden mußte. Der konventionelle ältere Tierarzt verabreichte die tödliche Injektion, und innerhalb von zwei Minuten starb der Hund ruhig. Zehn Minuten später sagte sie zum Tierarzt: „Wissen Sie, er ist immer noch da – ich kann ihn fühlen." Der Tierarzt versetzte in seiner schroffen Art: „Der Geist braucht zwanzig Minuten, bis er geht." Meine Freundin, die sich mit Esoterik beschäftigt, war berührt davon, daß ein so offensichtlich konventioneller Mann das verstand.

Wellenformationen und Atem

Beobachtungen und Berichte über die winzigen rhythmischen Bewegungen des lebendigen Craniums haben gezeigt, daß synchron mit Herzschlag und Atem und mit einer rhythmischen Periodizität eine expansil-kontraktile Bewegung einhergeht, die dem Atem gleicht, jedoch langsamer ist.
– Viola Frymann, Dexter G. Girton

Tatsächlich kann der Atem von der Cranialen Welle ziemlich losgelöst sein. Emotionen beeinflussen unseren Atem auf komplexen Pfaden, die die Innervation des Zwerchfells, die Blutversorgung, den Tonus und die Bewegung verändern. Haltung, Stimmung, Belastung und energetische Verfassung spielen ständig ineinander, um den Zustand von Herz und Zwerchfell zu verändern, das seinerseits die cranialen Wellenformationen modifiziert, die einzelne craniale Knochen erreichen.

Das Zwerchfell ist die wichtigste zentrale Struktur unseres Körpers. Das physische Herz sitzt auf der zentralen Sehne des Zwerchfells, mit der sein Pericardium fest verbunden ist. Die Energiemuster des Spirituellen Herzens prägen die Tätigkeit des Zwerchfells und beeinflussen das Funktionieren der cranialen Basis ganz direkt durch die aufsteigenden Arterien und durch das Bindegewebe des Mediastinums. Das beginnt ein grundlegendes Axiom visionärer Craniosacralarbeit zu erklären: Energetisch gesprochen, kann das Gehirn nicht zurechtgerückt werden, bevor sich das Herz am richtigen Ort befindet. Und weiter kann das Herz nicht „auf dem richtigen Fleck" sein, wenn das Sacrum nicht „auf dem richtigen Fleck" ist:

Steifmachen seines Kreuzbeins.
Gefährlich. Das Herz erstickt.

Die Bewegung des Zwerchfells beeinflußt durch die Artikulationen der Rippen zu den Brustwirbeln und die Verbindungen des Zwerchfells zum zehnten Brust- bis vierten Lendenwirbel auch das Rückenmark. Diese Bewegung wird zum Teil an den Schädel weitergeleitet. Wenn sich der Atem mit der Cranialen Welle synchronisiert, was er üblicherweise innerhalb von zehn Minuten ruhigen Liegens tut, bewegt sich das Rückenmark, wenn wir einatmen, in Flexion superior.

Der stärkste Einfluß des Feldes auf das Zwerchfell geht von seinem lokalen Energiezentrum, von Anahata, dem Spirituellen Herzen, aus. Indischen Yogis und der Tradition südamerikanischer Indianer zufolge ist Prana – die Lebenskraft, die durch richtiges Atmen gestärkt wird – die mächtigste Kom-

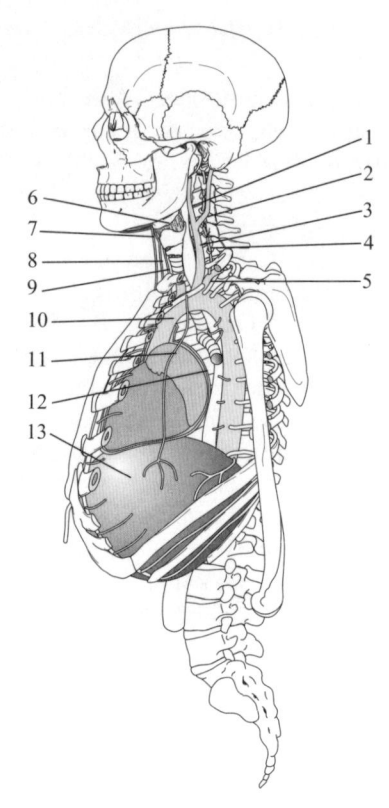

Bereich des weichen Bindegewebes des Mediastinums
1. Externe Carotisarterie
2. Interne Carotisarterie
3. Carotisarterie
4. Arteria vertebralis
5. Arteria subclavia
6. Os hyoideum
7. Oberflächenfaszie
8. Infrahyoide Faszie
9. Prätracheale Faszie
10. Aufsteigende Aorta
11. Herz
12. Pericardium
13. Zwerchfell

ponente unserer spirituellen Ausstattung. Der Atem nährt den Geist und ist gleichzeitig eine seiner Ausdrucksformen. Wir „atmen hoch, tief und großzügig", wenn wir uns entsprechend fühlen, während wir in depressivem Zustand kaum atmen. Das Zwerchfell wird auch von Manipura beeinflußt, das sowohl den Solarplexus als auch jenes Bewegungszentrum des Körpers umfaßt, das als Hara oder Unteres Dantian bekannt ist. Des weiteren wird es von Muladhara, dem perinealen Zentrum, modifiziert. (Mehr Information in den Kapiteln 11 und 14.)

Sutherland stellte fest, daß „das Kopfende dazu neigt, der Boß zu sein." Er hatte recht, und er hatte unrecht. Der Kopf ist der Boß, aber nicht der Souverän: Diese Rolle spielt das fluktuierende Feld des Geistes. Das Spirituelle Herz ist das „Zentrum der Zentren" jenes Feldes und ist, zusammen mit Hara oder Unterem Dantian, verantwortlich für Ursprung, Qualität und Frequenz der Welle. Die Gestaltung der

Cranialen Welle wird auch durch die Verfassung der anderen fünf Seelenzentren (von denen drei im Kopf selber liegen) modifiziert, besonders vom Unteren Dantian. Das ist das Produktionszentrum des Chi des physischen Körpers: „Das Untere Dantian ist der Schmelztiegel, der Leben hervorbringt." In der Akupunktur ist es als „Meer des Chi" bekannt.

Wenn sich ein Mensch in einen meditativen Zustand versenkt, beginnt sich seine Craniale Welle mit seinem Atem zu synchronisieren. Wenn sich der Atem mit der Cranialen Welle vermischt, ist das nicht bloß ein interessantes physiologisches Ereignis – in der inneren Welt des Traumkörpers geschehen tiefgreifende Veränderungen. Es ist eine Zeit tiefer Harmonie. Das Herz kehrt heim.

Ein Mensch, der mit seiner Cranialen Welle harmoniert, ist mit sich selbst und mit seiner Welt in Einklang, frei von inneren Dissonanzen. Er fühlt sich zutiefst genährt – nicht von irgendeiner äußeren Quelle, sondern von seinem Selbst. Wenn er diesen Zustand erreicht, kann er in Übereinstimmung mit Ebbe und Flut alter innerer Gezeiten zu leben beginnen. Indianer nennen das in „Indianischer Zeit" leben. Wenn man die Indianische Zeit achtet, taucht man zu einer Verabredung um drei Uhr nicht genau um drei Uhr auf, falls das bedeutet, daß man sich beeilen und aus der Harmonie mit dem Selbst hinausfallen muß. Man kommt vor, nach oder sogar *um* drei Uhr, so lange man mit den eigenen inneren Rhythmen im Einklang bleiben kann. Dann kommt man in ganzheitlicher, harmonischer Verfassung. Das ist der „richtige Zeitpunkt", um anzukommen.

In einer anderen Kultur schilderte eine Zen-Nonne ihre Erleuchtung als die Fähigkeit, zu essen, wenn man hungrig ist, zu schlafen, wenn man müde ist, zu sitzen, wenn die Zeit dafür gekommen ist. Wenn ein Mensch eine solche innere Harmonie erreicht hat, sucht er nicht länger nach Antworten (oder Feinden) in der äußeren Welt. Er ist zu Hause. Vielleicht bezog sich Kabir, der Dichter aus dem fünfzehnten Jahrhundert, auf diese Bewußtseinsebene, als er schrieb: „Der Gott, den ich liebe, ist innen."

Die Lange Welle

Hyparxis läßt uns die Craniale Welle und einige ihrer nicht-lokalen Charakteristika wie die Lange Welle besser verstehen:

Sie war daran, ihre Schlußprüfung in Osteopathie abzulegen. Drei Dozenten saßen vor einer Prüfungsliege, auf der ein anspruchsvoller Patient lag, den sie erst zu diagnostizieren und anschließend zu behandeln hatte. Gegen Ende der Behandlung entschloß sie sich, einen CV4, einen cranialen Kontakt mit dem Occipitale, anzuwenden. Sie wußte, daß alle drei Prüfungsexperten äußerst kritisch darüber wachten, wie genau Studenten den CV4 anwandten – an der Schule galt es nämlich als Binsenweisheit, daß man genau deswegen besser keinen CV4 benutzte, weil diese drei sich darin gefielen, an dessen Anwendung etwas auszusetzen. Wenn man seine Prüfungen bestehen wollte, benutzte man keinen CV4. Ihrer Meinung nach brauchte ihn der Patient jedoch, und so entschloß sie sich, ihn anzuwenden. Sie achtete sorgfältig darauf, ihn technisch korrekt auszuführen, und begab sich dann in einen ausgeweiteten Bewußtseinszustand, in einen glamour. Bewußt synchronisierte sie erst ihren Atem, dann ihre eigene Craniale Welle mit jener ihres Patienten. Indem sie ihr Bewußtsein fokussierte, begann sie ihre Zeitwahrnehmung zu verlangsamen. Der Raum veränderte sich. Als sie mit dem CV4 fertig war, blickte sie in Erwartung von Kritik auf. Alle drei Prüfungsexperten hatten glasige Augen und einen glückseligen Ausdruck im Gesicht: Sie sagten nichts. Sie hatte auch sie in einen glamour geführt: Ihre Cranialen Wellen hatten mit jener der Studentin und ihres Patienten übereingestimmt.

Sie bestand ihre Prüfung.

Eine solche Synchronisierung der Cranialen Welle in Gruppen und über Distanzen hinweg nennt man „die Lange Welle". Manifestation und Übertragung der Langen Welle haben mit der „Fünften Welle" des Gehirns einiges gemeinsam. Die Lange Welle ist einer der Faktoren, die für die Synchronisierung von Biorhythmen verantwortlich sind, wie sie in Studiengruppen vorkommt – wenn beispielsweise große Gruppen junger Frauen zwecks Studien zum zirkadianischen Rhythmus gemeinsam an einem abgeschiedenen Ort leben, synchronisieren sich ihre Menstruationszyklen innerhalb von zwei Monaten. Und nicht nur das: Die Zyklen anderer Kontrollgruppen, die von ihnen völlig isoliert, jedoch in der Nähe leben, synchronisieren sich gleichfalls.

Meditation, Musik und Tanz scheinen einen raschen Einstieg in die Lange Welle zu erleichtern. Edward T. Hall hatte folgendes zu sagen:

Die Macht rhythmischer Botschaften in der Gruppe ist so stark wie nur etwas. Es ist ... eine verborgene Kraft, wie die Schwerkraft, die Gruppen zusammenhält.

... wenn sich Menschen unterhalten ... schließen sich ihre Gehirnwellen sogar zu einer einzigen einheitlichen Folge zusammen. Wenn wir miteinander sprechen, vereinigen sich unsere Zentralnervensysteme wie zwei Zahnräder eines Getriebes, die durch Transmissionsriemen miteinander verbunden sind.

Rhythmische Muster können sich als einer der grundlegendsten persönlichen Wesenszüge herausstellen, die ein Individuum vom andern unterscheiden.

Alte Herkunft: Atem und Herzschlag

Eine der grundlegendsten Manifestationen von Leben ist rhythmische Bewegung. Um die Ursprünge der Cranialen Welle zu verstehen und zu begreifen, wie sie im Menschen zum Ausdruck kommt, hilft es, sie bei anderen Geschöpfe zu studieren – das gibt sowohl einen physiologischen als auch einen historischen Kontext.

Vor dem Atem und vor dem Herzschlag existierte ein älterer Rhythmus: jener der Cranialen Welle. Sie ist das tiefste und älteste Bewegungsmuster des Körpers, und ihre Ursprünge liegen, lange vor der Entwicklung von Lunge und Herz, in der fließenden Bewegung von einzelligen Amöben vor 3,5 Milliarden Jahren. Vor 600 Millionen Jahren, lange vor der Entstehung des cardiovasculären Systems, ließ die unwillkürliche Körperbewegung der ersten mehrzelligen Organismen Sauerstoff und Nährstoffe zirkulieren (etwa in der Art, in der heute die Peristaltik in unserem Verdauungstrakt arbeitet).

Die menschliche Craniale Welle ist der Überrest dieser ältesten aller Bewegungen; sie kann im gewöhnlichen Regenwurm gesehen werden, der sich zu dem verkürzt, was wir Flexion nennen, bevor er sich ausdehnt, um mit einer Bewegung vorwärts zu kommen, die wir Extension nennen. Dergestalt treibt er sich durch die Erde und über die Erdoberfläche. Eine Bananenschnecke dreht sich, wenn sie alarmiert ist, in sich selbst zusammen und kontrahiert und expandiert dann regelmäßig in sechs Zyklen pro Minute, bis sie fühlt, daß die Gefahr vorüber ist.

Die bescheidene Kaulquappe gibt für die Bewegung von Gehirn und Rückenmark ein gutes Modell ab. Die Kaulquappe und unser Hirn- und Rückenmarkskomplex haben drei Dinge gemeinsam: ihre Evolution, ihre Form und ihre Bewegung. Gehirn und Rückenmark verändern ihre Form sehr ähnlich wie eine schwimmende Kaulquappe, wenn auch diskreter. Beide sind wasseratmende Organismen: Die Kaulquappe lebt im Wasser, einem formenden Wasserstadium, das sie auf ihrem Weg zum erwachsenen Amphibium durchläuft; das menschliche Gehirn schwimmt in einem halbgeschlossenen System von cerebrospinaler Flüssigkeit, die die Dichte von Meerwasser besitzt. (Das Gehirn hat den gelungenen evolutionären Trick vollbracht, in seinem eigenen Miniaturmeer eingekapselt zu bleiben, während sein Besitzer den Übergang aufs trockene Land vollzogen hat.)

Zu jüngeren evolutionären Zeiten schwammen die frühesten Wasser-Knorpelfische und Wirbeltiere in ihrem Schlafrhythmus harmonisch mit der Cranialen Welle, indem sie sie externalisierten. Ein Hai schläft, indem er „untätig" schwimmt, seinen Schwanz träge und rhythmisch hin- und herbewegt. Haie, im Blickwinkel der Evolution eine primitive Art, sind immer noch von der Bewegung durchs Wasser abhängig, um ihren Bedarf an Sauerstoff zu decken – ihre Kiemen können allein nicht genügend Wasser bewegen, um das Blut mit Sauerstoff zu versorgen, und ein Hai erstickt, wenn er in unbewegtem Wasser festsitzt. Wenn das Rückenmark eines Haifischs gleich unterhalb seiner Medulla oblongata durchtrennt wird, schwimmt er in seinem Schlafmuster mehrere Stunden lang weiter, bevor er stirbt – das heißt, daß seiner Bewegungsmuskulatur ein kontraktiles Muster innewohnt, das sich von jenem, das die motorischen Zentren des Haifischgehirns aussenden, unterscheidet.

Die Craniale Welle bewegt sich in Ebbe und Flut, die entfernten Gezeiten des Ozeans wiedergebend, aus dem wir kamen. Viele Geschöpfe externalisieren diese langsamen, rhythmischen Bewegungsmuster. Elefanten beispielsweise schlafen stehend und „schaukeln" – eine rhythmische, schwingende Bewegung von Seite zu Seite – wenn sie dies tun: eine Externalisation ihrer Cranialen Welle. Delphine schlafen in Zweiminutenpausen zwischen dem Auftauchen, um zu atmen, und schwimmen dabei weiter, indem ihr Schwanz sich in ventral-dorsaler Richtung bewegt.

Menschen mögen es, zu schaukeln und geschaukelt zu werden. Wiege ein weinendes Kind, und es wird sich beruhigen. Nomadenkinder weinen selten, sobald sie sich auf dem Rücken eines gehenden Kamels befinden. Schaukelstühle ermöglichen es uns, äußere Körperbewegungen in eine sympathetische Frequenz zu unserer Cranialen Welle zu bringen. Latihan, Continuum und Tai Chi ermöglichen uns, unsere Craniale Welle nach außen hin auszudrücken; diese Bewegungen sind mit großer Freude verbunden und sehr nährend.

Die Quelle der Cranialen Welle

Ich vermute, daß sich – sobald gründliche hydraulische und elektromechanische Experimente an lebenden Menschen, deren craniale Mechanismen, piezoelektrisches Gleichgewicht und bioelektrisches Feld durch die Anordnung des Experiments nicht verändert werden, einmal abgeschlossen sind – herausstellen wird, daß das, was wir als die Motilität cranialer Knochen fühlen, mehrheitlich nicht Knochenbewegung, sondern eher die Bewegung des fluktuierenden Feldes ist.

Die alten Chinesen stellten das fluktuierende Feld mit dem Symbol von Yin und Yang dar, die um eine stille Mitte tanzen und sich vollkommen ergänzen. Es spiegelt die höhere Wahrheit, daß ohne den Stillpunkt kein Tanz von Gegensätzen möglich ist, und daß es nur den Tanz gibt. Die alten Hindus stellten denselben Tanz als zwei Schlangen dar, die, ineinander verschlungen, aufsteigen; die weibliche „Ida"-Energie formt dabei mit der männlichen „Pingala"-Energie eine Doppelhelix. Sie nannten diesen Tanz „Kundalini". Im Westen ist dieses fluktuierende Energiefeld, ausgenommen in den chiropraktischen und osteopathischen Berufen, beinahe unbekannt und nicht dokumentiert. Tatsächlich wird seine Existenz oft verachtet, von der Hand gewiesen, sogar belächelt. Aber das Fehlen eines Beweises ist kein Beweis für das Fehlen. Marion Woodman, eine Jungsche Psychoanalytikerin, postuliert die Existenz einer „dritten Kraft" im Körper, die weder physiologisch noch mechanisch ist. Die „dritte Kraft" ist das fluktuierende Feld, das sich aus nicht-neurologischer Energie oder „Chi" zusammensetzt. T. F. Powys nennt es „die Merkwürdigkeit".

Dieses fluktuierende Feld ist mit sorgfältig geeichten elektronischen Geräten meßbar, wie sie beispielsweise für das Lokalisieren von Akupunkturpunkten verwendet werden. Für sensitive Finger ist es leicht, dieses fluktuierende Feld zu fühlen, genau wie sie durch suchende Berührung auch das Vorhandensein eines Akupunkturpunktes ertasten können. Sehr kleine Kinder, Menschen mit medialen Fähigkeiten und Hellseherinnen „sehen" es.

Das fluktuierende Feld *ist* der Geist. Es ist ein Feld aus Information und Intelligenz, „ein einziges einheitliches Energiesystem", dessen Grundbeschaffenheit in jener Gefühlsqualität ausgedrückt wird, die wir „Liebe" nennen.

Der Geist ist ein Quantenfeld von Energie. Die Meridiane und Energiegefäße der traditionellen chinesischen Medizin sind Landkarten für die oberflächlicheren Aspekte dieses Feldes. Das Chakra- oder Seelenzentren-System repräsentiert Verständnis auf einer tieferen Ebene des fluktuierenden Feldes. Diese Schicht übt auf den Zustand der Muskulatur und auf die Motilität der cranialen Knochen einen stärkeren Einfluß aus als das Meridianfeld; daher ist es für visionäre Craniosacralarbeit von Bedeutung. (Mehr Information in den Kapiteln 11 und 14).

Manifestation: Wechselwirkungen der Cranialen Welle im Cranium

Das Vorhandensein dieses fluktuierenden Feldes gibt den Muskelfibrillen den auslösenden Impuls, der es ihnen ermöglicht, sich unabhängig vom Zentralnervensystem rhythmisch zusammenzuziehen und auszuweiten. Die rhythmische Bewegung der Muskelfibrillen ihrerseits zieht und löst die Innervation des Muskels. Die Summe dieser muskulären und neurologischen Bewegungen wird über die Rückenmarksnerven ans Rückenmark weitergeleitet und bildet eine ursächliche Komponente für die abwechselnd caudade und cephalade Bewegung des Rückenmarks. Die rhythmische Bewegung des Rückenmarks wird ans physiologisch anschließende Gehirn weitergegeben und verändert dessen Form ganz geringfügig.

Das Cranium verformt sich während der natürlichen Geburt massiv. Daß die cranialen Knochen als getrennte Einheiten existieren, sich bewegen können und durch ein internes Membransystem miteinander verbunden sind, liegt teilweise daran, daß ein großes, zerbrechliches Cranium erfolgreich durch einen engen Geburtskanal geschleust werden und sich nach der Geburt selber neu einrichten muß. Bau, Bewegung, formende Muster und elastische Fedrigkeit, die für die Geburt notwendig sind, bilden lebenslang den Entwurf für die Bewegung von Gehirn und Cranialknochen.

Das Vorhandensein von Nähten im Cranium eines Erwachsenen ermöglicht dem Gehirn eine fluktuierende Bewegung, die seine Nahrungszufuhr und den Kühlvorgang erleichtert. Auch lassen Nähte den erwachsenen Kopf ein Trauma besser abfedern: Die Wahrscheinlichkeit, daß craniale Knochen brechen, ist geringer, wenn sie Nähte haben, die ihnen helfen, den Schock eines Schlags aufzufangen. Die reziproke Spannungsmembran – ein System leicht elastischer Membrane, bestehend aus Falx und Tentoria (zwei räumlich verschiedenen, jedoch physiologisch ununterbrochenen Teilen), die an den Innenflächen aller das Gehirn umgebenden Knochen befestigt sind – koordiniert die Bewegung der einzelnen Cranialknochen.

Kräfte, die über die spinale Dura an die Schädelhöhle übertragen werden, werden durch die endosteale Dura, die äußerste Schicht der Dura, auch ans Cranium übermittelt. Es ist ganz natürlich, sich auf den spektakulären Bau und die faszinierende Bewegung von Falx cerebri und Tentorium cerebelli zu konzentrieren, wenn man die Bewegung der Cranialen Welle analysiert; der Student darf jedoch die Rolle der äußerst starken Befestigung der endostealen Dura bezüglich der Bewegungsbeschränkung in den Nähten nicht aus den Augen verlieren.

Nervengewebe, selbst inelastisch, übermittelt, mit geringfügiger Streuung, Ebbe und Flut der Cranialen Welle in den Muskeln das Rückenmark hinauf und hinunter, an Gehirn und Sacrum. Die Bewegung des Rückenmarks im beinahe reibungslosen Medium der cerebrospinalen Flüssigkeit geht durch das Foramen magnum und verändert die Form des Hirnstamms, des Cerebellums und der cerebralen Hemisphären. David K. Michael und Ernest W. Retzlaff schildern, wie die Parietalknochen sich als Ergebnis der Vortäuschung einer Extension der Wirbelsäule nach unten verschieben und wie sie durch die Flexion nach oben kommen. (Wenn ein Kind unmittelbar nach der Geburt keine erkennbare Craniale Welle hat, kann der Rhythmus „angekurbelt" werden, indem man beide Femurköpfe einige Male ringsherum dreht. Das vermittelt eine wertvolle Einsicht auf die Rolle, die das Energiefeld der unteren Seelenzentren sowie die Gelenke und Muskeln für das Hervorbringen und die Kontrolle der Cranialen Welle spielen.)

Die ans Gehirn übermittelte fluktuierende Bewegung wird durch das Grenzmedium der cerebrospinalen Flüssigkeit an die Knochen weitergegeben. Wenn das Gehirn von der Cranialen Welle bewegt wird, wird cerebrospinale Flüssigkeit in die Ventrikel, Zysternen und in den Subarachnoidalraum verdrängt. Diese Bewegung hilft durch die verbesserte Zirkulation der glycogenreichen cerebrospinalen Flüssigkeit mit, das Gehirn zu nähren. Die Bewegung der Flüssigkeit verbessert auch das Ableiten von Hitze aus dem Gehirn, hilft mit, verbrauchtes Blut aus dem Cranium abzuführen, und verbessert die vaskuläre Zirkulation zur Hypophyse.

Rückenmark und die Bewegung des Gehirns werden manchmal als Ursprung der Motilität cranialer Knochen mißverstanden; sie sind jedoch einfach eine Einheit innerhalb einer Funktionskette, deren ursprüngliche Quelle das Feld ist. Das Gehirn, dem kontraktile Fasern (mit Ausnahme eines kleinen Bereichs im Cerebellum) fehlen, ist eine nahezu passive Einheit. Wenn es seine Form verändert, verändert sich der Druck, den es (durch das Grenzmedium der cerebrospinalen Flüssigkeit) auf einzelne Cranialknochen ausübt. Im gesunden Kopf verschieben sich sämtliche Cranialknochen, um für das Gehirn und seinen flüssigen Puffer durch Drehen, Schaukeln, näheres Zusammenziehen oder Voneinander-Wegschieben Platz zu schaffen. Ihre Nähte dehnen oder komprimieren sich, und die dünneren Cranialknochen verändern ihre Form. Diese Aktivitäten verursachen im Feld jedes Knochens Veränderungen: Knochen zeigen, wenn sie komprimiert sind, eine negative piezoelektrische Ladung, und eine positive Ladung, wenn sie unter Spannung auseinandergezogen werden. Sensitive Finger fühlen diesen Polwechsel und wissen, wie er zu interpretieren ist.

Muskeln, die direkt mit den Wirbeln verbunden sind, übermitteln die Bewegung der Cranialen Welle direkt an die Wirbelsäule und können die Bewegung des darin eingeschlossenen Rückenmarks modifizieren. Muskeln, die sich direkt mit den Knochen der cranialen Basis verbinden, übermitteln auf ähnliche Weise Bewegung direkt ans Cranium. (Besonders erwähnenswert unter diesen Muskeln sind der Sternocleidomastoideus, die lateralen und medialen Pterygoidei, der Masseter und der Trapezius.) Das Sphenoidale ist von jenen Muskeln beeinflußt, die den Augapfel bewegen und – bis auf einen – mit ihm verbunden sind. Wie wir gesehen haben, lassen die Knochen der cranialen Basis auch die aufsteigenden Arterien durch, die sich eng an ihre cranialen Durchgangsforamina halten; auf diese Weise beeinflußt die Bewegung von Herz und Atem - durch diese Gefäße und das sie unterstützende Bindegewebe, das Mediastinum – das Cranium subtil, aber kraftvoll.

Die glatte, unwillkürliche Muskulatur des Körpers bewegt sich unter der Kontrolle des autonomen Nervensystems, und seine Peristaltik kann durch das fluktuierende Feld modifiziert werden. Wenn eine Heilerin mit entsprechender Absicht einen Cranialknochen in die gewünschte Richtung bewegt, entspannt sich die unwillkürliche Muskulatur der Bauchhöhle, und Borborygmus setzt ein. Das ist eine der Bestätigungen für die stimmige Wahl einer cranialen Technik.

Nomenklatur: Flexion, Extension und Stillpunkt

Die Craniale Welle ist der offenbar gewordene Geist. Der Geist liebt Bewegung, die wir in craniosacraler Arbeit mit den Begriffen Flexion und Extension definieren; der Geist liebt auch Stille, die wir den Stillpunkt nennen.

In der Flexion weitet sich das Viscerocranium nach der Seite hin, teils als Reaktion auf den Zug der Falx an Crista galli und Frontale. Es ist durch die Grenzfläche der Palatina mit den Pterygoidprozessen des Sphenoidale und durch die Motilität von Vomer und Zygomatica auch vom Tentorium beeinflußt. Diese Kombination von Bewegungen führt vor Augen, was mit der cranialen Kuppel während „gleich bewegter" cranialer Flexion geschieht.

Für William Sutherland war die Bewegung des Sphenoidale der Referenzpunkt seines Modells. Er definierte Flexion als Bewegung des Sphenoidale in eine Vorwärtsneigung oder ein „Nasentauchen" (vgl. das Modell der gleichen Bewegung weiter unten). Extension definierte er als Rückwärtsneigung des Sphenoidale. Jede Bewegung der cranialen Knochen während der Flexion des Sphenoidale definierte Sutherland ebenfalls als Flexion. Das heißt: Wenn das Sphenoidale in Flexion geht, heißt die Bewegung aller anderen cranialen Knochen zur selben Zeit ebenfalls Flexion (klassisches Vorwärtsneigen), selbst wenn die Bewegung in Wirklichkeit eine klassische Extension ist. Er postulierte, daß sich die auf der Mittellinie liegenden Cranialknochen mit der Cranialen Welle exakt im Sinne zusammengefügter Zahnräder beugen und strecken.

Flexion und Extension eignen sich gut als grundlegende Normen, um die Bewegung der auf der Mittellinie liegenden Knochen zu beschreiben. Im Falle der paarigen Knochen machen Flexion und Extension weniger Sinn, denn in Sutherlands Modell drehen sich Bewegungen oft um geneigte Achsen (wie es zum Beispiel bei den Temporalia und den Zygomatica der Fall ist); das führt zu einem komplexen Formmuster, das sowohl aus vorwärtsneigenden wie auch aus lateralen Bewegungen besteht (mit anderen Worten: Die Bewegung ist in Wirklichkeit eine zusammengesetzte externe Rotation.) Es ist deshalb sinnvoller, Flexion in den paarigen Knochen als „externe Rotation" und Extension als „interne Rotation" zu beschreiben.

Sutherland nannte diese Bewegungen „eiernde Räder" – die treffende Beschreibung eines Mannes, der im Zeitalter der Planwagen aufgewachsen war.

Die technisch korrekte Beschreibung dafür, wie sich paarige Knochen im Modell gleich-bewegter Flexion verhalten, ist: „Alle paarigen Knochen drehen sich in Flexion nach außen." Es hilft vielleicht, folgende Eselsbrücke zu verwenden: „Breit werden in Flexion", sofern du dich daran erinnerst, daß die cranialen Knochen auf der lateralen Ebene, nicht der anterioren, weiter – breiter – werden.

Mit dem Begriff „durchhängen" wird im Modell gleich-bewegender Knochen beschrieben, was geschieht, wenn sich die bewegenden Cranialknochen von der reziproken Spannungsmembran „lösen". Diese Möglichkeit besteht beispielsweise dann, wenn Knochen, an denen das Tentorium festgemacht ist, näher zusammenrücken, wie dies im Modell gleich-bewegter Extension der Fall ist. Dieser Begriff ist jedoch irreführend: In Wirklichkeit gibt es kein Durchhängen im Sinne, daß die durale Trennwand auf einmal ihre Spannung verliert und einfällt. Es ist eher so: Sobald ein Teil des Membransystems an Spannung verliert, nehmen andere Teile sie auf. Es ist wie bei einer Katzenwiege, die aus elastischen Bändern gemacht wird. Lockert sich ein Knochen scheinbar, wird der lose Teil von der Spannung der anderen Knochen oder von der Falx aufgefangen. Auf diese Weise besteht im Membransystem (buchstäblich) stets eine ausgewogene reziproke Spannung. Ausnahmen entstehen bei einem schweren Trauma des Kopfs, des Nackens, der Wirbelsäule oder des Sacrums.

In der energetischen Sprache des Körpers wird Flexion eher mit Empfindungen des Ausgeweitetseins, von Liebenswürdigkeit und Offenheit verbunden. Extension wird mit Einsamkeit, Einsiedlertum und innerer Arbeit verbunden.

Stillpunkte

Ein Stillpunkt tritt ein, wenn die Craniale Welle ruhig wird, was als natürliche Pause im Rhythmus alle paar Minuten geschieht – besonders, wenn wir frei von Streß sind. (Wenn wir „ausgelaugt" sind, sind sie weit seltener oder fehlen ganz.) Stillpunkte sind für die Craniale Welle, was Seufzer für den Atem sind – autonome Lösungsmomente, die „Dampf ablassen". Nach einer Periode von Überbelastung oder nach einem Trauma erlauben sie zudem die Rückkehr zu einem normalen Rhythmus. Während eines Stillpunktes orientiert sich der Traumkörper physiologisch tiefgreifend neu. Das drückt sich oft als tiefe Gelöstheit aus, und der Klient verfällt oft in leichten Schlaf.

Die Dauer eines Stillpunkts bewegt sich irgendwo zwischen zwei und vierzehn normalen Zyklen der Cranialen Welle, bevor die Motilität wieder einsetzt. Die erste Bewegung ist in ihrer Zartheit kaum wahrnehmbar: Ein neues Wesen wird geboren, zart, und zuerst bewegt es sich kaum.

Der Stillpunkt ist weit mehr als eine physiologische Pause. In der vedischen Schrift „Yoga Veshishta" steht geschrieben: „Glückseligkeit ist das anstrengungslose Aussetzen des Atems". Du wanderst am Fuß des Himalaya; du erklimmst eine Anhöhe, und unerwartet siehst du die ganze mächtige Bergkette sich über hundert Meilen hin ausdehnen: Es „verschlägt dir den Atem". Solche Erfahrungen sind natürliche Stillpunkte. Nach einem Orgasmus kann es eine Phase der Euphorie und des Stillpunkts geben, die bis zu einer Minute dauern kann.

Der Stillpunkt ist Weitläufigkeit
Er ist Zeitlosigkeit.
Der Stillpunkt ist nahe am Tod und
An der Unsterblichkeit.

Wenn der Stillpunkt im „Yoga des täglichen Lebens" eintritt, ist dieses anscheinend spontane Aufhören der Cranialen Welle ein Augenblick von Satori, des spirituellen Einsseins, gar der Ekstase.

Craniosacrale Bewegungsmuster

Ich gebe zu, daß es wichtig ist, sich auf etwas zu konzentrieren und soviel als möglich zu verstehen und zu lernen; andererseits zögere ich, diesen interaktiven Tanz zu dogmatisieren und zu sagen: „Das Sphenoidale bewegt sich in Flexion während der Phase des Einatmens". (Ich führe die fließend-elektrischen Muster, wie sie unten beschrieben werden, lediglich an, um dem Studenten die Orientierung zu erleichtern). Das kann nicht mehr sein als ein sehr knapper Umriß dessen, was es wirklich tut, welcher Art sein Wesen ist, was es braucht, warum es gerne tanzt und weshalb sein Kraftfeld von Menschen in der Nähe beeinflußt werden kann. Und es ist nicht einmal der Anfang einer Erklärung dafür, weshalb es träumt.

Als verkehrt dominanter Linkshänder (linkshändig geboren, in der Schule jedoch zur Rechtshändigkeit angehalten) teile ich mit meinen Leidensgenossen eine gewisse Befremdung gegenüber Abstraktem und Theoretischem. In Mathematik und Geometrie war ich nie gut; ich war gut im Künstlerischen Gestalten und im Essay. Darin liegt ein Grund, weshalb mich die komplizierten Schilderungen der Bauweise cranialer Nähte und die detaillierten mechanischen Theorien in den Beschreibungen cranialer Knochenbewegungen hart ankamen.

Es gibt weitere Gründe. Ich weiß nicht aus Erfahrung, daß sich die Cranialknochen so bewegen, wie es in den alten Büchern geschrieben steht. Etwas an diesen mechanischen Theorien klingt unvollkommen. Was ich *weiß*, ist, daß sich der Kopf jedes

Menschen an unterschiedlichen Tagen unterschiedlich verhält. Ich kann die Komplexität von Membran, Muskel, Dura, cerebrospinaler Flüssigkeit und Gehirn fühlen und sehen; ich kann mich jedoch nicht davon überzeugen, daß sich die Bewegungsmuster, die ich fühle, durch eine mechanische Theorie über diese Komponenten erklären lassen, und sei sie auch noch so komplex. Ich mißtraue einseitigen Wahrheiten und Versuchen, körperlichen Funktionen durch mechanistische Erklärungen gerecht zu werden. Der Körper ist ein Energiesystem, das von Bewußtsein durchflutet ist. Er verhält sich oder reagiert – selbstverständlich – nicht bloß mechanisch. Aus Erfahrung weiß ich, daß sich Cranialknochen zu bewegen scheinen, ihre elektrischen Pole verändern, wenn sie sich bewegen, und sich viel mehr als elektrisch geladene Flüssigkeiten verhalten, als das traditionelle Konzept von Knochen es zuläßt.

In Labortests der Michigan State University wurde ein mechanischer, computergesteuerter Parietal-Simulator verwendet; die Testperson, die die tatsächliche Bewegung am genauesten erfaßte, war ein blinder Mensch, der mit Craniosacralarbeit nie zuvor in Berührung gekommen war, jedoch außerordentliche palpatorische Fähigkeiten entwickelt hatte. Mehrere osteopathische Kapazitäten auf dem Gebiet des craniosacralen Feldes, die ebenfalls mit diesem Gerät getestet wurden, zeigten bei ihrem Befund größere Abweichungen von der tatsächlichen Bewegung als der „naive" Blinde. Vielleicht waren die Theorien, auf denen ihre Arbeit basierte, unvollständig und kamen mit der genauen Wahrnehmung in Konflikt, oder sie sind daran gewöhnt, bei einer Berührung weit mehr als nur die Bewegung von Knochen zu interpretieren.

Ich habe Rotationsachse und Bewegungsmuster des klassisch-osteopathischen Modells bei der Beschreibung der Knochenbewegung in jedem Knochenkapitel angeführt. Diese Beschreibungen helfen uns verstehen, wie ein cranialer Knochen sich unter bestimmten Umständen oder in bestimmten Phasen bewegen kann. Es gibt drei Bewegungsphasen; ich nenne sie gleiche Bewegung, gegenläufige Bewegung und fließend-elektrische Bewegung.

I: Gleiche Bewegung

In diesem Modell „gleicher Bewegungsmuster" bewegen sich alle paarigen Knochen gleichzeitig in Außenrotation (Flexion) oder Innenrotation (Extension), als ob sie ein gemeinsames Scharnier teilten und sich mit ihrer Bewegung, die sich um dieses Scharnier dreht, voneinander wegbewegten oder auswichen. So sagt man, daß die Sagittalnaht das Scharnier der Parietalknochen bildet und diese während der Flexion an ihren inferioren Rändern (der squamosen Naht) auseinandergehen. Die squamosen Nähte nähern sich dann in Extension einander an.

Wie wir gesehen haben, betrachtete Sutherland in seinen Studien von cranialen und sacralen Bewegungsmustern das Sphenoidale als den bedeutendsten Knochen. Er war sicher, daß das Sphenoidale von einer kontraktilen Bewegung des Gehirns, durch den Hypophysenstiel übermittelt, motorisch angetrieben würde. Gemäß diesem Verständnis leitete das Sphenoidale sodann seine Bewegung über ein System von Nahtschaltungen und Abschrägungen an seine benachbarten Knochen weiter; die Bewegung dieses Systems wurde vom Membransystem koordiniert.

In diesem Modell bewegt sich der maßgebliche Knochen, das Sphenoidale, um eine horizontale coronale Achse, und jede laterale Extremität (jeder der beiden großen Flügel des Sphenoidale) bewegt sich im selben Maß in Flexion (Vorwärtsneigung) wie sein Partner auf der gegenüberliegenden Seite. Sutherland identifizierte diese Phase craniosacraler Bewegung als erster. Sie repräsentiert heute das vorherrschende, jedoch nicht das einzige Paradigma in cranialer Osteopathie.

II: Gegenläufige Bewegung

Im Modell „gegenläufiger Bewegungsmuster" bewegen sich alle paarigen Knochen in entgegengesetzte Richtungen oder abwechselnd. Das heißt, daß der rechte Parietalknochen in Extension geht, wenn der linke in Flexion geht. Sie bewegen sich immer noch an der Sagittalnaht, doch hier ist die Bewegung eher wie eine Scherung als wie ein Scharnier. In diesem Muster bewegt sich das Sphenoidale ebenfalls um eine horizontale coronale Achse, aber die Achse besitzt zusätzlich einen Drehpunkt im Zentrum des Sphenoidalkörpers. Die großen Flügel wechseln sich in ihren Flexions- und Extensionsbewegungen um diesen zentralen Drehpunkt herum ab, so daß die eine Seite in Flexion geht, wenn der Parietalknochen derselben Seite ebenfalls in Flexion geht. Gleichzeitig gehen der andere große Flügel und Parietalknochen in Extension. Major Bertrand DeJarnette, der Chiropraktiker, der an der Entwicklung der Craniologie beteiligt war, erklärte diese Phase craniosacraler Bewegung als erster von Grund auf.

III: Fließend-elektrische Bewegung

Im Modell „fließend-elektrischer Bewegungsmuster" wird davon ausgegangen, daß sich die Cranialknochen bewegen, um dem Gehirn „aus dem Weg zu gehen", und selber ihre Form fortlaufend geringfügig verändern; das geschieht als Folge des rhythmischen Zuges der spinalen Dura an der cranialen Basis und wegen der Anheftungen von Muskeln und Mediastinum an der cranialen Basis. Spinale Dura, Muskeln und Mediastinum bewegen sich allesamt, wie oben beschrieben, wegen Änderungen im fluktuierenden Feld.

In diesem Modell bewegen sich die Cranialknochen ebenfalls „gegenläufig" oder abwechselnd; es geht jedoch davon aus, daß die Knochen alle einen vollständig fließenden Ursprungspunkt im Zentrum des Gehirns haben. Die Bewegung des Gehirns selber wird von den andern Energiezentren des Körpers, vor allem von Anahata (dem Spirituellen Herzen), Manipura (Hara) und von Muladhara und Svadisthana (Perineum und Sacrum) modifiziert. Dieses Modell kennt keinerlei Achsen und keine Drehpunkte. Bewegung geschieht als Antwort auf Veränderungen des Gewebes, verursacht durch die spiraligen oder schwingenden Bewegungen des fluktuierenden Feldes. Die lokale Bewegungsursache kann eine Verschiebung in der Gegend der sich bewegenden Kugel des Gehirns sein.

Neurocraniale Knochen schwimmen, als ob sie einen neutralen Auftrieb besäßen und von Wasser getragen wären; sie werden von gezeitenartigen elektrischen, muskulären und Knochenkräften geschoben oder gezogen. Viscerocraniale Knochen, vom Einfluß des Gehirns einen Schritt weiter entfernt, sind etwas näher bei der klassisch chiropraktischen und osteopathischen Rotationsachse, jedoch bei einer, die vom fluktuierenden Feld modifiziert wird.

Streß, Liebe und weitere modifizierende Faktoren

Wie wir weiter oben bereits festgestellt haben, kann die Craniale Welle durch viele Faktoren verändert werden. Die Vielfalt mag in Aspekten des Bewußtseins (eine plötzliche Einsicht beispielsweise oder eine ängstliche Einstellung), in emotionalen Traumata, Haltungsänderungen oder gewohnheitsmäßigen Bewegungsmustern liegen. Sie kann durch die Auswirkungen physischer Stöße verändert werden. Solche Änderungen können sich durch ein verändertes Feld, den Tonus von Faszien, Muskeln und Membransystem und den Zustand von Nähten und Gelenken über dreißig oder vierzig Jahre hinweg im Gewebe erhalten, bis sie schließlich angesprochen werden und sich normalisieren dürfen.

Auch Persönlichkeit und Haltung beeinflußen die Bewegung der Knochen. Bei Menschen mit offenem, weitem, liberalem Bewußtsein und gelöster Haltung sind die cranialen Nähte eher offen und mobil. Bei Menschen mit dogmatischen, restriktiven Lebensansichten und Panzerhaltung sind Kopf (und Körper) eher eingeschränkt in der Bewegung. (Es gibt überall Ausnahmen.)

Unter extremer Belastung fallen wir in primitive Verhaltensmuster wie Kampf oder Flucht zurück. Diese Reaktionen sind von dramatischen Veränderungen des fluktuierenden Feldes gekennzeichnet, die sich ihrerseits in sofortigen Veränderungen der Funktion von Muskeln, Atmung, neurologischem System und Hormonsystem niederschlagen. Das Zwerchfell, zentrale Struktur des Rumpfes, ist hyperaktiv, und seine Aktivität wird von den Tentoria und den Knochen der cranialen Basis gespiegelt. Die Herzfrequenz von Athleten an Weltmeisterschaftskämpfen beträgt beispielsweise über mehrere Stunden hinweg bis zu 180 Schläge pro Minute. In solchen Zeiten neigt unser cranialer Rhythmus dazu, sich zu verdichten und in ein gleich-bewegendes Muster zu verfallen.

Unter mäßiger Belastung wie Konzentration bei Schreibtischarbeit sind Zwerchfell und Tentoria weniger aktiv, und das Muster neigt zu mehr Mobilität und gegenläufiger Bewegung.

In spezifischen Cranialknochen sind spezifische psychologische Komplexe oder spirituelle Energien beheimatet. So sind die Parietalknochen beispielsweise mit der Energie von GG 20, „Hundertfache Vereinigung", und mit dem Zentrum der Kronen-Seele verbunden; Mandibula wird klar mit Aggression assoziiert; im Sphenoidale ist unsere Einsicht, das Innere Auge, zu Hause. Intensivierungen dieser energetischen Ladungen können zu Gestaltveränderungen der Cranialen Welle führen.

Wahrnehmung unterdrücken

Nehmen wir folgendes Beispiel an: Ein elfjähriges Mädchen fühlt in bezug auf seine Eltern eine tiefere Wahrheit; obwohl diese ihr Möglichstes tun, um es vor dem Kind zu verbergen, lieben sie einander nicht mehr. Der Aspekt des Inneren Auges im Sphenoidale des Mädchens arbeitet. Es nimmt wahr, was wirklich vor sich geht; es *will* jedoch nicht sehen, was es wahrnimmt – die Auswirkungen sind zu bedrohlich und zu schmerzlich. Es unterdrückt, verdrängt die Information. Dadurch wird sein Sphenoidale auf der energetischen Ebene verwirrt, und es spannt seine lateralen Pterygoid- und Temporalismuskeln an. Unter Spannung gesetzt, bewegt sich sein Sphenoidale nicht mehr natürlich, und das beginnt einen physiologischen und energetischen Preis zu fordern. Es fühlt sich innerlich „ganz verdreht".

Im besten Fall will es dasjenige sein, das die Ehe rettet; als letzten Ausweg will es zumindest zum einen Elternteil ein starkes Band knüpfen, damit sich jemand um es kümmert, falls es zur Trennung kommt. Oberflächlich gesehen, scheint es ihm gut zu gehen. Innerlich braut sich ein Sturm kraftvoller und Uneinigkeit schaffender Emotionen zusammen. Sein tiefstes Gefühl mag unterdrückter Zorn sein. Es beißt vielleicht die Zähne zusammen, um das „ertragen" zu können. Es beginnt vielleicht, die ganze Nacht hindurch mit den Zähnen zu knirschen – Bruxismus –, wenn sich der aufsteigende Zorn unbewußt ausdrückt. Sein Bruxismus könnte auch bedeuten, daß es sich instinktiv bemüht, „sich durch das Problem durchzubeißen", bis es zu einer Lösung kommt. Es fühlt sich hilflos. Gedanken tauchen auf: „Weshalb verhindert niemand den Zusammenbruch meiner Familie? Warum beruhigt mich niemand? Weshalb nimmt sich niemand die Zeit, *mir* zuzuhören?"

Unfähig, den Schmerz allein zu verarbeiten, spannt es vermutlich seinen Unterkiefer an und behält alles für sich. Als energetisches Schlachtfeld kann sein Sphenoidale nicht normal funktionieren; Spannungen in Kopfhaut, Nacken und Kiefermuskeln beginnen die Bewegung seiner Cranialen Welle abzuschwächen. Seine schulischen Leistungen lassen nach; es merkt, daß es sich nicht so gut konzentrieren kann. Sein Sehvermögen verschlechtert sich, und es erhält eine neue Brille; sein Augenspezialist versteht nicht, weshalb es diese so bald braucht. Dieses Verdrängen führt zu einer subtilen Dissonanz im Energiefeld des Sphenoidale. Innerhalb von sechs Monaten hat es Lernschwierigkeiten.

In diesem Fall sieht das Sphenoidale (als Inneres Auge) die Wirklichkeit; seine Einsicht darf jedoch nicht an die Oberfläche kommen und sich ins wache Bewußtsein integrieren. Sie wird ins Unbewußte verdrängt und kommt bei Tag in der Form von Phantasien, nachts in der Form von Träumen an die Oberfläche. Der veränderte Zustand des Sphenoidale wird für geübte Finger offensichtlich sein; sie fühlen abgeschwächte Bewegung und energetische Dissonanz. Das Sphenoidale fühlt sich nicht „richtig" an.

Wenn die Heilerin vom jungen Mädchen zurücktritt, kann ihr Inneres Auge, erst mit geschlossenen, dann mit offenen Augen, die Spannung im Sphenoidale „sehen". Das Innere Ohr hört vielleicht, was das Sphenoidale bedrückt. Das empathische Herz der Heilerin fühlt vielleicht die Traurigkeit des Mädchens.

Wenn die Heilerin die tiefere Wahrheit einer Situation wahrnimmt und einfach mit dem Mädchen zusammensitzt, erhöht sie die Chance, seiner Wahrnehmung zum Durchbruch zu verhelfen. (Im Schamanentum nennt man das ein „Intensivierungsritual".) Das gilt vor allem dann, wenn die Heilerin eine klare Absicht hegt, Ehrlichkeit, Klarheit und Heilung zu fördern. Die Berührung des Sphenoidale wird den Prozeß in den allermeisten Fällen unterstützen, genauso, wie eine Berührung des Herzens jemand Untröstlichen beruhigen und gelegentlich erleuchten kann. Wenn sich das junge Mädchen in Anwesenheit der Heilerin entspannen und aussprechen kann, was es im Grunde bedrückt hat, kann sich das Sphenoidale selber korrigieren, und alles andere spielt keine Rolle mehr. Das energetische Ungleichgewicht verschwindet, sobald unterdrückte Wahrnehmung ins Licht des Bewußtseins gebracht wird. Die Korrektur wird von Dauer sein, wenn das Mädchen genügend Zeit und Unterstützung von außen hat, um seine Wahrnehmung integrieren zu können.

Immanente Spannung

Aber vielleicht spielt alles übrige doch eine Rolle. Viele Jahre zuvor kann etwas geschehen sein, das ebenfalls aus der Psyche des Klienten herausgelöst werden muß oder das immer noch weiterwirkt. Von Tonusveränderungen in Muskeln, Faszien oder dem Membransystem, besonders wenn sie die Amplitude der Cranialen Welle verringern, wird manchmal gesagt, daß sie „den Grad der immanenten Spannung" im Kopf beeinflussen.

Im Falle einer solchen Spannung kann ein Sphenoidale von einer Belastungshaltung – beispielsweise einer Skoliose – unter Spannung gehalten werden; es kann via Mediastinum und die Sternocleidomastoidei von einer Krankheit wie Asthma betroffen sein. Es kann in einer Art „Schreckreaktion" festgehalten sein, wie sie aus einem jahrealten emotionalen Trauma heraus entstehen kann. Solche Not in bezug auf Haltung, Atem oder Emotionen können in seiner cranialen Muskulatur zu vielen Kontraktionen geführt haben, die seine Nähte und Temporomandibulargelenke zusammenpressen und die freie Beweglichkeit seines Sphenoidale einschränken.

Diese Kombination von Kontraktionen – einige jüngeren Datums, einige vor Jahren entstanden – führt zu einem Sphenoidale, das sich nicht normal bewegen kann. Seine Nähte stehen unter Druck oder Spannung, vielleicht unter beidem. Die immanente Spannung wird weiterbestehen, bis der ursächliche Schmerz in Haltung, Atem oder Emotion geheilt ist. Du berührst das gespannte Gewebe fragend: Seine Antworten werden förmlich ins Bewußtsein des Mädchens hereinbrechen. Möglicherweise kann es über seinem wirklichen Schmerz zum ersten Mal Tränen vergießen. Fehlt diese Berührung, setzt sich die immanente Spannung fort. Seine mentale und emotionale Klarheit leidet weiterhin.

Physisches Trauma

Der Körper kann mit physischen Verletzungen besser umgehen, wenn er gesund und von allen bisherigen Verletzungen genesen ist. Um dieses Beispiel weiterzuspinnen: Wenn das junge Mädchen zu seinem bereits leidenden Sphenoidale ein weiteres physisches

Trauma erleidet, wird das das Sphenoidale viel härter treffen, hat es doch seine normale Fedrigkeit verloren. Das Mädchen befindet sich allein in der Küche. Es stellt sich auf die Zehenspitzen, um ein schweres, hölzernes Brotschneidebrett von einem hohen Regal herunterzuholen. Es ist, zum Teil deshalb, weil es sich im tiefsten Innern unglücklich fühlt, unvorsichtig: Das Brotschneidebrett entfällt seinen Händen und schlägt hart auf seiner Stirn auf. Ein derartiger Schlag auf den Kopf kann, selbst wenn er scheinbar ziemlich harmlos erscheint, das Sphenoidale leicht aus seiner normalen Position springen lassen oder eine verzahnte Naht bis zur Unbeweglichkeit verkeilen. Es reibt seinen Kopf, fühlt sich während weniger Stunden „ziemlich in Ordnung", entwickelt dann jedoch heftige Kopfschmerzen. Sein Sphenoidale ist nun dissonant, innerlich gespannt, es bewegt sich (wenn überhaupt) abnormal und in einer nicht-normalen Beziehung zu den umgebenden Strukturen.

Echte Heilung erfordert, sich einer oder allen ursächlichen Ebenen solange zuzuwenden, bis eine Lösung gefunden ist. Jemand muß ihm zuhören; vielleicht braucht es psychotherapeutische Hilfe; sicherlich könnte es von Craniosacralarbeit profitieren; Akupunktur könnte auch mithelfen, sein Feld zu normalisieren. Die Fähigkeit der Heilerin, zu fühlen, was es wirklich bedrückt, ist für seine Heilung von grundlegender Bedeutung. Und dann muß bedingungslose Liebe vorhanden sein: Sie ist die mächtigste bekannte Heilkraft.

Behandeln

In visionärer Craniosacralarbeit wird „der Mechanismus" von Knochen, Gehirn, cerebrospinaler Flüssigkeit und Membransystem als Teil eines quantenmechanischen Feldes angesehen, dessen Bewegung nicht bloß von Haltung, Belastung und Muskelverbindungen beeinflußt wird, sondern auch von der Anwesenheit anderer, in der Nähe liegender Energiefelder. Daher beeinflussen die Klarheit des Bewußtseins des Klienten und die Absicht der Heilerin sowohl das Bewußtsein wie auch die Gestalt der Cranialen Welle – unabhängig davon, ob die Heilerin den Körper des Klienten berührt oder nicht.

Zu hervorragender Qualität in Craniosacralarbeit gibt es zwei anscheinend widersprüchliche Zugänge. Die erste Wahrheit heißt, daß der einzig korrekte Weg, das craniale Motilitätsmuster eines Klienten zu beurteilen, darin besteht, es zu erfühlen; es geht darum, herauszufinden, ob diese Muster für diesen Menschen optimal sind. Es können keine Referenzen von außen beigezogen werden. Vollkommenheit ist ein persönliches Ideal, nicht jenes eines Buches. Die Heilerin arbeitet mit Hyparxis und ihrer taktilen und intuitiven Wahrnehmung, um zu fühlen, ob der betreffende Kopf in bestmöglicher Verfassung ist. (Sieht er richtig aus? Fühlt er sich richtig an? Ist er richtig?)

Die zweite Wahrheit heißt, daß es wesentlich ist, ein auf Daten oder Vergleichsgrößen beruhendes Konzept davon zu haben, wie ein Cranialknochen sich gemäß den Kräften, die auf ihn einwirken, bewegen *sollte*, und die Heilerin so ein besseres Verständnis dafür erhält, was vor sich geht. Es hilft auch, zu wissen, wie sein Motilitätsmuster sein *sollte*, so daß er mit diesem Standard verglichen werden und die Normalität oder Nicht-Normalität seiner Bewegung ermittelt werden kann. Die erste Wahrheit hat Vorrang; die zweite mag Studenten den Anfang erleichtern und ihre Wahrnehmung vertiefen. Doch diese zweite Wahrheit kann auch im Weg stehen (erinnere dich an die Leistung des oben erwähnten „naiven Menschen" am Parietalknochensimulator). Richtig angewendet, ergänzt die eine Wahrheit die andere.

Gemäß der zweiten Wahrheit tendiert die parietale Bewegung in diesem Modell dazu, abzuwechseln: Das linke Parietale geht in Flexion, verschiebt sich am posterioren Rand der Sagittalnaht inferior und beim anterioren Anteil der Sutura squamosa mehr lateral. Gleichzeitig geht sein Zwilling in Extension. In diesem Modell bewegt sich das Sphenoidale in leichte Torsions- und Seitenbeugemuster, wenn es links dann in Flexion geht, wenn auch das linke Parietale in Flexion geht – wegen der reziproken Bewegung der paarigen Parietalknochen und der Auswirkungen der reziproken Spannungsmembran *muß es das tun*.

Das fließend-elektrische Modell sieht das Sphenoidale von der runden Oberfläche der Temporallappen in den großen Flügeln und vom Druck, der von den Frontallappen des Gehirns von oben her ausgeübt wird, angetrieben. Wie oben erwähnt, wird seine Bewegung von der Aktivität des fluktuierenden Feldes und von der Spannung der Muskeln und des Membransystems modifiziert. Das Sphenoidale bewegt sich dreidimensional (und üblicherweise asymmetrisch), auf diese und andere Impulse aus entfernterem Knochen- oder weichem Gewebe reagierend. Die Motilität des Sphenoidale und die Art, wie es sich „anfühlt", wird auch von seiner eigenen piezoelektrischen Ladung und jener der angrenzenden Knochen bestimmt.

Vertreter des gleich-bewegenden Modells brachten manchmal vor, daß etwas nicht stimme, wenn der eine Temporalknochen in Flexion, der andere aber in Extension gehe. Der Praktiker wurde dann angeleitet einzuschätzen, welcher Knochen sich gleichzeitig mit dem Sphenoidale bewegte. Von diesem Knochen wurde gesagt, daß er sich normal bewege. Der Praktiker wurde dann angewiesen, den irrenden Knochen in eine zeitgleiche Bewegung mit der „normalen" Seite zu führen. In Wirklichkeit setzen sich craniale Bewegungsmuster jedoch nicht aus ordentlichen mechanischen Symmetrien zusammen, und in einer Behandlung ist es ein schwerwiegender Irrtum, gegenläufig-bewegte craniale Knochenmotilität aufgrund eines mechanischen Paradigmas in ein gleichbewegendes Muster überzuführen.

Die hohe Kunst basiert auf der Entscheidung, welches für *diesen* Kopf, den Kopf, mit dem du gerade arbeitest, das optimale Muster ist, und nicht darauf, in eine mechanistische Falle zu treten und auf ein physiologisches Muster Zwang auszuüben, um einem abstrakten theoretischen Modell Genüge zu tun.

Wirklich gute Cranialtechnik verwendet vorzugsweise minimalen Druck bei großer Konzentration, das heißt, Qui Gong oder gerichtetes Chi. Überragende Technik ist tendenziell asymmetrisch und dreidimensional, dem spiralig bewegten und asymmetrischen Feld entsprechend. Das beeinflußt das Feld so tief, weil es genau das ist, was das Feld selbst tut, wenn es die Funktionen des Körpers zuerst erschafft und dann koordiniert. Craniosacralarbeit macht es uns möglich, direkt mit dem Feld zu tanzen, und ermöglicht uns damit große Wirksamkeit im Heilen, denn das Feld *ist* der Bindestrich im Wort „psycho-somatisch".

Wenn eine Heilerin einen Cranialknochen in der Absicht berührt, Zugang zu seinem Gedächtnis zu erhalten, lösen sich die glatten Muskeln in der Bauchhöhle und bringen sogleich gurgelnde Töne hervor. Lange unterdrückte Erinnerungen beginnen ins Bewußtsein von Heilerin und Klient aufzusteigen. Im selben Augenblick, in dem diese Erinnerungen ins Bewußtsein kommen, verarbeitet und gelöst werden, ändert sich meist die Art, wie sich der Knochen (d. h. sein Feld), seine Lage und seine Bewegung „anfühlt". Jeder Cranialknochen – oder jedes Gewebe des Körpers – bewegt sich und kommuniziert auf seine eigene einzigartige Weise. Bewegung *ist* Kommunikation.

Sobald die Heilerin energetische Übereinstimmung mit dem Klienten erreicht – d. h. Atem, Empathie und Absicht verbindet –, vertieft sich ihr Zugang. Es ist ihr dann möglich, ihr Chi so zu richten, daß sie einen Cranialknochen beeinflussen kann, ohne ihn wirklich zu berühren. Es ist ihr dann möglich, in die Craniale Welle des Klienten einen einsichtsvollen Stillpunkt einzuführen, indem sie sich in ihrem eigenen Wesen in einen Stillpunkt begibt (dieses Phänomen wird von den meisten fortgeschrittenen Craniosacralexpertinnen bestätigt). Sein Modus operandi läßt sich durch eine der frühesten Einsichten der Quantenphysik erklären, jene nämlich, daß die Anwesenheit des Beobachters das Verhalten subatomarer Partikel beeinflußt.

Behandlung und Heilung zählen – nicht Theorie. Die Heilerin muß präsent und verantwortlich sein. Sie darf nicht versuchen, einen Körper einem Muster anzupassen. Eher scheint mir, daß sie den Traumkörper befreien – ihn von allen restriktiven Mustern befreien muß, damit er erfolgreich ohne diese funktionieren kann. (Die meisten Menschen benötigen tiefe Verteidigungsrüstungen; wenn sie alle entfernt werden, ist der Klient zu sehr ausgesetzt und wird zusammenbrechen, bloß um einen neuen Panzer aufzubauen, damit

er weitergehen kann.) Sie muß lernen, was „normal" ist, damit sie das Nicht-Normale sogleich erkennen kann. Was sich jedoch normal anfühlt, hat sehr wenig mit einem Muster zu tun, das in einem Buch beschrieben wird – weder in diesem noch in andern. Das Normale zu fühlen ist Hyparxis, ist ein Fingergefühl, eine Angelegenheit der Heilerin, die ihr Spirituelles Herz und ihr Hara fragt, ob sie die Struktur dieser Bewegung, dieser Energie *mögen* – auf die gleiche Art mögen wie das Berühren eines geschmeidigen Katzenkörpers. Die Katze fühlt sich für die Finger gut an, also wollen diese mit ihr spielen. Berühre einen fehlgeleiteten Knochen mit derselben Bewußtseinsqualität, und du fühlst in deinem eigenen Herzen sogleich einen kleinen, scharfen Schmerz von Kummer.

Bewegung der Knochen

Die folgenden Anmerkungen sind für deine Orientierung bestimmt und um dir eine Übersicht darüber zu geben, wie der gesamte Kopf sich im fließend-elektrischen Modell bewegt. Eine detailliertere Wiedergabe findet sich in jedem einzelnen „Knochenkapitel".

Da wir jeden Tag durch viele unterschiedliche Ebenen physiologischer und emotionaler Belastung hindurchgehen, wird ein bestimmter Kopf vermutlich zu verschiedenen Tageszeiten verschiedene Muster zeigen. Optimale fließend-elektrische Bewegungsmuster sind wahrscheinlich gleich fließend wie Wellen an einem Strand und gleich reziprok wie das Gehen. Alle Köpfe besitzen zudem nicht-dominante Komponenten, die das dominante Muster modifizieren – typischerweise weist ein Kopf eine Mischung aus allen drei Mustern auf: gleiche Bewegung, gegenläufige Bewegung und fließend-elektrische Bewegung. Die Dominanz oder Schwäche individueller Komponenten erklärt die große Unterschiedlichkeit Cranialer Wellen zwischen Menschen oder beim einzelnen Menschen an unterschiedlichen Tagen.

Was hier zusammengetragen ist, wird am besten als Nachschlagematerial betrachtet und nicht als „so sollte sich ein Knochen bewegen". Ich möchte unterstreichen, wie wichtig es ist, den Kopf eines Klienten nicht dem Muster eines Lehrbuches anzupassen: Das ist eine armselige Praxis und beinahe immer kontraproduktiv.

Das Sacrum

Im fließend-elektrischen Modell geschieht die dominante Bewegung des Sacrums um den Umfang einer imaginären Kugel herum, deren laterale Rundungen die Iliosacralgelenke umfassen. Das gibt dem Sacrum jene emphatisch-fließende, stets sich wandelnde Geschmeidigkeit eines Universalgelenkes, die es benötigt, um als Treffpunkt so vieler dynamischer Kräfte zu dienen. Deshalb wird in diesem Modell die Dura nicht als Motor für den cranialen Rhythmus im Sacrum angesehen.

Im fließend-elektrischen Modell bewegt sich das Sacrum in einer schwimmenden, universellen Gelenkbewegung, die an die Bewegung des Gehens erinnert. So bewegt sich jede Seite des Sacrums während der Flexion abwechselnd anterior. Während der Flexion hebt sich die eine Seite des Sacralkörpers leicht an, während die Basis sich posterior und die Spitze sich anterior in das kleine Becken hineinbewegen. Die andere Seite des Körpers hebt sich während des nächsten Zyklus an. Während der Extension geschieht das Gegenteil: Die Spitze des Coccyx beschreibt eine zirkuläre Bewegung, und als Teil jedes Flexions-Extensions-Zyklus geschieht eine Torsionsbewegung um die mediane Axialebene herum. Dieses einfache Torsionsmuster mündet in eine zusammengesetzte Bewegung, wenn die leichte Verschiebung der Iliosacralgelenke hinzukommt. Der Spannungszustand der lumbalen, abdominalen, perinealen Muskeln und der Beinmuskeln – besonders der Hüftrotatorenmuskulatur – übt auf Lage und Bewegung des Sacrums großen Einfluß aus.

Die axiale Torsionsbewegung des Sacrums wird an die Wirbelsäule übermittelt. Die lumbosacralen Facettengelenke helfen mit, diese Bewegung zu führen. Der craniale Rhythmus der Wirbel besteht aus feinen Rotationsbewegungen um die Axialebene herum, die durch die Wirbelkörper geht; sie werden von kleineren Torsions- und Seitenbeuge-Komponenten modifiziert, wie sie in der Lendenwirbelsäule vorkommen, wenn wir gehen. Diese Bewegung wird an das Occipitale übermittelt und von ihm wiedergegeben.

Das Occipitale

Wie jeder andere neurocraniale Knochen reagiert das Occipitale auf die Bewegung des Gehirns; es erhält jedoch auch starke Anregungen vom Sphenoidale, der Mandibula, der Wirbelsäule und den Muskeln, die direkt an ihm ansetzen. Es wird von der Bewegung der spinalen Dura beeinflußt, die solide um den Rand des Foramen magnum herum befestigt ist. Bewegung und Dehnbarkeit der ganzen RTM üben auf die occipitale Bewegung einen dominanten Einfluss aus. Im besonderen wird das Occipitale von oszillierenden Bewegungen beeinflußt, die ihm von den Temporalknochen übermittelt werden.

Im fließend-elektrischen Modell bewegt sich die linke Seite der Squama occipitalis anterior und leicht lateral, wenn das linke Tentorium während linksseitiger Temporalflexion abflacht. Das Gegenteil geschieht während temporaler Extension. Jeder Temporalknochen geht abwechselnd in Flexion, und auf jene Seite geht auch das Occipitale. Diese Bewegung zieht das Occipitale geringfügig anterior und lateral und leitet die Squama occipitalis auf jener Seite inferior herum. Der Basilarteil bewegt sich superior.

Das Sphenoidale

Das Gehirn wirkt auf das Sphenoidale wie eine zart pulsierende, bewegliche, weich auf ihm ruhende Kugel und veranlaßt es, sich wie ein schwimmendes universelles Gelenk zu bewegen. Es bewegt sich dreidimensional und reagiert auf Spannungen des Membransystems, die Dynamik der cerebrospinalen Flüssigkeit und suturale Impulse von angrenzenden und weiter entfernten Knochen. Seine Bewegung wird auch von seiner eigenen piezoelektrischen Ladung und derjenigen angrenzender Knochen beeinflußt.

Das Sphenoidale erhält Bewegungsimpulse vom Occipitale und den Temporalknochen sowohl durch direkte Nahtverbindungen wie auch über das Tentorium. Die Parietalknochen und das Frontale artikulieren ebenfalls mit dem Sphenoidale und leiten die Bewegung der Falx cerebri weiter. Die fließend-elektrische Bewegung des Sphenoidale muß also in Verbindung mit seinen Hauptnachbarn – dem Occipitale, den Temporalknochen, dem Frontale und den Parietalknochen – gesehen werden.

Die großen Flügel befinden sich in „gegenläufiger Bewegung" oder abwechselnd in Flexion und Extension. Wenn sich der linke große Flügel während fließender Flexion des Körpers anterior bewegt, dreht sich der linke Temporalknochen ebenfalls nach außen in Flexion hinein. Wenn der linke Temporalknochen in Flexion geht, zieht er das Tentorium sowohl inferior als auch lateral, und der Knochen stellt sich an der Sutura squamosa seitlich aus. Bei linker Temporalflexion bewegt sich der linke große Flügel des Sphenoidale in Flexion und in eine inferiore Torsion.

Laß uns nun, bevor wir die Komponente der Parietalknochen miteinbeziehen, die occipitale Bewegung betrachten und schauen, wie sie das Sphenoidale beeinflußt. Wenn das Occipitale herumgeleitet wird und sich in Flexion nach links bewegt, wird die Falx posterior, inferior und leicht nach links gezogen. Die Falx wird also gegen den Sinus rectus hin bewegt, übt Zug auf die Parietalknochen aus und beugt ihre Bewegung. Die Kombination dieser Bewegungen veranlaßt die Parietalknochen, sich an der Sutura squamosa lateral, an der Sagittalnaht inferior zu bewegen und sich ganz leicht nach innen zu drehen. Wenn die linke Seite des Sphenoidale in Flexion sich gegen die Nase taucht, gleitet sie anterior von den Parietalknochen weg, die sich in die entgegengesetzte Richtung drehen.

In Extension kehrt sich das Muster fließend um.

Die Temporalia

Das fließend-elektrische Modell unterscheidet sich vom traditionellen „gleich-bewegenden" Modell in zwei wichtigen Punkten. Erstens ist es ein „gegenläufig-bewegendes" Modell: Wenn das linke in Flexion geht, geht das rechte in Extension. Zweitens hat die RTM dank dieser gegenläufigen Bewegung eine größere Bewegungsamplitude und bewegt sich fließender (gegenläufige Bewegung bedeutet größere Bewegung des Tentoriums), was die Mobilität beider Temporalknochen erhöht.

Wenn ein Temporalknochen um die Mittellinie seiner Pars petrosa in externe Rotation nach außen rollt (Flexion), bewegt sich die Squama temporalis anterior und lateral, und die Mastoidprozesse bewegen sich medial und posterior. Wenn das Temporale in Flexion geht, zieht es die Tentoria inferior und lateral. Es ist dazu imstande, weil das gegenüberliegende Temporale in Extension geht, dadurch „die Falte in den Tentoria ausgleicht" und nicht auf die durale Elastizität angewiesen ist, um Bewegung zu ermöglichen, wie dies im traditionellen „gleich-bewegenden" Modell der Fall ist. Während der Flexion des linken Temporale geht der linke große Flügel des Sphenoidale in Flexion, und das Sphenobasilargelenk bewegt sich superior.

Wenn eine Seite des Tentoriums während der Flexion dieser Seite abflacht, ermöglicht die Befestigung des Tentoriums an der Margo superior partis petrosae dem Temporale, in eine externe Rotation zu rollen. Die Partes squamosae bewegen sich lateral in eine interne Rotation, und die Spitze des Mastoidprozesses bewegt sich medial, inferior und posterior.

Die Parietalknochen

Die parietale Bewegung wechselt sich in diesem Modell ab: Der linke Parietalknochen geht in Flexion, wenn das Gehirn auf seiner Innenseite die Lage verändert, verschiebt sich am posterioren Rand der Sagittalnaht inferior und bewegt sich am anterioren Anteil der Sutura squamosa mehr lateral. Gleichzeitig geht sein Zwilling in Extension.

Wenn sich der linke große Flügel des Sphenoidale während der Flexion anterior bewegt, dreht sich der linke Temporalknochen nach außen. Wenn sich der Temporalknochen dreht, stellt er sich an der Sutura squamosa lateral aus. Wenn das Occipitale herumgeleitet wird und sich nach links bewegt, wird die Falx posterior, inferior und leicht nach links gezogen. Die Falx wird also inferior und leicht anterior gegen den Sinus rectus hin gezogen, zieht an beiden Parietalknochen und beugt deren Bewegung am Scheitel caudad, an der Sutura squamosa lateral und medial. Die Kombination von Spannung in der RTM, Gehirnbewegung und Bauweise der Nähte veranlaßt den linken Paritalknochen, sich während seiner Flexionsphase in eine interne Rotation zu begeben. Während der parietalen Flexion stellt sich der linke Parietalknochen an der Sutura squamosa seitlich aus und bewegt sich an der Sagittalnaht unter dem Einfluß der Falx caudad (also stellen sich in Flexion Temporal- und Parietalknochen an der Sutura squamosa gleichzeitig aus). Gleichzeitig bewegt sich der rechte Parietalknochen in Extension.

Das Frontale

Das Frontale verhält sich wie ein großes Sphenoidale, der Knochen, mit dem es über dessen kleinen Flügel artikuliert. Wenn der linke große Flügel des Sphenoidale sich in Flexion anterior und inferior bewegt, bewegt sich die linke Seite des Frontale anterior und inferior. Gleichzeitig weitet sich die rechte Seite des Frontale lateral. Wenn die linke Seite des Frontale in Flexion ist, ist die rechte Seite in Extension. Während linksseitiger occipitaler Flexion wird das Frontale von der Falx an deren Anheftung an der mittsagittalen Linie leicht posterior und nach links lateral gezogen. (Das Frontale bewegt sich in Flexion posterior, weil die Falx, die sich während der Flexion posterior und inferior bewegt und leicht nach links abweicht, an ihm zieht.) Das Frontale bewegt sich während seines gegenläufig-bewegenden Flexionszyklus – teils wegen dieser Spannung der Falx – auf jeder Seite lateral.

Das Frontale bewegt sich um eine imaginäre, vollständig schwimmende Kugel von der ungefähren Größe einer Billardkugel, die sich gleich superior der Lamina cribrosa des Ethmoidale befindet.

Das Ethmoidale

In diesem Modell bewegt sich das Ethmoidale nicht wie das klassisch osteopathische Zahnrad; es dehnt und dreht sich eher, stellt sich aus und kontrahiert unter dem Einfluß seiner Nachbarn, die sich wie kräftige Jungvögel in einem kleinen Nest verhalten und das gleichsam heimatlose Ethmoidale beherrschen. Es ist lediglich der Zartheit des Ethmoidale zu verdanken, daß sich seine Nachbarn derart leicht bewegen können: Die unglaubliche Zartheit seiner Wände ermöglicht, daß es sich sowohl leicht verformen als auch bereitwillig seine ursprüngliche Form wiedergewinnen kann. Bewegungen der Maxillae, des Frontale und des Sphenoidale verdrehen oder pressen das Ethmoidale. Das Ethmoidale verformt sich wie ein zusammengepreßter Schwamm, absorbiert die ungleiche Bewegung des Frontale und bewegt sich infolgedessen in ein mittsagittales Torsionsmuster mit geringen Flexions- und Extensionsanteilen, die es vom oszillierenden Sphenoidale erhält.

Der Vomer

Der Vomer bewegt sich im fließend-elektrischen Modell in der komplexen Art eines „eiernden Rades". Der Vomer wird superior vom Sphenoidale, inferior von den Maxillae und den Palatina und anterior und superior vom Ethmoidale beherrscht. Der Vomer bewegt sich um die Oberfläche einer imaginären schwimmenden Kugel von etwa 1 cm Durchmesser, die im Zentrum des Vomer liegt. Der Vomer bewegt sich auf allen Ebenen ein bißchen, besonders jedoch auf der anteroposterioren.

Die Zygomatica

Die Zygomatica bewegen sich nacheinander in einem „gegenläufig-bewegenden" Flexions- und Extensionszyklus, der den fließenden Bewegungen von Gehirn und Sphenoidale entgegenkommt. Die ausgedehnte, aber zarte harmonische Naht mit dem Sphenoidale erlaubt das Übermitteln von feiner Bewegung; die massive verzahnte Naht mit Frontale und Maxillae übermittelt kräftigere Bewegungen. Wenn der linke große Flügel zur Nase hin taucht und sich inferior in Torsion begibt, sinkt das linke Zygomaticum inferior. Die Zygomatica tanzen mit den Temporalknochen derselben Seite vollkommen synchron.

Die Palatina

Die Palatina folgen den Maxillae. Wenn sich der linke große Flügel mit seinem Anteil einer leichten inferioren Torsion in Flexion begibt, bewegt sich das linke Palatinum ebenfalls lateral und inferior. Gleichzeitig geht der rechte große Flügel in Extension und in eine superiore Torsion, und das rechte Palatinum bewegt sich medial und superior.

Die Maxillae

Im fließend-elektrischen Modell gibt die maxillare Bewegung jene des Sphenoidale wieder und bleibt unbeeinflußt von den mandibularen Zähnen, von denen angenommen wird, daß sie – mit Ausnahme des Kauens – von den maxillaren getrennt sind. Wenn also der linke große Flügel in Flexion und inferiore Torsion geht, bewegt sich die linke Maxilla an seinem posterioren Rand lateral und inferior. Gleichzeitig geht der rechte große Flügel in Extension und superiore Torsion, und die rechte Maxilla bewegt sich medial und superior.

Mandibula

Mandibula gibt die „gegenläufige Bewegung", die wechselweisen Flexions- und Extensionsmuster der Temporalknochen wieder. Sie erhält starke Anstöße von den sechzehn Muskelgruppen, die sich an ihr anheften. Die linke Seite der Mandibula bewegt sich mit der Flexion des linken Temporale postero-inferior, während die rechte Seite der Mandibula sich mit der Extension des rechten Temporale superolateral bewegt.

Die Geschwindigkeitsbegrenzer

Wegen ihrer Fähigkeit, Bewegung aufzufangen (und dadurch wenig davon weiterzuleiten), verwendete Sutherland den Begriff der „Geschwindigkeitsbegrenzer", um eine Aufgabe von Palatina, Vomer und Zygomatica zu beschreiben. Die Motilität von Frontale, Temporalknochen und Sphenoidale ist größer als jene der größeren viscerocranialen Knochen, mit denen sie artikulieren. Die Geschwindigkeitsbegrenzer lösen die Bewegungsunterschiede auf. Der Name kann jedoch irreführend sein – die Frequenz der Cranialen Welle wird nicht reduziert; reduziert wird lediglich die Bewegungsmenge, die weitergeleitet wird. Das Frontale beispielsweise kann sich pro Cranialwellenzyklus um 40 Mikron bewegen, die Zygomatica leiten jedoch an ihren maxillaren Rändern merklich weniger Bewegung – vielleicht 5 bis 10 Mikron – an die Maxillae weiter.

Die drei traditionellen Geschwindigkeitsbegrenzer verhalten sich folgendermaßen:
- Der Vomer gleitet aus seiner V-förmigen Artikulation mit der Unterseite des Sphenoidale heraus. Dieses Gleiten löst einen Teil der ungewollten Bewegung des Sphenoidale auf und sorgt dafür, daß sie nicht auf den Vomer übertragen wird. Seine Zartheit ermöglicht es dem Vomer, durch leichtes Verformen noch mehr Bewegung aufzulösen.
- Die Zygomatica besitzen zu Frontale und Maxillae robuste Artikulationen mit einer beträchtlichen Oberfläche; diese macht die Nähte in hohem Maß formbar, was der Auflösung überschüssiger Bewegung dient.
- Die Palatina lösen Bewegung durch ihre ausgedehnten Nahtverbindungen mit Sphenoidale und Maxillae auf und verformen sich ebenfalls.

Das Ethmoidale handelt im fließend-elektrischen Modell als vierter Geschwindigkeitsbegrenzer. Die Verformung des Ethmoidale mit jeder Cranialen Welle erleichtert die Bewegung des gesamten Craniums.

Zusammenfassung

Die Craniale Welle ist eine Ausdrucksform eines fluktuierenden Kraftfeldes. In visionärer Craniosacralarbeit wird „der Mechanismus" von Knochen, Gehirn, cerebrospinaler Flüssigkeit und Membransystem als Teil eines quantenmechanischen Feldes gesehen, dessen Bewegung nicht bloß von Haltung, Belastung und Muskelverbindungen, sondern ebenso von der Anwesenheit anderer Energiefelder, besonders solcher in unmittelbarer Nähe, geprägt wird.

Da craniale Wellenformationen Quantenphänomene sind, besitzen Visualisieren, Gebet und das Vorhandensein bedingungsloser Liebe im Feld des Klienten eine mächtige Wirkung. Es erklärt die dramatischen, fließenden Bewegungen, die während cranialer Korrekturen geschehen, und hilft erklären, weshalb die unwillkürlichen Muskeln des Verdauungstrakts so unmittelbar auf eine angemessene craniale Berührung reagieren.

Lage und Motilität cranialer Knochen und die Art, wie sie sich „anfühlen", sind von fünf Hauptfaktoren geprägt:
- Die Stellung des fluktuierenden Feldes ist der ausschlaggebende Faktor für die Craniale Welle. Die lokalen Verdichtungen von Energie in diesem Feld, bekannt als das Spirituelle Herz und das Bewegungszentrum, üben – zusammen mit der Stellung des Sacrums – auf Qualität und Frequenz der Cranialen Welle formenden Einfluß aus.
- Die Craniale Welle ist eine Ausdrucksform eines fluktuierenden Kraftfeldes, das durch die bewußt geformte Absicht der Heilerin beeinflußt werden kann. Der Zustand der Muskel-, Knochen- und Energiekörper bestimmt die Qualität und Quantität der Bewegung von Gehirn, Rückenmark und Cranialknochen.
- Die Motilität der Knochen ist von den Anheftungen des Membransystems im Kopfinnern und von Muskeln, Bändern und Faszien an seiner Außenseite geprägt.
- Die Motilität der Knochen wird auch durch Veränderungen der Knochenform durch plastische Verformung modifiziert, die auf inneren Druck (wie beispielsweise auf einen Tumor), äußere Kräfte (Trauma) oder auf extreme Haltungen zurückzuführen ist.
- Die Bewegung, die ein Knochen an den Tag legt, wird von seiner energetischen Ladung modifiziert. Falls er eine archaische Wunde in sich trägt, werden sowohl sein Feld wie auch seine Motilität davon geprägt sein.

20
Das Zentralnervensystem

Die Hemisphären dessen, was sich zum menschlichen Gehirn entwickeln sollte, begannen sich vor 250 Millionen Jahren zu bilden. Vor 100 Millionen Jahren entwickelten sie ihre lateralen Spezialisierungen und begannen sehr langsam zu wachsen. Vor 65 Millionen Jahren hatte das Gehirnvolumen der Protohominiden die Größe von 30 cm^3, vor 20 Millionen ist die Größe von 200 cm^3 erreicht. Während einer Zeitspanne von vor 18 bis 7 Millionen Jahren wuchs das Gehirn überhaupt nicht, und bis vor 4 Millionen Jahren war es auf 350 cm^3 angewachsen. Dann, nach Jahrmillionen ohne Wachstum oder äußerst langsamen Wachstums, hat sich das Gehirn während der letzten vier Millionen Jahre zu seiner jetzigen Durchschnittsgröße von 1360 cm^3 vervierfacht.

Bei der Geburt wiegt das Gehirn eines Schimpansen die Hälfte seines erwachsenen Gewichts, das menschliche Gehirn lediglich ein Viertel. Der Hauptanteil unserer feinen neurologischen Entwicklungen bildet sich außerhalb der Gebärmutter, wo das wachsende Gehirn des Kindes einer Vielzahl von sozialen und umweltbedingten Reizen ausgesetzt ist. Die bestimmendsten Formkräfte sind in der Regel sozialen Charakters. Die unterschiedliche Art, in der Kinder aufgezogen werden – von der idealisierten Kleinfamilie über das Aufziehen durch nur einen Elternteil bis hin zum Aufwachsen in einer Gemeinschaft – erklärt einige der zahlreichen Variationen menschlicher Einstellungen und menschlichen Verhaltens. Neurologisch weniger entwickelte Arten verhalten sich weit einheitlicher; ihre Gehirne sind bei der Geburt im wesentlichen ausgeformt und lassen für Konditionierung wenig Spielraum übrig. Das Erfahren (und das Verstehen der Bedeutung) der Gestaltungskräfte, die ein Individuum geformt haben, ist selbstverständlich eine äußerst wichtige Komponente des Heilens und eine, die die Grundlage für die meisten Formen von Psychotherapie und Psychiatrie bildet.

Die funktionelle Anatomie des Gehirns

Gehirn und Rückenmark beginnen als wurmähnliche Chorda dorsalis, die sich fortwährend ausstülpt, bevor sie sich am einen Ende – wie eine zugespitzte blaßgraue Spargelspitze – immer mehr auswölbt. Die Verlängerung dieser Spitze, das Gehirn, stellt ein Problem dar: In der Gebärmutter ist nicht genügend Raum vorhanden, um einen langen, zugespitzten Fötus unterzubringen. Etwas viel Runderes wird gebraucht. Die Evolution hat einen Kompromiß gefunden – die wachsende Gehirnknospe biegt sich in der Gebärmutter auf der Höhe des Mittelhirns allmählich um, bis sie, um ungefähr 40 Grad von der Mittellinie des Rückenmarks abweichend, nach vorne gebogen ist.

Der Raummangel der „Spargelspitze" zwingt die Hemisphären dazu, sich wie Widderhörner zu formen – die Spargelspitze faltet sich schließlich in sich selber ein. Mit der grauen Gehirnsubstanz demonstrieren wir unsere Liebe zur Spirale. Fornix und Nucleus caudatus sind schließlich derart geschwungen, daß sie beinahe vollständige Ovale bilden.

Die Gehirnhemisphären sind als das Cerebrum oder Vorderhirn bekannt. (Beachte den Unterschied zwischen dem Begriff „Vorderhirn", der sich auf die Gesamtheit beider Hemisphären bezieht, und dem Begriff „Frontallappen", der sich spezifisch auf die anterioren 20 Prozent des Vorderhirns bezieht.) Das Gehirn stellt mit einem Gewicht von 1,5 kg weniger als 3 Prozent typischer Körpermasse, verbraucht jedoch im Minimum 14 Prozent des Sauerstoffbedarfs des Körpers und 18 Prozent des Blutes aus jeder cardialen Systole (Herzkontraktionsphase).

Je mehr eine Funktion gebraucht wird, desto mehr Raum beansprucht sie im Gehirn. (Oliver Wendell Holmes stellt fest, daß ein Verstand, der einem neuen Gedanken Raum gibt, nie wieder in seine ursprüngliche Dimension zurückkehrt.) Bei der Geburt sind die Hemisphären identisch in ihrer Größe, und keine von ihnen dominiert. In den ersten Lebensjahren wird die linke Hemisphäre zunehmend angehalten, sich auf „Denken mit der linken Gehirnhälfte" – d.h. auf lineares und analytisches Denken – zu spezialisieren. Die Autorität und „Lebensberechtigung" der rechten Gehirnhälfte wird allmählich unterdrückt, bis laterale

Spezialisierung und Dominanz der einen Hemisphäre eingerichtet sind. Diese Dominanz ist danach beständig. Bei 95 Prozent aller Menschen ist die linke Gehirnhälfte größer als die rechte. Das ist kein neues Phänomen: Wir können es an Hominidenschädeln über Jahrtausende zurückverfolgen.

Die Vorsokratiker betrachteten das Gehirn als Kühler von überschüssiger Körperwärme. Sokrates fühlte die satte Weichheit des Gehirns und behauptete, daß das Gedächtnis nach einem Mechanismus funktioniere, der der Prägung eines Siegelrings in weichem Wachs entspreche. Das Gehirn ist sehr weich: Man kann mit einem Finger ein freiliegendes Gehirn durchstoßen und fühlt kaum Widerstand, oder man kann es – wie eine überreife Avocado – auslöffeln. Es ist für Schwingungen hochempfänglich. Daraus ergibt sich, daß Gehirn oder Rückenmark durch die Schockwelle einer Gewehrkugel beschädigt werden können, die mit großer Geschwindigkeit in einen Knochen wie zum Beispiel in eine Schulter einschlägt, der von ihnen weit entfernt ist.

Aufgaben der Hemisphären

Linke Hemisphäre	Rechte Hemisphäre
Sprache	Gestalt-Denken
Logik	Erkennen musikalischer Tonhöhen
Verbales Gedächtnis	Erkennen von Gesichtern
Glückliche und erfreuliche Emotionen	Negative Emotionen, Zorn, Intuition
Feinmotorische Kontrolle	Grobmotorische Kontrolle
Raumsinn	Mystische Erfahrung

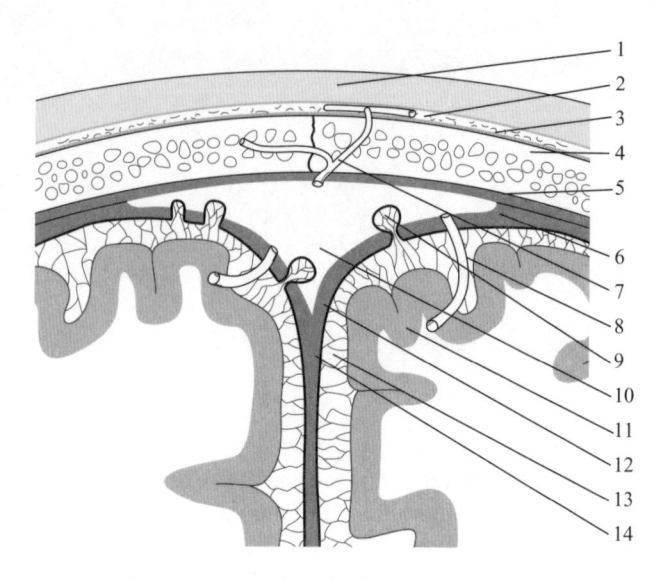

Ein Coronalschnitt durch den cranialen Scheitel
1. *Haut und subcutanes Fett*
2. *Aponeurose des Occipitofrontalis*
3. *Periosteum*
4. *Os parietale*
5. *Endosteale Dura*
6. *Meningeale Dura*
7. *Vena emissaria*
8. *Vena cerebralis superior*
9. *Granulationes arachnoidales*
10. *Sinus sagittalis superior*
11. *cerebraler Cortex*
12. *Arachnoidea*
13. *Subarachnoidalraum*
14. *Falx cerebri*

Blutversorgung

Das Blut gelangt über die paarigen inneren und äußeren Carotisarterien und die paarigen Vertebralarterien zum Gehirn. Das Hirngewebe nimmt vor dem im Blut zirkulierenden Sauerstoff vorzugsweise Kohlenmonoxyd und Kohlendioxyd auf und ist daher sehr anfällig für eine Vergiftung durch diese Gase. Kohlenmonoxydvergiftung führt zu Empfindungen unverantwortlicher Euphorie, die einer Ohnmacht unmittelbar vorangehen. Autorennfahrer lernen diese Euphorie erkennen – es gibt keine anderen Anzeichen für dieses farblose, geruchlose Gas – und verlassen ihren Wagen so bald als möglich. Das ist ein Fall, in dem sich der cerebrale Cortex (Wissen) über den Hypothalamus (Vergnügen) hinwegsetzt.

Venöses Blut wird vom Sinus sagittalis superior und inferior und den Sinus transversi gesammelt und strömt in den Sinus rectus; 95 Prozent des venösen Blutes verlassen das Gehirn durch die Jugularvenen. Die Bewegung der Cranialen Welle von Gehirn und reziproker Spannungsmembran unterstützen den Abfluß des venösen Blutes aus dem Cranium. Auch der vaskuläre Abfluß aus der halbgeschlossenen Höhle, in der die Hypophyse im Innern der Sella turcica des Sphenoidale ruht, wird von der Bewegung der Cranialen Welle unterstützt. Und schließlich trägt die systolische cardiovasculäre Druckwelle ebenfalls dazu bei, daß das venöse Blut aus dem Gehirn und der Schädelhöhle abfließen kann.

Das Telencephalon oder der cerebrale Cortex

Die Hemisphären selbst begannen sich vor 250 Millionen Jahren zu entwickeln. Ihre Umhüllung, der cerebrale Cortex, erschien vor etwa 200 Millionen Jahren. Anatomen können dem Bewußtsein keinen Sitz zuschreiben, wissen jedoch, daß intelligentes Wissen um unsere eigene Existenz im Cortex wohnt. Wir besitzen einen der am meisten eingefalteten und einen der größten Cortices aller Säugetiere.

Unser cerebraler Cortex besteht aus sechs Schichten von Nervenzellen, die sich um eine zugrundeliegende Struktureinheit einer ungefähr 6 mm dicken

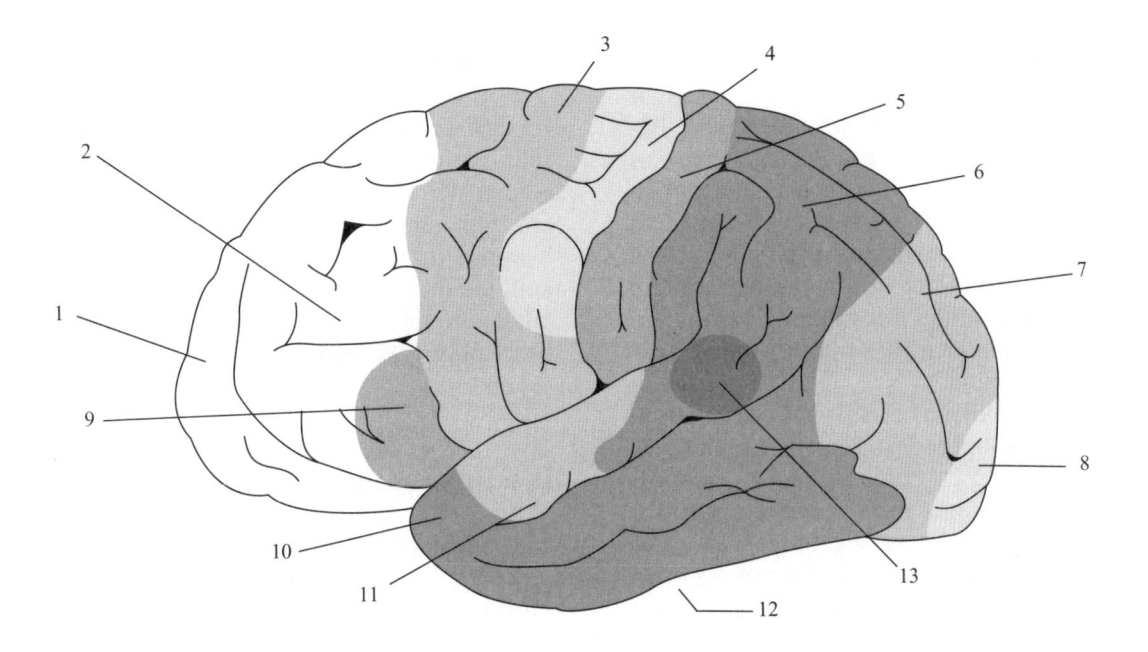

Funktion des cerebralen Cortex
1. *Präfrontalbereich*
2. *Frontalbereich*
3. *Prämotorischer Cortex*
4. *Motorischer Cortex*
5. *Primärer somästhetischer Cortex*
6. *Sekundärer somästhetischer Cortex*
7. *Sekundärer visueller (occipitaler) Cortex*
8. *Primärer visueller (occipitaler) Cortex*
9. *Brocasches Zentrum*
10. *Anteil des Temporallappens, der vom großen Flügel gehalten wird: Arbeitsgedächtnis*
11. *Auditorischer Cortex*
12. *Inferior und in der Mitte gelegen: Erkennen von Gesichtern*
13. *Wernickesches Feld*

Säule herumformen. Der Oberflächenbereich des Gehirns, den der Cortex einnimmt, beträgt 600 cm^2; die aufgefaltete Oberfläche der cerebralen Cortices beträgt 1800 cm^2.

Die cerebralen Windungen (Gyri) sind artgemäß – wir alle besitzen sie; ihre genaue Form ist jedoch bei jedem Menschen einzigartig. Der cerebrale Cortex besitzt mehr Nervenzellen (100 Milliarden) als der gesamte übrige Körper und eine größere neuronale Dichte als jede andere Körperstruktur. Wir besitzen nicht weniger als 100 000 Milliarden möglicher Verbindungen zwischen unseren corticalen Neuronen. Wenn das Gehirn einmal geformt ist, entwickeln wir keine weiteren Neuronen, die beschädigte ersetzen könnten. Kürzlich gelang es jedoch Wissenschaftlern, unter Laborbedingungen erstmals cerebrale Cortexzellen zu kultivieren; das eröffnet ein vollständig neues Feld therapeutischer Möglichkeiten.

Wir verwenden den Begriff der „grauen Substanz" in unserer Alltagssprache, um unser Gehirn zu definieren; grau sind jedoch nur der Cortex und Teile des limbischen Systems, da ihnen die Myelinverkleidung abgeht, die das nicht-corticale Gehirngewebe weiß aussehen läßt. (Das Fehlen der Myelinverkleidung ermöglicht eine außerordentlich hohe neuronale Dichte und eine größere Geschwindigkeit im Netzwerk in der Größenordnung von ungefähr 61 m/sec. Im übrigen Körper sind schnell reagierende Nerven umhüllt, und die langsam reagierenden Nerven, durch die die Signale mit ungefähr 91 cm/sec laufen, sind nicht umhüllt.)

Die jüngste Erforschung der Organisation des Gehirns zeigt, daß das menschliche Gehirn so funktionieren kann, daß es in jeder 12,5-tausendstel Sekunde einen wellenähnlichen Schub elektrischer Energie durch beide Hemisphären hindurchschickt. Heute wird an einem einzigen Nachmittag (mittels markierter Glukose in Positronen-Emissions-Tomographen oder PET und sehr schnellen Magnetresonanzindikatoren oder MRI) mehr darüber gelernt, wie das Gehirn funktioniert, als in den vergangenen zwanzig Jahren der Primatenforschung.

Der cerebrale Cortex ist die Exekutive des Gehirns. Seine Aufgaben können folgendermaßen zusammengefaßt werden:
- Organisation und Zugang gespeicherter Information zwecks Vergleich mit neuen Daten
- Erinnern – Umgehen mit den meisten eingelagerten Erinnerungen des Gehirns
- Soziale Kommunikation
- Verstehen und beurteilen
- Schaffen neuer Möglichkeiten, Entschlüsse fassen
- Präzise motorische Fertigkeiten kontrollieren

Spezifische Bereiche des cerebralen Cortex

Wernickesches Feld: Hier treffen sich die parietalen, temporalen und occipitalen Lappen des Cortex (auf gleicher Höhe und etwas posterior der Spitze der

Ohrmuschel). Das Wernickesche Feld ist außerordentlich wichtig, denn es integriert jede sensorische Eingabe und interpretiert deren schließliche Bedeutung). Deshalb verursacht ein Schlag oder eine traumatische Verletzung dieses Gebietes einen außerordentlich hohen Verlust von Denkfähigkeiten. Das Wernickesche Feld ist normalerweise lediglich in der einen und gewöhnlich in der linken Hemisphäre gut entwickelt. Diese einseitige Entwicklung verhindert, daß es zwischen den beiden Hemisphären zu gedanklicher Verwirrung kommt.

Das Brocasche Zentrum: Das Brocasche Zentrum liegt im unteren bis mittleren Frontallappenbereich, superior der Sylviusschen Furche (Sulcus cerebralis lateralis), am anterosuperioren Rand der großen Flügel des Sphenoidale. Es ist der Sprachmotor; es kontrolliert und koordiniert die entsprechenden Bewegungen von Mund, Zunge und Larynx. Man glaubt, daß die Entwicklung der Sprache vor mindestens 3 Millionen Jahren stattgefunden hat. (Es wird darüber diskutiert, ob die Neanderthaler, die vor erst 30 000 Jahren gelebt haben, sprechen konnten; falls ihnen diese Fähigkeit abging, könnte das wesentlich zu ihrem Verschwinden beigetragen haben.)

Die Temporallappen

Die Temporallappen teilen sich in zwei Bereiche auf: Der primäre Bereich interpretiert spezifische Töne und akustisches Volumen, der sekundäre Bereich handhabt das Erkennen von Musik und die Interpretation von Wörtern. Der Bereich der Temporallappen, der mit der Interpretation von Höreindrücken assoziiert wird, ist etwa so groß wie ein Pokerchip.

Die Temporallappen haben auch mit dem Gedächtnis zu tun. Gedächtnis wird manchmal als „Speichern und Hervorholen von Information" beschrieben. Unser Arbeitsgedächtnis liegt im anteriorsten Teil der Temporallappen, der sich nahe bei den tiefen, bogenförmigen, posterioren Anteilen der großen Flügel des Sphenoidale befindet. Die Temporallappen wahren das Arbeitsgedächtnis (von wenigen Minuten bis zu einigen Wochen) mittels elektrochemischer Veränderungen in den Molekülen ihrer Neuronen.

Schweres Trauma des linken Temporallappens führt zu Aphasie (Sprachverlust). Schweres Trauma des rechten Temporallappens führt zu einer Beeinträchtigung des Raumsinns – Zeichnen beispielsweise wird praktisch unmöglich. Der rechte Temporallappen scheint ein Bereich des Gehirns zu sein, der bei mystischen und Nahtod-Erfahrungen überaus aktiv ist.

Die Frontallappen

In den Frontallappen planen wir, fassen wir Entschlüsse und verfolgen wir bestimmte Absichten; dort wägen wir Gefahren sorgfältig ab und schätzen sie ein; wir kontrollieren feine Muskelbewegungen und hemmen Instinktverhalten – eine menschliche Fähigkeit, die unsere Evolution sehr geprägt hat. Die Frontallappen spielen auch für die Regulierung unserer Emotionen eine wichtige Rolle.

Die Präfrontallappen

Die Präfrontallappen nehmen die anterioren 50 Prozent des Frontallappenbereichs ein. Ihre Aufgaben sind weniger genau definiert als diejenigen jedes anderen Bereichs im Gehirn. Wir wissen, daß wir uns dort über eine lange Zeit hinweg auf bestimmte Dinge konzentrieren können und daß wir dort über tiefe und komplexe Fragestellungen nachdenken. Ein Anteil unseres Arbeitsgedächtnisses befindet sich in den Präfrontallappen. Dort werden auch Gedanken und Emotionen ausgefeilt, und dort planen wir unsere Zukunft.

Die Präfrontallobotomie, eine Operation, bei der durch Stirn oder Augenhöhlen hindurch feine chirurgische Sonden eingeführt werden, um neurale Verbindungen zu durchtrennen, ist volkstümlich geworden (vgl. den Roman bzw. Film *Einer flog über das Kuckucksnest*). Diese Prozedur wurde anfänglich durch die veröffentlichten Erkenntnisse eines italienischen Neurologen populär, der seinen Bericht auf eine sehr beschränkte Arbeitsgrundlage mit lediglich sechs Patienten abstellte; sie führte zu einer Popularisierung der Lobotomie, die erst abnahm, als schon lange überzeugend bewiesen war, daß der Eingriff mehr Probleme schuf als löste. Er machte einige psychotische oder schwer depressive Patienten pflegeleichter, zerstörte jedoch die Sensitivität und Intelligenz Hunderter.

Die Parietallappen

Wenn du die Parietalknochen berührst, befindest du dich über den Parietallappen, die die motorischen und sensorischen Cortices beherbergen. Sie stehen für Kontrolle und Gewahrsein unseres Körpers. Der motorische Bereich ist in einen primären („motorischen") und einen sekundären („prämotorischen") Bereich unterteilt. Der motorische Cortex ist ungefähr 2,6 cm groß. Er regt Bewegung an, kann jedoch selbst lediglich grobe Bewegungen produzieren; es ist der prämotorische Cortex, der den Impuls zu gewandter Bewegung verfeinert.

Im sensorischen oder somästhetischen Bereich interpretieren wir alle hereinkommenden sensorischen Eingaben wie Temperatur und die Empfindungen von Berührung, Druck und Schmerz. Es gibt primäre und sekundäre somästhetische Bereiche; diese erstrecken sich von posterior der motorischen Bereiche bis fast zu Lambda hin, wo das Occipitale seinen superiorsten Punkt erreicht. Der primäre Bereich unterscheidet zwischen spezifischen Arten von Empfindungen, der sekundäre Bereich interpretiert diese viel feiner und identifiziert Gegenstände durch den Berührungssinn – als Stuhl, als Hut, als ein Glas kalten Wassers.

In den Parietallappen setzen wir unsere Welt zusammen: Dort finden sich Buchstaben zu Wörtern und Wörter zu Gedanken zusammen. Dort verknüpfen wir Gedanken und Information und verschmelzen sie.

Die Occipitallappen

Die Occipitallappen, ebenfalls in primäre und sekundäre Bereiche unterteilt, dienen der Interpretation von Seheindrücken. Visuelle Information erreicht den sekundären occipitalen Cortex über die optischen Nerven (die durch die kleinen Flügel des Sphenoidale laufen), sich im Chiasma opticum überkreuzen und an den seitlichen gebeugten Körpern des Thalamus eine Relaisstation besitzen.

Die primären occipitalen Bereiche interpretieren Helligkeit und dunkle Flecken und das Vorhandensein von Bewegung; das ist von großer und unmittelbarer Bedeutung für unser Überleben. (Die Frontallappen schätzen daraufhin ab, ob die wahrgenommene Bewegung bloß gefährlich aussieht, oder ob wirkliche Gefahr droht.) Die sekundären Bereiche verfeinern und verstärken das Sehen, indem sie hereinkommende visuelle Informationen interpretieren. Sie interpretieren auch die Bedeutung geschriebener Wörter. Der optimale Fokusbereich auf der Retina beträgt 0,8 mm^2; dieser wird jedoch vergrößert und auf 6,4 cm^2 des occipitalen cerebralen Cortex verteilt – was einer 600fachen Vergrößerung entspricht.

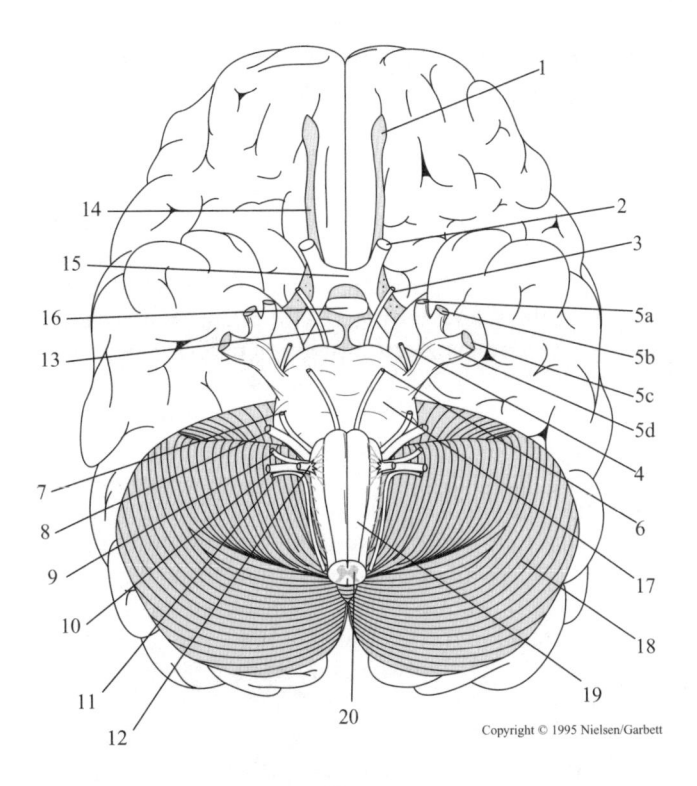

Basis des Gehirns
1. CN I: Bulbus olfactorius
2. CN II: Nervus opticus
3. CN III: Nervus oculomotorius
4. CN IV: Nervus trochlearis
5. CN V: Nervus trigeminus
5 a) ophthalmischer Zweig
5 b) maxillarer Zweig
5 c) mandibularer Zweig
5 d) motorischer Zweig
6. CN VI: Nervus abducens
7. CN VII: Nervus facialis
8. CN VIII: Nervus vestibulocochlearis (acusticus)
9. CN IX: Nervus glossopharyngeus
10. CN X: Nervus vagus
11. CN XI: Nervus accessorius
12. CN XII: Nervus hypoglossus
13. Mamillarkörper
14. Tractus olfactorius
15. Chiasma opticum
16. Hypophyse
17. Pons
18. Cerebellum
19. Medulla oblongata
20. Rückenmark

Das Corpus callosum

Das Corpus callosum ist ein breites Band aus 200 Millionen Fasern, das die Hauptverbindung zwischen den Hemisphären bildet. Bei Frauen ist der Anteil an Nervenfasern im posterioren Teil des Corpus callosum um etwa 30 Prozent größer als bei Männern, was eine anatomische Erklärung dafür zu geben scheint, daß Frauen emotional und intuitiv besser kommunizieren können. Ob die Frau die zusätzlichen Fasern besitzt, weil sie intelligenterweise Emotionen weit länger und häufiger kommuniziert hat als der Mann, oder ob diese erhöhte Anzahl an Fasern ihr das einfach ermöglicht, ist fraglich. Die Begründung für den Unterschied in der Anzahl der Fasern liegt in einer Östrogen-„Vergiftung" des Corpus callosum des männlichen Fötus im letzten Schwangerschaftsstadium; es klingt wie ein geheimnisvoller griechischer Mythos, eine Art abgewandelter Ödipus-Mythos: Statt daß der Sohn den Vater umbringt, bringt die Mutter die Sensitivität ihres Sohnes teilweise um.

Katzen werden seit 20 000 Jahren domestiziert; während dieser Zeitspanne haben sie eine Strategie des Jagens in der Nacht entwickelt. Als Ergebnis davon gibt es auch bei ihnen ein massives fötales Absterben von Neuronalzellen, jedoch im visuellen Cortex. Im Fötalstadium besitzt eine Katze je Auge 900 000 Ganglienzellen; bei der Geburt sind es bloß noch 150 000. (Menschen besitzen 2,5 Millionen Ganglienzellen in utero, 1,5 Millionen als Erwachsene.) Was domestizierte Katzen geopfert haben, ist ihr Farbsehen: Als Nachtjäger benötigen sie es nicht. Die Wildkatzen, aus denen sie sich entwickelt haben, jagen tagsüber und besitzen die volle Anzahl Zellen. Da jedoch die neuronalen Zellen im Katzenembryo vorhanden sind, können sie, sollten die Menschen verschwinden, aufgerufen werden, und domestizierte Katzen können überleben und zum Jagen bei Tag zurückkehren. So stellen die Zellen eine Art evolutionäres Bankkonto dar, auf das man zurückgreifen kann, wenn in der Umwelt eine größere Veränderung stattfindet.

Daraus ergibt sich die interessante Frage, ob Menschenmänner „beschlossen" haben könnten, eine bestimmte Sensibilität auszuklammern, um dadurch vielleicht zu besseren Jägern und Kriegern zu werden. Garibaldi wurde einst als „mit der blinden Dummheit eines Helden geschlagen" geschildert. Möglicherweise erlaubte das Absterben des männlichen Callosums unseren kriegerischen Vorfahren, sich dem Wollnashorn zu stellen, nicht an die eigene Sterblichkeit zu denken und so die Erfolgschance einer Jagd zu vergrößern. Die Frau andererseits mußte sehr viel vorsichtiger sein, hatte sie doch Kinder zur Welt zu bringen und der lebenswichtigen Bedeutung eines optimalen Verhältnisses zwischen Mann und Frau Rechnung zu tragen, um das Überleben der Art zu sichern. Die volle Anzahl von Zellen im männlichen Embryo zeigt uns, daß Männer ihre Sensibilität zurückgewinnen können. Unter Umständen sind wir heute gar mitten in der Umkehrphase dieser Evolution: Immer mehr Männer schließen sich Männergruppen an, bringen ihre Gefühle zum Ausdruck und stellen sich Kriegen aller Art entgegen.

Zuweilen zeigt sich bei einer Obduktion, daß jemand kein Corpus callosum hatte. Die Anpassungsfähigkeit des Gehirns ließ diese Anomalie jedoch während eines ganzen und offenbar normalen Lebens unbemerkt bleiben.

Das Alter von Gehirnstrukturen
(in Jahrmillionen)

500+	*Hirnstamm, Cerebellum, Mittelhirn und Diencephalon*
300	*Limbisches System*
250	*Cerebrale Hemisphären*
200	*Cerebraler Cortex*
100	*Die laterale Spezialisierung der Hemisphären*

Die Commissura anterior

Die Commissura anterior gleicht einer Miniaturausgabe des Corpus callosum. Sie liegt 2,6 cm inferior des anterioren Drittels des Corpus callosum und besteht aus etwa 1 Million querlaufender Fasern, die die Temporallappen miteinander verbinden.

Werden Corpus callosum und Commissura anterior operativ durchschnitten (eine Prozedur, die unter dem Namen „Kallektomie" bekannt ist und manchmal als letzter Ausweg für chronische Epilepsie angewendet wird), wird der betroffene Mensch zu einem Wesen mit zwei Gehirnen, kommt in der Regel jedoch gut zurecht. Sorgfältigen Untersuchungen in speziell ausgerüsteten Labors zufolge entwickeln Kallektomiepatienten einige Defizite. In einem dieser Tests wurde eine Versuchsperson vor eine ungefähr 60 cm tiefe vertikale Trennwand gesetzt, die einen Ausschnitt für das Gesicht freiließ: So ergaben sich für die Person zwei getrennte visuelle Felder. Dann wurde ihr eine Zahnbürste in die linke Hand gedrückt (die mit dem rechten oder „künstlerischen" Gehirn verbunden ist, das nicht gut kategorisieren und analysieren kann). Könnte die Versuchsperson beide Augen benutzen – und also auch beide Hälften des Vorderhirns –, könnte sie die Zahnbürste sofort identifizieren; die Trennwand verhinderte dies jedoch. Irgendwo wußte diese Person, daß sie diesen Gegenstand kannte; sie konnte jedoch die Verbindung nicht herstellen – verständlich, denn die Verbindung war ja abgeschnitten. Dann verließ der Versuchsleiter den Raum für einen Augenblick, und eine Videokamera filmte, wie die Versuchsperson die Zahnbürste geschickt an ihr linkes Ohr hielt (das direkt und mit der linken oder intellektuellen Hemisphäre verbunden ist, ohne die normale Überkreuzung, die die meisten Ein- und Ausgänge des Gehirns an der Pyramidenbahnkreuzung (Decussatio pyramidum) oder am Chiasma opticum vollziehen). Im selben Augenblick, in dem sie das Geräusch der Borsten vernahm, wenn sie darüberstrich, identifizierte sie den Gegenstand triumphierend.

Die Ventrikel

Die Ventrikel sind Räume im Innern des Gehirns, die mit cerebrospinaler Flüssigkeit gefüllt sind. Sie haben mindestens drei unterschiedliche Aufgaben.

Die lateralen Ventrikel (Ventrikel 1 und 2) liegen genau dort, wo sie als schräggeneigte Stabilisatoren und Verstärker für das Gehirn an seiner ungestütztesten Stelle dienen können – mitten in der Masse der Hemisphären, zwischen den Verstärkungen von Falx und Tentorium. Sie sind der Ort, an dem cerebrospinale Flüssigkeit mehrheitlich produziert wird, und die hydrostatische Steifheit, die durch die Flüssigkeit entsteht, hilft mit, das Gehirngewebe zu verstreben. Sie ermöglichen auch das Abführen von Hitze aus dem Innern der Hemisphären und tragen so zu deren Kühlung bei: Wenn die cerebrospinale Flüssigkeit das Innere des Gehirns verläßt, gibt sie im Weiterfließen die mitgeführte Hitze in den Subarachnoidalraum ab, der die äußeren Oberflächen der Hemisphären umgibt.

In einer Studie zu fünfzehn eineiigen Zwillingen, von denen je einer als „normal" und der andere als schizophren eingestuft war, stellte sich heraus, daß vierzehn der schizophrenen Zwillinge größere Ventrikel besaßen als ihr normaler Zwilling.

Das dritte als auch das vierte Ventrikel haben beide, obwohl sie sich strategisch gesehen nicht an Stellen befinden, wo sie für Verstärkung sorgen können, sonst dieselben Aufgaben. Sie sind Mittellinienstrukturen, angeordnet wie zwei Flugzeuge, die in der Luft zum Tanken miteinander verbunden sind (das dritte Ventrikel liegt superior und anterior des vierten). Und sie sind, wie es beim Auftanken in der Luft der Fall ist, mit einem Schlauch verbunden, der mit Flüssigkeit gefüllt ist: dem Aquaeductus Sylvii.

Das dritte Ventrikel teilt Thalamus und Hypothalamus sauber in zwei Teile. Von der Seite her gesehen sieht es aus wie der Kopf eines Vogels, der den Schnabel geöffnet, hat, um das Chiasma opticum zu verschlucken. Das vierte Ventrikel liegt anterior des Cerebellum zwischen diesem und der Medulla oblongata. Sutherland nannte es „rautenförmig", eine Beschreibung, die mir Rätsel aufgab, bis ich die „Raute" in vertikaler Richtung aufstellte – wie einen aufrecht stehenden, leicht verlängerten Diamanten.

Genau über dem Chiasma opticum liegt der Nucleus supraopticus. Hier ist – gemäß Forschungen an unglücklichen Hamstern – der zentrale Zeitnehmer des Gehirns zuhause.

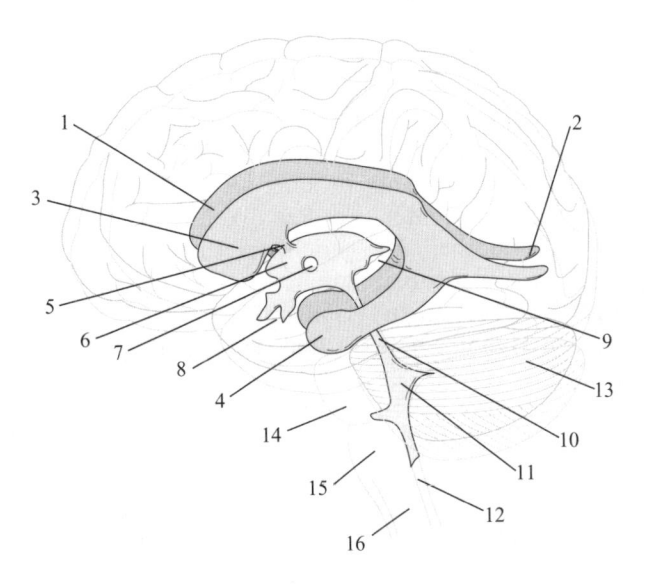

Die Ventrikel
1. *Anteriores Horn des rechten lateralen Ventrikels*
2. *Posteriores Horn des rechten lateralen Ventrikels*
3. *Linkes laterales Ventrikel*
4. *Inferiores Horn des linken lateralen Ventrikels*
5. *Interventrikuläres Foramen Monroi*
6. *Drittes Ventrikel*
7. *Adhesio interthalamica*
8. *Lage des Chiasma opticum*
9. *Lage der Epiphyse*
10. *Aquaeductus Sylvii*
11. *Viertes Ventrikel*
12. *Zentralkanal des Rückenmarks*
13. *Cerebellum*
14. *Pons*
15. *Medulla oblongata*
16. *Rückenmark*

Das Diencephalon

„Diencephalon" bedeutet wörtlich „zwischen dem Hirn". Das Diencephalon bezieht sich auf alle Strukturen, die das dritte Ventrikel begrenzen – Thalamus, Hypothalamus, Epithalamus und Subthalamus.

Der Thalamus

Der Thalamus im Zentrum des Vorderhirns setzt sich aus einer Vielzahl kleiner Nuclei (graue Substanz) zusammen. Er ruht auf dem Mesencephalon (Mittelhirn). Das übrige Cerebrum und ganz besonders der Cortex kann als Erweiterung des Bedürfnisses des Thalamus angesehen werden, mehr Funktionskapazität und Gedächtnisspeicher zur Verfügung zu haben. Bevor es die Hemisphären gab, war der Thalamus da. Es ist zwar eine grobe Analogie: Doch vielleicht hilft es, an den Cortex als an die Festplatte des Thalamus zu denken.

Der Thalamus initiiert Wachsamkeit und trifft die vorbereitende Klassifizierung der hereinkommenden Information. Er ist die zentrale Schaltstelle, die Information – hereinkommende (afferente) wie hinausgehende (efferente) – weiterleitet; er arbeitet in enger Koordination mit dem limbischen System und den Basalganglien zusammen. Sämtliche somästhetischen, visuellen, auditorischen und motorischen Signale durchlaufen ihn auf dem Weg zu ihren Bestimmungsorten. Sämtliche hereinkommenden Signale des Rückenmarks gehen von den Basalganglien in den Thalamus, bevor sie an die entsprechenden Bereiche des Cortex weitergeleitet werden. Ohne den Thalamus ist der Cortex nutzlos – der Thalamus bringt den Cortex dazu, aktiv zu sein.

Der Hypothalamus

Der Hypothalamus (was „unterhalb des Thalamus" bedeutet), scheint im Gehirn der Sitz unseres Identitätssinns zu sein. Er kann als „das Gehirn des Gehirns" betrachtet werden. Wenn wir in der Craniosacralarbeit mit gerichteter Energie arbeiten, zielen wir manchmal durch den Akupunkturpunkt „Mitte des Menschen" (Gouverneursgefäß 26) direkt auf den Hypothalamus – und der Klient fühlt, daß jemand direkt auf seinen geheimen Kern weist. Der Hypothalamus liegt anterior und inferior des Thalamus und auch anterior des Nucleus ruber und der Mamillarkörper. Er liegt genau superior und leicht posterior des Sphenoidalkörpers. Der Hypophysenstiel verläuft superior und leicht posterior von der Sella turcica zum Hypothalamus hin.

Der Hypothalamus kontrolliert innere Körperfunktionen und stimuliert das autonome Nervensystem. Er ist licht- und druckempfindlich. Medizinstudenten benutzen eine Eselsbrücke: Sie merken sich die Aufgaben des Hypothalamus als „die vier F": Fechten, Fliehen, Festen und F...ortpflanzung.

Der Hypothalamus ist der zentrale Regulator für folgende Funktionen:
- Temperatur
- Blutdruck
- Herzfrequenz
- Blutzuckerspiegel
- Sexuelle Erregung
- Fett-Metabolismus
- Hunger / Sättigung
- Trinken / ausgewogener Wasserhaushalt
- Schlafen
- Ausgewogenheit innerhalb des autonomen Nervensystems
- Gefühl des Wohlbefindens
- Kohlenhydrate-Metabolismus
- Protein-Metabolismus
- Emotionale Reaktionen, die fürs Überleben wesentlich sind

Coronalschnitt durch Gehirn und Rückenmark
1. Falx cerebri
2. Corpus callosum
3. Cerebraler Cortex
4. Linkes laterales Ventrikel
5. Nucleus caudatus
6. Sylviussche Furche
7. Basalganglien
8. Thalamus
9. Hippocampus
10. Cranialnerven
11. Plexus choroideus
12. Foramen Monroi
13. Putamen
14. Drittes Ventrikel
15. Substantia nigra
16. Pons
17. Tentorium cerebelli
18. Medulla oblongata
19. Cerebellum
20. Rückenmark

Der Epithalamus

Der Epithalamus schließt die Epiphyse mit ein; diese liegt posterior und inferior des Thalamus am posteriorsten Rand des dritten Ventrikels. Sie formt die kleine Erhebung aus Gehirnmasse genau superior des Colliculus superior.

Die Epiphyse ist lichtempfindlich – besonders für jahreszeitliche Lichtveränderungen – und empfindlich für elektromagnetische Felder. Sie wird manchmal „der Belichtungsmesser des Körpers" genannt. Sie scheint auch weitgehend unbekannte homöostatische Effekte einzusetzen; es könnte sich jedoch herausstellen, daß diese durch Melatonin herbeigeführt werden, das von einigen Endokrinologen als unser mächtigstes Hormon beschrieben wird. Melatonin wird am späten Nachmittag freigesetzt und bildet die hormonelle Grundlage dafür, daß wir nach einigen Stunden einschlafen. Daher kommt es, daß Reisende, um einen Jetlag zu vermeiden, ermutigt werden, sich bei ihrer Ankunft an die Nachmittagssonne zu begeben, um die Neueinstellung ihrer biologischen Uhren zu beschleunigen. Die Epiphyse hemmt auch das Einsetzen der Geschlechtsreife.

Jacob Liberman hat sich intensiv mit der Verwendung von Licht beim Heilen beschäftigt. Eine Facette seiner Arbeit ist die Verwendung von Licht zwecks

Zugang zu ungelösten emotionalen Traumata. Yoga-Texte schreiben der Epiphyse Aspekte höheren Bewußtseins zu, einschließlich einer Rolle bezüglich der Funktion des Inneren Auges.

Der Subthalamus

Der Subthalamus arbeitet mit den Basalganglien zusammen, um die unterbewußte Muskelaktivität regulieren zu helfen.

Das limbische System

Das limbische System ist wegen seiner Spezialisierungen, und weil es allen Säugern gemeinsam ist, als „das Säugetiergehirn" bekannt. „Limbisch" bedeutet „aus einem Glied herausgebildet" (engl. limb = Glied); das heißt, daß es nicht Teil des „Hauptstamms" von Hirnstamm und Thalamus ist. Das limbische System bildet innerhalb des Cerebrums eine Grenzstruktur – es begrenzt oder umgibt Thalamus und Hypothalamus, mit denen es eng verbunden ist. Das limbische System setzt sich aus Amygdala, Claustrum, Hippocampus, Mamillarkörpern, Septum pellucidum und Basalganglien zusammen.

Das limbische System ermöglicht es uns, unser Verhalten an unterschiedliche soziale Gegebenheiten anzupassen, unser Temperament zu kontrollieren und auf unser eigenes autonomes Nervensystem einzuwirken; auch hilft es uns, unsere Stimmung und unsere Wachsamkeit festzulegen. Mit anderen Worten: Das limbische System ermöglicht uns bis zu einem gewissen Grad, unser Verhalten bewußt zu kontrollieren. Dort interpretieren wir, in Zusammenarbeit mit dem somästhetischen Teil des parietalen Cortex, Schmerz. Unterhalb einer gewissen Schmerzgrenze ist das limbische System nur schwach beteiligt: Dann wird physischer Schmerz als „sauber" oder als „bloßer Dehnschmerz" geschildert. Das ist der „gute Schmerz", wie er in Tiefenbindegewebearbeit, zum Beispiel im Rolfing, erfahren werden kann. Wenn er stärker ist und sich mit Empfindungen wie Übelkeit oder mit tieferen Gefühlen wie jenem schleichenden Entsetzens verbindet, wird Schmerz als „krankmachend" oder als „unerträglich" bezeichnet. Diese Schmerzschwelle bedeutet, daß das limbische System beteiligt ist, das Intellekt und Körperbewußtsein mit unseren Emotionen verbindet. Das limbische System besitzt die Fähigkeit, die Funktionen des Hypothalamus, die „vier F", zu modifizieren. Es ist einer jener Orte, an denen wir uns über unseren Schmerz „erheben" können.

Die Amygdala

Die Amygdala (abgeleitet vom lateinischen Wort für „Mandel"), an der Schwanzspitze des Nucleus caudatus gelegen, wirkt als Teil des limbischen Systems; sie spürt und modifiziert soziales Verhalten und macht es angemessen. Mehr als irgendein anderes Gebiet mag sie jener Ort im Gehirn sein, an dem sich Emotionen und Intelligenz verbinden. Die Amygdala bringt auch olfaktorische Reize mit Stimuli aus andern Teilen des Gehirns in Verbindung.

Von der Amygdala wird gesagt, sie sei „das Fenster, durch das das limbische System die Welt betrachtet". Sie ist eng mit tonischen Bewegungen (wie Anheben des Kopfes, Bewegen des Körpers, Drehen) und zuweilen mit klonischer Bewegung (abwechselndes oder rhythmisches Spannen und Lösen von Muskelgewebe) verbunden.

Der Hippocampus

Der Hippocampus (lateinisch für „Seepferdchen") interpretiert die Bedeutung sensorischer Information für das Gehirn und entscheidet, was für die Langzeitspeicherung im Cortex wichtig, interessant, lustig oder euphorisch genug ist. Neue Information, die dafür in Frage kommt, legt er als Erinnerungen in den Speicher und hilft mit, Abrufsysteme für die Information zu organisieren; das tut er, indem er Querverbindungen schafft und die Information durch Kennzeichen wie Gerüche, Emotionen und Bilder „in einen Zusammenhang setzt".

Wird der Hippocampus operativ entfernt oder von einem Tumor zerstört, kann jemand immer noch eine neue Fertigkeit – wie zum Beispiel Gleitschirmfliegen – erlernen. Wenn du aber, nachdem er es bis zum erfahrenen Gleitschirmpiloten gebracht hat, mit ihm auf eine Tasse Tee zusammenkommst und ihn nach seinen Lehrern fragst und danach, wo und wann er das gelernt habe, wird er nicht eine dieser Fakten bewußt erinnern können. Der Hippocampus scheint im Zusammenhang mit dem Verlust des Arbeitsgedächtnisses, wie er im Alter manchmal auftritt, eine bedeutende Rolle zu spielen.

Die Mamillarkörper

Die Mamillarkörper sind zwei Aggranulationen grauer Substanz von der Größe und Form einer Erbse; sie liegen unmittelbar posterior des Hypothalamus und anterior des Nucleus ruber und dem Austritt des oculomotorischen Nervs aus dem Mesencephalon. Die Mamillarkörper helfen uns, unsere Wachsamkeit und unser Gefühl des Wohlbefindens zu regulieren. In gerichteter Energiearbeit werden sie als Zielstruktur durch den Akupunkturpunkt „Tor zum Ohr" (Dreifacher Erwärmer 21) angegangen.

Septum pellucidum

Zusammen mit andern Einzelbereichen des limbischen Systems kontrolliert diese Struktur unsern Zorn und vermittelt zwischen bewußten und unbewußten Ebenen körperlicher Aktivität. Wenn wir die Beherrschung verlieren, hat das Septum pellucidum seine Kontrolle über unser Sozialverhalten verloren, und wir sind in hypothalamisches oder cerebellarisches „Kampfverhalten" zurückgefallen.

Die Basalganglien

Die lateralen Anteile der Basalganglien liegen lateral der Capsula interna, die ihrerseits lateral des Thalamus liegt. Die Basalganglien müssen besonders nahe beim limbischen System liegen, da beide unmittelbar mit dem cerebralen Cortex koordiniert und verbunden sind.

Botschaften aus tiefer gelegenen Gehirnzentren wie dem Pons, dem Cerebellum und dem Rückenmark gelangen auf direktem Weg zu den Basalganglien und von dort zum Thalamus, um an die entsprechenden Bereiche des cerebralen Cortex weitergeleitet zu werden. Die Basalganglien arbeiten sehr eng mit Subthalamus, Substantia negra und Nucleus ruber zusammen.

Sie sind im besonderen dazu da, Bewegung zu veranlassen und Bewegung ganz allgemein zu kontrollieren, indem sie die Hintergrundkontrolle der (grobmotorischen) Körperbewegungen übernehmen. Auf dieser soliden Grundlage senden der motorische und der prämotorische Cortex Signale, die es uns ermöglichen, feine, geschickte Bewegungen auszuführen; (ohne diese Verfeinerung vom cerebralen Cortex her können wir uns nur plump und steifbeinig bewegen).

Die Capsula interna

Die Capsula interna ist die Hauptverbindung der Nervenfasern vom cerebralen Cortex zu den tiefer gelegenen Gegenden des Gehirns und Rückenmarks. Viele ihrer Fasern entspringen im motorischen und im prämotorischen Cortex, von wo sie Information zur Verarbeitung an die Basalganglien senden, bevor sie das Rückenmark hinunter an den Körper gesandt wird. Die Capsula interna liegt zwischen den Basalganglien und dem cerebralen Cortex.

Das Mittelhirn (Mesencephalon)

Das Mesencephalon ist ein winziger Anteil des Gehirns, der viele Nuclei des Hirnstamms miteinander und mit dem Diencephalon verbindet. Es koordiniert Bewegungen, einschließlich der Kontrolle über die meisten Muskeln, die an der Augenbewegung teilhaben; es dient als Relaissystem und analysiert die Reaktion des Körpers auf Schmerz. Das retikuläre Aktivierungssystem, das sich vom Rückenmark aufwärts bis zum Diencephalon hin ausdehnt und auf seinem Weg durch Medulla, Pons und Mesencephalon verläuft, kontrolliert viele stereotype Bewegungen; es bestimmt die elementare Handlungsebene des Gehirns mit, indem es hereinkommende Wahrnehmungen ausfiltert oder durchläßt. Eigentlich schließt es beinahe alle hereinkommenden Informationen aus – es filtert bis zu einer Ebene hin aus, auf der von 1 Milliarde Informationseinheiten bloß deren eine zu den höheren Gehirnebenen durchkommt. Viele verbreitete Substanzen wie Koffein oder Nikotin wirken auf das retikuläre Aktivierungssystem so, daß es mehr Informationen durchläßt; wir fühlen uns wacher, beginnen jedoch auch hyperaktiv zu werden; hierfür bezahlen wir mit dem Verlust von Gelassenheit.

Das Mittelhirn enthält die corticospinalen und corticopontinen Fasern, die motorische Signale vom cerebralen Cortex zu Pons und Rückenmark leiten. Die Substantia negra („dunkel pigmentierte Substanz"; das Gewebe, das bei der Parkinsonschen Krankheit zerstört wird) kontrolliert unterbewußte feine Muskelaktivitäten des Körpers.

Serotonin ist der „Starke Mann" unter den Neurotransmittern. Es hilft mit, Wahrnehmung, Stimmung und Appetit zu regulieren (Prozac ist ein Serotoninsteigerer). Es balanciert auch den Umfang des

Gehirn, Rückenmark und Filum terminale
 1. *Sinus sagittalis superior*
 2. *Subarachnoidalraum*
 3. *Corpus callosum*
 4. *Epiphyse*
 5. *Sinus rectus*
 6. *Cerebellum*
 7. *Rechtes laterales Ventrikel (Teil)*
 8. *Adhesio interthalamica*
 9. *Drittes Ventrikel*
10. *Nucleus suprachiasmaticus*
11. *Chiasma opticum*
12. *Hypophyse*
13. *Mamillarkörper*
14. *Pons*
15. *Medulla oblongata*
16. *Rückenmark*
17. *Zentralkanal des Rückenmarks*
18. *Spinaler Subarachnoidalraum*
19. *Intumescentia lumbalis (Lendenmarksverdickung)*
20. *Conus medullaris*
21. *Cauda equina*
22. *Ende der spinalen Dura am zweiten sacralen Segment*
23. *Filum terminale*

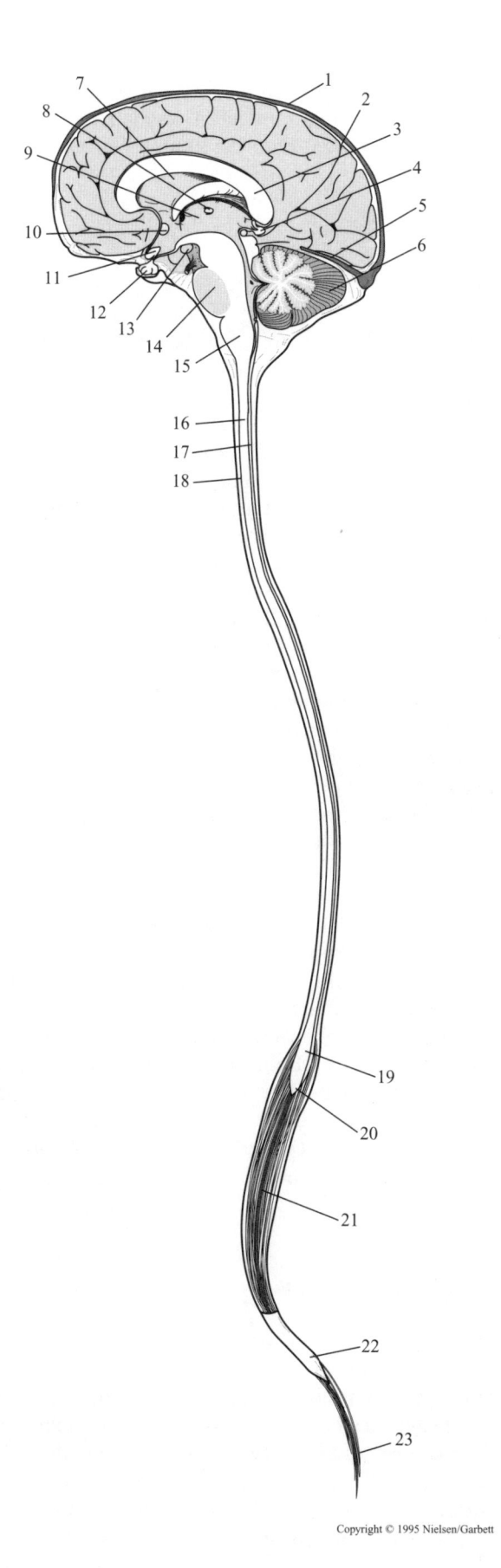

Informationsflusses durch das retikuläre Aktivierungssystem aus. 80 Prozent unseres Serotonins wird in den medianen und dorsalen Raphen produziert, die an der Verbindungsstelle von Rückenmark und Gehirn, im Mesencephalon, liegen.

Der Hirnstamm

Der Hirnstamm entwickelte sich vor mehr als 500 Millionen Jahren. Er umfaßt Mesencephalon, Pons, Medulla oblongata, viertes Ventrikel, Nuclei olivares, Decussatio pyramidum und die Pyramidenbahnen. Der Hirnstamm bestimmt als weitere Struktur unsere Bewußtseinsebene und warnt uns, wenn er durchs retikuläre Aktivierungssystem kommt, vor lebenswichtigen einkommenden Botschaften unseres sensorischen Apparates. Er verwaltet die Grundfunktionen des Körpers, besonders die absolut notwendigen wie den Atem, den arteriellen Druck und den Zyklus von Wachen und Schlafen.

Der Pons

Der Pons liegt unmittelbar inferior des Mittelhirns zwischen Cerebellum und Sphenobasilargelenk, auf dessen superiorer Oberfläche er ruht. Die ausgesprochene Konvexität der anterioren Oberfläche des Pons bewirkt die bogenförmige „bobbahn-ähnliche" Vertiefung am Dorsum sellae (dem posterioren Anteil der Sella turcica) des Sphenoidale und am superioren Teil des Basilaranteils des Occipitale. Das retikuläre Aktivierungssystem verläuft durch den Pons und sehr nahe am Nucleus des fünften Cranialnervs, Trigeminus, vorbei; diese Tatsache erklärt Aspekte sowohl von Muskelspannungskopfschmerzen als auch von Dysfunktionen des Temporomandibulargelenks.

Da er die Nuclei für den fünften, sechsten, siebten und achten Cranialnerv enthält, spielt der Pons für Augen- und Gesichtsbewegungen, Hören und Gleichgewicht eine zentrale Rolle. Der Pons beeinflußt auch arteriellen Druck und Atemfrequenz.

Die Medulla oblongata

Die Medulla oblongata kontrolliert Vasodilation und Vasokontraktion (Gefäßerweiterung bzw. -verengung) und enthält die gleichen Nervenzellen für arteriellen Druck, Herztätigkeit und Atem wie der Pons – Fakten, die erklären, weshalb ein CV4, der das Ausmaß der elektrischen Aktivität dieser Hirnstrukturen verändern kann, Muskelkontraktionen oder Migräne rasch lösen und auch gegen Cluster-Kopfschmerzen wirk-

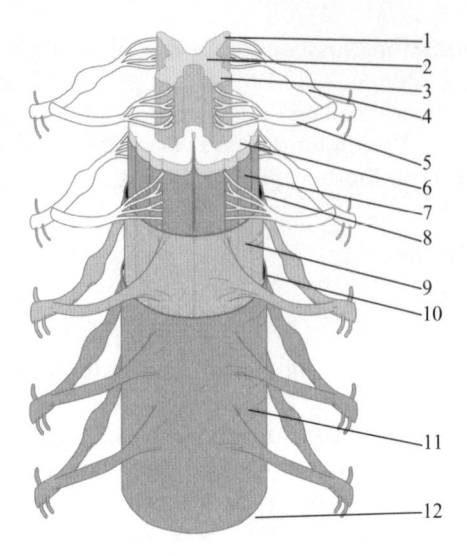

Rückenmark, Rückenmarksnerven und Meningen
1. *Dorsales Horn*
2. *Graue Substanz des Rückenmarks*
3. *Ventrales Horn*
4. *Wurzel des dorsalen Rückenmarksnervs*
5. *Wurzel des ventralen Rückenmarksnervs*
6. *Weiße Substanz des Rückenmarks*
7. *Pia mater*
8. *Subarachnoidalraum*
9. *Arachnoidea*
10. *Subduraler Raum*
11. *Dura*
12. *Epiduraler Raum*

sam sein kann. Die Medulla oblongata enthält die Nuclei für den neunten, zehnten, elften und zwölften Cranialnerv und die Decussatio pyramidum (wo die Nervenfasern der linken Hemisphäre auf die rechte Seite des Rückenmarks hinüberwechseln, und umgekehrt).

Die Medulla ist Mitgestalterin der Bogenform auf dem superioren Aspekt des Basilarteils des Occipitale. Sie dehnt sich in die Öffnung des Foramen magnum hinein, was erklären hilft, weshalb ein Trauma am Atlantooccipitalgelenk so leicht tödliche Folgen haben kann – das Gebiet umschließt nicht bloß das Rückenmark, sondern auch lebenswichtiges Hirngewebe. Deshalb wirkt das Hängen als Todesstrafe so rasch.

Die Pyramiden, die Muskelkontraktionen und Tonus im ganzen Körper kontrollieren, befinden sich ebenfalls in der Medulla. Wir zielen auf die Pyramiden, wenn wir mit einem CV4 Energie in der Absicht auf den Hirnstamm richten, als Antwort eine Ganzkörper-Entspannung in Form einer „rollenden Welle" zu erhalten. (Dieses herrliche Phänomen findet statt, wenn sich die Pyramiden neu einstellen und im ganzen Körper erhöhten Muskeltonus lösen. Der Klient erfährt eine Lösungswelle, die sich im ganzen Körper ausbreitet, als ob sein Leib ein Perserteppich wäre, der zum Entstauben an der frischen Luft geklopft wird). Die Nuclei olivares, ein weiterer spezia-

lisierter Anteil der Medulla, wirken als Relaisstation: Sie senden hereinkommende Botschaften von und zu den Basalganglien, dem cerebralen Cortex und dem Cerebellum.

Das Cerebellum

Das Cerebellum hat seine Größe während der letzten Jahrmillionen verdreifacht. Es besitzt einen eigenen, 6 mm dicken Cortex und etwa 30 Milliarden Nervenzellen; der cerebrale Cortex besitzt im Vergleich dazu 100 Milliarden Nervenzellen. Sein Vermis, eine 1,9 cm breite Mittelstruktur, koordiniert stereotype und unbewußte Bewegungen. Die cerebellaren Hemisphären koordinieren willkürliche Bewegungen mit dem Cortex – im speziellen verlangsamen sie nach außen gehende motorische Impulse um einen kurzen Sekundenbruchteil und ermöglichen es uns auf diese Weise, uns anmutig zu bewegen. Wenn das Cerebellum zerstört ist, wird aufeinanderfolgende und anmutige Bewegung unmöglich.

„Tentorium cerebelli" bedeutet „Kleinhirnzelt", und das Cerebellum liegt unmittelbar inferior seines Daches. Die Form der superioren Oberfläche des Cerebellums, einem sehr flachen, gebogenen Dach ähnlich, ist auch die Form der inferioren Oberfläche des Tentoriums, das das Cerebellum von den cerebralen Hemisphären trennt.

Das Cerebellum formt die occipitale Squama, und die Squama formt das Cerebellum. Die Trennwand der Falx cerebelli verläuft inferior des Sinus rectus zum Foramen magnum hin und formt die leichte Mittellinien-„Taillierung" des Cerebellums mit. Die knollige, einem Miniaturapfel ähnliche Form des Cerebellums schiebt sich in die occipitale Squama und bewirkt, daß diese in den Gebieten lateral der Anheftung der Falx und inferior der Ansätze des Tentoriums durchscheinend dünnwandig wird.

Das Rückenmark

Das Rückenmark beginnt unmittelbar inferior des Foramen magnum und endet auf der Höhe des zweiten Lendenwirbels. Es endet dort, weil es mit dem Wachstum des übrigen Körpers in utero nicht Schritt gehalten hat; diese Entwicklung wurde dadurch verschärft, daß sich die Körpergröße eines Erwachsenen während der letzten 3 Millionen Jahre verdoppelt hat.

Die räumliche Beziehung von grauer und weißer Hirnsubstanz kehrt sich hier im Verhältnis zu jener in den Hemisphären um; mit anderen Worten: Im Gehirn liegt die graue Substanz außen, im Rückenmark liegt die graue Substanz im Zentrum. Im Rückenmark ist also die empfindliche graue Substanz von den

Eine Zusammenfassung der Funktionen von Gehirn und Rückenmark

Hauptebene der neuronalen Funktion	Spezifischer Bereich	Neuronale Funktion
Der Cortex und höhere Gehirnebenen	Thalamus	Empfängt und verlegt sämtliche sensorischen Impulse (mit Ausnahme der olfaktorischen) und verarbeitet primäre Empfindungstufen von Schmerz, grober Berührung und Temperatur
Hirnstamm und Mittelhirn	Limbisches System und Thalamus	unbewußter Unterhalt des Körpers
	retikuläre Aktivierungssubstanz von Medulla und Pons	arterieller Druck
	cerebraler Cortex, Cerebellum und retikuläre Aktivierungssubstanz, Medulla, Pons und Mittelhirn	Gleichgewicht, Gleichgewichtssinn und willkürliche motorische Koordination
	das retikuläre Aktivierungssystem, Basalganglien Thalamus, Hypothalamus	Wachsamkeit
	das limbische System, zentraler Segmentweg, periaquäduktale graue Substanz, Opiatrezeptoren im Rückenmark, Endomorphine aus weiten Bereichen des Gehirns	Schmerzkontrolle
	Hypothalamus	Zorn, Erregung, Schmerz, Vergnügen und homöostatische Kontrolle
	Basalganglien, Cerebellum	Koordination unbewußter motorischer Reaktionen
das Rückenmark		verlegt auf- und absteigende Impulse, handhabt die lokalen Reflexbogen und dämpft Schmerzbotschaften durch Opiatrezeptoren
Komponenten von Bewegungskontrolle im Zentralnervensystem		cerebraler Cortex (Telencephalon) Basalganglien (Teil des Cerebrums) Thalamus und Subhtalamus (Diencephalon) Nucleus ruber und Substantia negra (Mesencephalon) Cerebellum (Rhombencephalon) Rückenmark

geschützteren und widerstandsfähigen, von einer Myelinschicht umgebenen Nerven umhüllt, die die weiße Substanz bilden.

Die weiße Substanz des Rückenmarks setzt sich aus Leitungsbahnen und Gliazellen („Astrozyten", „kleinen Sternen") zusammen. Die graue Substanz des Rückenmarks besteht aus Nervenzellen und deren Axonen und Synapsen, die Signale zwischen Peripherie und Gehirn übertragen. Die Neuronen sind in eine Matrix aus Gliazellen gebettet. Von oben her gesehen, erinnert die Form der grauen Substanz an vier Hörner, die durch einen zentralen, eiförmigen Körper miteinander verbunden sind, der Commissura grisea genannt wird.

Das anteriore Horn oder die Commissura enthält die motorischen, das posteriore Horn die sensorischen Fasern. Das Rückenmark besitzt eine große Anzahl von Opiatrezeptoren, die das Freisetzen von schmerzausstrahlenden Substanzen hemmen. Werden die Opiatrezeptoren durch Krankheit beschädigt, führt dies oft zu ständigen und nicht behandelbaren Schmerzen.

Das Rückenmark enthält auch lebenswichtige Reflexbogen, die ermöglichen, daß wir unsere Hände von einer heißen Platte wegziehen, lange bevor das Gehirn weiß, was die Arme tun.

Im Rückenmark gibt es einen zentralen Kanal mit einem Durchmesser von weniger als einem Millimeter. Er enthält aufwärts gerichtete Villi, die cerebrospinale Flüssigkeit cephalad senden. Man sagt, daß die Villi zwischen Pubertät und mittlerem Alter degenerieren.

Die Knochen

21	Einführung in die Techniken	86
22	Das Os sacrum	90
23	Das Os occipitale	111
	Die vierzehn Möglichkeiten des CV4	
24	Das Os sphenoidale	124
	Übersichtstabelle der sphenobasilaren Läsionsmuster	
25	Die Ossa temporalia	151
26	Die Ossa parietalia	164
27	Das Os frontale	171
28	Das Os ethmoidale	181
29	Der Vomer	190
30	Die Ossa zygomatica	197
31	Die Maxillae	203
32	Die Ossa palatina	213
33	Die Tubae auditoriae	219
34	Die Mandibula	225
	Zehn Gründe, die Mandibula zu entwirren	
	Zwölf Gründe, die lateralen Pterygoidei zu lösen	
	Überlegungen zum Temporomandibulargelenk	

21 Einführung in die Techniken

Vorstellen der Techniken

Jedes der folgenden Kapitel über die einzelnen Knochen ist daraufhin angelegt, Informationsfluß und Querverweise zu erleichtern. Lediglich im Kapitel über das Sacrum erscheinen Techniken in Bauch- und Seitenlage; diese erscheinen – in dieser Reihenfolge – vor den Techniken in Rückenlage. In allen die Knochen betreffenden Kapiteln (im Kapitel über das Sacrum in jedem Abschnitt: Bauch-, Seiten-, Rückenlage) werden die muskulären Techniken vor den Knochentechniken behandelt. Am Ende des Buches erscheint ein Index, in dem sämtliche Techniken leicht nachgeschlagen werden können.

Im folgenden werden Vorbereitung und Ablauf einer Sitzung sowie wichtige Richtlinien in bezug auf orale Arbeit besprochen.

Vorbereitungen

Krankengeschichte

Zu Beginn erkundigst du dich nach der einschlägigen Krankengeschichte und danach, ob der Klient jemals eine Gehirnerschütterung gehabt hat, bewußtlos gewesen ist oder im Koma gelegen hat. Du informierst dich, ob er jemals Becken, Wirbelsäule oder Schädel gebrochen oder sich irgendeiner Form von Gehirnoperation unterzogen hat. Du schätzt das Risiko eines Schlaganfalls ab, indem du seinen allgemeinen Gesundheitszustand und seinen Gewebetonus betrachtest. Wie ist der Blutdruck? Auch erwägst du das Risiko eines Gehirntumors, indem du ihn nach Ausfällen des Nerven- oder Hormonsystems fragst, wie beispielsweise nach dem Verlust seines Geruchs- oder Gleichgewichtssinns oder nach irgendeiner Art von Taubheitsgefühl im Gesichts- oder Kopfbereich. Andauernde Kopfschmerzen – vor allem nachts oder beim Aufwachen – können ebenfalls Anzeichen für einen möglichen Tumor sein.

Wenn die Gefahr eines Hirnschlags besteht oder wenn dein Klient einen sehr hohen Blutdruck oder einen Gehirntumor hat, benutzt du weder einen CV4 noch irgendeine andere Kompressionstechnik.

Du fragst den Klienten: „Muß ich sonst noch etwas wissen?" Das gibt ihm Gelegenheit, Dinge einzubringen, nach denen du nicht direkt gefragt hast. Er könnte zum Beispiel Diabetiker sein oder unter epileptischen Anfällen leiden.

Da sind alles keine Gründe dafür, eine Behandlung abzulehnen; es sind lediglich Umstände, deren du dir bewußt sein mußt, falls während einer Sitzung Symptome oder Komplikationen auftreten.

Kleidung und Schmuck

Schmuck, Gürtel, Jeans- oder andere enge Kleidung sowie Kontaktlinsen werden – falls es für den Klienten möglich ist – am besten abgelegt. Im übrigen ist es nicht notwendig, daß der Klient sich auszieht (eine Ausnahme bilden Rollkragen, die bei Occipital- und Temporaltechniken hinderlich sind). Du sorgst dafür, daß deinem Klienten stets warm genug ist.

Hilfsmittel

Halte folgende Dinge bereit: Massageöl, Untersuchungshandschuhe (siehe unten), Kinderbücher (die Eltern ihren unruhigen Kindern vorlesen können), Tonträger (um irritierenden Außenlärm zu überdecken, wenn du nichts dagegen unternehmen kannst), Notizpapier für hartnäckige Gedanken, ein Protokollblatt und ein Glas Wasser für dich selber. Stecke das Telefon aus und hänge ein Schild an die Türe: „Bitte nicht stören!"

Unterschiedliche Arten von Techniken

Einzelne Techniken können unilateral sein, wie zum Beispiel die Korrektur des Sphenobasilargelenks von Handgelenk und Ellbogen aus, die lediglich einseitig ausgeführt wird. Andere Techniken werden zuerst auf der einen, dann auf der andern Seite verwendet, wie zum Beispiel die Temporale Gegenprobe; in diesem Fall wird die Technik meist nur von der linken Seite her beschrieben, und die Behandelnde entscheidet über die Notwendigkeit, sie auch auf der anderen Seite anzuwenden. Die meisten Techniken sind bilateral, und hier hältst du den Kontakt, bis er wirkt, oder bis du merkst, daß er nicht wirken wird. Diese Unterschiede werden meist aus der Beschreibung ersichtlich. Was zählt, ist das Gefühl – die Technik muß sich sowohl für dich wie für den Klienten richtig und wirksam anfühlen. Auch ist es wichtig, daß eine Technik dir genügend Sensibilität läßt, um feine Veränderungen der Cranialen Welle verfolgen zu können, sobald du dich auf den cranialen Mechanismus einläßt.

Techniken wählen und den Klienten bestärken

Wenn ein Klient keine Symptome hat, geistig klar und in guter energetischer Verfassung ist, gibt es keinen Grund, mit craniosacraler Arbeit intervenierend einzugreifen. Statt dessen arbeitest du mit gerichteter Energie, Dekompression und sanften Ausgleichstechniken. Sollte der Klient Symptome haben, über geistige Verwirrung oder Energielosigkeit klagen, ist eine tiefere Ebene von Craniosacralarbeit angesagt.

Bevor wir den Klienten berühren, vergewissern wir uns, daß er seine Rolle innerhalb der Sitzung verstanden hat. Denke daran, ihn in dreierlei Hinsicht zu bestärken, indem du zu ihm sagst:

- „Laß mich bitte wissen, wenn irgend etwas, was ich tue, heftigen Schmerz auslöst". (Du erklärst ihm, daß auch Dehnschmerzen auftreten können, daß diese jedoch nicht alarmierend sind und sich wie „wohltuender Schmerz" anfühlen sollten.)
- „Laß mich bitte wissen, wenn starke Emotionen hochkommen, mit denen du dich während dieser Sitzung nicht wohl fühlst."
- „Laß mich bitte wissen, wenn ein bedrohliches inneres Bild auftaucht, vor allem, wenn es sich hartnäckig hält, wie zum Beispiel das Bild eines brechenden Knochens oder wie du im Krankenhaus liegst."

Die Lage des Klienten auf der Liege

Mit Ausnahme der Sacraltechniken in Bauch- und Seitenlage liegt der Klient bei allen hier vorgestellten Techniken auf der Liege in Rückenlage. Wir haben besseren Zugang zum Kopf des Klienten, wenn er weiter unten auf der Liege liegt, als es bei andern Formen von Körperarbeit der Fall ist. Optimalerweise liegen deine Unterarme und Ellbogen auf der Liege, und dein Klient kann sich so hinlegen, daß die Stelle, an der sein Occipitale (in Rückenlage) den Tisch berührt, auf gleicher Höhe mit deinen Handflächen ist. Das bedeutet in der Regel, daß der Scheitel seines Kopfes ca. 20 bis 30 cm vom Kopfende der Liege entfernt liegt. Wenn der Klient auf dem Bauch liegt, kannst du ihm ein Kissen unter die Knöchel legen; liegt er in Rückenlage, hilft ein Kissen unter den Knien. Vielleicht steht beidseits der Liege ein Stuhl mit Kissen, so daß du seine Arme zur Seite hin auslegen kannst – während einer langen Sitzung eine wertvolle Alternative für die Lage der Arme; sie trägt dazu bei, den Durchgang des Spirituellen Herzens bis hinunter zu den Fingerspitzen zu öffnen.

Haltung und Einsatz des eigenen Körpers

Um eine Technik korrekt auszuführen, muß der eigene Körper angemessen eingesetzt werden; das bedeutet Wohlgefühl und Behaglichkeit für die Heilerin und soviel Unterstützung und Stabilität für den Klienten, daß er sich bei dieser Technik wohlfühlen kann. Ich habe bei jeder Technik angegeben, wo ich – in bezug zum Klienten auf der Liege – stehe oder sitze; es sind Richtlinien, die sich für mich als am dienlichsten erwiesen haben. Vielleicht funktionieren sie für dich nicht. Den eigenen Körper angemessen unterstützt und in bequemer Lage zu haben, mag für dich bedeuten, daß du kniest statt sitzt; stehende Position kann bedeuten, daß du vielleicht ein Knie oder einen Fuß auf die Liege stellen möchtest.

Denke bei der Kontaktaufnahme daran, daß die nicht-dominante Hand oft die feinfühligere ist, die dominante sich dagegen besser zum Handeln eignet.

Sobald ich einen Kontakt einmal aufgenommen habe, entspanne ich meine Hände stufenweise. Wenn ich meine Position frisch eingenommen habe, sind meine Hände aus dem Bemühen heraus, einen zufriedenstellenden Kontakt zu finden, eher angespannt. Wenn ich also einmal einen guten Kontakt habe, mache ich es mir bequem und entspanne dann meine Hand. Nach ein bis zwei Minuten entspanne ich sie noch weiter. Meiner Erfahrung nach führt ein dritter bewußter Entscheid, mich zu entspannen, zu vollständiger Gelöstheit. Eine angespannte Hand blockiert den Informationsfluß und wird rasch unempfindlich. Beachte diese Entspannungsgebote bei allen Techniken.

Techniken: Druckstärke und zeitliche Dauer

Bei den meisten Techniken habe ich keine genauen Angaben bezüglich der Stärke des Druckes gemacht. Beim Lehren habe ich gemerkt, daß dies wenig sinnvoll ist – erzähle jemandem, daß er einen Druck von 5,6 g anwenden soll ... mit Ausnahme eines Physikers oder eines Gourmet-Kochs weiß kaum jemand, wieviel Druck das ist. Zudem können festgelegte Werte deine eigene Sensibilität gegenüber deinem Klienten beeinträchtigen. Deine Sensibilität bezüglich des Druckes ist von außerordentlicher Bedeutung, wenn du am Kopf arbeitest. Im allgemeinen kann man sagen, daß craniosacrale Techniken mit viel leichterer Berührung über viel längere Zeit hinweg gehalten werden, als Anfänger annehmen. Wenn wir mit Menschen arbeiten, die zum Beispiel bei einem Autounfall vom Aufschlagen aufs Armaturenbrett ernsthafte Kopfverletzungen haben, brauchen wir vielleicht einen stärkeren dekomprimierenden Zug. Aber selbst dann: Bleibe wach für die Muster der Cranialen Welle. Du erkundigst dich bei deinem Klienten, wie sich deine Berührung anfühlt, und fragst so lange nach, bis du genügend Erfahrung gewonnen hast, um selber zu erkennen, wenn etwas nicht stimmt und er auf deine Berührung nicht normal reagiert.

Berührung wird langsam und sorgfältig aufgenommen und sehr, sehr langsam beendet (nichts läßt eine Berührung ehrfurchtsvoller erscheinen als die Langsamkeit, mit der du sie beendest). Im Zweifelsfall verwendest du eine leichtere Berührung. Es ist erstaunlich, wie viel mit wie wenig erreicht werden kann. Druckverminderung ist sehr oft das Geheimnis craniosacraler Arbeit; und es gibt noch ein weiteres Schlüsselelement: Die Klarheit der Absicht der Heilerin ist mindestens ebenso wichtig wie die Angemessenheit ihres Druckes.

Orale Arbeit

Es ist wichtig, dem Klienten zu Beginn der Sitzung zu erklären, warum wir in seinem Mund arbeiten wollen, und ihn dann um seine Erlaubnis zu bitten; der Mund ist ein intimes und energetisch sehr geladenes Gebiet und birgt oft archaische Wunden. Kinder erfahren Zahnärzte oft als Leute, vor denen man sich fürchtet; also löst jede Therapie, bei der man sich dem Mund nähert, verständliche negative Assoziationen aus. Orale Arbeit an Erwachsenen kann die Erinnerung an diesbezügliche traumatische Erlebnisse zurückbringen. Auch ist die Möglichkeit von oralem sexuellem Mißbrauch in Betracht zu ziehen – eine aktuelle amerikanische Untersuchung läßt den Schluß zu, daß etwa 33 Prozent der jungen Frauen als Kind sexuell miß-

braucht worden sind. Andere Autoritäten bezeichnen diese Ziffer als zu hoch (und die tatsächlichen Fälle als niedriger).

Untersuchungshandschuhe

Der Gebrauch von Latex-Untersuchungshandschuhen ist für alle oralen Techniken obligatorisch (Vinyl-Handschuhe sind ungeeignet). Die Haut deiner Hände weist immer kleine Risse auf, auch wenn sie unsichtbar sind (unter einem Mikroskop werden Risse sichtbar). Zudem entsprechen Handschuhe den heutigen Erwartungen.

Du übst solange mit Handschuhen, bis du die unvermeidliche Einschränkung deines Tastempfindens überwunden hast. Verwende die größtmögliche Größe, mit der du dich noch wohlfühlst. Wenn du keine angemessen großen Handschuhe finden kannst, hilft es manchmal deiner Sensibilität, wenn du sie bis auf die Höhe deiner Knöchel aufschneidest, so daß sie deine Hände weniger einengen. Mit den Knöcheln wirst du nicht berühren, also wird der Zweck der Handschuhe als „Barrieren" nicht beeinträchtigt, und es kann deine Effizienz wirksam steigern.

Handschuhe mit Pfefferminz-Aroma sind etwas angenehmer als solche aus reinem Latex; es lohnt sich, solche zur Hand zu haben (der Klient wird bei diesen mehr Speichel absondern, was bei zahnärztlichen Eingriffen problematisch sein kann, für craniosacrale Arbeit jedoch keine Rolle spielt.) Das Abwaschen von Puderspuren hilft ebenfalls mit, den Geschmack von Latex zu verbessern.

Vorgehen

Wenn du die Wahl hast, benutzt du für orale Arbeit am besten deine dominante Hand. Es gibt verschiedene Möglichkeiten, die Eleganz der Techniken zu fördern. Du bittest den Klienten zum Beispiel, seine Lippen anzufeuchten, bevor du deine Finger einführst, und gleitest dann den Beißflächen der Zähne entlang, bevor du dich medial oder lateral bewegst. Wenn du mehr als einen Finger brauchst, führst du sie nacheinander ein.

Prothesen

Am besten entfernt der Klient vor craniosacraler Mundarbeit sein Gebiß. Sei diskret und taktvoll, wenn du ihn darum bittest; falls er in Verlegenheit kommt, ist es vielleicht besser, wenn du ihm erlaubst, es zu behalten, bis er sich wohl genug fühlt, es herauszunehmen (du kannst nicht verhindern, daß Klienten manchmal derart verlegen sind, daß sie nicht wiederkommen). Dasselbe gilt für Teilprothesen und entfernbare Kauhilfen: Du sorgst nach Möglichkeit dafür, daß der Klient sie vor der Sitzung entfernt. Gewöhnlich ist es zwecklos, mit Maxilla oder Mandibula zu arbeiten, wenn ein Gebiß da ist.

Ein Rückblick: Eintauchen und Beurteilen unmittelbar vor dem Berühren

Eintauchen

- Vor jeder Sitzung machst du reinen Tisch.
- Du beginnst, indem du mindestens zwei Meter von deinem Klienten entfernt stehst.
- Du nimmst deinen Raum ein.
- Du dehnst deinen Raum aus: Du trittst zurück, atmest tief, öffnest dich.
- Warte. Warte, bis dein Staub sich setzt. Warte, bis das Mandala deines Klienten erscheint.
- Du atmest, während du das Licht zirkulieren läßt, und vertiefst deine Stille.

Beurteilen

Sobald das Mandala da ist, beginnst du seine Aspekte – zum Beispiel Haltung und Energie deines Klienten – mit weichem, weitem Blick zu betrachten. Du gewahrst die dorsalen, ventralen, lateralen Aspekte seiner Form – was immer du brauchst, um das Ganze zu sehen. Du nimmst wahr, was sich in deinem eigenen Bewußtsein verändert, wenn du dich solcherart auf ihn einläßt. Fühle den Raum, den er einnimmt, sein „energetisches Gewicht", seine Präsenz. Schenke den Kopf-, Hals-, Kiefer- und Rückenlinien besondere Beachtung; was ist der Inhalt des Craniums? Wonach strebt es? Du nimmst die Hauptcharakteristik deines Klienten wahr und sammelst Informationen über seine Energie- und Motilitätsmuster. Alsdann findest du die passende Technik für deinen Klienten oder, besser noch, läßt aus den gesammelten Informationen heraus eine völlig neue Technik entstehen.

Während der Sitzung

Während einer Sitzung veränderst du nach jeweils zehn bis fünfzehn Minuten die Lage von Armen und Händen deines Klienten, um zu vermeiden, daß der Ulnarnerv taub wird; das kann auf Klienten beängstigend wirken, die nicht verstehen, daß Taubheitsgefühle allein durch das Gewicht des rechtwinklig auf der Liege ruhenden Ellbogens entstehen können. Die Craniale Welle wird deutlicher fühlbar, wenn die Hände des Klienten irgendwo auf seinem Körper liegen, als wenn sie auf der Liege aufkommen. (Feste Oberflächen neigen dazu, die Welle zu dämpfen, bewegliche Unterlagen können sie verstärken.)

Überweisungen

Am Ende eines jeden Knochenkapitels stelle ich eine Liste mit alternativen Techniken vor. Neben craniosacralen Techniken enthält diese Liste weitere professionelle Möglichkeiten, die ich als wirksam erkannt habe (es ist jedoch keinesfalls eine vollständige Aufzählung aller möglichen Alternativen). In einer Praxis ist es unerläßlich, eine Liste anderer Therapeuten und Therapeutinnen zu haben, denen man einen Klienten überweisen kann. Ich führe Listen von Therapeuten beiderlei Geschlechts und jeder beruflichen Ausrichtung; eines der Auswahlkriterien ist die Frage, ob der Klient besser mit einem Mann oder einer Frau arbeiten kann.

Wenn ich mich entscheide, an wen ich einen Klienten überweisen will, stimme ich mich auf die Qualitäten des jeweiligen Therapeuten ein; diese sind mir viel wichtiger als sein spezielles Fachgebiet. Dann stelle ich den Klienten neben den Therapeuten und fühle, ob sie zusammenpassen könnten. In seiner Einführung in *„Das Geheimnis der Goldenen Blüte"* äußert C. G. Jung, daß, wenn der „richtige Mensch" eine „falsche Methode" anwende, er einen Weg finde, daß sie funktioniere und richtig sei; wenn der „falsche Mensch" die „richtige Methode" anwende, komme dabei nichts Gutes heraus. Sinngemäß ist meine Erfahrung die, daß alle professionellen Richtungen, egal, wie verschiedenartig, „richtige Mittel" sind, ob es sich nun um Chirurgie, Astrologie oder Homöopathie handelt – daß es jedoch gilt, die „richtigen" Therapeuten zu finden.

22
Das Os sacrum

Etymologie

Sacrum aus dem Lateinischen „sacer", heilig
Coccyx aus dem griechischen Wort für „Kuckucksschnabel"

1. Dorsale Seite
2. Becken; ventrale oder anteriore Seite
3. Basis ossis sacri, Kontaktfläche mit der Bandscheibe zwischen L5 und S1
4. Processus articularis superior
5. Pars lateralis; aus den Überresten von Querfortsätzen und Rippen entstanden
6. Facies auricularis („ohren'-ähnliche Facetten) für die Verbindung mit dem Ilium des Os coxae; zusammen bilden sie das Iliosacralgelenk
7. Foramina sacralia anteriora: Austrittsstellen für die ventralen Nervenäste, die Teil des Ischiasnervs sind (L4–S3)
8. Lineae transversae; sie bezeichnen die anterioren Verbindungsstellen fünf sacraler Segmente
9. Foramina sacralia posteriora für die dorsale Teilung der sensorischen und motorischen Sacralnerven und die sensorischen mittleren Clunialnerven (S1–3)
10. Crista sacralis mediana, eine Reihe rudimentärer Dornfortsätze
11. Crista sacralis lateralis, eine Reihe rudimentärer Querfortsätze
12. Cornu sacrale, „kleines Horn" des Sacrums, rudimentäre Artikulationsfacette für den aufgegebenen menschlichen Schwanz
13. Sacralkanal mit der Anheftung der spinalen Dura am zweiten Segment
14. Hiatus sacralis; Öffnung des Sacralkanals, die üblicherweise auf der Höhe des dritten oder vierten sacralen Segmentes beginnt
15. Apex ossis sacri
16. Coccyx, meist aus vier rudimentären Wirbeln zusammengesetzt
17. Cornu coccygeum: rudimentärer Artikulationsprozeß

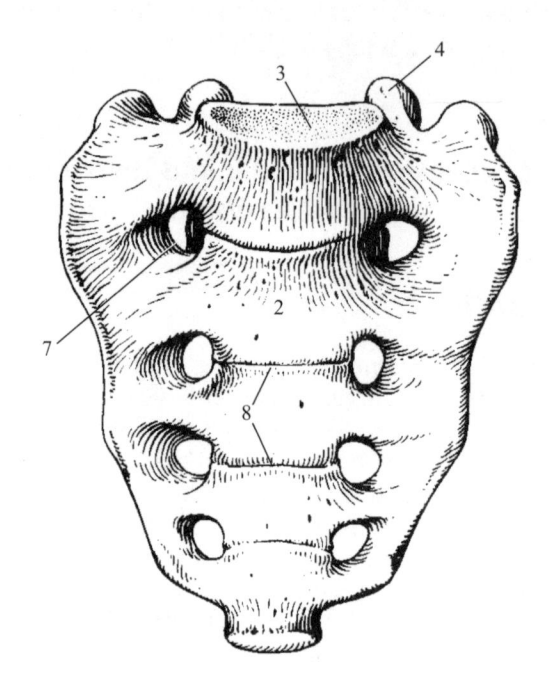

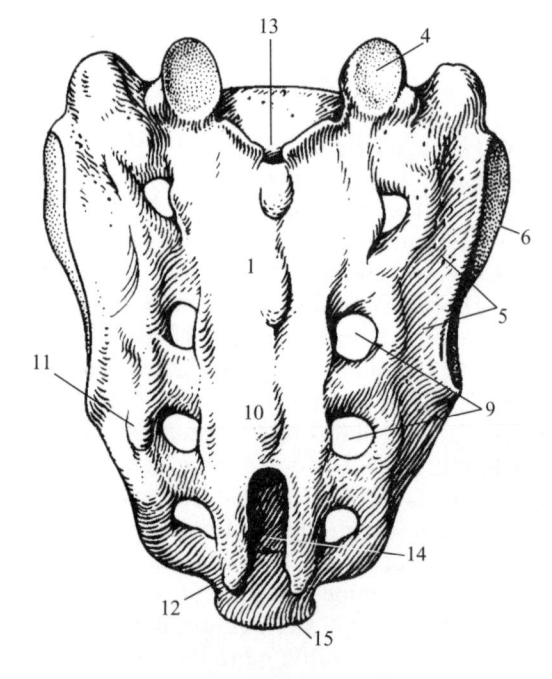

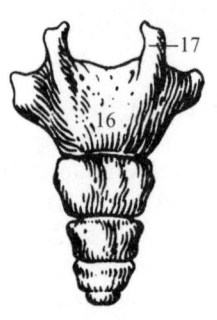

Das Sacrum eignet sich als Ausgangspunkt für ein Studium des cranialen Mechanismus am besten. Schließlich bildet es das Fundament. Das Sacrum spielt in vielen Aspekten der Anatomie, Physiologie, Energetik der Körpersprache und Spiritualität eine entscheidende Rolle.

Embryologie und Osteologie

Das Sacrum setzt sich aus fünf miteinander verschmolzenen Wirbeln zusammen; jeder von ihnen besitzt sieben Ossifikationszentren, was eine Gesamtsumme von fünfunddreißig Ossifikationszentren ergibt. Acht Wochen nach der Empfängnis beginnt die Ossifikation des zentralen Teils der oberen drei sacralen Wirbel, kurz darauf gefolgt von den beiden verbleibenden. Die sacralen Wirbelsegmente verschmelzen an ihrer Außenfläche normalerweise zwischen dem zwanzigsten und fünfundzwanzigsten Lebensjahr, wenn das Wachstum endgültig abgeschlossen ist. Die Verbindungslinien zwischen den Segmenten sind auf der anterioren Seite des erwachsenen Sacrums deutlich sichtbar; sie werden hier Lineae transversae genannt.

Die Symphysis pubis, eine der Gelenkstrukturen des Beckens, die die Bewegung des Sacrums tiefgreifend beeinflußt und modifiziert, verändert sich mit dem Alter eines Menschen in Beschaffenheit und Form. Sie ist normalerweise bis zum siebzigsten Altersjahr verschmolzen.

Anatomie

Das Sacrum ist ein handgroßer, biconcaver Knochen von dreieckiger Gestalt und komplexer Natur. Es liegt an der Basis der Wirbelsäule, wo es zwischen den Ilia einen Keil bildet. Das Coccyx liegt an der Spitze des Sacrums, und der fünfte Lendenwirbel artikuliert an der sacralen Basis. Die Iliosacralgelenke bilden die Artikulationen zwischen den lateralen Aspekten des ersten, zweiten und den oberen Anteilen des dritten sacralen Segmentes und den Ilia.

Struktur

Das Coccyx besteht typischerweise aus vier rudimentären Wirbeln und stellt die Überreste des menschlichen Schwanzes dar. Das Coccyx funktioniert am besten, wenn es mit dem Sacrum in einem geringen Winkel artikuliert, der den Urogenitalraum nicht beeinträchtigt und dem Rectum genügend Raum läßt. Das stellt leichte anteriore und posteriore Bewegung und begrenzte Flexibilität auf allen Bewegungsebenen sicher.

In seltenen Fällen bildet sich der Schwanz, der während der vierten bis sechsten Woche embryonalen Wachstums sichtbar ist, nicht zurück. Er wächst weiter, hält Schritt mit seinen Vettern, den Wirbeln, und ist bei der Geburt immer noch intakt. Englische Hebammen, mit denen ich befreundet bin, waren angewiesen worden, ihn sofort abzuschneiden und zu entfernen, bevor die Mutter das Kind sah. (Im Mittelalter war das Vorhandensein eines Schwanzes ein Zeichen des Teufels, und Mutter und Kind wurden manchmal deswegen getötet.) Es ist möglich, daß beim Wegschneiden einige Segmente des Coccyx mitgehen – manchmal bleibt nur das erste coccygeale Segment übrig. Eine Klientin erinnerte sich, daß sie als Achtjährige sehr zu Streichen aufgelegt gewesen war und ihre frustrierte Mutter zu ihr gesagt hatte: „Ich wußte schon immer, daß du ein kleiner Affe bist, denn bei deiner Geburt hattest du einen Schwanz!" Sie hatte stets gedacht, daß ihre Mutter scherze; doch die Narbe und das rudimentäre Coccyx erbrachten den Beweis.

Das Sacrum, aus fünf miteinander verschmolzenen Wirbeln gebildet, ist einer der stärksten Knochen im Körper. Corticaler und spongiöser Knochen bilden die rudimentären Wirbelkörper, die zwischen sich, oft während des ganzen Lebens, dünne Überreste von Bandscheiben haben. Man kann in sagittal angeschnittene Sacra von Leichen eine Sonde einführen und wird entdecken, daß der Raum für die Bandscheibe, selbst bei älteren Sacra, 1,5 mm breit ist. Die „Bandscheiben" verleihen dem Sacrum zusätzliche Flexibilität – und daher Stärke – und erhöhen die Fähigkeiten der Wirbelsäule, Stöße zu abzufedern.

Lage

Das Sacrum liegt an der Basis der Wirbelsäule zwischen den Ilia, den oberen Anteilen der Hüftbeine. Es liegt anterior und inferior zu den posterosuperioren Spinae iliacae und sitzt zwischen den Ilia eingekeilt wie eine Pfeilspitze, die, Spitze nach unten, in einem Baumstrunk steckt. Das Coccyx erstreckt sich inferior bis etwa eine knappe Fingerbreite zum Anus hin.

Orientierungspunkte

Die visuellen und palpierbaren Hauptanhaltspunkte des Sacrums sind folgende:
- Die sacralen Grübchen auf der Höhe des ersten sacralen Segmentes

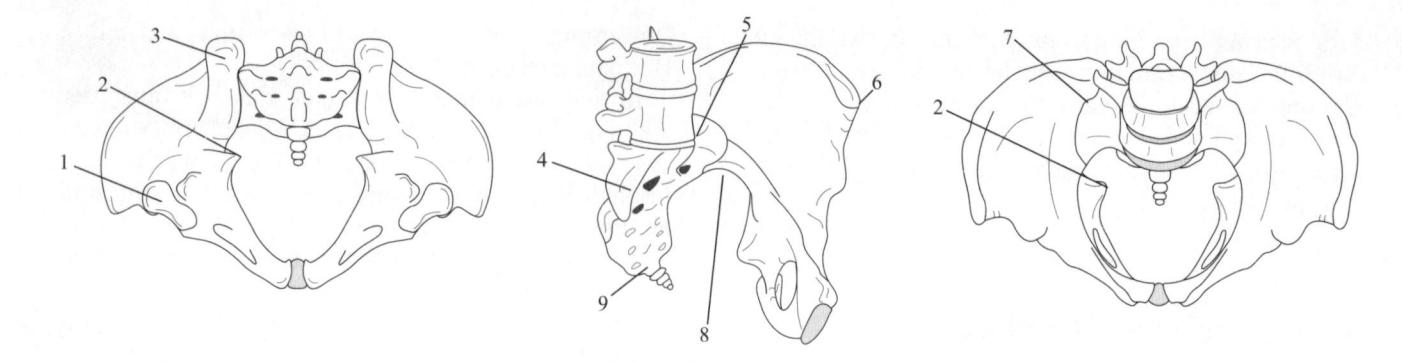

Drei Ansichten des Beckengürtels: inferior (links), schräge Ansicht von Sacrum und linkem Os coxae (Mitte) und superior (rechts)

1. Gelenkpfanne
2. Spina ischiadica
3. Tuberositas iliaca
4. Artikulationsfläche
5. Basis ossis sacri
6. Spina iliaca anterior superior
7. Iliosacralgelenk
8. Incisura ischiadica
9. Apex ossis sacri

- Die vorstehenden posteroinferioren Spinae, die die lateralen Ränder bezeichnen
- Die Crista mediana, sichtbar bei Menschen mit wenig subcutanem Fett
- Die Gesäßfalte, die die Lage des Coccyx unmittelbar über dem Anus verbirgt
- Die Cornu, die „kleinen Hörner", die ein wenig den Clinoidprozessen des Sphenoidale ähneln

Nähte und Artikulationen

Das Sacrum bildet mit den Ilia zwei amphiarthrotische (leicht bewegliche) Gelenke; bei Männern bestehen sie bis zum vierzigsten, bei Frauen bis zum fünfzigsten Lebensjahr; danach werden Sacrum und Ilia als praktisch miteinander ankylosiert oder verwachsen betrachtet. An der Basis ossis sacri ist das Sacrum mit dem fünften Lendenwirbel durch eine Bandscheibe und die Gelenkflächen der Articulatio sacroiliaca verbunden, und an seinem fünften Segment besteht eine knorpelige Verbindung mit dem Coccyx.

Das Sacrum artikuliert mit vier Knochen:
- beiden Ilia
- dem fünften Lendenwirbel
- dem Coccyx

Gewicht

Ein medizinisch präpariertes und disartikuliertes männliches Sacrum wiegt ca. 85 g, ein weibliches ca. 68 g. Das männliche Sacrum wiegt typischerweise mehr, weil es dichter und der männliche Körper größer ist; jedoch ist das weibliche Sacrum breiter.

Anatomie und Muskulatur im Detail

Bisher unbenannt blieben die Coxalknochen (Ossa coxae). Die Coxalknochen sind in drei Teile aufgeteilt: die Flügel der Ilia, die Körper der Ischialknochen und die Schambeinknochen.

Das Sacrum bildet eine Grundlage oder Basis für die darauf ruhende fünfte lumbale Bandscheibe; diese Basis ist bekannt als „Basisebene". Ihr Winkel ist für die Analyse von Dysfunktion oder Schmerzen im unteren Rückenbereich entscheidend; wünschenswert ist eine anteroposteriore Neigung von nicht mehr als 30 Prozent. Beachte, wie weit posterior das letzte Sacralsegment vorsteht. Erhalte ein Gefühl für die typische Lage des Coccyx selber; es liegt meist weiter anterior, als du vermuten würdest, und bildet oft mit dem fünften sacralen Segment einen spitzen Winkel. Dieser spitze Winkel, meist erst durch einen Sturz verursacht und danach durch Hypertonizität der Perinealmuskeln vergrößert, findet sich sehr oft bei Beschwerden in der Skelettmuskulatur, die als Coccygodynie, Schmerzen und Dysfunktion im Coccyx bekannt sind.

Muskulatur

Die Muskeln, die am Sacrum ansetzen, teilen sich in drei spezifische Gruppen auf.

An der Vorderseite:
- Levator-ani-Gruppe
- Piriformis
- Coccygeus

An der Seite:
- Glutaeus maximus

An der Rückseite:
- Iliocostalis
- Longissimus
- Multifidus

- Erector spinae
- Latissimus dorsi
- Rotatores longus und brevis

Physiologie

Das Sacrum wird durch die beträchtlichen dynamischen Kräfte der zweibeinigen oder „orthograden" Haltung zwischen die Ilia eingekeilt. Hier steckt die Pfeilspitze im Holz. Je übergewichtiger jemand ist, desto gewaltsamer ist die Verkeilung.

Rotationsachse

Die klassische Rotationsachse verläuft über der Querachse des zweiten sacralen Segments, wo auch die Dura festgemacht ist. Dies ist der „Südpol" des spinalen Anteils der reziproken Spannungsmembran.

Bewegung

Das Sacrum wirkt als Differentiale, um den Unterschiedlichkeiten in der Bewegung der umgebenden Strukturen Rechnung zu tragen. Das bedeutet, daß es besonders bis zum fünfzigsten Lebensjahr oder – beim gesunden Menschen – länger in erheblichem Masse gibt und nimmt. Gemäß dem klassischen Modell bewegt es sich wie jede schwingende Struktur um eine Achse, im Fall des Sacrums um eine leicht vertikale Achse; im fließend-elektrischen Modell verläuft die dominante Bewegung des Sacrums jedoch um eine große, imaginäre, freischwimmende Kugel herum. Am Kreuzungspunkt dieser Achsen liegt ein theoretischer Punkt, der „Auflösungspunkt" sacraler Bewegung. Optimale Bewegung um diesen Auflösungspunkt herum ist im klassischen Modell das Ziel der Heilerin: das ausbalancierte Sacrum.

Das Sacrum, sowohl mobil (das ganze Sacrum bewegt sich in Beziehung zu den Coxalknochen) als auch motil (das Sacrum verändert seine Form als Reaktion auf Veränderungen äußerer Kräfte und der Cranialen Welle), wird von außen durch beinahe jede Bein-, Lumbal- oder Hüftbewegung bewegt; das wird seine „mechanische Aktivität" genannt. Es bewegt sich unter dem Einfluß der „Kernverbindung" (s. unten) auch innerhalb des Beckengürtels und in sich selbst. Nicht nur bewegt sich das Sacrum im klassischen Modell um die zusammengesetzten horizontalen und vertikalen Achsen und verändert seine innere Dichte mit den Schwingungen der Kernverbindung – es kann sich auch um die starken Bänder entlang seiner L-förmigen auricularen (lat. für ohrenförmigen) iliosacralen Gelenkflächen bewegen.

Osteopathisches Modell

Im osteopathischen (gleich-bewegenden) Modell bringt die spinale Dura, die in Flexion am anterioren Rand des Sacralkanals superior zieht, das Sacrum dazu, um seine horizontale Achse zu schwingen. Das bewegt den sacralen Apex während der Flexion in das kleine Becken (bei Frauen die Lage des Geburtskanals) hinein. Beide Seiten des Sacrums bewegen sich synchron. Sutherlands klassischem Modell (vgl. „Die Kernverbindung" weiter unten) zufolge überträgt die Bewegung des Sacrums Bewegung ans Occipitale und umgekehrt. Die Bewegung des Sacrums imitiert jene des Occipitale. Die spinale Dura besitzt einen gewissen Spielraum, aber es ist ein „potentieller Spielraum": Die Dura kann auf spinale Bewegung reagieren, muß diese jedoch nicht unbedingt an einen andern Pol übermitteln – ein Knochen oder eine Naht kann das Spiel auffangen.

(Der Begriff „Pol" bezieht sich auf die spezifischen Begrenzungen der reziproken Spannungsmembran – so liegt zum Beispiel der anteriore Anheftungspol der Falx am Frontale.)

Fließend-elektrisches Modell

Im fließend-elektrischen Modell besitzt das Sacrum keine spezifische Rotationsachse. Seine dominante Bewegung verläuft um den Umfang einer imaginären schwimmenden Kugel, die das Sacrum umgibt und deren laterale Kurven die Iliosacralgelenke umfassen. Das erlaubt dem Sacrum die emphatisch fließende Geschmeidigkeit eines Universalgelenks, die es als Treffpunkt derart vieler dynamischer Kräfte benötigt. Die Muskulatur des ganzen Körpers, deren Bewegung durch Fluktuationen des Feldes ausgelöst wird, gilt als Quelle der Cranialen Welle, die auf die spinale Dura übertragen wird. Daher wird die Dura – ausgenommen im Falle einer Dysfunktion – nicht als Motor der Cranialen Welle im Sacrum angesehen.

Im fließend-elektrischen Modell gleicht die fließende Bewegung eines Universalgelenks der Gehbewegung. Beide Seiten des Sacrums bewegen sich während der Flexion abwechselnd anterior: Hier verläuft die Bewegung um die vertikale Achse. Auch hebt sich während der Flexion die eine Seite des Sacralkörpers ganz leicht (bewegt sich superior), während sich die Basis posterior und der Apex anterior in das kleine Becken hinein bewegen. Die andere Seite hebt sich während des nächsten Zyklus, und das

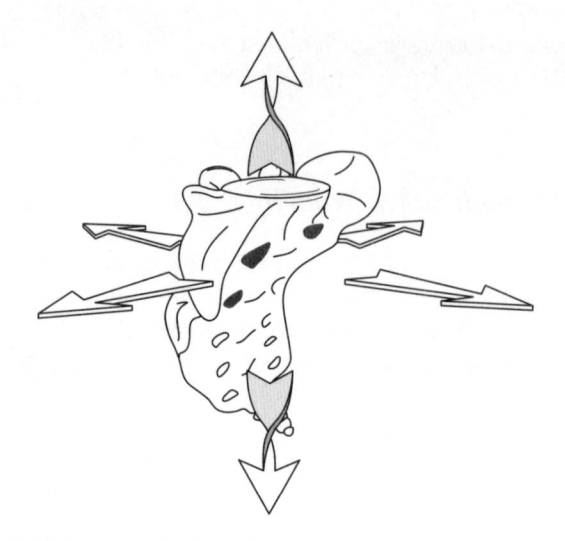

Möglichkeiten sacraler Mikrobewegung

Gegenteil geschieht während der Extension. Der Apex des Coccyx beschreibt also eine zirkuläre Bewegung. Als Teil jedes Flexions-Extensionszyklus gibt es eine Torsion des Sacrums um die axiale (vertikale) Ebene. Wenn die leichte Verschiebung der Iliosacralgelenke hinzukommt, geht dieses einfache Torsions-Bewegungsmuster in eine zusammengesetzte Bewegung über. Die Anheftung der spinalen Dura am zweiten sacralen Segment und die jeweilige Tonizität und emotionale Verfassung der Lumbal-, Abdominal-, Perineal- und Beinmuskulatur – besonders der Hüftrotatoren – modifizieren die Bewegung des Sacrums noch weiter.

Die axiale Torsionsbewegung des Sacrums wird mit Hilfe der lumbosacralen Facettengelenke an die Wirbelsäule weitergegeben. Die Craniale Welle der Wirbel besteht aus feinen Drehbewegungen um eine vertikale Achse durch die Wirbelkörper; diese Bewegungen werden von kleineren, torsionalen anteroposterioren und seitlich-beugenden Komponenten modifiziert. Das spiegelt sich im Occipitale.

Die dem Knochen innewohnende Geschmeidigkeit bildet einen zusätzlichen Bestandteil sacraler Bewegung. Diese Geschmeidigkeit wird möglich durch die schwammartige innere Konsistenz des Sacrums (die knöcherne Bindegewebematrix, die winzige Bewegungen nach allen Richtungen hin erlaubt), durch seine rudimentären Bandscheiben, die fünfte Lumbalbandscheibe selbst und durch die amphiarthrotischen Gelenke des Sacrums mit den Coxalknochen.

Die Kernverbindung

Die Verbindung zwischen Occipitale und Sacrum durch die spinale Dura – fest an den Rändern des Foramen magnum und am zweiten sacralen Segment angeheftet – bildet die Basis dessen, was Sutherland die Kernverbindung nannte. Diese ist ein zu 95 Prozent inelastisches Rohr aus spinaler Dura, das das empfindliche Rückenmark wie ein lose sitzender Schlauch umgibt und das Foramen magnum mit dem zweiten sacralen Segment verbindet.

Diagnostische Überlegungen

Das Sacrum kann in der Beurteilung seiner Rolle in bezug auf das Mitbestimmen cranialer Dynamik und ausgewogener Verhältnisse im Becken nicht überschätzt werden.

Energie

Coccyx und Perineum (ohne Geschlechtsorgane) bilden das Wurzel-Seelenzentrum. Die Wurzel-Seele wirkt als Akkumulator von Erdenergie, die durch die Beine aufsteigt. Sie erstreckt sich von Symphysis pubis und Perineum hinunter bis zu den Fußsohlen. Eine gesunde Wurzel-Seele kann sagen: „Hier stehe ich, dafür stehe ich ein!" Die Wurzel-Seele hat mit Sicherheit, Stabilität, Geborgenheit und dem Finden einer guten Heimat zu tun. Stabilität ist das Bedürfnis danach, geerdet zu sein, und manchmal bedarf die Wurzel-Seele intensiv der Heimat, Stabilität und Unterstützung. In bezug auf Sicherheit kann es darum gehen, ums Überleben zu kämpfen. Die Wurzel-Seele ist auch die Energiequelle für den Aufstieg gegen das Licht der Kronen-Seele.

Das Sacrum ist der heilige Knochen. Als Knochen von hohem Energiegehalt ist es der Ort des zweiten (sacralen) Seelenzentrums – das sexuelle Band, das die Orte der Eierstock- und Spermienpaläste und der Sinnesfreude umgibt. Das Sacrum ist Sammelstelle und „Startrampe" der spirituellen Energie, deren Quelle in der Wurzel-Seele liegt. Diese spirituelle Energie symbolisiert den schöpferischen Reichtum des Energiefeldes. Im Taoismus ist das Sacrum als „der unsterbliche Knochen" bekannt.

Wir behandeln das Sacrum oft mit gerichteten Energietechniken, die im Osten als *Qui Gong* oder *Kime* bekannt sind. Das japanische *Ki* und das chinesische *Chi* beziehen sich auf die Lebenskraft des Körpers, auf sein Feld. *Kime* und *Qui Gong* richten oder übermitteln Energie durch den Raum oder in den Körper des Klienten.

Wenn ich mit den energetischen Komponenten des Sacralbereichs arbeite, verbinde ich Wurzel- und Sacral-Seele oft mit vier gleichermaßen wichtigen Aspekten, die ich durch die Eselsbrücke der „vier S" identifiziere: Stabilität, Stütze, Sexualität und Spiritualität. („Stütze" bezieht sich darauf, wie Sacrum

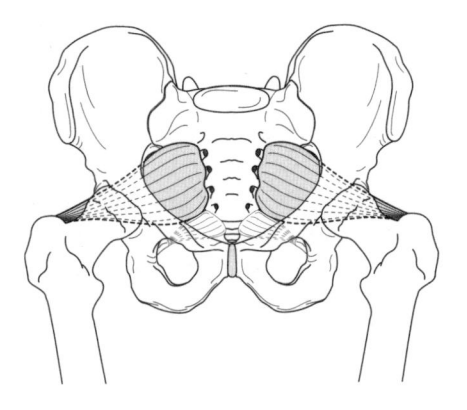

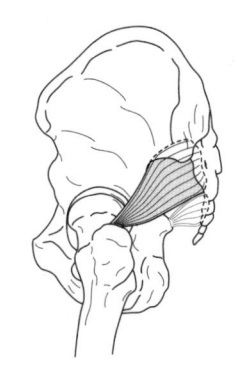

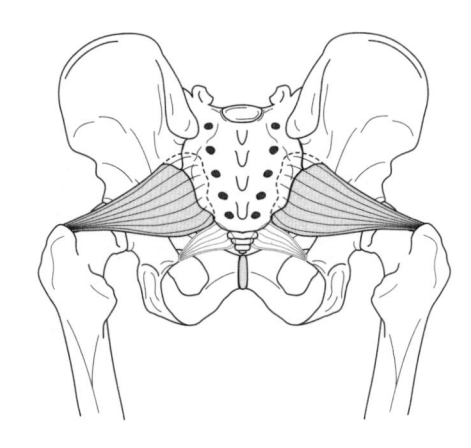

Von links nach rechts:
Anteriore, laterale und posteriore Ansicht von Piriformis (schattiert) und Coccygeus

und unterer Rücken wahrnehmen, ob wir uns von jenen, die uns lieben, unterstützt fühlen. Schmerzen im Bereich des unteren Rückens verbinden sich beinahe immer mit Empfindungen fehlender Unterstützung; in der Körpersprache kann das heißen: „Niemand steht hinter mir und unterstützt mich.") Der Psoasmuskel bildet eine Brücke zwischen Hara (einem Neben-Seelenzentrum) und Wurzel- und Sacral-Seele und umspannt alle drei. Er symbolisiert unsere große Sensitivität und reagiert auf die Furcht vor Bewertung, indem er sich zusammenzieht.

Alexander Lowen stellte folgendes fest: Wenn sich das Becken aus religiösen Gründen oder wegen sozialer Umstände nicht natürlich und einfach sexuell bewegen kann, neigt es dazu, sich zu versteifen. Der Körper muß sich bewegen können, und wenn dieses Bewegungsbedürfnis sich im Becken nicht ausdrücken kann, wird es oft auf die Mundregion übertragen, wo es sich im Sprechen über Sex, meist (so ist des Menschen Natur) über die Sexualität anderer Leute, äußert – was eher den Kiefer als das Becken bewegt. Ein Mensch, der weder sein Becken sexuell noch seinen Mund beim Klatschen bewegen kann, beginnt seinen Bauch zu verhärten und sich von sämtlichen Gefühlen abzuspalten – so beginnt eine Psychose. Die Alternative besteht darin, folgende Beziehungen zu verstehen:
- Bewegung ist natürlich; Bewegung ist wesentlich; Bewegung ist Ausdruck.
- Wenn Bewegung sexuell nicht ausgedrückt werden kann, wird sie oral.
- Erlaube dem Bauch, zu fühlen, damit sich der Mund ausdrücken kann.
- Erlaube dem Mund, sich auszudrücken, damit der Bauch fühlen kann.
- Erlaube dem Mund, sich auszudrücken, damit sich das Becken bewegen kann.

Hier ist eine Zusammenfassung diagnostischer Fragen, die du dir selbst in bezug auf Wurzel- und Sacral-Seele stellen kannst:

- Wie nimmt dieser Mensch seine sinnlichen und sexuellen Bedürfnisse wahr? (Kann sich das Sacrum auf der anteroposterioren Ebene fließend bewegen?)
- Ist er zu hart mit sich selbst (starres Sacrum)?
- Ist er zu weich (eine zusammengefallene fünfte Lumbalbandscheibe, ein ausschweifendes Leben)?
- Gönnt er sich keinen Spaß, kein Vergnügen (kann das Sacrum seitlich ausschwingen)?
- Will das Sacrum das Leben, das er führt, unterstützen?
- Ist er offen für Neues? Erweitert er seinen Horizont?
- Erlauben seine Einstellungen einen wohltuenden, flexiblen Ansatz?
- Weiß er, wo er in wichtigen Angelegenheiten steht?
- Ist er bereit und fähig, einen Standpunkt einzunehmen?

Trauma und Dysfunktion

Der Piriformis geht vom anterioren Aspekt der ersten vier sacralen Segmente, dem größeren Foramen ischiadicum und der anterioren Fläche des Sacrotuberalbandes aus und verbindet sich mit dem superioren Rand des großen Trochanters, genau posterior des Obturatus internus und der Gemelli. Er wird vom fünften Lumbal- und vom ersten und zweiten Sacralnerv innerviert. Der Piriformis ist ein Abduktor des Oberschenkels, ein Außenrotator, und in geringem Maß ein Extensor des Femur. Soweit es den unteren Rücken und das Sacrum betrifft, ist er eine Hauptquelle von Schwierigkeiten.

Ein hypertonischer Piriformis kann Unwohlsein, leichte Formen von Persönlichkeitsveränderung und eine Verschiebung des Sacrums verursachen (selbstverständlich wird sich ein verschobenes Sacrum im Occipitale widerspiegeln). Allein dieser eine Muskel kann der Anlaß sein, daß sich Ischiasschmerzen bis

96

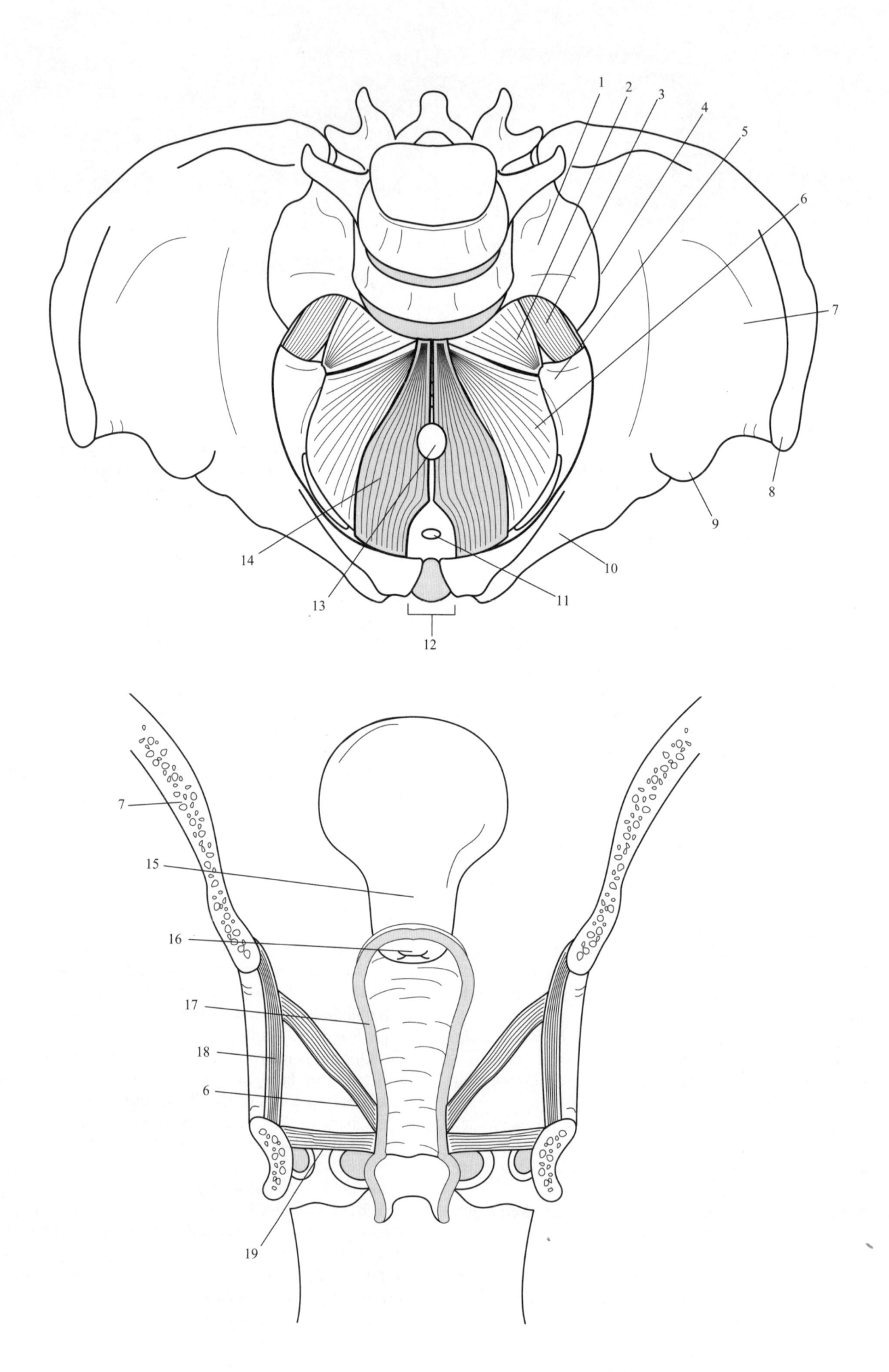

zur Kniekehle hinunter ausdehnen. Wir tun gut daran, ihn bei der Untersuchung eines Klienten nicht zu übersehen. Der Piriformis kann auf vielerlei Arten angegangen werden – erleichternde lange Hebeltechniken mit den Beinen, direkter Fingerdruck wie beim Rolfing und im Shiatsu und tiefe Massage quer zu den Muskelfasern wie beim „muscle springing". Der Piriformis ist auch durch Entwirren und durch reziproke Innervation zugänglich (vgl. Abschnitt zu den Techniken weiter unten).

Ein energetischer Konflikt im Bereich des Sacrums wird sich auf Beine und Füße auswirken. Bei Symptomen in den Beinen kann es sich um Fragen des Überlebens, um das Bedürfnis, vorwärts zu gehen (wobei die Bewegung manchmal von jemandem verhindert wird, der nicht loslassen will), um Fragen der Unterstützung oder um Konflikte in sexuellen Beziehungen handeln. Als Kinder zahlloser Generationen von Nomaden sind wir genetisch auf den Wandertrieb programmiert, darauf, unsere Schwierigkeiten auf einem „Walkabout" loszuwerden oder nach vier Jahren vorwärts und in eine neue Beziehung hineinzugehen, um einen neuen Gen-Pool ausfindig zu machen. Im Mittelalter institutionalisierte die Kirche Wallfahrten zu Fuß ins Heilige Land und gab damit den Pilgern die Möglichkeit, Mordgelüste „abzuwandern". Wenn wir diese mächtigen Triebe spüren und uns eingesperrt fühlen, sie nicht ans Licht des Bewußtseins bringen, wo sie gefühlt und verstanden werden können, können sie unter anderem zu Hüftarthrose und Dysfunktion im unteren Rückenbereich führen.

Das Sacrum hat einen starken Einfluß auf die Knochen des Kopfes, besonders auf jene, die die craniale Basis bilden – namentlich auf Occipitale, Sphenoidale, Ethmoidale, Temporalia und Frontale. Ich habe gesehen, wie sich das Ausbalancieren des Sacrums auf das Cranium beachtlich ausgewirkt hat: Mehrere Wochen andauernde Sinusitis löst sich innerhalb einer Stunde, und Kopfschmerzen entstehen oder verschwinden nach fünf Minuten Arbeit. Das Ethmoidale reagiert besonders sensibel auf das Entwirren und die Dekompression des Sacrums – ein Phänomen, das sich durch die Physiologie der Kernverbindung erklärt.

Der spitze Winkel zwischen Sacrum und Coccyx, der sich bei einigen Klienten zeigt, wird in der Regel zuerst durch einen plötzlichen Sturz verursacht und dann durch die Hypertonizität der perinealen Muskulatur verschärft. Ein Doppelgriff an Sacrum und Symphysis pubis und das einseitige Lösen von Piriformis und Coccygeus (s. unten) tragen dazu bei, Sacrum und Coccyx zu normalisieren. Eine kleine, aber überraschende Anzahl von Fällen von Ischias und Schmerzen im unteren Rücken kann durch das Entwirren des Coccyx vollständig gelöst werden – wahrscheinlich durch das Lösen der Piriformis- und der Coccygeusmuskeln, die dem Sacrum (und damit dem fünften Lendenwirbel) erlauben, zu normaler Lage, Energie und Bewegung zurückzukehren.

Die unten beschriebenen Sacraltechniken können bei Ischias, Rückenschmerzen, einem steifen Becken während der Schwangerschaft, Schmerzen im unteren Rückenbereich und streßbedingten Krankheiten angewandt werden. Das Kapitel „Schlimmer Rücken" enthält eine Beschreibung von Bandscheibenschäden bei Lumbal- und Sacralbeschwerden.

Querverbindungen

Das Sacrum ist einer der Knochen mit den meisten Querverbindungen im Körper. Die Kernverbindung erklärt die eine Polarität des Sacrums – ein vertikaler Pol, der sich nach oben hin erstreckt; die Ilia bilden die zweite – eine laterale und inferiore Polarität, die beide Beine mit einschließt. Das Sacrum bewegt sich beim Gehen auf zusammengesetzte, multipolare Art und Weise und wird von der Wechselwirkung zwischen den anterioren und posterioren Lumbalmuskeln und den Abdominalmuskeln beeinflußt. Es bewegt sich mit der Cranialen Welle und mit jedem Atemzug.

Visualisieren

Die grundsätzliche Herausforderung des Visualisierens besteht darin, daß man ein vollständiges Bild der Zielstruktur, in diesem Fall des Sacrums und des Beckens, entstehen lassen kann. Dieses Bild muß schließlich ein lebendiges, formbares Sacrum beinhalten, das in sich selbst motil ist, von aus Rumpf und Gliedern hervorgehenden Muskeln und feinen faszia-

Oben: Der männliche Beckenboden

Unten: Uterus, Vagina und unterstützende Strukturen der Frau

  1. *Sacrum*
  2. *Coccygeus*
  3. *Piriformis*
  4. *Iliosacralgelenk*
  5. *Spina ischiadica*
  6. *Iliococcygeus*
  7. *Ala oder Flügel des Os coxae*
  8. *Spina iliaca anterior superior*
  9. *Spina iliaca anterior inferior*
 10. *Ramus superior ossis pubis*
 11. *Urethra*
 12. *Symphysis pubis*
 13. *Anus*
 14. *Pubococcygeus*
 15. *Uterus*
 16. *Cervix*
 17. *Vagina*
 18. *Obturator internus*
 19. *Diaphragma urogenitale*

len und elektrischen Kräften beeinflußt und von Bändern begrenzt wird. Bedingt durch die Kräfte der Cranialen Welle verändert es seine Form und bewegt sich zusätzlich mit jedem Atemzug im Raum. Weitere Aspekte des Bildes sind die Beschaffenheiten, Farben und das beträchtliche energetische Gewicht der Wurzel- und Sacral-Seelenzentren.

Übersicht: Sacrale Griffe

Sämtliche der vier knöchernen Polaritäten des Sacrums – die beiden lateralen aurikulären Flächen, Basis und Apex – müssen ins Gleichgewicht gebracht werden. Der Beziehung des Sacrums zu den Ilia und den Hüftgelenken lateral und der Oberschenkel- und Bauchmuskulatur anterior muß Rechnung getragen werden.

Wenn der Klient auf dem Bauch liegt, unterlegst du seine Knöchel mit einem Kissen; wenn er sich in Rückenlage befindet, unterlegst du seine Knie mit einem Kissen, um jede noch vorhandene Spannung der Oberschenkelmuskeln daran zu hindern, Zug auf das Becken auszuüben.

Diese sacralen Griffe können mechanisch, als Anwendung von korrektivem Druck oder als ein Tanz mit dem Traumkörper betrachtet werden. Wenn wir das Sacrum berühren, berühren wir die Quelle des Heiligen, einen Ort, an dem, in der östlichen Tradition, zwei Schlangen aufeinandertreffen. In der westlichen Artussage treffen dort zwei Drachen aufeinander. In diesem Mythos hegt der König die Absicht, seinen Palast auf einen bestimmten Felsen zu bauen, aber dieser fällt immer wieder in sich zusammen. In einer Vision sieht Merlin zwei Drachen, die in einer Höhle unter dem Felsen chaotisch miteinander kämpfen. Die Höhle wird ausfindig gemacht, und die Macht der Drachen wird in die Aufgabe des Königs als des Schützers des Reichs eingebunden. Der Mythos lehrt uns, daß wir unseren Palast (unsere Spiritualität) nicht eher auf sein Fundament (unser Sacrum) stellen können, als bis wir unsere Drachen (unsere Urkraft) gezügelt haben.

Skelettmuskeltechniken in Bauchlauge

Lösen des Glutaeus medius

Die Tatsache, daß wir vor über vier Millionen Jahren zum aufrechten Gang gefunden haben, hat den Glutaeus medius und den Piriformis, zwei der Muskeln, die sehr eng mit dem Stehen verbunden sind, enormen Belastungen ausgesetzt. Wenn der Piriformis hypertonisch ist, trifft dies für den Glutaeus medius wahrscheinlich ebenfalls zu. Du untersuchst die tiefen Gewebeschichten sensitiv nach hypertonischen Anteilen des Glutaeus medius. Du arbeitest entweder entlang der Muskelfasern, um Lösung zu veranlassen, oder quer dazu, um ihnen die Rückkehr in einen Normalzustand zu erleichtern.

Jitsu auf der inferioren Gesäßfalte

Diese Technik stammt aus der Tiefen-Variante des Shiatsu, bekannt unter dem Namen Jitsu-Shiatsu oder mächtiges Shiatsu. Sie arbeitet mit dem Druck eines Unterarms auf jeweils einer Gesäßfalte von der gegenüberliegenden Seite her. Wenn du mit dem rechten Bein arbeiten möchtest, stellst du dich auf die linke Seite des Klienten und orientierst dich, wo seine inferiore Gesäßfalte ist. Du plazierst deinen linken Unterarm in der Falte, so daß dein Ellbogen, auf 90° angewinkelt, in den Raum zwischen den Oberschenkeln deines Klienten zu liegen kommt. Dann beginnst und hältst du einen Druck in einem Winkel, der sich durch deinen linken Humerus zum rechten femoralen Knochenschaft deines Klienten hin richtet.

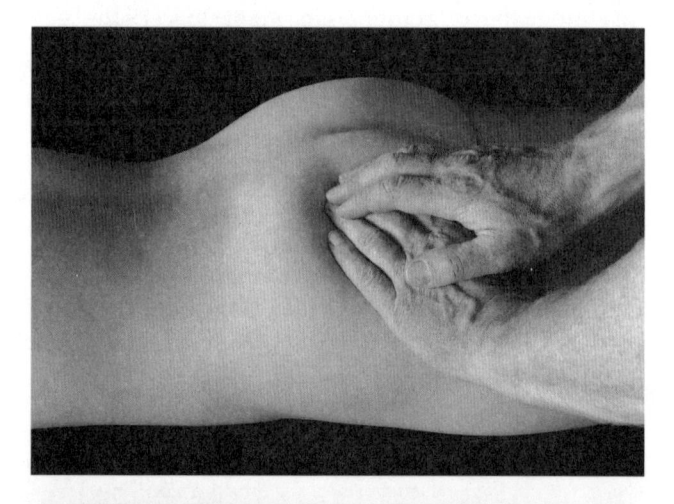

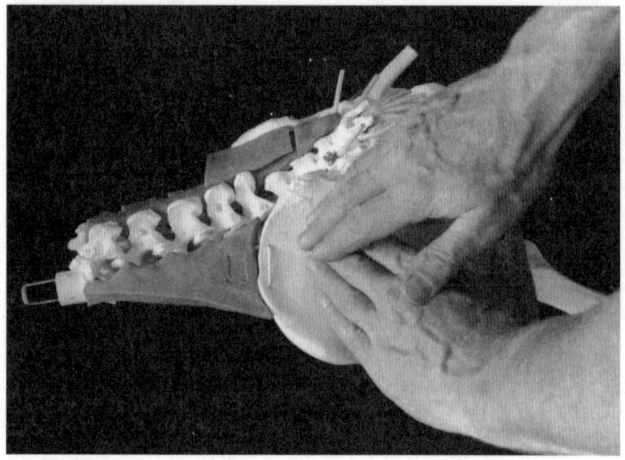

Lösen des Glutaeus medius; zwei Ansichten

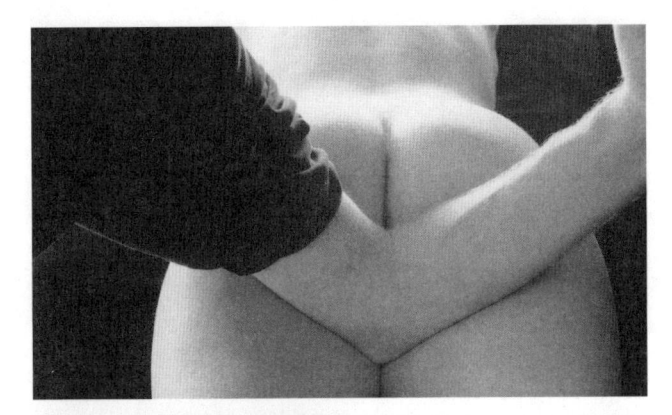

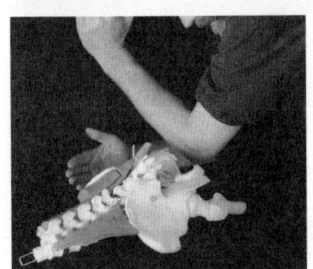

Jitsu auf der inferioren Gesäß-falte; zwei Ansichten

volle Beugung auf die Höhe seiner Brust, so daß es nahe bei seinen Rippen auf die Liege zu ruhen kommt. Mit deinem Kontakt am linken Fuß hilfst du mit, diese Bewegung zu steuern.

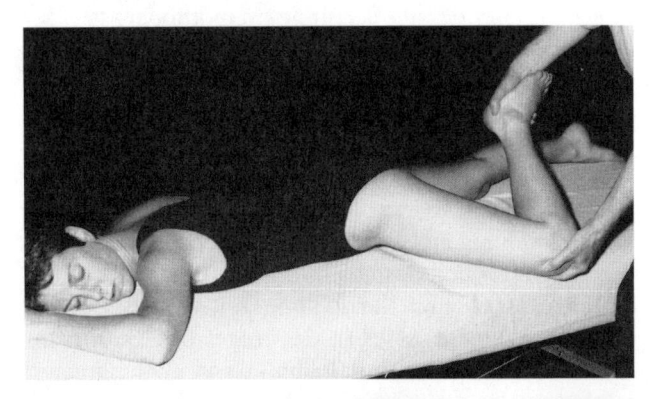

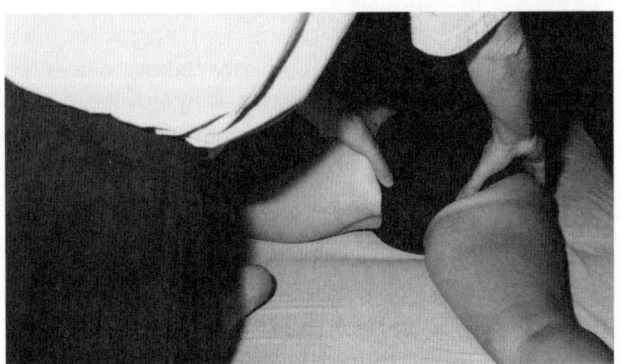

Unilaterale Perinealarbeit mit gebeugtem Knie: fließendes Einrichten der Lagerung und (unten) einer der möglichen Kontakte.

Es hilft, wenn du deine Kraft hauptsächlich lateral, aber auch leicht anterior und superior richtest. Du bewegst deine rechte Hand, um den lateralen Aspekt des rechten Beins deines Klienten von gleich oberhalb des Knies bis in den Bereich des Hüftgelenks zu unterstützen. Du hältst den Druck unter Zuhilfenahme deines Körpergewichts – finde die richtige Lage für deine Füße, so daß dein ganzes Körpergewicht durch deinen linken Humerus hindurchgeht. Nach drei bis fünf Minuten wird dein Unterarm den posteromedialen Rand des Femur palpieren können, der auftaucht, sobald der Tonus der Oberschenkelmuskeln unter der Anwendung ununterbrochenen Drucks nachläßt.

Diese Technik ist beim Aufweichen des „Straßenpanzers" eher rigider Menschen sehr hilfreich. Obwohl du sehr nahe an den Stamm des Ischiasnervs herankommst, kann diese Technik in einzelnen Fällen von Ischiasbeschwerden helfen. Mit Sicherheit hilft sie mit, die Hüft- und Iliosacralgelenke zu befreien und tiefe Entspannungszustände zu veranlassen.

Unilaterale Perinealarbeit mit gebeugtem Knie

Dein Klient liegt auf dem Bauch; du stehst links von ihm auf der Höhe seines Hüftgelenks und legst deine linke Hand unter sein Knie (zwischen sein Knie und die Liege), deine rechte Hand an seine linke Fußsohle. Nun bewegst du dich ruhig gegen seinen Kopf hin, nimmst sein Knie mit und bringst es lateral in eine

Diese Lage öffnet das Perineum für einfühlsame Arbeit um die knöchernen Ränder des kleinen Beckens herum (bei Frauen ist das der Umfang des Geburtskanals). Die Lage erinnert an die Nickerchen in der Kindheit und fördert tief lösende und bewußtseinsverändernde Arbeit. Du spürst dem „Sich-Anfühlen" der Gewebe nach, bis du auf Kontraktion oder Hypertonizität stößt. Du arbeitest langsam und meditativ daran, den Muskeln des Levator ani ihren normalen Raum und Tonus zurückzubringen. Du kannst auf jeder Seite ohne weiteres für dreißig Minuten verweilen und so eine einstündige perineale Sitzung gestalten; danach kannst du in Rückenlage das Sacrum ausbalancieren; dazu verwendest du vielleicht einen CV4, Handflächen über den Temporalia und eine anteriore Dekompression des Frontale, um die vier primären Pole des cranialen Membransystems zu harmonisieren.

Diese Technik wendest du bei Coccygodynie, Ischias und Schmerzen im Bereich des unteren Rückens an, die sich durch die Lage des Knies nicht verschlimmern.

Knochentechniken in Bauchlage

In der Cranialarbeit gibt es für das Sacrum drei grundlegende Kontakte – einen in Bauchlage, zwei in Rückenlage. Die Technik in Bauchlage eignet sich am besten für einen Klienten, der dich an Körpergröße übertrifft oder dessen Sacrum extrem knochig ist. Der Ansatz in Rückenlage von der Bein-Außenseite her eignet sich vorzüglich für das Palpieren des Sacrums, da er das sensitivste Palpieren dessen feiner Motilitätsmuster ermöglicht. Der Ansatz von der Bein-Innenseite her gewährt einen direkteren Zugang zum Sacrum, macht jedoch für die Heilerin eine größere Körperdrehung notwendig, was den propriozeptiven Lärm steigert und deshalb ihre Sensitivität verringert.

Im Kontext einer Behandlungszeit von sechzig bis neunzig Minuten ist es in der Regel besser, für das Gebiet des Sacrums mit Techniken in Bauchlage zu beginnen; deshalb werden diese in diesem Buch zuerst aufgeführt. Techniken in Seitenlage kommen vor jenen in Rückenlage. Die Anwendung der Techniken in der unten aufgeführten Reihenfolge erzielt die wirksamste Reaktion. Muskeltechniken kommen zuerst. Ein Kontakt in Bauchlage eignet sich am besten für einen Klienten, der schwerer ist als du, da ein Kontakt in Rückenlage deine palpierende Hand rasch taub werden ließe; der Nachteil liegt darin, daß du den Klienten sich umdrehen lassen mußt, damit du an seinem Kopf arbeiten kannst. Der Kontakt in Bauchlage hat den zusätzlichen Vorteil, daß er die Verbindung des Klienten zu seinem eigenen Hara und mit Mutter Erde fördert. Auch gibt er dem Klienten das Gefühl, weniger verletzlich zu sein.

Grundstellung der Hand mit gespreizten Fingern

Mit dem Mittelfinger deiner dominanten Hand machst du die Spitze des Coccyx als Orientierungspunkt aus und läßt sie für einen Augenblick dort ruhen. Dann ordnest du die Finger deiner nicht-dominanten Hand, indem du sie zwischen Mittel- und viertem Finger in je zwei Zweiergruppen aufteilst. Den Handballen dieser Hand legst du auf die Fingerspitze, die das Coccyx gefunden hat; du entfernst diesen Finger und führst dabei die Spitze des Coccyx in die flache Vertiefung zwischen Daumen- und Kleinfingerballen. Du plazierst deine Hand so, daß je zwei Finger die Oberfläche des Sacrums beidseitig der Crista sacralis mediana berühren. Abhängig von der relativen Größe deiner Hand in bezug auf das Sacrum des Klienten werden deine Fingerspitzen ungefähr auf die Höhe des Dornfortsatzes des fünften Lumbalwirbels zu liegen kommen. Das ist die Grundhaltung, die für die meisten sacralen Kontakte verwendet wird.

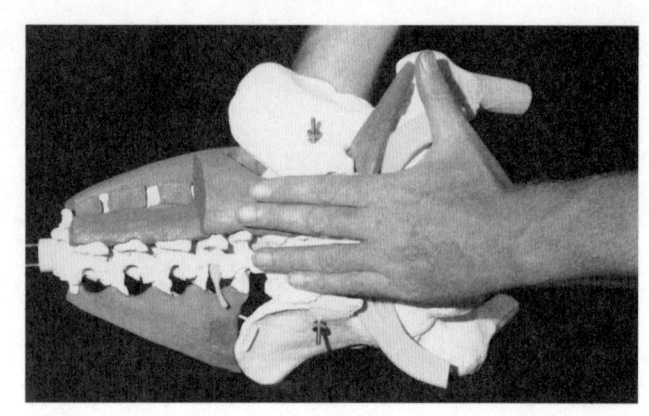

Die Grundhaltung mit geteilten Fingern zeigt den Kontakt an den knöchernen Strukturen

Stills Technik

Diese Technik nach Andrew T. Still ist ein traditionelles osteopathisches Manöver und umfaßt Drehung, Zug, Kompression und Kniebeugung mit dem Femur, kombiniert mit Gegendruck auf die Glutaeus-, Piriformis- und Coccygeusmuskeln derselben Seite. Dein erster Kontakt „fesselt" den Knöchel; als zweites legst du den Handballen der andern Hand über das Iliosacralgelenk oder die Gesäßmuskulatur. Das ist eine Mobilisierungstechnik und löst tendenziell auch die Iliosacralgelenke. Du verwendest sie vor dem Normalisieren des Sacrums in Rückenlage, dem Lösen der Psoasmuskeln oder Kernverbindungsarbeit mit der Wirbelsäule.

Du stehst bei den Füßen deines Klienten. Du ergreifst einen Fuß beidhändig an Fußrücken und Ferse. Dieser Teil der Technik kann für eine lumbosacrale Dekompression verwendet werden, wenn du an den Füßen sanft zwischen Spannung und Dekompression abwechselst, um in den Iliosacralgelenken Raum zu schaffen und sie zu lösen. Als weitere Möglichkeit kannst du zu sanften Zügen und Knöcheldrehungen übergehen und Bewegungsbogen und angewandten Druck allmählich steigern, bis die Technik auf Hüft- und Iliosacralgelenke befreiend wirkt. Abschließend legst du eine Hand für Druck und Gegendruck über die lateralen Aspekte der posterosuperioren Spinae iliacae.

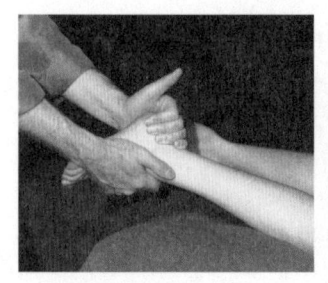

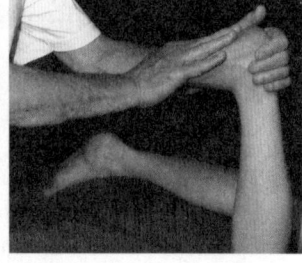

Stills Technik: Spannung und Kompression durch Fersenkontakt

Sacraltechnik in Bauchlage

Du stehst seitlich des Klienten und nimmst mit deiner nicht-dominanten Hand die sacrale Grundhaltung mit gespreizten Fingern ein; danach legst du deine dominante Hand quer über die nicht-dominante Hand, um für das Ertasten der cranialen Welle genügend Druck zu erhalten. Nach zwei bis drei Minuten wird die Craniale Welle des Sacrums allmählich zu dir herauskommen. Du kannst beide Hände benutzen und sie das Sacrum gemeinsam in seine optimale Bewegung, Lage und energetische Verfassung zurückführen und -formen lassen.

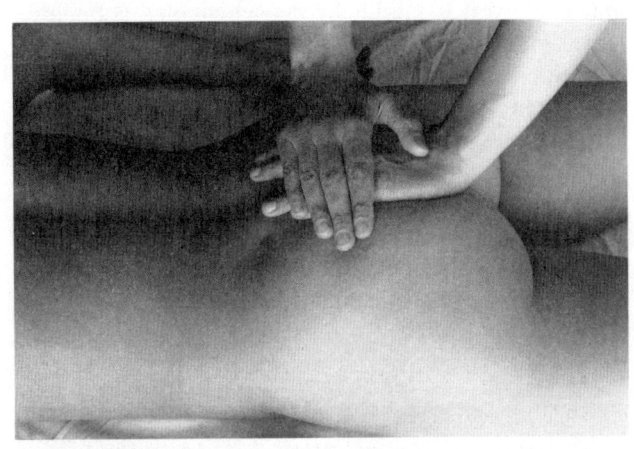

Sacraltechnik in Bauchlage

Einführen eines Stillpunkts für das Sacrum in Bauchlage

Stillpunkte sind ein Stillstehen der Cranialen Welle und treten während craniosacraler Arbeit spontan auf. Du kannst einen Stillpunkt – mit technischen oder sensorischen Mitteln oder einer Kombination aus beiden – auch herbeiführen. Der technische Ansatz hängt vom „Verfolgen des Drachens" ab – in diesem Fall bedeutet es, dem Sacrum dahin zu folgen, wohin es am liebsten geht (d. h. wohin es am leichtesten geht), bis es all seine Bewegung aufgebraucht hat und in einen Zustand des „Ich gebe auf!" eintritt.

Um „den Drachen zu verfolgen", nimmst du den oben beschriebenen sacralen Kontakt (oder eine der unten beschriebenen Techniken in Rückenlage) auf und wartest, bis du die Craniale Welle fühlen und ihre Flexions- und Extensionsphasen unterscheiden kannst. Du beginnst, dein Bild von der Verfassung des Sacrums auszumalen, und unterscheidest Nuancen dessen, was du fühlst. Zum Beispiel:
- Bewegt sich dieses Sacrum lieber in Flexion oder in Extension?
- Gibt es auf einer Seite des Sacrums eine größere Bewegungsamplitude?
- Scheint der Drehpunkt sacraler Motilität im zweiten sacralen Segment oder anderswo zu liegen, oder verhält sich dieses Sacrum so natürlich fließend-elektrisch, daß keine einzelne Bewegungsachse auszumachen ist?

Diese Information deponierst du in deinem Arbeitsgedächtnis; ich finde, daß sich das am besten mit visuellen Bildern bewerkstelligen läßt –, finde jedoch deine eigenen Möglichkeiten. Danach wählst du einen Augenblick, wenn der Zyklus von Flexion in Extension übergeht, um den Stillpunkt einzuführen. Das Sacrum bewegt sich, sagen wir, leichter in Flexion. Du beginnst der Spitze des Coccyx jedesmal sanft nach anterior zu folgen, wenn sie in den Flexionszyklus schwingt. Wenn sie die weiche Grenze des anterioren Schwungs erreicht, bleibst du dort – du folgst dem Sacrum nicht zurück in die Extension, sondern wartest stattdessen und widerstehst der Rückkehr des Sacrums. Das ist eine Art passiven Widerstands. Jedesmal, wenn das Sacrum seine Flexionsphase wieder aufnimmt, was es gemäß seinem eigenen Rhythmus tun wird, folgst du dem Schwung nach anterior. Wenn du dich dem Stillpunkt näherst, wirst du manchmal fühlen, wie der Knochen sich einige Male etwas windet, einem Welpen ähnlich, der es sich in seinem Körbchen bequem macht. Dann

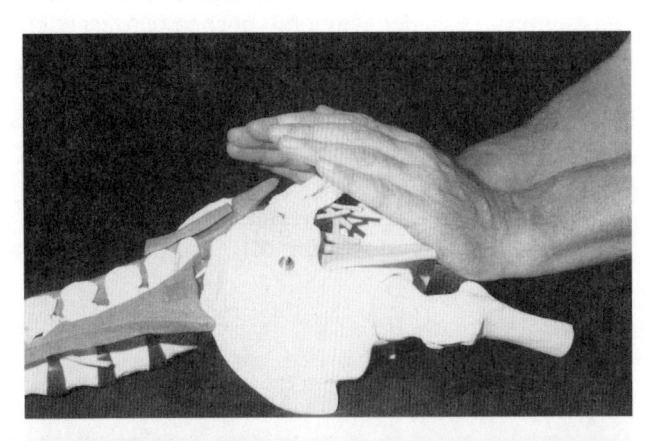

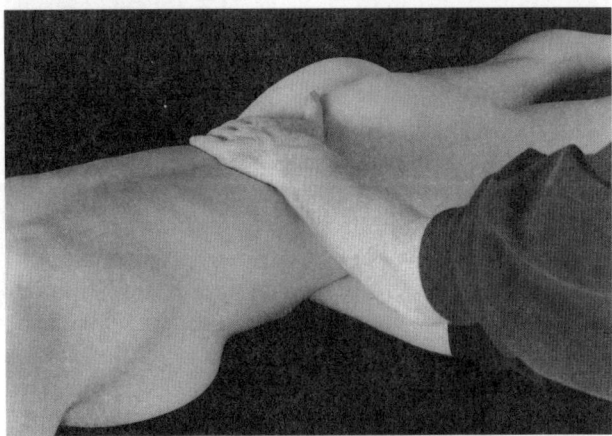

oben: Bilateraler Druck auf die Tubera ischiadica
unten: Hara-Kontakt

kommt ein Augenblick, in dem jede Flexion und Extension aufgehört hat und das Sacrum sich nicht mehr windet, schwingt oder pulsiert. Das ist der Stillpunkt. Nun wartest du – geduldig – weiter, bis der Traumkörper die erste Bewegung macht. In der Zwischenzeit senkt sich eine große Ruhe nieder.

Im Gegensatz dazu ist der sensorische Ansatz zur Einführung eines Stillpunkts frei von jeglicher technischen Analyse. Er konzentriert sich darauf, den Knochen zu fragen, wohin er gehen will, und ihm dann weich und unterstützend dabei behilflich zu sein, dorthin zu gehen. Du fährst damit weiter, bis er sich nicht mehr weiterbewegen kann und in seinem Stillpunkt ruht.

Bilateraler Druck auf die Tubera ischiadica

Du stellst dich an die Füße des Klienten und legst deine Handballen direkt auf seine Sitzbeinhöcker. Du modulierst den Druck und richtest ihn entsprechend; so verwendest du ihn als diagnostischen Kontakt mit gerichteter Energie. (Der Druck kann sehr emphatisch enden.) Sei vorsichtig in Situationen mit lumbalen Bandscheibenverletzungen. Diese Technik eignet sich gut zur Lösung der Iliosacralgelenke in cephalader Richtung. Da die Sitzbeine energetisch mit den Mastoidprozessen der Temporalknochen gepaart sind, kann Druck hier dir dabei helfen, temporalen Symptomen abzuhelfen.

Wenn du diese Technik als Dekompression verwenden willst, nimmst du nach der anfänglichen cephaladen Intention den Druck sanft zurück, bis die Knochen an den Iliosacralgelenken frei zu schwimmen beginnen. Das ist wundervoll.

Hara-Kontakt

Der Kontakt mit dem *Hara* ist eine bioenergetische Technik, die sich ausgezeichnet dafür eignet, energetische Lösung oder ein „Strömen" durch den ganzen Körper zu veranlassen. Du sitzt auf einer Seite des Klienten auf der Höhe seines *Hara*, dem Neben-Seelenzentrum, das für Bewegung zuständig ist (es liegt etwa 2,5 cm oder 2 Querfinger inferior des Nabels). Du plazierst deine Hände anterior und posterior so, daß beide Daumen nach inferior weisen.

Du klärst dein eigenes Feld, findest die Mitte der Wirbelsäule und konzentrierst dich dann auf deine Hände. Es ist beinahe so, als ob du Energie aus deinen eigenen Händen zurückziehen würdest – du läßt sie zu sehr passiven Berührungen, gleichsam zu weichen Staubsaugern werden – du saugst die Energie des Klienten sanft ein, so daß ein neuer Zusammenfluß damit beginnen kann, sein Hara zu durchströmen. Das ist sehr nützlich in der Arbeit mit Menschen, die in der bioenergetischen Therapie als „rigider Typus" beschrieben werden.

Knochentechniken in Seitenlage

Sacralarbeit während der Schwangerschaft

Du vergewisserst dich, daß die Klientin bequem auf der Seite liegt. Du legst ein Kissen unter ihren Kopf und ein zweites vielleicht zwischen ihre gebeugten Knie. Abgesehen vom Ungleichgewicht, das dadurch entsteht, daß sie lediglich auf einem Coxalknochen und nicht auf beiden liegt, ist das eine perfekte Möglichkeit, mit dem Sacrum zu arbeiten. Druck in anteriorer Richtung auf das Sacrum und in posteriorer Richtung auf die Spinae iliacae anteriores superiores wird die Kreuzschmerzen der Schwangerschaft in 90 Prozent der Fälle lösen. Du fährst fort, bis du fühlst, daß die Craniale Welle sich normalisiert.

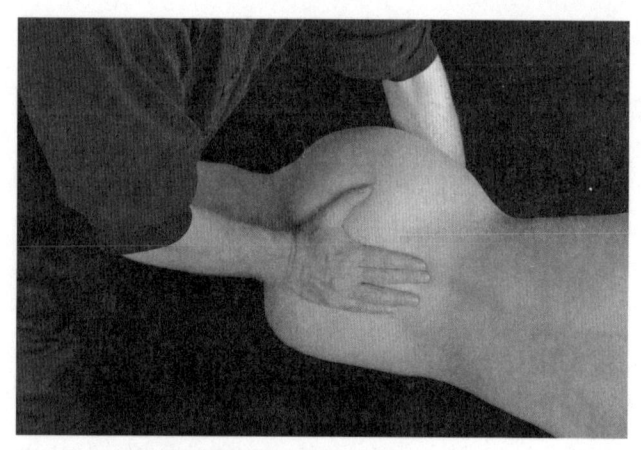

Sacralarbeit während der Schwangerschaft

Skelettmuskeltechniken in Rückenlage

Sacrum: das Becken neu lagern

Wenn du das Becken des Klienten vor der weiteren Arbeit am Sacrum in Rückenlage neu lagerst, wird er sich wohler fühlen, und du wirst bessere Ergebnisse erzielen. Es folgt eine einfache Technik, die dazu dient, mit geschicktem Anheben und neuem Lagern den Beckengürtel zentral auf die Liege zu bringen, so daß die Lendenwirbelsäule leicht dekomprimiert ist und die Gesäßmuskeln nach lateral und inferior gezo-

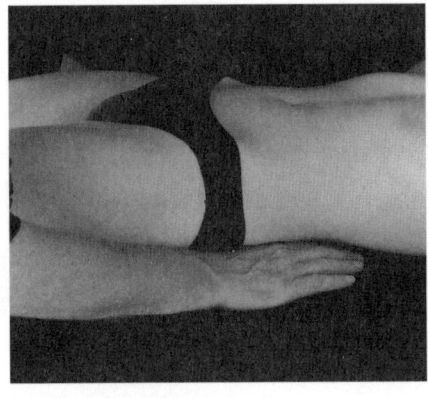

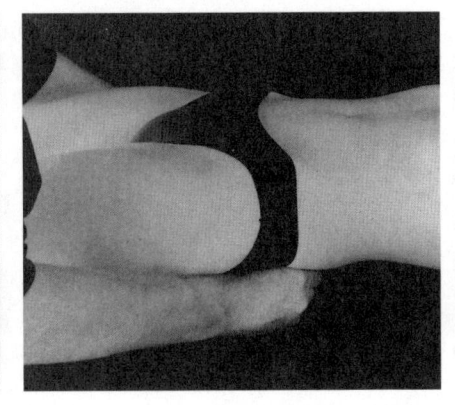

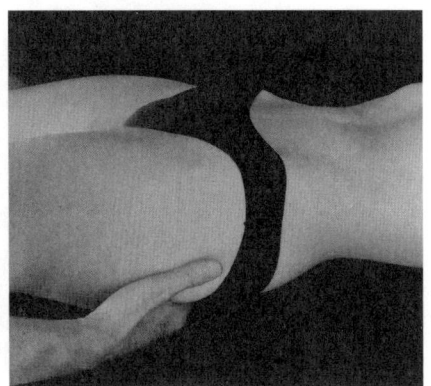

Das Becken neu lagern

gen sind. Sie bietet eine gute Möglichkeit sicherzugehen, daß das Becken gerade und ausgewogen auf der Liege ruht, bevor du mit Beinen oder Beckengürtel zu interaktiver Arbeit übergehst.

Du stehst bei den Füßen des Klienten oder bringst ein Knie zwischen seinen Waden auf die Liege (wenn du das Sacrum aus dieser Position heraus nicht erreichen kannst, stellst du dich auf eine Seite der Liege und auf die Höhe der Oberschenkel des Klienten). Du stellst dich breitbeinig hin und streckst deine Hände aus, um sie, Handflächen nach unten, lateral zu den Cristae iliacae auf die Liege zu bringen. Du vollführst mit deinen Unterarmen eine Auswärtsdrehung, bringst deine Hände unter das Gesäß des Klienten und bewegst dich inferior und medial zu den Rändern des Sacrums hin. Du nimmst mit dem Sacrum einen starken Kontakt auf; du wartest, bis du die Craniale Welle spüren kannst, und hebst dann, während der Klient ausatmet, das Sacrum freitragend an. Du hebst das Sacrum klar von der Liege weg, und genau dann, wenn du den Punkt in der Mitte zwischen den Extremen von Flexion und Extension fühlst, legst du das Sacrum ruhig auf die Liege zurück. Das erleichtert die volle Bewegung der Cranialen Welle im Sacrum.

Lösen des Psoas-Muskels

Du kommst auf die eine – sagen wir die rechte – Seite der Liege herüber. Du bringst das rechte Knie des Klienten in eine volle Flexion und setzt dich in den dadurch freigewordenen Raum. Du legst das gebeugte Knie in deine rechte Schulterbeuge, unmittelbar medial deines Akromions. Du kannst nun die Bewegung des rechten Beins ganz aus deinem Schulterkontakt heraus kontrollieren und hast beide Hände frei, um den Psoasmuskel ausfindig zu machen und zu lösen.

Um den Psoas zu finden, teilst du die Strecke zwischen dem Nabel und der linken Spina iliaca anterosuperior des Klienten in drei Abschnitte (bei Klientinnen ist es wichtig, klar von den Eierstöcken wegzubleiben, die sich ca. 2,5 cm medial der anterioren Spinae befinden). Du legst die gebeugten Finger deiner rechten Hand mit ihrer Rückseite auf den mittleren Abschnitt und verstärkst sie mit deiner linken Hand. Du steigerst deinen Druck langsam in posteriorer Richtung und bewegst die Rückseite deiner Finger gleichzeitig in kleinen Kreisen, um den Dünndarm deutlich vom Bauch des Psoasmuskels „wegzuködern". Sobald du die ca. 4 cm dicke, massige

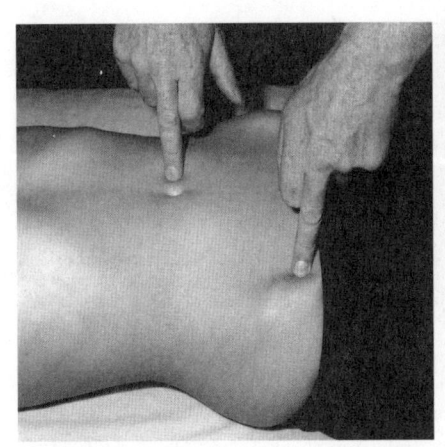

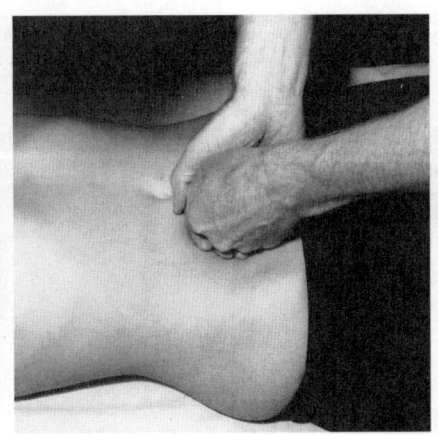

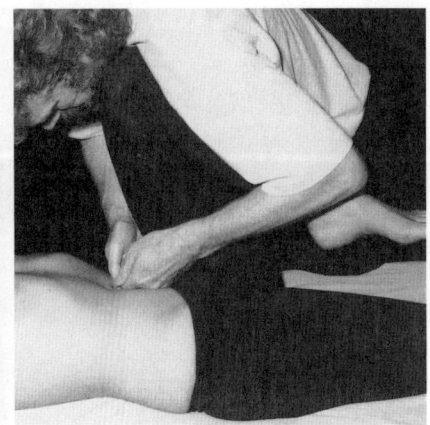

Lösen des Psoasmuskels: Orientierung und Grundkontakt

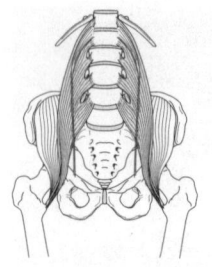

Der Psoasmuskel (schattiert)

Form des Psoas fühlst, beginnst du quer und von medial nach lateral über seine Fasern zu arbeiten, um Hypertonizität zu lösen. Deine rechte Hand bleibt weich und damit sensitiv, deine linke Hand sorgt für den Antrieb.

Du beginnst diese direkte Arbeit mit dem Psoas mit einer Drehung des Femur zu kombinieren. Du kreist mit deinem eigenen Rumpf und mit dem rechten Bein des Klienten, indem du dich erst gegen seinen Kopf hin, dann medial, inferior, lateral und schließlich wieder gegen seinen Kopf hin bewegst. Wenn du den Femur nach medial bewegst, überquerst du den Psoas von medial nach lateral. Die Auswirkung dieser Kombination direkter Muskelarbeit und rhythmischer Drehungen des Femur gibt dem hypertonischen Psoas Rhythmus und Lösung zurück. Zum Schluß bittest du den Klienten auszuatmen, wenn du seinen Femur medial und inferior führst. Das verschafft dem Bauch zusätzliche Lösung.

Lösen des Iliacus

Den Iliacusmuskel erreichst du mit deinen Fingerspitzen und Fingerbeeren um den Rand der Crista iliaca herum. Du folgst dem Bogen der Crista iliaca so weit posterior wie möglich und verwendest Fingerdruck und Absicht, um den Iliacus zu lösen. (Du kannst den Iliacus auch mit einer reziproken Innervationstechnik lösen. Für eine reziproke Innervationstechnik bittest du den Klienten, den Oberschenkel der „guten" Seite wiederholt gegen Widerstand zu beugen.)

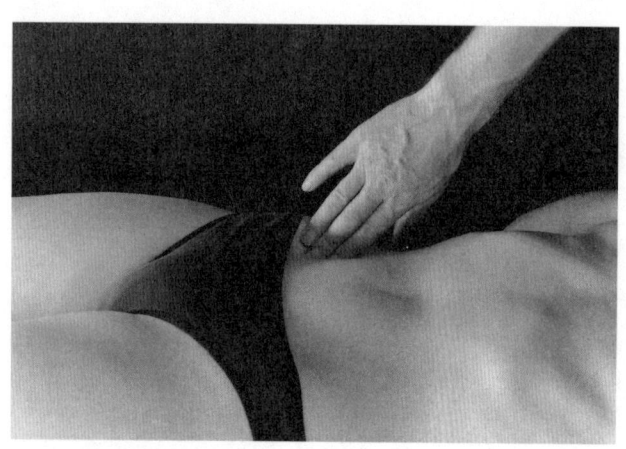

Unilaterales Lösen von Piriformis und Coccygeus

Der Coccygeus ist ein kurzer, gedrungener, dreieckiger Muskel und ein starker Stabilisator des Sacrums am „Südpol" der Kernverbindung. Er verläuft vom fünften Sacral- und ersten Coccygealsegment zur Spina ischiadica.

Ansatz *1: Du sitzt oder kniest seitlich der Liege in einem Winkel von 45 Grad zu den Beinen des Klienten und blickst auf sein Herz. Du schlüpfst mit beiden Händen unter sein Gesäß, bis du die lateralen Ränder des Sacrums erreichst. Du arbeitest mit Fingerspitzenkontakt am Rand und Fingerbeerenkontakt auf dem Bauch des Piriformis- und Coccygeusmuskels. Du stimmst dich auf Motilitätsmuster und Energetik des Muskelgewebes ein und wartest darauf, daß es sich löst und ausbalanciert. Das hilft ganz besonders bei Ischiasbeschwerden.

Ansatz *2: Du stehst seitlich der Oberschenkel des Klienten; die inferiore Hand der letzten Technik

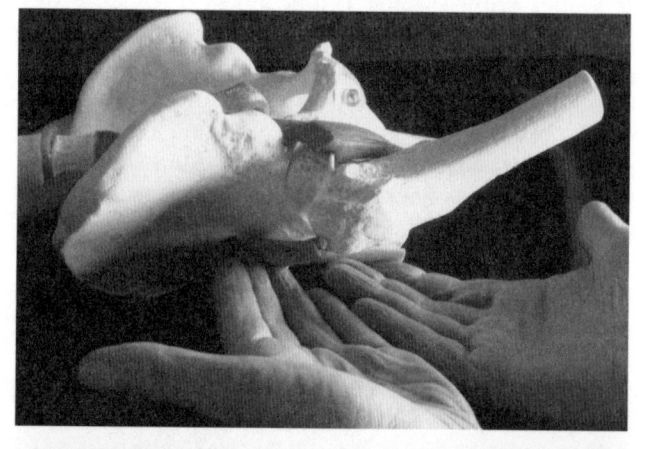

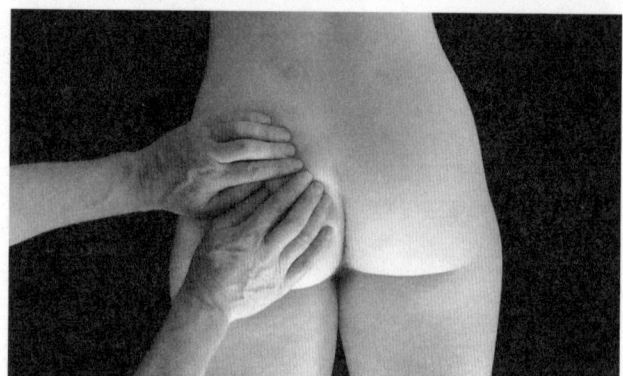

Unilaterales Lösen von Piriformis und Coccygeus, Ansatz *1. Das untere Bild zeigt die Technik zwecks größerer Klarheit in Bauchlage

Lösen des Iliacus

bringst du zwischen die Beine des Klienten und nimmst den Kontakt mit dem Coccygeus auf; du dekomprimierst den Coccygeus inferior (arbeitest also quer zu den Muskelfasern). Die superiore Hand fährt, wie in Ansatz *1, fort, die laterale Länge des Piriformis zu unterstützen (und bewegt sich entlang der Muskelfasern). Das ist die kraftvollste Craniosacraltechnik für diese beiden Muskeln.

Bilaterales Lösen von Piriformis und Coccygeus

Hierfür wird dieselbe Technik angewendet wie oben, um gleichzeitig mit beiden lateralen Rändern des Sacrums zu arbeiten. Diese Technik eignet sich ausgezeichnet für die Arbeit mit einseitigem Ischiasschmerz, besonders dann, wenn dieser vom langen Autofahren herrührt.

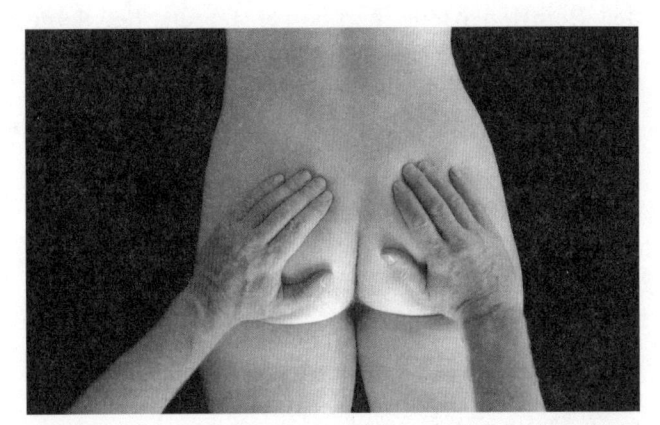

Bilaterales Lösen von Piriformis und Coccygeus (zwecks größerer Klarheit in Bauchlage gezeigt)

Piriformis: Reziproke Innervation auf dem Boden

Um eine reziproke Innervationstechnik auf einen hartnäckig hypertonischen Piriformis anzuwenden, bittest du den Klienten, sich auf den Boden und seine „gute" Seite längsseits gegen eine stabile Wand zu legen und das entsprechende Knie zu beugen. Du legst eine Hand auf den hypertonischen Piriformis und palpierst ihn, währenddem du den Klienten bittest, sein „gutes" Bein (isometrisch) lateral gegen die Wand zu pressen. Du läßt ihn während eines langen Ausatems pressen und während des Einatems pausieren. Ihr wiederholt das Schieben und Kontrahieren des Piriformis auf der nicht betroffenen Seite, bis der Klient erschöpft, schlechter Laune oder beides ist. Dann erlaubst du ihm, sein Bein hinzulegen und sich auszuruhen. Der motorische Cortex wird nun beiden Piriformismuskeln signalisieren, daß sie sich vollkommen entspannen können. Du kannst den Klienten vielleicht bitten, diese Übung drei- bis fünfmal täglich während je ungefähr fünf Minuten zu wiederholen. Wenn sonst nichts hilft, kann das wirken.

Knochentechniken in Rückenlage

Für diese Techniken unterlegst du die Knie des Klienten mit einem Kissen, um das Becken von allfälligen Restspannungen in den Oberschenkelmuskeln zu befreien.

Lösen der Hüft- und Iliosacralgelenke

Diese Technik ist eine von Andrew Taylor Stills „Rhythmus und Bewegungs"-Techniken; Still verstand instinktiv, wie wichtig es ist, den Körper in Übereinstimmung mit der Cranialen Welle zu bewegen. Die Technik besteht aus langen, langsamen, beinahe trägen Bewegungen, die dazu dienen, Einschränkungen in Hüft- und Iliosacralgelenken zu lösen. Du stehst auf einer Seite der Liege und nimmst mit der Handfläche der einen Hand die Ferse des Klienten auf. Deine andere Hand legst du unter sein Knie, das du beugst, oder auf die Patella. Du bewegst das Knie in einer runden oder ovalen Drehung, erst gegen den Kopf hin, dann medial, inferior und lateral, bis du wiederum gegen den Kopf hin kommst. Das hilft dem Psoas, sich zu lösen, indem er sich erst zusammenzieht und danach dehnt. Du erlaubst deinen eigenen Knien, sich Tai-Chi-ähnlich, „wasserartig", zu bewegen: Du fließt vor- und rückwärts, fließt umher; dein ganzer Leib ist fließend und somit Beispiel und Ansporn für deinen Klienten, in seinem eigenen Körper auch fließend zu sein.

Anheben des Sacrums mit Hebelkraft

Diese Technik ermöglicht einen eleganten Zugang zum Sacrum; die Wahl des richtigen Zeitpunkts verlangt jedoch etwas Übung. Sie gibt der nicht-dominanten Hand einen primären Kontakt mit dem Sacrum und läßt die dominante Hand frei, um andere Komponenten in der Mechanik des Beckens oder der Kernverbindung anzugehen und zu behandeln.

Du führst deine dominante Hand quer unter das Sacrum, wobei dein Daumen posterior des ersten Sacralsegments zu liegen kommt. Dann, während der Klient ausatmet, versteifst du Hand und Handgelenk isometrisch unter dem Sacrum und läßt dein Körpergewicht (wirklich!) gegen den Boden sinken; gleichzeitig versteifst du deinen Ellenbogen, so daß er als Drehpunkt dient, anhand dessen das Becken des Klienten von der Liege weggehoben werden kann. Im selben kurzen Augenblick, in dem das Sacrum von der Liege losgelöst ist, nimmst du mit deiner nicht-dominanten Hand mit gespreizten Fingern den Kontakt auf und entfernst deine andere Hand.

Sacraltechnik von der Bein-Außenseite her

Von der Seite der Liege her verwendest du die grundlegende Handhaltung mit gespreizten Fingern, um den Kontakt mit dem Sacrum von der Außen- (und Rück-)seite des Beins her aufzunehmen. Du bittest den Klienten, sein Becken ein bißchen von der Liege wegzuheben, da der Kontakt so am einfachsten zu bewerkstelligen ist. Mit deiner nicht-dominanten Hand hältst du das Sacrum. Mit dem Mittelfinger meiner freien Hand berühre ich gerne den Akupunkturpunkt „Drei Meilen der Hand" (Dickdarm 10), der unmittelbar distal des Ellbogens in einer kleinen Vertiefung auf einer Extensorensehne liegt (das ist die Stelle, die bei Sehnenscheidenentzündung oder Tennisarm äußerst empfindlich ist). Diese Berührung schließt einen sensitiven Energiekreis mit der sacralen Hand und macht es möglich, daß du den Bereich von Becken und Sphenoidale energetisch erreichen kannst, was die durch Mechanik erhältliche Information vermehrt. Fühle jedoch auch, ob für den jeweiligen Menschen, mit dem du arbeitest, eine andere Technik oder Berührung angemessener ist.

Die Sacraltechnik von der Bein-Außenseite her ist besonders dienlich, denn sie kann mit einiger Übung über lange Zeit hinweg gehalten werden, ohne daß die Sensitivität in der sacralen Hand verloren geht. In visionärer Craniosacralarbeit ist sie die grundlegende Sacraltechnik; fortgeschrittene Techniken gehen oft von diesem Grundkontakt aus und verwenden die freie Hand, um andere Komponenten der Mechanismen von Beckengürtel oder Kernverbindung anzugehen und zu behandeln. Der Ansatz von der Bein-Außenseite her ist die sensitivste Technik; einige Heilerinnen finden sie jedoch unangenehm, da sie den Handgelenken eine extreme Adduktion abverlangt. Falls dies auf dich zutreffen sollte, wirst du mit Sacralarbeit in Bauchlage oder mit Sacraltechnik von der Bein-Innenseite her besser fahren, bis deine Handgelenke beweglicher geworden sind und sich nicht mehr unwohl fühlen.

Sacraltechnik von der Bein-Innenseite her

Für diese Technik stehst du seitlich der Liege und nimmst das Sacrum mit dem Standardkontakt mit gespreizten Fingern, indem du deinen Unterarm zwischen die Beine des Klienten legst; das gibt direkteren Zugang zur Axialebene des Sacrums und ist daher für lumbosacrale Dekompression und Entwirren sowie für die Kompressionstechniken mit dem Schambeinknochen besser geeignet. Die beste Möglichkeit, um diesen Kontakt herzustellen, bietet eine anmutige Bewegung, die vom Klienten keinerlei Anstrengung

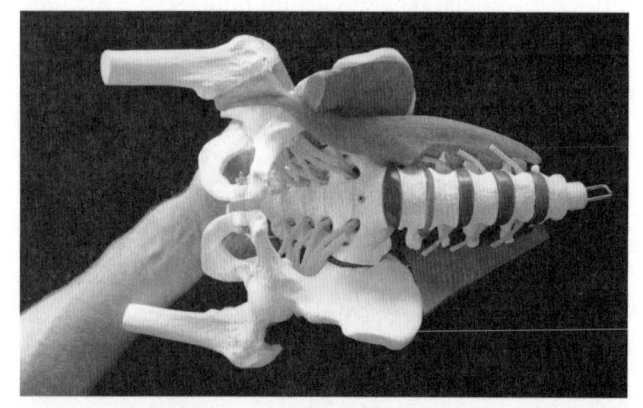

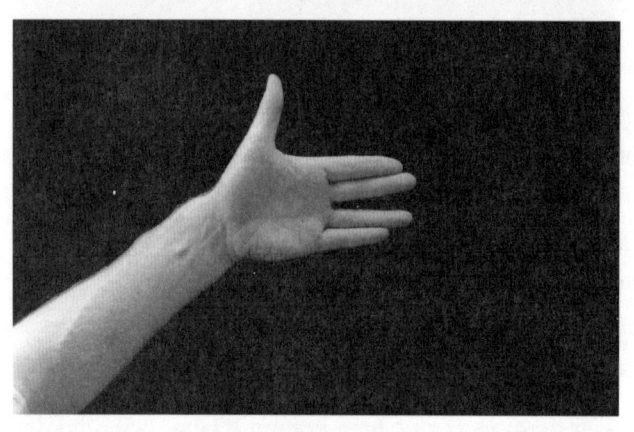

oben: Das Sacrum liegt auf der Hand. Technik von der Bein-Außenseite her.
unten die Handhaltung

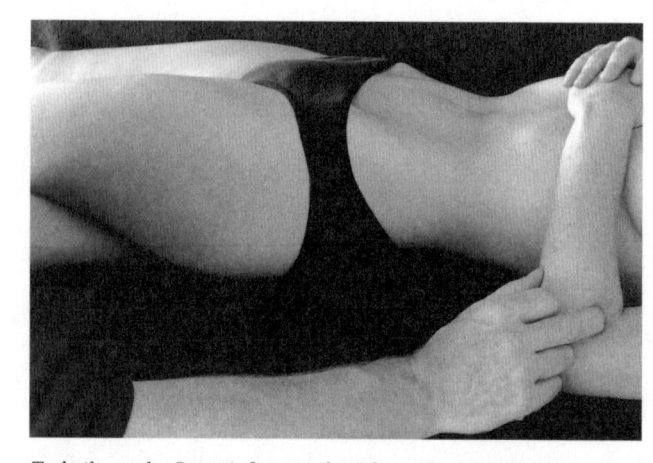

Technik von der Bein-Außenseite her; der rechte Mittelfinger liegt auf Dickdarm 10.

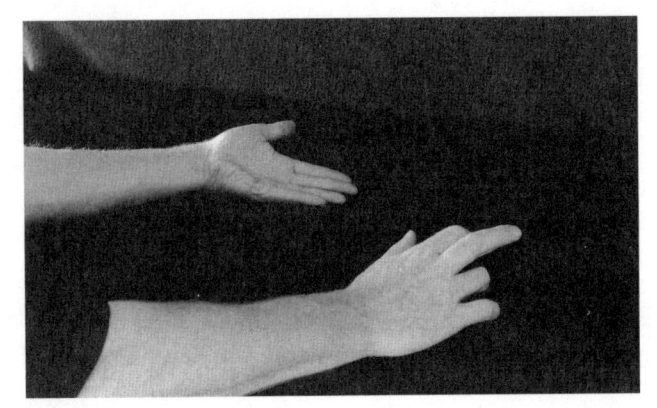

die Lage der Hände

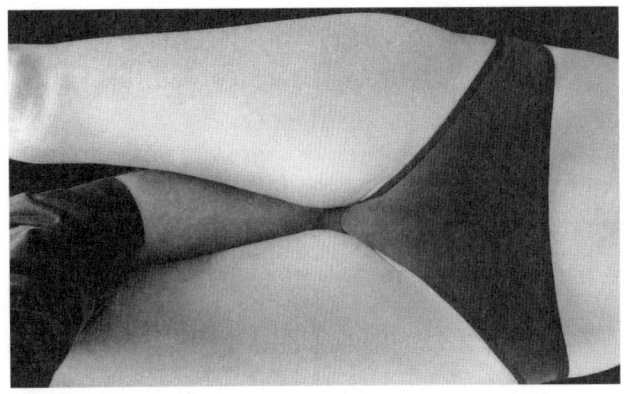

Ausrichtung des Unterarms für die Sacraltechnik von der Bein-Innenseite her

erfordert: Du nimmst mit deiner dominanten Hand über den Klienten hinweg einen festen Kontakt mit der anterosuperioren Spina iliaca und dem Hüftgelenkbereich auf; danach rollst du den Klienten, indem du deine Knie beugst, gegen dich. Wenn das Sacrum von der Liege gelöst ist, schlüpft deine nichtdominante Hand zwischen seine Beine und stellt die Berührung mit dem Sacrum her.

Sacrales Lenkrad

Mit beiden Händen quer unter dem Sacrum ermöglicht diese Technik die volle Kontrolle über die Motilitätsmuster des Knochens. Du nimmst den Kontakt so auf, daß deine Fingerspitzen über den gegenüberliegenden Rand und deine Handballen über den diesseitigen Rand des Sacrums hinausragen; das ermöglicht zusätzlich den Kontakt mit einigen Fasern des Glutaeus, Piriformis und Coccygeus. Es ist dies eine ausgezeichnete Technik für ein verhärtetes, resistentes Sacrum. Die beiden Hände unter dem Knochen steigern das physische Potential für das Entwirren, für eine lumbosacrale Dekompression, für die Arbeit mit Bandscheibenverletzungen und bei einer Dysfunktion der Hüftgelenke.

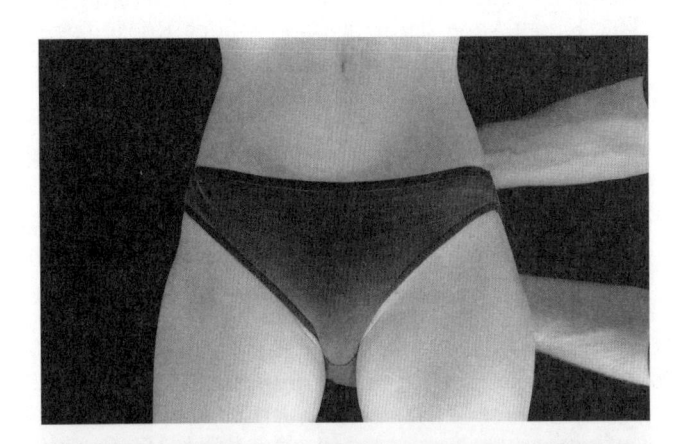

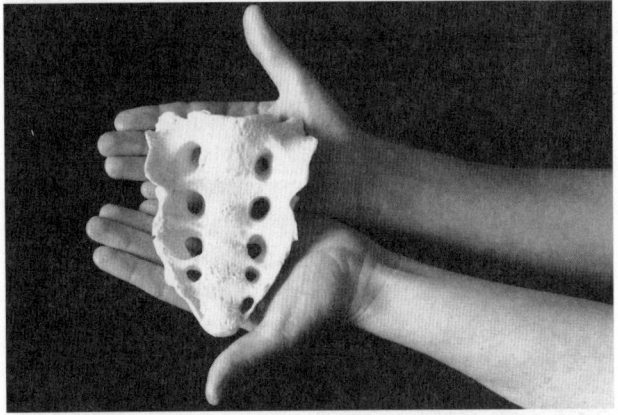

Sacrales Lenkrad. Unten der Kontakt mit dem Knochen

Lumbosacrale Dekompression und Entwirren

Du legst eine Hand zwischen die Beine, nimmst den sacralen Standardkontakt mit gespreizten Fingern auf und legst die zweite Hand quer unter die Lendenwirbelsäule.

Du versicherst dich, daß die Fingerspitzen der sacralen Hand die Handkante der lumbalen Hand berühren. Du löst die sacralen Dornfortsätze von den lumbalen. Du beginnst, die Bewegung der Lendenwirbelsäule als Ganzes zu fühlen, und vergleichst sie

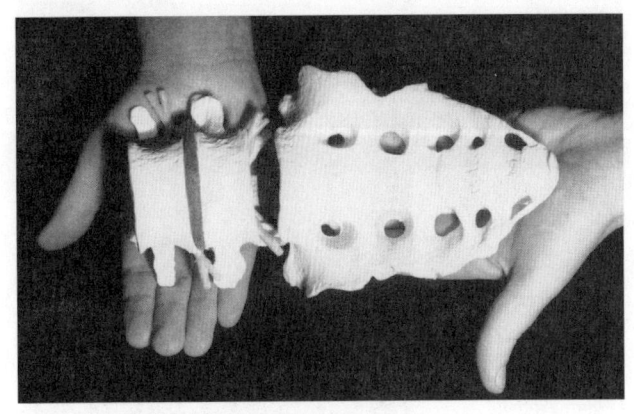

Lumbosacrale Dekompression und Entwirren

mit der Bewegung des Sacrums. Dann gehst du dazu über, jeden lumbalen Dornfortsatz direkt zu palpieren; du lokalisierst sie vielleicht mit einem Finger und dem Daumen deiner lumbalen Hand. Du ertastest die relative Motilität des Sacrums im Vergleich zum fünften Lumbalwirbel, um etwas über die Belastungen zu erfahren, die die Dysfunktion des Wirbels verursachen. Du hörst nacheinander auch auf die andern Wirbel und untersuchst die Bewegung eines jeden von ihnen.

Eine weitere Möglichkeit besteht darin, zu Energiearbeit überzugehen und sich auf die Zwischenräume zwischen den Dornfortsätzen zu konzentrieren. Das ist eine Shiatsu-Praxis und eignet sich ausgezeichnet, um das spinale Feld für Kundalini-Arbeit zu reinigen. (Der Klient kann dafür in Bauch- oder Rückenlage liegen oder knien.) Leichte Veränderungen in Absicht, Druck und Richtung können Schmerzen im unteren Rückenbereich verschärfen oder zu vollständiger Besserung führen.

Sacrum und Spinae iliacae anteriores superiores

Von der Seite der Liege her ergreifst du mit deiner nicht-dominanten Hand das Sacrum von der Bein-Außenseite her und wartest, bis deine Hand sich gelöst hat und du ein deutliches und klares Bild der sacralen Motilität erhältst. Dann umgibst du mit deiner freien Hand die Spinae iliacae anteriores superiores des Klienten, indem du die Wurzelgelenke von Daumen und Mittelfinger deiner Hand auf die gegenüberliegende Spina legst (und deine Finger über das Gebiet des Tensor fasciae latae zu liegen kommen); dein Handgelenk ist so weit gebeugt, daß es die Bauchdecke nicht berührt; der fleischige Anteil der Flexoren deines Unterarms ruht auf der näheren Spina anterior. Du hast jetzt einen Beckengriff an drei Punkten: Eine Hand liegt unter dem Sacrum, und ein Arm umspannt den Beckenrand mit zwei Kontakten.

Du konzentrierst dich auf die Bewegung der Ilia, der „Flügel" der Coxalknochen. Der Anteil des Atems an der Bewegung ist ausgesprochen groß, und wenn die Craniale Welle mit dem Atem nicht synchron ist, kann es anspruchsvoll sein, sie aufzuspüren. Beachte die Auswirkungen der iliacalen Atembewegungen auf das kleine Becken des Klienten. Bewegen sich die Knochen synchron? Besteht das Muster darin, daß sich Coccyx und Tubera ischiadica gleichzeitig ins kleine Becken hineinbewegen (Sutherlands Modell)? Oder spielt hier das fließend-elektrische Modell, in dem der eine Tuber (Sitzbeinhöcker) sich ins kleine Becken hineinbewegt, während der andere daraus hervorkommt? Bei der Vorbereitung schwangerer Frauen auf eine natürliche und gesunde Geburt kann es sehr wichtig sein, das Muster der Klientin zu optimieren.

Sacrum und Symphysis pubis

Diese Technik löst das Perineum (das „Beckenzwerchfell") durch die Anwendung von posterior gerichteter Kraft auf die Symphysis pubis. Wir bewegen uns hier in einem intimen Bereich – sexuell geladen, sinnlich und oft traumatisiert: Ziehe also, bevor du beginnst, in Betracht, deinem Klienten vorher zu erklären, warum du diese Technik anwenden möchtest, und reinige dein eigenes Bewußtsein von allfälligen streunenden Gedanken sexueller oder sinnlicher Art.

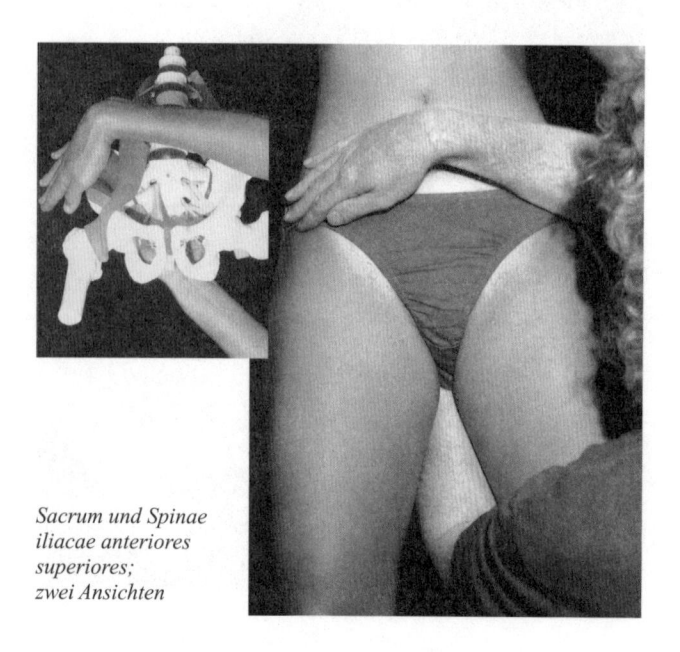

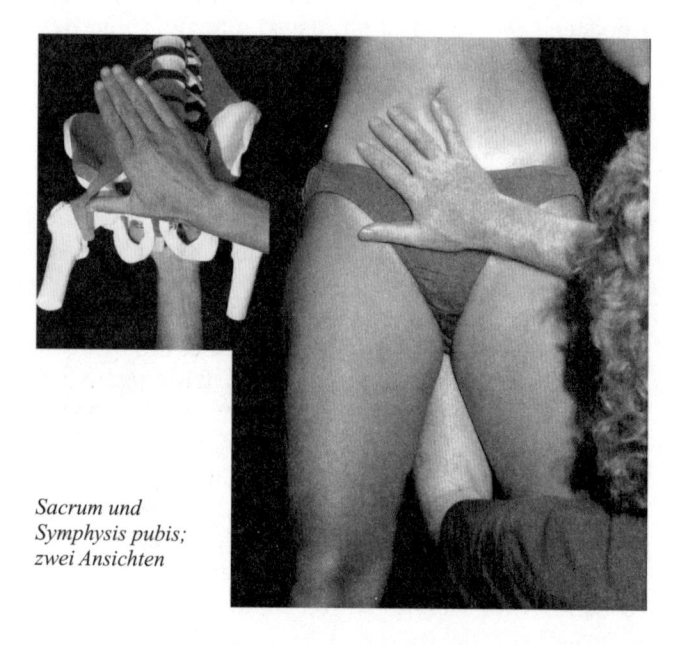

Sacrum und Spinae iliacae anteriores superiores; zwei Ansichten

Sacrum und Symphysis pubis; zwei Ansichten

Erst nimmst du von der Seite der Liege mit deiner nicht-dominanten Hand einen sacralen Kontakt von der Bein-Innenseite her auf. Als nächstes legst du deine freie Hand unmittelbar unterhalb des Nabels auf den Bauch des Klienten und arbeitest dich in sanften Schritten nach unten vor, bis du mit der Symphysis pubis einen bestimmten Daumenwurzelkontakt machen kannst. Du plazierst deinen Daumenballen quer auf dem anteriorsten Teil des Schamhügels.

Du konzentrierst dich auf das Sacrum und wartest, bis du ein Gefühl für seinen Rhythmus, seine Lage und seine energetische Verfassung erhältst; dann verlagerst du deine Konzentration auf das Schambein. Du beginnst posterior gerichteten Druck auf den Schamhügel auszuüben; dann verstärkst du ihn allmählich, bis das Sacrum antwortet. Wenn es sich plötzlich „freitritt", hast du den Beweis dafür, daß die Muskelgruppen des Levator ani angespannt waren und die Bewegung des Sacrums verhindert haben. Wenn das zutrifft, hältst du den Druck aufrecht, bis du fühlst, daß sich die dazwischenliegenden Gewebe entwirren und lösen; die Druckstärken können hier 4 bis 5 kg betragen. Das Sacrum kann sich auf vielen verschiedenen Bewegungsebenen entwirren.

Als kraftvoller, kompetenter, umspannender Griff für das Beckenzwerchfell ist das eine weitere wichtige Technik in der Geburtsvorbereitung. Vor deinem geistigen Auge verbindst du die obere mit der unteren Hand und beginnst, die Anatomie und Physiologie des kleinen Beckens, besonders seine knöchernen Ränder und die Muskulatur des Perineums, zu visualisieren. Du analysierst die Kräfte, die auf die beiden Einheiten, die du berührst, und auf die dazwischenliegenden Gewebe einwirken.

Falls du irgendeine Form von Kraft – Torsion, Scherung oder Kompression – spürst, die das Becken in ein Fehlmuster hineinbringt, führst du einen korrektiven Druck ein, indem du eine der zehn Möglichkeiten der Interaktion oder des Entwirrens verwendest. Entwirren bewährt sich für gewöhnlich am besten.

In Fällen, bei denen der Klient an direkter Arbeit auf der Symphysis pubis deutlich Anstoß nimmt, arbeitest du mit dem Sacralkontakt in Bauchlage und verwendest anterioren Druck, bis die Schambeinknochen bestimmt und eindeutig mit der Oberfläche der Liege in Kontakt sind. Du übermittelst durch dieses Medium den Druck an die Levator-ani-Gruppe, bis du vollständige Lösung fühlst.

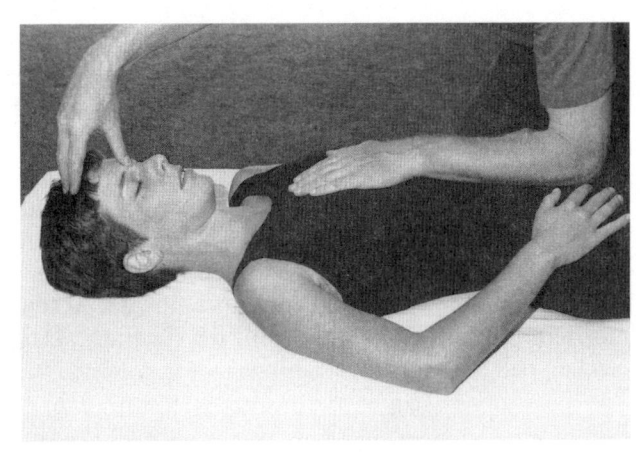

Ventrales „Heiliges Gefäß der Energien"; die zweite Hand ist in einem fakultativen Kontakt mit dem Inneren Auge

Knochentechniken in Rückenlage

Ventrales „Heiliges Gefäß der Energien"

Du bringst deinen Atem mit demjenigen des Klienten in Einklang. Irgendwo zwischen Symphysis pubis und Incisura costoclavicularis wählst du ein Gebiet, das du berühren möchtest. Mit deinem Unterarm nimmst du langsam Kontakt auf, indem du mit dem Atemmuster des Klienten nach unten gehst, bis du einen bestimmten, jedoch äußerst sensiblen Kontakt hast. Warte. Du wartest, bis du auf der ganzen Länge deiner Berührung eine Stetigkeit von Bewegungsmustern fühlen kannst. Du beginnst, mit interaktiver Arbeit das „Heilige Gefäß der Energien" zu harmonisieren. Das bewährt sich besonders bei Klienten, die ein schweres Trauma physischer, psychologischer oder psychischer Art hinter sich haben.

Ausstreichen von der Lumbalgegend bis zum Scheitel

Mit diesem Ausstreichen kann die Energie des Sacrums auf dem Weg über das Spirituelle Herz sehr gut mit dem Kopf verbunden werden.

Du stehst stark und breitbeinig am Kopfende der Liege. Du legst beide Hände unter die großen paraspinalen Rückenmuskeln – so weit gegen das Sacrum hinunter, wie es dir bequem möglich ist. Sobald du zum Rücken einen bestimmten energetischen Kontakt gefunden hast, wählst du eine Bewegung, mit der du von deiner Berührungsfläche bis hinauf zur Krone reisen kannst; es kann sich dabei um eine sehr langsame Bewegung, ähnlich einem massageartigen Ausstreichen, oder um schrittweise Bewegungen von Wirbel zu Wirbel handeln. Während du hochkommst, gilt deine volle Aufmerksamkeit den Veränderungen der Mikrobewegungen bezüglich Zeitmaß, Druck und Prägnanz. Hinter dem Herzen liegen oftmals tiefe Abgründe emotionalen Schmerzes und die Thematik von Verrat. Wenn du den Nacken ausstreichst, hebst du den Kopf von der Liege weg, so daß du elegant und sinnvoll über die Ansätze der suboccipitalen Muskulatur fahren und sie dabei befreien und entwirren kannst. Dann legst du den Kopf sanft auf die Liege zurück, sehr ähnlich, wie du zum Abschluß der Arbeit mit dem Sacrum das Sacrum mit der Technik „Das Becken neu lagern" hingelegt hast.

Weitere Techniken, die das Sacrum beeinflussen können

- Entwirren von Beinen, Rücken und Armen
- Temporal-Techniken
- Der CV4
- Entwirren der Mandibula
- Lösen der lateralen Pterygoidmuskeln
- Rolfing
- Akupunktur
- Bioenergetische Therapie
- Feldenkrais-Arbeit auf Boden und Liege
- Fußreflexzonenmassage
- Der perfekte Golfschwung
- Reichsche Körperarbeit

23 Das Os occipitale

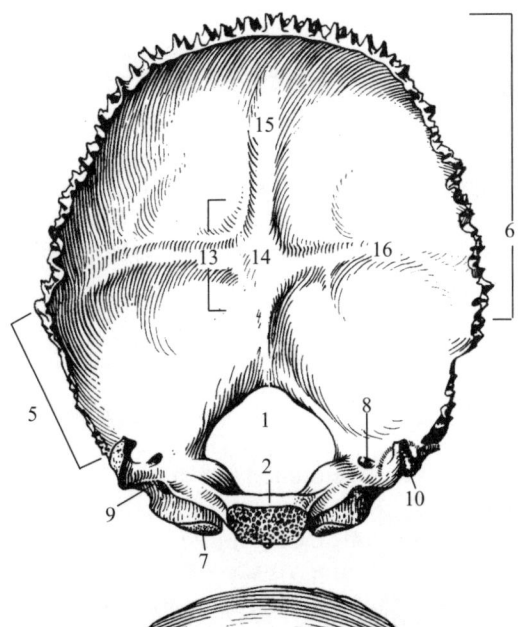

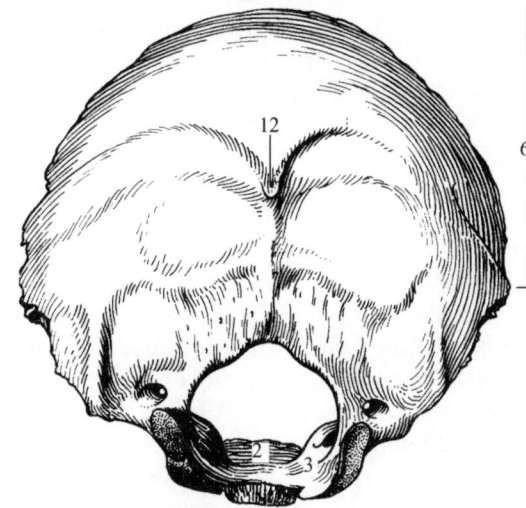

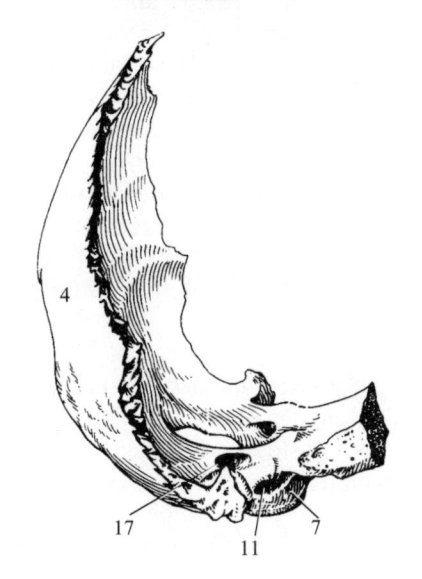

Etymologie

Occipitale aus dem Lateinischen „ob caput", an den Kopf grenzend
Cranium aus dem Griechischen für „Helm"
Squama aus dem Lateinischen für „Schuppe eines Fisches"

1. Foramen magnum, oder größte Öffnung; Durchgang für die Medulla oblongata
2. Pars basilaris; Teil des Occipitale, der anterior des Foramen magnum liegt
3. Pars lateralis, Condylarteil; liegt lateral des Foramen magnum
4. Squama oder Pars squamosa; jener Teil des Occipitale, der posterior des Foramen magnum liegt
5. Occipitale Partie der verzahnten Mastoidnaht; artikuliert mit dem Temporale
6. Occipitale Partie der verzahnten Lambdoidnaht; artikuliert mit dem Parietale
7. Condylus occipitalis; artikuliert mit der superioren Artikulationsfacette des Atlas; sie bilden gemeinsam das Atlantooccipitalgelenk
8. Canalis condylaris; Durchgang für die Vena emissaria vom Sinus sigmoideus her
9. Canalis hypoglossi; liegt anterior und lateral des Foramen magnum; Durchgang für CN XII, Nervus hypoglossus
10. Processus jugularis oder Stachel; liegt lateral des Foramen jugulare; Überbleibsel des Querfortsatzes eines Wirbels
11. Processus intrajugularis; unterteilt das Foramen jugulare in einen lateralen Durchgang für die Vena jugularis und einen medialen Durchgang für die Cranialnerven IX, X und XI, die Nervi glossopharyngeus, vagus und accessorius
12. Protuberantia occipitalis externa, oder Inion
13. Eminentia cruciformis; von den Ansätzen der Falx und des Tentoriums geformt
14. Protuberantia occipitalis interna; liegt in der Mitte der Eminentia cruciformis
15. Sulcus sinus sagittalis superioris
16. Sulcus sinus transversi
17. Sulcus sinus sigmoidei

Embryologie und Osteologie

Alle Knochen, aus denen die craniale Basis besteht, entstehen aus Knorpel. Das Occipitale beginnt sich in vier getrennten Teilen in Knochen umzubilden: einem squamosen Teil, zwei Condylarteilen und einem Basilarteil. Der squamose Teil beginnt sich in seinem inferioren Aspekt aus Knorpel-, in seiner superioren Hälfte aus Membrangewebe heraus in Knochen umzuwandeln. Er verknöchert sich aus so wenig wie einem oder so viel wie acht Nuclei heraus, die acht Wochen nach der Empfängnis erscheinen und meist kurze Zeit danach miteinander verschmelzen. Wenn sich die knorpeligen und membranförmigen Zentren nicht vereinigen, wird der daraus entstehende dreieckige Knochen, der zwischen die Parietalknochen unmittelbar unterhalb von Lambda eingekeilt liegt, der Interparietalknochen genannt. Die beiden Condylarteile und der eine Basilarteil des Occipitale entwickeln sich aus je einem einzigen Ossifikationszentrum heraus.

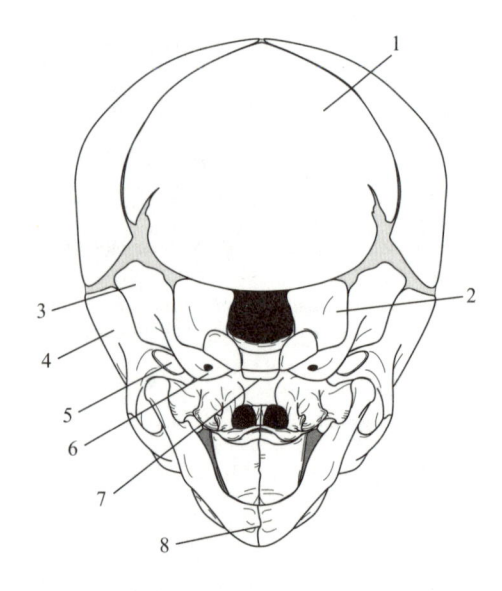

Schädelbasis eines Neugeborenen
1 Os occipitale, Pars squamosa
2 Os occipitale, Pars lateralis (Condylarteil)
3 Os temporale, Pars petrosa
4 Os temporale, Pars squamosa
5 Os temporale, Anulus tympanicus (tympanischer Ring)
6 Canalis caroticus (Carotiskanal)
7 Os occipitale, Pars basilaris
8 Symphysis mentis

Bei der Geburt besteht das Os occipitale aus vier Teilen: einem ausgedehnten Anteil, der Squama, die posterior und superior des Foramen magnum liegt, zwei Condylarteilen, die die Seiten oder die lateralen Aspekte des Foramen bilden, und einem Basilarteil, der vor dem Foramen liegt.

Die Squama vereinigt sich mit den Condylarteilen zur selben Zeit, in der die craniale Naht am Ende des vierten Lebensjahres festgelegt wird. Mit sechs Jahren verschmilzt der Basilarteil mit den Condylarteilen, und das Occipitale wird zu einem einzigen Ganzen.

Anatomie

Das Occipitale ist ein widerstandsfähiger, handgroßer, einigermaßen komplexer, bikonkaver Knochen. Er hat vier Aspekte: die Squama, zwei Condylen und einen Basilarteil, an dem er mit dem Sphenoidale artikuliert.

Struktur

Die Struktur des Occipitale setzt sich durchwegs aus widerstandsfähigem Cortical- und Diploeknochen zusammen. Sowohl Occipitale wie auch Sacrum besitzen Öffnungen und Ansätze für die spinale Dura und das von ihr umhüllte Rückenmark, und beide sind ausgesprochen dreieckig und bikonkav geformt. Sie sind beinahe Zwillinge, voneinander durch das Rückenmark getrennt.

Lage

Das Occipitale liegt dort, wo Nacken und Kopf zusammentreffen. Sein am meisten superior liegender Punkt, Lambda, liegt etwas höher als der höchste Punkt der Augenbrauenlinie. An seinem am meisten inferior liegendenen Punkt – den occipitalen Condylen – artikuliert es mit dem Atlas (dem ersten Halswirbel). Sein am meisten anteriorer Punkt liegt anterior sowohl des Ohrkanals wie auch der Temporomandibulargelenke, wo der Basilarteil des Occipitale (am Sphenobasilargelenk) mit dem Sphenoidale artikuliert. Seine am weistesten lateralen Punkte liegen posterior der Mastoidei, bei Asterion. Die Lambdoidnaht liegt ca. 5 cm posterior der Mastoidspitze.

Orientierungspunkte

Inion, oder die posteriore occipitale Protuberanz, liegt auf der Außenseite der Protuberantia occipitalis interna (I.O.P.), dem posterioren Ansatz des Sinus rectus. Beide liegen ungefähr in der Mitte der Pars squamosa, auf einer von den Augenpupillen posterior gezogenen horizontalen Linie. Die I.O.P. wird durch den Zug der

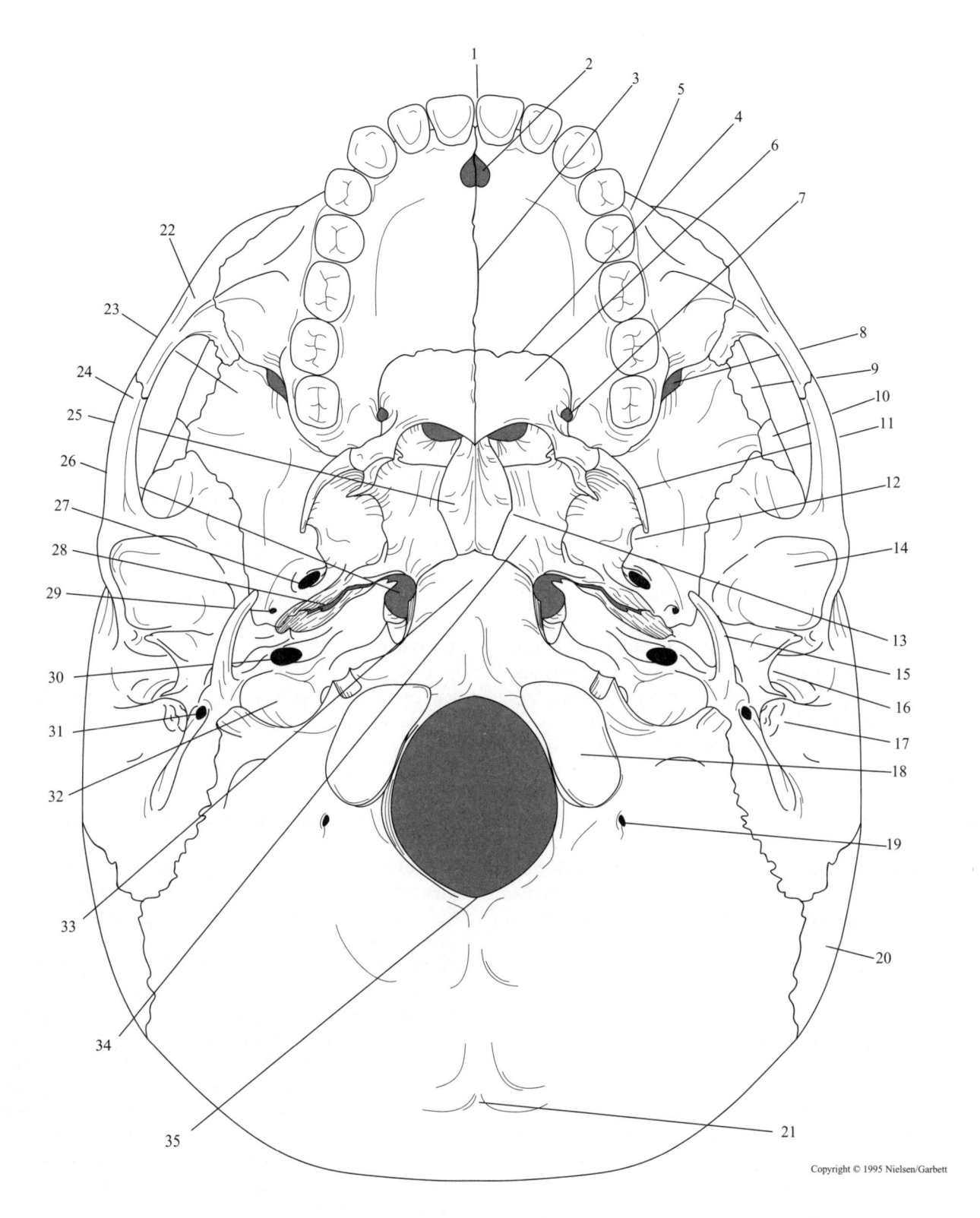

Schädelbasis eines Erwachsenen

1. Mediane Incisivlinie
2. Foramina incisiva
3. Sutura palatina mediana
4. Sutura palatina transversa
5. Alveolarkamm
6. Os palatinum
7. Foramen palatinum majus
8. Fissura orbitalis inferior
9. Os frontale
10. Os parietale
11. Processus pterygoideus, Lamina lateralis (laterale Pterygoidplatte)
12. Processus pterygoideus, Lamina medialis (mediale Pterygoidplatte)
13. Artikulation von Vomer und Sphenoidale
14. Fossa mandibularis
15. Processus styloideus
16. Meatus acusticus externus (äußerer Gehörgang)
17. Processus mastoideus
18. Condylus occipitalis
19. Canalis condylaris
20. Os parietale
21. Inion
22. Os zygomaticum
23. Os sphenoidale, Ala major (großer Flügel des Sphenoidale)
24. Os temporale, Processus zygomaticus
25. Vomer, Ala
26. Foramen lacerum
27. Foramen ovale
28. Sulcus petrosus inferior
29. Foramen spinosum
30. Canalis caroticus
31. Canalis facialis
32. Austritt der Vena jugularis
33. Os occipitale, Pars basilaris
34. Os sphenoidale, Corpus
35. Opisthion

113

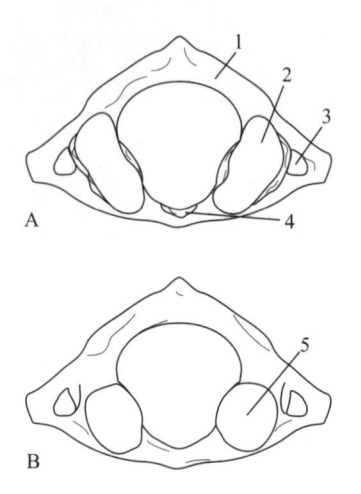

Atlas, Axis und atlantoaxialer Komplex

A *Atlas, superior*
B *Atlas, inferior*
C *Atlantoaxialkomplex, posterior*
D *Axis, superior*
E *Axis, inferior*

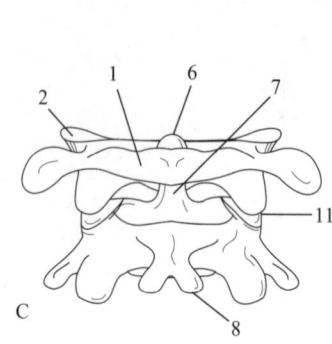

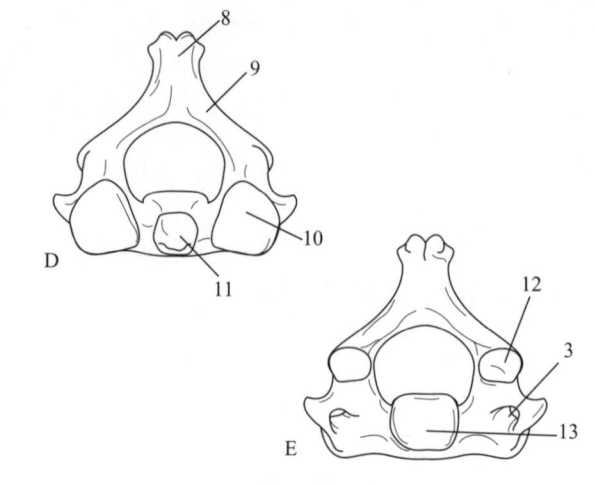

1. *Arcus posterior*
2. *Superiore Artikulationsfacette*
3. *Foramen transversarium*
4. *Fovea dentis (Artikulationsfacette für den Dens)*
5. *Inferiore Artikulationsfacette*
6. *Spitze des Dens*
7. *Basis des Dens*
8. *Zweigeteilter Dornfortsatz*
9. *Lamina*
10. *Superiore Artikulationsfacette*
11. *Dens*
12. *Inferiore Artikulationsfacette*
13. *Körper*

Dura am Sinus rectus geformt, der in der Welt der Cranialen Osteopathie (zu Ehren von Sutherlands Beitrag zu unserem Verständnis der cranialen Mechanismen) „Sutherland's Fulcrum" genannt wird.

Bei Menschen keltischer Abstammung ist das Inion prominenter ausgebildet. Neanderthaler weisen beim Inion einen knöchernen Knoten auf, und die frühen europäischen Neanderthaler haben möglicherweise – vor allem im Kerngebiet des Neanderthalers, in der Gegend des ehemaligen Jugoslawien – ein Überbleibsel dieses Orientierungspunktes an den Cro-magnon-Menschen (unseren direkten Vorfahren) weitergegeben.

Nähte und Artikulationen

Das Occipitale besitzt einfache Verzahnungen mit den Parietalknochen, eine kräftige und schwere Verbindung zum Gebiet der temporalen Mastoidei und freie Ränder zu den Partes petrosae der Temporalknochen (d. h. die beiden Knochen liegen sehr nahe beisammen, bilden jedoch keine Naht). Das Occipitale artikuliert mit dem Clivus des Sphenoidale entweder durch eine bandscheibenähnliche, knorpelige, oder aber durch eine verknöcherte Verbindung, je nach Alter, der Geschichte eines allfälligen Traumas, der Genetik und der Offenheit des einzelnen Menschen.

Das Occipitale artikuliert mit sechs Knochen:
- dem ersten Halswirbel (Atlas)
- zwei Temporalknochen
- zwei Parietalknochen
- dem Sphenoidale

Gewicht

Ein medizinisch präpariertes, disartikuliertes Occipitale wiegt ca. 57 g.

Anatomie und Muskulatur im Detail

Das Occipitale besteht weitgehend aus mäßig komplexem Diploeknochen. Es ist durch die größte Öffnung im Cranium, das Foramen magnum (lat. „großes Loch") gekennzeichnet – eine birnenförmige Öffnung, deren schmalerer Teil nach anterior schaut. Die Birnenform entsteht durch die reniformen (nierenförmigen) occipitalen Condylen, die dem Foramen magnum eine Wellenform verleihen und die Artikulation mit dem ersten Halswirbel bilden. Die Form des Foramen magnum ist also das Verhandlungsergebnis zwischen dem entwickelten Bedürfnis von Gehirn und Rückenmark nach mehr Raum und dem Bedürfnis des ersten Halswirbels, die Condylen nahe beisammenzuhalten (je näher die Condylen beisammenliegen, ein desto flexibleres Universalgelenk wird das Atlantooccipitalgelenk). Da eine Verschiebung oder ein Bruch auf dieser Höhe beinahe immer verhängnisvolle Folgen zeitigt, haben wir diesen birnenförmigen Kompromiß entwickelt.

Jeder Condylus besitzt zwei Foramina. Der zwölfte Cranialnerv, Hypoglossus, verläuft durch den Canalis nervi hypoglossi, der gleich superior ihrer Artikulationsflächen einen eleganten Tunnel durch die Condylen bildet. Gemäß dem normalen Standard einer Nomenklatur würden sie Foramina condylaria genannt, da sie direkt durch die Basis der Condylen verlaufen; doch dieser Name gehört in Wirklichkeit zu Foramina lateral der Condylen, die kaum durch sie hindurchlaufen; diese bilden den Durchtritt für den meningealen Zweig der aufsteigenden Pharingealarterie und einer Vena emissaria (einer austretenden Vene).

Das Occipitale ist an seiner Außenfläche von deutlichen Erhebungen gekennzeichnet, die von Muskelansätzen herrühren. Das Inion ist der Anheftungspunkt des Ligamentum nucheae, Rudiment eines ehemals massiven Bandes, das die Mähnenpartie grasender Tiere so vorstehen läßt (es ist mindestens 65 Millionen Jahre her, daß unsere Vorfahren Grasfresser waren). Heute hilft uns das Ligamentum nucheae, unseren Kopf bei weniger erdnahen Handlungen, zum Beispiel beim Lesen, zu unterstützen.

Auf seiner Innenfläche besitzt das Occipitale vorstehende Erhebungen, die vom Zug von Falx und Tentorium, Bestandteilen der reziproken Spannungsmembran, herrühren. Das Occipitale ist an diesen Erhebungen bemerkenswert dick und dicht. Beachte folgendes:
- Die Falx cerebri (oberhalb der I.O.P.) formt auf der Innenseite des Occipitale einen undeutlichen Doppelkamm aus Knochen, weil sich die Falx gabelt, bevor sie sich am Knochen anheftet, und so für eine größere dehnbare Stabilität sorgt. Der Sinus sagittalis superior verläuft in der Gabelung und ist durch sie geschützt.
- Die Falx cerebelli (unterhalb der I.O.P.) formt einen wesentlich schärferen und klar definierten einzelnen Knochenkamm.
- Das Tentorium formt lateral der I.O.P. klar definierte doppelte Knochenrippen, die die Eminentia cruciformis bilden helfen, in deren Mitte die I.O.P. liegt. Sie sind klar definiert, weil das Tentorium etwa 30 Prozent des Gewichts der cerebralen Hemisphären trägt. Die transversen Sinus liegen in den Gabelungen, die das Tentorium gleich vor seiner Anheftung ans Occipitale formt.

Das Occipitale ist auch an seinem am weitesten anterioren Teil robust – am dicken Knochenpfeiler, der Pars basilaris, der am Sphenobasilargelenk mit dem Sphenoidale artikuliert. An relativ unbelasteten Teilen der Pars squamosa ist das Occipitale jedoch hauchdünn (wenn du ein disartikuliertes Occipitale ans Fenster hältst, scheint selbst das Licht eines bewölkten Tages an diesen Stellen durch den Knochen hindurch). Falls du entweder einen disartikulierten oder einen intakten Schädel untersuchen kannst: Mache die transversen und sagittalen Kämme auf der Innenfläche des Occipitale ausfindig und stelle fest, wo I.O.P. und Inion liegen. Auch gibt es auf der Innenseite des Occipitale äußerst feine Furchen, die von der posterioren Meningealarterie herrühren. Sie sind besonders in der Nähe der Foramina jugularia erkennbar.

Die Foramina jugularia, sowohl von Temporalknochen wie von den Condylarteilen des Occipitale eingefaßt, ermöglichen den Durchgang für:
- die Jugularvenen
- den Sinus petrosus inferior
- den IX. Cranialnerv (Glossopharyngeus)
- den X. Cranialnerv (Vagus)
- den XI. Cranialnerv (Accessorius)
- den Sinus sigmoideus
- die posteriore Meningealarterie

Die Gestalt des Occipitale bei den Foramina jugularia ist interessant – besonders wegen seinem „Jugularstachel", einer scharfen, vertikalen Knochenspitze, die über dem posterolateralen Anteil der Foramina jugularia Wache steht. Er ist der letzte Überrest des Querfortsatzes des einzelnen Wirbels, aus dem heraus sich das Occipitale entwickelt hat.

Muskulatur

Die Muskeln, die inferior und anterior des Foramen magnum anheften, heißen:
- Rectus capitis lateralis
- Rectus capitis anterior
- Longus capitis

Die Muskeln, die posterior und lateral des Foramen magnum anheften, heißen:
- Occipitofrontalis
- Trapezius
- Splenius capitis
- Semispinalis capitis
- Rectus capitis posterior minor und major
- Obliquus capitis superior

Physiologie

Das Occipitale kann mit dem Sacrum zusammen als Paar betrachtet werden. Die beiden sitzen an je einem Ende der Wirbelsäule und sind durch den beweglichen, jedoch weitgehend inelastischen Schlauch der spinalen Dura fest miteinander verbunden.

Beide bieten dem Rückenmark Raum: das Occipitale der Medulla oblongata, das Sacrum der Cauda equina. Beide besitzen feste durale Verbindungen: Die Anheftung rund ums Foramen magnum herum bildet den superioren Pol der Kernverbindung; die Anheftung der spinalen Dura am zweiten sacralen Segment bildet den inferioren Pol. Die Dura ist – wie das Rückenmark selber – inelastisch. Bewegung ist möglich, weil Rückenmark und seine Hülle, die Dura, eine zusätzliche „Falte" besitzen, die sie als Spielraum ausnützen können.

Rotationsachse

Die Rotationsachse des Occipitale wird klassisch als horizontal und im Mittel auf einer transversen oder coronalen Ebene liegend beschrieben. Diese liegt ca. 1,3 cm oder eine knappe Fingerbreite über dem anterioren Drittel des Foramen magnum, verläuft also nicht durch das Occipitale selbst (das Occipiale ist der einzige Knochen des Craniums, dessen Rotationsachse außerhalb des Knochens liegt).

Im fließend-elektrischen Modell bewegt sich das Occipitale um die Oberfläche einer imaginären Kugel von 2,5 cm Durchmesser, die unmittelbar superior des Foramen magnum liegt. Es gibt keine einzelne Achse. Dennoch verhält sich das Occipitale, wie wenn es von der Oberfläche des Gehirns bewegt würde, das als die schwimmende, antreibende Kugel des Occipitale betrachtet werden kann. Diese Kugel verhält sich wie ein mobiles Universalgelenk: Sie erlaubt dem Occipitale Bewegung auf allen Ebenen. Flexibilität ist die energetische Hauptcharakteristik des Occipitale, und die mobile Kugelachse ermöglicht ein Maximum an occipitaler Flexibilität.

Bewegung

Die Bewegung im Sphenobasilargelenk wird entweder von einem bandscheibenähnlichen Polster aus Knorpelgewebe oder einer dünnen Bindegewebeplatte (einer Synchondrose) am Gelenk selber ermöglicht. Wenn es zwischen den beiden Knochen weder eine Bandscheibe noch Knorpel gibt und sie miteinander verwachsen sind, verleihen die im Knochen liegende Geschmeidigkeit des spongiösen Clivus (des posterioren Teils des Sphenoidalkörpers) und die Existenz der sphenoidalen Lufthöhle den Knochen Flexibilität und ermöglichen das erforderliche geringe Maß an Bewegung. Die Bewegung des occipitalen Basilarteils ist entscheidend für das Verhalten des Sphenoidale und somit des ganzen Kopfes.

Osteopathisches Modell

Im klassischen osteopathischen Modell (gleich-bewegenden Modell) kippt oder bewegt sich das Occipitale in Flexion anterior und inferior. Das ist keine eigentliche Flexion (im Sinne des Vorwärtsneigens), doch die Bewegung wird Flexion genannt, weil sie dann geschieht, wenn das Sphenoidale – der Maßstab – in Flexion geht. Während der Flexion bewegt sich der Basilarteil des Occipitale an seiner Verbindung mit dem Clivus nach superior.

Fließend-elektrisches Modell

Im fließend-elektrischen Modell geschieht folgendes: Wenn die linke Seite des Tentoriums während der Flexion des linken Temporale abflacht, bewegt sich die linke Seite der occipitalen Squama anterior und leicht lateral. Das Gegenteil geschieht während der Extension des Temporale. Da jedes Temporale abwechselnd in Flexion geht, bewegt sich das Occipitale auf jeweils diese Seite hin mit. Diese Bewegung zieht das Occipitale etwas anterior und lateral und führt die occipitale Squama auf dieser Seite rund herum nach inferior. Der Basilarteil bewegt sich – mit der Andeutung einer internen Rotation – superior. Während der Flexion des linken Temporale bewegt sich der linke große Flügel des Sphenoidale ebenfalls in Flexion, und das Sphenobasilargelenk bewegt sich superior.

Diagnostische Überlegungen

Energie

Der Kopf ist „verantwortlich"; das zeigt sich an Ausdrücken wie „Oberhaupt" und „der Kopf des Unternehmens". Jemand kann „Köpfchen" haben. Wir „lassen" einem scheuenden Pferd „seinen Kopf". Wir „verlieren den Kopf", oder „wir zerbrechen uns den Kopf". Die „Hauptsache" ist etwas Wichtiges. Wenn wir uns eigenartig verhalten, nennen uns andere vielleicht „Dummkopf". Autorität wendet den Kopf nicht: Die Rigidität des Verantwortlichen, von Autoritäten, zeigt sich deutlich in der Rigidität des oberen Nackens und des Occipitale. Das Befreien des Occipitale kann dazu führen, daß Freude und Leben wieder in das Wesen zurückfließen.

Das Occipitale ist der achte Wirbel der Halswirbelsäule, und da es sich aus einem Wirbel heraus entwickelt hat, besteht sein energetisches Hauptvergnügen, wie bei einem Wirbel, in Bewegung, besonders in Flexibilität. Der Nacken ist somatisch mit Empfindungen von Verrat verbunden – ein Messer in den Rücken zu erhalten. Das Occipitale verbindet sich auch mit Erinnerungen an ein Geburtstrauma, besonders in Fällen, bei denen die Nabelschnur um Hals und Occipitale gewickelt war. Da das Occipitale das Rückenmark aufnimmt und das Cerebellum und die Hemisphären unterstützt, ist es manchmal an der Frage beteiligt, inwiefern wir in unserem Leben Unterstützung zulassen. Wir lieben es, unseren schweren Kopf in die Kissen zurücksinken zu lassen.

Das Occipitale ist auch der Ort, an dem sich „Ich weiß nicht, wer ich bin" mit „Ich bin" trifft.

Der Nacken steht auch für Macht. Als die deutsche Armee 1940 nach Frankreich eindrang, wurden die französische Armee und die britischen Expeditionskorps überwältigt. Churchill sandte eine Botschaft an die französische Regierung, des Inhalts, daß die Briten, ungeachtet dessen, was Frankreich tue, weiterkämpfen würden. Die geschlagenen französischen Generäle dachten, daß England durch die Blitzkriegtaktik der deutschen Sturmtruppen zerstört würde. „Innerhalb von drei Wochen wird Englands Hals umgedreht sein wie derjenige eines Huhns", prophezeiten die französischen Generäle ihrem eigenen Premierminister. Bald darauf kam dem britischen Premierminister, Winston Churchill, dieser Ausspruch zu Ohren, und als er am 30. Dezember 1941 vor dem kanadischen Parlament stand, wies er dramatisch auf seinen eigenen gedrungenen und vorstehenden Nacken und rief herausfordernd: „Manchen fällt das Herz in die Hosen ... andere beweisen Nacken!"

Das Innere Auge ist ein Energiekanal, der durch den Kopf verläuft. Er beginnt am Atlantooccipitalgelenk, passiert das Foramen magnum und tritt bei Glabella aus. Das Occipitale ist daher eng mit dem Gebrauch des Inneren Auges verbunden, und die Haltung von Kopf und Nacken beeinflußt die Funktion des Inneren Auges wesentlich.

Am posterioren Aspekt des Atlantooccipitalgelenks liegt ein Akupunkturpunkt namens „Windpalast" (Gouverneursgefäß 16). Der Wind ist die Energie des Geistes, und der Palast ist die höchste physische Verkörperung oder architektonische „Wohnung" dieser Energie. „Windpalast" ist der posteriore Pol des Kanals des Inneren Auges. (Im Sufi-System liegt hier, bei „Windpalast", das siebte Chakra.) Du kannst mit Fingerdruck und gerichteter Energiearbeit den Kanal des Inneren Auges erst öffnen und danach optimieren helfen. Das ist ein beinahe magischer Bereich und macht das Lernen von Anatomie lohnenswert.

Trauma und Dysfunktion

Einschränkungen in der Bewegung des Occipitale sind am „Kompressions-Kopf" beteiligt. Das Occipitale kann durch ein Trauma des Atlantooccipitalgelenks bei der Geburt, von einem Unfall (meist durch einen stumpfen Gegenstand wie den Schlagstock eines Polizisten, aber auch durch einen Sturz nach hinten auf eine harte Unterlage wie beispielsweise einen Betonboden) und bei Schizophrenie betroffen sein.

Atlantoaxial- und Atlantooccipitalgelenk sind die tiefe Quelle von Bewegung und Stabilität des Temporomandibulargelenks, und daher können die meisten occipitalen Techniken in die Behandlung von Dysfunktionen der Temporomandibulargelenke miteinbezogen werden.

Ein CV4 kann nützlich sein, wenn es darum geht, das Viscerocranium – besonders jene Anteile, die direkt mit dem Neurocranium artikulieren – anzugehen und zu diagnostizieren. Wenn du das tun willst, verwendest du einen CV4 und richtest Kime in der Absicht, den Komplex von Frontale, Ethmoidale, Vomer und Sphenoidale zu befreien; dabei beachtest du besonders den Zustand der Falx cerebri. Das Schleudertrauma ist derart häufig geworden, daß seine Behandlung einen wesentlichen Anteil an der beruflichen Zeit vieler Craniosacraltherapeuten einnimmt. Das Occipitale ist gewöhnlich daran beteiligt und muß stabilisiert werden, damit Temporale und Sphenoidale zu ihrer normalen Funktion zurückkehren können. Einer der ausschlaggebenden Faktoren erfolgreicher Behandlung besteht darin, das Tentorium, das das Occipitale mit den Temporalknochen und mit dem Sphenoidale verbindet, von Spannung zu befreien. In der Behandlung eines Schleudertraumas muß der CV4 mit großer Sorgfalt angewendet werden: Das Anheben des Kopfes von der Liege kann die Lage des Kopfes während des Unfalls im Augenblick der größten Zerrung in Erinnerung rufen und dadurch die Verfassung des Klienten verschlechtern.

Querverbindungen

Der Sinus rectus ist eine große Vene; sie liegt im diamantförmigen Tunnel, der durch das Zusammentreffen von Falx und Tentorium entsteht. Inferior und posterior abfallend, bringt sie verbrauchtes Blut aus dem Thalamus, dem limbischen System und dem Mittelhirn zu ihrer Anheftung an die Protuberantia occipitalis interna, wo sich das Blut in die paarigen Sinus transversi ergießt und von dort den Kopf durch die Foramina jugularia verläßt. Das Occipitale ist durch Falx und Tentorium mit sämtlichen übrigen Knochen des Neurocraniums verbunden.

Das Occipitale ist auch ein Schlüsselpunkt in jeder Diskussion über craniale Mechanik, da das international anerkannte System der Diagnose von cranialen Fehlmustern auf Lage und Bewegung des Sphenobasilargelenks beruht.

Visualisieren

Du visualisierst die Anheftungen der reziproken Spannungsmembran an der occipitalen Squama immer, wenn du mit dem Occipitale arbeitest, und denkst daran, daß das die Kernverbindung mit einschließt. Du nimmst Hirnstamm, Cerebellum und occipitalen Cortex tief durch deine Finger wahr. Du fühlst das schwammartige Federn der cerebrospinalen Flüssigkeit unter deinen Handflächen und visualisierst das rautenförmige vierte Ventrikel mit seinen drei Ausgängen.

Techniken

Doppelgriff mit Occipitale und Sacrum: Beurteilen der Kernverbindung

In dieser Technik geht es darum, die fließende Kontinuität der Bewegung – oder ihr Fehlen, oder ihre Veränderung – zwischen Sacrum und Occipitale zu erspüren.

Du stehst seitlich der Liege auf der Höhe des Zwerchfells des Klienten, damit du deine nicht-dominante Hand entweder in einem Standardkontakt von der Bein-Außenseite her oder quer unter das Sacrum legen kannst. (Der Querkontakt ist sowohl für größere Klienten wie auch ganz allgemein besser geeignet, weil dabei beide Hände auf derselben transversen Ebene liegen, was die Wahrnehmung der Mechanik erleichtert.) Dann legst du Zeige- und Mittelfinger deiner anderen Hand quer und posterior zum Nacken und bewegst sie superior, bis dein Zeigefinger in Kontakt mit der occipitalen Squama des Klienten kommt. Dein Kontakt wird unmittelbar unterhalb von Inion stattfinden, obwohl die genaue Lage davon abhängt, wie der Klient seinen Kopf auf dem Hals trägt. Deine Hand liegt mit der Handfläche nach oben und erlaubt es dem Kopf, auf der Liege zu ruhen. Du nimmst einen sehr sanften Kontakt von 7 g auf – nicht genug, um die natürliche Bewegung des Occipitale einzuschränken, doch eben genug, um seine Bewegung zu fühlen. Dieser Kontakt reicht aus, um die Motilität zu messen.

Erst stimmst du dich auf deine sacrale Hand ein (denn dort wirst du deine Sensitivität zuerst verlieren), dann auch auf deine occipitale Hand. Dann erlaubst du, daß die Informationen von beiden Händen zusammenkommen, so daß du die beiden Muster vergleichen und einander gegenüberstellen kannst. Bewegen sich die Knochen synchron? Oder bewegen sie sich in gegenläufiger Richtung, aber gleichzeitig? Gibt es im Rückenmark eine Torsion? Indem du wahrnimmst, auf welcher Höhe der Wirbelsäule die Bewegung eingeschränkt ist, kannst du Bandscheibenverletzungen, osteophyte Einschränkungen oder das Vorhandensein eines Tumors diagnostizieren. Wenn die Bewegung tatsächlich synchron und fließend ist, bringst du mit beiden Händen eine zarte Absicht und Bewegung hinein, um das Gleiten der spinalen Dura in ihrem Kanal zu unterstützen. Du bewegst das Rückenmark abwechselnd gegen die Füße und zur Krone hin. Wenn du die Empfindung freien Gleitens zwischen den beiden Enden hast, sind Dura und Kernverbindung normal.

Craniales *Prana Yama*

Du bittest den Klienten, sich auf seinen Atem zu konzentrieren und langsam und kräftig durch die Nase zu atmen. Du leitest ihn an, seinen Kopf jedesmal um etwa dreißig Grad von der Liege wegzuheben, wenn der Atemimpuls ihn veranlaßt, von neuem einzuatmen; mit jedem Ausatem senkt er den Kopf wieder. Sobald sich der Klient mit diesem Muster wohlfühlt, neigen Craniale Welle und Atem dazu, sich zu vereinigen, so daß Flexion synchron mit dem Einatmen und Extension synchron mit dem Ausatmen geschieht.

Sobald der Klient diese Bewegung richtig ausführt und sich mit ihr wohlfühlt, legst du deine Hände seitlich an seinen Kopf: Deine Zeigefinger liegen auf den Mastoidprozessen, deine Daumen auf den großen Flügeln des Sphenoidale und deine Handballen auf den Parietalknochen. Während der Klient den Kopf mit dem Atem auf und ab bewegt, hältst du diese Position, bis du die Craniale Welle in jedem Knochen – Temporale, Sphenoidale und Parietale – fühlen kannst. (Als Lernhilfe „guckst" du zuerst nach der temporalen Bewegung und nimmst die übrigen Knochen nacheinander mit hinzu.)

Wenn du ein Gefühl für die Craniale Welle hast, beginnst du mit Druck die Flexion der Knochen auf den Einatem hin zu betonen. Das heißt: Du übst mit deinen Zeigefingern einen mittleren Druck auf die

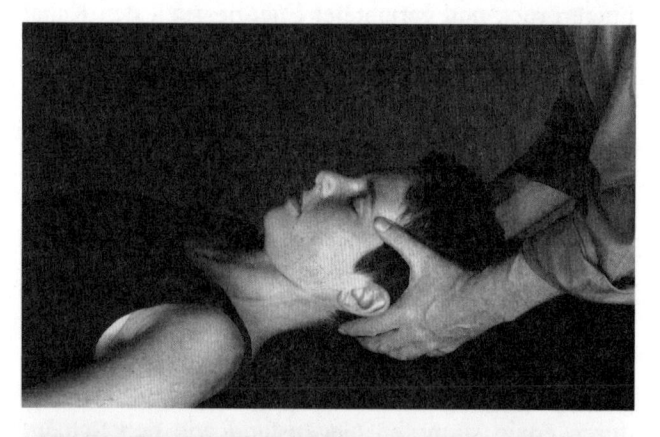

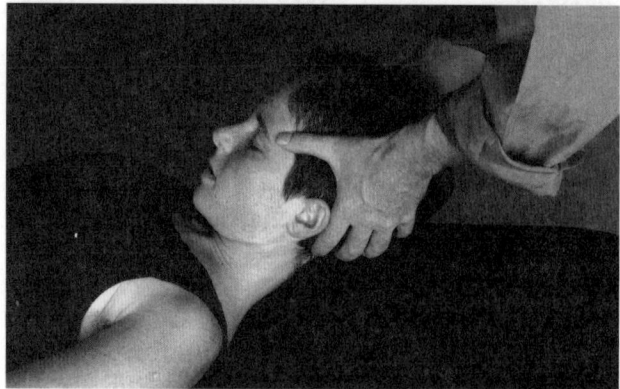

Craniales Prana Yama; Positionen für den Ausatem (oben) und den Einatem (unten)

Mastoidprozesse aus, folgst mit den Daumen auf den großen Flügeln dem Sphenoidale in seine Flexion und benutzt die Handballen, um dort inferioren Druck auf die Parietalknochen auszuüben, wo sie in Flexion an der Sagittalnaht leicht nach unten gehen. Wenn der Klient ausatmet, den Kopf senkt und die Knochen in Extension gehen, kehrst du deine Bewegung um. (Diese Handbewegung an drei Orten ist komplex; es ist deshalb nützlich, sie übungshalber nachzuspielen – eine Stunde etwa, und du solltest sie beherrschen.) Du fährst damit in Einklang mit dem Atem und den Kopfbewegungen des Klienten weiter, bis seine Muskeln erschöpft sind.

Diese Technik ermüdet die Scaleni und Sternocleidomastoidei und fördert so ein Öffnen des Craniums. Sie eignet sich besonders als Vorspiel für weitere Craniosacralarbeit und als vorbereitende Technik in einem Lufthöhlenprotokoll.

Suboccipitaler Griff

Der Geist dieser Techniken ist Erleichterung. Das Ziel besteht darin, dem Atlas (dem ersten Halswirbel) aufgesetzte Lasten abzunehmen und ihn vom 5 bis 7 kg schweren Gewicht des auf ihm sitzenden Kopfes zu lösen. Es gibt verschiedene Möglichkeiten, einen suboccipitalen Griff auszuüben. Eine davon: Du sitzt am Kopfende der Liege. Du sorgst dafür, daß deine Unterarme oberhalb des Kopfes auf der Liege ruhen können. Du führst deine Hände langsam beidseitig an die occipitale Squama und bewegst sie medial, bis sie sich berühren und den Kopf von der Liege wegheben. Dann machst du die Spitzen der Mastoidprozesse ausfindig und gleitest von dort aus medial und posterior, bis deine Fingerspitzen posterior des Atlas liegen. (Eine Alternative dazu ist das Anheben des ganzen Kopfes in eine volle Flexion. Diese vorwärtsbeugende Bewegung legt die transversen Partien des Atlas frei. Du hältst den Kontakt aufrecht, während du den Kopf auf die Liege zurücksinken läßt.)

Du läßt deine Zeige- und Mittelfinger auf dem posterioren Anteil des Atlas und bewegst deine Ring- und kleinen Finger um 0,6 bis 1,3 cm (oder die Höhe eines Atlas) superior, so daß ihre Spitzen auf der occipitalen Squama ruhen. Dann beugst du deine Ring- und kleinen Finger leicht, um den Kopf besser heben zu können. Deine Hände berühren sich. Meist will der Kopf weiter cephalad wandern und sich dabei leicht vorneigen, indem er Spiel dafür aus dem ganzen Nacken bezieht; die Lage der Spitzen deiner Zeige- und Mittelfinger am Atlas ermöglicht es dir, dafür zu sorgen, daß dort ein Maximum an effektiver Trennung geschieht.

Du beginnst dich in das Verhalten des Atlantooccipitalgelenks zu versenken. Oft mußt du es durch zusätzlichen Zug auseinanderziehen; Mikrobewegun-

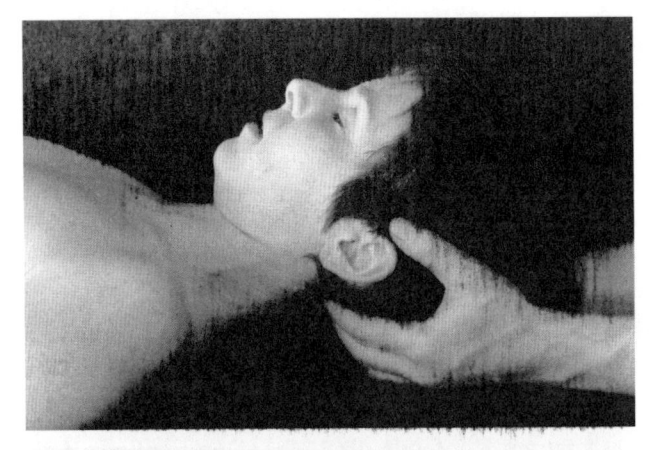

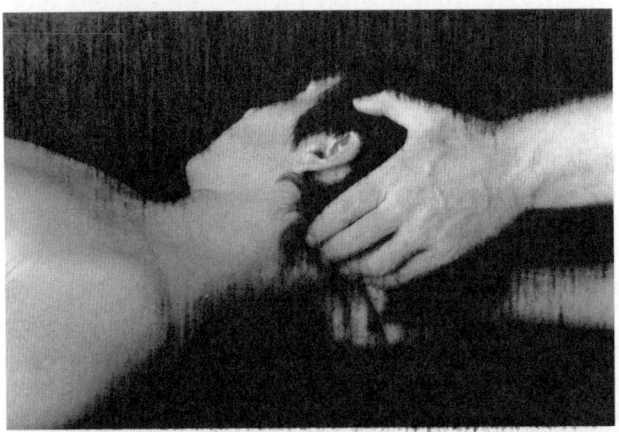

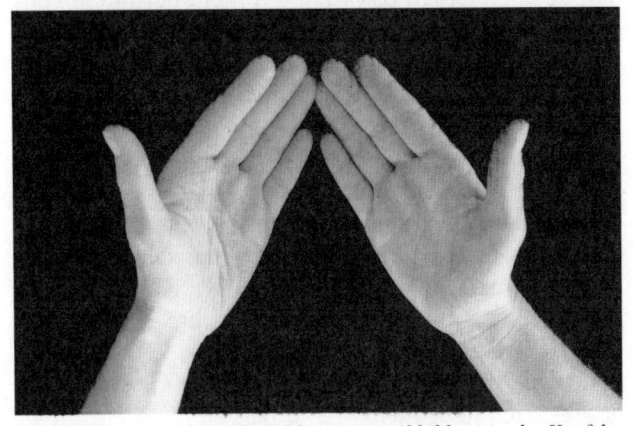

oben: Suboccipitaler Griff; auf der zweiten Abbildung ist der Kopf des Modells zur Verdeutlichung der Technik gedreht

gen in beliebiger Richtung ergeben sich durch die Art, wie sich die Gewebe anfühlen, wenn sie ihren zarten Tanz tanzen. Du bleibst präsent und fühlst mit, bis sich der Atlas schließlich vom Occipitale trennt – an diesem Punkt magst du einen endgültigen „Seufzer" des Gewebes fühlen, wenn innewohnende Spannung auf einmal nachläßt. Du hältst diese Position noch für einige Augenblicke, wie du es für richtig hältst, bevor du den Kopf auf die Liege zurückbringst und deine Hände langsam wegziehst. Der Klient fühlt sich danach häufig um 5 cm größer.

Eine Alternative besteht darin, statt des Atlas den Axis (den zweiten Halswirbel) zu berühren und so sowohl das Atlantooccipitalgelenk (dieses weniger spezifisch als mit dem oben beschriebenen Kontakt) als auch das Atlantoaxialgelenk zu befreien. Hierfür braucht der Kopf nicht von der Liege gelöst zu werden, denn du kannst den Axis palpieren, während der Kopf des Klienten normal auf der Liege ruht. Du nimmst am Axis einen Zeige- und Mittelfingerkontakt auf und verfährst wie oben.

Occipitaler Acht-Finger-Griff

Du sitzt am Kopfende der Liege. Du orientierst dich an den Mastoidspitzen. Du drehst den Kopf des Klienten nach rechts; du findest mit deinem linken Zeigefinger die linke Mastoidspitze und ziehst dann eine Linie mindestens 5 cm direkt posterior, bis du dich ca. 1,3 cm über dem Haaransatz befindest. Dann legst du die übrigen Finger deiner linken Hand auf das Occipitale. Das wiederholst du auf der anderen Seite und vergewisserst dich, daß die Finger beider Hände sich unter dem Occipitale berühren. In dieser Position liegen acht Finger auf der occipitalen Squama – und nur auf der Squama – und trennen sie von der Liege. Du vergewisserst dich, daß die posterioren Aspekte deiner Handgelenke auf der Liege aufkommen und daß deine Daumen das Cranium nicht berühren, sondern leicht vom Kopf weggehalten werden. Deine Fingerspitzen befinden sich superior der Anheftungen der Nackenmuskeln und auf oder unmittelbar unterhalb der Höhe des Inions.

Der occipitale Kontakt ist ein sehr leichter, zarter Griff; das 6 kg schwere Gewicht des Kopfes ruht auf deinen Fingerschäften und Fingerbeeren; es ist daher nicht notwendig, Druck anzuwenden. Die Lage der Hand erinnert mich an jene von Ringkämpfern zu Beginn eines Turniers: Sie öffnen ihre Hände zum Ringrichter hin, um zu zeigen, daß sie keine Waffen verborgen halten. Es ist eine offene Gebärde, die besagt: „Ich habe nichts zu verbergen."

Dieser Occipitalgriff eignet sich in erster Linie, um die Bewegungen des Occipitale zu diagnostizieren, um Spannung in Nacken und Schultern zu lösen und den Lösungsprozeß des außerordentlich wichtigen Sphenobasilargelenks zu beginnen. Verwende ihn als Lernhilfe und als Vorbereitung für den CV4.

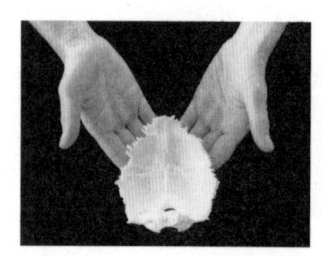

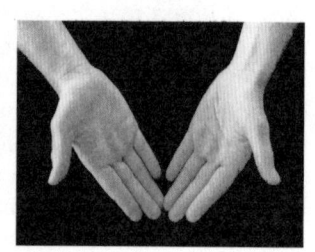

Occipitaler Acht-Finger-Griff; zwei Ansichten

Der CV4

Aufnehmen: Grundtechnik

Du verwendest die Grundtechnik für den Prozeß des Vertrautwerdens mit dem Griff und gehst dann dazu über, das gleitende Aufnehmen zu erlernen. Übe das gleitende Aufnehmen bei jeder Gelegenheit, denn es vermittelt ein weit professionelleres Gefühl als die Grundtechnik, die sich im Vergleich dazu sehr schwerfällig ausnimmt.

Du sitzt am Kopfende der Liege. Du beginnst dich mit dieser Technik vertraut zu machen, indem du sorgfältig auf die Orientierungspunkte achtest. Wie beim occipitalen Acht-Finger-Griff verwendest du die nächstmöglichen verfügbaren Orientierungspunkte: die Mastoidei. Nachdem du die Mastoidspitzen gefunden hast, führst du deinen Zeigefinger 3 bis 4 Querfinger direkt posterior, um den Kontaktbereich für den CV4 zu finden. Dorthin legst du deinen Daumenmuskel – vorzugsweise erst auf der linken, danach auf der rechten Seite; dabei gibst du acht, daß du den Kopf des Klienten sicher und bequem bettest.

Du drehst deinen eigenen Kopf lateral zu den Mastoidei hin, um die Lage deiner Daumenmuskeln

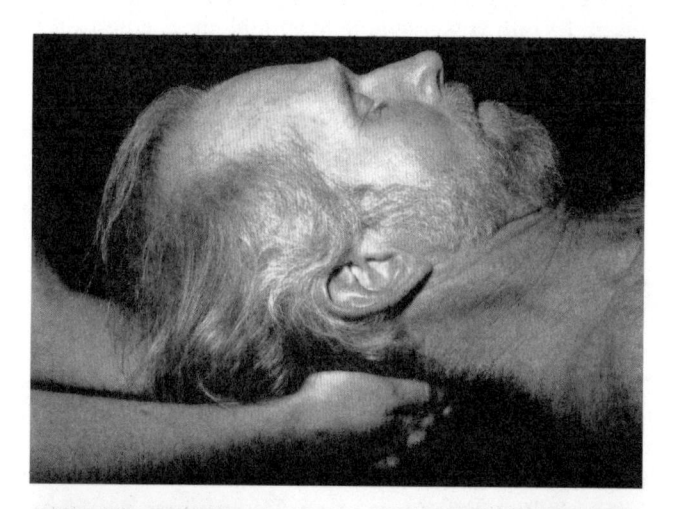

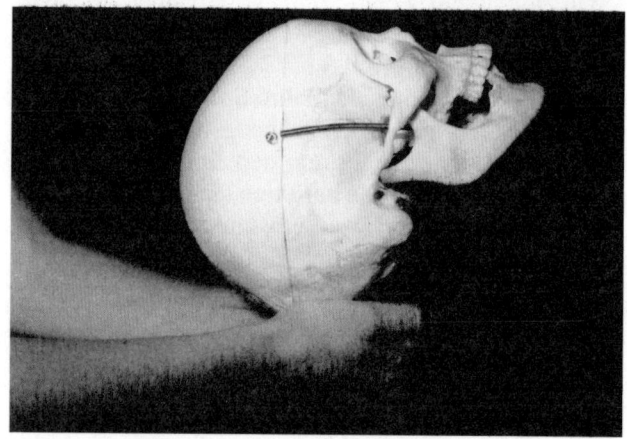

Der CV4; Seitenansicht des Grundkontakts; unten der Kontakt direkt auf dem Knochen

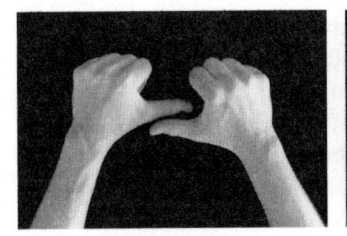

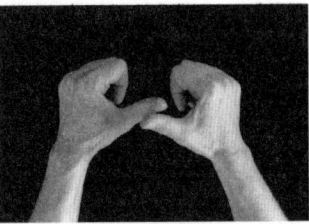

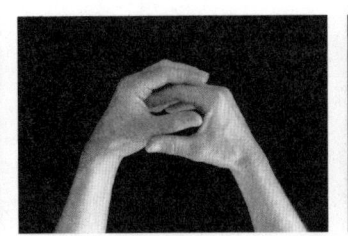

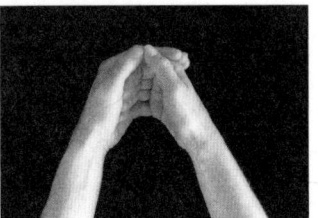

Reihenfolge der Handpositionen für ein gleitendes Aufnehmen des CV4

zu überprüfen: Sie müssen direkt posterior der Ohrmuscheln liegen. Du versicherst dich, daß zwischen dem posteriorsten Teil der Ohrmuscheln und dem Beginn der Auflagefläche deiner Daumenballen mindestens zwei, möglichst drei Fingerbreiten Abstand liegen.

Gleitendes Aufnehmen

Diese Technik zeigt dir eine Möglichkeit, den Kopf des Klienten gleitend von der Liege abzuheben, indem du deine Daumenmuskeln in die optimale CV4-Position drehst. Sie hat nichts von der Pingeligkeit, die das Einnehmen der korrekten Lage auf einer Seite nach der andern mit sich bringt, erfordert jedoch mehr Übung.

Am Kopfende der Liege sitzend, legst du deine Hände, Handflächen nach unten, beidseitig neben die occipitale Squama des Klienten. Mit jeder Hand formst du die Geste eines Anhalters und führst deine Daumen unter das Occipitale, unmittelbar superior des Akupunkturpunktes „Windpalast" (Gouverneursgefäß 16). Du orientierst dich wiederum an den Mastoidei, um sicherzugehen, daß deine Daumenmuskeln richtig liegen, und bewegst deine Hände cephalad, bis du mit dem Occipitale einen festen Knochenkontakt erreichst. Während der Klient ausatmet, verstrebst du deine Daumenmuskeln und drehst deine Hände und Unterarme ruhig und gleichzeitig nach außen (externe Rotation); dabei rollen sie leicht inferior und schlüpfen unter das Occipitale in die korrekte Lage eines CV4. Sobald du die Position eingenommen hast, prüfst du nach, ob du genügend posterior der Ohrmuscheln bist (siehe oben).

Der CV4 ist einer der Universalgriffe in craniosacraler Arbeit: Mit diesem einen Kontakt kannst du beinahe alles tun (vgl. die Liste seiner Möglichkeiten am Ende dieses Kapitels). Als vorzügliches diagnostisches Hilfsmittel ermöglicht er eine Untersuchung der gesamten reziproken Spannungsmembran, des Calvariums, des Sinus rectus und des Zustandes der cerebellaren und cerebralen Gewebe. Er ist eine der besten Techniken, um im ganzen Traumkörper einen Stillpunkt einzuführen. Der CV4 kann auch verwendet werden, um das Viscerocranium, besonders jene Knochen, die direkt mit dem Neurocranium artikulieren, wie das Ethmoidale und das Frontale, anzugehen und zu diagnostizieren. Um mit der Fuge zwischen Neurocranium und Viscerocranium zu arbeiten, verwendest du einen CV4 mit Kime, die sich darauf richtet, den Frontal-Ethmoidal-Vomer-Sphenoidalkomplex zu befreien. Während du dies tust, hörst du mit besonderer Aufmerksamkeit auf die Falx cerebri.

Lao-Tse weist darauf hin, daß der Weise begreift, daß nichts immerzu vollkommen ist ... und daß der Weise angesichts der Unvollkommenheit aller Dinge sieht, wie vollkommen das ist. Wenn du mit dem Aufnehmen eines CV4 beginnst, fühlt es sich niemals vollkommen an; doch es ist ein hoffnungsloses Unterfangen, Umstände zu machen oder herumzufummeln im Bemühen, den Griff tadellos hinzubekommen. Das Occipitale ist links und rechts nicht genau gleich, und deine Hände sind ebenfalls leicht unterschiedlich. Akzeptiere, daß es sich leicht unausgewogen anfühlt, lebe dich ein, und nach einigen Minuten wird es sich vollkommen anfühlen – deine Propriozeptoren werden sich auf jene Unausgewogenheiten einstellen, auf die sich dein Perfektionismus nicht einlassen kann. Die meisten Körperarbeiter müssen sich darin üben, ihre Fingerspitzen nicht in den oberen Nacken hineinzubohren. Die Kunst liegt darin, die Fingerspitzen passiv bleiben zu lassen und zur Kenntnis zu nehmen, daß es keinen Grund zur Eile gibt. Laß die Energie des Körpers und die Motilitätsmuster zu dir kommen. Sei keine aggressive Jägerin. Warte – wie seinerzeit Psyche.

Einhändiger CV4

Um den einhändigen Kontakt einzuführen, nimmst du den CV4 gleitend auf, ziehst jedoch die eine Hand weg, wenn der Griff vollständig wird. Den fehlenden Daumenballen ersetzt du mit den Fingerbeeren von Zeige-, Mittel- und Ringfinger der verbleibenden Hand. Achte darauf, daß der Kopf in der Mitte und zentriert bleibt. Dieser einhändige Kontakt ermöglicht es dir, deine freie Hand für dreidimensionale, asymmetrische Arbeit anderswo an Kopf oder Oberkörper zur Verfügung zu haben. Man sagt, daß

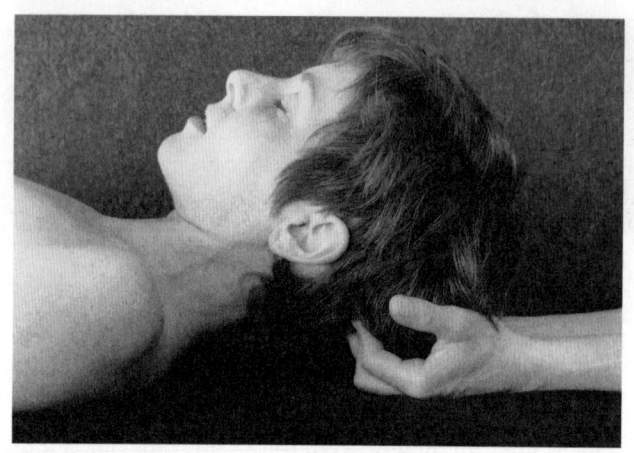

Angehen des Sinus transversus über das Occipitale

formt und der venöse Blutabfluß aus dem Gehirn beschleunigt wird. Erst fühlt sich diese Technik wie ein Jonglierakt an; harre jedoch aus. Wenn der Kopf einmal auf deinen Fingerspitzen balanciert, wartest du darauf, daß eine Empfindung des Weicherwerdens durchkommt, wenn der Blutandrang im Sinus venosus palpierbar wird. Diese Technik kann wirksam sein, wenn es darum geht, Kopfschmerzen zu reduzieren oder zu lösen, die auf einen CV4 nicht reagieren. Sie kann auch beim Lösen von Nackenverspannungen nützlich sein. Sie ist eine der verschiedenen Komponenten des „Sinus venosus"-Protokolls, das die Drainage aller Sinus venosi unterstützt.

Sutherland den CV4 ursprünglich als einhändige Technik gelehrt habe. Als er merkte, daß seine Studenten damit Schwierigkeiten hatten, ersetzte er ihn durch den zweihändigen CV4.

Occipitaler Zugang zum Sinus transversus

Du sitzt am Kopf des Klienten und berührst das Occipitale mit vier Fingerspitzen jeder Hand lateral des Inions. So kommen die Fingerspitzen an die Außenseite des Sinus transversus occipitalis zu liegen, dorthin, wo sich das Tentorium teilt, bevor es sich an die endosteale Dura anheftet – jenen Anteil der Dura mater, der eng mit der Innenseite der Cranialknochen verbunden ist. Kompression an dieser Stelle scheint den venösen Abfluß des Blutes aus dem Gehirn zu erleichtern.

Du hebst den Kopf von der Liege weg und balancierst ihn auf den Fingerspitzen. Das Gewicht des Kopfes, der sich auf deinen Fingerspitzen bewegt, veranlaßt, daß sich der Sinus transversus leicht ver-

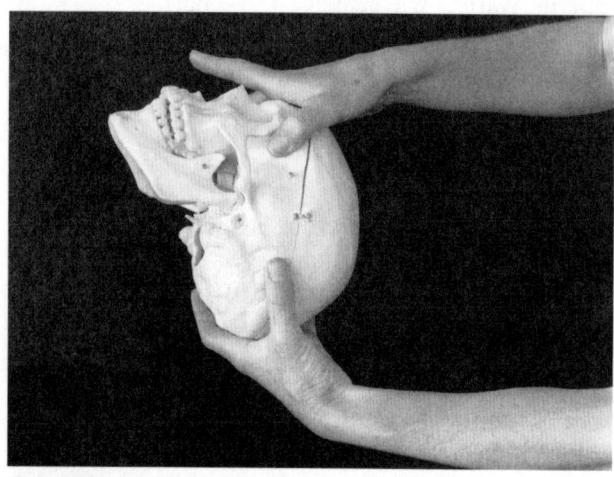

Occipitofrontale Kanthakentechnik

Diese Technik läßt sich von beiden Seiten her ausführen. Der Klarheit wegen beschreibe ich sie von der linken Seite des Klienten aus. Du sitzt der linken Kopfseite des Klienten gegenüber. Du nimmst die occipitofrontale Kanthakentechnik mit der linken Hand auf: Du legst alle Finger außer dem Daumen unter das Occipitale und bringst deinen Daumen in Kontakt mit dem Bereich des Asterions des linken Parietalknochens. Dein linker Daumen ist nun zur Decke hin gerichtet. Mit deiner rechten Hand nimmst du am Frontale einen gleichen Kontakt auf; die Fingerbeeren sind in bequemem Kontakt mit der rechten superioren Temporallinie, dort, wo sie auf den Orbitalkamm trifft. Deine rechte Daumenbeere berührt die linke Seite des Frontale am Kreuzungspunkt der Temporallinie mit dem orbitalen Kamm und weist zum Boden hin.

Sobald du die Craniale Welle – besonders Torsionsmuster des Kopfes – fühlen kannst, beginnst du auf der entgegengesetzten Seite des Craniums die Nähte auseinanderzuziehen, indem du deine Daumenbeerenkontakte als Drehpunkte und deine Fingerspitzen als zugreifende Punkte, als Öffner, benutzt. Dein Ziel ist es, die Suturae coronale, sphenotemporale, squamosa und lambdoidea auf der rechten Seite zu lösen; das ermöglicht der rechten Seite des Tentoriums und der Falx, sich zu entwirren. Du wirst es in beiden Händen fühlen können.

Diese Technik ist anspruchsvoll: Es gilt, mit den Nähten, die du komprimierst – in diesem Fall die Suturae coronale, sphenotemporale und lambdoidea der linken Seite –, sensitiv umzugehen. Vielleicht brauchen sie nach der Kanthakenarbeit etwas Dekompression.

Die Kanthakentechnik brauchst du für Lateroflexionsläsionen am Sphenobasilargelenk und zur Korrektur von Schlagverletzungen am Occipitale oder an einer Seite des Kopfes. Es lohnt sich, diese komplizierte, doppelte, interaktive Technik solange zu üben, bis du die Fülle ihrer Möglichkeiten verstehst.

Occipitofrontale Kanthakentechnik

Weitere Techniken, die das Os occipitale beeinflussen können

- Ausstreichen vom Lendenbereich bis zum Scheitel
- Sphenobasilare Dekompression
- Umfassen und Umspannen von Sphenoidale und Occipitale
- Anteriore Dekompression des Frontale
- Entwirren der Mandibula
- Entwirren des ganzen Körpers: Kopf-, Schulter- und Armtechniken
- Oraler coronaler Scherungstest
- Drehen der Tubae auditoriae
- Lösungsarbeit an den Scaleni
- Arbeit mit den Himmelsfensterpunkten am Hals
- Arbeit mit dem Inneren Auge, die sich auf „Windpalast" (Gouverneursgefäß 16) richtet

Die vierzehn Möglichkeiten des CV4

Das Studium dieser Liste nach der Lektüre der Kapitel über das Zentralnervensystem, die reziproke Spannungsmembran, das Os sphenoidale und das Os occipitale wird dir folgern helfen, weshalb der CV4 all diese unterschiedlichen Wirkungen zeitigen kann.

Verwende den CV4,
- um Nacken, Atlantooccipitalgelenk und craniale Basis zu entwirren;
- um das Membransystem (die reziproke Spannungsmembran) zu entwirren und auszubalancieren;
- um in die Bewegung und formenden Muster des Os occipitale einen Stillpunkt einzuführen;
- um unter Anwendung unterschiedlicher Aspekte dieser vierzehn Möglichkeiten alle Arten von Kopfschmerzen zu korrigieren (mit Ausnahme jener, die auf einen cerebrovaskulären Unfall oder einen Gehirntumor zurückzuführen sind);
- um cerebrospinale Flüssigkeit im ganzen spinalen und cranialen Gebiet neu zu verteilen und ihre Abfluß aus dem vierten Ventrikel zu unterstützen;
- um durch das Fühlen des Rhythmus der Cranialen Welle und subtiler Veränderungen in der Spannung und dem „Sich-anfühlen" der reziproken Spannungsmembran den Unterschied zwischen einem „normalen" und einem „traumatisierten" Kopf zu diagnostizieren;
- um durch das Erfühlen von Veränderungen in der „Befindlichkeit" der reziproken Spannungsmembran das Vorhandensein einer bislang unentdeckten Zyste oder eines Tumors zu diagnostizieren und zu lokalisieren; das ist möglich, indem man den CV4 als eine Art Echolot verwendet, das aufprallende Druckwellen im cranialen Bereich wahrnimmt, oder indem man die mediale, als „Psychometrie" bekannte Kunst anwendet, während man einen CV4 ausführt;
- um die Beziehung zwischen Neurocranium und Viscerocranium zu optimieren
- um die Körpertemperatur um etwa 1 Grad Celsius zu senken;
- um ein *constant-on engram* zu unterbrechen und zu lösen, das Muskelspannungskopfschmerzen und Dysfunktion der Temporomandibulargelenke verschlimmert;
- um durch Kompression der Pyramidenbahnen der Medulla oblongata, die besonders den Hals, die Pectoralismuskeln, den Beckengürtel und die Lendenwirbelsäule beeinflußt, Lösung im ganzen Körper (den Effekt der rollenden Welle oder des „Zauberteppichs") zu veranlassen;
- um Kraft und Bewußtsein ins Neurocranium zu richten, womit viele Nähte, namentlich die Coronalnaht, mobilisiert werden können;
- Um einige sphenobasilare Läsionsmuster, namentlich die Verletzungsmuster „Laterale Verschiebung" und „Vertikale Verschiebung" zu korrigieren;
- um einen Kanalwechsel zu erleichtern; das kann erreicht werden, indem man der Bewegung des Klienten durch subtile Veränderungen des elektrischen Feldes an den „Himmelsfenster"-Punkten in veränderte Bewußtseinszustände – wie den hypnagogischen – hineinhilft.

24
Das Os sphenoidale

Etymologie

Sphenoidale: *aus dem Griechischen für „Keil"*
Pterygoideus: *aus dem Griechischen: „wie ein Flügel"*
Sella turcica: *Lateinisch für „Türkensattel"*
Dorsum sellae: *Lateinisch für „Sattelrücken"*
Tempel: *aus dem lateinischen „templum", ein Tempel oder Heiligtum, ein heiliger Ort*

1. Corpus oder Clivus
2. Jugum sphenoidale
3. Ala major (großer Flügel)
4. Ala minor (kleiner Flügel)
5. Sulcus prechiasmaticus
6. Sella turcica
7. Fossa hypophysialis, Vertiefung, in der die Hypophyse liegt
8. Processus clinoideus anterior
9. Processus clinoideus posterior
10. Dorsum sellae (Sattelrücken)
11. Sulcus caroticus, für die interne Carotisarterie
12. Crista sphenoidalis, für die Artikulation mit der Lamina perpendicularis des Os ethmoidale
13. Rostrum sphenoidale, eine Ausweitung der Crista sphenoidalis
14. Apertura sinus sphenoidalis (Öffnung für die Lufthöhle des Sphenoidale)
15. Canalis opticus
16. Fissura orbitalis superior
17. Ala major, Facies cerebralis
18. Ala major, Facies temporalis
19. Ala major, Facies maxillaris
20. Ala major, Facies orbitalis
21. Margo zygomaticus
22. Margo frontalis
23. Margo parietalis
24. Margo squamosus
25. Crista infratemporalis
26. Foramen rotundum
27. Foramen ovale
28. Foramen spinosum
29. Spina ossis sphenoidalis
30. Canalis pterygoideus
31. Processus pterygoideus
32. Processus pterygoideus, Lamina lateralis (laterale Pterygoidplatte)
33. Processus pterygoideus, Lamina medialis (mediale Pterygoidplatte)
34. Hamulus pterygoideus, durch den Zug der pterygomandibularen Raphe geformt
35. Incisura pterygoidea
36. Artikulation des Sphenoidale mit dem Occipitale, das „Sphenobasilargelenk"

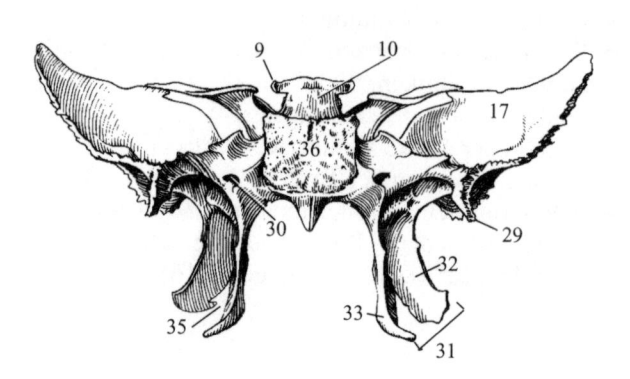

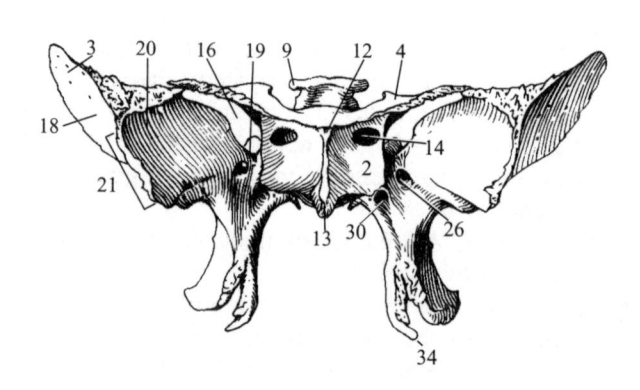

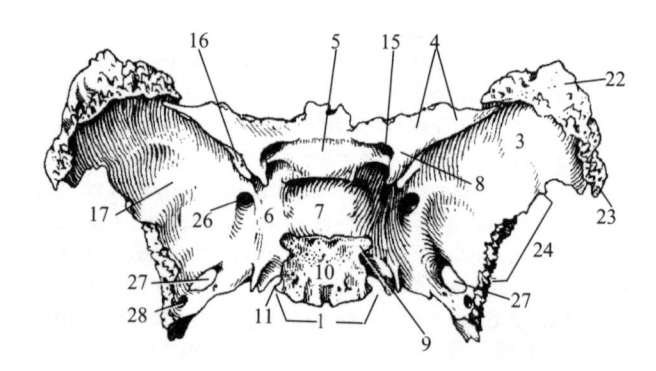

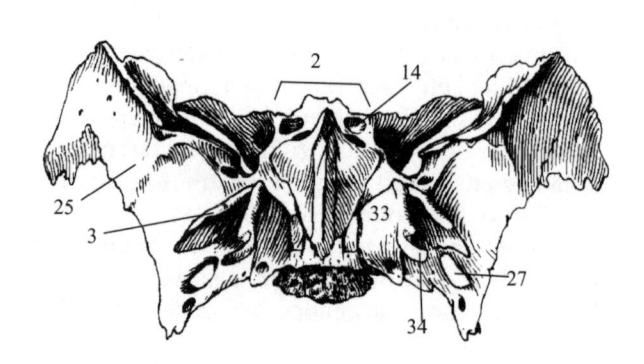

Embryologie und Osteologie

Wie das Os occipitale ist das Os sphenoidale aus Wirbeln entstanden, wobei in seinem Fall zwei embryonale Wirbel miteinander verschmolzen sind. Der anteriore Teil des Sphenoidalkörpers entsteht aus dem einen Wirbel und entwickelt sich von sechs Ossifikationszentren aus. Er wird Jugum genannt, und die kleinen Flügel gehen aus ihm hervor. Der posteriore der zwei embryonalen Wirbel bildet die Rückseite des Sphenoidalkörpers und heißt Clivus; er entwickelt sich aus acht Ossifikationszentren. Der Clivus enthält die Sella turcica und bildet den Anker für die Anheftung der Pterygoidprozesse und für die großen Flügel. Die großen und die kleinen Flügel des Sphenoidale haben sich beide aus einst winzigen Querfortsätzen heraus entwickelt.

Diese beiden „Wirbel" sind nicht durch eine Bandscheibe miteinander verbunden, sondern durch ein Pflock-und-Sockel-Gelenk, das anatomisch als Gomphose bezeichnet wird. Der Körper des Sphenoidale besteht bis zum achten Monat nach der Empfängnis aus diesen zwei Wirbelteilen; dann verwächst die Gomphose. Die großen Flügel sind bei der Geburt vom Körper des Sphenoidale getrennt; sie wachsen am Ende des ersten Lebensjahres zusammen. Das Sphenoidale ist bei der Geburt also dreiteilig: ein Körper und zwei große Flügel. Die Lufthöhle des Sphenoidale beginnt sich erst im dritten oder vierten Lebensjahr zu entwickeln.

Anatomie

Das Os sphenoidale ist ein zarter, kompliziert geformter Knochen – der räumlich und visuell komplexeste Knochen des Craniums – und sitzt genau in der Mitte des Kopfes. Es bietet einen außergewöhnlichen Anblick: Es sieht aus wie eine Kreuzung zwischen einem Schmetterling, einer Libelle und einer Fledermaus. Auf Japanisch wird es „Cho Kay Hotsu", der Schmetterlingsknochen, genannt. (Ein Rolfer, den ich in New York City aufsuchte, hatte ein Sphenoidale auf einem 1,2 Meter hohen Sockel befestigt und im Wartezimmer ausgestellt.) Je mehr du es betrachtest, desto mehr siehst du.

Zeichne das Sphenoidale – du wirst mit einem besseren räumlichen Verständnis seiner Zartheit und Komplexität belohnt werden. Nach drei- oder vierstündigem Zeichnen aus mindestens vier unterschiedlichen Blickwinkeln wirst du es dir genügend genau vorstellen können, um in deiner Craniosacralarbeit Nutzen daraus zu ziehen.

Struktur

Das Sphenoidale besteht aus einer Mischung von Diploe- und Corticalknochen. Es besitzt vier Flügel, eine Nische für die Hypophyse, eine Reihe von Foramina und Fissurae und eine Lufthöhle. Seine Kernstruktur ist der Sphenoidalkörper, der von oben, von der Seite und von unten her gesehen massiv erscheint, tatsächlich jedoch vollständig ausgehöhlt ist, um die Lufthöhle zu beherbergen. Dem Körper entspringen zwei Flügelpaare. Stell dir eine elfenbeinfarbene Libelle vor; die anterioren oder kleinen Flügel sind kleiner und genauso groß wie Libellenflügel; die posterioren oder großen Flügel sind viel größer und kräftiger und schwingen sich aufwärts wie Hände, die an den Gelenken zusammengehalten werden und sich dann öffnen, als möchten sie von oben her das Licht der Sonne empfangen. Die Pterygoidprozesse hängen von der Unterseite der Wurzeln der großen Flügel nahe dem Körper herunter und sind deshalb viel schmaler – etwa halb so breit – als der superiorste Aspekt der großen Flügel.

Lage

Die großen Flügel liegen an der Schläfe. Die anterioren Anteile der kleinen und großen Flügel des Sphenoidale bilden die Rückseite der Augenhöhlen. Die Hamuli („kleinen Haken") befinden sich am inferiorsten Teil der medialen Pterygoidplatten und sind von der Innenseite des Mundes her – ungefähr eine Zahnbreite posterior des achten oberen Zahns und eine halbe Zahnbreite medial – palpierbar.

Orientierungspunkte

Die Grenzen des Os sphenoidale sind anterior durch die Lage der Augenbrauen und Augenlider gegeben. Das beste Gebiet für die Palpation der großen Flügel liegt zwischen zwei Linien – die eine zieht sich vom höchsten Punkt der Augenbraue posterior, die andere vom seitlichen Lidwinkel des Auges posterior. Die Flügel reichen nicht weiter anterior als der zygomatische Anteil der Augenhöhle und nicht weiter posterior als der vordere seitliche Haaransatz. Das Sphenobasilargelenk liegt auf derselben horizontalen Ebene wie die Temporomandibulargelenke, befindet sich jedoch im Verhältnis zu diesen leicht anterior.

Nähte und Artikulationen

Das Os sphenoidale artikuliert mit jedem Knochen des Neurocraniums:
- Der Pars basilaris des Os occipitale
- Den Temporalknochen sowohl an der Pars petrosa als auch posterolateral an der Squama temporalis
- Den Parietalknochen bei Pterion (variabel; möglicherweise artikuliert es hier nicht)
- Dem Ethmoidale anterior
- Den Palatina inferior (außer wenn sie fehlen)
- Dem Frontale anterior mit Artikulationen sowohl der kleinen wie auch der großen Flügel
- Den Alae des Vomer inferior
- Den Zygomatica anterolateral

Sehr selten, wenn die Ossa palatina fehlen, artikuliert das Sphenoidale über die inferioren Aspekte seines Corpus und die Pterygoidprozesse direkt mit den Maxillae.

Das Os sphenoidale artikuliert also mit zwölf Knochen: dem Occipitale, dem Vomer, dem Ethmoidale, beiden Palatina, beiden Zygomatica, beiden Temporalia, beiden Parietalia und dem Frontale.

Gewicht

Ein medizinisch präpariertes, disartikuliertes Os sphenoidale wiegt ca. 14 g.

Anatomie und Muskulatur im Detail

Das Os sphenoidale liegt leicht anterior der Mitte und Basis des Gehirns. In seiner Mitte sitzt die Sella turcica mit vier Clinoidprozessen, die, wie ein Sattel mit vier Knaufen, vertikale Verlängerungen bilden; daher rührt die Bedeutung seines lateinischen Namens: „tür-

---

Zeichnung oben: Seitenansicht des Schädels; sie zeigt die Lage des Os sphenoidale und die Beziehung der lateralen Pterygoidplatten zu den Condylen der Mandibula
 1. Processus condylaris mandibulae
 2. Lateraler Anteil der lateralen Pterygoidplatte

Zeichnung Mitte: Mittsagittale Ansicht des Schädels; sie zeigt die Artikulationen des Os sphenoidale und dessen Lufthöhle
 3. Lufthöhle des Sphenoidale
 4. Kleiner Flügel
 5. Großer Flügel
 6. Sella turcica
 7. Sphenobasilargelenk
 8. Mediale Fläche der lateralen Pterygoidplatte

Zeichnung unten: Inferiore Ansicht der cranialen Basis; sie zeigt die Lage des Sphenoidale und die Beziehung der Pterygoidprozesse zu den Alveolarkämmen der Maxillae
 9. Fossa mandibularis
10. Schindylesis der Artikulation zwischen Sphenoidale und Vomer
11. Alveolarkamm der Maxilla
12. Os palatinum

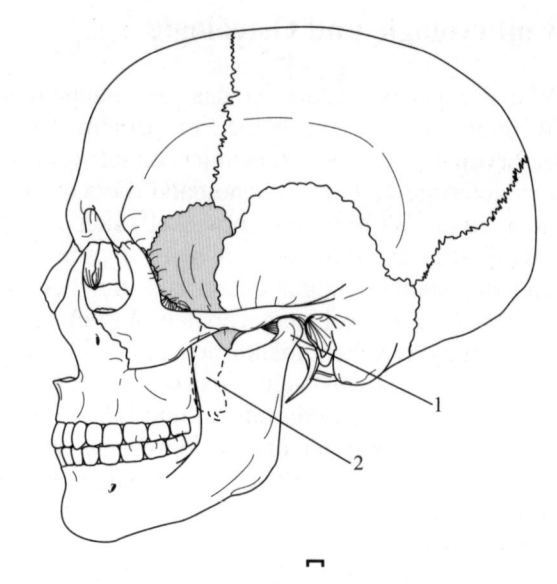

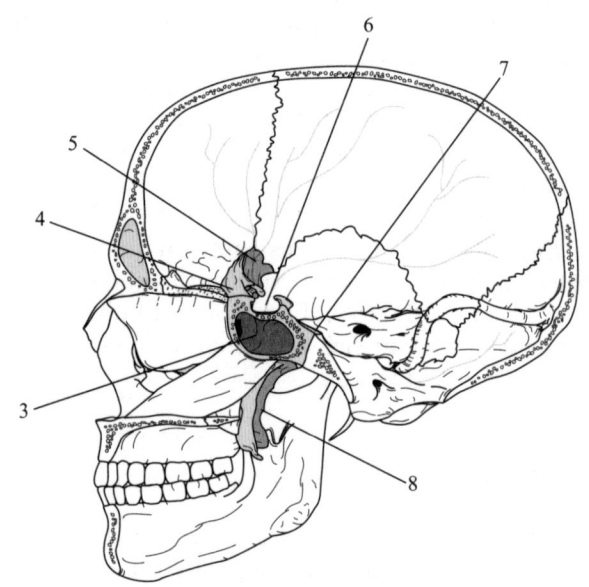

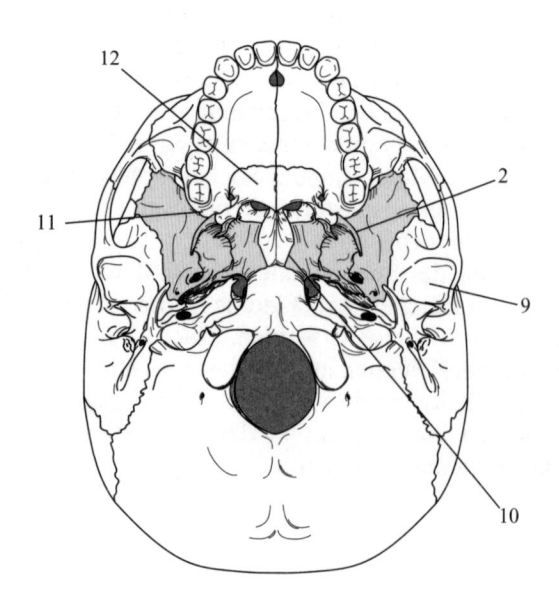

kischer Sattel". Die Hypophyse schmiegt sich in die Mitte dieses Sattels.

Die superioren Teile der vertikalen Partie der großen Flügel gehören, streng genommen, zur Kuppel des Neurocraniums – ebenso wie die temporalen Squamae Teil der Kuppel sind, obwohl die Partes petrosae der Temporalia Teil der cranialen Basis sind.

Das Dorsum sellae („der Sattelrücken") ist eine kleine, rechteckige, beinahe vertikale Knochenplatte; an ihren superioren und lateralen Rändern ragen die posterioren Clinoidprozesse nach oben. An ihrem inferioren Rand endet das Dorsum sellae am superioren Rand des Sphenobasilargelenks. Es ist leicht konkav; diese Form wird durch die unmittelbare Präsenz der anterioren Wölbung der „Pons" genannten Hirnstammstruktur verursacht.

Die Ossa palatina grenzen mit einer kleinen, flachen, gleitenden Gelenkfläche an die inferiore Fläche des Corpus sphenoidale; diese liegt lateral der Hauptverbindung zwischen Sphenoidale und Vomer, ein Gelenk, das als „Schindylesis" oder Zungen- und Furchen-Artikulation klassifiziert wird.

Sechs der zwölf Cranialnerven verlaufen durch oder über das Sphenoidale – eine beachtliche Anzahl, die das Spektrum möglicher Symptome erklären hilft, die durch ein irritiertes oder verletztes Sphenoidale entstehen können. Fünf von ihnen – der zweite, dritte, vierte, fünfte und sechste Cranialnerv – verlaufen durch das Sphenoidale in die Augenhöhle hinein, und alle, mit Ausnahme des zweiten, verlaufen durch die Fissura orbitalis superior.

- Der erste Cranialnerv, der Nervus olfactorius, verläuft gleich superior der kleinen Flügel.
- Der zweite Cranialnerv, der Nervus opticus, verläuft durch die Wurzeln der kleinen Flügel. (Das Chiasma opticum, an dem sich viele der optischen Nervenfasern überkreuzen, ruht auf dem Sulcus opticus, der auf dem superioren Aspekt des Sphenoidalkörpers, gleich anterior der Sella turcica, liegt.)
- Der dritte Cranialnerv, der superiore Zweig des Nervus oculomotorius, verläuft durch die Fissura orbitalis superior.
- Der vierte Cranialnerv, der Nervus trochlearis, verläuft durch die Fissura orbitalis superior.
- Der faziale (Gesichts-)Zweig des fünften Cranialnervs (die lacrimalen, frontalen und nasoziliaren Zweige des Nervus trigeminus) verläuft durch die Fissura orbitalis superior.
- Der mandibulare Zweig des Nervus trigeminus verläuft durch das Foramen ovale; der maxillare Zweig des Nervus trigeminus verläuft durch das Foramen rotundum.
- Der sechste Cranialnerv, der Nervus abducens, verläuft durch die Fissura orbitalis superior.
- Der Nervus Vidianus, der einen Zweig des fünften Cranialnervs (N. trigeminus) aufnimmt, verläuft durch die Wurzeln des Pterygoids in einem schmalen Tunnel, dem Canalis pterygoideus, gleich inferior des Sphenoidalkörpers.

Der Temporalismuskel ist von einer zähen Faszie bedeckt, die auf der Höhe des Augenlids doppelwandig angeordnet ist. Von da bis zu seiner faszialen Anheftung an den Arcus zygomaticus besitzt er gewöhnlich die Straffheit einer Trommelhaut. Beachte, wie straff sich die Faszie an deiner eigenen Schläfe unmittelbar über dem Arcus zygomaticus anfühlt; bewege dann deine Finger superior auf die Höhe des Augenlids und beachte, wie die Faszie auf einmal merklich weicher wird. Da befindet sich die optimale Stelle, um Energie, statische Lage und Bewegung des Os sphenoidale zu palpieren.

Anatomie des Os sphenoidale

4 Facies (Oberflächen)	cerebralis, temporalis, maxillaris und orbitalis
4 Aspekte	umgangssprachlich als Gehirn, Schläfe, Kehle und Auge beschrieben
7 Margines	zygomaticus, frontalis, parietalis, temporalis, ethmoidalis, vomeris, palatinalis
10 Foramina	die drei Paare der Foramina rotunda, ovalia und spinosa, Canalis opticus und Canalis pterygoidei
2 Fissurae	Fissurae orbitalis superior
4 Furchen	Sulcus caroticus, Sulcus opticus und die Furchen, die durch die Tubae auditoriae geformt werden

Muskulatur

An den großen Flügeln setzen folgende Muskeln an:
- Temporalis

Am orbitalen (Augenhöhlen-)Teil der großen Flügel setzen folgende Muskeln an:
- Alle externen Muskeln des Augapfels (aus der Anularsehne hervorgehend), mit Ausnahme des M. obliquus inferior
- Levator palpebrae superioris (ebenfalls an der Anularsehne befestigt), der das obere Augenlid aktivieren hilft

An der medialen Pterygoidplatte setzen folgende Muskeln an:
- Pterygomandibulare Raphe, der Ansatz für Buccinator und Constrictor pharyngis superior
- Tensor veli palatini
- Levator levi palatini

An der lateralen Pterygoidplatte setzen folgende Muskeln an:
- Pterygoideus medialis
- Pterygoideus lateralis

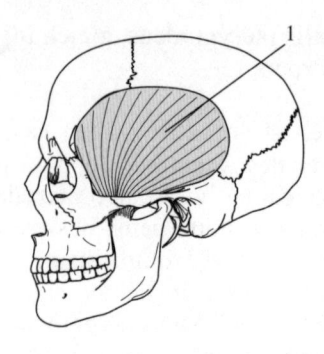

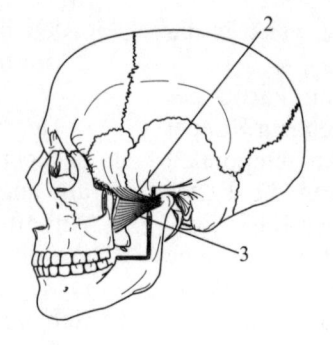

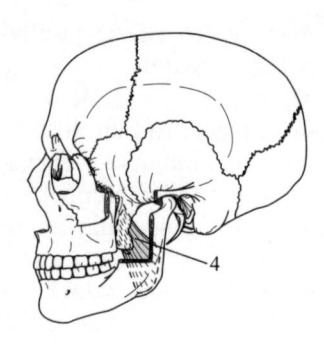

Seitenansichten von Temporalis und Pterygoidmuskeln
1. Temporalis
2. Superiorer Bauch des Pterygoideus lateralis
3. Inferiorer Bauch des Pterygoideus lateralis
4. Pterygoideus medialis

Physiologie

Das Os sphenoidale spielt bezüglich Sehvermögen, neurologischen und hormonellen Funktionen und den Funktionen des cranialen „Mechanismus" eine entscheidende Rolle. Rectus orbitalis lateralis und medialis sind während des R.E.M.-Schlafes (R.E.M. für Rapid Eye Movement) besonders aktiv.

Sehvermögen

Die optischen Nerven verlaufen durch die Wurzeln der kleinen Flügel des Os sphenoidale. Das Chiasma opticum (wo sich die meisten optischen Nervenfasern zur entgegengesetzten cerebralen Hemisphäre hin überkreuzen) formt eine leichte Vertiefung (den Sulcus opticus) auf dem superioren Teil des Corpus sphenoidale, unmittelbar anterior der Sella turcica. Die drei Cranialnerven, die die externen Augenmuskeln kontrollieren (der dritte, Oculomotorius; der vierte, Trochlearis; der sechste, Abducens), verlaufen durch die Fissura orbitalis superior, die den kleinen vom großen Flügel trennt.

Neurologie

Die Frontallappen des Gehirns ruhen auf der superioren Oberfläche der kleinen Flügel; die Temporallappen ruhen in den gewölbten posterioren und inferioren Flächen der großen Flügel. Der Hypothalamus

Ansätze der Augenmuskeln am Sphenoidale
1. Levator palpebrae superioris
2. Obliquus superior
3. Rectus medialis
4. Rectus lateralis
5. Obliquus inferior
6. Rectus inferior
7. Anulus tendineus communis

liegt unmittelbar superior der Sella turcica. Der Pons ruht auf dem Dorsum sellae.

Die Foramina und Fissurae des Os sphenoidale bilden Aus- und Eingänge für die interne Carotisarterie, alle drei Zweige des fünften Cranialnervs, die mittlere Meningealarterie und den Nervus Vidianus.

Die Tracti olfactorii (der ersten Cranialnerven) verlaufen über den superioren Aspekt der kleinen Flügel. Die inferioren Aspekte des Os sphenoidale beherbergen flache Furchen, die durch die knorpeligen Tubae auditoriae geformt werden, deren Öffnungen in den Nasopharynx an den medialen Pterygoidplatten verankert sind.

Hormonelle Funktionen

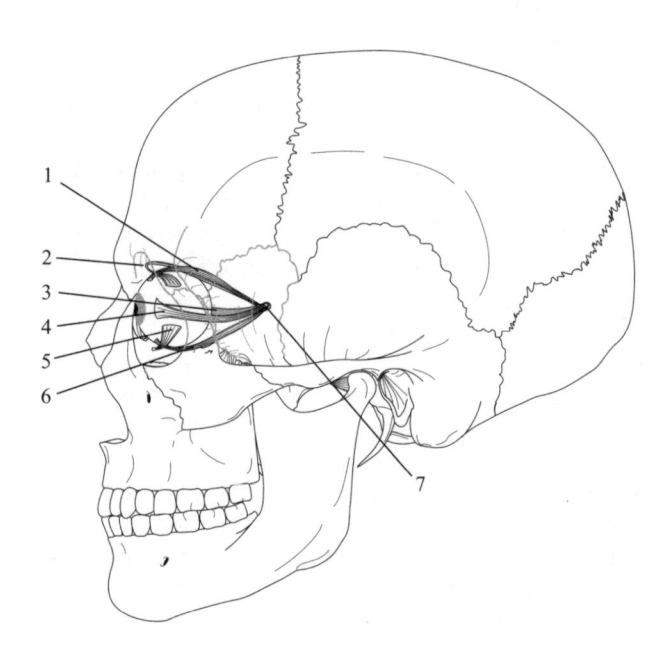

Die Sella turcica bildet ein sicheres Nest für die Hypophyse, die vom „Dach" des Tentoriums an ihrem Platz gehalten wird. Dieser Anteil des Tentoriums wird das Tentorium der Sella turcica genannt. Normale Flexions- und Extensionsbewegungen des Os sphenoidale „melken" die Hypophyse von ihrem überschüssigen venösen Blut und optimieren so die hormonelle Funktion.

Die Temperatur der Hypophyse muß, damit der Körper normal funktionieren kann, optimal innerhalb eines Spielraumes von 0,6 Grad Celsius gehalten werden. Ein Grad mehr, und das Fieber setzt ein und mit ihm ein Verlust mentalen Scharfsinns. Ein Grad weniger, und wir werden etwas träge; drei Grad weniger, und wir geraten in einen Zustand von Unterkühlung – wir werden „dumpf und stumpf".

Um die Temperatur in einem der heißesten, tiefsten Bereiche des Kopfes in dieser notwendigen Stabilität zu halten, haben wir eine außergewöhnliche Reihe physiologischer Strategien entwickelt. Als erstes wird das Gehirn selber durch den Hypophysenstiel leicht (3 mm) von der Hypophyse auf Distanz gehalten, was Hitze fernhalten hilft. Zweitens zirkuliert cerebrospinale Flüssigkeit zwischen dem Gehirn und der Hypophyse in der Cisterna interpeduncularis und der Cisterna chiasmatis, hohen Räumen innerhalb des Subarachnoidalraums, und hilft mit, ungewollte Hitze zu verteilen und abzuführen. Drittens sitzt die Hypophyse auf dem hauchdünnen Dach des corticalen Knochens, der die Lufthöhle des Os sphenoidale umschließt; diese wird während des Atmens durch die Nase von einem fluktuierenden Zirkulieren von Luft gekühlt (der Luftdruck verändert sich von Einatem zu Ausatem dramatisch – ein Vorgang, der in der Prana Yama-Technik betont wird). Und schließlich werden die internen Carotisarterien ein Stück entfernt von der Hypophyse und dem außerordentlich wichtigen Hypothalamus vorbeigeleitet; sie verlaufen durch die Mitte des Sinus cavernosus, eines Netzwerks aus knolligen Höhlen voll venösem Blut, die den pulsierenden Strom heißen arteriellen Blutes auf kleine, jedoch entscheidende Distanz hält. Wir spritzen uns instinktiv Wasser ins Gesicht, um uns zu erfrischen, wenn wir überhitzt sind; wir möchten, daß sich die Hypophyse und der Hypothalamus besser fühlen – nicht das Gesicht. Kaltes Wasser oder ein kalter, nasser Lappen auf dem Gesicht kühlen die Gesichtsvenen, deren venöses Blut mit der Schwerkraft unmittelbar posterior und inferior zum Sinus cavernosus fließt und so die Hypophyse kühlen hilft.

Die Hypophyse ist eine lichtempfindliche Drüse. Sie fühlt augenblickliche Veränderungen in der Lichtintensität und richtet die Ökonomie des Körpers nach der Tageszeit, die sie erkennt. Das Licht erreicht die Hypophyse durch die Augenhöhlen und in direkter Linie – via die Lufthöhle – durch die Nasenlöcher. Der Nucleus suprachiasmaticus, unmittelbar superior des Chiasma opticum gelegen, dient als Hauptuhr des menschlichen Mechanismus in bezug auf das Einhalten von Zeit. Dieser Mechanismus ermöglicht es uns, unsere biologischen Uhren und zirkadianischen Rhythmen der relativen Intensität und den relativen Proportionen von Tageslicht und Dunkelheit entsprechend zu richten.

Mechanische Funktion

Die ausgedehnten Naht-Artikulationen des Os sphenoidale sorgen dafür, daß es mechanisch entweder direkt, durch einen vermittelnden Knochen (wie die Ossa palatina), oder über das Membransystem mit jedem Cranialknochen in Verbindung steht. Wenn das Os sphenoidale sich in einem Fehlmuster befindet, befindet sich tendenziell der ganze Kopf in einem Fehlmuster. Im weiteren spielen die Anheftungen der Muskulatur des Sphenoidale an die Mandibula eine wichtige Rolle bei Beschwerden in den Temporomandibulargelenken sowie den meisten Formen von Kopfschmerzen. Schließlich können die kleinen, aber starken Ossa zygomatica, die mit den großen Flügeln artikulieren, als starke Beherrscher des Sphenoidale handeln und es daran hindern, nach einem Trauma in einen normalen Zustand zurückzukehren.

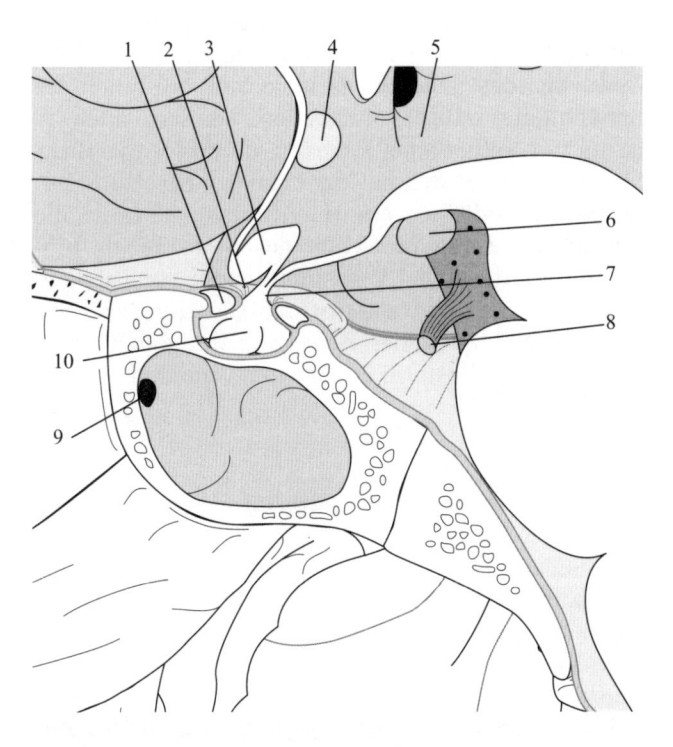

Die Hypophyse in der Sella turcica

1. Sinus intercavernosus
2. Tentorium der Sella turcica
3. Chiasma opticum
4. Nucleus suprachiasmaticus
5. Drittes Ventrikel
6. Mamillarkörper
7. Hypophysenstiel
8. CN III: Nervus oculomotorius
9. Öffnung für die Lufthöhle des Sphenoidale
10. Hypophyse

Rotationsachse

Im klassischen osteopathischen Modell sagt man, daß die Rotationsachse des Sphenoidale horizontal und auf der coronalen Ebene durch die Mitte des Corpus sphenoidale verläuft. Das fließend-elektrische Modell sieht das Sphenoidale sich als Reaktion auf die fließende Kugeloberfläche des Gehirns, besonders der Temporallappen, bewegen, die in die Innenseite der großen Flügel des Sphenoidale eingebettet liegen. Es besitzt keine Rotationsachse. Die craniale Wellenbewegung des Os sphenoidale wird durch den Zustand beider Pterygoidmuskeln (besonders des lateralen), der Temporalis- und Massetermuskeln modifiziert und erhält kleine, jedoch wichtige Impulse von den externen Augenmuskeln.

Bewegung

Osteopathisches Modell

Im osteopathischen Modell (dem gleich-bewegenden Modell) bewegt sich der Sphenoidalkörper, während sich das Sphenoidale in eine echte Flexion dreht (gegen die Nase hin taucht), ganz leicht inferior, ermöglicht und begleitet vom leichten cephaladen Beugen des Sphenobasilargelenks. Wenn das Sphenoidale in Flexion geht, bewegen sich daher die Wurzeln beider kleinen Flügel und das Chiasma opticum anterior und inferior. Die Artikulation für die Spina des Ethmoidale bewegt sich ebenfalls anteroinferior (s. unten).

Diese Bewegung läßt die Pterygoidprozesse posterior schwingen. Da sie unterhalb des Sphenoidalkörpers aufgehängt und paarige Strukturen sind, drehen sie sich in Flexion nach außen. Dadurch weitet sich der posteriore Teil der Nasenhöhle und den Nasopharynx. (Bedenke dies bei der Behandlung von Tinnitus, Rhinitis, Sinusitis und Schwellungen der Nasenschleimhaut.) Die großen Flügel drehen sich in diesem Modell in Flexion nach außen; die im Knochen liegende Geschmeidigkeit ihrer Befestigung am Corpus sphenoidale ermöglicht ihnen das.

Einfach gesagt, neigt das Sphenoidale dazu, beim Einatem in Flexion (fötale Beugung) zu gehen. Das Sphenobasilargelenk bewegt sich cephalad, und, technisch ausgedrückt, kann sich das Sphenoidale gegen die Nase hin neigen, indem es von den Parietalia weggleitet und indem die Anheftung des Tentoriums an den anterioren Clinoidprozessen etwas nachgibt.

In bezug auf die Entwicklung der Wahrnehmungsfähigkeit liegt die Herausforderung darin, sich die Bewegung des Sphenoidale nicht bloß bezüglich des Sphenoidale selbst vorzustellen, sondern auch in bezug auf Sutherlands Fulcrum, da dieses die Basis für ein volles Verständnis der cranialen Mechanik bildet. Sutherlands Fulcrum ist eine imaginäre Linie, die geradewegs durch die Mitte des Sinus rectus hindurchführt (der an der Verbindungsstelle von Falx und Tentorium liegt und anterior und superior der I.O.P. verläuft) und mit jeder Bewegung des Sphenoidale ihre Form und Position ein bißchen verändert.

Fließend-elektrisches Modell

Im fließend-elektrischen Modell bewegt sich das Sphenoidale als Reaktion auf die vollständig schwimmende Kugel des Gehirns, wobei die großen Flügel sich in gegenläufig-bewegten (abwechselnden) Mustern bewegen.

Die fließend-elektrische Bewegung muß im Zusammenhang mit den Hauptnachbarn des Sphenoidale – dem Occipitale, den Temporalia und den Parietalia – gesehen werden. Wenn der linke große Flügel sich während fließend-elektrischer Flexion anterior bewegt, dreht sich das linke Temporale nach außen (diese Bewegung ist ebenfalls als Flexion bekannt, wird aber in der Beschreibung der Bewegung paariger Knochen genauer und sinnvoller als „externe Rotation" beschrieben; das ist besonders für

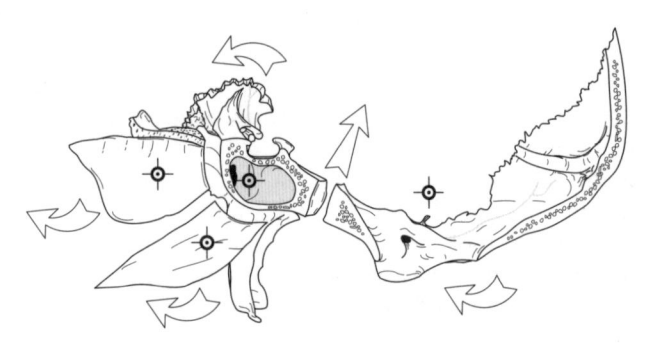

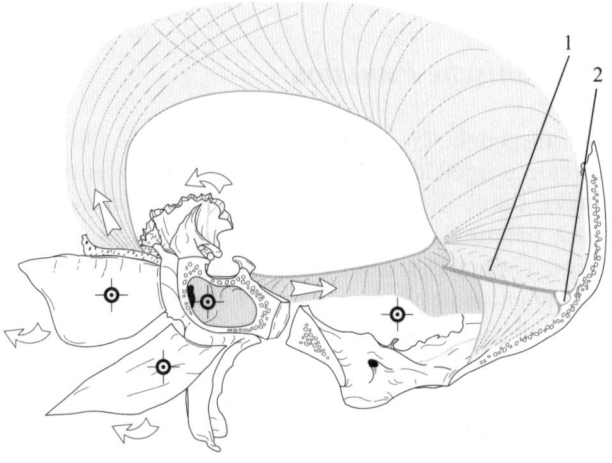

Bewegung des Os sphenoidale in Flexion
Oben: Flexion

Unten: Flexion; Mikrobewegungen der Knochen und Membranen
1. Sinus rectus
2. Sinus transversus

die Beschreibung der temporalen und zygomatischen Bewegungen relevant). In externer Rotation stellt sich das linke Temporale lateral aus und dreht sich am superioren Aspekt der Sutura squamosa ganz leicht anterior. Während der externen Rotation des linken Temporale bewegt sich der linke große Flügel des Sphenoidale in Flexion und inferiore Torsion – mit andern Worten: Er bewegt sich inferior. Wenn sich die Temporalia nach außen drehen, ziehen sie das Tentorium sowohl inferior als auch lateral.

Laß uns, um andere Knochenbewegungen zu untersuchen, die während der Flexion des Sphenoidale geschehen, mit dem Occipitale beginnen und schauen, was geschieht, wenn sich das linke Temporale nach außen dreht. Wenn das Occipitale herumgeführt wird und sich in Flexion nach links bewegt, wird die Falx posterior, inferior und leicht nach links lateral gezogen. Die Falx wird also gegen den Sinus rectus hin bewegt, zieht an den Parietalknochen und beugt deren Bewegung. Die Kombination dieser Bewegungen veranlaßt die Parietalknochen, sich an der Sutura squamosa lateral, an der Sagittalnaht inferior zu bewegen und sich ganz leicht einwärts zu drehen. Wenn die linke Seite des Sphenoidale sich in Flexion gegen die Nase hin beugt, gleitet sie anterior von den Parietalia weg, die sich in die entgegengesetzte Richtung drehen. In Extension kehrt sich das Muster fließend um.

Diagnostische Überlegungen

Energie

Das Os sphenoidale ist die Heimat des Licht-Bewußtseins. Es ist der visionäre Knochen, Sitz des Inneren Auges. Das linke Auge ist Teil von Ajna, der Seele des Inneren Auges, das rechte Auge ist Teil von Sahasrara, der Kronen-Seele. Der Bereich der Glabella im Frontale und das gesamte Ethmoidale sind ebenfalls Teil des Inneren Auges; das Sphenoidale jedoch ist seine Heimat. Im Kriya-Yoga ist das Sphenoidale Christus-Bewußtsein: „Wenn nun dein Auge lauter ist, wird dein ganzer Leib voll Licht sein."

Der chinesische Weise Xu Yin stellte fest, daß am fünfundsechzigsten Tag zurückgezogener Meditation „meine Sicht sich wiederum klärte und ich durch Wände sehen konnte."

Miyamoto Musashi erklärte: „Sehen ist schwach, Wahrnehmen ist stark."

Mirabai stellte fest: „Meine Augen leuchten durch jegliches Hindernis." Das amerikanische Äquivalent zu Xu Yins Errungenschaft ist Supermans Inneres Auge, sein Röntgenblick. Wenn uns „etwas ins Auge springt", „unsere Aufmerksamkeit fesselt", ist das die Körpersprache für das Wahrnehmen mit dem Inneren Auge. Timothy Leary, mit zweiundsiebzig, dreißig Jahre nach dem Zeitalter von LSD, immer noch ein aktiver sozialer Kommentator, wies 1993 darauf hin, daß, wer auch immer unsere Augäpfel kontrolliere, auch unseren Verstand kontrolliere.

Das Innere Auge steht für Einsicht und kann sehen, was jedermann bedrückt. Das Innere Auge erlaubt einem „idiot savant", sogleich zu sehen, wieviele Streichhölzer aus einer Schachtel auf den Boden gefallen sind, oder komplexe mathematische Probleme schneller als ein Supercomputer zu lösen. Es wird vom akademischen Genie gebraucht, das mit Lichtgeschwindigkeit rechnen kann.

Ein gesundes Sphenoidale träumt mit Wahrnehmung, Klarheit und Offenbarung und kann hellsichtig sein. Wenn es sich in einem Fehlmuster befindet, träumt das Sphenoidale von Tod und Sterben. Gelegentlich wird es in Träumen durch das Bild einer Windschutzscheibe dargestellt.

Trauma und Dysfunktion

Wenn es traumatisiert ist, produziert das Sphenoidale leicht Symptome, die in ihrer Intensität von leichten Kopfschmerzen bis zu schweren Persönlichkeitsstörungen reichen. Spezifische sphenobasilare Läsionsmuster (Fehlmuster) werden unten skizziert.

Das Optimieren der Motilität des Sphenoidale kann bei jahreszeitlich bedingten Störungen (SAD, engl. „seasonal affective disorder"; auch Winterdepression genannt) helfen. SAD kann auch mit Lichttherapie geheilt werden, wobei die Störung meist verschwindet, wenn das Gesicht des Patienten während fünf Tagen einer Lichtquelle von fünf- bis sechstausend Lux ausgesetzt ist oder wenn das Licht während drei bis vier Stunden täglich auf eine Reflexionsfläche vor ihm gestrahlt wird, während er in einem Buch liest. Sechstausend Lux sind weniger als ein Zehntel hochsommerlichen Sonnenlichts, genügen jedoch, um diese bemerkenswerte Wirkung zu zeitigen. Vielleicht profitieren Hypophyse, Epiphyse und Nucleus suprachiasmaticus – die drei Hauptregulatoren unserer inneren Uhr – alle von diesem Durchflutetsein mit Licht. Die inneren Uhren von Nachtschicht-Arbeitern waren 1991 erstmals erfolgreich neu gestellt worden, indem man zwei Dinge beachtete: Ihr Arbeitsplatz wurde mit einer ähnlichen Lichtquelle von fünf- bis sechstausend Lux beleuchtet, und ihre Schlafzimmer lagen in vollkommener Dunkelheit.

Sphenobasilare Läsionsmuster

Die höchste Form des Aufdeckens von Läsionsmustern ist eine Art passiven Entwirrens. Du berührst die großen Flügel mit einer Technik deiner Wahl, vielleicht mit dem oralen coronalen Scherungstest (es ist von Vorteil, wenn der Griff sowohl Kontakt zum Sphenoidale als auch zum Occipitale hat und dir ermöglicht, die Bewegung beider Knochen und also des Sphenobasilargelenks direkt zu palpieren). Du beschränkst die Spannung deiner Hände auf ein Minimum, nimmst energetischen Kontakt und die Kommunikation auf – und dann wartest du. Sobald du die Spiralen und Kräfte entdeckst, die durch das Sphenoidale wirken, folgst du ihnen: Laß dich vom Sphenoidale mitnehmen. Es wird sich prompt in seine Fehlmuster hineinbegeben, und alles, was du zu tun hast, ist, ihm zu folgen.

Indem du das tust, kannst du ableiten, wohin das Sphenoidale nicht gehen will – jene Richtungen werden sich wie ein „Nein" anfühlen – eine harte, emphatisch unverwüstliche Empfindung von „Bleib draußen". Erinnere dich an die Bedeutung des Wartens – des Wartens und Lauschens. Wenn die Bewegungen der Cranialknochen zu einem Stillstand kommen, hältst du inne und löst deinen Kontakt, sobald die Bewegung nach dem Stillpunkt allmählich wieder einsetzt.

In der Regel zieht der Traumkörper diese unaufdringliche Diagnose von Fehlmustern der Alternative vor, die darin besteht, jedes Muster Schritt für Schritt durchzugehen. Es ist die hohe Kunst – Handeln durch Nicht-Handeln. Der Kopf der Menschen ist oft „energetisch hungrig" nach solcher Arbeit (ich bin dem oft bei älteren Menschen begegnet, deren Kopf sich nach Berührung zu verzehren schien). Bei einigen Menschen wird sich dieser energetische Ansatz jedoch nicht bewähren. Die Informationen, die du erhältst, können wirr, durcheinander, konfus, voller gemischter Botschaften sein. In einem solchen Fall gehst du zum analytischen Modell über und beginnst dich durch die acht unten skizzierten sphenobasilaren Läsionsmuster durchzuarbeiten. Wenn du die detaillierte Aufstellung studierst, beziehst du dich auf die Übersichtstabelle und die Illustrationen der Läsionen; idealerweise hast du ein Sphenoidale, ein Occipitale und ein Modell der reziproken Spannungsmembran (s. S. 34) zur Hand, um die Fehlmuster mit den Knochen selber nachzuahmen.

Bevor du zu berühren beginnst, wirst du präsent. Dann gehst du in einen Bewußtseinskanal des „offenen Feldes", so daß du, unvoreingenommen davon, was du finden wirst, arbeiten kannst. Bedenke, daß die acht Läsionsmuster vereinfachte Richtlinien darstellen und etwas abstrakt sind. Im wirklichen Leben weisen Menschen eine Mischung von Mustern auf; ein Klient wird zum Beispiel eine Flexionsläsion als dominante Bewegung haben, doch Komponenten von Seitenbeugungs- und Torsionsbewegungen werden ebenfalls vorhanden sein. Der Wert einer Nomenklatur besteht darin, standardisierte Bezugspunkte zur Verfügung zu stellen, so daß Muster genau beschrieben werden können. Diese Läsonsmuster eignen sich auch für eine technische Diagnose, eine, die eine allgemein anerkannte Form hat.

Die Behandlung der sphenobasilaren Läsionen geschieht am besten durch die zehn interaktiven Möglichkeiten aus Band 1 Kapitel 12, „Modus operandi", sowie die elfte Möglichkeit, das Entwirren. Mögliche Kontakte sind auch jene, die weiter unten im Abschnitt über die Techniken unter dem Titel „Die sechs sphenobasilaren Griffe" (Kuppel und Basis) aufgeführt werden, oder einer der „direkten" Sphenoidalkontakte in der Aufstellung der direkten und indirekten Sphenoidaltechniken; diese beginnt ab Seite 145. Die folgende Aufstellung sphenobasilarer Fehlmuster ist auf den Seiten 136/137 in Tabellenform zusammengefaßt.

Flexions-Läsion

Definition und Diagnose: Eine Flexions-Läsion liegt vor, wenn das Sphenoidale sich leichter in Flexion als in Extension bewegt. Dabei geht es nicht um die Größe der Bewegung, sondern bloß um deren Leichtigkeit. Dieses Läsionsmuster wird am besten mit folgenden Techniken ausfindig gemacht: Umfassen und Umspannen von Sphenoidale und Occipitale; oraler coronaler Scherungstest; Sphenoidale und einhändige CV4-Technik (s. Techniken weiter unten).

Du stellst dir folgende Fragen: „Beugt sich das Sphenoidale leichter zur Nase hin, als daß es in die Extension zurückkehrt?" Die zweite Frage, die deine Einschätzung präzisiert, wäre: „Beugt sich der eine große Flügel leichter zur Nase hin als der andere?"

Symptome und Erfahrungen: Menschen mit einer Flexions-Läsion neigen zu einfachen, dumpfen Kopfschmerzen, Kopfschmerzen im Stirnbereich, Sinusitis und Schmerzen im unteren Rückenbereich. Flexions-Läsionen treten tendenziell beim stämmigen (endomorphen) bis mittleren (mesomorphen) Körpertyp auf. Solche Menschen sind eher von überschwenglichem, extravertiertem Schlag, und ihre extremeren Vertreter machen sich nichts daraus, öffentlich jedermann ihre Symptome zu erzählen. Energetisch können sie vielen unterschiedlichen

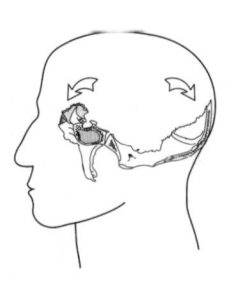

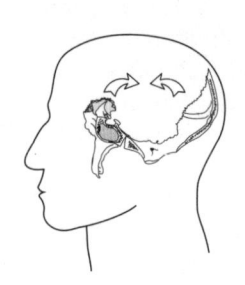

Flexions-Läsion   *Extensions-Läsion*

Behandlungsformen nachjagen. Ihre Kopfform ist lateral ausgeweitet, und sie neigen zu einem ausschweifenden Lebensstil. In bezug auf die Körpersprache der sphenoidalen Bewegung ist das Sphenoidale mit einer Flexions-Läsion jedoch niedergeschlagen. Innerlich können diese Menschen, wenn sie allein sind, depressiv werden.

Extensions-Läsion

Definition und Diagnose: Eine Extensions-Läsion liegt vor, wenn das Sphenoidale leichter in Extension als in Flexion geht. (Wiederum: Nicht die Größe der Bewegung zählt – bloß deren Leichtigkeit.) Für diese Läsion gehst du das Sphenoidale mit folgenden Techniken an: Umfassen und Umspannen von Sphenoidale und Occipitale; oraler coronaler Scherungstest; Sphenoidale und einhändige CV4-Technik (s. Techniken weiter unten).

Du stellst dir folgende Fragen: „Steigt das Sphenoidale leichter nach superior zurück, als es sich gegen die Nase gebeugt hat?" Die zweite Frage, die deine Einschätzung präzisiert, wäre: „Steigt der eine große Flügel leichter nach oben als der andere?"

Symptome und Erfahrungen: Extensions-Läsionen führen zu schwereren Kopfschmerzen einschließlich Migräne. Menschen mit diesem Muster gehören tendenziell zum dünnen (ektomorphen) Körpertyp, sind intensive Menschen, oft launisch und zwanghaft und können ein getriebenes Leben führen. Menschen mit Extensionskopf ziehen es, abgesehen von kurzen Perioden des Zusammenseins, vor, alleine zu leben. Oft laufen oder joggen sie gerne oder widmen sich einer ähnlichen täglichen energetischen Übung. Sie sind introvertiert, behalten ihre Symptome für sich oder teilen sie bloß mit einigen auserwählten und bewährten Vertrauten; sie suchen keine Behandlung. Sie sagen Dinge wie: „Diese Migräne beweist mir, daß ich mit einer Diät beginnen, mehr üben, meine Handlungen und mein Verhalten ändern muß. Nein, danke, ich brauche keine Hilfe, ich komme damit selbst bestens zurecht."

Bei einem derartigen Reaktionsmuster in Belastungssituationen ist ihre Schwäche die Tendenz, ein enges Leben zu führen. Und sie werden einen eher engen Kopf haben – das lange, schmale, große Extensionscranium. Dieses mag sich bei der Geburt geformt und anschließend durch tausend Lebenserfahrungen gefestigt haben, deren Interpretationen die für den Extensionskopf-Typen bezeichnenden Einstellungen hervorbringen.

In bezug auf die Körpersprache blickt das Sphenoidale in einer Extensions-Läsion nach oben, als ob es dem Himmel zustreben wollte. Menschen mit einem Extensionskopf blicken zu ihrer Unterstützung auf Gott – einen inneren oder einen äußeren. Sie neigen dazu, einsiedlerisch, mystisch und visionär zu sein. Krishnamurti, der viele Jahre lang unter fürchterlicher Migräne litt, ist ein Beispiel für diese Tendenz.

Torsions-Läsion

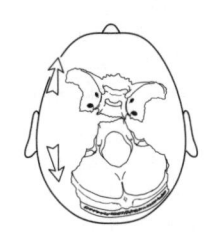

Definition und Diagnose: Benannt nach der Bewegung des großen Flügels, bei der sich die eine Seite leichter und weiter cephalad bewegt. Wenn das Sphenoidale also in einer Torsions-Läsion ist, wird einer der Flügel mehr cephalad gedreht sein. Wenn das auf den rechten Flügel zutrifft, heißt das Muster „rechtsseitige Torsionsläsion", und umgekehrt. Du nimmst einen Kontakt mit Spenoidale und Occipitale auf und nimmst dann den einen großen Flügel caudad, während du den andern cephalad bewegst. Gleichzeitig drehst du das Occipitale in die entgegengesetzte Richtung. Du stellst fest, mit wieviel Leichtigkeit oder Widerwillen sich der eine große Flügel cephalad bewegt. Dann wiederholst du den Test, indem du den andern Flügel nach cephalad nimmst. Am einfachsten kann man sich eine Torsion vorstellen, indem man daran denkt, wie es ist, ein nasses Tuch auszuwringen: Die eine Hand (das Sphenoidale) geht in die eine Richtung, während die andere Hand (das Occipitale) in die andere Richtung geht. Die maximale Drehung findet am Sphenobasilargelenk selber statt.

Du stellst dir folgende Fragen: „Auf welcher Seite bewegt sich der große Flügel leichter cephalad?" Beachte, daß eine Torsion – anders als bei Flexions- und Extensions-Läsion, die nur aufgrund der Leichtigkeit der Bewegung beurteilt werden – in bezug auf die Leichtigkeit der Bewegung *und* die Größe der Bewegung diagnostiziert wird: Der Flügel wird sich auf die Seite der Läsion hin mehr cephalad und leichter bewegen.

Symptome und Erfahrungen: Dyslexie ist das wichtigste Symptom einer Torsions-Läsion. Wenn Dyslexie auf eine Torsions-Läsion zurückzuführen ist (und wenn die grundlegenden oder übergelagerten emotionalen Komponenten gelöst worden sind), löst die Korrektur der Läsion Dyslexie bei Kindern und jungen Erwachsenen sogleich und dauerhaft auf. Bei älteren Menschen beansprucht ihre Behandlung mehr

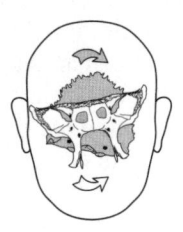

Torsions-Läsion   *Seitenbeugungs-Läsion*

Zeit, und die Erfolge sind weniger dramatisch. Andere motorische Augenprobleme, wie ein Versagen des Abducens, die Unfähigkeit, mit den Augen etwas zu folgen, oder Defizite in bezug auf die Tiefenschärfe können ebenfalls das Resultat einer Torsion des Sphenoidale, vermischt mit psychologischen Zustandsformen, sein. Menschen mit Torsionsläsionen können auch unter spinaler Skoliose und, damit verbunden, unter Nacken- und Rückenschmerzen leiden. Sie sagen Dinge wie: „Manchmal fühlt sich mein Körper wie ein nasses Handtuch an, das verdreht wurde, indem die beiden Enden in entgegengesetzte Richtungen verwrungen wurden." Torsionsläsionen wirken sich auch auf die Temporomandibulargelenke aus und können die Bißstellung verändern. Schlecht eingearbeitete Zahnfüllungen oder schlecht angepaßte Zahnprothesen können ein Torsions-Läsionsmuster aufrechterhalten.

Oft gehen mit Torsions-Läsionen emotionale und psychologische Komponenten einher. Eine Torsion des Sphenoidale bedeutet in der Sprache des Körpers, durch widersprüchliche Loyalitäten „vollständig verdreht" oder „zerrissen" zu sein. Oft geschieht das Kindern, deren Eltern streiten; das Kind will aus Sicherheitsgründen Partei ergreifen, ist jedoch wegen widersprüchlicher Loyalitätsgefühle beiden Eltern gegenüber dazu nicht in der Lage. Stell dir den Kopf des Kindes vor, wie es zuerst zu Mama hinschaut, dann zu Papa, dann zu Mama, dann zu Papa.... Der Knochen kommt nicht zur Ruhe. Etwas muß nachgeben, und das Sphenoidale ist schließlich nach einer Seite hin verdreht.

In der Arbeit mit dyslektischen Kindern bin ich stets demselben begegnet: Sie nehmen die Belastung in der Beziehung ihrer Eltern wahr, versuchen sie jedoch nicht zu „sehen". Dieses Verdrängen der Wahrnehmung verdreht ihren schnell wachsenden Kopf. Eines dieser Kinder, eindeutig intelligent und scharfsinnig, litt, wie so viele Kinder, in der Grundschule fürchterlich. Sein Sphenoidale war in einem Torsions-Läsionsmuster, doch war das nicht das Ergebnis eines physischen Traumas. Vielmehr konnte es sehen, daß seine Eltern keine Liebe füreinander empfanden, obwohl sie diese Tatsache zu verbergen suchten. Aus der Notwendigkeit heraus, in einer solchen Umgebung weiterzuleben, brachte sein Feld das Sphenoidale in ein Fehlmuster hinein (vielleicht durch die Vermittlung der lateralen Pterygoidmuskeln und das Zusammenbeißen der Zähne), was als Augenbinde wirkte. (Die Peripherie – das soziale Umfeld – veränderte die Mitte, indem sie als einheitliches Feld wirkte.) Unglücklicherweise „verband" das diesem Kind auch in der Schule die Augen. Ich brachte das Thema mit Mutter und Tochter zur Sprache und arbeitete sodann mit craniosacraler Berührung, um das Läsionsmuster zu korrigieren. Das Kind war innerhalb von Tagen wie umgewandelt. „Was haben Sie mit Jenny getan?" fragte ihre Lehrerin die Eltern nach einer Woche; „das ist nicht dasselbe Kind."

Margaret Atwood schildert in ihrem Roman *Die Räuberbraut* ein Szenario für die psychologische Komponente bei der Torsions-Läsion. Tony, ein Einzelkind, sitzt unter den Nachwirkungen einer knappen Diskussion zwischen ihren sich bekriegenden Eltern stumm am Eßtisch:

Danach herrscht Schweigen, das sich mit Kaugeräuschen füllt. Tony hat einen beträchtlichen Teil ihres Lebens damit verbracht, ihren Eltern beim Kauen zuzuhören. Das Geräusch, das deren Mund macht, die Art, wie ihre Zähne beim Zubeißen aufeinander mahlen, beunruhigt sie. Es ist, als würde man durch ein Badezimmerfenster sehen, wie jemand seine Kleider auszieht, ohne daß derjenige weiß, daß man da ist. Ihre Mutter ißt nervös, mit kleinen Bissen; ihr Vater ißt nachdenklich. Seine Augen sind auf Anthea gerichtet wie auf einen Punkt im fernen Raum; die ihren sind ein wenig zusammengekniffen, so als ziele sie auf etwas.

Nichts bewegt sich, obwohl große Kräfte am Werk sind. Noch bewegt sich nichts. Tony fühlt sich, als würde ein dickes Gummiband, dessen Enden mit den beiden verbunden sind, mitten durch ihren Kopf hindurchführen. Wenn es noch ein bißchen straffer gespannt wird, wird es reißen.

Seitenbeugungs-Läsion

Definition und Diagnose: Benannt nach demjenigen großen Flügel, der sich auf einer Seite weiter und leichter anterior bewegt und somit auf einer Seite des Kopfes eine größere Konvexität erzeugt. Am besten stellt man sich eine Seitenbeugungs-Läsion vor, indem man sich das Sphenobasilargelenk von oben her anschaut: das Gelenk eingehängt wie ein Türscharnier, auf einer Seite auseinanderklaffend. Diejenige Seite, auf der der Spalt erzeugt wird, ist die Seite der Seitenbeugungs-Läsion. Wenn sich also die rechte Seite fließender und weiter anterior bewegt und auf der rechten Seite des Sphenobasilargelenks einen Spalt erzeugt, handelt es sich um eine „rechtsseitige Seitenbeugungs-Läsion". Mit dem oralen coronalen Scherungstest oder der Technik des Umfassens und Umspannens von Sphenoidale und Occipitale kann man das am besten erkennen; aber auch der Vier-Finger-Griff am Sphenoidale oder das Lösen der Lamina perpendicularis über Ethmoidale und Sphenoidale mit oralem Daumenkontakt können angewendet werden. Wenn du mit der Technik des Umfassens und Umspannens von Sphenoidale und Occipitale arbeitest, dekomprimierst du die eine Seite der großen Flügel anterior, bringst den Knochen zurück in einen neutralen Zustand und wiederholst dann dasselbe auf der anderen Seite.

Du stellst dir folgende Frage: „Auf welcher Seite geht der große Flügel am leichtesten anterior?"

Symptome und Erfahrungen: Seitenbeugungs-Läsionen ziehen tendenziell mehr körperliche Behinderungen nach sich als Torsions-Läsionen. Körperlich gesehen, konzentrieren sich diese auf Rotationsläsionen von Hals- und Lendenwirbelsäule, besonders auf hypermobile Wirbelsegmente im Bereich des ersten, zweiten und dritten Halswirbels. Solche Klienten waren während zwei Jahren zweimal die Woche beim Chiropraktiker, um den Hals zu richten – ihr Hals ist jedoch immer noch instabil. Der Hals kann sich nicht ausbalancieren, weil die spinale Dura die Wirbel verdreht rotieren läßt und sie zu einem abnormalen „Sitz" zwingt.

Aus psychologischer Sicht ist Seitenbeugung mit leichter Persönlichkeitsveränderung, wie zum Beispiel Irritiertsein in dem, was bislang leichtfiel, oder mit jener Art kurzzeitiger Depression assoziiert, die sich nicht auf die Arbeitsfähigkeit auswirkt. Während ihrer Seitenbeugungs-Läsion neigen solche Menschen zu Ambivalenz und einer Art von achselzuckender, gleichgültiger Einstellung dem Leben gegenüber. So drückt sich der Verlust ihrer Entschlußfähigkeit aus. In bezug auf die Körpersprache bedeutet das: Wenn das Sphenoidale auf eine Seite hin gekippt ist, ist das Leben aus den Fugen geraten, es ist „von der Schiene". Menschen fühlen sich „aus der Bahn geworfen".

Laterale Verschiebungs-Läsion

Definition und Diagnose: Diese Läsion ist eine Scherung oder Spannung des Sphenoidale in lateraler Richtung quer zum Sphenobasilargelenk. Die Läsion ist nach derjenigen Kopfseite benannt, auf der das Sphenoidale eine Konvexität erzeugt. (Bei einer rechtslateralen Spannungs-Läsion wird auf der rechten Seite des Kopfes, von oben her gesehen, eine sehr leichte Konvexität bestehen – das Ergebnis der Verschiebung des Sphenoidale nach dieser Seite hin.) Stell dir den Kopf als Wassermelone vor. Du schneidest die Wassermelone entzwei und nimmst vordere und hintere Hälfte so in die Hände, daß der Schnitt in der vertikalen Ebene steht. Nun verschiebst du die Vorderseite der Melone nach rechts, währenddem du die hintere Hälfte stabilisierst. Dieses Bild stellt eine rechtslaterale Verschiebung dar. Das Sphenoidale wurde gewaltsam und traumatisch in lateraler Richtung verschoben und „ragt" deshalb über die eine Seite des Craniums hinaus; unfähig, seinen gesunden, runden Tanz zu tanzen, pendelt es stattdessen lateral und medial. Es bewegt sich – das ist gut; es bewegt sich jedoch nicht normal, und das führt zu Symptomen. Von normalem Flexions- und Extensionsmuster ist möglicherweise keine Spur vorhanden. Verglichen mit den bereits beschriebenen Mustern ist dies eine schwerwiegendere Kategorie von Läsion, bei der sich unter Umständen beinahe keine oder gar keine Rotationsachse ausmachen läßt. Erwäge, um dieses Läsionsmuster anzugehen, einen oralen coronalen Scherungstest oder die Technik des Umfassens und Umspannens von Sphenoidale und Occipitale.

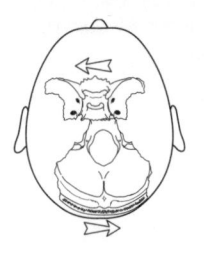

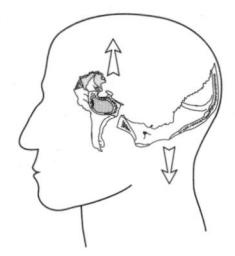

Du stellst dir folgende Fragen: „Nach welcher Seite hin kriecht das Sphenoidale weg?" Oder: „Wohin geht das Occipitale, und wohin geht das Sphenoidale?" Dann teilst du deine Antworten in ihre Bestandteile auf und imitierst – vielleicht mit vom Kopf des Klienten gelösten Händen und außerhalb seines Feldes – sein Muster mit deinen Händen in der Luft, indem du einen imaginären Kopf umspannst. Du rechnest dir aus, was am Sphenobasilargelenk und in der reziproken Spannungsmembran geschieht.

Symptome und Erfahrungen: Laterale Verschiebung ist ein schweres Fehlmuster; einige der von ihm produzierten Symptome ähneln jenen anderer Läsionen, wiegen jedoch schwerer, da die Laterale Verschiebung eine unnatürliche Läsion ist und sich weniger einfach beheben läßt. Symptome umfassen Defizite des Sehvermögens und motorische Probleme der Augen wie Dyslexie (hier besteht eine gewisse Ähnlichkeit mit einer Torsions-Läsion), Kopfschmerzen, doch eher Cluster-Kopfschmerzen als die Migräne der Extensions-Läsion, Ausdruck oder Verschärfung von chronischer Persönlichkeitsstörung (bei einer Seitenbeugungs-Läsion besteht lediglich eine leichte Form von Persönlichkeitsveränderung). Die Laterale Verschiebung kann eine Borderline-Persönlichkeit in Schizophrenie oder manische Depression hineinbringen. Wenn die Laterale Verschiebung bei der Geburt oder durch Gewalt während der Kindheit zustande kam, kann der Leidende als Erwachsener, obwohl durchaus intelligent, nicht bloß ein Dyslektiker, sondern ein Analphabet oder halber Analphabet sein.

Vertikale Verschiebungs-Läsion

Definition und Diagnose: Vertikale Verschiebungs-Läsion ist eine Scherung oder Spannung des Sphenoidale in superiorer oder inferiorer Richtung in bezug zum Sphenobasilargelenk. Wie die Laterale Verschiebung wird sie beinahe immer durch ein

Laterale Verschiebungs-Läsion   *Vertikale Verschiebungs-Läsion*

Läsionsmuster des Sphenoidale

Läsion	Achse	Symptome
Flexion A, *	paarig, horizontal, coronal	einfache, dumpfe Kopfschmerzen, Sinusitis, Schmerzen im Bereich des unteren Rückens; tritt bei mesomorphen oder endomorphen Körpertypen auf; sie suchen Behandlung; expansive Köpfe – expansiver Lebensstil
Extension A, *	paarig, horizontal, coronal	stärkere Kopfschmerzen, Migräne; tendenziell launisch, zwanghaft/besessen; Einzelgänger;Läufer; weisen Behandlung oft zurück und suchen Einsamkeit Ectomorphe Körpertypen enge Köpfe – enger Lebensstil
Torsion B, !	einfach, horizontal, mittsagittal	Neigung zu Skoliose; Kopf-, Nacken- und Lumbalschmerzen; Probleme mit der Augenmotorik; Dyslexie; Skoliose bedeutet, von Loyalitätskonflikten auseinandergerissen zu sein („vollständig verdreht") abgebildet: linke Torsion
Seitenbeugung B, *	paarig, vertikal, sagittal	ernstere Symptome als bei Torsion; leichte Persönlichkeitsveränderung; Rotationsbeschwerden des Halses, besonders C1 – C3 sind hypermobil; oft Ambivalenz abgebildet: linke Seitenbeugung
Laterale Verschiebung C, #	paarig, vertikal, sagittal	ernste, chronische Schmerzsymptome, motorische und visuelle Dysfunktion, Lernschwierigkeiten, Persönlichkeitsstörungen; Teilanalphabetismus durch Dyslexie; Cluster-Kopfschmerzen, abgebildet: Linksseitige Laterale Verschiebung
Vertikale Verschiebung C, #	paarig, horizontal, coronal	wie bei der Lateralen Verschiebung; falls eine Flexions- oder Extensionskomponente besteht, fügst du diese Symptome hinzu; Cluster-Kopfschmerzen, möglicherweise manische Depression oder Schizophrenie abgebildet: Vertikale Verschiebung, Sphenoidale superior („oben")
Lateroflexion C, >	einfach, mittsagittal	Dissoziationsgefühle; „eine Glasscheibe durch meinen Kopf"; chronische Depression, anhaltende leichte Kopfschmerzen, Druck im Cranium; unterwürfige Abhängigkeit und amorphe Körperschmerzen abgebildet: Linksseitige Lateroflexion
Kompressionskopf C	keine Achse, keine oder ernstlich eingeschränkte Bewegung	der schwerste Fall; beliebige Kombination der oben beschriebenen Beschwerden oder Dysfunktionen; kann mit einer Vertikalen oder Lateralen Verschiebung einhergehen; morbide Gedanken, suizidale Depressionen, Träume von Tod und Sterben; Fehlen des Saugreflexes beim Neugeborenen; prüfe bei jedem Kompressions-Kopf, ob das Atlanto-occipitalgelenk gestaucht ist.

A = „Normale" Dysfunktion, d. h. nicht von einem schweren Trauma. Ein Trauma kann emotionaler, spiritueller oder physischer Art sein. Ein Trauma ist eine angehaltene Aktion.
B = In der Regel durch physisches Trauma enstanden.
C = Beinahe stets schweres physisches Trauma; selten durch schweres emotionales Trauma verursacht.
\# = Gegenläufig-bewegte nicht auseinandergehende Läsionen.
* = Gegenläufig-bewegte auseinandergehende Läsionen.
! = Gegenläufig-bewegte, gegendrehende Läsion.
> = Gleich-bewegte, nicht auseinandergehende Läsion.

Diagnose	Benannt nach	Techniken
das Sphenoidale bewegt sich – bei gleicher Amplitude – leichter in eine Flexion	*das Sphenoidale bewegt sich leichter in die Flexion: „Flexionskopf"*	*du hältst das Sphenoidale an der Grenze der Flexion oder hilfst ihm in die Extension; du verwendest den Vier-Finger-Kontakt am Sphenoidale, Sutherlands Griff oder den oralen coronalen Scherungstest*
das Sphenoidale bewegt sich – bei gleicher Amplitude – leichter in eine Extension	*das Sphenoidale bewegt sich leichter in die Extension: „Extensionskopf"*	*du hältst das Sphenoidale an der Grenze zur Flexion; du verwendest den Vierfingerkontakt am Sphenoidale, Sutherlands Griff oder den oralen coronalen Scherungstest*
der große Flügel bewegt sich auf einer Seite leichter und weiter cephalad	*die Seite auf welcher sich der große Flügel am weitesten superior bewegt: „Linker / Rechter Torsionskopf"*	*du verwendest Sutherlands Griff, Sphenoidale und Occipitale, Umfassen und Umspannen, Sphenobasilare Dekompression, den oralen coronalen Scherungstest oder den Vierfingerkontakt am Sphenoidale*
der große Flügel bewegt sich auf einer Seite weiter und leichter anterior	*die Seite, auf welcher am Sphenobasilargelenk eine Lücke entsteht:„ (Linke / Rechte Seitenbeugung"*	*du verwendest Sutherlands Griff, – Sphenoidale und Occipitale, Umfassen und Umspannen, Vier-Finger-Kontakt am Sphenoidale, Sphenobasilare Dekompression, Kanthakentechniken oder oralen coronalen Scherungstest*
asynchrone Rotation sowohl von Sphenoidale und Occipitale (von oben gesehen)	*die Seite, auf welcher der große Flüge eine Konvexität bildet („Seite der Vorwölbung"): Links-/Rechtsseitige Laterale Verschiebung*	*du verwendest Kanthakentechniken, Sphenoidale und Occipitale, Umfassen und Umspannen, oralen coronalen Scherungstest oder Sutherlands Griff*
das Sphenoidale hat sich in bezug auf das Occipitale vertikal superior oder inferior bewegt	*ob sich das Sphenoidale am Sphenobasilargelenk cephalad oder caudad geschert hat: Sphenoidale Scherung superior oder „Vertikale Verschiebung, Sphenoidale oben"*	*Verwende den oralen coronalen Scherungstest, Sutherlands Griff, Umfassen und Umspannen mit Sphenoidale und Occipitale*
Sphenoidale und Occipitale bewegen sich synchron in Torsion	*die Seite, auf welcher sich Sphenoidale und Occipitale beide superior bewegt haben: „Links-/ Rechtsseitige Lateroflexion"*	*du verwendest den oralen coronalen Scherungstest*
ernstlich Einschränkung oder vollständiges Fehlen von Motilität	*das Fehlen von Motilität, möglicherweise eine Verbindung von Kompression und Vertikaler oder Lateraler Verschiebung: „Kompressions-Kopf"*	*du verwendest den CV 4, sämtliche Dekompressionstechniken, Umfassen und Umspannen mit Sphenoidale und Occipitale, Sutherlands Griff, Kanthaken-Techniken; behandle das Atlantooccipitalgelenk*

Trauma von außerhalb verursacht. Von der Seite des Kopfs her gesehen, wird sich das Sphenoidale nach superior (möglicherweise durch einen Schlag auf die Unterseite der Mandibula, wie beispielsweise durch den Aufwärtshaken eines Boxers) oder nach inferior (durch einen Schlag unter das Occipitale, wie vom aufwärts geschwungenen Schlagstock eines Polizisten) verschoben haben. Um auf die Analogie mit der Wassermelone des vorherigen Läsionsmusters zurückzukommen: Die hintere Hälfte der Melone ist in einer vertikalen Verschiebung nach oben gerückt, das Sphenoidale bleibt unten. Einfach gesagt: Das Sphenoidale kann sich auf einer vertikalen Ebene aufwärts (cephalad) oder abwärts (caudad) bewegen; beide Bewegungen werden Vertikale Verschiebung genannt. Erstere würde „Vertikale Verschiebung, Sphenoidale oben" genannt, was an eine der Extension ähnliche Bewegung des Sphenoidale erinnert. Letztere, „Sphenoidale unten", wäre das Gegenteil, an eine Flexionsbewegung erinnernd. Da die Läsion jedoch durch ein Trauma verursacht worden ist, das die normale Integrität des Gelenks überwältigt, bewegt sich das Gelenk vielleicht keineswegs in flexions- oder extensionsähnlichen Gezeitenbewegungen, obwohl Anflüge davon vorhanden sein können. Um nach dieser Läsion Ausschau zu halten, verwendest du den oralen coronalen Scherungstest oder die Technik des Umfassens und Umspannens von Sphenoidale und Occipitale.

Du stellst dir folgende Fragen: Verläuft die primäre Bewegung des Sphenoidale auf einer vertikalen Ebene, und bewegt es sich weiter und leichter in cephalader oder caudader Richtung?" Was du gefunden hast, teilst du wiederum in seine Bestandteile auf und imitierst vielleicht das Muster, wenn du dich vom Kopf des Klienten gelöst hast. Du rechnest dir aus, was am Sphenobasilargelenk, beim Sinus rectus und in der gesamten reziproken Spannungsmembran geschieht.

Symptome und Erfahrungen: Das Spektrum der Symptome ist jenem der Lateralen Verschiebung sehr ähnlich und schließt Cluster-Kopfschmerzen, manische Depression und Schizophrenie mit ein. Sowohl Vertikale als auch Laterale Verschiebungs-Läsionen werden oft von andern Läsionsmustern unterschiedlichen Grades – ein bißchen Torsion, ein bißchen Extension – begleitet. Symptome und Leiden verbinden sich deshalb.

Lateroflexions-Läsion

Definition und Diagnose: Diese Läsion wird nach jener Seite benannt, auf der sowohl Sphenoidale wie Occipitale mehr superior sind. Lateroflexion gleicht einer Torsions-Läsion des Sphenoidale, mit einem wesentlichen Unterschied: Das Occipitale bewegt sich statt in entgegengesetzter Richtung (wie bei der Torsions-Läsion) in derselben Richtung wie das Sphenoidale. Beide Knochen drehen sich also um dieselbe mittsagittale Achse, und beide bewegen sich auf derselben Seite und gleichzeitig superior. Die Wassermelone (die Analogie der letzten beiden Verletzungsmuster) ist entzweigeschnitten, aber sowohl die vordere wie die hintere Hälfte drehen sich in dieselbe Richtung und stören sensitive Gehirnstrukturen, craniale Nähte, das Innenohr und den Hals. Lateroflexion wird ausschließlich durch schweres physisches Trauma – oft durch unerwartete Schläge auf eine Seite des Gesichts – verursacht. Der orale coronale Scherungstest eignet sich weitaus am besten, um diese Läsion zu diagnostizieren und zu korrigieren. Die Technik des Umfassens und Umspannens von Sphenoidale und Occipitale kann ebenfalls angewendet werden. Sutherlands Griff ist weniger umfassend, da er weder stabilisiert noch interaktive Arbeit mit dem Occipitale zuläßt; seine dekomprimierenden Fähigkeiten können jedoch von Vorteil sein.

Symptome und Erfahrungen: Typisch für diese Läsion ist eine Empfindung des Abgeschnittenseins von der Welt; der Klient gebraucht Wendungen wie: „eine Glasscheibe", um seine Dissoziation und sein Unwohlsein zu schildern. In den frühen neunziger Jahren arbeitete ich während eines Zeitraums von sechs Monaten mit drei Menschen, die unter schweren Lateroflexions-Läsionen litten, und dieses psychologische Muster kann, ebenso wie ernste physische Symptome, aus ihrer Erfahrung gesehen werden.

Im einen Fall hatte die Klientin versucht, in einen Ehestreit einzugreifen, und war vom Ehemann mit einem Schlag mit der offenen Hand auf die eine Seite ihres Gesichts geschlagen worden, als sie ihm gemeinsam mit der Ehefrau Vorhaltungen machte. Sie hatte den Schlag nicht kommen sehen – er kam völlig überraschend. Sie hörte ein scharfes *Klack* in ihrem Kopf und hatte die Empfindung, als ob ein Licht ausgehen würde. Innerhalb von achtundvierzig Stunden schien sie ein anderer Mensch zu sein; sie geriet in einen Zustand, der sich zu einer chronischen Depression auswachsen sollte und von unablässigen Druckkopfschmerzen begleitet war. Als ich sie sechs Monate danach zum ersten Mal sah, war sie immer noch depressiv und litt unter Schmerzen. Nichts in ihrem Leben war richtig, und sie schilderte, daß sie sich, indem sie dies sage, fühle, als ob sie durch eine Glasscheibe von der Welt abgeschnitten sei, die ihren Körper in einigem Abstand umgebe.

In einem zweiten Fall hatte ein Italiener seinen Freund mit der üblichen enthusiastischen Umarmung und flüchtigen Küssen auf beide Wangen begrüßt. In ihrer Begeisterung verrechneten sich die beiden jedoch, als sie von einer Seite auf die andere wechselten, und stießen mit ihren Köpfen seitlich derart zusammen, daß bei einem von ihnen das Trommelfell riß. Dieser berichtete, wie sich sein Kopf später anfühlte, indem er sagte, daß er die Empfindung habe, als ob eine Glasscheibe in schrägem Winkel in seinem Kopf stecke und die eine Seite von der anderen trenne.

Auch der dritte Klient, ein Psychologiestudent, schilderte, daß er sich fühle, als ob mitten in seinem Kopf eine Glasscheibe stecke: alles sei durcheinander, und er fühle sich mißmutig und auf unheimliche Weise von der Welt abgeschnitten. Als sein Sphenoidale korrigiert war, stellte er fest, daß eine ungeheure Last von seinem Wesen genommen war; er realisierte, daß er während Monaten depressiv gewesen war und sagte, daß er während zwei Tagen nach der Behandlung beinahe ununterbrochen gelacht habe.

Kompressionskopf-Läsion

Definition und Diagnose: „Kompressions-Kopf" bedeutet, daß die Craniale Welle im Kopf entweder vollständig fehlt oder stark eingeschränkt ist; die Ursache ist eine Blockierung des Sphenobasilargelenks, das sich in der Folge nicht mehr oder nur stark reduziert bewegen kann. Um einmal mehr unser Bild der Wassermelone zu verwenden: Beim Kompressions-Kopf sind die beiden Hälften der Wassermelone derart ineinander verkeilt, daß sie sämtliche Fähigkeiten verlieren, sich unabhängig voneinander zu bewegen. Beim Kompressions-Kopf ist das Atlantooccipitalgelenk – besonders beim Neugeborenen – fast immer ebenfalls komprimiert. Ein Kompressionskopf wird nur durch ein schweres – meist physisches, selten emotionales – Trauma verursacht. Um diese Diagnose zu bestätigen, kann irgendeine der Techniken, die einen Kontakt mit den großen Flügeln des Sphenoidale herstellen, herangezogen werden. Sutherlands Griff und der orale coronale Scherungstest sind besonders nützlich, da sie sich sowohl für die Diagnose wie für die Behandlung eignen. Wenn du behandelst, „lauschst" du auf irgendein Empfinden von Freiheit, die ins Sphenobasilargelenk zurückkehrt. Du modulierst und variierst die Vektoren, die du für die physische Dekompression benutzt, und spürst deiner eigenen Absicht nach, um Lösung zu erreichen.

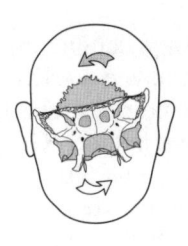

Lateroflexions-Läsion   *Kompressions-Kopf*

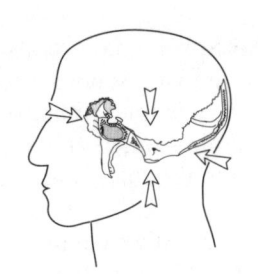

Du stellst dir folgende Fragen: „Gibt es in diesem Kopf überhaupt irgendwelche Bewegung? Fühlt er sich wie Stein und unbeweglich an, oder ist da auch nur die leiseste Spur von Freiheit?" Beide Situationen weisen auf das Vorhandensein eines Kompressions-Kopfes hin.

Symptome und Erfahrungen: Ein Kompressions-Kopf kommt selten in Reinkultur vor, mit einem Sphenobasilargelenk, das in seiner neutralen Lage dicht komprimiert ist. Er entsteht als Ergebnis extremer Gewalteinwirkung auf das Cranium und bildet tendenziell Symptome, die auch irgendwelche anderen Verschiebungen – z.B. Vertikale Verschiebung oder Komponenten einer Flexions-Läsion – in der Architektur der Cranialknochen und -nähte erzeugen könnten. Dieses Muster kann an sich sämtliche in den vorangehenden sieben Mustern aufgeführten Symptome und Erfahrungen produzieren; seine Hauptcharakteristika sind jedoch schwere, unablässige Kopfschmerzen und der vollständige Verlust von Arbeits- und Beziehungsfähigkeit. Selbst Morphiumderivate helfen bei diesen Kopfschmerzen nicht vollständig.

Ein Klient, Nigel, verkörperte den Kompressions-Kopf. Eines Tages trug er zusammen mit einem Arbeitskollegen, eines nach dem andern, schwere Tischblätter aus Eichenholz die Treppe hinunter. Nigel ging rückwärts voran. Die Treppe war eng gewunden und erlaubte in den Kurven bloß wenig Spielraum. Als sie beinahe fertig waren, nahmen sie statt des einen zwei Tischblätter auf; müde und ein wenig unvorsichtig geworden, beschlossen sie, beide auf einmal hinunterzutragen. Als Nigel rückwärts die Treppe hinunterzusteigen begann, glitt das obere Tischblatt nach vorn, gegen seinen Kopf. Er versuchte es mit seinen Fingerspitzen zu bremsen, aber es war zu schwer. Er bewegte seinen Kopf instinktiv nach hinten, um dem schweren Holz auszuweichen, aber sein Hinterkopf stieß an die Wand des Treppenhauses. Einen Augenblick später wurde er vom sich beschleunigenden Tischblatt an der Stirn getroffen und hörte ein *Crack* in seinem Kopf. Innerhalb von Sekunden setzte ein quälender Schmerz ein.

Später an diesem Tag suchte Nigel seinen Hausarzt auf; dieser schickte ihn zum Röntgen, doch man konnte nichts sehen. Verschriebene schmerzstillende Medikamente stillten den Schmerz in seinem Kopf nicht vollständig, und er nahm derart zu, daß Nigel weder arbeiten noch still sitzen konnte. Er suchte nochmals seinen Arzt auf, erhielt stärkere Medikamente und wurde, als diese nicht wirkten, an einen Neurologen überwiesen. Der Neurologe fand für die Schmerzen keine Ursache und überwies ihn an die Schmerzklinik der Stanford-Universität; da diese jedoch eine einmonatige Wartefrist hatte, kontaktierte mich Nigels Freundin und bat um eine Sitzung.

Ich sah Nigel beinahe einen Monat nach dem Unfall, und er hatte die ganze Zeit hindurch unablässig unter Kopfschmerzen gelitten. Er sah elend aus, war deprimiert und mit seiner Weisheit am Ende. Als ich vor der Arbeit an seinem Kopf mit ihm meditierte, nahm ich wahr, daß sein Sphenoidale sich in einer Torsions-Läsion befand. Ich benutzte Sutherlands Griff, um die Torsions-Läsion zu verringern, und stellte zu meiner Überraschung fest, daß es nicht nur in Torsion, sondern auch komprimiert war – das heißt, sein Kopf ermangelte jeder Cranialen Welle. Er fühlte sich wie ein massives Stück kalten und verwirrten Gußeisens an. In Anbetracht des Unfallhergangs leuchtete das vollkommen ein: Seine Coronalnaht und sein Sphenobasilargelenk waren massiv gestaucht worden.

Maxillae, Frontale und Sphenoidale brauchten zwanzig Minuten eines starken, anterioren, dekomprimierenden Zuges mit Sutherlands Griff, bis sie sich lösten und ein kleines, vorsichtiges, widerstrebendes Entwirren begann. Dann erhielt Nigels Gesicht eine gesündere Farbe, und eine Träne rollte über seine Wange. „Wie fühlst du dich jetzt?", fragte ich. Mit weicher Stimme, anscheinend von sehr weit her, antwortete er: „Ich fühle mich so gut!"

Einige Tage darauf erzählte seine Freundin, daß er, als er von der Sitzung nach Hause zurückkehrte, zum ersten Mal innerhalb von drei Wochen gelächelt habe. Der Schmerz ließ nach, war jedoch keineswegs verschwunden. Er ging nach Stanford und verbrachte mehr als eine Woche in der Schmerzklinik, doch nichts schlug so gut an wie die Craniosacralsitzung; daher empfahl ihm sein Facharzt, der das anerkannte, mit „dieser Arbeit, die Sie in Carmel erhielten", fortzufahren. Es brauchte mehrere weitere Monate geduldiger Arbeit, bis sein Kopf wieder einigermaßen normal war.

Scherungsebenen

Der oben besprochene Abriß vervollständigt eine Übersicht der acht sphenobasilaren Läsionsmuster. Es gibt jedoch noch weitere Fehlmuster, deren Erbe das Sphenoidale ist; sie rühren namentlich von einem Trauma her, das die Nähte des Sphenoidale oder Nähte, die das Sphenoidale beeinflussen, verschiebt oder komprimiert – wie die zygomaticomaxillaren Nähte, die besonders verletzlich auf Schläge aus bestimmten Winkeln reagieren. Im Kopf gibt es zwei hauptsächliche Scherungsebenen – die sagittale und die coronale – , und Köpfe neigen dazu, durch diese suturalen Ebenen hindurch zu fehlen, die Bereiche potentieller struktureller Schwäche bezüglich des Absorbierens physischer Einwirkungen darstellen.

In der coronalen Scherungsebene kann die vordere Hälfte des Kopfs an der coronalen Naht vertikal superior in ein Fehlmuster gehen, wenn jemand mit dem Gesicht nach vorn auf einen Gehsteig fällt und einen Schlag aufs Kinn erhält. Die vordere Hälfte des Kopfes scheint sich nach oben zu bewegen, während die rückwärtige Hälfte am Ort zu bleiben scheint. Der Kopf könnte vertikal inferior in ein Fehlmuster geraten, wenn jemand in einem niedrigen Raum unvermittelt aufsteht und sich die Stirn an einem Balken aufschlägt. Ein Schlag auf die Seite des Kopfes durch einen Baseballschläger oder einen Hockeystock kann das Frontale lateral – weg vom Schlag – scheren (eine Verletzung an der coronalen Scherungsebene, die öfter vorkommt), wobei die Scherung wiederum an der Coronalnaht stattfindet.

Fehlmuster an der sagittalen Scherungsebene geschehen durch einen Schlag auf eine Seite des Gesichts, der diese Seite veranlaßt, sich posterior entlang einer Schwächelinie zu verschieben, die sich superior von der Sagittalnaht und der Falx nach unten durch die Lamina perpendicularis des Ethmoidale, den Vomer und die mediane Palatinalnaht erstreckt.

Techniken, die beide Seiten der Scherungsebene mit einbeziehen, sind äußerst wirksam, wenn es darum geht, durch die Scherungsebene hindurch Fehlmuster zu korrigieren. Für Fehlmuster an der coronalen Scherungsebene verwendest du daher den oralen coronalen Scherungstest oder eine Kanthakentechnik, die die Coronalnaht erfolgreich einstellen, lösen und ausbalancieren wird. Für Fehlmuster an der sagittalen Naht ziehst du die Technik mit den Handflächen über den Temporalia in Betracht.

Querverbindungen

Das Os sphenoidale ist die Definition schlüssiger Zusammenhänge schlechthin. Dreizehn Knochen artikulieren direkt mit ihm; es bildet den anterioren Anheftungspol des Tentoriums (Sutherlands „anterioren inferioren Pol"). Die optischen Nerven verlaufen dort durch und darüber hinweg; und durch es hindurch oder über oder unter ihm durch verlaufen mehr Cranialnerven als bei jedem andern Knochen im Kopf. Energetisch ist das Sphenoidale sowohl Sehvermögen (unser dominanter Sinn) als auch Wahrnehmung.

Visualisieren

Das Sphenoidale ist als Inneres Auge der Ort, an dem wir die Welt sehen. Um das Sphenoidale des Klienten wahrzunehmen, blickst du auf seine physische Lage (die die Augenhöhlen, die Schläfen und den Gaumen miteinbezieht), und du beginnst seine Präsenz als Energiefeld zu erfühlen. Indem du dein eigenes Inneres Auge benutzt, läßt du deine Augen in einen weich fokussierten, weitwinkligen Blick hineingleiten. Manchmal, entweder unmittelbar oder nach ein,

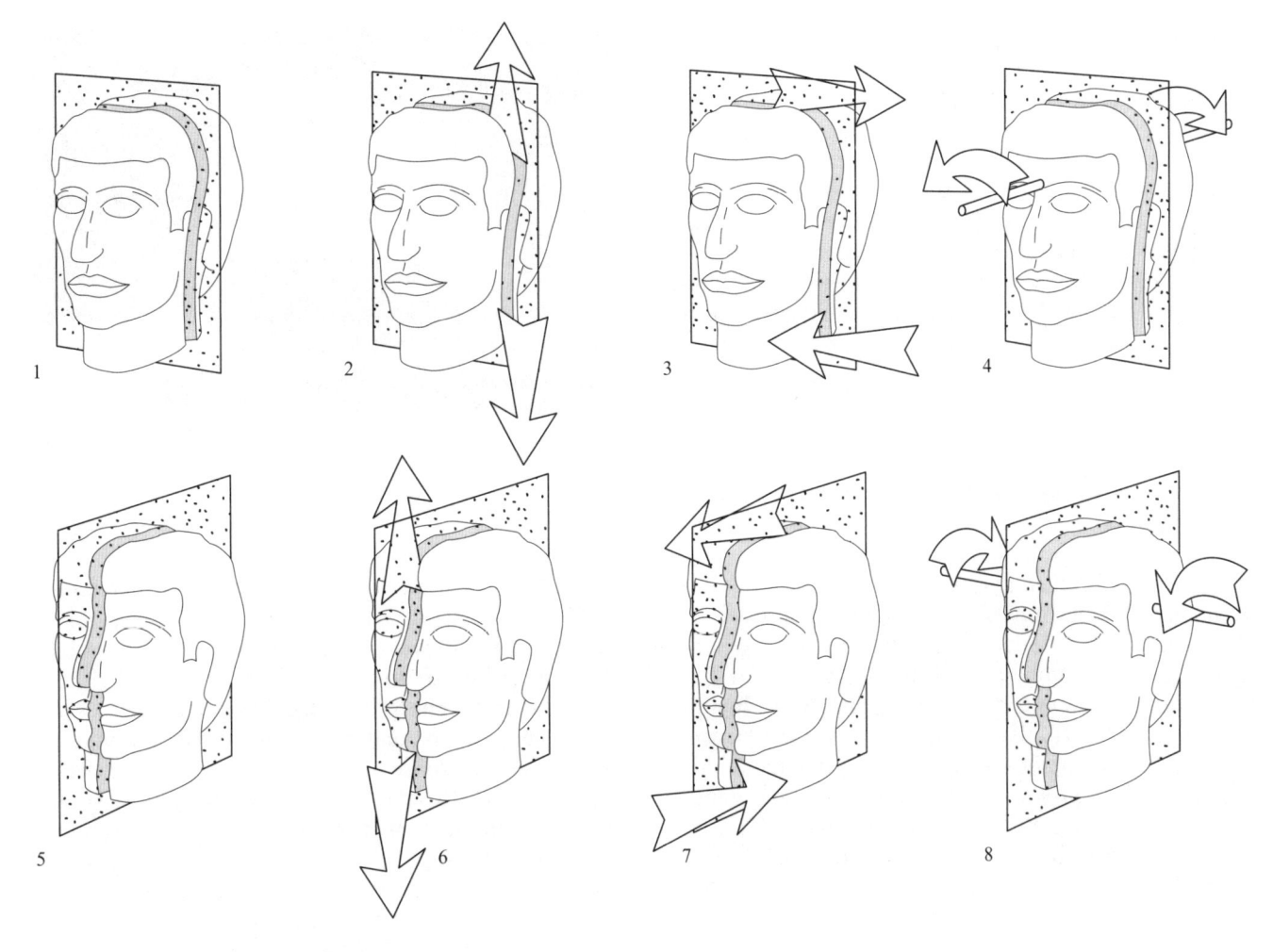

Coronale und sagittale Scherungsebenen
1. *Normale coronale Scherungsebene*
2. *Vertikale Verschiebung, Sphenoidale unten*
3. *Rechtsseitige Laterale Verschiebung*
4. *Linksseitige Torsions-Läsion (sagittale Torsionsachse)*
5. *Normale sagittale Scherungsebene*
6. *Lateroflexion rechts*
7. *Anteroposteriore sagittale Scherung*
8. *Temporale Gegendrehung (coronale Torsionsachse)*

zwei Minuten, beginnst du es zu fühlen; zu anderen Zeiten mag es hilfreich sein, über die Lage des Sphenoidale eine Form zu „projizieren" und zu schauen, ob dieses „Startbild" sehen hilft, was wirklich dort ist.
- Du könntest dir eine Libelle vorstellen und ihr eine elfenbeinerne Farbe verleihen.
- Du könntest dir eine Fledermaus vorstellen und sie mit hängenden Beinen in der Dämmerung fliegen lassen (und feststellen, welche Bewegungen sie gut beherrscht und welche nicht).
- Du könntest dir eine Mondlandefähre vorstellen – unglaublich komplex, aus schimmerndem Gold, mit den Cranialnerven als ihren feinen, äußeren Drähten (und feststellen, wie sie schwebt und wo sie ein wenig unausgewogen ist).

Male dir die Temporallappen, das Chiasma opticum, die Tracti olfactorii und die Pterygoidmuskeln in ihren Einzelheiten aus. Laß das Sphenoidale dreidimensional und lebendig werden.

Techniken

Erinnere dich bei jeder Einschätzung des Sphenoidale und jeder Arbeit mit ihm daran, die Verfassung des Kiefers und der Halsmuskulatur mit zu berücksichtigen. Lerne das Sphenoidale mit dem Klienten in Rückenlage, im Sitzen und in Bauchlage zu palpieren, genau so, wie du dies mit dem Atlas (dem ersten Halswirbel) tun würdest.

Palpieren in Bauchlage ist jedoch wegen der komprimierenden Kräfte, die durch Frontale und Viscerocranium – oder welche Teile des Kopfs auch immer sich auf der Liege befinden – auf das Sphenoidale einwirken, nur bedingt wirksam.

Die sechs Grundtechniken – die sechs sphenobasilaren Griffe, die unten aufgeführt werden – eignen sich für die Beurteilung sphenobasilarer Läsionen am besten. Mit einigen lassen sich besondere Läsionstypen am Sphenobasilargelenk besser beurteilen – für spezifische Empfehlungen kannst du die Übersichtstabelle über die Läsionsmuster konsultieren. Erinnere dich in bezug auf die Behandlung an die zehn interaktiven Möglichkeiten und ebenso ans Entwirren. Die drei wirksamsten Griffe für die Behandlung des Sphenobasilargelenks sind, in der Reihenfolge ihrer Wirksamkeit, der orale coronale Scherungstest, das Lösen der Lamina perpendicularis über Ethmoidale und Sphenoidale mit oralem Daumenkontakt, und Sutherlands Griff. Der orale coronale Scherungstest eignet sich für die Behandlung sämtlicher acht sphenobasilaren Läsionen am besten.

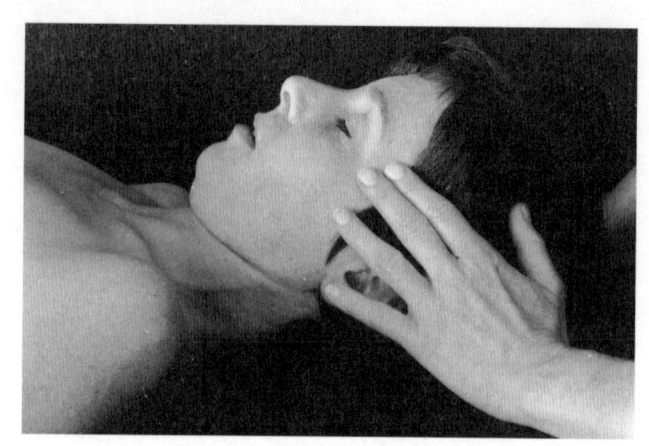

Vier-Finger-Kontakt am Sphenoidale: lediglich Zeige- und Mittelfinger berühren wirklich den Kopf

Die sechs sphenobasilaren Griffe (Kuppel und Basis)

Die sechs grundlegenden sphenobasilaren Griffe, um Verhalten, Zustand und Position von Sphenoidale zu Occipitale zu beurteilen, sind unten in der Reihenfolge ihrer Einfachheit aufgeführt. Am besten beginnst du mit *einem* Griff und übst ihn so oft, bis du dich mit ihm wohlfühlst und beginnst, eine Datenbank anzulegen – das heißt, du fühlst genug unterschiedliche Köpfe, um zu wissen, was normal ist, und daher zu erkennen, wenn etwas nicht normal ist. Sobald du dich wohlfühlst, nimmst du einen zweiten Griff hinzu; bevor du einen dritten hinzufügst, wendest du diese beiden an, bis du dich kompetent fühlst; so fährst du fort, bis du in allen sechsen bewandert bist. Wenn du einmal alle sechs beherrschst, lernst du erkennen, welche Techniken dir in welchen Fällen am besten dienen und dir dabei helfen, die besonderen Muster, die du hier aufgrund der Symptome des Klienten, deiner Wahrnehmung und des Visualisierens vermutest, einzuschätzen.

Vier-Finger-Kontakt am Sphenoidale

Dieser Kontakt, mit zwei Fingern an je einem der großen Flügel, ist ein wundervoll zarter Griff – es ist, als ob du die Flügelspannweite eines Schmetterlings ausmessen würdest. Du sitzt oder kniest am Kopfende der Liege. Wenn der Klient sich in Rückenlage befindet, liegen die großen Flügel des Sphenoidale auf einer horizontalen Ebene; du machst sie an den Schläfen ausfindig und nimmst mit Zeige- und Mittelfinger jeder Hand einen sehr zart palpierenden Kontakt auf, indem du deine Fingerbeeren horizontal auf die großen Flügel ausrichtest. Du legst deine Unterarme einwärts gedreht auf die Liege, so daß deine Pisiformknochen die Liege berühren – das bringt den Akupunkturpunkt „Tor des Geistes" (Herz 7) in Kontakt mit der Liege und gibt dir die geringste ungestützte „Überbrückung" oder überspannende Distanz zwischen der unbeweglichen Oberfläche der Liege und dem motilen Sphenoidale des Klienten. Der Druck ist bei diesem Griff sehr schwach – ungefähr 5 g. Du palpierst durch den Temporalismuskel hindurch: Du versicherst dich deshalb, daß der Kiefer des Klienten gelöst ist und sich seine oberen und unteren Zähne nicht berühren. Palpation ist die Stärke dieser Technik; ohne Kontakt mit dem Occipitale ist sie für die Behandlung sphenobasilarer Läsionen weniger geeignet. Dennoch kannst du sie für zarte Dekompression, Entwirren oder Verstärken (eine der zehn interaktiven Möglichkeiten) verwenden.

Sphenobasilare Dekompression

Wiederum sitzt oder kniest du am Kopfende der Liege. Du legst acht Finger auf das Occipitale (wobei du sie nicht zwischen den Kopf des Klienten und die Liege zu bringen brauchst); dann legst du deine Daumen auf die großen Flügel, so daß ihre Schäfte in einem Winkel von 45 Grad anterior und medial aufeinanderweisen. Du vermeidest jeden weiteren Knochenkontakt deiner Hände mit dem Kopf des Klienten. Der Druck dieses Kontakts ist leicht – ungefähr 5 g. Du stimmst dich auf deine Daumenkontakte ein und schätzt die Motilitätsmuster, die „Unterschrift" des Sphenoidale ein. Dann „lauschst" du mit deinen andern acht Fingern dem Occipitale. Sobald du von Occipitale und Sphenoidale je einen Einzeleindruck ihrer Bewegung hast, hebst du die Trennung auf und siehst zu, wieviel Information du über die Beziehung zwischen den beiden sammeln kannst. Da sie sich im Sphenobasilargelenk treffen, gibt dir diese Technik eine Gelegenheit, dessen Funktion zu ermitteln.

In einem zweiten Schritt läßt du der Palpation die sphenobasilare Dekompression mit den Daumen folgen, um dich auf jene Gewebe einzustimmen, die zwischen deinem sphenoidalen und deinem occipitalen

Kontakt liegen. Du arbeitest mit der menschlichen Fähigkeit, in Vektoren zu sehen, um spezifische Zielgewebe, in diesem Fall das Sphenobasilargelenk und die reziproke Spannungsmembran, zu palpieren, zu visualisieren und dann zu entwirren. Um eine Dekompression des Sphenobasilargelenks einzuleiten, schiebst du zuerst alles Hautspiel unter deinen Daumen weg, so daß du an den Flügeln selber – nicht an den supraorbitalen Kanten oder den orbitalen Anteilen der Zygomatica – festen Halt findest. Dann verstärkst du allmählich den Daumendruck auf die großen Flügel und überwachst den Zustand des Sphenoidale, des Occipitale und des Sphenobasilargelenks, während du sanft und fließend zu einer Dekompression ansetzt. Es ist möglich, die sechs Ebenen des Trennens von Gewebe vom ersten Kontakt an bis zum Abschluß desselben wie folgt zu unterscheiden: (1) Lösungen in Haut, Kopfhaut und Faszien, wenn du mit deinen Daumen Haut- und Subcutanfalte nach außen schiebst. Diese Trennung geschieht relativ leicht und fließend. (2) Muskuläres Lösen hauptsächlich des Occipitofrontalis und Temporalis; dieses fühlt sich ein wenig langsamer, widerstrebender, manchmal widerwillig an – die Muskeln benötigen unter Umständen etwas Zeit, um loszulassen. (3) Lösen der Nähte, was ziemlich unmittelbar und mit kurzem Ausschlag vor sich geht, wenn (und falls) es geschieht. Die Empfindung gleicht dem Loslösen eines Magneten von einem Stück Metall – erst gibt es, innerhalb einer sehr kurzen Zeitspanne, Widerstand, dann auf einmal keinen mehr. (4) Das Lösen der Dura fühlt sich insgesamt federiger an, wie Gummibänder, die widerstrebend Platz machen, mit dir eine Art Miniatur-Tauziehen veranstalten, wenn sich die reziproke Spannungsmembran entwirrt und sich zu entscheiden scheint, in welchem Ausmaß sie dich gewinnen lassen will. (5) Ein Befreien der Zirkulation cerebrospinaler Flüssigkeit und ein Bewegen der Flüssigkeit in Bereiche hinein, die sich zuvor komprimiert und unzugänglich angefühlt haben. Mit dieser Lösung fühlen sich die Bewegungen des ganzen Kopfes auf einmal ozeanisch, gezeitenartig und weit an – du hältst alle sieben Meere in deinen Händen. Das ist die Domäne optimierter cerebrospinaler Flüssigkeit. (6) Lösen auf energetischer Ebene – hier geht es weniger um Bewegung als um die Erfahrung von Licht und Energie und die taktile Empfindung chemisch/elektrischen Feuers, das sich in Wellen unter deinen Fingern aufrollt und ausbreitet.

Wenn du mit deinen Daumen auf der vierten Ebene (Lösen der reziproken Spannungsmembran) das Sphenoidale nach anterior nimmst, beginnst du das Sphenoidale nach anterior zu bewegen und verfolgst die Auswirkungen sowohl der aktuellen Bewegung als auch deiner Absicht am Occipitale. Du fährst mit dem Hochheben fließend fort, bis du fühlst, daß sich unter deinen Fingern die Lösung vollzieht. Du wartest, wachst und führst den Mechanismus zu Gleichgewicht und Gelassenheit. Wieder wartest du und kommst dann darauf zurück und stellst sicher, daß die Veränderung stattgefunden hat. Du diagnostizierst, ob in den Nähten oder in der reziproken Spannungsmembran irgendwelche Restriktionen vorhanden sind, und lokalisierst und bestimmst den Absichtsvektor, den es braucht, um den Mechanismus zu klären. Du fühlst und visualisierst die Wirkung deiner Behandlung auf die gesamte reziproke Spannungsmembran und (über die Clinoidprozesse) besonders auf das Tentorium.

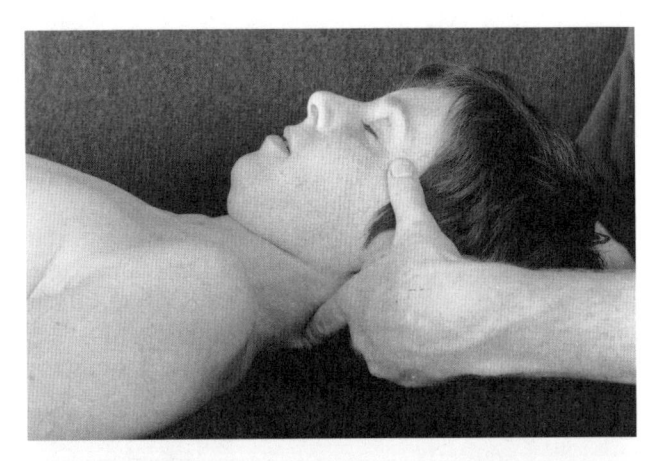

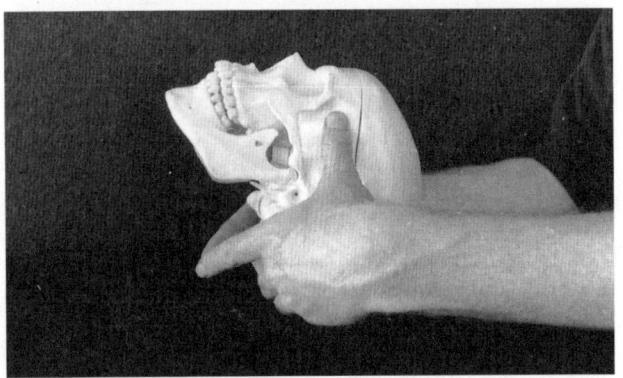

Sphenobasilare Dekompression; unten der Kontakt am Knochen

Es ist wichtig, die Wirkung der Dekompression auf das Sphenobasilargelenk zu visualisieren. Diese Technik ermöglicht, daß Mobilität, Räumlichkeit und Normalisierung in dieses zentrale Gelenk zurückkehren. Sie fördert, wenn auch nur kurz, eine Rückkehr zu ozeanischem Bewußtsein für jene, die dafür bereit sind. Solch erleuchtende Erfahrungen können sehr transformativ sein.

Umfassen und Umspannen von Sphenoidale und Occipitale

Diese Technik ist nicht illustriert; sie hält das Occipitale in der hohlen Hand und umspannt die großen Flügel des Sphenoidale. Du sitzt oder kniest seitlich der Liege auf der Höhe des Kopfes des Klienten und legst eine Hand unter den Kopf; dabei beschränkst du deinen Kontakt so weit wie möglich auf das Occipitale. Du versicherst dich, daß deine Hand zwischen dem Kopf und der Liege vermittelt. Du stimmst dich solange auf deine unterstützende Hand ein, bis du einen zufriedenstellenden Eindruck von den occipitalen Motilitätsmustern hast; dann überbrückst du mit deiner freien Hand die Stirn und umspannst die großen Flügel (der Daumen auf dem näheren Flügel, und jene Finger, die ihn erreichen können, auf dem andern). Sobald du einen tiefen Kontakt hergestellt hast, fühlst du, was die Gewebe von den zehn interaktiven Möglichkeiten und/oder an Entwirren brauchen.

Sphenoidale und einhändiger CV4

Bei diesem Griff nimmst du einen CV4-Kontakt unter dem Occipitale auf und umspannst mit der anderen Hand die großen Flügel. Der einhändige CV4 gibt dir einen Daumenballenkontakt mit der occipitalen Squama und hebt den Kopf um 5 bis 8 cm von der Liege weg. Der Kontakt mit den großen Flügeln erlaubt dir, sehr zart danach zu tasten, wie sich das Sphenoidale im Verhältnis zum Occipitale bewegt. Diese Technik ermöglicht eine komplexe interaktive Diagnose aller acht Fehlmuster des Sphenobasilargelenks. (vgl. „Einhändiger CV4", S. 121).

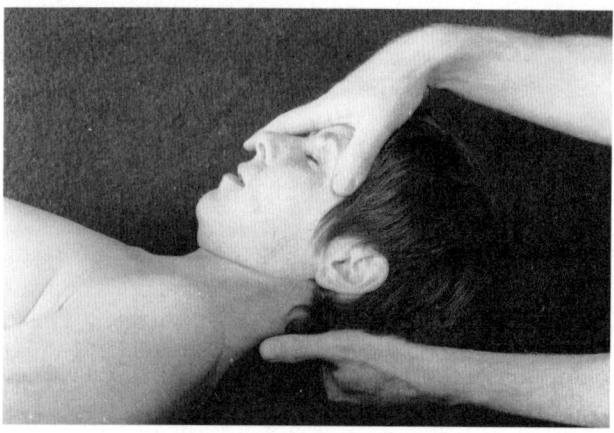

Sphenoidale und einhändiger CV4

Sutherlands Griff

Sutherlands Griff, bei dem du die großen Flügel umspannst und zwei Finger auf oder posterior zu den maxillaren Zähnen hast, ist eine der feinsten Techniken, um in der Behandlung und im Unterbrechen einer aufkommenden Migräne mit dem sphenopalatinalen Ganglion zu arbeiten. Auch ist er eine der besten Behandlungstechniken für sphenobasilare Läsionen und für die Befreiung der Palatina von traumatischen, komprimierenden Verletzungen. Dennoch ist er, da du mit dem Occipitale keinen Kontakt hast, für die Diagnose sphenobasilarer Läsionen nicht geeignet. Du stehst seitlich der Liege und legst Zeige- und Mittelfinger der einen Hand bis zum hintersten Zahn oder sogar bis ans Ende des Alveolarkammes der Maxillae auf die Kaufläche der oberen Zähne. Die andere Hand umspannt die großen Flügel des Sphenoidale. Dein Ziel ist es, irgendwelche Abweichungen vom normalen Bewegungsmuster des Sphenoidale festzustellen.

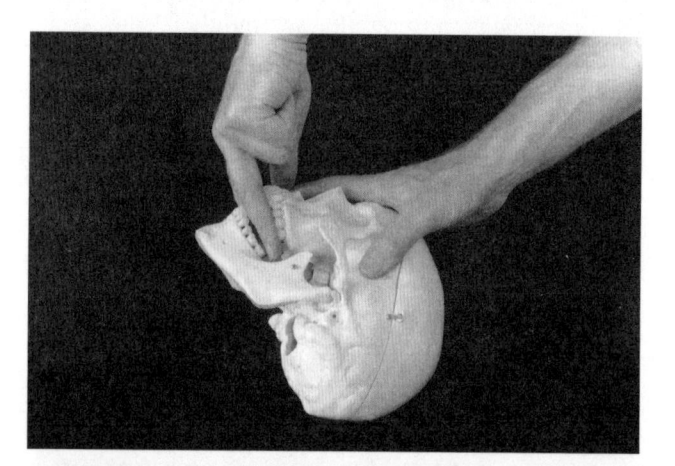

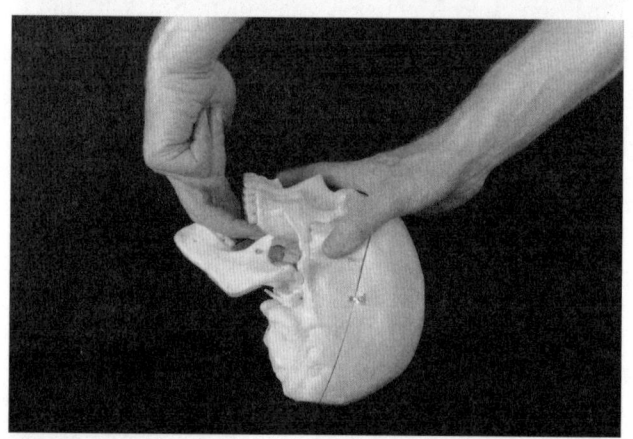

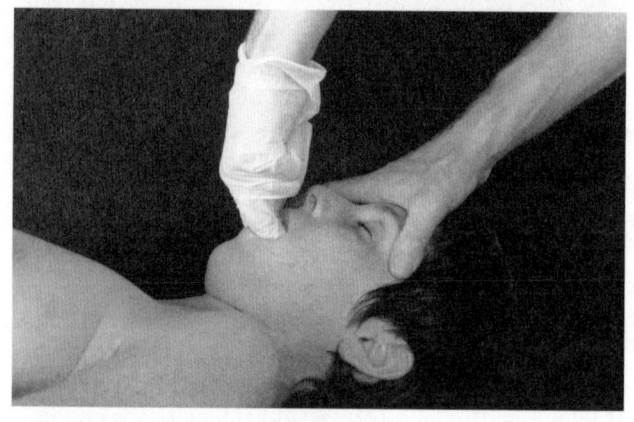

oben: Sutherlands Griff fürs Palpieren
Mitte: mit dem Einhaken der Finger
unten: eingehakter Kontakt am Modell

Der zweite Schritt dieser Technik besteht in einer anterioren Dekompression der Maxillae, die du erreichst, indem du deine Fingerspitzen posterior des achten Zahnes und des Endes des Alveolarkammes geschickt einhakst, die Pterygoidprozesse des Sphenoidale befreist und dem Sphenoidale im Falle einer Verkeilung von Maxillae, Palatina und Pterygoidprozessen ermöglichst, sich freier zu bewegen.

Um mit dieser Technik Läsionsmuster zu korrigieren und Lösung herbeizuführen, arbeitest du mit Übertreibung, Kompression oder dem Gegenteil normaler Motilität. Sutherlands Griff eignet sich sehr gut bei traumatischer Verkeilung des Viscerocraniums im allgemeinen und der Maxillae und des Sphenoidale im besonderen. Er eignet sich ebenfalls, um den Vomer und das Ethmoidale zu lesen.

Oraler coronaler Scherungstest

Der orale coronale Scherungstest ist ein sehr kompetenter und potentiell kraftvoller Griff, entworfen, um den Kopf an der coronalen und sphenobasilaren Scherungsebene zu befreien. Du sitzt rechts vom Kopf des Klienten und hältst das Occipitale in der linken hohlen Hand; dein Unterarm und deine Hand sind dabei parallel zur Falx (d. h. in der Sagittalebene, Fingerspitzen gegen das Coccyx) gerichtet. Die Rechte nimmt einen umspannenden Kontakt auf. Erst wird der kleine Finger auf die linke Innenseite des Mundes gleich cephalad der buccalen Oberfläche des maxillaren Alveolarkammes gelegt; dann werden die drei nächsten Finger auf die linke Gesichtshälfte des Klienten bis zum und mit dem großen Flügel und dem Augenbrauenbogen des Frontale gelegt. Dein rechter Daumen überwacht die Bewegung auf der rechten Gesichtshälfte des Klienten mit einem Kontakt am großen Flügel und kann sie auch modifizieren. Diese Technik ist für den schwer traumatisierten Kopf sehr wirksam.

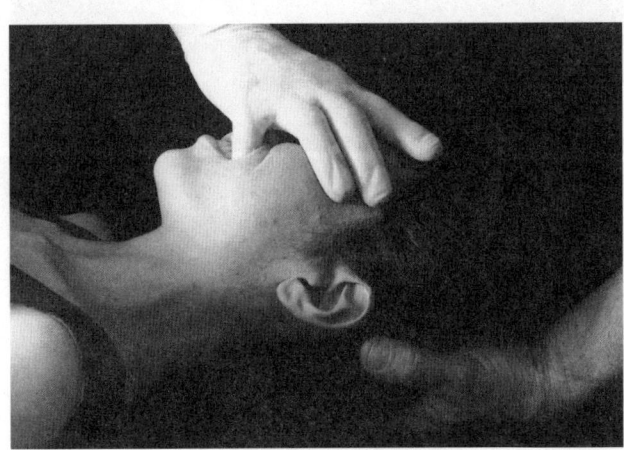

oraler coronaler Scherungstest

Kombiniertes Prüfen von Läsionen

Stapeln

„Stapeln" bezieht sich auf ein bestimmtes Test- und Behandlungselement, das hauptsächlich für die Behandlung sphenobasilarer Läsionen verwendet wird. Da es sich dabei um ein fortgeschrittenes Verfahren handelt, versuchst du dich erst an ihm, wenn du mit dem Prüfen und der Behandlung individueller Verletzungsmuster durch und durch erfahren und vertraut bist. Du kannst irgendeinen der sechs oben aufgeführten Kuppel- und Basisgriffe verwenden. Du sitzt am Kopf des Klienten und nimmst – während du dich mit dem Stapeln vertraut machst – einen einfachen Griff auf, wie zum Beispiel den Vier-Finger-Kontakt am Sphenoidale, jene Technik, bei der du je zwei Finger auf die beiden großen Flügel legst. Du untersuchst die Flexion – das heißt: Sobald du das Bewegungsmuster des Sphenoidale fühlen kannst, nimmst du jenen Anteil seiner Bewegung wahr, der sich am meisten wie Flexion anfühlt, und folgst ihm in die Flexion. Dann folgst du ihm zurück in jenen Anteil der Bewegung, der sich am meisten wie Extension anfühlt, und stellst fest, welche dieser beiden Bewegungen leichter ist oder welche das Sphenoidale vorzuziehen scheint.

Du hältst das Sphenoidale an der Grenze jener Richtung, in die es sich am leichtesten bewegt – entweder Flexion oder Extension – und untersuchst sodann, ob eine Torsions-Läsion vorliegt, indem du die großen Flügel nacheinander superior und inferior nimmst. Du machst an der Grenze jener Seite halt, auf der sich der große Flügel am leichtesten superior bewegt.

Nun, während du die Flexions- oder Extensions- und die Torsionsmuster an ihren Grenzen hältst, fährst du fort, dich durch die Folge der Verletzungsmuster durchzuarbeiten, von der Seitenbeugung über Laterale und Vertikale Verschiebung bis und mit hin zu Lateroflexion, und stapelst sie, bis jedes an seiner Grenze gehalten wird. *Beachte: Bei einem Klienten, der keinerlei Symptome aufweist, die auf das Vorhandensein einer der letzteren vier Läsionen hindeuten, gehst du mit der Sequenz nicht über die Seitenbeugung (d. h. über die vier ersten Muster) hinaus.* Du hältst den „Mechanismus" dort, bis du ihn weich werden fühlst, und läßt ihn dann sanft, aber plötzlich los. Laß die großen Flügel unmittelbar und genau seitlich los. Mit dieser Vorbereitung wird sich das Sphenoidale in Fällen leichterer bis mittelschwerer Fehlmuster natürlicherweise selbst korrigieren. Bei jener Art von Fehlmustern, wie sie aus extremem Trauma entstehen, ist ein Erfolg unwahrscheinlich.

Doppelgriffe

Diese Doppelgriffe sind der Ort, an dem Craniosacralarbeit lebt. Sie lassen dich den Kopf auf beinahe magische Weise führen und „formen". Das kann nicht mit dem gewöhnlichen Bewußtsein des „Kleinen Ich" geschehen.

Doppelgriff mit Sphenoidale und Mandibula von außen

Du stehst seitlich des Kopfs des Klienten und umspannst mit beiden Händen sowohl die Mandibula wie auch das Sphenoidale. Du balancierst die großen Flügel mit der äußeren Oberfläche der Mandibula aus, zuerst vielleicht auf der anteroposterioren Ebene mit Kompression/Dekompression (gib acht, daß du das sphenopalatinale Ganglion nicht komprimierst), dann auch auf der cephalad-caudaden Ebene.

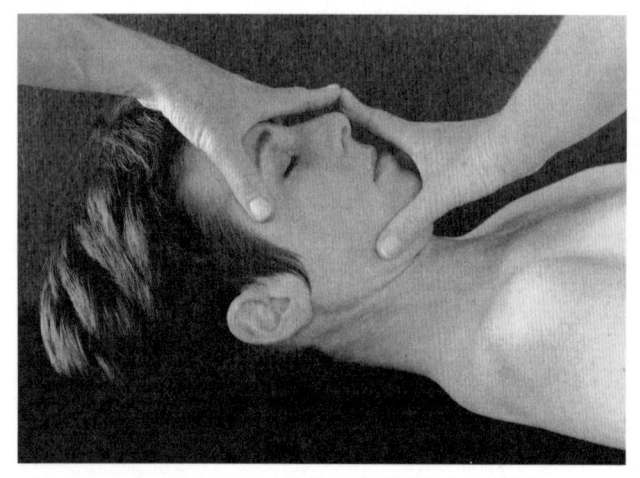

Doppelgriff mit Sphenoidale und Zygomatica von außen

Wie die vorangegangene Technik ist dieser Griff ein interaktiver Entwirrungskontakt. Der Kontakt und die Überlegungen sind in bezug auf die Zygomatica, die starken "Beherrscher" des Sphenoidale, ähnlich. Ich verwende diesen Griff noch und noch, um sphenoidales und temporales Trauma zu korrigieren. Der Erfolg der Technik hängt vom Visualisieren der strukturellen Grenzfläche und der anatomischen Inhalte von Sphenoidale und Zygomatica ab. Dieser Griff eignet sich für alle mit dem Sphenoidale zusammenhängenden Beschwerden sowie für die Arbeit mit Gesichtstrauma und Sinusitis.

Du stehst seitlich des Klienten und nimmst einen umspannenden Kontakt mit den großen Flügeln des Sphenoidale auf; dabei vergewisserst du dich, daß das Wurzelgelenk deines Zeigefingers auf Glabella liegt. Nun berührst du mit deiner anderen Hand die lateralen Aspekte der Zygomatica mit Daumen und Mittelfinger, wobei du die Haut etwas beiseite schiebst, um einen direkteren Kontakt mit dem Knochen herzustellen.

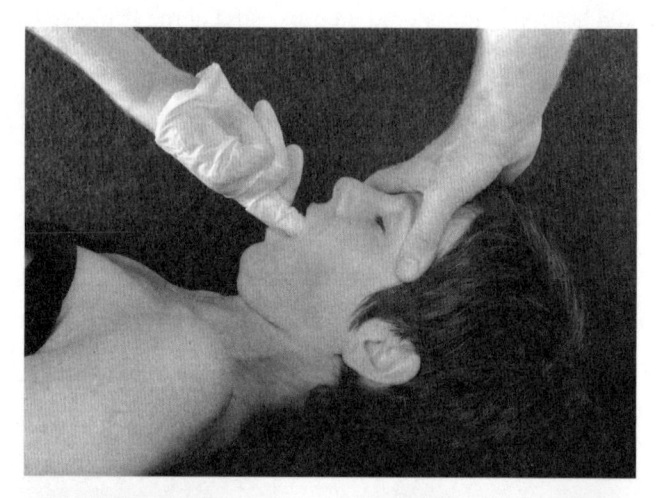

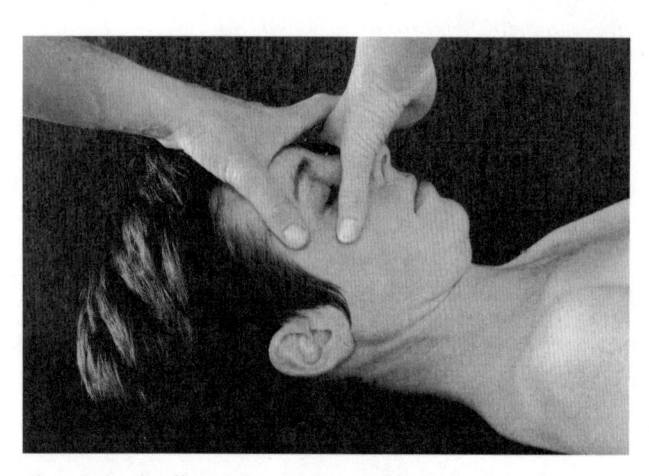

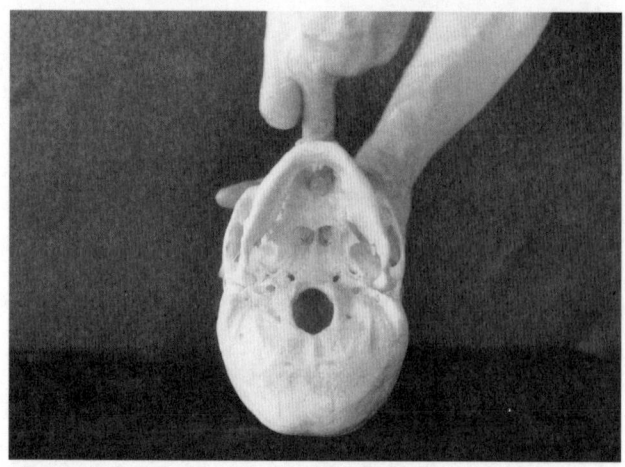

oben: Doppelgriff mit Sphenoidale und Mandibula von außen
unten: Doppelgriff mit Sphenoidale und Zygomatica von außen

oben: Doppelgriff mit Sphenoidale und Mandibula von außen
unten: Doppelgriff mit Sphenoidale und Zygomatica von außen

Drainage der sphenoidalen Lufthöhle; unten der Kontakt am Knochen; beachte den Winkel des linken Unterarms

Ansichten der Lufthöhlen

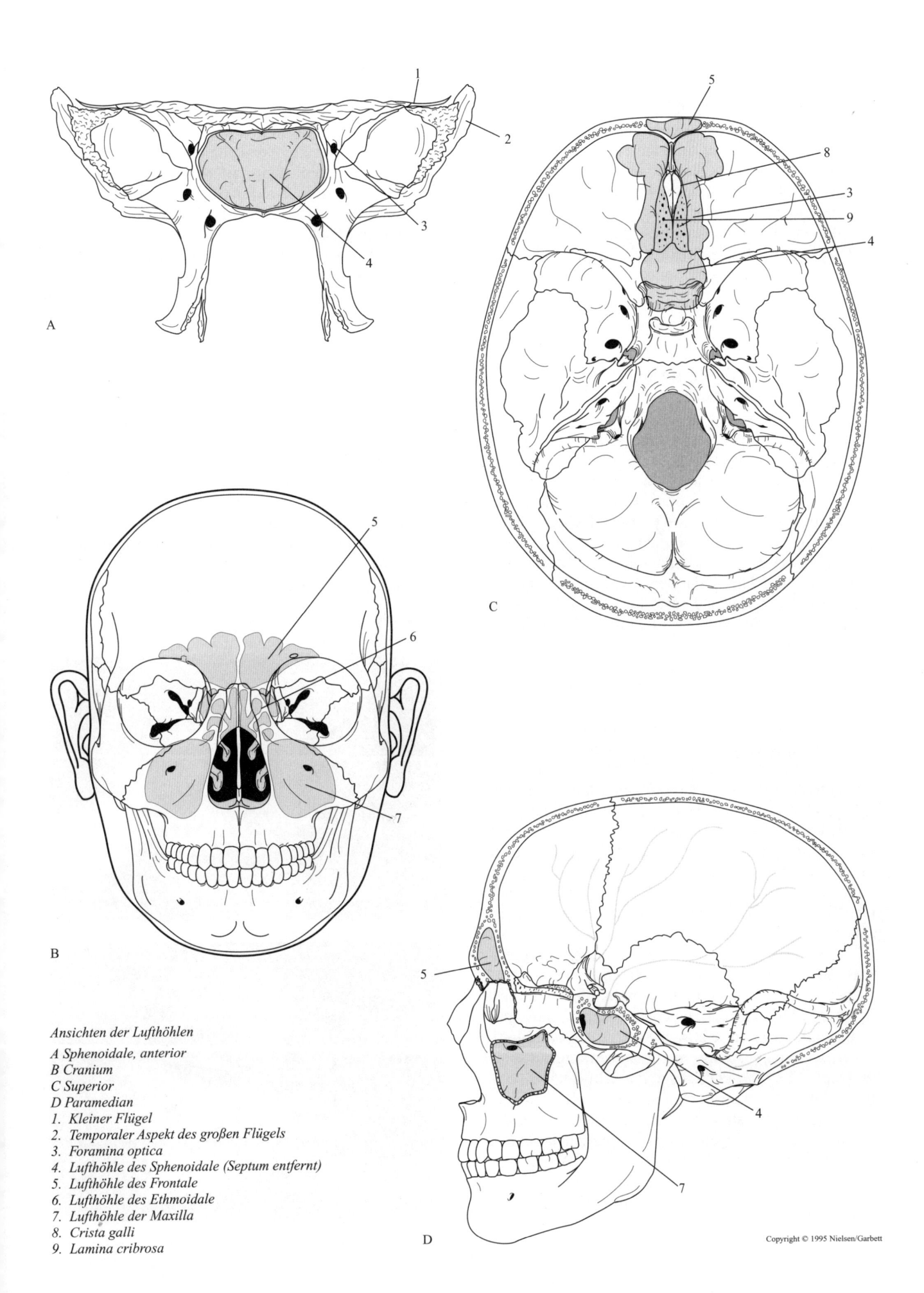

A Sphenoidale, anterior
B Cranium
C Superior
D Paramedian

1. Kleiner Flügel
2. Temporaler Aspekt des großen Flügels
3. Foramina optica
4. Lufthöhle des Sphenoidale (Septum entfernt)
5. Lufthöhle des Frontale
6. Lufthöhle des Ethmoidale
7. Lufthöhle der Maxilla
8. Crista galli
9. Lamina cribrosa

Du visualisierst die strukturellen Grenzflächen. Die sphenozygomatische Naht, eine sehr veränderbare, leicht gezackte Naht, bildet einen Teil der posterioren und lateralen Konstruktion der Augenhöhle. Du stimmst dich zuerst auf die eine Hand ein; wenn du das Motilitätsmuster gefunden hast, wendest du deine Aufmerksamkeit der anderen Hand zu. Wenn du zu fühlen beginnst, daß sich die Zygomatica mit sanfter interaktiver Arbeit – Dekompression oder Entwirren - lösen, kann das Sphenoidale sich auf einmal freier bewegen. Du bleibst beim Sphenoidale, bis du fühlst, daß es sich in einen tiefen Stillpunkt hineinbewegt.

Drainage der sphenoidalen Lufthöhle

Du sitzt oder stehst seitlich des Klienten und umspannst mit deiner cephaladen Hand das Frontale und die großen Flügel. Den Zeige- oder Mittelfinger deiner caudaden Hand legst du oral auf den harten Gaumen, nicht weiter posterior als auf die Höhe des fünften bis sechsten Zahnes (was bedeutet, daß du klar anterior der transversen Palatinalnaht bleibst, die natürlicherweise im Zwischenraum zwischen dem siebenten und achten Zahn liegt), und richtest Druck und Absicht superior und posterior zur Lufthöhle des Sphenoidale. Während der Flexion betonst du die Bewegung des Frontale und des Sphenoidale in eine wirkliche Flexion hinein. Gleichzeitig beginnst du den Druck, den du durch deinen oralen Finger hindurch anwendest, sehr sanft zu verstärken, als ob du den Vomer komprimieren wolltest; das wird den Vomer wirkungsvoll dazu bringen, sich gegenläufig zur Bewegung, in der er sich während der Flexion des Sphenoidale befindet, zu bewegen (das heißt: Du bewegst den Vomer in Gegenrichtung zu seiner physiologischen Bewegung). Deine Absicht ist es, den Vomer sanft gegen die Lufthöhle des Sphenoidale zu führen. Wenn du damit Erfolg hast, wird das zu einer Abflachung der sphenoidalen Lufthöhle führen und mit der Zeit während jedes Flexionszyklus Schleim aus der Lufthöhle befördern.

Diese Technik gehört zu jenen, die am besten unter Aufsicht – nicht aus einem Buch – gelernt werden. Meiner Erfahrung nach ist es sinnlos, für den oralen Finger ein Druckmaß anzugeben – schließlich: Wer weiß schon wirklich, wie sich 57 g Druck anfühlen? Der Druck muß wirksam, aber nicht bedrängend sein; die Köpfe der Menschen reagieren sehr unterschiedlich, und die jeweilige Schmerzschwelle variiert erheblich. Es ist deshalb weit wichtiger, dem „Mechanismus" und dem gegenwärtigen Augenblick gegenüber sensibel aufgeschlossen zu bleiben. Am besten ist es, wenn du trotz deines Druckes die cranialen Wellenformen noch fühlen kannst. Wenn du die Verbindung zur Welle verlierst, hast du sie möglicherweise durch zu starken Druck überwältigt.

Sphenotemporale Orale Korrektur

Da Sphenoidale und Temporalia so oft gleichzeitig in ein Trauma verwickelt sind, stelle ich hier eine Technik vor, die ihre Beziehung ausgleicht. Sie kann erst auf der einen, dann auf der anderen Seite des Kopfes oder lediglich auf der betroffenen Seite angewandt werden; das Beispiel hier stellt die Arbeit auf der rechten Seite vor.

Du sitzt zur Linken deines Klienten und drehst seinen Kopf nach links. Mit deiner linken Hand nimmst du den oralen maxillaren und äußeren sphenoidalen Kontakt des oralen coronalen Scherungstests auf. Dann legst du deine rechte Hand folgendermaßen sanft über das freiliegende rechte Os temporale: Ringfinger im oder leicht posterior zum Ohrkanal, fünfter Finger lateral des Mastoidprozesses, Mittel- und Zeigefinger auf dem temporalen Anteil des seitlichen Haaransatzes (zur Verdeutlichung nenne ich diese Stelle in einer Klasse den „Elvis-Presley-Haaransatz"), lediglich $\frac{1}{2}$ Fingerbreite von Mittel- und Ringfinger der sphenoidalen Hand entfernt.

Nun benutzt du diese beiden Kontakte, um sanft und sorgfältig zu arbeiten, asymmetrisch und dreidimensional zu tasten und zu visualisieren. Du bewegst dich hier weitgehend in der Domäne des Tentoriums –

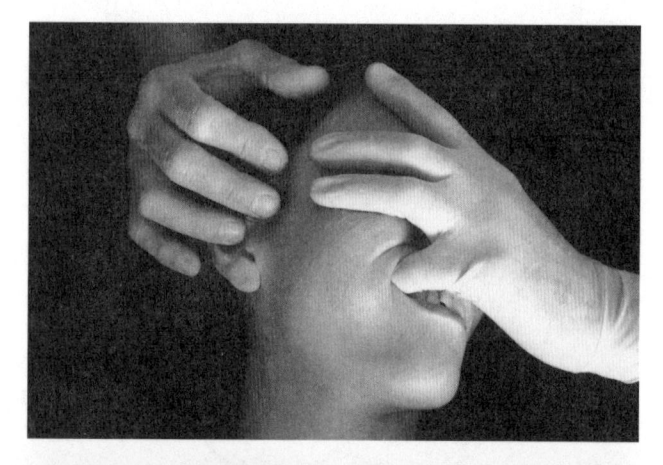

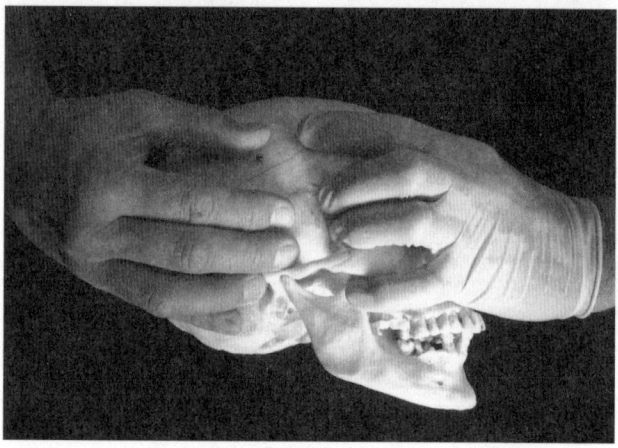

Sphenotemporale orale Korrektur; zwei Ansichten

du fährst also fort, dich mit Fingerspitzengefühl und Visualisierungen auf dasselbe einzulassen.

Du kannst dir überlegen, entweder mit einem CV4, den Handflächen über den Temporalia oder mit Sutherlands Griff zu enden, um das Tentorium ausbalanciert zu verlassen – besonders dann, wenn du lediglich auf einer Seite gearbeitet hast.

Kanthakentechniken

Kanthakentechniken eignen sich besonders gut für jene Art von frontalem Trauma, die vom Aufprallen aufs Armaturenbrett bei einem Autounfall herrührt. In solchen Fällen liegt die Herausforderung darin, das Frontale aus seiner Kompressionssituation in die coronale Scherungsebene hinauszuziehen.

Sphenofrontales Lösen am kleinen Flügel

Bei dieser Technik geht es darum, die anteriore Fläche des kleinen Flügels aus seiner Artikulation mit der corticalen Platte des Os frontale zu befreien. An irgendeinem beliebigen Punkt auf der Länge der Naht kann eine Stauchung vorhanden, oder, beim Kompressions-Kopf, die ganze Naht verkeilt sein oder zumindest so erscheinen.

Falls du am lateralen Ende des einen kleinen Flügels eine Stauchung wahrgenommen hast, würdest du dich auf die gegenüberliegende Seite dieser Seite setzen, da es normalerweise einfacher ist, mit den Fingerspitzen mehr Sensitivität auf eine von dir weiter entfernte Läsion zu richten. In diesem Beispiel sitzt du, in der Annahme, daß die linke Seite verletzt ist, zur Rechten des Klienten. Du legst deinen caudaden und deinen cephaladen Daumen auf den näheren großen Flügel und deinen cauden Mittel- und Ringfinger auf den gegenüberliegenden großen Flügel. Dein cephalader Zeigefinger wird sodann auf das Frontale auf der Gegenseite gelegt und berührt es dort, wo sich die superiore Temporallinie mit dem Augenbrauenbogen kreuzt.

Das primäre Ziel besteht darin, das Sphenoidale zu stabilisieren und gleichzeitig mit der Hebelkraft eines Kanthakens das gegenüberliegende Frontale anzuheben und der Naht zwischen dem kleinen Flügel und dem Frontale Raum zu verschaffen. Visualisiere das. Du nimmst das Sphenoidale in Extension, während du mit dem Frontale nach anterior gehst. Du arbeitest interaktiv und gehst, wenn sich das Muster zu lösen beginnt, zum Entwirren über.

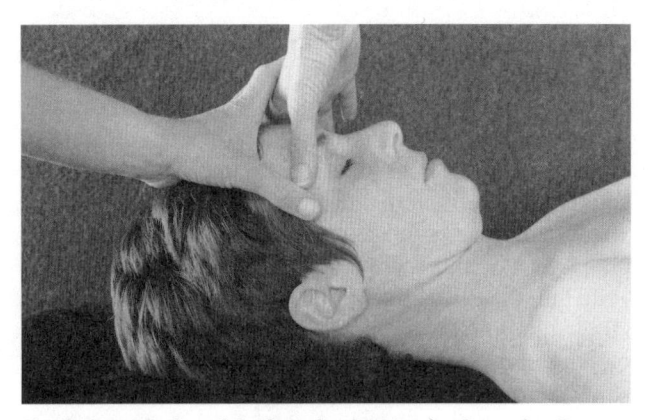

Kanthakentechnik: sphenofrontales Lösen; die Lage der Daumen (Technik von der rechten Seite her ausgeführt)

Lösen von Sphenoidale und Viscerocranium

Diese Anwendung der Kanthakentechnik unterscheidet sich von der oben beschriebenen bezüglich ihres Fokus und ihrer Berührungspunkte.

Du sitzt oder stehst seitlich der Liege und auf Kopfhöhe des Klienten. Du nimmst einen umspannenden Kontakt mit den großen Flügeln und einen zweiten über Frontale, Zygomatica, Maxillae oder Mandibula auf, wobei dein frontaler Daumen zum Boden hin gerichtet ist. Du stabilisierst mit den Daumen und benutzt die Möglichkeiten der Hebelwirkung voll gebeugter Handgelenke, um damit zu beginnen, zwischen diesen Strukturen zu vermitteln. Du stellst dir vor, du würdest auf einer Rotationsebene mit einer vertikalen Rotationsachse in der Mitte balancieren, die durch die anterioren Nähte des Sphenoidale (visualisiere sie allesamt) oder durch das Sphenobasilargelenk verläuft, je nach dem, wo du ein Öffnen als notwendig erachtest.

Eine interessante Besonderheit besteht darin, mit deiner caudaden umspannenden Hand mit den Maxillae zu arbeiten, indem du mit dem kleinen Finger

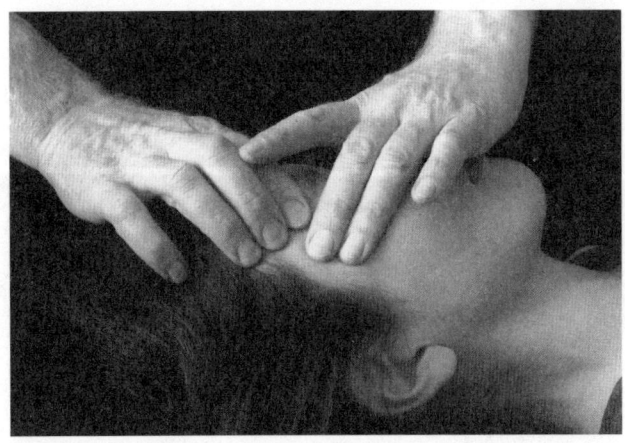

Kanthakentechnik: sphenofrontales Lösen; die Lage der Finger (Technik von der linken Seite her ausgeführt)

einen oralen Kontakt cephalad zur buccalen Oberfläche des Alveolarkammes herstellst. (Ein oraler Kontakt fördert bei den meisten Menschen das Lösen des Viscerocraniums.) Es gibt zwei primäre Ebenen, auf denen man arbeiten kann: Auf der vertikalen nimmt man die Maxillae entweder nach anterior oder nach posterior; auf der horizontalen (coronalen) nimmt man die Maxillae entweder nach inferior oder nach superior.

Indirekte Arbeit

Korrigieren des Sphenobasilargelenks durch Handgelenk und Ellbogen

Diese Technik ist unter den Sphenoidaltechniken die fortgeschrittenste.

Handgelenk und Ellbogen des linken Arms scheinen von den beiden Armen den besten indirekten Zugang zum Sphenoidale zu bieten. Du stehst zur Linken des Klienten und nimmst seine linke Hand, wie beim Händeschütteln, beruhigend in deine linke Hand. Mit deiner rechten Hand umgibst du unterstützend seinen Ellenbogen, der als interaktiver Nachbar zum Sphenoidale dient. Du überwindest das Spiel in Gelenk und Gewebe, visualisierst das Sphenoidale als schwimmend und wartest, bis Gewebe- und Gelenkspiel über deinen sanften Zug herausgenommen werden (das Schlepptau wird stramm). Du wartest darauf, daß das Sphenoidale zu dir herauskommt, bevor du es fragst, was es braucht. Erst dann kannst du mit dem Entwirren beginnen. Ein Student beobachtete, daß „er meinen Ellbogen berührte und alles hervorkam … alles, was ich sehen mußte."

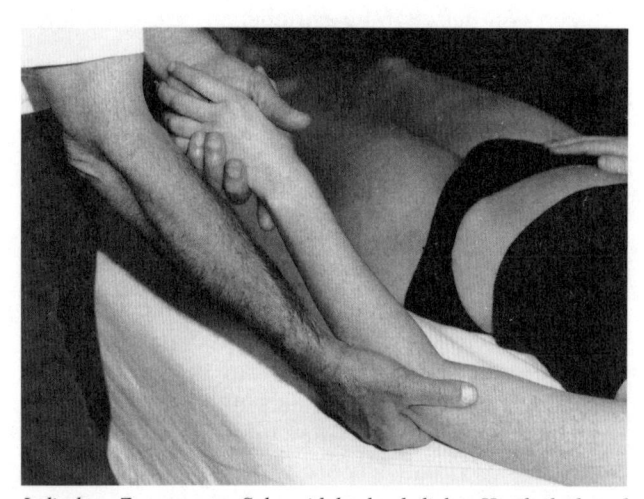

Indirekter Zugang zum Sphenoidale durch linkes Handgelenk und Ellbogen

Weitere Techniken, die das Sphenoidale beeinflussen können

- Verwirrung klären (die Falx entwirren).
- Lösen der lateralen Pterygoidei
- Der CV4.
- Craniales *Prana Yama*.
- Angehen des Ethmoidale mit oralem Zeigefinger auf der Maxilla.
- Temporale Dekompression mittels Ohrzug und Handflächen über den Temporalia.
- Dekompressionen der Zygomatica.
- Maxillare laterale Dekompression der medianen Palatinalnaht.
- Beurteilen der Palatina und Kompression/Dekompression der Palatina.
- Anteriore Dekompression des Frontale.
- Dreifuß-Vomertechnik auf Daumenbasis.
- Zahnkorrekturen.
- SAD-Behandlung mit fünf- bis sechstausend Lux während täglich dreißig Minuten.

25 Die Ossa temporalia

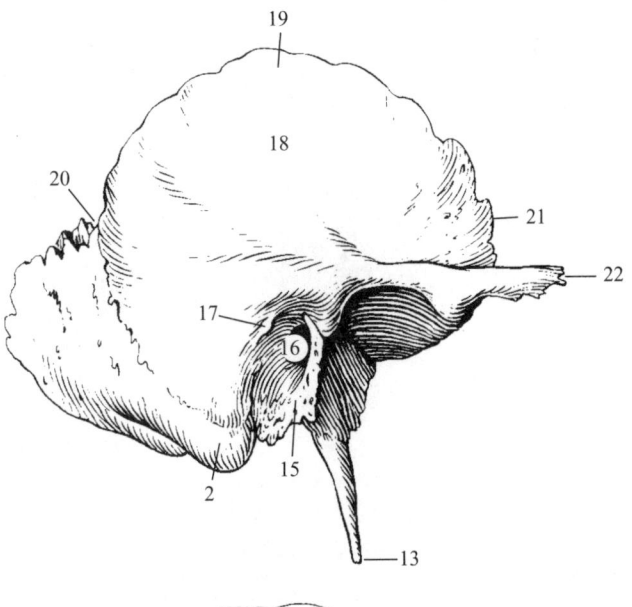

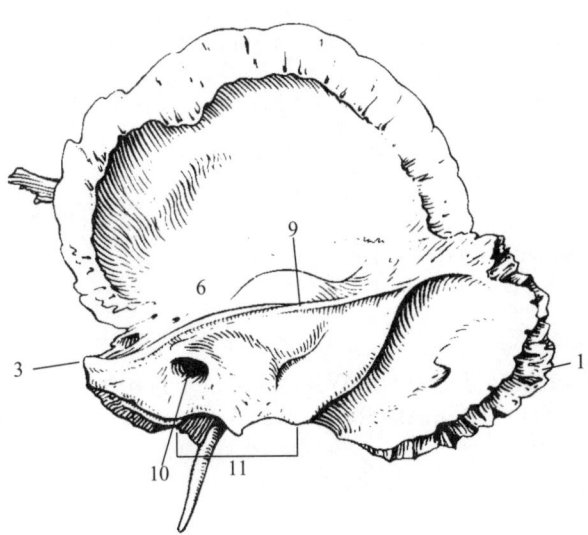

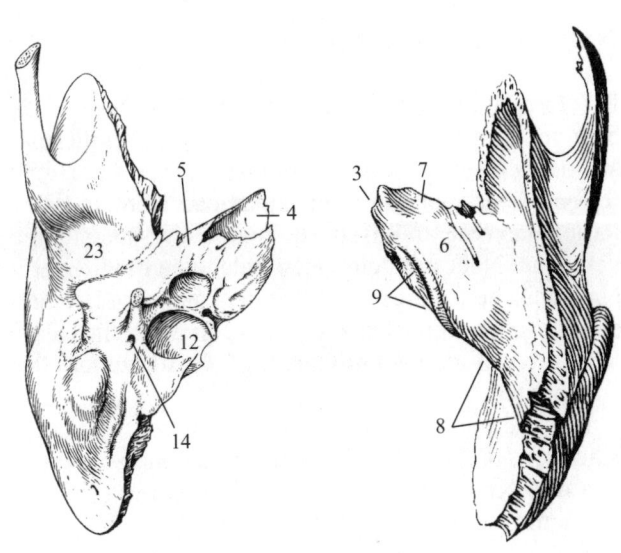

Etymologie

Temporalia: *aus dem Lateinischen „tempus", Zeit, wie in „temporär", „Tempo"*
Mastoideus: *aus dem Griechischen für Brustwarze*
Petrosus: *aus dem Griechischen für einen Stein, wie in „Petrus", dem Felsen*

1. Der temporale Anteil der Mastoidnaht, die Margo occipitalis, artikuliert mit dem Os occipitale
2. Processus mastoideus
3. Apex partis petrosae, mit dem Corpus des Os sphenoidale durch ein apicales Band verbunden
4. Canalis caroticus, führt die interne Carotisarterie
5. Canalis musculotubarius für die Tuba auditoria (inferior) und den Spannmuskel des Trommelfells (schmaler und superior)
6. Facies anterior partis petrosae
7. Impressio trigemini ossis temporalis
8. Margo superior partis petrosae
9. Vertiefung für den Sinus petrosus superior, geformt zwischen den Anheftungskanten des Tentorium cerebelli
10. Porus acusticus internus, übermittelt CN VII und VIII, facialis, vestibulocochlearis und intermedius
11. Incisura jugularis, bildet den temporalen Rand des Foramen jugulare
12. Fossa jugularis für den Bulbus der Vena jugularis
13. Processus styloideus, Überrest der zweiten Kieme, eines Schlitzes, der beim vier Wochen alten menschlichen Embryo sichtbar ist
14. Foramen stylomastoideum, übermittelt CN VII, facialis
15. Pars tympanica
16. Meatus acusticus externus
17. Spina suprameatica
18. Pars squamosa des Os temporale
19. Margo parietalis, temporaler Anteil der Sutura squamosa
20. Incisura parietalis
21. Margo sphenoidalis, temporaler Anteil der überlappenden sphenotemporalen Naht
22. Processus zygomaticus des Os temporale
23. Fossa mandibularis, temporale Komponente des Temporomandibulargelenks

Embryologie und Osteologie

Die Temporalia verknöchern von der siebenten Woche nach der Empfängnis an von zehn unterschiedlichen Zentren aus (verglichen mit nur einem bei den ausgedehnteren, jedoch flacheren Parietalia) und sind bei der Geburt immer noch in drei Teilen: Partes squamosae, petrosae und tympanicae. Bei der Geburt bestehen die Mastoidei erst aus Knorpel.

Das unausgesetzte Bestreben des Säuglings, seinen Kopf zu heben, treibt – oder „zwingt" – die Verknöcherung der Mastoidei durch den Zug der Sternocleidomastoideusmuskeln voran. Ein gesunder Säugling kann mit sechs Monaten seinen Kopf ohne Hilfe heben; zu diesem Zeitpunkt sind die Mastoidei verknöchert.

Anatomie

Struktur

Die Temporalia sind zusammengesetzte, komplexe Knochen; sie bilden die ausschlaggebende laterale Struktur des Craniums. Sie setzen sich aus Diploeknochen zusammen, der etliche verschiedene Formen annimmt:

- Ein dünner, fächerförmiger oberer Anteil, die Squama
- Die Gestalt eines freien Strebepfeilers, der sich mit den Zygomatica verbindet
- Eine amboßförmige Pars petrosa, deren kegelförmiges Ende mit dem Sphenoidale artikuliert
- Ein kegelförmiger Mastoideus, der durch den Zug des Sternocleidomastoideus geformt wird.

Lage

Die Temporalia liegen posterolateral des Sphenoidale, inferior der Parietalia und anterior und lateral des Occipitale.

Orientierungspunkte

Die Temporalia sind leicht zu lokalisieren über die Ohrmuscheln, die vollständig mit ihnen verbunden sind. Die Squama erstreckt sich bis etwa eine knappe Fingerbreite superior der obersten Spitze der Ohrmuschel, reicht jedoch nicht höher als der höchste Punkt der Augenbrauenlinie. Die sphenotemporale Naht kann an der Linie des seitlichen Haaransatzes ertastet werden. Die temporozygomatische Naht kann am inferioren Rand des zygomatischen Bogens,

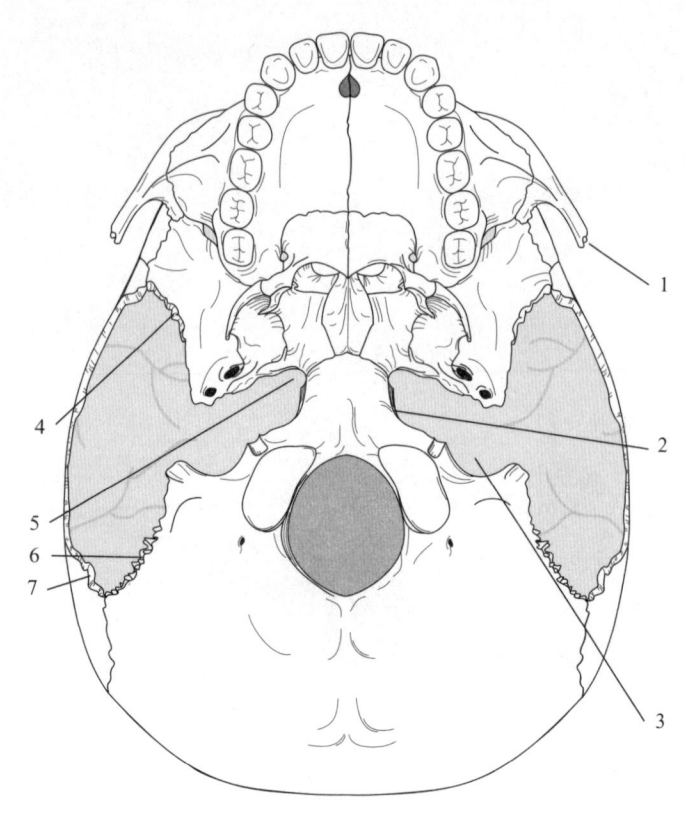

Aus der cranialen Basis wurden die Temporalknochen entfernt, um die Fjorde zu zeigen, in die die Partes petrosae der Temporalia eingepaßt sind.

1. *Zygomaticotemporale Naht*
2. *Lage des Sulcus petrosus inferior*
3. *Posteromedialer Rand des Foramen jugulare*
4. *Sutura sphenotemporale*
5. *Lage des Foramen lacerum*
6. *Sutura mastoidea*
7. *Sutura squamosa*

ungefähr auf halbem Weg zwischen dem Ohrkanal und dem lateralen Rand der Augenhöhle, ertastet werden.

Nähte und Artikulationen

Die Temporalia besitzen komplexe Nähte. Sie zeigen eine in hohem Maß veränderliche, zarte Ballerina-auf-den-Zehenspitzen-Naht mit den Zygomatica, eine rollend überlappende oder squamose Naht mit den Parietalia, eine modifizierte und widerstandsfähige verzahnte Naht mit dem Occipitale, eine modifizierte harmonische (glatte) Naht mit dem Sphenoidale und an der cranialen Basis einen offenen Rand ohne Kontakt mit den Condylar- und Basilarteilen des Occipitale.

Die Temporalia sind die äußersten der vier Knochen, die sich bei Pterion treffen. Sie sind einer von drei Knochen, die Asterion formen, wo sie sich mit dem Occipitale und den Parietalia treffen.

Jedes Temporale artikuliert mit maximal sechs Knochen:
- dem Sphenoidale
- dem Occipitale
- einem Parietale
- einem Zygomaticum
- dem Frontale (eine fakultative Artikulation)
- der Mandibula

Gewicht

Ein medizinisch präpariertes, disartikuliertes Temporale wiegt ca. 23 g.

Anatomie und Muskulatur im Detail

Ich verwende die Fingeranordnung eines modifizierten „Revolvers" als Hilfe, um Anatomie und Bewegung der Temporalia zu visualisieren. Du formst mit der einen Hand einen „Revolver", genauso, wie du es getan hast, als du als Kind Cowboy und Indianer gespielt hast. Diese Form wandelst du etwas ab, indem du deine Mittel- und Ringfinger in einem Flexionswinkel von 45 Grad zur Handfläche aufeinanderweisen läßt; die Spitze des kleinen Fingers ist dabei in voller Flexion und berührt die Handfläche. Auf ähnliche Weise bringst du die Daumenspitze in einen gebeugten Kontakt zur Wurzel deines Zeigefingers. Nun hast du eine passable Nachahmung eines Temporale. Der Daumen repräsentiert die Squama, der Zeigefinger den zygomatischen Anteil des Temporale, Mittel- und Ringfinger stehen für die Pars petrosa und der kleine Finger für den Mastoidprozeß.

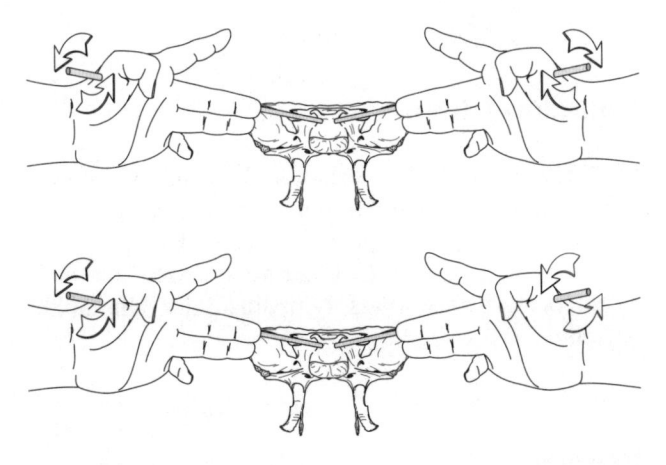

Die Bewegung der Temporalia
oben: Revolver-Imitation gleicher Bewegung der Temporalia (Flexion von linkem und rechtem Temporale)
unten: Revolver-Imitation gegenläufiger Bewegung der Temporalia (links Flexion, rechts Extension)

Jetzt bildest du mit beiden Händen dieselbe Form; die Spitzen deiner Mittelfinger sind dabei etwa eine knappe Fingerbreite voneinander entfernt: Du läßt sie mit einem imaginären Sphenoidalkörper im Zentrum des Kopfes artikulieren.

Beachte die dreifache Wiederholung des Fünfundvierziggradwinkels: den Winkel zwischen der Pars petrosa und der darüberliegenden Squama; den Winkel der Pars petrosa von oben gesehen, wie er sich nach medial und anterior auf seine Artikulation mit dem Sphenoidale zubewegt; und den Winkel zwischen der Pars petrosa und dem Processus styloideus. Die Pars petrosa bildet einen anteromedialen Winkel, um dem posterioren Anteil des sphenoidalen Clivus am inferolateralen Rand des Dorsum sellae zu entsprechen und mit ihm zu artikulieren. Der Mastoideus liegt inferior des lateralen Teils der Pars petrosa. Superior der Pars petrosa wandeln sich die Temporalia – technisch gesehen – von einem Knochen der Schädelbasis zu einem Knochen des Schädelgewölbes, indem sie die dünne, muschelähnliche Squama hervorbringen, die der lateralen Fläche der Parietalia ihre bogenförmige Artikulationsfläche darbietet. Die Squama kann als dreieckiger Auswuchs der Pars petrosa nach oben hin angesehen werden und ist als deren Apex bekannt.

Die Mittel- und Ringfinger deiner Revolver, die die anterioren Ambosse der Partes petrosae darstellen, fügen sich in lange, sich verjüngende Fjorde ein, die posterior von den basilaren und condylaren Anteilen des Occipitale und anterior von den inferioren Anteilen der großen Flügel des Sphenoidale gebildet werden. Die Temporalia können zum Sphenoidale hin eine faserige, spitze Verbindung aufweisen, das Apical- oder Petroclinoidband.

Der Rand, der die Temporalia vom Occipitale trennt, beginnt am Foramen jugulare, bleibt das ganze Leben hindurch offen und ist keine eigentliche Artikulation, sondern eine Art verlängerter Spalte. Der Sulcus des Sinus petrosus inferior verläuft dort entlang. Es ist bemerkenswert, daß genau in der Mitte der cranialen Basis (wo das größte Gewicht und die größte Belastung sich sammeln) zwei der Hauptknochenstrukturen entlang eines Teils ihrer gemeinsamen Grenzen nicht artikulieren – eine Anordnung, die die Formbarkeit und daher die Schockabsorption maximiert. In Ermangelung der gegenseitigen Verstrebung einer Naht sind die Knochen selber (Basilar- und Condylarteile des Occipitale und Partes petrosae der Temporalia) widerstandsfähiger, um durch eigenständige Stärke zu ersetzen, was an gegenseitiger Unterstützung fehlt.

Die Temporalia wetteifern mit dem Sphenoidale an Komplexität. Während das Sphenoidale die Hypophyse enthält, beherbergen die Temporalia die Hör- und Gleichgewichtsorgane des Innenohrs. Der siebte Cranialnerv (Facialis) schlängelt sich durch die Pars petrosa, wobei er zwei rechte Winkel formt. Der achte

Cranialnerv (Vestibulocochlearis) verläuft durch dasselbe Foramen, den Meatus acusticus internus.

Zusätzliche erwähnenswerte temporale Orientierungspunkte sind das Foramen lacerum (gemeinsam mit dem Sphenoidale), das Foramen jugulare (gemeinsam mit dem Occipitale), die Fossa temporomandibularis und ihre Architektur eines Sattelgelenks und der Processus styloideus (dessen Anheftungen für die temporale Motilität ein kleiner, jedoch wichtiger Bestandteil sind).

Die Verfassung der Temporalia kann von einer Vielfalt muskulärer Einflüsse, wie sie unten aufgelistet werden, beeinflußt werden. Sternocleidomastoideus und Temporalis sind die kräftigsten und wichtigsten Muskeln, und sie beeinflussen die Temporalia direkt.

Muskulatur

Folgende Muskeln heften sich an die Temporalia an:
- Sternocleidomastoideus
- Temporalis
- Longissimus capitis
- Splenius capitis

Physiologie

Die Temporalia sind hochkomplexe Knochen. Occipitale, Parietalia, Sphenoidale und Zygomatica artikulieren ebenso mit den Temporalia wie die dynamisch entscheidende Mandibula, die an ihnen aufgehängt. Jedes Temporale dreht sich um die Längsachse der Pars petrosa, wie es in der oben verwendeten Revolveranalogie zur Beschreibung seiner Form gezeigt wurde. Es gibt auch einige exzentrische Impulse von umgebenden Strukturen.

Die Temporalia sind wirksame „Regler" für das Sphenoidale; denke an sie als an unzertrennliche, schelmische Zwillinge – wann immer du dich mit dem einen beschäftigst, vergiß nicht, den andern mit zu berücksichtigen. Wenn die Temporalia betroffen sind, schaue ich immer auch nach der Mandibula und habe damit vier Knochen zu berücksichtigen: beide Temporalia, das Sphenoidale und die Mandibula.

Die muskulären und ligamentären Anheftungen an Styloid- und Mastoidprozessen steuern zusätzlich potentiell gleichgewichtsstörende Kräfte bei. Das Ziehen, Zerren, Mahlen und die Verletzungen der Zähne und die Tätigkeit der Kaumuskeln – alle beeinflussen sie die Temporalia. Das geschieht über das Temporomandibulargelenk, die lateralen Pterygoidmuskeln, die Retrodiscalbänder, die Sphenotemporalbänder, die Stylomandibularbänder und die kräftigsten Halsmuskeln von allen, die Sternocleidomastoidei.

Das „Ratsherrenohr" ist ein eigenartiges Phänomen; es wird durch die Stimulation eines rückläufigen, hinter dem Ohr verlaufenden Astes des zehnten Cranialnervs (Vagus) mittels kaltem Wasser ausgelöst. Vor vielen hundert Jahren forderten übersättigte Ratsherren während zeremonieller Bankette in London einen wohlinstruierten Bediensteten auf, diskret einen Tropfen kalten Wassers direkt hinter ihr Ohr zu gießen; das veranlaßte eine Kontraktion der Gewebe rund um den rückläufigen Ast und simulierte dieselben Nervenimpulse wie ein leerer, sich zusammenziehender Magen. Hunger wurde angeregt; der Ratsherr konnte den Anstand wahren, indem er weiteraß, und er wurde sehr fett.

30 Prozent aller Menschen, die mehr als zweimal wöchentlich schwimmen gehen (zum Beispiel viele Surfer und alle Schwimminstruktoren), entwickeln im Innern des Ohrkanals eine knöcherne Wucherung, eine Exostose. Die Exostose scheint das Trommelfell sowohl vor dem erhöhten Wasserdruck beim Tauchen als auch vor der verstärkten Schallübermittlung des Mediums Wasser zu schützen. Dieser Schutzmechanismus muß in noch nicht weit zurückliegenden Zeiten der Evolution (vor weniger als hunderttausend Jahren?) gebraucht worden sein, daß er sich derart rasch entwickelt. Schließlich ist es ein Knochen, der als Antwort auf den relativ sanften Druck der Wasseroberfläche und nicht aufgrund der großen physischen Lasten entsteht, unter denen wir für gewöhnlich Knochen sich verändern sehen (wie zum Beispiel die Vergrößerung des Handgelenks eines Speerwerfers).

Der Offizier einer Autobahnpatrouille in Florida stellte fest, daß er Temposünder mittels Radar, Laser, geeichten Tachometern, Flugzeugen und anhand menschlichen Verhaltens erwischte. Unter letzterem beobachtete er, daß Temposünder sich beinahe stets an einem „kleinen spitzen Knochen" gleich hinter ihrem linken Ohr kratzten, wenn sie ihre Unschuld beteuerten.

Rotationsachsen

Im klassischen Modell verlaufen die Rotationsachsen der Temporalknochen von der anteromedialen Spitze der Partes petrosae in posterolateraler Richtung und in einem Winkel von 45 Grad zu Punkten, die sich 3 mm posterior der Pars tympanica der Ohrkanäle befinden.

Bewegung

Die Spitze der Pars petrosa ist durch das (variable) petroclinoide Band an der posterolateralen Ecke des Sphenoidalkörpers verankert. Diese Struktur hilft mit, die Rotationsachse zu erzeugen, und bildet eine punktuelle Artikulation zwischen der Spitze der Pars petrosa und der Wurzel des posterioren Clinoidprozesses.

Um die temporale Bewegung besser verstehen zu können, kannst du deine Hände in die oben erwähnte abgewandelte Revolverform bringen und die unten beschriebenen Bewegungen nachformen.

Osteopathisches Modell

Das klassische Bewegungsmuster (gleich-bewegendes Modell) läßt beide Temporalia gleichzeitig in externe Rotation (Flexion) gehen. Du kannst dies mit deinen Händen nachahmen, indem du die Spitzen deiner Mittelfinger um den imaginären Berührungspunkt zwischen ihnen – den Clivus (posterioren Teil des Sphenoidalkörpers) des Sphenoidale drehen läßt. Du drehst deine Handgelenke nach außen und beobachtest, wie sich die unterschiedlichen Teile des simulierten Knochens bewegen.

Fließend-elektrisches Modell

Die Bewegung im fließend-elektrischen Modell unterscheidet sich in zweierlei Hinsicht: Zum einen richten sich die Temporalia nicht nach der klassischen Achse, sondern bewegen sich stattdessen als Reaktion auf Antriebsimpulse der vollständig schwimmenden, kugeligen Oberfläche des Gehirns und auf Impulse der Cranialen Welle von Temporalis und Sternocleidomastoideus. Zum zweiten bewegen sich die Temporalia in „gegenläufiger Bewegung", das heißt, sie wechseln sich mit ihren jeweiligen Flexions- und Extensionszyklen ab; wenn sich das linke Temporale also nach außen dreht (in Flexion geht), dreht sich das rechte einwärts (in Extension). Dieses Muster habe ich bei etwa 90 Prozent meiner Klienten gefunden, sobald sie sich in einem meditativen Zustand befinden.

Wenn im fließend-elektrischen Modell das eine Temporale um die Mittellinie der Pars petrosa nach außen in externe Rotation (Flexion) rollt, bewegt sich die temporale Squama anterior, lateral und leicht inferior, und der Mastoidprozess bewegt sich medial, inferior und posterior. Diese Bewegung zieht das Tentorium auf derselben Seite inferior und lateral (was möglich ist, weil das gegenüberliegende Temporale in Extension geht und so „die Spannung des Tentoriums gewährleistet").

Diagnostische Überlegungen

Energie

Gerda, sechzig Jahre alt, hatte seit vielen Jahren unter Schmerzen im Occipitale und in den Mastoidei gelitten – wenn sie gefragt wurde, seit wievielen, erwiderte sie: „Seit ich mich erinnern kann ... nun, sicher, seit ich zwanzig war." Während ich mit dem „Quadratischen Aschenbecher" arbeitete, erkannte sie die Ursache des Schmerzes und schilderte folgende Erfahrung:

Ich sah meine Mutter daliegen. Auf einmal bekam ich es mit der Angst zu tun. Dann sah ich einen Arzt, der die Mastoidei eines Neugeborenen zu hart umfaßte, und es schmerzte mich. Das ist das erste Mal, daß ich den Schmerz gefühlt und gleichzeitig seinen Ursprung gesehen habe.

Energetisch sind die Temporalia Teil der Kehl-Seele, die mit verbalem Ausdruck, Flexibilität im Leben, dem Aufnehmen von Liebe und dem Verdauen neuer Erfahrungen zu tun hat. Die Temporalia und das Sphenoidale liegen bei den Schläfen (engl. „temples", Tempel) – ganz wörtlich einem heiligen Ort, der ehrfürchtig angegangen werden muß (wie die Stimme, die Moses aus dem brennenden Busch heraus befahl: „Ziehe die Schuhe von den Füßen; denn die Stätte, darauf du stehst, ist heiliges Land").

Bei den Temporalia geht es auch um Gleichgewicht im Leben, das Robert Fulghum in seinem Buch *All I Really Need To Know I Learned in Kindergarten* (deutsch: *Alles, was Du wirklich wissen mußt, hast Du schon als Kind gelernt*) beredt schildert:

Teile alles mit den andern.
Sei fair.
Schlage niemanden.
Lege die Dinge dorthin zurück, wo du sie gefunden hast.
Räume deine Sachen auf, wenn du sie in Unordnung gebracht hast.
Nimm nichts, was dir nicht gehört.
Entschuldige dich, wenn du jemandem weh getan hast.
Wasch dir vor dem Essen die Hände.
Wenn du auf der Toilette gewesen bist, betätige die Spülung.
Warme Plätzchen und kalte Milch sind bekömmlich.
Führe ein ausgewogenes Leben – lerne etwas und denke nach, aber zeichne auch jeden Tag ein wenig und male, singe, tanze, spiele und arbeite.
Halte jeden Nachmittag ein Nickerchen.
Wenn du auf die Straße gehst, achte auf den Verkehr, und wenn ihr zu mehreren unterwegs seid, faßt euch bei den Händen und bleibt zusammen.

Achte auf die Wunder, die dich umgeben. Vergiß nicht das kleine Samenkorn im Blumentopf: Die Wurzeln gehen hinunter, und die Pflanze wächst nach oben, und niemand weiß wirklich, wie und warum das so ist, aber wir alle sind wie das Samenkorn.
Goldfische, Hamster und weiße Mäuse und sogar das kleine Samenkorn im Blumentopf – sie alle sterben. Das tun wir auch.
Und dann erinnere dich an deine Bilderbücher aus jenen Tagen und an das erste Wort, das du gelernt hast, das allerwichtigste Wort: „Schau!"

Die vom Leistungsdruck geprägte Organisationsform modernen Lebens kann dieses Gleichgewicht aufheben – unsere „Organizer" dienen dazu, unser Leben zu überorganisieren. Eines der Symptome für den Verlust von Gleichgewicht im Leben – Schwindel – kann betrachtet werden, als ob der Klient sagte: „Bitte trag mich". Teresa, die Heldin in Milan Kunderas Buch *Die unerträgliche Leichtigkeit des Seins*, litt unter Schwindel, und Kundera beobachtet, daß Schwindel bedeutet: „Bitte trag mich". Diese Zeilen beeindruckten mich. Jedesmal, wenn ich seither mit einem Klienten zu tun hatte, der unter Schwindelgefühlen litt, haben sie sich bewahrheitet.

Tinnitus heißt: „Ich will es nicht mehr hören!" Er ist oft ein Symptom, dessen Ursache eine stark emotionale Komponente enthält. (Einer meiner Studenten, ein frisch vermählter Italiener, bemerkte sehr offen: „Wenn ich eine andere Frau begehre, löst das meinen Tinnitus aus.") Mit Tinnitus und Taubheit schneiden sich Menschen selbst von der Welt ab; durchs Hören assimilieren wir unsere Umwelt, oder wir wählen, es nicht zu tun. Die Temporalknochen sind oft mit Rückzug verbunden.

Sezierer in der Zeit der Renaissance glaubten, daß der Gehörnerv sich aus drei Bahnen zusammensetzt. Aus den Beweisstücken bei Leichen schlossen sie, daß das Gehirn auf drei unterschiedlichen Ebenen hören müsse. Der einen Bahn schrieben sie das Hören weltlicher, alltäglicher Gespräche zu. Die zweite, mutmaßten sie, sei dazu da, um Kunst und höheres Lernen aufzunehmen und zu interpretieren. Die dritte existiere, damit die Seele auf die notwendige Führung horchen könne.

In der jüngsten Erforschung der Hörhilfe geht es um die Verwendung von Sonden zur Erfassung der Stärke der elektrischen Signale, die die Lautinterpretationszentren im Gehirn erreichen. Indem sie diese Apparatur verwendeten, fanden Schweizer Forscher heraus, daß ein hörbeeinträchtigter Mensch die elektrische Aktivität, die von für ihn negativ assoziierten Wörtern produziert wird, abschwächt, während bejahende, positiv assoziierte Wörter unbeeinträchtigt übermittelt werden. So kann beispielsweise das Wort „Küche" bei einem Mann, der seiner Mutter mit negativen Gefühlen gegenübersteht, abgeschwächt sein.

Eine solche Abschwächung von Signalen beginnt mit wenigen Wörtern, weitet sich unter Umständen jedoch über das gesamte Hörspektrum aus und endet mit Taubheit.

Indem sie herausfinden, welche Wörter abgeschwächt werden, können die Forscher den Klienten dazu erziehen, seine Emotionen daran zu hindern, sein Nervensystem zu verändern. Er kann seiner Mutter weiterhin widersprüchliche Gefühle entgegenbringen, doch nun fühlt er sie, statt daß er versucht, sich dadurch, daß er Schlüsselwörter nicht hört, von diesen Gefühlen abzuschirmen. Dann blockieren die Gefühle seine auditive Wahrnehmung nicht länger. Mit einem solchen biofeedback-ähnlichen Training normalisiert sich das Hörvermögen von Klienten innerhalb von wenigen Wochen. Ein Schweizer Forscher, dem ich begegnete, ist der Meinung, daß diese Arbeit innerhalb von zehn Jahren sämtliche Hörhilfen überflüssig machen könnte.

Psychogene Zustände – besonders Zorn, unterdrückte Wut, Sorge und Anspannung – spielen für das Gleichgewicht der Temporalia eine emphatische Rolle. Diese Emotionen werden über die Temporomandibulargelenke und die Spannung der Sternocleidomastoid- und Temporalismuskeln an die Temporalia weitergeleitet.

Trauma und Dysfunktion

Klienten fühlen sich ziemlich schlecht, wenn sich ihre Temporalknochen in einem Fehlmuster befinden. Sie können unter Gleichgewichtsstörungen oder Schwindel und Gedächtnisschwäche leiden. Man kann Persönlichkeitsveränderungen und kurzfristige emotionale Probleme beobachten. Ein Ungleichgewicht der Temporalia ist ein häufiger Nebeneffekt von Schleudertrauma nach Autounfällen. Behandle die Temporalia äußerst sorgfältig, und verlasse die Knochen niemals unvermittelt in einer unausgewogenen Lage – warte auf die „neutrale" oder Flexionsphase, und löse den Kontakt erst dann.

In der ganzen Welt pflegten Lehrkräfte Kinder zu bestrafen, indem sie sie abrupt und mehrmals an den Ohren zogen. Diese befremdliche, offensichtlich instinktive rituelle Strafform (sie ist wahrscheinlich Zehntausende von Jahren alt) kann beim unglücklichen Kind Gefühle des Unwohlseins und der Reue garantieren, da dadurch das energetische Feld seiner Temporalknochen verschoben und verändert wird.

Die offene Bauweise der Partes jugularia und petrosae macht den der cranialen Basis zugehörigen Teil der Temporalknochen anfällig für Verschiebungen, besonders bei einem langsamen Schlag-Trauma wie dem Hinfallen auf Gras während des Laufens und bei einem Schleudertrauma bei niedriger Geschwindigkeit.

Muskelspannungskopfschmerzen ergeben eine lohnende Fallstudie der Mechanismen, durch die die muskulären Komponenten von Streß die cranialen und temporalen Strukturen beeinflussen. Finde in der Behandlung Möglichkeiten, den Unterkiefer des Klienten offenzuhalten (verwende einen 6 mm dicken Dübel, den du einem Menschen mit besonders verkrampftem Mund quer zwischen die Zähne schieben kannst). Ermutige ihn, die Zungenspitze auf den harten Gaumen zu legen, so daß seine Zähne voneinander getrennt sind und er trotzdem normal atmen kann. Unterstütze Räumlichkeit und Freiheit im stomatognathischen System (jenen Cranial-, Hals- und oberen Brustmuskeln, Knochen und Bändern, die am Beißen, Kauen und Schlucken beteiligt sind).

Der siebte Cranialnerv (Facialis) formt, wenn er sich durch die Pars petrosa der Temporalia schlängelt, zwei rechte Winkel: Es ist beinahe, als ob der Nerv in seiner Lage festgehalten würde. Wenn sich die Temporalknochen (wegen fortdauernder Belastung, die durch Haltung oder Muskelspannung auf sie übertragen wird) verschieben oder ihre Eigenmobilität verlieren, kann sich das auf den Nerv negativ auswirken. Wenn der Nerv komprimiert oder Spannung ausgesetzt wird, kann sich daraus eine akute periphere Gesichtslähmung oder „Bellsche Lähmung" ergeben. Dieses ernste Leiden braucht üblicherweise drei bis neun Monate, um zu heilen, wobei 75 bis 90 Prozent der Leidenden bis zu einem „kosmetisch annehmbaren Zustand" genesen. Bei 16 Prozent von ihnen bleiben jedoch größere Schäden zurück. Am meisten kommt die Bellsche Lähmung im dritten Trimester der Schwangerschaft vor, was auf einen veränderten Einfluß des Mediastinums auf das Cranium oder eine zunehmende Anspannung der Sternocleidomastoidei oder beides zurückgeführt werden kann.

Die sehr kurzen Tubae auditoriae von Säuglingen machen es bakteriellen Infektionen ziemlich einfach, sich vom Nasopharynx ins Innenohr oder in die Luftzellen des Mastoideus hinein auszubreiten. (Stillen kann mithelfen, Ohrinfektionen bei Neugeborenen bis zu 50 Prozent zu verhüten.) Craniosacralarbeit mit Kindern konzentriert sich in diesen Fällen darauf, den Raum zwischen dem Ramus der Mandibula und dem Mastoidprozeß des Temporale trockenzulegen.

Tinnitus ist eine Herausforderung – ein Gebiet craniosacraler Arbeit, auf dem der Erfolg unterschiedlich ist: Manchmal schlägt die Behandlung an, zu andern Zeiten versagt sie ohne ersichtlichen Grund. Mögliche Behandlungen innerhalb craniosacraler Arbeit würde das Normalisieren des Atlantooccipitalgelenks und sanfte Dekompression und Entwirren des oberen Halsbereichs einschließen, um Lage und Bewegung des Atlas zu optimieren. Es kann hilfreich sein, sich auf den Akupunkturpunkt Dünndarm 17 aus dem „Fenster-zum-Himmel"-Protokoll zu konzentrieren, mit der Absicht, dem Punkt Zeit zu geben, sich zu schließen. Untersuche, ob es notwendig ist, die lateralen Pterygoidmuskeln zu normalisieren; ziehe auch folgende Techniken in Betracht: Drehen der Tubae auditoriae; Tubae auditoriae: direkter Zugang mit dem Zeigefinger; temporale Dekompression mittels Ohrzug; Handflächen über den Temporalia. (Tinnitus kann auch mit folgenden Behandlungsmethoden angegangen werden: Akupunktur; Ericksonscher Hypnosearbeit; durch Weglassen von Zucker und Milchprodukten in der Ernährung; dem pflanzlichen Heilmittel Gingko biloba; mit Blutverdünnern, wenn der Tinnitus durch arteriellen Druck nahe dem Vestibulocochlearnerv verursacht wird.)

Querverbindungen

Die Temporalia sind von ihrer Funktion her mit Sphenoidale und Mandibula eng verbunden und bilden in der Craniosacralarbeit die wichtigste zentrale Funktionseinheit.

Die Verbindung der Temporalknochen zum Tentorium ist unmittelbar und ausgedehnt. Fehlmuster der Temporalia betreffen immer auch das Tentorium, das deshalb dazu neigt, die andern Knochen, die an ihm anheften – Sphenoidale, Occipitale, das andere Temporale – mit hineinzuziehen. Durch die Kernverbindung können das Sacrum und die Ilia ebenfalls mitbetroffen sein oder ihrerseits die Temporalia beeinflussen.

Verfassung und Motilität der Temporalknochen scheinen die anderen lateralen Hauptgelenke des Körpers – Schultern und Hüften – widerzuspiegeln. Die Mastoidprozesse sind energetisch mit den Sitzbeinhöckern verbunden.

Visualisieren

Du beginnst das Visualisieren mit der abgewandelten Revolverform der Temporalia und gestaltest das Bild sodann mit den Anheftungen des Tentoriums an der Kante der Pars petrosa aus sowie mit dem apicalen Band, das die apicale Spitze mit dem Clivus des Sphenoidale verbindet. Das Cerebellum liegt unter dem Tentorium, die Temporallappen des Gehirns liegen darüber. Das Ganglion des größten Cranialnervs, des Trigeminus, ruht auf dem superioren Aspekt der Pars petrosa, wo es eine leichte Vertiefung hinterläßt. Zuletzt fügst du den siebten und achten Cranialnerv hinzu, die durch den Meatus acusticus internus in die Temporalia hineinführen.

Techniken

Temporaler Drei-Finger-Kontakt

Du sitzt oder kniest am Kopfende der Liege und sorgst dafür, daß die gesamte Länge deiner Unterarme auf der Liege ruhen kann. Diese Technik verwendet einen Kontakt mit den Ohrmuscheln, den Außenohren, um die Motilität der Temporalia zu prüfen. Der Daumen wird auf die Antihelix, die Innenkurve des Außenohrs, gegenüber den Zeige- und Mittelfingern gelegt, die sich sanft um die Außenseite der Ohrmuschel biegen und ihre Außenseite berühren (es besteht kein direkter Kontakt zu den Temporalia).

Die Partes petrosae der Temporalknochen – die inferioren Ambosse – führen in einem Winkel von 45 Grad anteromedial zum Sphenoidale hin. Um zu palpieren, wendest du – diesmal posterolateral – im selben Winkel eine Dekompression von 5 bis 10 g an.

Diese Technik ist allgemein anwendbar – du kannst sie als diagnostisches und therapeutisches Hilfsmittel auf eine ganze Anzahl von temporalen Leiden, wie Schleudertrauma, Tinnitus und Kopfschmerzen, anwenden, oder du kannst damit im Falle eines „Kompressions-Kopfs" das Tentorium entwirren.

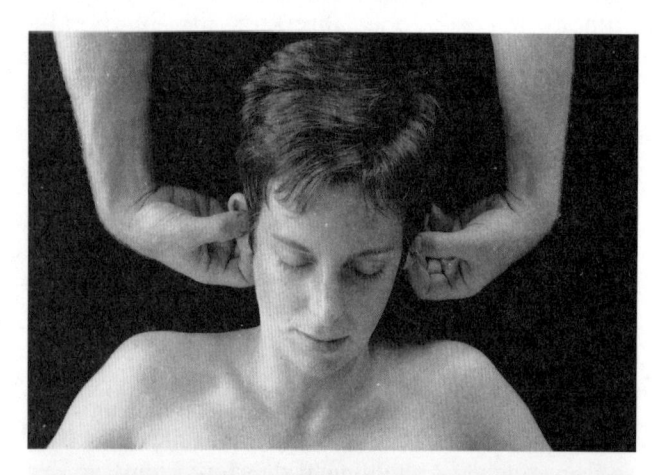

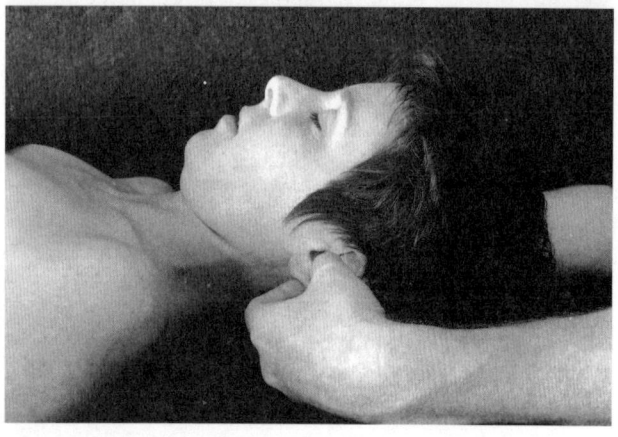

oben: Temporaler Kontakt mit drei Fingern; zwei Ansichten: Beachte die Winkel zwischen Handgelenk und Unterarm

Temporale Dekompression mittels Ohrzug

Du bleibst beim oben beschriebenen Kontakt am Außenohr. Deine geringe Dekompression von 5 bis 10 g hat gerade gereicht, das Spiel im Gewebe zu überwinden, und du kannst nun damit beginnen, deinen Zug allmählich zu verstärken, um zu einer Dekompression der Temporalia überzugehen. Du versicherst dich, daß deine Unterarme parallel zueinander liegen, und beugst deine Handgelenke so gut als möglich. Du visualisierst den Fünfundvierziggradwinkel der Partes petrosae und dekomprimierst im selben Winkel, indem du deinen Zug, falls notwendig, auf ca. 30 bis 60 g erhöhst. Der Zug muß ausreichend sein, und du mußt die Craniale Welle auch weiterhin fühlen können; andernfalls bist du „weg von der Berührung" und arbeitest bloß mechanisch. Der Geist deiner Bewegung ist Lösung und Freiheit: die Spitze der Pars petrosa von ihrer Artikulation (über das apicale Band) mit dem Clivus des Sphenoidale zu lösen.

45 Grad ist ein Richtwert. Indem du mit deinen Fingern feine Mikrobewegungen ausführst, fühlst du den wirklichen individuellen Winkel, in dem sich jedes Temporale dekomprimieren läßt. Mit dieser Technik entwirrst du das Tentorium – visualisiere es also, lausche seinem Tanz, und finde ein Ende, wenn du es in einen tiefen Stillpunkt sinken fühlst.

Du verwendest diese Technik in der Arbeit mit Tinnitus, Schwindel, Übelkeit, bei Beeinträchtigung oder Verlust des Hörvermögens, Autismus, und um Persönlichkeitsveränderungen nach einem Schleudertrauma beheben zu helfen. Auch ist diese Technik sehr euphorisierend und daher nützlich, wenn du mit Depression arbeitest.

Scaleni und Temporale, Kopf zur Seite gedreht

Diese Technik arbeitet mit einem Temporale und dem anterioren Dreieck des Halses auf derselben Seite. Du sitzt oder kniest am Kopfende der Liege. Du drehst den Kopf des Klienten auf eine Seite und legst deine Hände mit den Handflächen nach unten, die eine etwas mehr inferior, in einen überspannenden Kontakt auf die freiliegenden Scaleni, die Clavicula und den oberen Brustmuskel; die andere Hand vermittelt zwischen freiliegendem Temporale, Zygomaticum und Mandibula sowie den darüberliegenden Muskeln. Du fühlst die Motilität an beiden Stellen und läßt deine Hände gehen, zu welch spezifischen Gebieten und Richtungen die Gewebe sie auch immer führen.

Diese Technik macht es dir möglich, mit Thoracic-outlet-Syndromen (Scalenus-Syndromen), wie z. B. der Kompression der Nerven im Schulter-Arm-Hand-Syndrom zu arbeiten, indem du sowohl mit dem lokalen Gebiet als auch mit den betroffenen cranialen

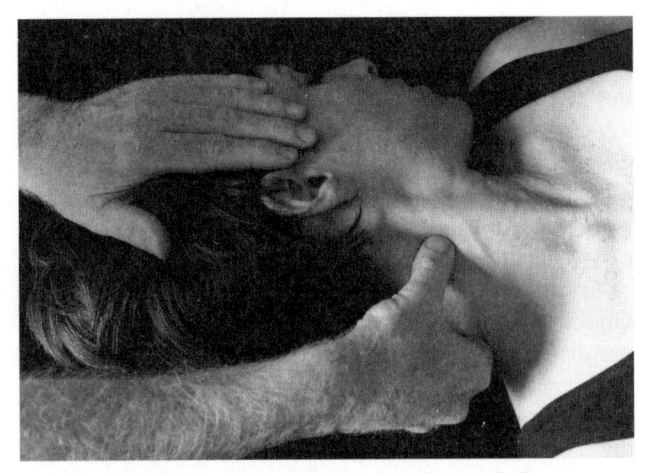

Technik mit Scaleni und Temporale, Kopf zur Seite gedreht

Strukturen umgehst. Du kannst damit auch – jeweils auf einer Seite – das ganze stomatognathische System entwirren. Ziehe sie für Klienten mit Kopfschmerzen und Schleudertrauma in Betracht. Es ist eine sehr elegante Technik.

Handflächen über den Temporalia: vierfacher Spreizgriff über die lateralen Strukturen

Dies ist eine leicht komprimierende Technik für die temporalen und lateralen Strukturen, die die oben beschriebene leicht dekompressive temporale Dekompression mittels Ohrzug vollkommen ergänzt.

Du sitzt oder kniest am Kopfende der Liege. Du umgibst die Ohrmuscheln geschickt mit deinen Handflächen, so daß du das Außenohr vollständig bedeckst (nichts bleibt sichtbar). Du prüfst nach, ob die Daumenschäfte die großen Flügel des Sphenoidale und die Zygomatica bedecken, ob deine Handflächen das Außenohr vollständig bedecken, ob deine drei mittleren Finger lateral zu den Querfortsätzen des Halses (oder, bei Menschen mit untersetztem Nacken, unmittelbar anterior dazu) liegen, und ob dein fünfter Finger die laterale occipitale Squama berührt. Deine Berührung der lateralen Aspekte des Kopfes mit den Außenrändern deiner Handflächen sollte sehr leicht sein, dein Kontakt mit den großen Flügeln bestimmt, aber dennoch leicht.

Warte. Bald wirst du fähig sein, das Tentorium zu fühlen – wie Bäume, die aus dem Nebel auftauchen. Dank deinem Kontakt ist es leicht komprimiert, was seine normale Zugfestigkeit weicher macht und dir die Freiheit gibt, Unausgewogenheiten – in den Temporalknochen und im Leben – , die auf dekomprimierende Arbeit nicht angesprochen haben, zu korrigieren. Sobald du eine eindeutige Empfindung für die beteiligten Muster hast, klärst du sanft jedwede Unausgewogenheiten. Sobald das Tentorium normalisiert ist, überprüfst du mit dem occipitalen Zugang zum Sinus Transversus oder einem CV4 den Sinus rectus; die Falx überprüfst du mit einer anterioren Dekompression des Frontale oder mit der Drehung der Tubae Auditoriae.

Die temporale Dekompression mittels Ohrzug prüft die Temporalia auf der einen Ebene; mit den Handflächen über den Temporalia beginnen wir nun, alle Bewegungsebenen der Reihe nach durchzugehen. Das ermöglicht es uns, die letzten Spuren von Festgehaltensein oder Unausgewogenheit in der strukturellen Beziehung der Temporalia zu den neurocranialen Knochen und der Mandibula zu tilgen. So ist die temporale Dekompression mittels Ohrzug – die dekomprimierend ist und auf einer Ebene arbeitet, zu der der Handflächenkontakt keinen vollen Zugang besitzt – also die natürliche Ergänzung der leicht komprimierenden Art des Kontakts mit den Handflächen über den Temporalia. In den meisten Fällen beginnst du mit der Dekompression, bevor du zum Handflächenkontakt übergehst.

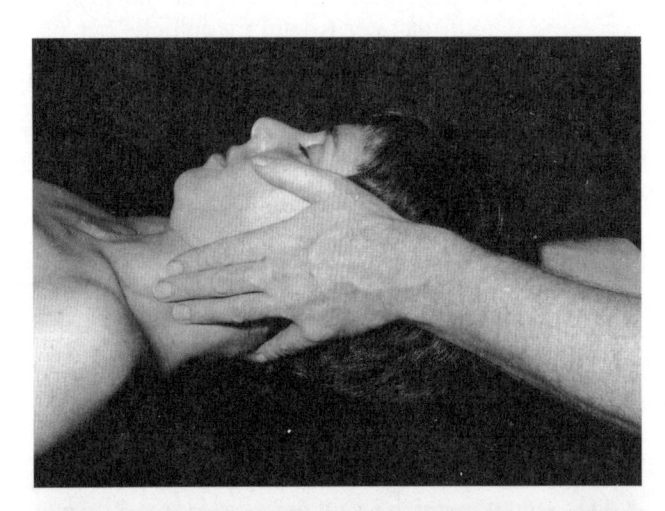

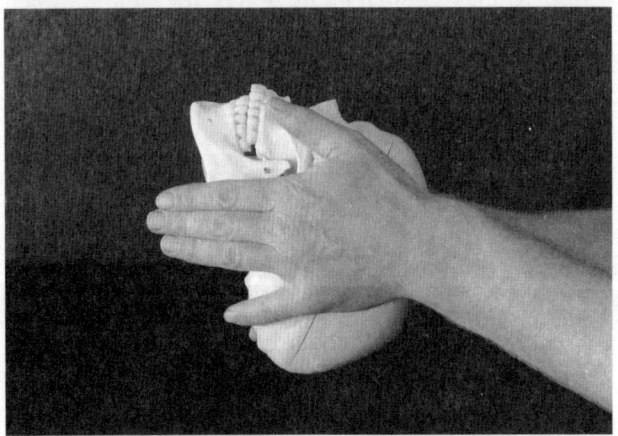

Handflächen über den Temporalia: vierfacher Spreizgriff über die lateralen Strukturen;
unten der Kontakt am Knochen

Quadratischer Aschenbecher

Der „Quadratische Aschenbecher" ist ein sehr bestimmter, stark interaktiver, bilateraler Kontakt mit den Mastoidei. Als „Schwergewicht" einer temporalen Technik (in bezug auf die zarte temporale Dekompression mittels Ohrzug am entgegengesetzten Ende der Druckskala gelegen) sollte sie bei jenen, die keinerlei Symptome cranialer Dysfunktion aufweisen, nicht angewandt werden.

Der Name „Quadratischer Aschenbecher" bezieht sich auf die Form der zugrundeliegenden wiegenden Position deiner Daumenballen beim Unterstützen der paarigen Mastoidei. Er stammt aus den frühen fünfziger Jahren, als die Mehrheit der Männer rauchte; da es an genügend echten Schädeln mangelte, übten die Teilnehmer von Osteopathiekursen die Technik, indem sie einen quadratischen Aschenbecher auf ihren Daumenballen wiegten und so in einem weiten Kreis das Klassenzimmer umrundeten. Der Dozent korrigierte Daumenstellung und Aschenbecher, wenn die Studenten der Reihe nach respektvoll vor ihm anhielten.

Du hebst das Cranium von der Liege ab und achtest sorgfältig darauf, daß der Kontakt lediglich über die Daumenballen stattfindet. Der Fingerkontakt mit dem posterioren Teil des Halses muß sehr leicht sein. Diese Position ermöglicht es dir, die Motilitätsmuster der Temporalia mit einem starken Druckkontakt zu überprüfen, der eine beträchtliche Hebelwirkung auf die Knochen ausübt. Die Technik ähnelt einem extraweiten CV4, unterscheidet sich von diesem jedoch in drei Punkten:

- Die Daumen sind lateral, nicht posterior des Halses.
- Die Finger sind horizontal ausgerichtet in vertikaler Anordnung, wobei die kleinen Finger die Liege berühren und die Zeigefinger den posterioren Aspekt des Halses des Klienten berühren.
- Der Kontaktbereich ist auf den posterioren Rampen der Mastoidei und nicht auf der occipitalen Squama.

Der Quadratische Aschenbecher arbeitet mit dem Gewicht des Kopfes in Verbindung mit dem Abstand der Mastoidei zur temporalen Rotationsachse, um der Heilerin genügend mechanischen Vorteil in bezug auf ein verkeiltes Temporale oder verkeilte Knochen zu verschaffen, damit sie sie geschickt korrigieren kann. Sein Vorzug ist die seitliche Trennung der temporalen Squama von den angrenzenden Parietalia, was durch medial gerichteten Druck erreicht wird, der fließend auf die posterolateralen Aspekte der Mastoidprozesse ausgeübt wird. Während du das tust, hältst du den Grundkontakt – den Kontakt des Daumenmuskels mit den posterioren Rampen der Mastoidei – unverändert.

Bei schweren Kopfverletzungen kannst du mit diesem Griff Temporalia und Tentorium auch von Grund auf ausbalancieren. Seine Hebelkraft- und Druckvorteile sind nützlich, um die Temporalknochen und das Tentorium im besonderen, das gesamte Membransystem im allgemeinen und die Halswirbelsäule zu entwirren. In Extremfällen kann eine rasche, mediale Kompression von hoher Geschwindigkeit und niedriger Amplitude als Wiederbelebungstechnik verwendet werden.

Erwäge die Anwendung des passiv-interaktiven Quadratischen Aschenbechers (s. unten), einer weniger druckintensiven Version, für Klienten, die vor kurzer Zeit einen cerebrovaskulären Insult (Schlaganfall) erlitten oder einen Gehirntumor haben und bei denen die Anwendung des Quadratischen Aschenbechers kontraindiziert ist.

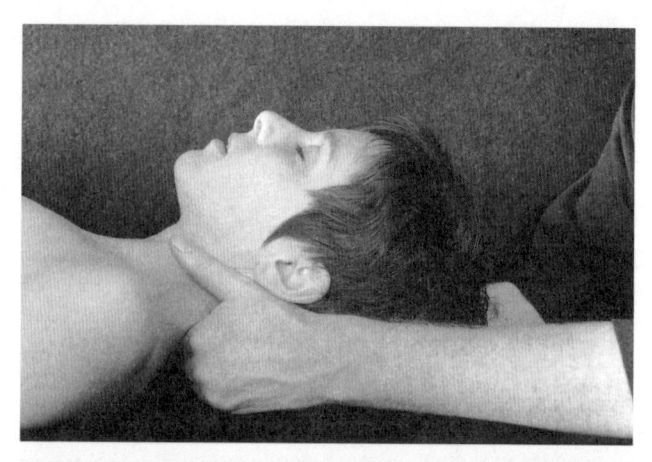

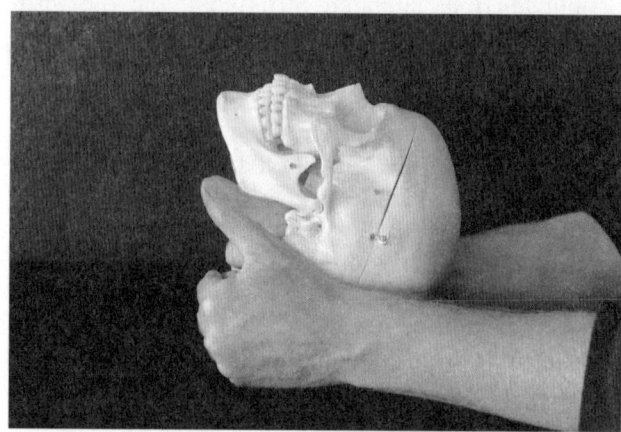

Quadratischer Aschenbecher; unten der Kontakt am Knochen

Gleitendes Aufnehmen

Das gleitende Aufnehmen für den „Quadratischer-Aschenbecher"-Kontakt gleicht sehr stark demjenigen eines CV4. Du sitzt am Kopfende der Liege; deine Handflächen weisen nach unten, deine Finger sind leicht gebeugt. Du legst den lateralen Rand deines ersten Daumengliedes an die posterioren Rampen der Mastoidprozesse deines Klienten, wobei deine Dau-

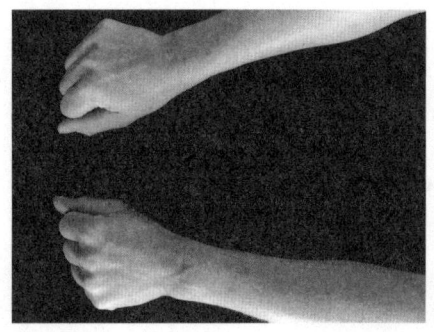

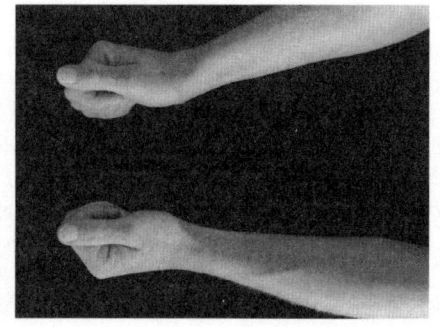

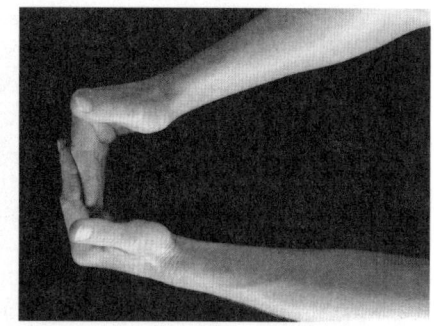

Handpositionen für das gleitende Aufnehmen der Position „Quadratischer Aschenbecher"; beachte die Unterschiede zur Endlage beim CV4 (vgl. S. 121)

men (anders als bei der Anhalter-Geste beim Aufnehmen eines CV4) nach innen gegen deine Zeigefinger liegen. Du wartest einige Sekunden, bis dein Atem sich demjenigen des Klienten angeglichen hat, drehst dann deine Unterarme nach außen, wenn er ausatmet, und übst mit deinen ausgedrehten Daumenballen einen gleichmäßigen Druck auf die Mastoidei aus. Auf diese Weise wird der Kopf, sobald du deine Unterarme halbwegs nach außen gedreht hast, in der Position „Quadratischer Aschenbecher" gehalten sein.

Passiv-interaktiver Quadratischer Aschenbecher

Diese Technik interagiert auf eine sanfte Art mit den Mastoidei und weist im Vergleich zur temporalen Dekompression mittels Ohrzug und den Handflächen über den Temporalia eine unterschiedliche Perspektive auf. Der Griff besteht aus der Position, die zu Anfang des gleitenden Aufnehmens für den Kontakt des Quadratischen Aschenbechers verwendet wurde – das heißt, deine leicht gebeugten Fäuste liegen lateral der beiden Mastoidei und deine Unterarme ruhen in voller Pronation parallel zueinander auf der Liege. Du bleibst in dieser Position und stimmst dich auf den Kopf des Klienten ein, fühlst die Temporalia, das Tentorium und den gesamten Kopf.

Es ist ein ausgezeichneter, einfühlender Kontakt mit wenig Druck. Er bringt minimale strukturelle Auswirkungen mit sich, da der Kopf – anders als beim Quadratischen Aschenbecher – auf der Liege bleibt. Dennoch ist er – wie alle sehr sanften Techniken – wirkungsvoll. Du verwendest ihn, um unausgeglichene Flexions- und Extensionsmuster zu korrigieren, wenn du den Kopf nicht anheben und Kontakte von hohem Druck benutzen möchtest – beispielsweise bei Klienten mit Gehirntumoren oder solchen, die vor kurzer Zeit einen Schlaganfall hatten. Diese Technik hat – wie ein voller Quadratischer Aschenbecher – die Fähigkeit, mit dem Tentorium zu interagieren, ist jedoch weniger aufdringlich.

Temporale Oszillation

Diese Technik beruht auf jener des „Quadratischen Aschenbechers"; doch statt daß du die Mastoidei als Horchposten oder für formende Arbeit mit konstantem Kontakt benutzt, leitest du eine Schwingung ein, die dazu dient, die squamosen Nähte erst zu „schmieren" und dann zu befreien. Wende diese Technik mit großer Sorgfalt an, da die Möglichkeit, das normale Muster zu destabilisieren – was einen Gleichgewichtsverlust im Leben verursachen würde –, unmittelbar und ausgesprochen groß ist.

Temporale Oszillation ist die bevorzugte Behandlung für blockierte und immobile Temporalia (verursacht durch physisches oder emotionales Trauma) und für Autismus. Ziehe sie für ein Schleudertrauma in Betracht, das auf subtilere temporale Arbeit nicht reagiert hat, und für die interaktive Methode, die als „gegenläufige physiologische Bewegung" bekannt ist (bei der du einen Knochen in Flexion nimmst, wenn er in Extension geht).

Energie auf die Mamillarkörper richten

Diese Technik arbeitet mit dem Akupunkturpunkt „Tor zum Ohr" (Dreifacher Erwärmer 21) als Kontakt- und Sammlungspunkt. Ein Tor ist der Weg nach innen, und in manchen Shiatsu-Schulen wird gelehrt, daß „Tor zum Ohr" der Anfangs- und Endpunkt in der Arbeit mit dem Gesicht sei. Für den Kopf ist er sowohl auf der coronalen wie auf der horizontalen Ebene ein „Drehpunkt", ein kraftvoller Ort der Öffnung.

„Tor zum Ohr" liegt dort, wo die Helix – die Außenkurve des Ohrs – auf die Schläfe trifft, unmittelbar superior des temporalen Anteils des zygomatischen Bogens. Sobald du den Punkt gefunden hast, verwendest du deine Mittelfinger (die „Feuerfinger" des Ayurveda, und daher für gerichtete Energiearbeit am besten geeignet) als Übermittler von Energie. Du richtest die Spitzen deiner Mittelfinger durch „Tor zum Ohr" direkt aufeinander gegen die Mitte des Gehirns hin. Deine Zielstrukturen sind die Mamillarkörper, die unmittelbar posterior des Hypophysenstiels, inferior des Hypothalamus und anterior des Pons liegen. Die Mamillarkörper sind daran beteiligt, unser Gefühl des Wohlbefindens zu regulieren.

Wenn du fühlst, daß deine Energie den Kopf des Klienten zu durchdringen beginnt, beginnst du damit, mit ruhigem, kraftvollem Atmen oder mit *Qui Gong*-Techniken Zugang zu deinem eigenen Energiefeld zu bekommen. Du richtest deine Energie auf die Mamillarkörper. Dann bringst du dein Visualisieren mit hinein. Du stellst dir deine Energie als geraden Regenbogen oder als silberweißen Laserstrahl vor. Du siehst, wie er die Mamillarkörper erreicht und sie wie einen Christbaum anzündet. Du fährst fort, deinem Klienten Licht und Energie und ein gesteigertes Gefühl des Wohlbefindens zu übermitteln. Du atmest Energie in dein vierkammriges Herz, besonders in dein Klares und in dein Starkes Herz. Es hilft, wenn du lächelst, während du das tust – es wird eine sehr unterschiedliche Qualität von Energie übermitteln. Oft, wenn du lächelst, ohne daß der Klient es weiß, beginnt auch er zu lächeln.

Da sie beim Klienten das Gefühl des Wohlbefindens steigert, ist diese Technik die bevorzugte Behandlung für jene, die unter Depressionen, traumatisierten Mechanismen und emotionalem Mißbrauch leiden.

Temporale Gegenprobe

Da die Temporalia so leicht aus der Fassung geraten, ist es von Vorteil, viele Techniken zu kennen, um Zugang zu ihnen zu haben und sie zu korrigieren. Diese Technik ist in Situationen von Nutzen, in denen das eine Temporale entweder immobil oder hypermobil ist, während sein Gegenüber anscheinend normal ist. Sie kann auch dann nützlich sein, wenn das Ausbalancieren der betroffenen Seite, sagen wir bei Tinnitus, keine Wirkung zu zeitigen scheint. Dann wendest du die Temporale Gegenprobe an, um wahrzunehmen, ob die symptomfreie Seite in Wirklichkeit vielleicht die Seite mit dem Fehlmuster destabilisiert.

Du sitzt am Kopf des Klienten und nimmst auf der traumatisierten oder dysfunktionalen Seite einen Kontakt mit den Handflächen über den Temporalia auf. Du drehst den Kopf so, daß er in deiner Handfläche ruht, und benutzt dann deine freie Hand, um die Knochen der freien Seite, die die lateralen Strukturen formen, in folgender Reihenfolge zu prüfen und, falls notwendig, zu mobilisieren: Zygomatica, Sphenoidale, Frontale, Parietalia, Occipitale.

Du wendest dekomprimierende Techniken zum Lösen von Nähten an, um die Strukturen zu prüfen und zu befreien, und du beobachtest ihre Wechselbeziehung zum betroffenen Temporale; hierfür kannst du Techniken, wie das Lösen der temporalen Squamanaht und die anteriore Dekompression des Frontale, abwandeln. Du findest mit einer Struktur interaktive Stillpunkte oder Stillpunkte innerhalb des Entwirrens, bevor du zur nächsten weitergehst. Du kannst dir auch überlegen, ob du mit deiner freien Hand Sutherlands Griff an den Maxillae anwenden willst, um das Sphenoidale noch mehr zu dekomprimieren – besonders dann, wenn es sich durch einen anteroposterioren Schlag auf die Maxillae in einer erzwungenen Flexions-Läsion befindet. Das kann den Temporalknochen genügend lösen, damit er sich normalisieren kann. (Ein Beispiel hierfür wäre eine durch Autounfall verursachte Verletzung, die dadurch entstand, daß die Maxillae auf die Polsterung des Armaturenbretts prallten. Die Autopolsterung ist dicht genug, um bei Kollisionen mit relativ niedriger Geschwindigkeit kompressive Wirkungen zu verursachen).

Lösen der temporalen Sutura Squamosa

Diese Technik, dazu bestimmt, die Sutura squamosa zu lösen, übt auf einen Temporal- und einen Parietalknochen gleichzeitig Druck aus, um sie sowohl auf der superoinferioren wie auf der mediolateralen Ebene auseinanderzuziehen. Es kann auch eine interne und externe Gegendrehbewegung verwendet werden. Sie eignet sich ausgezeichnet, um die Hände in etwas Ungewohntem zu üben, und wenn du verfeinerst, was F. M. Alexander, der Begründer der Alexandertechnik, „den Gebrauch des Selbst" nannte, werden deine Hände mehr Erfahrung in der „Tastfähigkeit" der Finger entwickeln.

Du sitzt zur Linken des Klienten und drehst seinen Kopf nach rechts, um seine linken lateralen Strukturen freizulegen. Bevor du beginnst, bist du dir im

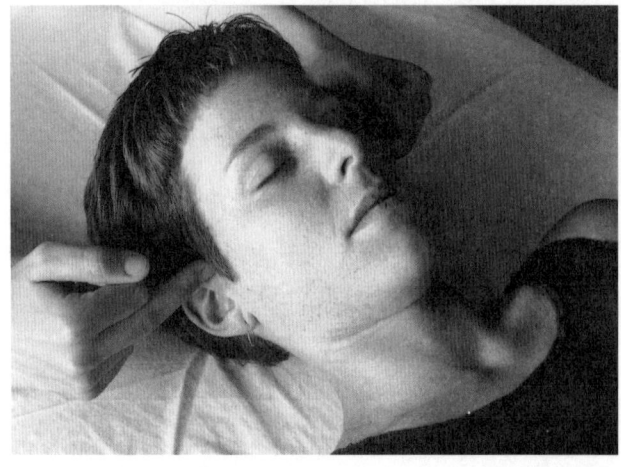

Energie zu den Mamillarkörpern richten

klaren darüber, daß der Schlüssel zu dieser Technik darin liegt, daß deine Daumenspitzen in einander entgegengesetzter Richtung schauen, so daß die Finger der einen Hand dem posterolateralen Aspekt des Halses nach abwärts verlaufen, während die Finger der anderen über den lateralen Aspekten des Gesichts liegen.

Deine linke Hand nimmt auf dem posterioren Rand der temporalen Squama (auf der temporalen Seite der Incisura parietalis) einen Daumenballenkontakt auf, wobei der Daumenschaft medial des superioren Anteils der Ohrmuschel liegt; mit deinem rechten Daumenballen nimmst du Kontakt zum Parietale auf und legst deine Hand so, daß deine Daumenschäfte beidseitig der Sutura squamosa parallel zueinander liegen. Du lauschst den zyklischen Rhythmen des Craniums und beginnst mit der Lösung der Sutura squamosa, wenn sie sich während der Extension cephalad zu trennen beginnt: Mit deiner linken Hand stabilisierst du den Temporalknochen und beginnst ihn caudad zu nehmen, und mit deiner rechten Hand führst du ein unilaterales Anheben der Parietalia aus, um es cephalad zu nehmen. Du beugst beide Handgelenke leicht und so, daß deine Daumenbeeren sich einwärts drehen, um etwas mehr Kontakt mit den beiden Knochen aufzunehmen.

Weitere Techniken, die die Temporalknochen beeinflussen können

- Der CV4
- Sämtliche Bein- und Coxalknochentechniken
- Arbeit mit dem stomatognathischen System, besonders das Lösen der Sternocleidomastoidei
- Kanthakentechniken an Occipitale, Sphenoidale und Frontale
- Drehen der Tubae Auditoriae
- Craniales Prana Yama
- Anteriore Dekompression des Frontale
- Suboccipitaler Griff
- Oraler coronaler Scherungstest
- Sutherlands Griff
- Sphenobasilare Dekompression

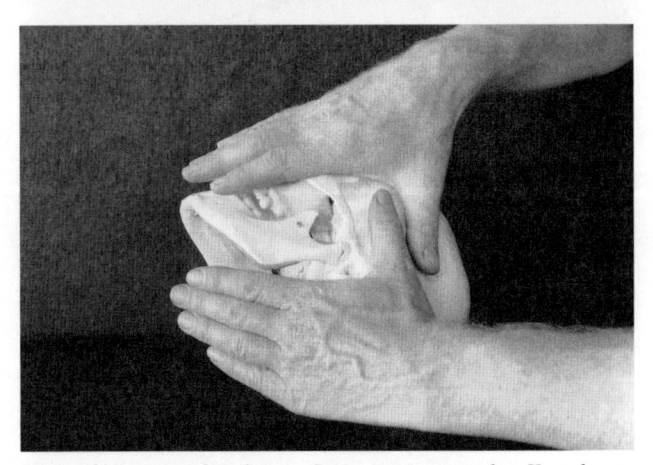

Lösen der temporalen Sutura Squamosa; unten der Kontakt am Knochen

26
Die Ossa parietalia

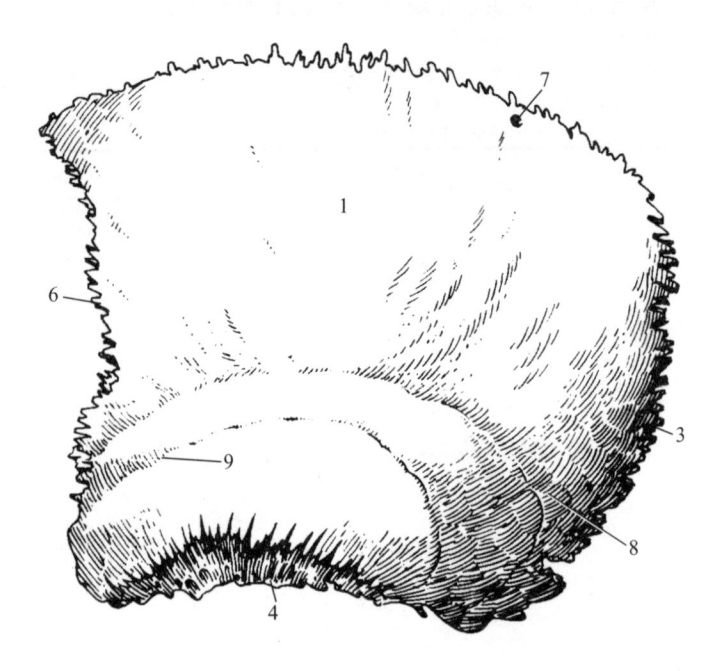

Etymologie

Parietale aus dem Lateinischen „paries", die Wand

1. Linkes Os parietale, laterale Ansicht
2. Rechtes Os parietale, mediale Ansicht
3. Margo occipitalis, parietaler Anteil der stark verzahnten Sutura lambdoidea
4. Margo squamosus, parietaler Anteil der überlappenden Sutura squamosa
5. Margo sagittalis, wo die Ossa parietalia miteinander über die stark verzahnte Sutura sagittalis artikulieren
6. Margo frontalis, parietaler Anteil der verzahnten Sutura coronalis; Artikulation mit dem Os frontale
7. Foramen parietale; führt die parietale Vena emissaria vom Sinus sagittalis superior her
8. Linea temporalis superior, durch die bogenförmige Anheftung der über dem Temporalismuskel liegenden Faszie geformt
9. Linea temporalis inferior, durch den Ansatz des Temporalismuskels geformt
10. Furche für den Sinus sagittalis superior, geformt durch den Zug der gegabelten Falx cerebri
11. Furche für den Sinus sigmoideus
12. Furchen, geformt von der mittleren Meningealarterie

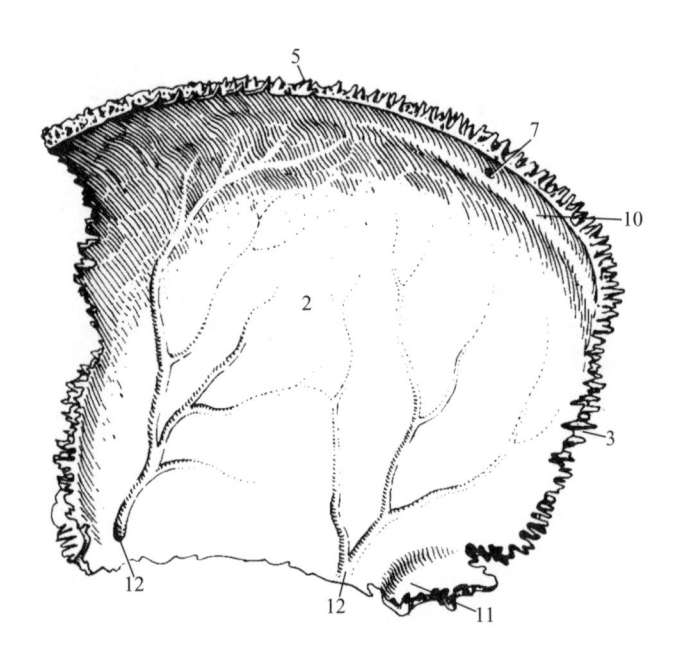

Embryologie und Osteologie

Als dem Schädelgewölbe zugehörige Knochen sind die Parietalia vollständig aus einer membranösen Matrix heraus gebildet. Für jeden Knochen gibt es ein Ossifikationszentrum, das sieben Wochen nach der Empfängnis Knochenzellen einzulagern beginnt. Die Zentren sind bei der Geburt und das ganze Leben hindurch als Tubera parietalia sichtbar.

Die Parietalia sind bei der Geburt ziemlich gut ausgebildet, obwohl ihre Winkel bis zum Alter von etwa zwei Jahren membranös bleiben. Das ist deshalb so, weil das Ossifikationszentrum sich in der Mitte des Knochens befindet und die Verknöcherung sich langsam zentrifugal ausbreitet und die Winkel zuletzt erreicht. Dieses zentrifugale Muster ist ideal für die Produktion runder Knochen wie Femora und Wirbelkörper, und die Cranialknochen verwenden ebenfalls den Entwurf einer „Rundknochen"-Konstruktion. Trotzdem erfordern die großen Knochen des Schädelgewölbes eine vierseitige Form; so bleiben ihre Ecken – die Fontanellen oder Öffnungen, die im Schädeldach dort offenbleiben, wo die Ossifikationszentren aufeinandertreffen – bei der Geburt offen. Das wiederum ermöglicht die bei der Geburt lebensnotwendige Komprimier- und Formbarkeit des Schädels.

Anatomie

Struktur

Die Parietalia sind sehr einfache, vierseitige Diploeknochen und sehen einer Venusmuschel ähnlich. Ihre Innenfläche ist bikonkav.

Lage

Der inferiore Rand der Parietalia liegt auf der Höhe des höchsten Punktes der Augenbrauenlinie. Die Parietalia befinden sich superior der Temporalia und beginnen einen knappen Querfinger oberhalb des superiorsten Teils der Ohrmuscheln. Sie liegen anterior und superior der occipitalen Squama, superior und posterior des Sphenoidale und posterior des Os frontale.

Orientierungspunkte

Die Parietalia sind jeweils einer von vier Knochen (Parietale, Temporale, Sphenoidale und Frontale), die Pterion bilden; an diesem Punkt sind die Parietalia die drittiefsten Knochen der cranialen Oberfläche. Jedes Parietale ist auch einer der drei Knochen (Parietale, Temporale und Occipitale), die Asterion bilden, das superior und posterior der Mastoidspitze liegt. An der Sagittalnaht bilden sie die Heimat der Kronen-Seele, die auf der Landkarte der Taoisten und der Hindus auf Bregma liegt. Gleich posterior des Scheitelpunktes des Kopfes liegt Bindu, ein Neben-Seelenzentrum der Hindu-Kosmologie und jener Punkt, an dem der Geist kurz nach dem Tod den Körper verläßt, um sich mit der Seele zu vereinigen.

Nähte und Artikulationen

Drei der vier Nahtlinien des Parietale sind einfachverzahnte Nähte: die Sagittalnaht mit dem gegenüberliegenden Parietale, die Coronalnaht mit dem Frontale und die Lambdoidnaht mit dem Occipitale. Die vierte, die Naht am inferioren Aspekt, ist die „rollend überlappende" oder hochspezialisierte Squamanaht mit dem Temporale.

Jeder Parietalknochen artikuliert mit (höchstens) fünf Knochen:
- dem zweiten Parietale
- dem Occipitale
- dem Sphenoidale (eine fakultative Artikulation)
- einem Temporale
- dem Frontale

Gewicht

Ein disartikuliertes, medizinisch präpariertes Os parietale wiegt ca. 42 g.

Anatomie und Muskulatur im Detail

Die Parietalia sind vierseitige Knochen. Sie zeigen zwei Oberflächen (die lateralste ist beinahe vertikal), vier Ränder und vier Winkel. Sie sind die am wenigsten spezialisierten – einfachsten – großen Knochen im ganzen Cranium.

An den Parietalia heften sich der Temporalis und der Auricularis superior an. Der Temporalis geht von einer langen, bogenförmigen Knochenwand, die als Linea temporalis inferior bekannt ist und auf der lateralen Parietalfläche liegt, und von der Fossa temporalis inferior dieser Linie aus. (Der Temporalismuskel verläuft zum Coronoidprozeß der Mandibula und ist verantwortlich für dessen Form; dort kann er, wenn der Kiefer geöffnet ist, palpiert werden). Die Faszie des Temporalis geht von der Linea temporalis superior aus, teilt sich einen guten Zentimeter oberhalb des zygomatischen Bogens in eine zweiwandige Schicht auf und verläuft dann zum superioren Rand des zygomatischen Bogens. Klopfe dort an deinen eigenen Kopf – die doppelwandige Faszie kann so dicht sein wie die Haut einer Trommel; deshalb ist es einfacher, das Sphenoidale zu palpieren, wenn deine Finger superior des doppelwandigen Gebiets der Faszie liegen.

Jedes Parietale artikuliert mit bis zu fünf Knochen: dem zweiten Parietale, dem Occipitale, einem Temporale, dem Sphenoidale und dem Frontale. Gelegentlich fehlt die Artikulation mit dem Sphenoidale; in diesem Fall gibt es eine Artikulation mit einem nach posterior ausgedehnten Frontale.

Man nimmt gerne an, daß die Parietalia viel weiter anterior kommen, als sie es in Wirklichkeit tun; achte also darauf, wie weit posterior die Coronalnaht sich befindet. Die Coronalnaht bildet eine klappenförmige Öffnung, was den Parietalia erlaubt, auf einfache Art lateral gleiten zu können. Halte auf der Innenfläche eines disartikulierten Knochens Ausschau nach den kleinen, grubenförmigen Vertiefungen – sie werden Foveolae granulares genannt und sind auf der Innenseite des oberen Kopfes oft weit verbreitet –, die von den Granulationes arachnoidales (Arachnoidalzotten) gebildet werden. Sie sind keinesfalls auf die Lage des Sinus sagittalis superior beschränkt. Auch ist der innere Aspekt des Knochens von den tiefen Furchen gezeichnet, die von der mittleren Meningealarterie geformt werden.

Halte auf der Außenseite Ausschau nach der superioren und inferioren Linea temporalis, die von der faszialen Anheftung des Temporalismuskels respektive vom Muskel selbst geformt werden. Oberhalb derselben befindet sich die eher aufgerauhte Außenfläche des Knochens, die von der Aponeurose des Occipitofrontalis bedeckt ist. Posterior kannst du nach dem hochvariablen Foramen parietale sehen, einer nadelgroßen Öffnung, die einer austretenden Vene den Durchgang ermöglicht. Der als Obelion bekannte craniale Orientierungspunkt liegt auf der Sagittalnaht zwischen den Foramina parietalia.

(Die Aponeurose des Occipitofrontalis – die Kopfhaut – verläuft über die superioren Hälften der Parietalia, ist jedoch nicht an ihnen befestigt, sondern gleitet über sie hin).

Muskulatur

An den Parietalia heften folgende Muskeln an:
- Temporalis
- Auricularis superior

Physiologie

Die zusammengesetzten Krümmungen der Parietalknochen sind für die craniale Motilität wesentlich. Parietalknochen haben bezüglich Größe, Krümmungsform und Ausrichtung der Nähte während der letzten drei Millionen Jahre ungeheure Veränderungen durchgemacht. (Die Coronalnaht des *Homo sapiens neanderthalensis* war vor 125 000 Jahren beinahe horizontal.) Ihre Kurvenformen haben auch ungewöhnlich viel „von Menschen gemachter" Aufmerksamkeit erhalten, so zum Beispiel das Formen des Craniums der Paracus-Kultur im alten Peru.

Rotationsachsen

Im klassischen Modell verlaufen die Rotationsachsen der Parietalia auf einer anteroposterioren Ebene auf ungefähr zwei Drittel der Höhe der Parietalwand.

Bewegung

Studien, die mit hochempfindlichen Meßgeräten arbeiteten, die am Skalp von bewegungsunfähig gemachten Affen angebracht wurden, zeigten, daß sich die parietale Bewegung im Bereich zwischen zehn und fünfundzwanzig Mikron bewegte. Wenn sensible Finger (die die Motilität der Knochen nicht beeinträchtigen, wie es durch die Ansatzpunkte von Meßgeräten der Fall ist) den größeren menschlichen Kopf mit seinem ausgedehnteren Nahtgebiet palpieren, ist die wahrgenommene Bewegung größer.

Osteopathisches Modell

Das klassische (gleich-bewegende) Modell besagt, daß sich die Parietalknochen während der Flexion leicht nach inferior verschieben.

Fließend-elektrisches Modell

Im fließend-elektrischen Modell kommt die dominante Bewegung von der Bewegung des Gehirns und wird von den Bewegungen und dem Spannungsgrad des Temporalis und des Occipitofrontalis abgewandelt.

Wenn die linke Seite des großen Flügels des Sphenoidale sich in Flexion gegen die Nase beugt, gleitet er anterior von den Parietalia weg, die sich in die Gegenrichtung drehen. (Die superioren Oberflächen der großen Flügel des Sphenoidale sind zwecks Artikulation mit den Parietalia leicht aufge-

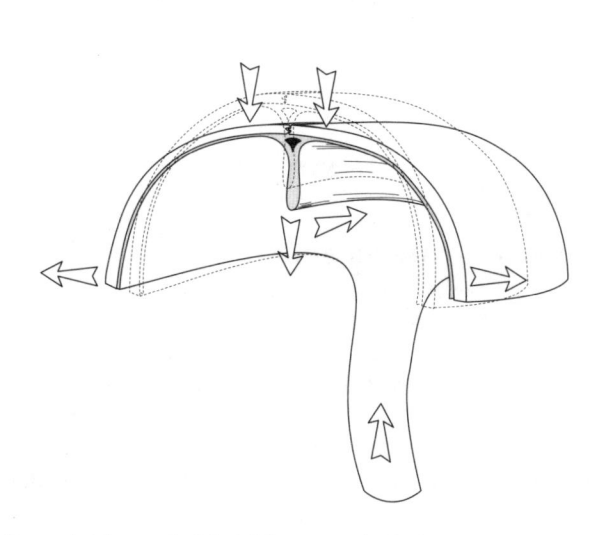

Parietale Flexion (links) und Extension (rechts)

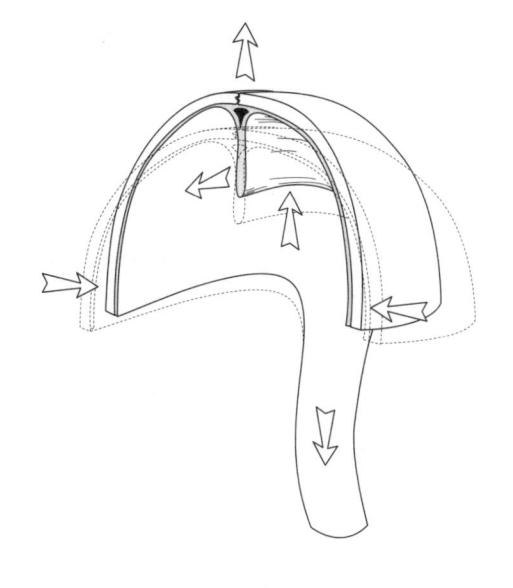

rauht und ermöglichen so ein leichteres Bewegen.) Wenn sich der linke große Flügel während der Flexion anterior bewegt, dreht sich das linke Temporale nach außen und stellt sich lateral an der Sutura squamosa aus. Wenn das Occipitale herumgeführt wird und sich nach links bewegt, wird die Falx posterior, inferior und leicht nach links lateral gezogen, bewegt sich auf den Sinus rectus zu und zieht an den Parietalknochen, deren Bewegung beugend. Die Kombination dieser Bewegungen veranlaßt die Parietalia, sich an der Sutura squamosa lateral, an der Sagittalnaht inferior und in eine sehr leichte Einwärtsdrehung zu bewegen.

Die Bewegung gegen den Sinus rectus hin ermöglicht etwas potentiellen „Spielraum" dort, wo das Tentorium sich am posteroinferioren Winkel des Parietale anheftet. Diese Anheftung ist variabel – das Tentorium ist nicht immer an den Parietalia befestigt –, doch in jedem Fall fügt sich die Anheftung der endostealen Dura an der inneren Wand der Parietalia in die temporale Bewegung. Die posteroinferioren Winkel (die Incisurae parietales und Asterion) des linken Parietale bewegen sich also lateral – schlagen aus – wegen des „Spielraums", der im Tentorium durch die Auswärtsdrehung (Flexion) des linken Temporale entsteht.

Dort, wo die Parietalia an ihren Verbindungsstellen mit den Lambdoid- und Coronalnähten ihre Schräge verändern, entsteht eine Drehung. Die Sagittalnaht zeigt posterior eine tiefere Verzahnung, was eine größere Trennung ermöglicht. Das stimmt mit dem fließend-elektrischen Modell überein.

Diagnostische Überlegungen

Energie

Die Parietalia sind die Kuppel des Daches unserer Kathedrale. Mit den Worten eines Studenten:

Als an meinem Cranium gearbeitet wurde, ging ich nach innen, in mein eigenes Cranium hinein, das zur Kathedrale wurde. Die Bogengewölbe und einzelnen ‚Knochen' hatten in meiner Kathedrale allesamt eine Bedeutung. Es war erstaunlich, in jeder einzelnen Form den Symbolgehalt, ihre Geschichte, ihren Ursprung zu sehen. Meine eigene, rein-weiße vollkommene Kathedrale in mir!

In beinahe jeder Hinsicht sind die Parietalia schlichte, ziemlich uninteressante Knochen. Doch sie beherbergen die Kronen-Seele, die eine Transzendenz sämtlicher materieller Fixierungen, Bedürfnisse, Sehnsüchte und Unzufriedenheiten repräsentiert und sie zu befriedigenden Strukturen macht, um damit zu tanzen. Östliche Religionen achten den Pfad zur spirituellen Erleuchtung als vorrangiges Lebensziel. Löse dich von materiellen Sorgen, sammle dich auf die Himmelsfahrt. Diese Einstellung zusammenfassend, läßt die hinduistische Geschichte „Die Demütigung Indras" Shiva wieder und wieder sagen: „Das Leben ist kurz – wozu ein Haus bauen?"

In Indien ist die Kronen-Seele als „das Kundalini-Chakra" bekannt, und ihr hinduistisches Symbol ist die Dreiheit von Brahma, Vishnu und Shiva. Das buddhistische Symbol der Kronen-Seele ist der tausendblättrige Lotus. In der orientalischen Medizin ist der Scheitel der Ort des Akupunkturpunkts „Hundertfache Vereinigung" (Gouverneursgefäß 20). Die Krone steht für folgende Sätze:

- Nichts ist gut oder schlecht, außer unser Denken macht es dazu.
- Es gibt keine Schuld und kein Urteil, keine Ketzerei und kein Dogma.
- Alles ist genau so, wie es sein muß.
- Es herrscht Zeitlosigkeit.
- Wir sind eins.
- Wir wissen, ohne darüber nachzudenken, was jedermann bedrückt.

Die Parietalia reflektieren auch Zorn, besonders beim Verlust spiritueller Gelassenheit, wie etwa im Ausspruch: „Er machte mich so wütend, daß ich an die Decke hätte gehen können!"

Trauma und Dysfunktion

Die Parietalia sind wunderbar: Sie geraten kaum je in ein Fehlmuster. Meine einzige Erfahrung mit einem durch die Parietalknochen vermittelten Symptom, das craniosacrale Arbeit benötigte, war ein traumabedingter Verlust des ganzen Gesichtsfeldes. Dieser Verlust verlor sich nach einem Anheben der Parietalia.

Querverbindungen

Die Parietalia sind stille Knochen. Sie sind offensichtlich Falx-Knochen, scheinen jedoch weder mit Ethmoidale, Frontale noch Occipitale irgendeine bedeutungsvolle Beziehung zu haben. Sie „übermitteln" jedoch über die Falx „die Botschaft" von Sacrum, Wirbelsäule und Occipitale an Ethmoidale und Maxillae.

Visualisieren

Visualisiere die Parietalia wie die riesigen, muschelschalenförmigen Tore eines Observatoriums. Deinem Bild fügst du sodann den Sinus sagittalis superior, die Falx, die Arachnoidgranulationen in ihren Foveolae und die mittlere Meningealarterie hinzu. Als nächstes baust du den motorischen und den somästhetischen Cortex ein und kommst auf der linken Seite bis zum Brocaschen und Wernickeschen Zentrum hinunter. Auf der rechten Seite visualisierst du „die Leiterplatte des Mystizismus", den rechten Temporallappen, wo sich die corticale Komponente transformierender spiritueller Erfahrungen zu konzentrieren scheint. Das entstandene Bild bedeckst du mit der Aponeurose des Occipitofrontalis. Dann wechselst du die Dimensionen und nimmst die Kronen-Seele wahr, wie sie sich von Bregma bis zum Scheitel wie ein langes, strahlend getöntes Flackern von Naturgas ausbreitet.

Techniken

Parietale Grundtechnik

Diese Technik erfordert vier Fingerbeeren auf einer horizontalen Ebene etwa 1 Querfinger cephalad der Sutura squamosa, die ihrerseits etwa $1\frac{1}{2}$ Querfinger superior des obersten Punktes der Ohrmuschel liegt.

Du sitzt oder kniest am Kopfende der Liege. Du beginnst, indem du den Abstand der Ohrkanäle des Klienten zur Liege betrachtest, und legst deine Mittelfinger auf dieselbe Höhe und $1\frac{1}{2}-2$ Querfinger superior des höchsten Punkts der Ohrmuschel. Du achtest darauf, daß sämtliche Fingerkontakte über die Fingerbeeren laufen. Du legst deine Daumen 1 Querfinger weiter posterior auf den Kopf, um sicherzugehen, daß sie posterior von Bregma liegen (das direkt superior der Ohrkanäle liegt). Versichere dich, daß deine Daumenspitzen beidseitig 1 Querfinger neben der Sagittalnaht liegen. Nun legst du deine Zeigefinger leicht posterior des seitlichen Haaransatzes, oder du palpierst die sphenotemporale Naht und bist posterior davon. Deine kleinen Finger legst du auf die Liege und streichst medial, bis du den Kopf berührst; das wird immer noch einen parietalen Kontakt ergeben. Du vervollständigst deinen Kontakt, indem du deine Ringfinger so ausrichtest, daß sie zu deinem Mittel- und dem kleinen Finger denselben Abstand halten.

Heilerinnen mit außerordentlich großen Händen müssen ihre Daumen unter Umständen auf das gegenüberliegende Parietale legen. Der Nachteil hiervon liegt darin, daß das Nervensystem eine Überkreuzung veranschlagen muß, was die Analyse von Bewegungsmustern leicht erschwert.

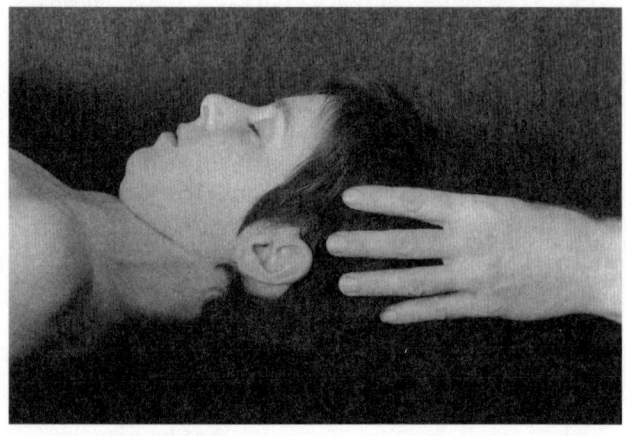

Parietale Grundtechnik

Anheben der Parietalia

Diese Technik verwendet denselben Kontakt wie der parietale Grundgriff; ihr Ziel geht jedoch über das Palpieren hinaus. Sie dient dazu, die Parietalia superior zu dekomprimieren, die Sagittalnaht zu öffnen und für die Kronen-Seele Raum zu schaffen.

Vom Grundgriff aus beginnst du deine Handgelenke sehr sanft in eine leichte Beugung – etwa 20 bis 30 Grad – zu bringen. Deine Ellbogen bleiben nahe bei deinem Rumpf (anders als sonst, wo du deine Ellbogen eher lateral legen mußt, anstatt deine Handgelenke zu beugen). Deine Daumen gehen vom Kopf weg, und deine andern Finger gehen von einem Beeren- zu einem Spitzenkontakt über. Du bleibst sensibel aufgeschlossen für die Motilitätsmuster der Knochen, während du den (medialen) Druck verstärkst und eine superiore Dekompression einzuleiten beginnst. Du verwendest genügend medial gerichteten Druck, damit du nicht abgleitest, jedoch nicht so viel, daß der Klient ihn als bedrängend oder unangenehm empfindet.

Wandle die Beugung der Handgelenke und den Halt solange ab, bis du „dich verbindest" und fühlst, wie die Parietalia sich wegzuheben beginnen. Du verfolgst die Hebung durch ihre sich überschneidenden Stadien von Lösung und Bewegung; du fühlst die parietale Flexion und irgendwelche Einschränkungen derselben durch Muskel-, Faszien-, Knochen- oder Duralgewebe. Damit endet die erste – technische – Phase dieses Griffs.

Das zweite Stadium ist energetischer Art und trägt die Fähigkeit in sich, die Kronen-Seele zu öffnen. Es ist sehr wichtig, diese energetische Komponente zu verstehen: Die Öffnung wird nicht stattfinden, wenn das unmittelbare Umfeld feindselig, kalt und hart ist; du mußt also, um einen angemessenen Raum zu schaffen, dein eigenes Feld verändern. Um eine warme, sichere und offene Umgebung vorzubereiten, in die hinein die Kronen-Seele des Klienten sich öffnen kann, atmest du in dein Spirituelles Herz, findest den Stillpunkt am Ende deines Einatems und dehnst die Zwischenrippenmuskeln so weit, bis sie leicht schmerzen, damit dein Bewußtsein für den warmen Raum der Höhle deines Herzens wächst. Du weitest dein Feld in diesen Raum hinein und über ihn hinaus.

Nun bringst du ein Bild oder ein Gefühl dessen, was du am meisten liebst, mit hinein. Dabei kann es sich um einen Gatten, ein Kind, eine religiöse Gestalt oder ein Lieblingstier handeln. (Ich denke dabei gerne an jenen Studenten, der, etwas beschämt, nach dieser Übung berichtete, daß das Bild, das in ihm auftauchte, dasjenige seines Pferdes war. Er blickte sich verlegen um und wollte wissen, ob das in Ordnung sei. Das Totem ist nicht von Bedeutung; es ist der Geist der inspirierten Liebe, der die Macht hat, dein Herz aufzuschließen.) Du fühlst, wie sich die Kronen-Seele des Klienten öffnet, und hältst den Raum deines Herzens offen.

Die mediale Kompression der Parietalia erlaubt es ihnen, sich von der Umklammerung der Temporalia zu befreien, und wenn das einmal geschehen ist, kann sich die Sagittalnaht und mit ihr die Kronen-Seele öffnen. Du stimmst dich auf die Falx ein, die hauptsächliche Mittellinienstruktur, die eine Dekompression erschwert; vielleicht fühlst du, wie sie sich entwirrt. Du fühlst, wie lange die Kronen-Seele deine physische und energetische Aufmerksamkeit benötigt; und wenn du entweder einen tiefen Stillpunkt fühlst oder wenn sich die ganze Gewebespannung löst, läßt du deinen Kontakt weicher werden und erlaubst den Parietalia sanft, selbst an ihren normalen Ruheplatz zurückzukehren.

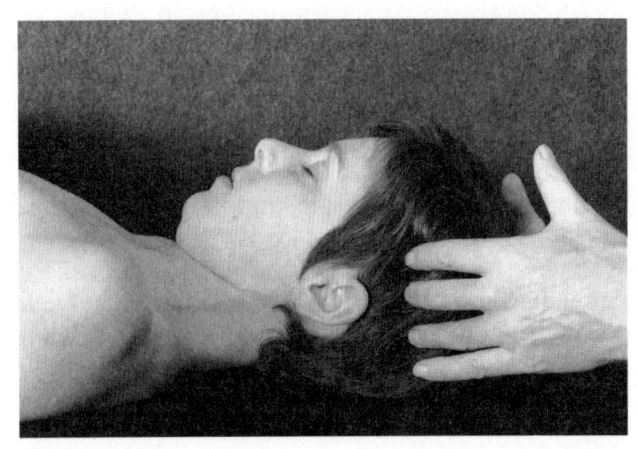

Anheben der Parietalia

Entwirren der Kopfhaut

Das Entwirren der Kopfhaut geschieht durch das Freizupfen der Kopfhaut vom parietalen Periosteum entweder dadurch, daß du sie mit deinen Fingerbeeren „knitterst" oder über die Haare bequem wegziehst. Es gibt zwischen Männern und Frauen einen eigenartigen Unterschied, der bei dieser Technik oft zutage tritt: Frauen mögen es, wenn man sie bestimmt an den Haaren zieht; Männer hassen es.

Qui Gong für die Kronen-Seele

Qui Gong bezieht sich hier auf die Übermittlung von Energie quer durch Raum und Gewebe hindurch. Du legst deine Daumennägel eng aneinander direkt auf die Sagittalnaht auf dem Scheitel. (Ein Alternativkontakt wäre auf Bregma möglich.) Dann richtest du Energie durch deine Daumen und durch den Sinus rectus, in der Absicht, Energie durch das Rückenmark

Qui Gong für die Kronen-Seele; zwei Ansichten

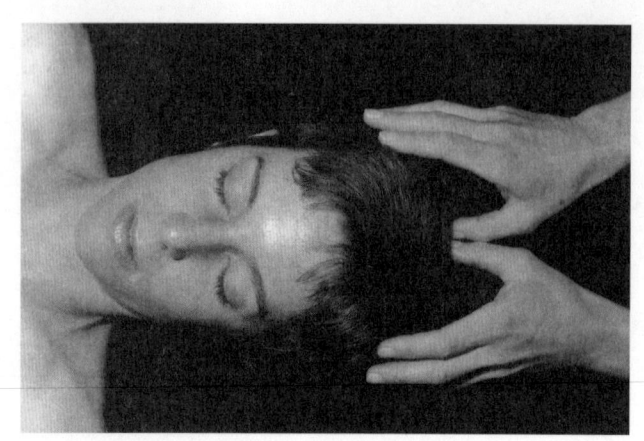

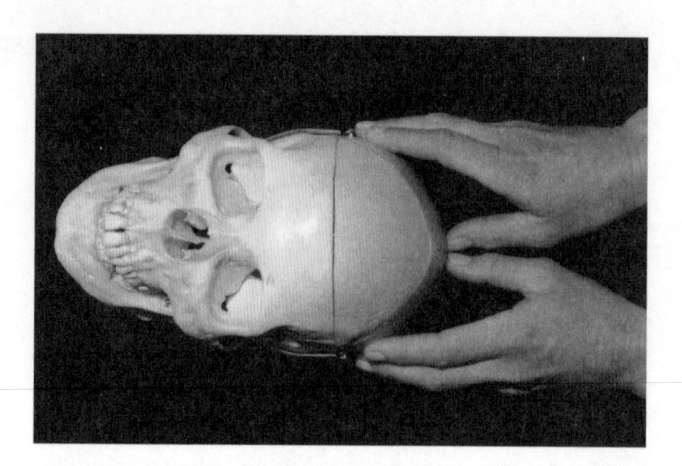

des Klienten bis hinunter zum Coccyx oder gar bis zu seinen Fußsohlen zu senden und seinen Zugang zu Mutter Erde zu öffnen.

Klarheit in bezug auf die Absicht ist, ebenso wie das Voraussehen der Zielstrukturen, äußerst wichtig. „Sieh" Falx, Hirnstamm, Rückenmark und Coccyx, und richte Energie, die du dir rot oder silbrig glänzend vorstellst. Du atmest tief und kraftvoll und hältst deine Konzentration. Achte auf Borborygmus, Gesichtsausdruck, Atem, Hauttemperatur und rasche Augenbewegungen, damit du präsent bleiben und dadurch auf die Bewußtseinsebene deines Klienten reagieren kannst.

Der Geist dieses Kontakts ist das Läutern des Raums zwischen den Hemisphären des Cerebrums und das Öffnen des Gouverneursgefäßes.

Weitere Techniken, die die Parietalia beeinflussen können

- Anteriore Dekompression des Frontale
- Der CV4
- Sämtliche Temporaltechniken
- Lösen der posterioren Fasern des Temporalis
- Kompression der Mandibula
- Drehen der Tubae Auditoriae
- Kanthakentechniken mit Occipitale, Sphenoidale und Frontale
- Sämtliche Sacraltechniken, die durch das Lösen von Spannung in der spinalen Dura eine Verminderung von Kontraktion in der Falx bewirken können

27
Das
Os frontale

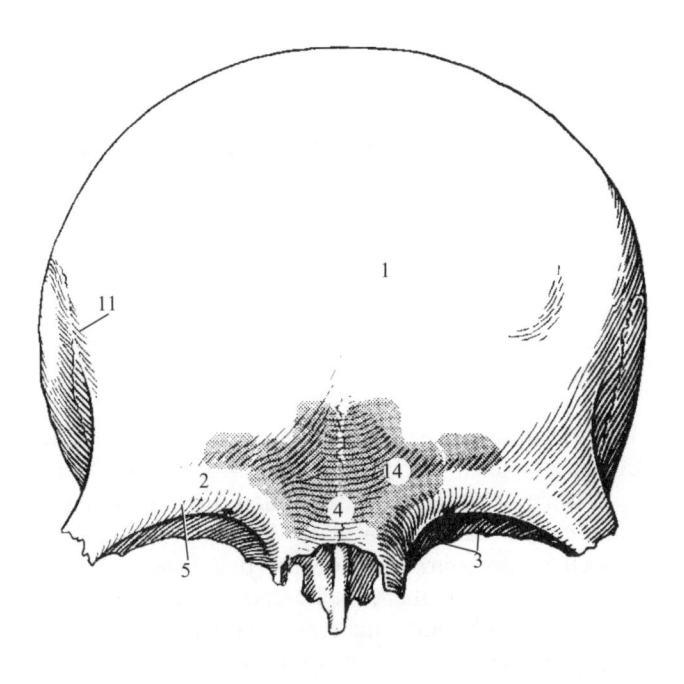

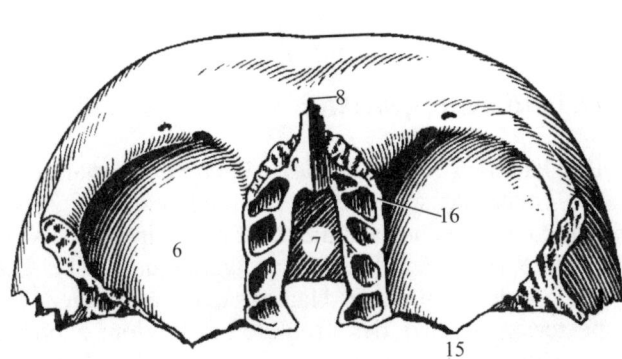

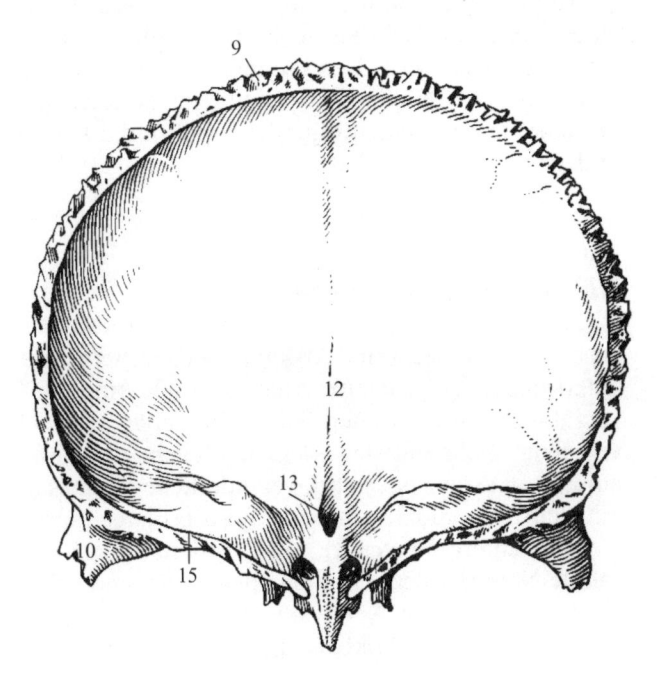

Etymologie

Frontale aus dem lateinischen „frons" für Stirne

1. Squama frontalis
2. Arcus superciliaris
3. Pars orbitalis, Facies orbitalis
4. Glabella, ein glattes Gebiet zwischen den Arci superciliares
5. Foramen supraorbitale; übermittelt die supraorbitale Arterie und den lateralen Teil des supraorbitalen Nervs
6. Pars orbitalis oder orbito-nasale Platte; bildet die Kuppel der Augenhöhle
7. Incisura ethmoidalis; eine fjordähnliche Öffnung zwischen linker und rechter Orbitonasalplatte, wo sich das Ethmoidale mittels einer harmonischen Naht einpaßt
8. Spina nasalis; artikuliert mit den Nasalknochen mittels einer harmonischen Naht
9. Margo parietalis; verzahnter frontaler Anteil der Coronalnaht
10. Processus zygomaticus, wo das Frontale mit dem Zygomaticum über eine verzahnte Naht artikuliert
11. Linea temporalis superior, geformt durch die bogenförmige Anheftung der Faszie über dem Temporalis
12. Crista frontalis; knöcherne Doppelkante, geformt durch den Zug der gegabelten Falx cerebri, in deren Mitte der Sinus sagittalis superior liegt
13. Foramen caecum; blinder Kanal
14. Sinus frontalis mit medialen und inferioren Öffnungen für die Luftzirkulation in die Nasenhöhle
15. Margo orbitonasalis, wo das Frontale mit dem kleinen Flügel des Sphenoidale artikuliert
16. Apertura sinus frontalis

Embryologie und Osteologie

Wie alle Knochen des Schädelgewölbes verknöchert das Frontale aus einem Membranvorläufer heraus; die Verknöcherung beginnt in der siebten oder achten Woche der Entwicklung des Fötus von zwei Zentren aus. Bei der Geburt ist der Knochen immer noch zweiteilig, von der metopischen Naht entlang der sagittalen Mittellinie geteilt. Diese Naht verknöchert typischerweise zwischen dem siebten und achten Lebensjahr, doch weniger als 10 Prozent der Menschen besitzen das ganze Leben hindurch eine offene metopische Naht. In craniosacraler Arbeit ist es Sitte, sich auf den Frontalknochen stets im Plural zu beziehen, der scharnierartigen Bewegung wegen, die, so sagt man, während klassischer Flexions- und Extensionsbewegungen an der frontalen Mittellinie stattfindet. Trotzdem: Da die hominoide metopische Naht vor 36 Millionen Jahren weitgehend verschwunden ist und mehr als 90 Prozent der Menschen hier keinerlei Naht besitzen, beziehe ich mich auf den Frontalknochen in der Einzahlform.

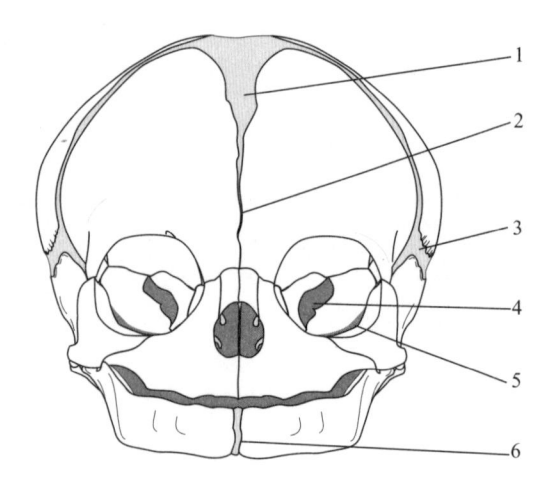

Die metopische Naht bei der Geburt:
1. *Anteriore Fontanelle (Fonticulus anterior)*
2. *Metopische Naht (Sutura frontalis)*
3. *Sphenoidale Fontanelle (Fonticulus sphenoidalis)*
4. *Fissura orbitalis superior*
5. *Fissura orbitalis inferior*
6. *Symphysis mentis*

Anatomie

Das Frontale ist ein sehr großer, bikonkaver, vorgewölbter Knochen. Er formt einen Teil des anterioren Pols der Falx, bildet einen Teil der Augenhöhle und beherbergt die außerordentlich wichtigen Frontal- und Präfrontallappen des Gehirns.

Struktur

Die exponierten Oberflächen der Gewölbe des Frontale bestehen aus Diploeknochen, die an ihren inferioren und medialen Ecken von den frontalen Lufthöhlen ausgehöhlt sind. An den zygomatischen Nähten ist das Frontale sehr widerstandsfähig. Jener Anteil des Knochens, der die Frontal- und Präfrontallappen von den Augen trennt, besteht anterior aus Diploeknochen, wird jedoch weiter posterior zu einem einzigen zarten Sims aus corticalem Knochen, der dort, wo er mit den kleinen Flügeln artikuliert, deren Festigkeit aufweist.

Lage

Das Frontale ist der offensichtlich hominideste Knochen im menschlichen Körper. Vor 4 Millionen Jahren hatten wir oberhalb oder hinter den Augenbrauen beinahe nichts; das Gehirn ist im Frontalbereich seither jedoch derart stark gewachsen, daß unsere Augenbrauenbogen beinahe verschwunden sind. Die hochgewölbte Kathedrale unserer Frontalkuppel kommt einzig beim *Homo sapiens sapiens* vor.

Orientierungspunkte

Die lateralen Ausläufer der Augenbrauen markieren die Nähte zwischen dem Frontale und den Zygomatica, wobei das Frontale nicht weiter inferior bis auf die Höhe der lateralen Augenbraue reicht. Die Linien des seitlichen Haaransatzes markieren die posteriore Grenze des Frontale bei Pterion; zuoberst am Kopf reichen sie nicht weiter posterior als bis zu einer Linie, die vertikal von den Ohrkanälen zur Krone gezogen wird. Das Frontale ist der tiefste der vier Knochen (Temporale, Sphenoidale, Parietale und Frontale, in der Reihenfolge ihrer Tiefe), die Pterion bilden.

Nähte und Artikulationen

Das Frontale bildet seine Artikulationen mittels vieler unterschiedlicher Gelenksarten. Es teilt eine stark verzahnte Naht mit den Parietalia, eine schwach verzahnte Naht mit den kleinen Flügeln des Sphenoidale, eine unebene, stark veränderliche glatte Naht mit dem Ethmoidale (in einer fjordförmigen Kerbe, die sich anterior verengt), eine vertiefte, leicht verzahnte Naht mit den Nasalknochen, widerstandsfähige, stark verzahnte Nähte mit den Zygomatica und vertiefte, konische, höhlenartige Nähte mit den obersten Ausläufern der Maxillae. Wenn die metopische Naht das ganze Leben hindurch sichtbar bleibt, ist sie verzahnt.

Der Frontalknochen artikuliert mit nicht weniger als vierzehn Knochen:
- dem Sphenoidale an den kleinen Flügeln
- dem Ethmoidale
- zwei Parietalia
- zwei Temporalia (variabel – sie müssen keinen Kontakt haben)
- zwei Zygomatica
- zwei Maxillae
- zwei Lacrimalknochen
- zwei Nasalknochen

Gewicht

Ein medizinisch präparierter, disartikulierter Frontalknochen, der an der metopischen Naht verknöchert ist, wiegt ca. 47 g.

Anatomie und Muskulatur im Detail

Das Frontale wird manchmal als Muschelschale beschrieben. Zu Lehrzwecken wird es klassisch in einen vertikalen oder frontalen und einen horizontalen oder orbitonasalen Teil aufgeteilt. Die Augenbrauenbogen wirken als Schattenspender für die Augenhöhlen, als Schutz, und sie sind der Drohung signalisierende Apparat, der Augenbrauen genannt wird; sie sind jedoch auch durch das innere Wachstum der Lufthöhlen bestimmt, die bei einem schweren Trauma stufenweise kollabieren können, um Augen und Gehirn besser zu schützen. Das funktioniert sehr ähnlich wie bei modernen Wagen, die ihre Insassen dadurch schützen, daß sie eine starke Sicherheitszelle um den Fahrgastraum bilden und eine von vorn und hinten leichter verformbare Struktur besitzen, die im Falle eines Aufpralls den Schock absorbiert.

Das Frontale bildet den anterioren Anteil der neurocranialen Kuppel und umgibt jene Abschnitte der cerebralen Hemisphären, die sich zuletzt entwickelt haben – die Frontal- und die Präfrontallappen. Anterior ist das Frontale durch die Augenbrauenbogen gekennzeichnet, die den Rand der oberen Hälfte der Augenhöhlen bilden; der rechte Brauenbogen ist größer. Bei Bregma markiert die Coronalnaht den superioren und posterioren Rand des Frontale. In bezug auf ungefähre Anhaltspunkte kann es helfen, sich daran zu erinnern, daß der anteriore Teil der Ohrmuschel (des Außenohrs) ungefähr $1\frac{1}{2}$ Querfinger posterior des inferioren Randes der Coronalnaht bei Pterion liegt.

Auf seiner Innenseite formt das Frontale eine spitz zulaufende, anterior engere Kerbe, in die sich das Ethmoidale einfügt. Auch gibt es auf der Innenseite des vertikalen Teils (gleich superior der Crista galli des Ethmoidale) eine sehr scharfe Kante, die durch die Anheftung der Falx geformt wird. Diese Kante entwickelt sich im Bereich von $2\frac{1}{2}$ cm vor der Crista galli dank der Gabelung der Falx kurz vor ihrer Anheftung an den Knochen zu einer doppelkantigen Struktur. (In dem geschwungenen, rosafarbenen Tunnel, der sich aus dieser Doppelkante ergibt, hat sich der Sinus sagittalis superior eingenistet, der venöses Blut posterior leitet). Diese Kante bildet in ihrer Funktion eine Fortsetzung zur Crista galli des Ethmoidale.

Die Crista galli wird durch den kraftvollen Zug gebildet, den die Falx auf die Lamina cribrosa des Ethmoidale ausübt. Beachte, daß die Falx, gleich bevor sie an der Crista galli endet, die Innenfläche des Frontale verläßt und am anterioren Pol der Falx zwischen Membran und Knochen einen Zwischenraum bildet. Doch die starke und ausgedehnte Anhaftung der endostealen Dura an die umgebenden Knochen bedeutet, daß dieses anatomische Detail sich funktional nicht auswirkt.

Muskulatur

Am Frontale heften sich folgende Muskeln an:
- Temporalis
- Frontale Anteile des Epicranius (Occipitofrontalis)
- Corrugator supercilii
- Procerus
- Orbitaler Anteil des Orbicularis oculi

Physiologie

Das Frontale besitzt einige faszinierende evolutionäre Eigenschaften wie zum Beipiel den Tieftauchreflex. Sein Bewegungsmuster spielt in der cranialen Mechanik eine wichtige Rolle, und seine ausgedehnte gewölbte Oberfläche bedeutet, daß es von der Bewegung des Gehirns, durch die cerebrospinale Flüssigkeit übermittelt, komplexe Impulse erhält.

Der Tieftauchreflex ist ein Überbleibsel aus unserer Zeit im Meer. Im Bereich der Glabella gibt es einen druck- und temperaturempfindlichen Flecken; dieser erstreckt sich bis zu den frontalen Lufthöhlen hin, deren einwandige Struktur dem Tieftauchreflex bereitwilliger erlaubt, ein Verformen des Knochens durch erhöhten Wasserdruck zu fühlen, als es bei Diploeknochen möglich wäre. Pro zehn Tiefenmeter steigt der Wasserdruck um eine Atmosphäre (760 mm Quecksilber).

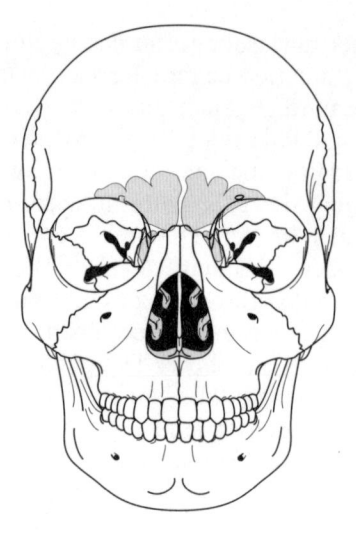

Lufthöhlen des Os frontale von vorn und von der Seite

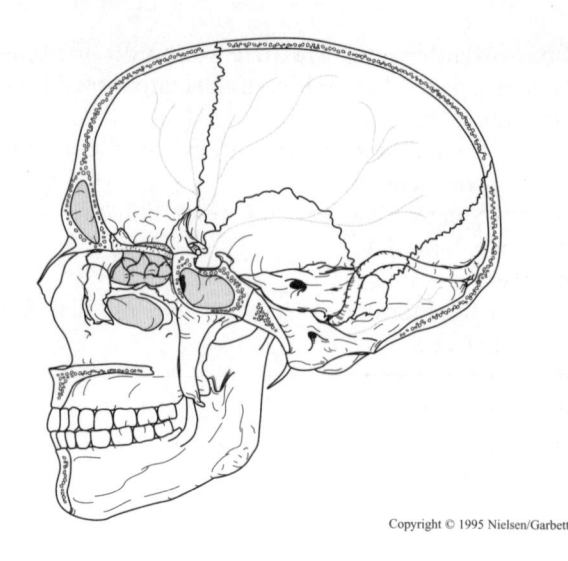

Copyright © 1995 Nielsen/Garbett

Spermwale tauchen mehr als tausend Meter tief – in solcher Tiefe würden Menschen durch den erhöhten Wasserdruck zu Tode gequetscht. Wale, luftatmende, warmblütige Säugetiere wie wir selber, überleben in diesen Tiefen dank ihrer Version des Tieftauchreflexes, der jedesmal, wenn sie durch eine Wärmezone schwimmen, Veränderungen von Temperatur und Druck registriert und ihren Blutdruck senkt, um den Druck auszugleichen. Wenn er die kälteren, tieferen Zonen erreicht, schließt der Wal sauerstoffreiches Blut in seinem Gehirn ein, indem er Blut aus weniger lebenswichtigen Gebieten wie Verdauungs- und Fortpflanzungstrakt abzieht. Photographien von Spermwalen unterhalb von tausend Metern zeigen ein zunehmendes Implodieren ihres Brustkorbs. (Spermwale tauchen von allen großen Walen am tiefsten. Wenn ein Spermwal verletzt ist, versammeln sich die übrigen Mitglieder seiner Herde um ihn herum und richten ihre Stirn so aus, daß sie den versehrten Wal berühren; dies tun sie so lange, bis der kranke Wal genesen ist. Ich denke, das ist eine Art *Wal-Qui Gong*. Diese wunderbare, mitfühlende Sitte stellte sich für den Spermwal als verheerend heraus, als sie von den Harpunierern auf Walschiffen entdeckt wurde – diese merkten, daß, wenn sie einen einzelnen Wal absichtlich verletzten, nicht aber töteten, sie den Rest der Herde hineinziehen und töten konnten.)

Neue Erkenntnisse über den Tieftauchreflex retteten das Leben eines Knaben, der während des harten Winters 1986 auf dünnem Eis eingebrochen war. Der Fünfjährige war mit seinem Vater und ihrem Hund an den Ufern eines der Großen Seen spazierengegangen und hatte einen Stock auf das Eis des Sees hinausgeworfen, damit der Hund hinter diesem herjagen konnte. Als der Hund nach dem Stock rannte und zehn Meter vom Ufer entfernt im Eis einbrach, rannte der Knabe – bevor sein Vater ihn daran hindern konnte – im Versuch, den Hund zu retten, hinter diesem her und brach ebenfalls ein. Der Mann hütete sich, ihnen zu folgen, und rannte zu einem Telefon, um den Notdienst anzurufen. Zwanzig Minuten später ließen sich aus einem Helikopter zwei Taucher durch das Loch fallen, das der Knabe hinterlassen hatte; sie brauchten zehn Minuten, um mit starken Suchscheinwerfern seinen Körper unter dem Eis zu orten. Als er an Land gebracht wurde, war der Knabe klinisch tot: blau, kein Herzschlag, kein Atem, Körpertemperatur bei 26,4 Grad.

Fünf Jahre früher, und man hätte seinen Körper verpackt und ins Leichenhaus geschafft. 1986 wußten die Notfallärzte, daß es Hoffnung gab. Sie hängten den steifen Körper an einen Nieren-Dialyseapparat, und während die Maschine sein Blut mit einer eingegebenen Geschwindigkeit aufwärmte, brachten sie Herzschlag und Atem wieder in Gang. Er erhielt Medikamente, die ihn im Koma beließen, bis sein Blut die kritische Temperatur erreicht hatte, bei der der Tieftauchreflex seinen Griff lockern und das Gehirn unbeschädigt bleiben konnte. Innerhalb eines Tages war der Junge wach und funktionierte normal; er hatte das Trauma heil überstanden, obwohl sich nach einem Sauerstoffentzug von fünf Minuten normalerweise bleibende Gehirnschäden einstellen. Er war während mindestens dreißig Minuten unter Wasser gewesen; doch der Tieftauchreflex, durch das eisige Wasser stimuliert, hatte reichlich mit Sauerstoff angereichertes Blut in seinem Gehirn eingeschlossen, und die intensive Kälte hatte mitgeholfen, der Katastrophe zuvorzukommen. Aus diesem und ähnlichen Eiswasserunfällen wissen wir nun, daß der Tieftauchreflex bei bis zu etwa sechsjährigen Kindern vorhanden ist und voll funktioniert. Er ist ein willkommenes Überbleibsel!

Der Tieftauchreflex wirkt auch dann, wenn du dir kaltes Wasser ins Gesicht spritzt oder dir ein kühles Tuch auf die Stirn legst – es ist zum Teil ihm zu verdanken, daß du dich erfrischt fühlst. Das gekühlte venöse Blut des facialen Systems nimmt danach seinen Weg posterior zum Sinus cavernosus, einem reichen Netzwerk venöser Höhlen, das die Hypophyse umgibt – eine Drüse, die nur innerhalb eines engen Schwankungsbereichs von *einem* Grad angemessen funktionieren kann. Wir fühlen uns sogleich erleichtert.

Die frontalen Lufthöhlen spielen auch im Bereich der Stimme, des Gesangs und des Hervorbringens von Tönen eine Rolle, und ihre rasche Ausweitung während der Pubertät ist Teil der Stimmveränderung, die Menschen in dieser Zeit durchmachen. Eine musikalisch sehr begabte Opernsängerin weiß, wie sie Ton und Druckwellen in ihrem eigenen Netzwerk von Lufthöhlen– einem System von Höhlen, Tunneln und Luftzellen – lenken muß. Es ist wunderschön, in das Ergebnis eingehüllt zu werden:

Jessye Normans Stimme ist ein erstaunliches Instrument. Während eines Rezitals, Sonntag abends in der Avery Fisher Hall, erschien es wie eine große Villa aus Tönen. Es kennzeichnet einen außergewöhnlichen Raum. Es besitzt ungeheure Dimensionen, reicht rückwärts und aufwärts. Es eröffnet unerwartete Ausblicke. Es enthält sonnendurchflutete Räume, enge Durchgänge, höhlenartige Hallen.
– Edward Rothstein

Die Lufthöhlen spielen in der Unterwasserkommunikation der Wale eine lebenswichtige Rolle – dienen sie doch als akustische Spiegel, um ihre Sonarstrahlen zu sammeln. Wenn du zwischen zwei miteinander kommunizierenden Walen schwimmen würdest, würden deine Lufthöhlen im Einklang mit den modulierenden, vibrierenden Frequenzen des Walgesangs vibrieren, summen und resonieren, und die Schwingungen erreichten vielleicht die Schmerzgrenze. Vieles aus dem akustischen Spektrum der Wale ist außerhalb unseres eigenen Bereichs – palpierbar, obgleich unhörbar. Die Lufthöhlen verringern das Gewicht des Kopfes, ermöglichen ihm so ein sehr rasches Drehen (in Gefahrensituationen etwas Wertvolles) und tragen auch dazu bei, in salzigem Wasser Auftrieb zu geben.

Rotationsachse

Im klassischen Modell sind die Rotationsachsen des Frontale beinahe vertikal ausgerichtet; sie laufen vom oberen Teil des Gewölbes nahe bei Bregma durch beide Seiten des Frontale inferior, anterior und leicht lateral, um dann durch die Mitte eines jeden Augapfels zu gehen.

Bewegung

In klassischer Craniosacralarbeit wird die metopische Naht (die Mittellinie des Frontale) immer als „offen" angesehen. Verfeinere deine Geschicklichkeit so weit, daß du das Motilitätsmuster in jedem Cranium fühlen und somit wahrnehmen kannst, mit welchem Typus von Frontale du es zu tun hast – ob mit einem, dessen Mittelnaht verknöchert ist, oder mit einem paarigen. Du kannst auch den Bereich der Naht palpieren und fühlen, ob eine solche vorhanden ist.

Osteopathisches Modell

Die Maxillae werden als vom Frontale „herunterhängend" betrachtet. Die orbitonasale Platte des Frontale, die den Fjord für das Ethmoidale beherbergt und die Frontallappen von den Augen trennt, wird in der traditionellen cranialen Osteopathie als viscerocranialer Teil des Frontale gesehen. Im osteopathischen (gleich-bewegenden) Modell „führt" das Sphenoidale das Viscerocranium einschließlich der orbitonasalen Platte des Frontale – in diesem Modell sorgt es für die Antriebskraft, von der die gesamte viscerocraniale Bewegung ausgeht. Da das Sphenoidale mit den meisten Gesichtsknochen artikuliert, hat es starken und unmittelbaren Einfluß auf sämtliche viscerocranialen Knochen. Die Falx ist in diesem Modell verantwortlich für die restliche Bewegung des Frontale: Sie bewegt sich in Flexion posterior, zieht daher die Mittellinie des Frontale mit sich und wirkt dem anterioren Schub des Sphenoidale entgegen. Als Ergebnis dieser gegensätzlichen Kräfte verbreitert sich das Frontale während klassischer Flexion lateral und bewegt sich an der metopischen Nahtlinie leicht posterior.

Andersherum gesehen, üben Maxillae und Zygomatica eine starke Wirkung auf das Sphenoidale aus. Das Frontale andererseits scheint dies kaum zu tun; es gerät nur als Folge eines extremen Traumas in ein Fehlmuster (vgl. Diagnostische Überlegungen, Seite 176).

Fließend-elektrisches Modell

Das fließend-elektrische Modell sieht das Sphenoidale nicht als die treibende Kraft des Viscerocraniums, sondern eher als zentrale Funktionseinheit mit starken Antriebsimpulsen vom Gehirn. Diese Impulse werden optimalerweise von synchronen Bewegungen der angrenzenden Knochen absorbiert. Die viscerocranialen Knochen einschließlich des Frontale besitzen selbstverständlich ihre eigenen starken Muskelanheftungen, namentlich jene des Temporalis und des Occipitofrontalis. In diesem Modell haben die viscerocranialen Knochen in ihrem Normalzustand genügend Bewegung, um dem Sphenoidale „aus dem Weg zu gehen", und werden also nicht von ihm angetrieben.

Im fließend-elektrischen Modell verhält sich das gesunde Frontale sehr ähnlich wie das Occipitale, wie dessen von einer Seite zur andern wechselnder Flexions- und Extensionszyklus. Wenn also das linke Frontale in Flexion ist, ist das rechte in Extension. Der Knochen wird von der Falx, die sich in Flexion posterior und inferior bewegt, leicht posterior gezogen. Die laterale Begrenzung jeder Seite des Frontale bewegt sich während seiner Flexionsphase weiter lateral; das bedeutet, daß sich der Knochen weitet. Das Ethmoidale handelt als Schwamm, absorbiert die ungleiche Bewegung des Frontale und löst sie in seinem eigenen ethmoidalen mittsagittalen Torsionsmuster auf, wobei es noch kleinere Flexions- und Extensionsanteile vom schwingenden Sphenoidale erhält.

Diagnostische Überlegungen

Verglichen mit impulsiveren Knochen wie dem Sphenoidale oder den Temporalia, ist das Frontale eher selten in das Hervorbringen von Symptomen verwickelt; auch treten solche bei ihm eher selten auf. Seine Lufthöhle entzündet sich bei chronischer Sinusitis, doch sie entwäßert sich in aufrechter Lage und selbst im Liegen mit der Schwerkraft (anders als die maxillaren Lufthöhlen, die sich nur entwäßern können, wenn der Körper liegt oder auf dem Kopf steht). Das Frontale wird häufig bei Autounfällen verletzt, besonders dann, wenn der betreffende Mensch keine Sicherheitsgurte trägt und das Frontale auf das Steuerrad oder das Armaturenbrett prallt. Es ist auch häufig der Ort für Muskelspannungskopfschmerzen oder Migräne.

Energie

Bei Glabella ist das Frontale der Austrittspunkt des Kanals des Inneren Auges. Der Bereich um Frontale und Ethmoidale „umwölkt sich", wenn jemand seinen Weg nicht absehen kann – es ist, als ob er sich in einem ziehenden Bergnebel verirrt und den Bezug zur übrigen Welt verloren hätte. Das Frontale selber wird unter Belastung stur, und jemand wird dann dickköpfig. Sturheit ist der negative Schatten der Ausdauer. Dem Frontale ist die Energie von Aries, dem Widder, zugeordnet. Manchmal ist es aufregend, im Leben zu stoßen und zu drängen; doch wenn ein solches Verhalten zwanghaft wird, können wir damit enden, daß wir mit unserem Kopf gegen eine Wand rennen.

Wenn das Frontale Entschlossenheit repräsentiert, geht es tendenziell um „dumme" Entschlossenheit – in der Art, die besagt: „Was ich brauche, um das in Ordnung zu bringen, ist ein größerer Hammer." Mandibula und Kinn stehen für „intelligente" Entschlossenheit – in der Art, die besagt: „Was wir brauchen, um das in Ordnung zu bringen, ist, daß wir uns hinsetzen, eine Tasse Tee trinken und uns ausdenken, wo der Lösungsmechanismus sein könnte."

Das hohe Gewölbe des Frontale steht in seinem positiven Aspekt auch für Intelligenz, Weisheit, Gewissen und Ethik. Es symbolisiert die entwickelte menschliche Fähigkeit zur Wahl, nicht dem instinktiven Verhalten zu folgen; dies trennt uns von unseren mehr instinktbeherrschten Primatenvettern.

Trauma und Dysfunktion

Bei frontalen Schlagverletzungen, wie bei einer Kompression durch ein Armaturenbrett oder durch einen Surfunfall, können die Nähte derart blockiert sein, daß dekomprimierende Techniken sie nicht lösen können. Monatelange geduldige Arbeit mit Kanthakentechniken oder asymmetrischer Arbeit (wie dem oralen coronalen Scherungstest) können notwendig sein, um die Nähte weit genug auseinanderzuziehen, daß die cranialen Wellenformen wieder ungehindert hindurchlaufen können.

Ein Student beschrieb seine Erfahrung des erstmaligen Kontakts mit seinem Frontale folgendermaßen:

„Ich kenne diese Hände", dachte ich, als er mein Frontale berührte. Ich fühlte ein unmittelbares Vertrauen. Nach einigen Minuten des Ziehens öffnete sich meine linke Coronalnaht auf einmal; ich fühlte zum ersten Mal, seit das Pferd mich dorthin getreten hatte, wie cerebrospinale Flüssigkeit in den Raum hinter meiner Stirn einströmte. Ich fühle mich jetzt, als ob ich einen vollkommen neuen Kopf besäße. Mein Gehirn arbeitet wieder!

Die Frontal- und Präfrontallappen des Gehirns helfen uns, langfristige Pläne zu schmieden, erlauben uns, über Leben und Tod, Gewissen und Ethik nachzudenken, und spielen eine wichtige Rolle für das Arbeitsgedächtnis. Auch können sie für die Regulierung emotionalen Verhaltens und in bezug auf Stimmungen eine Rolle spielen.

Je mehr venöser Stau im Kopf gelöst wird, desto wirksamer wird craniale Technik sein. Das Auflösen eines Rückstaus ist wertvoll bei Angina und Mastoiditis, die bei Kindern oft vorkommen, kann bei Mumps und Infektionen des Innenohrs helfen und ist in der Arbeit mit Erwachsenen eine wichtige Grundbehandlung für die meisten Formen von Kopfschmerzen.

In den späten achtziger Jahren versuchte ein schwer zwangsneurotischer Mann (er pflegte seine Hände hundertmal am Tag zu waschen und unentwegt zu duschen), der in der medizinischen Literatur lediglich „George" genannt wurde, seinem Leben ein Ende zu setzen, indem er sich mit einer Handfeuerwaffe von Kaliber 22 durch die Stirn schoß. Die Literatur bezog sich auf diesen Versuch als auf eine „erfolgreiche radikale Operation", da sie, obwohl sehr blutig, ihn nicht umbrachte, sondern tatsächlich sein zwangsneurotisches Verhalten geheilt zu haben schien. Seine Ärzte stellten fest, daß er von seinem I.Q. nichts verloren hatte und daß er weiterhin aufs College ging.

Dr. Thomas Ballantine, ein Psychiater am Massachusetts General Hospital, stellte fest: „Der Gedanke, daß ein Mann einen Teil seines Frontallappens auslöschen und damit seine pathologischen Symptome heilen kann, ist ziemlich bemerkenswert, jedoch nicht unglaubwürdig."

Im Verständnis der Akupunktur tauchen Kopfschmerzen gelegentlich auf, wenn sich ein oder mehrere Organsysteme „einschalten". Das Organsystem des Dickdarms beispielsweise ist zwischen fünf und sieben Uhr morgens am stärksten, und Kopfschmerzen im Stirnbereich, die um diese Zeit entstehen, haben mit dem Dickdarm etwas zu tun. Das System des Magens ist am stärksten zwischen sieben und neun Uhr morgens, dasjenige der Nieren zwischen fünf und sieben Uhr abends.

Des weiteren existieren starke Reflexe von der Leber zum rechten und von der Gallenblase zum linken Stirnhöcker. (Leberdysfunktion neigt dazu, rechtsseitige Kopfschmerzen im Stirnbereich, rechtsseitige Migräne, rechtsseitige Sinusitis und Schmerzen im rechten Bein zu erzeugen.)

Querverbindungen

Wie wir gesehen haben, werden die Knochen des Viscerocraniums (Maxillae, Mandibula, Nasalia, Ethmoidale, Palatina und Zygomatica) klassischerweise als vom Frontale herunterhängend betrachtet. Doppelkontakte wie der dreifache Spreizgriff über Frontale-Mandibula-Zygomatica erlauben es dir, das Neurocranium – hier durch das Frontale vertreten – mit den viscerocranialen Knochen auszubalancieren.

Visualisieren

Dein Klient liegt in Rückenlage auf der Liege; du visualisierst das Frontale als Heißluftballon, der lediglich durch den leicht elastischen Strick der Falx am Boden verankert ist. Deiner Visualisierung fügst du die zarten Artikulationen der frontalen Orbitonasalplatte mit den kleinen Flügeln des Sphenoidale hinzu; dann legst du die Bulbi olfactorii über die Lamina cribrosa des Ethmoidale, die in den vom Frontale vorgesehenen Fjord eingepaßt ist. Du stellst dir vor, wie die Energie der Frontal- und Präfrontallappen des Gehirns den Frontalknochen mit chemisch-elektrischem Feuer erfüllen; sie senden Schimmer und Hitzeflimmern aus, die über seine Oberfläche tanzen.

Techniken

Anteriore Dekompression des Frontale

Diese dekomprimierende Technik ist eine gute Möglichkeit, um mit der Arbeit am Frontale zu beginnen. Die Kontaktpunkte sind Vertiefungen von der Größe einer Daumenspitze, die an den posterioren und superioren Rändern der Augenhöhlen durch die Schnittpunkte der Zygomatica mit den superioren Temporallinien geformt werden. Die Kontaktpunkte liegen etwa 1 Querfinger anterior und etwas cephalad der Anhaltspunkte, die wir benutzen, um den großen Flügel des Sphenoidale zu berühren.

Du sitzt oder kniest am Kopfende der Liege. Du beugst deine Handgelenke und richtest deine Daumen so, daß sie auf der transversen Ebene aufeinanderweisen und in bezug auf die Liege in einem anteromedialen Winkel von 45 Grad liegen. Du läßt mit einer schaufelartigen Bewegung eine Hautfalte entstehen (was der ersten Schicht, die es zu lösen gilt, der Haut, Sorge trägt) und landest so auf dem genauen Kontaktgebiet. Du versicherst dich, daß die Spitzen deiner Daumen an den posterioren Rand der superioren Temporallinie grenzen. Nun leitest du sanft und fließend eine anteriore Dekompression ein und überwachst währenddessen die Motilität. Du führst das Anheben des Frontale durch die fünf übrigen Schichten, die es zu lösen gilt, – die muskuläre, die knöcherne, die durale, jene der cerebrospinalen Flüssigkeit und die energetische – hindurch. Als diagnostisches Hilfsmittel spürst du, auf welcher Ebene es Verklebungen, Kontraktionen oder das Bedürfnis nach Entwirren gibt. Du fühlst die Lösungen und Reaktionen in jedem Stadium des Befreiungsprozesses.

Keine Craniosacraltechnik ist immer und bei jedem Klienten erfolgreich. Diese hier ist wunderbar euphorisierend – wenn sie funktioniert. Dann erfährt der Klient in seinem ganzen Kopf eine ungeheure Empfindung von Licht und Weite. (Wenn sie nicht „funktioniert", erfährt der Klient keinerlei Erleichterung und keine Euphorie.) Das Anheben der Parietalia und das Lösen der posterioren Fasern des Temporalis können dieselbe euphorisierende Wirkung zeitigen. Eine anteriore Dekompression des Frontale

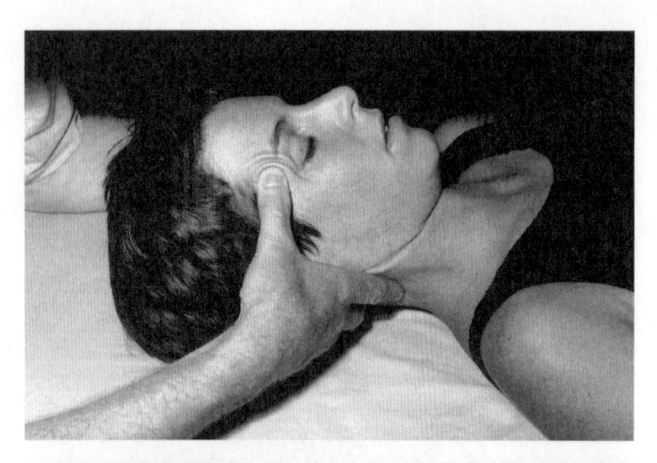

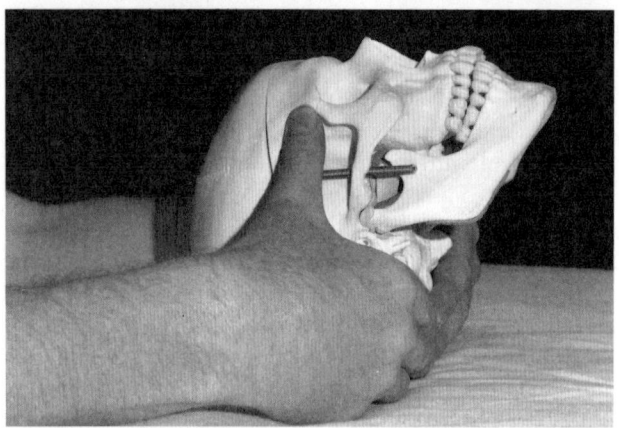

Anteriore Dekompression des Frontale; zwei Ansichten

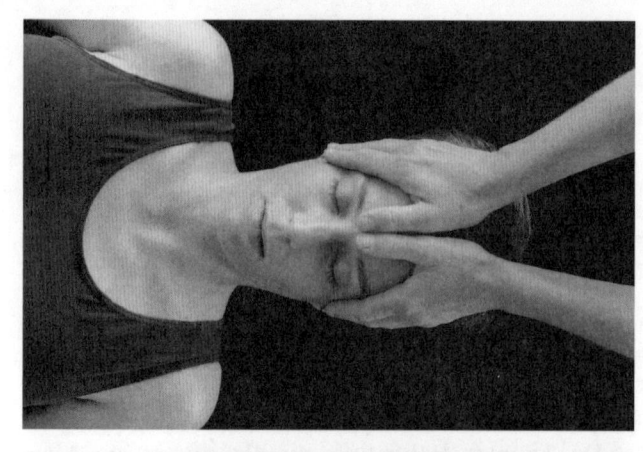

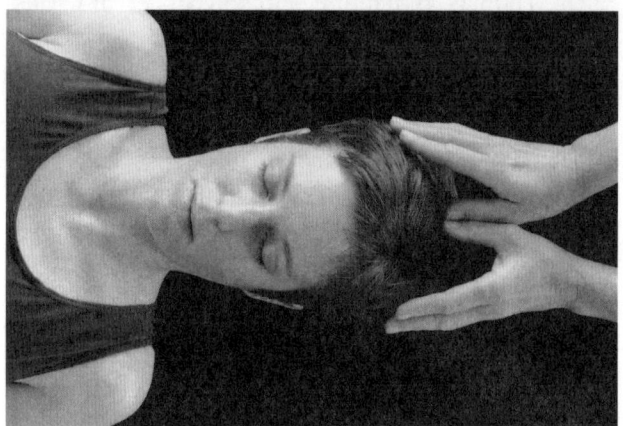

Zwei Ansichten der Technik „Verwirrung klären"

ist auch eine der besten Techniken, um die Falx auf der anteroposterioren Ebene zu entwirren. Wenn du das Frontale anterior „führst" und die Nähte sich lösen, kannst du beginnen, die Spannungsmuster in der endostealen Dura bis tief in die Naht hinein und die Falx cerebri an der Mittellinie zu entwirren; wenn sie kontrahiert sind, verhindern beide eine weitere anteriore Bewegung des Frontale.

Verwirrung Klären (Die Falx Entwirren)

Ich lernte diese Technik, die speziell dazu entworfen wurde, das Energiefeld zwischen den cerebralen Hemisphären zu reinigen, im Jahre 1984 von Betty Balcombe, einer begabten medialen Heilerin. Ich habe sie seither zu einer Technik entwickelt, die den ganzen Körper umfaßt. Nebst dem Klären des Feldes eignet sie sich auch sehr gut, um die Falx und, via Falx, die übrige reziproke Spannungsmembran zu klären. Ziehe sie für Kopfschmerzen im Stirnbereich, im Bereich der Falx oder bei „Masken"-Kopfschmerzen (die sich als 2–3 cm breites Band um die Augen herum auswirken) in Betracht.

Für die Grundform stehst du am Kopfende der Liege, bringst deine Daumen zusammen (so daß sich die lateralen Aspekte der Daumennägel berühren) und legst sie mitten auf den anterioren Aspekt der Nase, gerade dort, wo die Nasalknochen beginnen. Du nimmst einen starken und (räumlich) ziemlich schmalen Kontakt auf, für den du deine Daumenspitzen, nicht die Daumenbeeren, verwendest. Gleichzeitig ruhen die Beeren deiner Zeige- und Mittelfinger auf dem Kontaktgebiet für die großen Flügel des Sphenoidale. Du wartest, bis du sowohl mit den Nasalknochen als auch mit dem Sphenoidale einen klaren energetischen Kontakt hast; du spürst und prüfst die Aktivität der tiefen cranialen Strukturen, besonders des anterioren Anheftungspols des Tentoriums durch die großen Flügel. Dann beginnst du deine Daumen superior und posterior über Nasion zu Glabella hin zu bewegen.

An Glabella legst du eine Pause ein und beginnst den Druck deiner Berührung zu verstärken; du richtest Energie ins Kopfinnere, um Zugang zum anterioren Anheftungspol der Falx an der Crista galli des Ethmoidale zu erhalten. Da die Daumen auf der Außenseite der Falx und die Zeige- und Mittelfinger (an den großen Flügeln) auf der Außenseite des Tentoriums liegen, kann diese Technik als eine Art anteriorer CV4 angesehen werden.

Sobald du fühlst, daß du bei der Falx „angekommen" bist, beginnst du dich entlang der metopischen

Nahtlinie superior zu bewegen. In der Mitte der Stirn findet sich eine deutliche Veränderung der Energie (eigenartigerweise gibt es hier keinen Akupunkturpunkt); lege hier eine Pause ein und stimme dich ein – mach dich auf den Weg nach innen. Dieser Punkt erlaubt es dir, Zugang zum Hypothalamus zu finden und ihn zu stimulieren. Dann fährst du fort, die Stirn hinauf bis zum Haaransatz, wo du den Druck reduzierst, damit du den Klienten nicht auf unangenehme Art an den Haaren ziehst. Du fährst entlang der Linie der Sagittalnaht weiter, bis du den Scheitel erreichst. Während du mit deinen Daumen diesem Pfad folgst, dienen deine übrigen Finger als Führer und seitliche Stützen und verlaufen von den großen Flügeln zu den Parietalknochen. Am Scheitel gehst du zu einem Daumennagel-Kontakt über und sendest Energie durch das Rückenmark – den Roten Pfad – hinunter. Du löst dich sanft und respektvoll und reinigst deine Hände vom Feld des Klienten, bevor du sie in irgendwelche andern Richtungen bewegst.

Du kannst „Verwirrung klären" auch beim Kinn oder am Zentrum der Herz-Seele in der Mitte des Brustbeins beginnen; du kannst auch bei den Füßen anfangen, über die anterioren Aspekte der Oberschenkel, die Spinae iliacae superiores und dann entlang der Körpermitte bis zu den Nasalknochen streichen.

Frontales Umfassen und Umspannen

Du sitzt zur Linken deines Klienten und legst deine linke hohle Hand unter seinen Kopf, um Kontakt zum Occipitale und Teilen der Parietalia zu finden; du richtest deine Hand so aus, daß die „Herzlinie" (die distale Falte der Handinnenfläche) direkt posterior der Falx liegt. Deine rechte Hand legst du über das Frontale, indem du den größten Teil des Knochens mit Fingern und Handfläche umspannst und auch sie so ausrichtest, daß die „Herzlinie" direkt auf die Linie der Falx zu liegen kommt. Dein Daumen ruht leicht auf den Nasalknochen. Ein sorgfältiges Plazieren der Hände wird mit erhöhter Sensibilität belohnt werden.

Diese Technik „schmeckt" insgesamt anders als andere Techniken, die, wie beispielsweise die sphenobasilare Dekompression, gleichzeitig mit zwei Knochen arbeiten. Sie ist ein eher sanfter, allumfassender, sensitiver Griff, der dazu dient, mit sehr zarten Bewegungen den Kopf zu formen. Obwohl einfach, kann sie dich zu sehr fortgeschrittenen Fähigkeiten führen. Unter den craniosacralen Techniken ist sie eine der besten, um die Bewegung des Gehirns in der cranialen Höhle zu fühlen. Sie eignet sich auch wunderbar, um

- die Bewegung des Frontale, dann auch von Frontale und Occipitale zu fühlen
- die Falx zu spüren und zu entwirren

- mit Traumata zu arbeiten, die eine Verschiebung entlang der sagittalen Scherungsebene verursacht haben
- die cerebrospinale Flüssigkeit sensibel zu palpieren und deren Zirkulation oszillierend zu steigern
- die Lage des Gehirns in der Duralhöhle zu optimieren

Du wirst auch Entwirrungsmuster des Halses wahrzunehmen beginnen – deshalb ist diese Technik auch für Schleudertrauma, verstauchte Hälse und Arthritis in der Halswirbelsäule in Betracht zu ziehen. Bei einem Schleudertrauma hast du drei Ziele: Gehirn und Rückenmark in Kopf und Hals auszubalancieren, den Kopf vom Hals zu entwirren und den Hals selber zu entwirren.

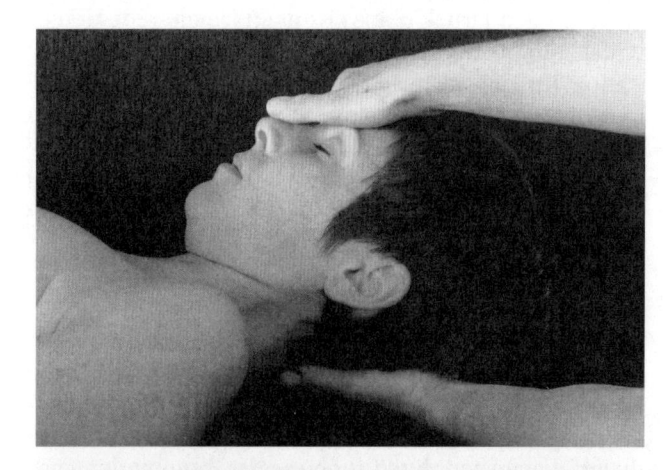

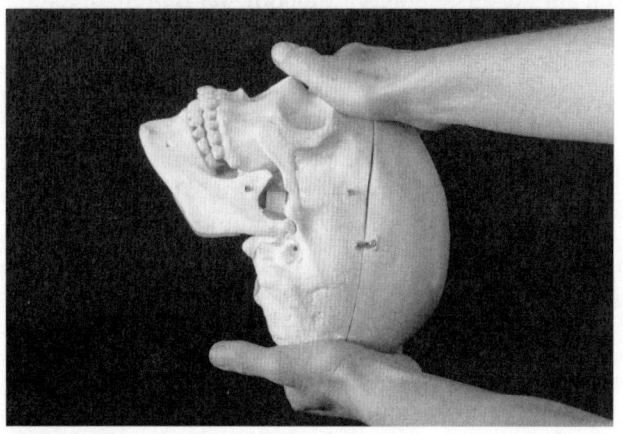

Frontales Umfassen und Umspannen; zwei Ansichten

Fronto-occipitale Drainage

Hier haben wir eine Variation des „Frontalen Umfassens und Umspannens", um den Abfluß aus allen Sinus venosi im Kopf zu unterstützen. Verwende diese Technik in den Anfängen einer Behandlung: Wenn der venöse Stau im Kopf einmal aufgelöst ist, wird der craniale Mechanismus auf die anschließende Arbeit besser ansprechen. Die Mitarbeit des Klienten ist wesentlich – nimm dir deshalb einige Minuten Zeit, um ihm zu zeigen, wie er Wirbelsäule und Glieder in eine Extensionsbewegung hineinbringen kann.

Du sitzt seitlich, vorzugsweise zur Linken des Klienten. Deine linke Hand legst du unter das Occipitale, deine rechte über das Frontale; beide Daumen weisen dabei inferior. Du bittest den Klienten, durch den Mund zu atmen, damit sich seine Mandibula leichter lösen kann. Du synchronisierst deinen Atem mit dem seinigen, und während des Ausatems (Extension von Cranium und ganzem Körper) führst du Frontale und Occipitale in eine übertriebene Extension. Gleichzeitig bittest du den Klienten, seinen Hals und seine Brustwirbelsäule (mit Muskelkraft) leicht nach hinten zu biegen und gleichzeitig Arme und Beine einwärts zu drehen. Du wählst, ob du dem Zyklus während des Einatems in die Flexion folgen oder den Druck deines Kontakts leicht reduzieren willst, damit der Klient seine Energie und Konzentration für den nächsten Extensionszyklus neu sammeln kann. Diesen Kontakt hältst du, bis du fühlst, daß der Widerstand unter deinen Händen nachgibt.

Dreifacher Spreizgriff über Frontale, Zygomatica, Mandibula

Du sitzt bequem beim Kopf deines Klienten und legst die Fingerbeeren deiner drei mittleren Finger beidseitig der Protuberantia mentalis an die Mandibula. Die Wurzelgelenke (Metacarpophalangealgelenke) legst du auf die ausgeprägte Erhöhung der Zygomatica und die Handballen, etwa am Übergang von der coronalen zur sagittalen Ebene um die Stirnwölbung herum, auf das Frontale. Du lebst dich in alle sechs Kontakte – drei Knochen in jeder Hand – ein: erst der Reihe nach, und schließlich auch gleichzeitig. Dann beginnst du mit feinen Veränderungen von Druck und Rhythmus, die Bewegung des Viscerocraniums mit jener des Neurocraniums auszugleichen.

Das ist eine ausgezeichnete, fein ausgleichende Technik; sie fühlt sich sehr zart und fürsorglich an; sie ist besonders nützlich im Abschlußstadium tiefer Wiederherstellungsarbeit wie der Behandlung von Gesichtsverletzungen. Sie hilft mit, die Augen zu entspannen, und führt leicht in veränderte Bewußtseinszustände hinein; auch eignet sie sich, um eine Sitzung mit einem Entwirren des ganzen Körpers abzuschließen. Eine treffende Metapher für diese Technik ist das Rouge, das der Goldschmied nach Abschluß der gröberen Arbeit zum feinen Polieren braucht.

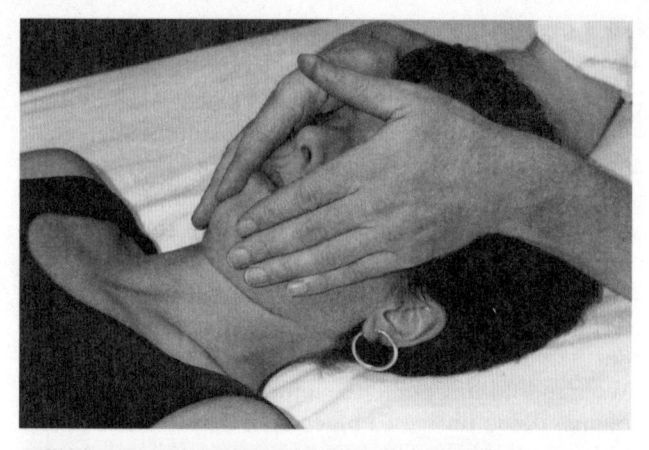

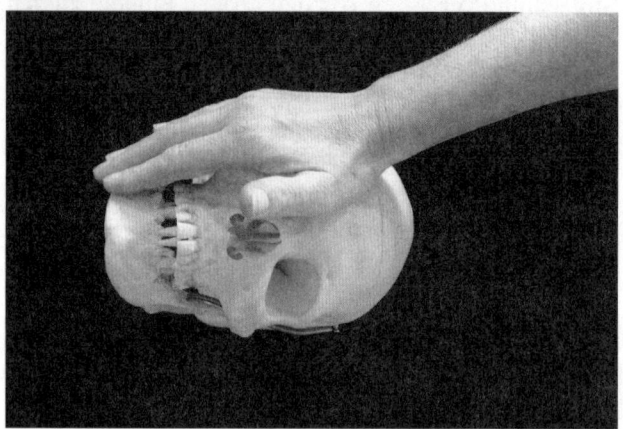

Dreifacher Spreizgriff über Frontale, Zygomatica, Mandibula; der Klarheit halber ist auf dem unteren Bild bloß eine Hand abgebildet.

Weitere Techniken, die das Frontale beeinflussen können

- Drehen der Tubae auditoriae
- Temporale Gegenprobe
- Der CV4
- Occipitofrontale Kanthakentechnik
- Sämtliche ethmoidalen und zygomatischen Techniken
- Dekompression und Entwirren des Os incisivum (Zwischenkieferknochen)
- „Reinigende Diät", Ernährung ohne Milchprodukte und Prana-Yama-Atem
- Biofeedback-Techniken, die Klienten lehren, Occipitofrontalis und Temporalis zu entspannen

28
Das
Os ethmoidale

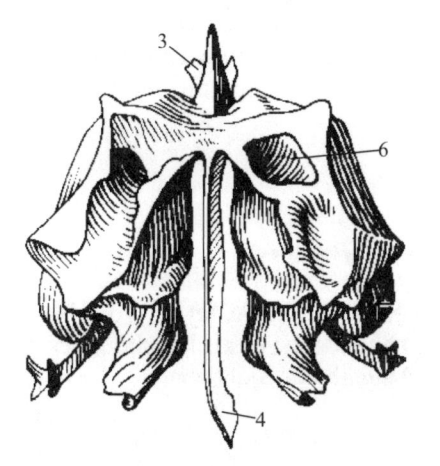

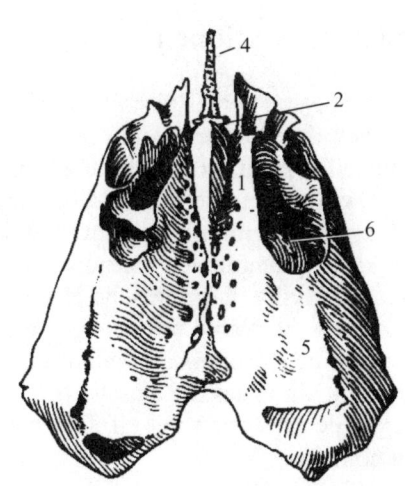

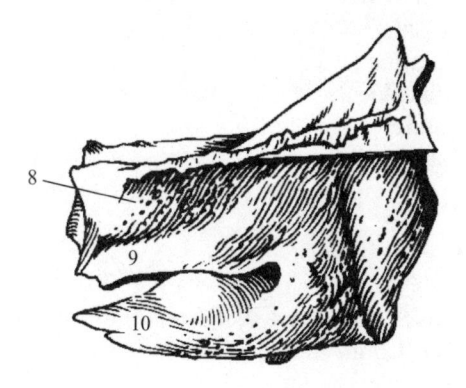

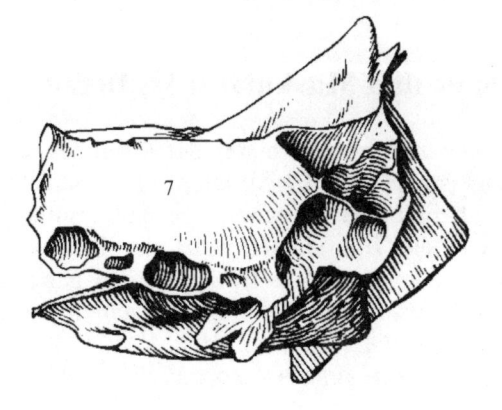

Etymologie

Ethmoidale *aus dem Griechischen; bedeutet „Sieb"*
Crista galli *lateinisch für „Hahnenkamm"*
Turbinati *aus dem Lateinischen für einen Wirbel*
Concha *aus dem Griechischen für eine Muschel*
Cribrosa *aus dem Lateinischen; bedeutet „wie ein Sieb"*

1. Lamina cribrosa; dünne horizontale knöcherne Fläche, durchbrochen von Öffnungen für die durchlaufenden olfaktorischen Fasern des Bulbus olfactorius des ersten Cranialnervs
2. Crista galli; schmale Knochenkante, die durch den Zug der Falx cerebri geformt wird
3. Ala cristae galli; paarige, nach vorn vorspringende, flügelgleiche Prozesse; artikulieren durch eine harmonische Naht mit der Crista frontalis (Stirnleiste)
4. Lamina perpendicularis; vertikale Knochenplatte; verlängert sich von der Lamina cribrosa nach unten und bildet den anterosuperioren Anteil des Septum nasi
5. Labyrinthus ethmoidalis; Kollektivbegriff für das Netzwerk der Luftzellen des Ethmoidale, das sich zwischen Augenhöhle und Nasenhöhle befindet
6. Freiliegende Luftzellen des Ethmoidale
7. Lamina orbitalis; papierdünne Knochenplatte; formt einen Teil der medialen Wand der Augenhöhle
8. Oberste Concha nasalis, eine rudimentäre Nasenmuschel
9. Concha superior
10. Concha media

Embryologie und Osteologie

Das Ethmoidale entwickelt sich von der zwölften Woche der fötalen Entwicklung an aus zwei winzigen Ossifikationszentren, einem für jeden lateralen Block (die später die Luftzellen des Ethmoidale enthalten werden). Bei der Geburt besteht das Ethmoidale halb aus Membran, halb aus Knochen – seine knöchernen Anteile bestehen bloß aus zwei kleinen lateralen Blöcken –, was während der Geburt Verformung und Kompression ermöglicht. Die Verknöcherung der Lamina perpendicularis und der Crista galli geht von einem Zentrum im Knorpelgewebe des Vomer aus und ist nach dem ersten Lebensjahr abgeschlossen; zu diesem Zeitpunkt vereinigt es sich mit den lateralen Blöcken, um den Bau des Ethmoidale im Alter von zwei Jahren zu vollenden. Die Luftzellen in der Form von Honigwaben, die die lateralen Blöcke ausfüllen, beginnen sich erst vom vierten Lebensjahr an zu bilden; dann beginnt das Ethmoidale seine endgültige Form anzunehmen.

Die Ossifikationszeiten der lateralen Maße im Vergleich zu jenen der Lamina perpendicularis zeigen, wie außerordentlich wichtig die Formbarkeit des Ethmoidale während der Geburt ist. Die Geburt und die Anpassungen der Knochen, die notwendig sind, um das große Cranium durch den schmalen Geburtskanal hindurchzubringen, diktieren, wie sich der Kopf nicht bloß während des Geburtsvorgangs, sondern während des ganzen Lebens verhält. DeJarnette meint, daß das Ethmoidale wie ein feuchter Schwamm wirke und sich als Reaktion auf die Bewegung der übrigen Knochen bereitwillig verforme. Die Tatsache, daß es bei der Geburt weitgehend aus Knorpelgewebe besteht, ermöglicht dem Ethmoidale, auf diese Art zu funktionieren.

Anatomie

Das Ethmoidale ist ein außerordentlich zarter, dünnwandiger, pneumatischer Knochen. Disartikuliert sieht es nach nicht mehr aus als nach dem winzigen Kopf eines Vogelskeletts, wie du es nach einem harten Winter unter einem Busch finden könntest.

Struktur

Das Ethmoidale besteht beinahe vollständig aus hauchdünnem, einwandigem Corticalknochen. Die Crista galli wird durch den kräftigen Zug der Falx geformt und ist mit 3 mm der dickste Teil des Ethmoidale.

Lage

Das Ethmoidale bildet den medialen Teil der Augenhöhle. Es liegt anterior des Sphenoidale, inferior und medial des Frontale und posterior der Nasalknochen. Das Ethmoidale liegt superior und (teilweise) medial der Maxillae und auch superior und (teilweise) anterior des Vomer.

Orientierungspunkte

Das Ethmoidale liegt posterior von Nasion und Glabella. Im Schädel ist es als hauchdünnes, mediales Viertel der Augenhöhle sichtbar.

Nähte und Artikulationen

Das Ethmoidale besitzt keinerlei stark verzahnte Nähte; damit es sich auf die Bewegung seiner größeren Nachbarn einstellen kann, ist es auf seine Biegsamkeit angewiesen. Das Ethmoidale verfügt über leicht verzahnte, doch zarte, 1,5 mm dicke Nähte mit den kleinen Flügeln des Sphenoidale, harmonische (glatte) Nähte mit jeder Maxilla; harmonische Nähte mit dem Frontale; harmonische Nähte mit den Lacrimalia und dem Vomer und eine harmonische Naht dort, wo seine Lamina perpendicularis auf die Nasalia trifft.

Das Ethmoidale artikuliert mit elf Knochen:
- dem Sphenoidale
- dem Vomer
- beiden Nasalia
- beiden Palatina
- beiden Maxillae
- dem Frontale
- beiden Lacrimalia

Gewicht

Ein medizinisch präpariertes, disartikuliertes Ethmoidale wiegt ca. 1,5 g.

Anatomie und Muskulatur im Detail

Ethmoidale und Frontale bilden einen Teil des Neurocraniums sowie des Viscerocraniums und werden daher „übergängige Knochen" genannt. Sutherland betrachtete das Ethmoidale nicht als Geschwindigkeitsbegrenzer, obwohl es Bewegung auf genau dieselbe Weise absorbiert. Seine drei Geschwindigkeitsbegrenzer – die Palatina, der Vomer und die Zygomatica – sind rein viscerocraniale Knochen.

Das Ethmoidale besteht aus vier Teilen:
- einer mittsagittalen vertikalen Platte, bekannt unter dem Namen „Lamina perpendicularis"
- einer horizontalen Platte, die „Lamina cribrosa" genannt wird
- zwei lateralen Blöcken von Lufthöhlen, die die oberen drei Conchae (oder Wirbelknochen) formen

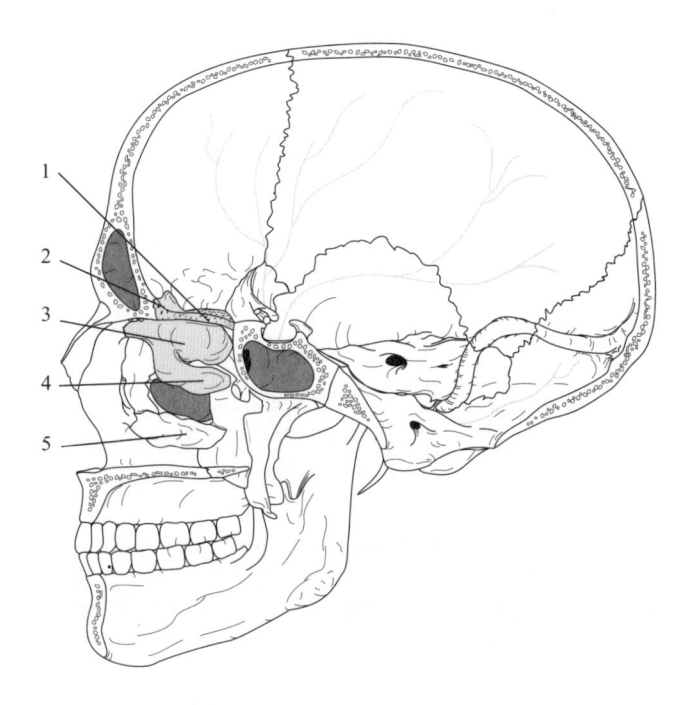

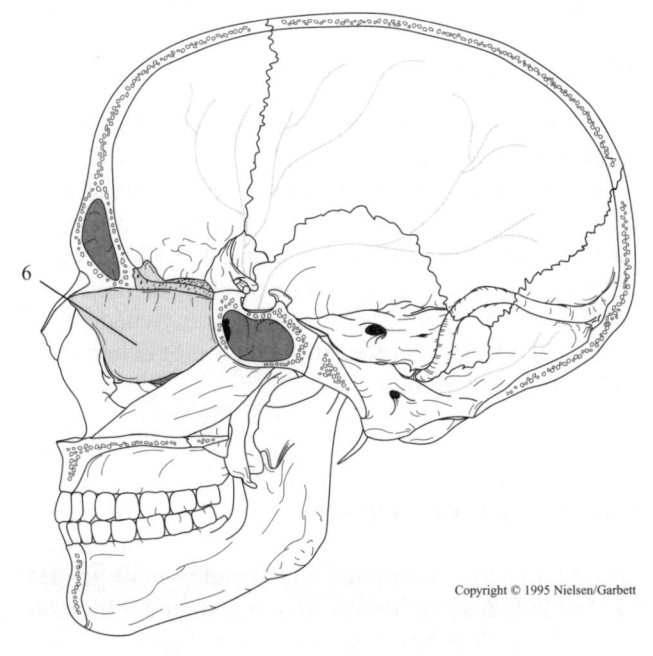

Diese Conchae sind Teil des Netzwerks von Lufthöhlen, das sich funktionell vom Frontale bis zur Lufthöhle des Sphenoidale durchzieht.

Die Lamina perpendicularis des Ethmoidale ist ein Mittellinienknochen und Teil des Viscerocraniums. Die lateralen Blöcke, die das Netzwerk der ethmoidalen Luftzellen enthalten und die oberen drei Conchae bilden, sind Teil des Viscerocraniums. Ihr superiorer Aspekt, die Lamina cribrosa, liegt beidseits der Crista galli, die ihre besondere, zugespitzte Form durch die anteriore und superiore Spannung der sichelförmigen Falx cerebri gewinnt. Sowohl Crista galli wie auch Lamina cribrosa sind Teil des Neurocraniums.

Mechanisch ausgedrückt, hängt das Viscerocranium unter Frontale und Ethmoidale, wobei die Falx als Aufhängeband wirkt. Das Frontale stellt den spitz zulaufenden Fjord bereit, in den das leicht keilförmige Ethmoidale hineinpaßt. An seinem unteren Rand artikuliert das Ethmoidale mit dem dreieckigen Knorpel der Nase. Die obere Hälfte seines posterioren Randes artikuliert mit der Crista sphenoidalis, die untere Hälfte mit dem Vomer.

Die Luftzellen artikulieren über zwei Öffnungen von etwa 3 mm Durchmesser direkt mit der Lufthöhle des Sphenoidale und berühren die Processi orbitales der Palatina. Die Lufthöhlen werden inferolateral durch die Artikulation mit den Maxillae geschlossen. Wenn du in die Augenhöhle eines medizinisch präparierten Schädels blickst, kannst du die wabenförmige Konstruktion des Netzwerks von Luftzellen an der medialen Wand der Höhle sehen: Der Knochen ist hier so dünn wie Papier und bricht beim Umgehen mit dem Schädel oft ungewollt ein. Wenn du mit einer Taschenlampe durch die Nase eines solchen Schädels emporleuchtest und ihrem Strahl durch die Augenhöhlen hindurch folgst, enthüllt sich die Wabenform des Luftzellennetzwerks sehr schön.

Muskulatur

Es gibt keine Muskeln, die am Ethmoidale ansetzen.

Physiologie

Dem Ethmoidale mögen muskuläre Anheftungen fehlen, doch es besitzt eine sehr wichtige Anheftung – diejenige der Falx. Der kraftvolle Zug der Falx formt die Crista galli, die – mit den Coronoidprozessen der Mandibula und den Mastoidprozessen der Temporalia – die spindelförmige konische Form gemeinsam hat, die das Ergebnis von Muskel- oder Membranzug ist. Die Spitze der dreieckigen Form der Crista galli blickt in die Richtung des maximalen Zuges, anterior und superior.

Copyright © 1995 Nielsen/Garbett

oben: *Lateraler Aspekt der rechten Nasenhöhle*
unten: *Linke Seite des Septum nasi*
1. *Lamina cribrosa*
2. *Crista galli*
3. *Concha superior*
4. *Concha media*
5. *Concha inferior*
6. *Lamina perpendicularis*

Die ethmoidalen Luftzellen und die Conchae wärmen und befeuchten die einströmende Luftmenge an einem kalten Morgen. Sie befeuchten die mehr als trockene Luft eines klimatisierten Flugzeugs, so gut sie es vermögen. Die Conchae, die man die „Nasalmuscheln" zu nennen pflegte, sind – wie es die beiden Namen nahelegen – Knochen von der Form einer Trompetenschnecke, spezialisierte Teile des Luftzellennetzwerks des Ethmoidale, die den hereinkommenden Luftstrom drehen, dehnen und daher beschleunigen. Die Luft wird nach außen gewirbelt, um mehr Kontakt mit der warmen, feuchten Schleimhaut zu erhalten, als sie das sonst könnte; diese hilft die hereinkommende Luft zu wärmen und zu befeuchten, um sie der Lunge zuträglicher zu machen. Die kontinuierliche Bewegung des Ethmoidale ist für den normalen Abfluß des Schleims aus dem Lufthöhlennetzwerk außerordentlich wichtig. Neanderthaler besaßen ein ausgedehnteres ethmoidales Luftzellennetzwerk als wir; dieses befähigte sie, in der kalten, trockenen Luft der letzten Eiszeit zu bestehen.

Die Bulbi olfactorii (des ersten Cranialnervs) sitzen oben auf der Lamina cribrosa und lassen etwa sechzig schmale Nervenfasern durch deren beiden Seiten hinunter. Die Fasern trennen sich und breiten sich aus, um einen kleinen (ca. 2,5 cm^2) Flecken von Schleimhaut an den lateralen und medialen Wänden des superiorsten Teils jeder Nasenhöhle zu innervieren. Dort schaffen 25 Millionen wimpernartiger Nervenfasern unseren Geruchssinn. (Der olfaktorische Fleck von Wölfen ist vierzehnmal größer als der unsrige, und einige Biologen vermuten, daß Wölfe hundertmal besser riechen können als Menschen.) Unser Riechvermögen wird durch duftbindendes Protein verbessert, das die lateralen Nasendrüsen (die sich durch einen versteckten Gang an der Spitze des inneren Aspektes der Nase öffnen) als feinen Nebel in den einfließenden Luftstrom versprühen. Duftbindendes Protein verbindet sich mit Geruchsmolekülen aus der Luft und erleichtert deren Identifizierung an den olfaktorischen Flecken, besonders dann, wenn wir einen „pheromonen Atemzug" nehmen (einen Atemzug ins Dach der Kathedrale, um zu beurteilen, ob jemand hormonell mit uns übereinstimmt).

Rotationsachse

Im klassischen Modell liegt die Rotationsachse quer und verläuft direkt durch die Mitte des Ethmoidale, ähnlich wie die Rotationsachse des Sphenoidale durch dessen Mitte verläuft. Das fließend-elektrische Modell postuliert, daß das Ethmoidale keine Achse besitzt, sondern daß seine Bewegung von den winzigen Bewegungsmustern des Gehirns und den Anreizen seiner größeren benachbarten Knochen,

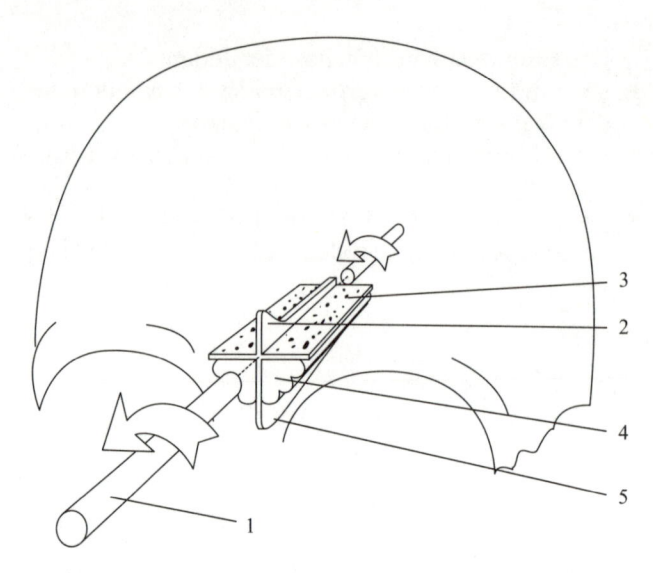

Bewegung des Ethmoidale um eine anteroposteriore Achse
1. Mittsagittale Rotationsachse
2. Crista galli
3. Lamina cribrosa
4. Luftzellen des Ethmoidale
5. Lamina perpendicularis

namentlich des Frontale, der Maxillae und des Sphenoidale, bestimmt wird. Die Bewegung des Gehirns läßt das Ethmoidale tendenziell um die mittsagittale Ebene drehen.

Bewegung

Die Bewegung des Ethmoidale wird durch die Falx cerebri stark abgewandelt. Das Ethmoidale ist wie ein Kind, das sich in einem Sturm mit einer Hand (der Crista galli) an einem großen Drachen (der Falx) festhält. Der Drache treibt das Kind umher, gefährdet seine Stabilität und hebt es während einer starken Böe (einem traumatischen Schlag auf die Schädelwölbung, das Occipitale oder den Hals) möglicherweise sogar vom Boden weg.

Osteopathisches Modell

Das klassische osteopathische (gleich-bewegende) Modell läßt das Ethmoidale sich während der Flexion – von der linken Seite des Kopfes her gesehen – im Uhrzeigersinn bewegen. Gleichzeitig bewegt sich das Sphenoidale im Gegenuhrzeigersinn; die beiden Knochen bewegen sich wie zwei Zahnräder zueinander.

Fließend-elektrisches Modell

Im fließend-elektrischen Modell bewegt sich das Ethmoidale nicht als Rädchen im Getriebe; es ist eher so, daß es sich unter dem Einfluß seiner größeren Nachbarn dehnt, dreht, ausstellt und zusammenzieht. So verdrehen oder pressen die Bewegungen der Maxillae, des Frontale und des Sphenoidale das Ethmoidale. Die Verformung, der es in Flexion unterliegt, ist für die Bewegung des gesamten Craniums zentral; ohne die Zartheit des Ethmoidale könnten sich dessen Nachbarn nicht derart leicht bewegen. Seine Dünnwandigkeit erlaubt sowohl einfaches Verformen als auch leichtes Zurückformen. Der chiropraktische craniale Forscher DeJarnette nennt das Ethmoidale „den Streßknochen des Schädels" und verweist damit auf die streßabsorbierenden Fähigkeiten.

Die durch die Bewegungen von Maxillae, Sphenoidale und Frontale bedingte Verformung geschieht oszillierend, wobei sich das Ethmoidale um eine mittsagittale Ebene dreht. Diese Bewegung wird durch leicht wiegende Komponenten abgewandelt, wenn das Sphenoidale in Torsion geht.

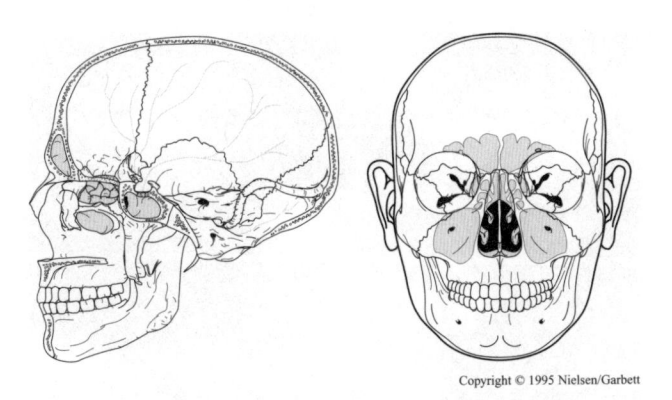

Lufthöhle des Ethmoidale; laterale und anteriore Ansichten

Diagnostische Überlegungen

Das Ethmoidale vermittelt entscheidend zwischen Neurocranium und Viscerocranium. Was auch immer das Sphenoidale quält, klemmt tendenziell das Ethmoidale ein; die beiden sind wie Zwillinge miteinander verbunden.

Energie

Das Ethmoidale ist Teil des Inneren Auges und im besonderen darauf ausgerichtet, den vorausliegenden Weg zu sehen. Wenn du sehen kannst, daß der vorausliegende Weg klar ist, dann wird der vorausliegende Weg klar sein.

Die anatomische Lage der Öffnung des Inneren Auges liegt bei Glabella. Das Innere Auge integriert das ganze Ethmoidale, den unteren Rand der Falx und das ganze Sphenoidale. Es reicht posterior bis zum Atlantooccipitalgelenk und dem Akupunkturpunkt „Windpalast" (Gouverneursgefäß 16).

Das Ethmoidale „erhellt sich" während Erfahrungen von Einsicht „wie ein Kristallpalast". Es dreht sich gerne und neigt dazu, entlang seiner mittsagittalen Achse entweder nach links oder nach rechts zu taumeln, wenn jemand die eigene Fähigkeit, den vorausliegenden Weg wahrzunehmen, entweder nicht braucht oder nicht anerkennt. In einem solchen Fall „umwölkt sich" der Bereich des Ethmoidale – es verliert sich wie im Nebel.

Einmal leitete ich eine Klasse durch eine geführte Meditation hindurch, die damit begann, Lage und Anatomie des Ethmoidale zu visualisieren und danach dessen Lebendigkeit einzuschätzen. Danach bat ich die Teilnehmer, ihre unmittelbare Antwort auf folgende Anweisung niederzuschreiben: „Sieh, was richtig ist." Eine Frau erhielt die Antwort: „Als erstes geh hinein! Dann werde klar! Dann geh nach draußen und tu es!" Eine andere hatte eine visionäre Erfahrung:

> Ich blickte von meiner Hypophyse durch die Lufthöhle meines Sphenoidale nach draußen, sah klar die Struktur meines Ethmoidale und sah durch eine enge Öffnung nach draußen ins Licht. Alles war silbrig, vollkommen, leuchtend und sehr friedvoll ... Es scheint, als wäre ich es gewohnt, in einem Strudel aus Dunkelheit, Unaufmerksamkeit, Verzweiflung, Unruhe verloren zu gehen. Was ich lernte, war, daß es wichtig ist, trotz Dunkelheit, Unaufmerksamkeit, Verzweiflung, Unruhe meinen eingeschlagenen Kurs zu halten.

Während einer Einzelsitzung bat ich einen Klienten, während ich den Bereich über seinem Ethmoidale berührte, zu sehen, was für ihn für die kommenden Tage richtig sei. Er blieb für lange Zeit still; es fühlte sich an, als ob er nach innen ginge und in den tiefen Strukturen seines Kopfes verschwände. Endlich sprach er und sagte: „Ich konnte mein Ethmoidale wirklich sehen – es war verzweifelt. Verzweifelt über Millionen von Stimmen, die allesamt sagten: ‚Nein, es ist unmöglich.'"

Trauma und Dysfunktion

Sinusitis ist das verbreitetste Leiden des Ethmoidale. Wenn es „taumelt", kann es im Leidenden tief verstörende psychische Zustände hervorrufen. Oft geht es um Wahrnehmung oder deren Fehlen. Denke im

Zusammenhang mit dem dissonanten Ethmoidale an die vier Begriffe aus der oben geschilderten Erfahrung der Studentin: Dunkelheit, Unaufmerksamkeit, Verzweiflung, Unruhe.

Querverbindungen

Dieser Knochen ist für das normale Funktionieren der cranialen Welle entscheidend: Ohne seine Verformbarkeit könnten die cranialen Wellenformen das Cranium nicht durchdringen. Im weiteren ist es die Verformbarkeit – das Nachgeben auf Druck und das Absorbieren von Schlägen –, die hilft, das Sphenoidale vor Trauma zu bewahren.

Das Ethmoidale ist mit seinem eigenen Netzwerk von Luftzellen, das die frontalen Lufthöhlen mit der Lufthöhle des Sphenoidale verbindet, der zentrale Knochen dieses Systems. Die Bulbi olfactorii, deren Fibrillen durch die Lamina cribrosa verlaufen, geben uns unseren Geruchssinn, der uns hilft, uns mit der Welt zu verbinden.

Visualisieren

Das Visualisieren des Ethmoidale konzentriert sich auf die Wahrnehmung der fließend-elektrischen Rotationsachse und die Lage der Crista galli. Diesem Rahmen fügst du die Lage des Ethmoidale im Fjord des Frontale und seine Artikulation mit den kleinen Flügeln des Sphenoidale hinzu; deine Visualisierung vervollständigst du mit der Lage des Vomer.

Das Ethmoidale erinnert ein bißchen an einen Esel mit Satteltaschen. Der Esel ist, von anteroposterior gesehen, die dünne Lamina perpendicularis mit den knolligen, beidseitig angehängten Satteltaschen der ethmoidalen Luftzellen. (Die „Satteltaschen" enthalten Beutel: die Conchae superior und media.)

Visualisiere die Lamina cribrosa wie horizontale Tiefebenen, über denen das Matterhorn der Crista galli aufragt.

Techniken

Das Ethmoidale wird über das Frontale, das Sphenoidale oder den Vomer mechanisch und auch durch gerichtete Energietechniken erreicht. Es kann auch über die Maxillae angegangen werden, die bemerkenswerte Artikulationen mit Vomer, Ethmoidale und Palatina besitzen. Sämtliche ethmoidalen Techniken beeinflussen das Innere Auge.

Ethmoidaler Frontonasalkontakt mit Daumen und Zeigefinger

Du sitzt oder stehst zur Linken des Klienten und legst die „Herzlinie" (die distale Falte der Handfläche) deiner linken Handfläche mit einer einfachen, wohltuend anschmiegenden Berührung über die Mittellinie des Frontale deines Klienten. Dann kreuzt du deine rechte Hand über deine linke, so daß die ersten und zweiten Phalangealgelenke deiner drei letzten Finger gebeugt auf deinem linken Handrücken ruhen. Mit Daumen und Zeigefinger nimmst du auf den superioren Aspekten der Maxillae einen greifenden Kontakt inferior der frontomaxillaren Nähte und unmittelbar posterior der Nasalknochen.

Du lebst dich in das Muster der Cranialen Welle ein und beginnst, die normale frontale Flexion zu betonen (du übst posterior gerichteten Druck auf die Linie der Falx aus), während du gleichzeitig die oberen Rampen der Maxillae medial zusammendrückst. Das wird die Nasalknochen veranlassen, sich um ihre modifizierten Vertikalachsen nach außen zu drehen, und es wird sie vom Frontale dekomprimieren. Wenn du den Fluß der Knochen aufnimmst, gehst du zum

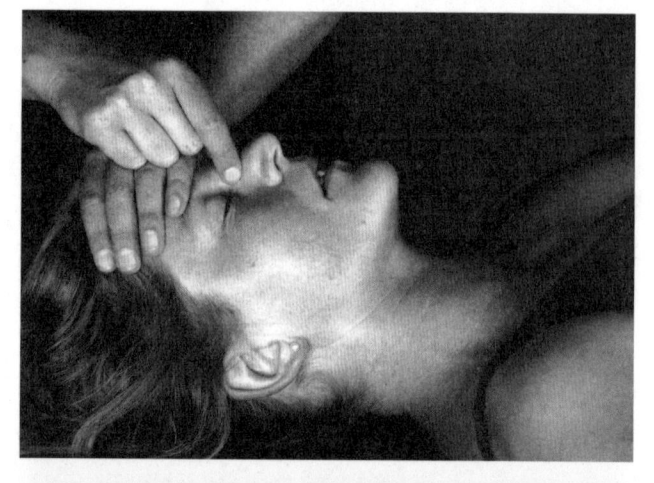

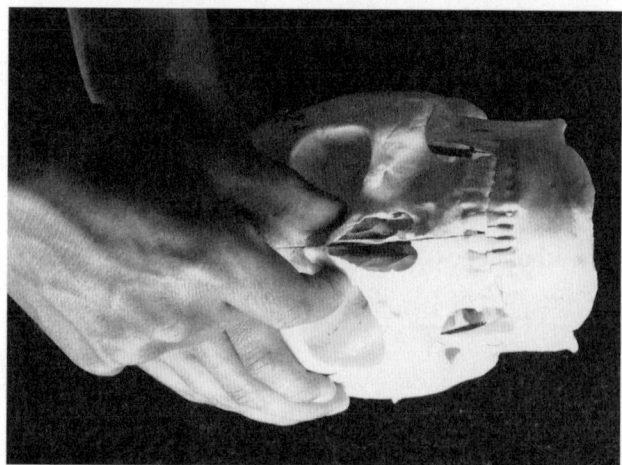

oben: Ethmoidaler Frontonasalkontakt mit Daumen und Zeigefinger; zwei Ansichten

Entwirren über. Du visualisierst die Architektur der Falx, der Crista galli und der Lamina perpendicularis des Ethmoidale. Es kann helfen, die Maxillae entlang eines inferoanterioren Vektors etwas „anzutreiben", um die superiore Naht der Maxillae vom Frontale zu trennen.

Diese Technik erlaubt es dem Ethmoidale, zu normaler Lage, Bewegung und Energie zurückzukehren, da die Nahtflächen mit den Frontal-, Nasal- und Maxillarknochen befreit werden.

Ethmoidaler Frontonasalkontakt mit einem Daumen

Diese Technik eignet sich, um traumatische Verkeilungen der Nasalknochen ins Frontale zu lösen.

Vom grundlegenden Frontalkontakt der oben beschriebenen Technik aus nimmst du mit deiner rechten Hand einen Daumenspitzenkontakt auf der mittleren Nasalnaht auf. Du wendest inferior gerichteten Druck mit einer posterioren Komponente an, die ausreicht, daß du nicht ausrutschst. Das wird die Nasalknochen veranlassen, sich nach innen zu drehen. Es kann helfen, die Nasalia inferoanterior etwas „anzutreiben", um die superiore Naht der Nasalia vom Frontale zu lösen.

Die Besonderheit dieser Technik liegt darin, durch das Lösen jeder komprimierenden Kraft, die sich von den Maxillae, den Nasalknochen oder – in einigen Fällen – selbst vom Vomer her auf das Ethmoidale auswirkt, Bewegungsfreiheit auf der sagittalen Ebene zu schaffen.

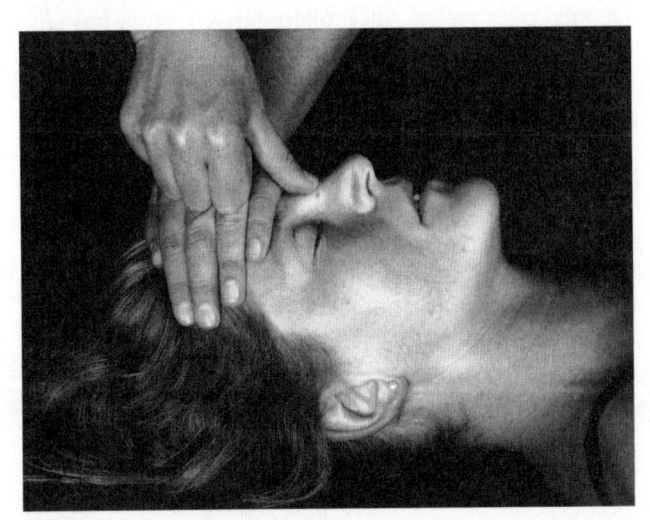

Lösen der Lamina perpendicularis über Ethmoidale und Sphenoidale mit oralem Daumenkontakt

Du sitzt oder stehst zur Rechten deines Klienten; so kannst du deine dominante rechte Hand für einen kombinierten oralen und äußeren Kontakt gebrauchen. Du legst deinen rechten Daumen anterior der Palatina auf den harten Gaumen im Innern des Mundes. Deine rechten Zeige- und Mittelfinger umspannen die Nase; die Fingerbeeren sind medial nach unten auf den medialen Lidwinkel der Augen gerichtet. Das ergibt einen dreifachen Kontakt, mit dem du die Maxillae und die Zygomatica lateral voneinander lösen (indem du deinen Zeige- und deinen Mittelfinger voneinander wegführst) und/oder die Maxillae anterior oder anterior und caudad oder sogar cephalad ziehen kannst. Deine linke Hand bringst du in einen sphenofrontalen umspannenden Kontakt und verwendest sie, um das Sphenoidale entweder in einer betonten Flexionsstellung oder an der äußersten Grenze der Extension zu halten – eines dieser beiden Extreme wird das Ethmoidale merklich befreien. Das ist ein „fließender Universalgelenk"-Griff; das heißt, daß du mit ihm die Maxillae – und mit deiner andern

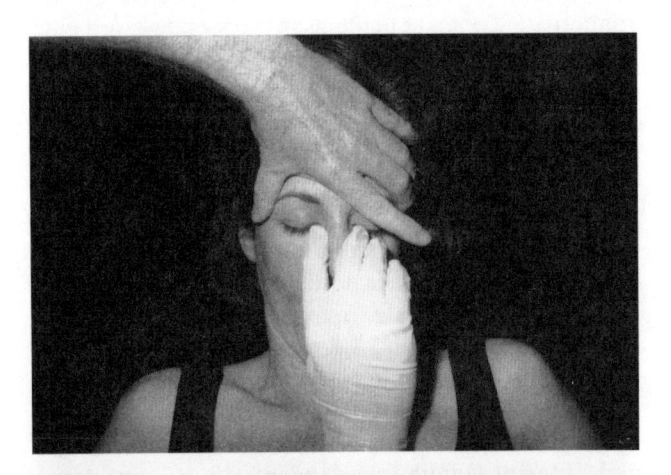

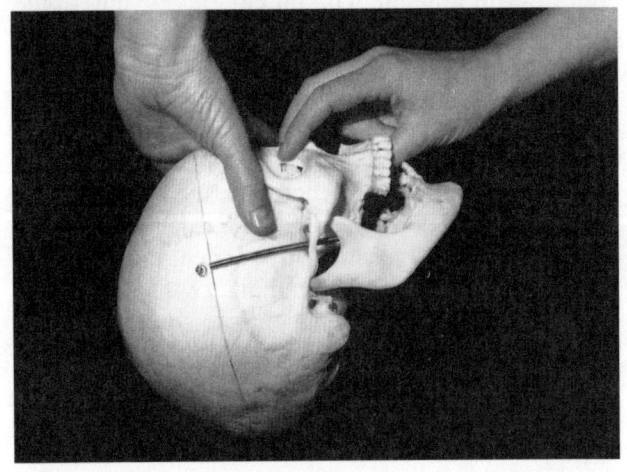

Ethmoidaler Frontonasalkontakt mit einem Daumen

Lösen der Lamina perpendicularis über Ethmoidale und Sphenoidale mit oralem Daumenkontakt; zwei Ansichten

Hand das Sphenoidale – in jede beliebige Richtung bewegen kannst, so, als ob du die Kugel eines Universalgelenks hieltest, wobei die Kugel selber wie ein Tennisball im Wasser schwimmt.

Irgendwann werden deine Hände spüren, was notwendig ist, und du kannst damit beginnen, beide Seiten interaktiv zu entwirren – das heißt, das Sphenoidale zu entwirren und seine Wirkungen auf das Ethmoidale zu spüren und dann das Ethmoidale zu entwirren und die Veränderung im Sphenoidale festzustellen usw. Deine beiden Hände arbeiten interaktiv zusammen, bis du die Normalisierung von Neurocranium und Viscerocranium spürst. Diese kann die Gestalt eines verlängerten Stillpunktes oder ein Ende aller Empfindungen von „Tauziehen" in den Membranen und die Rückkehr eines leichten, normalen, ausdehnenden Rhythmus annehmen.

Ethmoidaler oraler Daumenkontakt gepaart mit Occipitalkontakt

Diese Technik wendet jedes Kind an, wenn es am Daumen lutscht. Sie erlaubt dir, die taumelnden Muster (die häufigsten Störungen) des Ethmoidale zu spüren und zu korrigieren, indem du occipitale und ethmoidale Kontakte gemeinsam verwendest, um eine Normalisierung zu erreichen. Sie hilft auch, die Lufthöhlen der Maxillae zu befreien.

Du sitzt oder stehst zur Linken deines Klienten und gleitest mit deiner rechten Hand quer unter sein Occipitale. Deinen linken Daumen legst du auf den maxillaren Anteil seines harten Gaumens, und Zeige- und Mittelfinger legst du über beide Ausprägungen der Nasalknochen. Du visualisierst die Rotationsachse des Ethmoidale (quer durch die Mitte des Ethmoidalkörpers) und wartest, bis du seine Bewegung durch Daumen, Zeigefinger, Mittelfinger und occipitale Hand hindurch fühlen kannst.

Als nächstes beginnst du das Ethmoidale anterior und inferior anzuheben, indem du es um deine Daumenspitze herumdrehst. Betrachte die maxillare Bewegung, als ob sie an der transversen Palatinalnaht ein Scharnier hätte. Du optimierst die Dekompression an den Frontonasal-, Sphenofrontal-(Artikulationen der kleinen Flügel), Vomer- und Ethmoidalnähten.

Klienten kann ohne weiteres gezeigt werden, wie sie diese Technik anwenden können, um das Ethmoidale anterior und inferior bewegen, die Falx entwirren und dabei die Verbindung zwischen Neurocranium und Viscerocranium befreien zu können. Ich weise Klienten mit „Kompressions-Köpfen" an, diese Technik bei sich selbst anzuwenden, während ich mit Lösungstechniken für die posterioren Strukturen, wie dem Öffnen der Lambdoidnaht, arbeite.

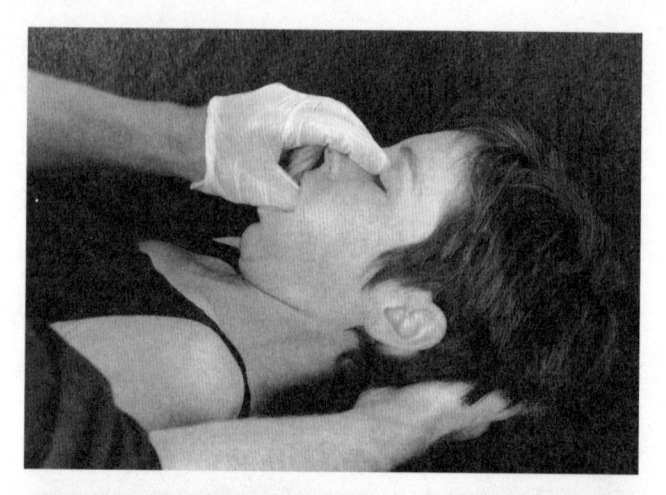

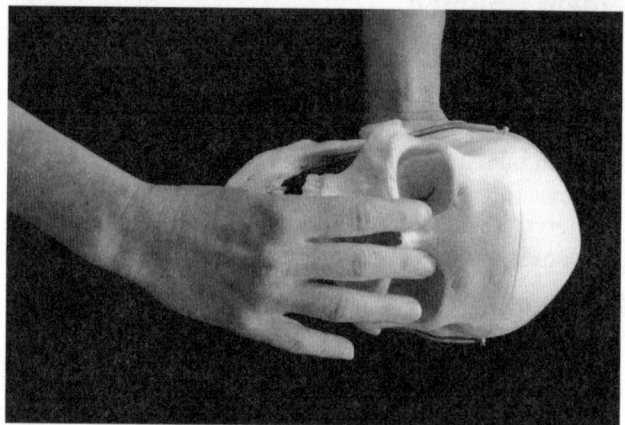

Ethmoidaler oraler Daumenkontakt gepaart mit Occipitalkontakt; zwei Ansichten

Angehen des Ethmoidale mit oralem Zeigefinger auf der Maxilla

Du sitzt oder stehst zur Linken des Klienten; mit deiner rechten Hand nimmst du einen leichten Kontakt zum Frontale auf. Die Aufmerksamkeit dieser Hand richtet sich auf das Ethmoidale und seine mittsagittale Artikulation im Fjord des Frontale. Nun gleitest du mit deinem linken Zeigefinger entlang des Alveolarkammes der von dir weiter entfernten Maxilla (in diesem Beispiel: der rechten Seite des Klienten) genügend weit nach hinten, um den Fingernagel auf die Höhe mit und medial zur Innenseite des zygomatischen Bogens zu bringen. Als nächstes drehst du diesen Finger einwärts und leitest eine inferiore Dekompression der Maxilla ein.

Nun hast du die Freiheit, mit Zeigefinger- und Daumen der rechten Hand auf Maxillae, Nasalknochen oder anterioren Aspekten der Zygomatica zu experimentieren. Was du erreichen willst, ist ein starker, bedeutsamer Kontakt mit beiden Seiten der Maxillae, so daß du die maxillaren Rampen vom frontoethmoidalen Komplex wegbringen und gleichzeitig mit deiner rechten Hand diesen Komplex entwirren kannst. Wenn du den frontosphenoidalen Komplex in

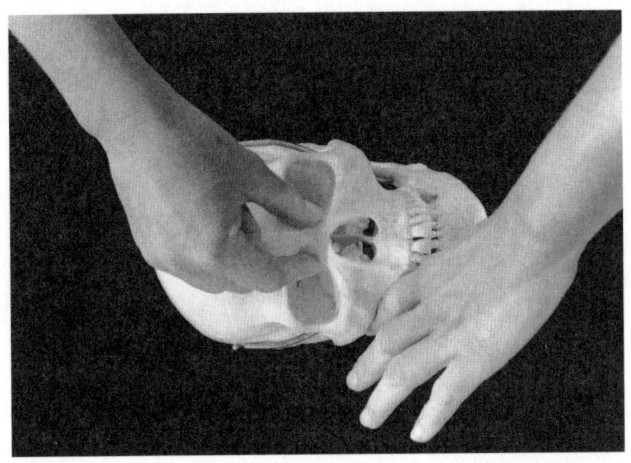

Angehen des Ethmoidale mit oralem Zeigefinger auf der Maxilla

Weitere Techniken, die das Ethmoidale beeinflussen können

- Anteriore Dekompression des Frontale
- Frontooccipitale Drainage
- Verwirrung klären (Die Falx entwirren)
- Der CV4
- Drehung der Tubae Auditoriae
- Dekompression und Entwirren des Os incisivum
- Laterales Lösen der Zygomatica: Dekompression
- Drainage der Lufthöhle des Sphenoidale
- Doppelgriff mit Sphenoidale und Zygomatica von außen
- Sutherlands Griff, wobei das Sphenoidale in Extension genommen wird
- Sphenofrontale Lösung am kleinen Flügel (Kanthakentechnik); den kleinen Flügel von Frontale und Ethmoidale lösen
- Den Vomer normalisieren
- Laterale Dekompression der medianen Palatinalnaht der Maxillae
- Lumbosacrale Dekompression und Entwirren
- Doppelgriff mit Occipitale und Sacrum: Beurteilen der Kernverbindung

eine betonte Extensionsphase nimmst, wird sich der „Fjord" zu lösen beginnen. Gleichzeitig beginnst du mit einer maxillaren caudaden Dekompression, und du schaffst einen wunderbar offenen Raum, in dem das Ethmoidale frei schwimmen kann. Spüre die Beteiligung der Falx. Diese Technik ist bei Verstopfung der Lufthöhlen des Ethmoidale und der Maxillae sehr wirksam.

29
Der Vomer

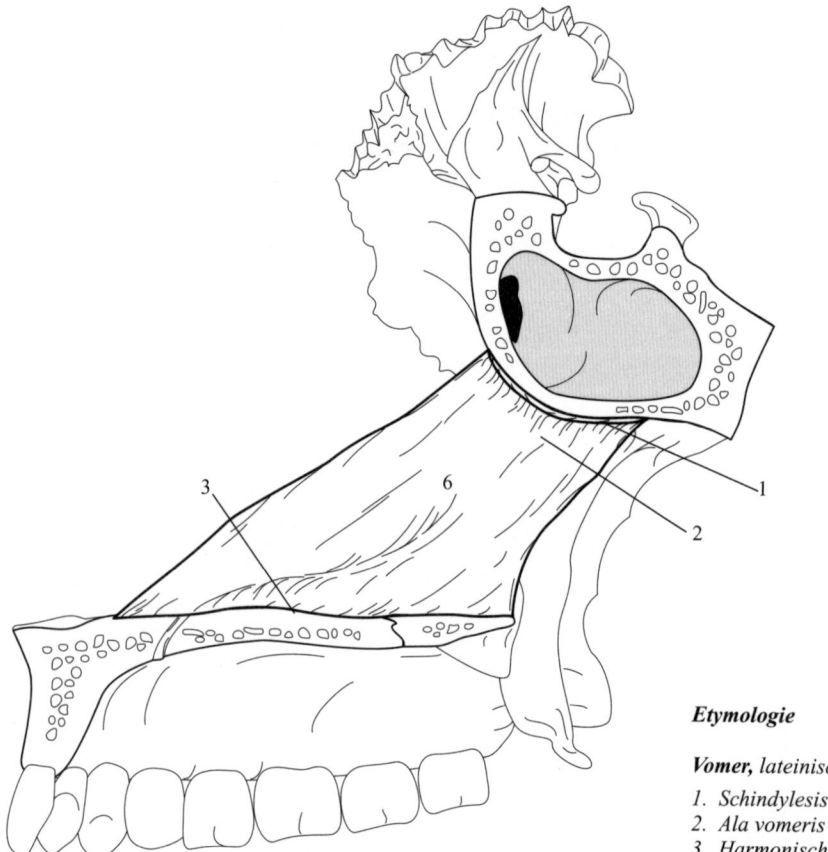

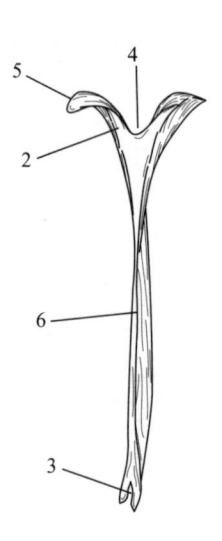

Etymologie

Vomer, *lateinisch für „Pflug"*

1. Schindylesis mit dem Sphenoidale
2. Ala vomeris
3. Harmonische Naht; Artikulation mit der Sutura palatina mediana
4. Artikulationsfläche mit dem inferioren Corpus des Sphenoidale und dem Rostrum
5. Artikulationsfläche mit der Schindylesis des Sphenoidale
6. Bilaminare vertikale Platte des Vomer

Bis vor recht kurzer Zeit wurde ein Pflug „Vomer" genannt. Nach dem Amerikanischen Revolutionskrieg zum Beispiel bat Benjamin Franklin seine befreiten Landsleute inständig, neue Zeiten anbrechen zu lassen, indem er sagte: „Citizens, put down your weapons and take up your vomers." („Bürger, legt eure Waffen nieder und nehmt eure Pflüge auf.")

Embryologie und Osteologie

Der Vomer setzt sich aus zwei hauchdünnen Knochenscheiben zusammen; diese keilen eine zentrale knorpelige Membran zwischen sich ein, die sich nach vorne ausdehnt, um den zentralen Knorpel der Nase zu bilden. Die Verknöcherung beginnt mit einem Zentrum in jeder Scheibe und ist nach der Pubertät abgeschlossen; das läßt – bevor es einen Knochen gibt, der brechen kann – Spielraum für viele Stürze auf die Nase, während das Bewegungssystem die Parameter und die Unwandelbarkeit der Gesetze der Schwerkraft noch lernt.

Anatomie

Der Vomer liegt in der Nasenhöhle, wo er das knöcherne Gerüst für den mit Schleimhaut verkleideten posterioren und inferioren Anteil des Septum nasi beisteuert.

Struktur

Der Vomer ist eine sehr dünne, bilaminare, vierseitige Knochenscheibe, die die mediane Spalte zwischen Maxillae und Sphenoidale und zwischen Maxillae und Ethmoidale überspannt.

Lage

Der Vomer bildet den inferioren Anteil des Septum nasi. Er liegt inferior und anterior des Sphenoidale, inferior und leicht anterior des Ethmoidale und superior der Maxillae.

Orientierungspunkte

Der Vomer wird am Schädel sichtbar, wenn du posterior durch die Nasenöffnung blickst: Er bildet die inferiore Hälfte des Septum nasi. Die posteriore Kante ist ein freier Rand und bildet die mediale Wand der Choanae oder der posterioren eiförmigen Öffnung der Nasenhöhlen am Nasopharynx.

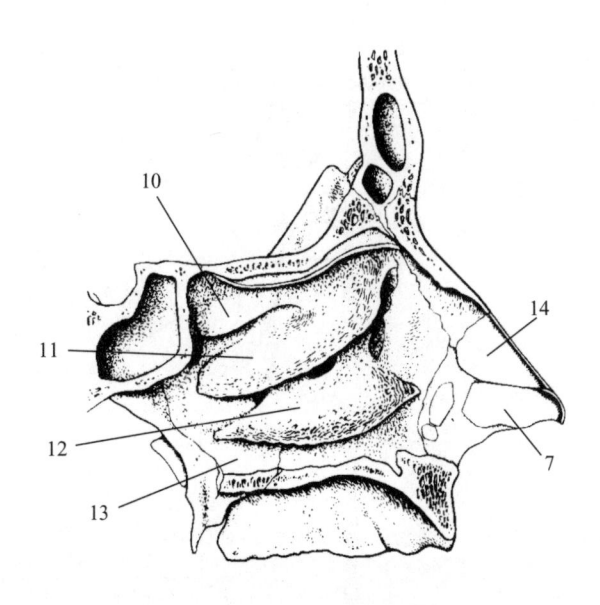

Nasenhöhle
links: Mediale Wand der rechten Nasenhöhle
rechts: Laterale Wand der linken Nasenhöhle

1. Lufthöhle des Sphenoidale (doppelt)
2. Crista galli
3. Lufthöhle des Frontale
4. Rechter Nasalknochen
5. Lamina perpendicularis des Ethmoidale
6. Knorpel der Nasenscheidewand
7. Innenfläche des großen Flügels (Ala)
8. Rechte Maxilla
9. Vomer
10. Concha superior
11. Concha media
12. Concha inferior
13. Linkes Palatinum
14. Lateraler Nasenknorpel

Nähte und Artikulationen

Zwei Bereiche des Vomer sind für Artikulationen mit Knochen bestimmt, ein Bereich für eine Artikulation mit Knorpel. An seinem superioren Rand artikuliert er mit dem Sphenoidale, wo sein ausgeweiteter, zungenförmiger Aspekt mit dem Sphenoidale eine Schindylesis (ein Zungen-und Furchen-Gelenk) bildet. Der Vomer artikuliert über schmale, variable und minimale Artikulationen an der Unterseite des Sphenoidalkörpers – am Gebiet, das als „Rostrum" bekannt ist – auch mit den superioren Aspekten der Palatina. Der Vomer artikuliert mit dem Ethmoidale an seiner anterosuperioren Kante durch eine irreguläre harmonische Naht (das heißt, es gibt keine Verzahnung). Sein inferiorer Rand artikuliert mit vier Knochen – mit beiden Maxillae über eine irreguläre, gekerbte Artikulation, die unmittelbar superior der medianen Palatinalnaht liegt, und, ebenfalls auf dem superioren Aspekt der medianen Palatinalnaht, mit beiden Palatina. Die knorpelige Verbindung wird durch das Aufeinandertreffen des anterioren und inferioren Randes des Vomer mit dem Knorpel der Nasenscheidewand gebildet.

Der Vomer artikuliert mit sechs Knochen:
- dem Sphenoidale
- dem Ethmoidale
- beiden Maxillae
- beiden Palatina

Er artikuliert auch mit dem Knorpel des Septum nasi.

Gewicht

Ein medizinisch präparierter, disartikulierter Vomer wiegt ca. 2 g.

Anatomie und Muskulatur im Detail

Der Vomer ist eine sehr dünne vierseitige Scheibe aus bilaminarem Knochen. Die Lamina perpendicularis des Ethmoidale findet ihre funktionelle Fortsetzung im Vomer.

Die superiore Oberfläche des Vomer weist zwei Alae, Flügel, auf. Die Alae bilden einen relativ starken dreieckigen Grat, der sich wie Tulpenblätter in der Morgendämmerung aufwärts schwingt und in einer V-förmigen, zungenähnlichen Form endet; diese gleitet ihrerseits in eine V-förmige Furche hinein, die von zwei zarten kleinen Lippen an der Unterseite des sphenoidalen Rostrums gebildet werden. Die Spitze des V weist posterior. Dies ist das außerordentlichste Gelenk im Kopf.

Muskulatur

Der Vomer besitzt keine muskulären Anheftungen.

Physiologie

Der Vomer ist ein primärer Geschwindigkeitsbegrenzer, was teils durch seine Schindylesis mit dem Sphenoidale, teils durch seine Dünnwandigkeit und Formbarkeit bedingt ist. Seine Schleimhaut hilft mit, den einströmenden Atem zu erwärmen und zu befeuchten.

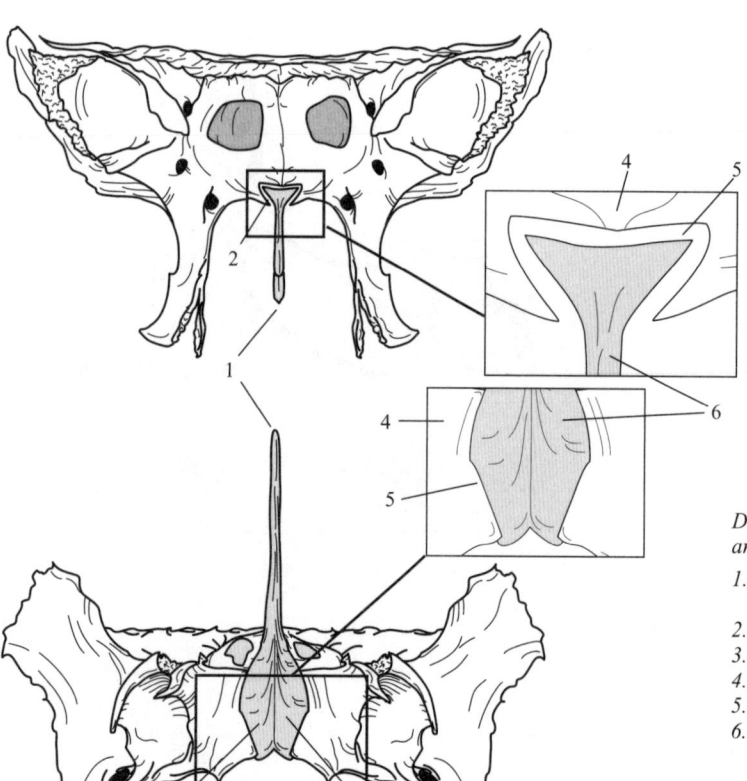

Die Schindylesis der Artikulation von Vomer und Sphenoidale; anteriore Ansicht (oben) und inferiore Ansicht (unten)

1. *Artikulationsfläche der harmonischen Naht des Vomer mit der medianen Palatinalnaht*
2. *Schindylesis der sphenovomerinen Artikulation*
3. *Ala vomeris*
4. *Sphenoidale*
5. *Schindylesis*
6. *Vomer*

Rotationsachse

Im klassischen Modell hat der Vomer eine transverse, horizontale Achse, die durch die Mitte seiner vertikalen Platte läuft. Gemäß dem fließend-elektrischen Modell besitzt er eine modifiziert vertikale Achse, die in einem Winkel von etwa dreißig Grad vom Nasenboden mitten durch die anteroposteriore Tiefe des Vomer hinauf zum Rostrum des Sphenoidale verläuft.

Bewegung

Der bilaminare Vomer ist derart zart, daß er sich durch Impulse der wesentlich widerstandsfähigeren Maxillae und Sphenoidale leicht verformt; in solchen Fällen hat seine Bewegung unter Umständen weder eine Achse, noch ist sie gleichmäßig. Wenn der Knochen „tyrannisiert" wird, sorgt seine Geschmeidigkeit für den größten Anteil seiner Motilität.

Osteopathisches Modell

Im klassischen (gleich-bewegenden) Modell bewegt sich der Vomer, als ob er mit dem Sphenoidale und dem Ethmoidale als Zahnräder verbunden wäre. Von der linken Kopfseite betrachtet bewegt er sich während der Flexion, genau synchron mit dem Ethmoidale, im Uhrzeigersinn. Wenn das Sphenoidale in Flexion geht und gegen die Nase hin taucht, geht der Vomer in Wirklichkeit in eine Rückwärtsbeugung.

Fließend-elektrisches Modell

Im fließend-elektrischen Modell bewegt sich der Vomer in der komplexen Art eines „eiernden Rades". Der Auflösungspunkt bewegt sich um die Oberfläche einer imaginären Kugel von etwa 1,3 cm Durchmesser, die in der Mitte des Vomer liegt.

Diagnostische Überlegungen

In Anbetracht seiner schlanken Zartheit spielt der Vomer bei physiologischer und energetischer Dysfunktion eine überraschend wichtige Rolle. Torus palatinus (siehe unten) zeigt, welch mächtige Wirkung er auf scheinbar weit widerstandsfähigere Knochen haben kann.

Energie

Der Vomer ist jener Knochen, der die Kehl-Seele mit der Seele des Inneren Auges verbindet – hier verbinden wir das, was wir sehen, mit dem, was wir sagen. Eine Studentin schilderte folgende Erfahrung:

Meine Partnerin berührte meinen Vomer durch den harten Gaumen hindurch. Hugh führte die Klasse und erwähnte, daß die Verbindung zwischen Sehen und Aussprechen sehr fein sei. Im selben Augenblick erfuhr ich meinen Vomer als eine Scheibe aus Licht, die bis hinauf zu meinem Ethmoidale reichte; dieses entzündete sich wie ein Kristallpalast ... dann erschien darüber ein Loch, und ich sah durch dieses Loch hindurch die wirkliche Lösung für alles, was gerade jetzt in meinem Leben geschieht.

Der Vomer ist Gegenwart und das Hinführen zur Wahrnehmung.

Er ist für das Funktionieren des Inneren Auges außerordentlich wichtig. Hinduistische, taoistische und Zen-Meditationspraktiken – alle achten sie das Gouverneursgefäß, die Incisivknochen und den Vomer, indem sie die Zungenspitze an den harten Gaumen pressen. Die Zunge kann – wie alle zugespitzten Strukturen – Energie gut übermitteln; in diesem Fall wird Teil ihrer Energie entlang des Vomer zum Sphenoidale, dem Sitz des Inneren Auges, gelenkt. (Die genaue Energiequalität und wo die Energie hingeht hängen davon ab, wie der Meditierende mit seinem Atem, seiner Visualisierung und seiner Absicht umgeht.) Der chinesische Meister Dong Shaoming stellt fest, daß, wenn Energie angemessen gezügelt und in den Körper gelenkt wird, „der Geist wie ein Schwert ist." Der Vomer ist Teil des Schwertes.

Trauma und Dysfunktion

Die Mittellinienplatten von Vomer und Ethmoidale werden während der Geburt oder durch die unzähligen Stürze in der Kindheit häufig verschoben, und viele verknöchern in der verschobenen Anordnung. Sie scheinen mit einer leichten Abweichung am besten zu funktionieren. Die Dünnwandigkeit und Biegsamkeit des Vomer machen es möglich, daß die Kompressionen und Verdrehungen des Craniums geschehen können, ohne den Vomer zu veranlassen, in die mediane Palatinalnaht oder durch den harten Gaumen durchzuragen. Wenn der Vomer inferior auf die mediane Palatinalnaht drückt, verursacht er am Dach des harten Gaumens eine wurstförmige Verformung, die als Torus palatinus bekannt ist.

In Craniosacralarbeit kann Torus palatinus behandelt werden, indem alle knöchernen Artikulationen des Vomer normalisiert werden. Bei der Behandlung von Torus palatinus ist dein Ziel das Schaffen eines knöchernen Raums für den Vomer, indem du die Maxillae vom Sphenoidale löst und Lage, Bewegung und energetische Ladung von Sphenoidale, Ethmoidale und den Palatina normalisierst. Ebenfalls hilfreich ist es, die reziproke Spannungsmembran auszubalancieren und die Mandibula zu dekomprimieren, um sicherzugehen, daß die maxillaren Zähne nicht unabläßig eingekeilt werden. Doppelgriffe wie der orale coronale Scherungstest und die orale Daumentechnik für den Vomer befähigen dich, den Vomer mit seinen widerstandsfähigeren Nachbarn auszubalancieren. Du arbeitest mit dieser Gegebenheit, bis Maxillae und Sphenoidale ruhig und ohne Regelwidrigkeiten seitens des Vomer funktionieren.

Der Vomer kann an sphenoidaler Sinusitis beteiligt sein, indem er das Rostrum komprimiert und die Bewegung des Sphenoidale reduziert. Sinusitis ist eine Art Schrei nach Liebe und symptomatisch für jemanden, dem Zärtlichkeit von außen fehlt. Der Vomer ist mit Periosteum und Schleimhaut verkleidet. Diese Schichten und schließlich der Knochen werden durch gewohnheitsmäßigen Kokainkonsum zerstört.

Läsionstests für den Vomer

Damit du beim Suchen nach Läsionen des Vomer so sensitiv wie möglich sein kannst, verwendest du den „ethmoidalen oralen Daumenkontakt gepaart mit Occipitalkontakt" und das „Lösen der Lamina perpendicularis über Ethmoidale und Sphenoidale mit oralem Daumenkontakt". Eine Alternative ist die Vomertechnik mit dem oralen Zeigefinger; doch diese bringt deinen Körper tendenziell weiter vom Kopf des Klienten weg, und deshalb läßt sie eine gewisse dynamische Potenz vermissen, die bei den Techniken auf Daumenbasis gegeben ist.

Vergiß nicht, zwischen den einzelnen Kontrollsequenzen im „neutralen Zustand" eine Pause einzulegen.

Synchronie

„Synchronie" bezieht sich hier darauf, wie sich die Knochen im osteopathischen Modell verhalten, in dem das Sphenoidale und der Vomer sich zueinander verhalten wie Zahnräder. Du lebst dich ein, bis du den Rhythmus beider Knochen spüren kannst, und beurteilst dann, ob sie sich wirklich synchron bewegen. Denke daran, daß eine „geschwindigkeitsbegrenzende" Wirkung entsteht, wenn die Bewegung des Sphenoidale sich durch den Vomer auf den harten Gaumen überträgt; das ist normal. Sei dir bewußt, daß das ausgedrückte Muster, wie im fließend-elektrischen Modell, auch gegenläufig bewegt sein kann.

Du arbeitest interaktiv, um die elektrischen, fließenden und mechanischen Komponenten zu optimieren und zu ermöglichen, daß Synchronie (oder gegenläufige Bewegung) wieder zurückkehren. Wenn das nicht funktioniert, kannst du Sutherlands Griff in Erwägung ziehen und zu entwirren beginnen.

Torsion

Du hältst deinen Kontakt und leitest mit deinem oralen Kontakt eine Torsion um eine imaginäre vertikale Achse durch die Mittellinie des am weitesten inferioren Teils des Vomers ein. Du bewegst dich erst im, dann gegen den Uhrzeigersinn und beobachtest die Leichtigkeit und Qualität dieser Bewegungen und ihre Auswirkungen auf Bewegung, Lage und elektrisches „Sich-anfühlen" des Sphenoidale.

Eine Dekompression wird die Normalisierung von Torsionsmustern oft unterstützen. Um eine Dekompression der Maxillae zu erzielen, legst du eine Hand in einem umspannenden Kontakt von außen her unmittelbar superior des maxillaren Alveolarkammes, genau dorthin, wo die Maxillae sich leicht verengen, während die Zahnwurzeln spitz zulaufen. Du läßt unter den Nasenlöchern des Klienten etwas Raum und legst die Spitzen von Zeige- und Mittelfinger deiner andern Hand über die umspannende Hand und auf die Maxillae gleich unterhalb der Nasenlöcher. Du dekomprimierst die Maxillae, indem du einen leich-

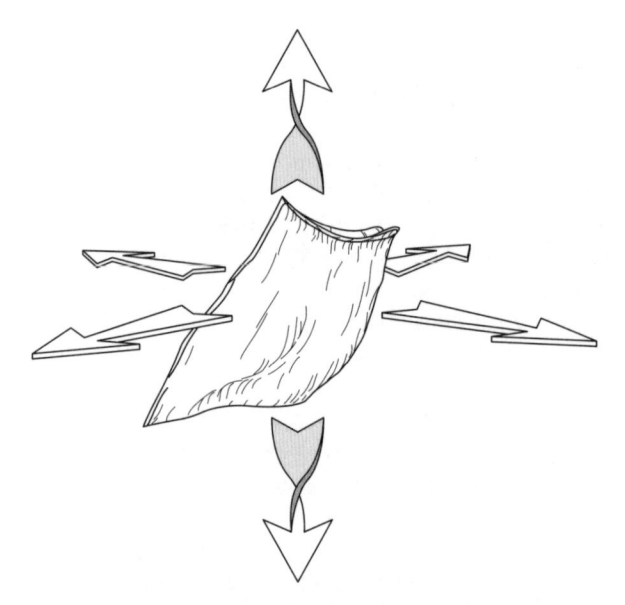

Mikrobewegungen des Vomer: mögliche Bewegungen der Cranialen Welle

ten, jedoch bestimmten Kontakt aufnimmst und sie inferior bewegst, wenn die cranialen Wellenformen die Knochen inferior nehmen. (Eine alternative Technik mit ähnlicher Wirkung wäre die Dekompression und das Entwirren des Os incisivum.)

Scherung

Nun nimmst du den harten Gaumen lateral und bewegst so den unteren Rand des Vomer lateral. Du machst den Test auf einer Seite, kommst in eine neutrale Lage zurück, hältst inne und wiederholst ihn dann auf der anderen Seite. Die Diagnose einer Scherungsläsion wird entsprechend jener Seite gestellt, in die der Vomer sich am leichtesten bewegt.

Der orale coronale Scherungstest eignet sich am besten zur Korrektur einer Scherungsläsion. Du bewegst dich mit beiden Händen erst auf die fließendste Seite, bis du Lösung fühlst. Dann erforschst du sanft, wieviel Bewegung auf der eingeschränkten Seite vorhanden ist, bis auch diese frei wird.

Dekompression

Im letzten Test geht es darum, abzuschätzen, ob der Vomer den Maxillae ermöglicht, frei nach anterior zu gleiten – das heißt, ob die Naht, an der der Vomer auf den Maxillae ruht, flexibel genug ist, um anteriore Bewegung zuzulassen. Du bewegst deinen oralen Finger in rein anteriore Richtung, wobei du eher taktile Haftung als tatsächlichen Druck auf die Palatina einsetzt. (Ein Stück Papiertaschentuch von der Größe einer Fingerbeere zwischen deinem Handschuh und der Schleimhaut erleichtert das Anhaften.)

Der Teil der anterioren Dekompression aus Sutherlands Griff ist die beste Technik, um eine Einschränkung des anterioren Gleitens zu behandeln. Du bewegst dich zuerst in jene Richtung, in der es am leichtesten geht, und erforschst und befreist danach sanft die eingeschränkten Gebiete.

Querverbindungen

Der Vomer ist unschuldig. Ohne muskuläre Anheftungen und mit herzlich wenig Masse wird er von seinen kraftvollen und dynamischen Nachbarn beeinflußt. Diese sind Täter und Spieler – der Vomer ist eine Schachfigur. Doch diese Schachfigur spielt nichtsdestoweniger eine wichtige Rolle bei Torsionen der Maxillae, die sie an das Sphenoidale weitergeben kann. Gleichermaßen kann sie sphenoidale Muster an die Maxillae weitergeben.

Visualisieren

Um den Vomer zu visualisieren, bringst du zwei hauchdünne Knochenscheiben vor dein geistiges Auge. Ihren oberen Anteil verlängerst du, bis er auf das Sphenoidale trifft; dann fügst du der Unterseite etwas mehr Maße an, um ihm Stärke zu verleihen. Oder du stellst dir ein großes kristallenes Champagnerglas vor, preßt seine Seiten zusammen und richtest es in jener Ebene aus, die der Vomer im Innern des Kopfes einnimmt. Du kannst mit anatomischen Bildern arbeiten, die dir die Beziehung zwischen Sphenoidale, Ethmoidale, Knorpelgewebe des Vomer und Maxillae verstehen helfen.

Techniken

Vomertechnik mit oralem Zeigefingerkontakt

Du stehst seitlich des Klienten und nimmst mit dem Zeigefinger einen Kontakt im Innern des Mundes auf, gleich anterior der transversen Palatinalnaht. Du siehst nach, ob ein Torus palatinus vorhanden ist. Mit der andern Hand umspannst du die großen Flügel des

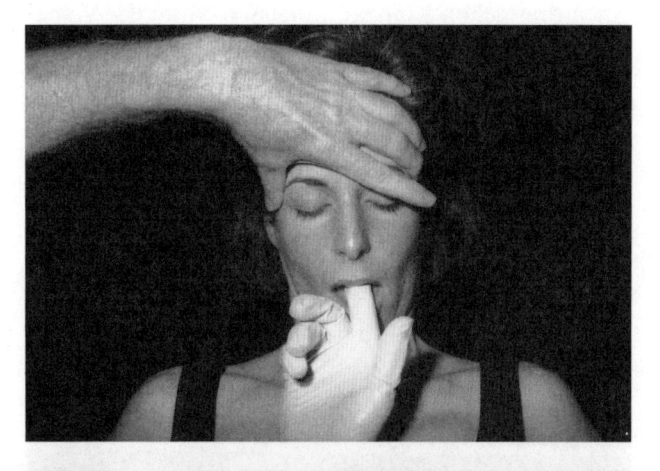

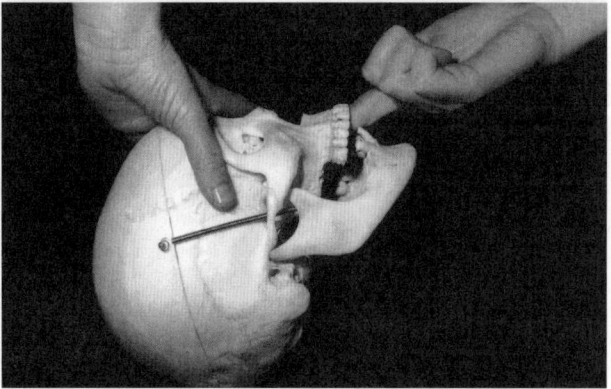

Vomertechnik mit oralem Zeigefingerkontakt; zwei Ansichten

Sphenoidale; mit der Wurzel deines Zeigefingers bist du fest mit Glabella verbunden.

Du lebst dich zuerst in den harten Gaumen und den Vomer ein. Dort beurteilst du die Motilität, indem du energetisch durch den harten Gaumen „hindurchgehst", bis du die subtilen Bewegungen des Vomer aufnehmen kannst. Dann „horchst" du auf deine sphenoidale Hand und nimmst die Verbindung zwischen den Mustern des Vomers und des Sphenoidale wahr. Du balancierst die beiden sorgfältig aus.

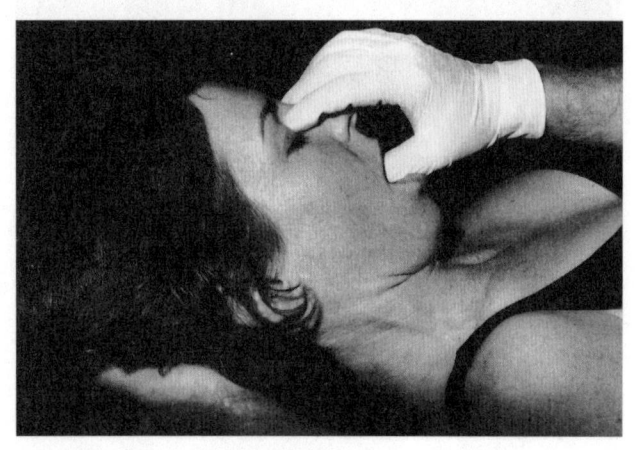

Vomertechnik mit oralem Daumenkontakt

Wenn du Rechtshänderin bist, sitzt oder stehst du zur Rechten deines Klienten. Mit beiden Händen hebst du seinen Kopf von der Liege ab, bis du das Occipitale bequem in deiner nicht-dominanten hohlen Hand halten und es von der Liege trennen kannst; dein nicht-dominanter Ellbogen liegt hierbei lateral des rechten Ohrs des Klienten. Nun nimmst du mit deiner dominanten Hand im Innern des Mundes, auf dem harten Gaumen anterior der Palatina, einen Daumenbeerenkontakt auf. Zeige- und Mittelfinger deiner dominanten Hand umspannen die Nase, liegen einander gegenüber und haben gleich unterhalb der frontomaxillaren Nähte Fingerbeerenkontakt mit den am weitesten superioren Aspekten der Maxillae. So erhältst du einen dreifachen Kontakt, in dessen Mitte der Vomer liegt. (Falls es sich unnatürlich anfühlt, mit der dominanten Hand im Gesicht zu arbeiten, wechselst du die Hände.)

Du nimmst dir Zeit, dich einzuleben und dann in beiden Bereichen mit den Entwirrungsmustern zu arbeiten. Du kannst mit dieser Technik die Maxillae und den Vomer entwirren und starken Einfluß auf das Ethmoidale ausüben. Sie ist gegen das Ende einer Sitzung hin günstig, da sie dir die nützliche Fähigkeit gibt, die vordere Hälfte des Kopfes mit der hinteren auszubalancieren. Du kannst mit ihr noch weiter ins Detail gehen, indem du daran arbeitest, die Beziehung zwischen der Falx und der Pflugschar des Vomer zu normalisieren, die Teil der energetischen Ebene der Falx ist und deren inferioren Pol repräsentiert.

Weitere Techniken, die den Vomer beeinflussen können

- Dekompression und Entwirren des Os incisivum
- Sämtliche Arbeit mit dem Ethmoidale
- Sutherlands Griff
- Maxillare laterale Dekompression der medianen Palatinalnaht
- Drainage der Lufthöhle des Sphenoidale
- Oraler coronaler Scherungstest
- Doppelgriff mit Sphenoidale und Zygomatica von außen
- Palpieren und Entwirren der Mandibula mit den Daumen im Mund
- Rolfing im Naseninnern

Vomertechnik mit oralem Daumenkontakt

30
Die Ossa zygomatica

Etymologie

Zygoma: griechisch für „Wangenknochen"

1. Facies lateralis
2. Facies temporalis
3. Facies orbitalis
4. Processus temporalis: posterior gerichtete vorstehende Artikulation über eine leicht verzahnte Naht mit dem temporalen Anteil des zygomatischen Bogens
5. Processus frontalis; artikuliert über eine tiefer verzahnte Naht mit dem Processus zygomaticus des Frontale
6. Foramen zygomaticofaciale; führt den zygomaticofacialen Ast des zygomatischen Nervs (Teil von CN V, dem maxillaren Zweig des Trigeminus) durch das Zygomaticum zum Foramen zygomatico-orbitale
7. Foramen zygomatico-orbitale
8. Foramen zygomatico-temporale; führt den zygomatico-temporalen Ast des zygomatischen Nervs

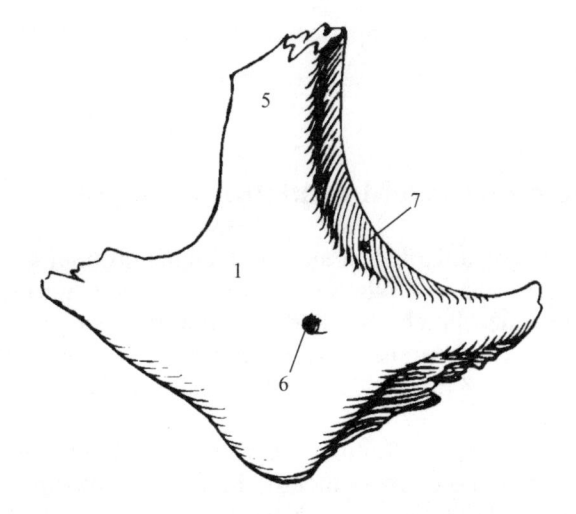

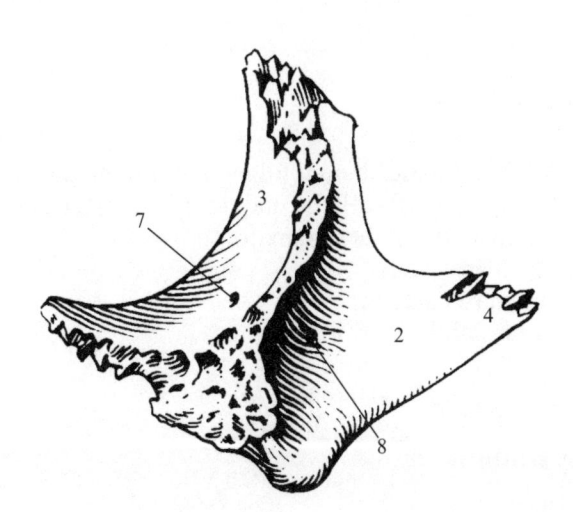

Embryologie und Osteologie

Die Zygomatica beginnen acht Wochen nach der Empfängnis von drei Zentren einer membranösen Matrix aus zu verknöchern. Diese Zentren verschmelzen im allgemeinen fünf Monate nach der Empfängnis, doch gelegentlich bleiben sie ein Leben lang in zwei Teilen, einem superioren und einem inferioren.

Anatomie

Die Zygomatica liegen am Gesichtsrand und bilden die inferioren und lateralen Ränder der Augenhöhlen.

Struktur

Die Zygomatica sind kurze, starke, gedrungene, vierfüssige, komplex gebogene Knochen; sie sind aus ausnehmend widerstandsfähigem Diploeknochen konstruiert.

Lage

Die Zygomatica formen die laterale Hälfte des inferioren Randes der Augenhöhle und drei Viertel ihres lateralen Randes. Sie bilden die Wölbung der Wangenknochen.

Orientierungspunkte

Die inferioren Winkel der Zygomatica findest du, wenn du von der Stelle, wo die Nase auf die Oberlippe trifft, eine laterale Linie ziehst und eine zweite Linie vom lateralen Augenwinkel inferior. Die beiden Linien kreuzen sich am inferioren Winkel der zygomaticomaxillaren Naht. Die Zygomatica reichen posterior drei Finger breit über den lateralen Augenwinkel hinaus. Superior erreichen sie den lateralen Ausläufer der Augenbraue. Anterior reichen sie bis zu einem Punkt direkt inferior der Pupille des Auges.

Nähte und Artikulationen

Die Zygomatica besitzen je vier Nähte. Die äußerste und vorstehendste ist die Artikulation mit den Temporalia, eine stark variable gezackte Naht, die auf der superioren Oberfläche mehr anterior ist als auf der inferioren. Die widerstandsfähigste Naht ist ein massiv gewelltes, im Querschnitt dreieckiges Gelenk mit den Maxillae. Dieses Gelenk hat doppelt soviele Bänder wie die Sagittalnaht. Die Artikulation mit dem Frontale ist verzahnt und ungefähr von der Festigkeit einer typischen Sagittalnaht. Die zarteste Naht ist die Verbindung zum Sphenoidale, die aus einschichtigem Corticalknochen besteht, der leicht abgestuft oder unregelmäßig ist.

Jedes Zygomaticum artikuliert mit vier Knochen:
- einem Temporale
- dem Sphenoidale
- dem Frontale
- einer Maxilla

Gewicht

Ein medizinisch präpariertes, disartikuliertes Zygomaticum wiegt ca.1,5 g.

Anatomie und Muskulatur im Detail

Die Zygomatica haben an Größe eingebüßt und sind ein schwacher Abklatsch ihrer ehemaligen australopithecinen Pracht. Sie sind jedoch immer noch stark – freie Strebepfeiler aus Diploeknochen. Die vier Nähte der Zygomatica begründen ihre anatomische Bedeutung.

Die Faszie des Temporalis, zäh wie das Fell einer Trommel und doppelschichtig, heftet sich am superioren Rand des zygomatischen Bogens an.

Muskulatur

An den Zygomatica heften folgende Muskeln an:
- Masseter, oberflächliche und tiefe Fasergruppen
- Zygomaticus minor und major
- Orbicularis oculi
- Auricularis anterior
- Levator labii superioris

Physiologie

Die Zygomatica helfen mit, die dünnwandige temporale Squama, die Temporallappen des Gehirns und die Hypophyse zu schützen. Sie bilden auch eine Schutzhülle für die darunterliegende Sehne des Temporalis, die großen Flügel des Sphenoidale und die lateralen Ränder der Augenhöhle. Im weiteren handeln die Zygomatica als Geschwindigkeitsbegrenzer zwischen den markant exzentrischen Bewegungen der Tempo-

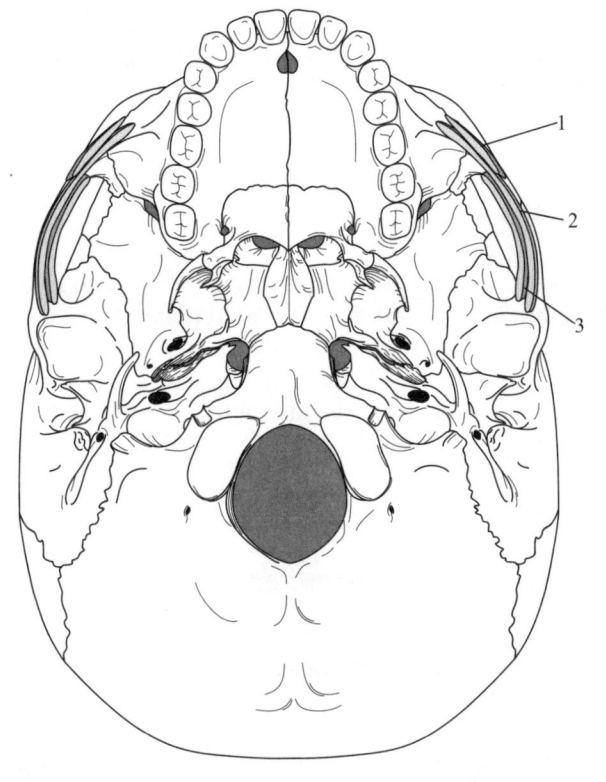

Craniale Basis mit dem zygomatischen Bogen und dem Massetermuskel (schattiert)

1. Oberflächlicher Teil des Masseter
2. Tiefer Teil des Masseter
3. Tiefster Teil des Masseter

ralia und der relativen Trägheit der Maxillae. Sie sind die weitaus widerstandsfähigsten unter den Geschwindigkeitsbegrenzern.

Rotationsachsen

Das klassische Modell gibt den Zygomatica Rotationsachsen, die horizontal und in einem Winkel von 45 Grad durch die Knochen laufen. Winkel und Bewegungsebene sind identisch mit den Temporalia; das hilft mit, zwischen den beiden Knochen an ihrer Artikulation im zygomatischen Bogen Übereinstimmung aufrechtzuerhalten.

Bewegung

Die Bewegung der Zygomatica stimmt mit jener der Temporalia überein: Sie drehen sich also in Flexion nach außen und um parallele, anteromediale Achsen in einem Winkel von 45 Grad. An ihren Artikulationen mit den Maxillae und den Temporalia bilden die Zygomatica ein Scharnier. Wenn Temporalia und Zygomatica normal arbeiten, gibt es an ihrer Naht praktisch keine Bewegung; das hilft deren Zartheit erklären – sie braucht keine ausgedehnte Oberfläche, um überschüssige Bewegung zwischen zwei unvereinbaren Knochen auszugleichen.

Osteopathisches Modell

Um das osteopathische (gleich-bewegende) Modell der zygomatischen Bewegung zu verstehen, kannst du dir das linke Zygomaticum als Griff eines Kessels vorstellen, der am Kessel anterior mit der zygomaticomaxillaren und posterior mit der temporozygomatischen Naht befestigt ist. Die Scharniere des Kesselgriffs sind im oben erwähnten anteromedialen Winkel von 45 Grad zur medianen Ebene des Kopfes ausgerichtet. Läßt du den Griff um 5 Grad sinken, ist das linke Zygomaticum in Flexion. An den Zygomatica läßt sich oft, deutlich und verstärkt, der Zustand der Temporalia ablesen; auch erhalten sie Impulse vom Sphenoidale und (etwas weniger) vom Frontale. Die Zygomatica leiten Bewegung an die Maxillae weiter, nicht aber umgekehrt.

Fließend-elektrisches Modell

Das fließend-elektrische Modell postuliert für die Zygomatica einen aufeinanderfolgenden oder abwechselnden Flexions- und Extensionszyklus, der sich an die „fließende" Bewegung des Sphenoidale anpaßt. Wenn der linke große Flügel des Sphenoidale gegen die Nase taucht und inferior in Torsion geht, taucht das linke Zygomaticum inferior – es übernimmt die Bewegung des Sphenoidale vollkommen.

Diagnostische Überlegungen

Der Schlüssel zum Verständnis der Zygomatica liegt in ihrer Fähigkeit, Bewegungsmuster, Grundstellung und Energie dreier sehr wichtiger Knochen zu modifizieren: des Sphenoidale, der Maxillae und der Temporalia. Sie sind durch die zahllosen Stürze der Kindheit häufig traumatisiert. Jungen sind öfter in Boxkämpfe verwickelt als Mädchen und werden öfter auf das linke als auf das rechte Zygomaticum geschlagen (es gibt mehr rechtshändige Menschen, und diese holen mit der rechten Hand zu einer Ohrfeige aus, schlagen also meist die linke Seite ihres Gegners).

Mit den Zygomatica arbeitest du in der Behandlung von Sinusitis, vor und nach kieferorthopädischen Eingriffen und nach allen Gesichtstraumata.

Energie

Die Zygomatica sind der Adlerschnabel, sind winkelförmige Kriegsbemalung der Cherokee als Rangabzeichen in leuchtenden, rufenden Farben. Sie sind stolzes Auftreten. Jede Romanheldin bei Louis L'Amour besitzt hohe, vorstehende Wangenknochen (und es gibt keine Helden mit schlaffen Zygomatica). 1992 lobte die *New York Times* in ihrem Nachruf für Marlene Dietrich unter vielem andern, daß sie „die Dame mit den großartigen Beinen und den phantastischen Wangenknochen gewesen sei."

Die Zygomatica sind der obere Bereich der Kehl-Seele. In optimaler Verfassung vermitteln sie Empfindungen von Stärke und Schutz. Straff gespannte Zygomatica können auf einen Menschen hinweisen, der in seinem Wesen erstarrt ist und in seinem Leben Zerbrechlichkeit ausdrückt.

Trauma und Dysfunktion

Die Zygomatica formen die lateralen und inferioren Anteile der Augenhöhlen und spielen in bezug auf den Schutz der Augen eine sehr wichtige Rolle. Als Leibwächter (eigentlich: „Augenwächter") werden sie häufig geschlagen, sind Zielscheiben für tausenderlei Kränkungen und Mißbräuche durch Haltungsgewohnheiten, vom Aufstützen des Kopfes auf die Hand bis hin zu den Schlägen von Sportarten mit helmlosem Körperkontakt. Ein Gesichtstrauma kommt im Leben häufig vor. Wann immer die Maxillae, wenn auch minimal, verletzt sind, was selbstverständlich Zahn- und Kieferbehandlungen einschließt, – prüfe danach den Zustand der Zygomatica. Die Zygomatica sind es wert, in jedem beliebigen Behandlungsprotokoll berücksichtigt zu werden, besonders dann, wenn ein Trauma vorhanden ist.

Die Zygomatica handeln als starke Regler der Maxillae, des Sphenoidale und – in kleinerem Ausmaß – des Frontale. Die Normalisierung der Zygomatica ist eine Schlüsselkomponente in der Behandlung von Sinusitis, die durch jegliche Kompression der zygomatischen Nähte verschlimmert wird. Die Zartheit der temporozygomatischen Naht erzählt uns, daß es hier eine synchrone Bewegung gibt und daß die Biegsamkeit der Knochen sich am meisten um das Auffangen von Schlägen kümmert, das den zygomatischen Bogen abverlangt wird.

Querverbindungen

Obwohl dominante Regler der Bewegung von Maxillae und Sphenoidale, scheinen die Zygomatica auf die Temporalia – möglicherweise wegen der dem Stützpfeilerbogen innewohnenden Flexibilität und der feinen Naht, die sie verbindet – keinen großen Einfluß auszuüben.

Visualisieren

Der beste Weg, diese kleinen Knochen zu visualisieren, liegt darin, disartikulierte Zygomatica zu studieren. Beim Visualisieren der Zygomatica eines Klienten kann es helfen, sich vorzustellen, wie sich alle ihre Nähte lösen und der fließend-elektrischen Bewegung anpassen.

Techniken

Palpieren der Zygomatica mit drei Fingern

Das ist ein eleganter, nützlicher Griff, um Viscerocranium und Sphenoidale zu befreien. Du sitzt oder kniest am Kopfende der Liege. Du berührst den inferioren Aspekt der Zygomatica, palpierst sie mit einer kleinen, zarten Berührung dreier Finger um ihren lateralen Winkel und unterhalb des anteroinferioren Randes. Du erinnerst dich daran, wie weit anterior – über den halben Bogen hinweg – die zygomatischen Prozesse der Temporalknochen in Wirklichkeit reichen und vergewisserst dich, daß du anterior dieser Naht bist. (Die Naht ist in der Regel leicht zu palpieren.)

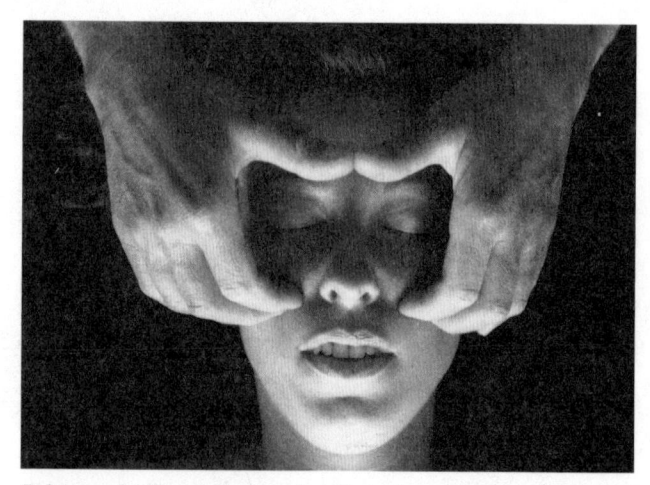

Palpieren der Zygomatica mit drei Fingern

Laterales Lösen der Zygomatica: Dekompression

Du bleibst beim oben beschriebenen Kontakt, überbrückst jedoch in diesem Fall das elastische Spiel der Haut. Deine Daumenbeeren legst du auf die anteriore Fläche von Zygomatica und Maxillae (über das infraorbitale Foramen) und gleichst deinen Fingergriff an, damit du zusätzlichen Halt für einen optimalen Kontakt hast. Sobald du einen starken Kontakt mit dem Knochen hast, beginnst du eine laterale Dekompression einzuleiten.

Zygomatica als „Fahrradlenker": Entwirren

Wenn du mit deinen Daumen und den andern Fingern denselben Griff hältst wie für die vorangegangene Dekompression, kannst du zu einem Entwirren übergehen, indem du deinen Kontakt wie die Lenkstange eines Fahrrads gebrauchst, um mit den Zygomatica auf beinahe allen Ebenen zu arbeiten. Besonders nützlich ist eine Kombination von lateralem, anteriorem und superiorem Zug. Da die Zygomatica an den anterolateralen Rändern des Schädels sitzen, können sie auch ähnlich wie sensible Griffe eines Kessels verwendet werden, um den cranialen „Kessel" in seine Form zurückzuschieben und zu -ziehen.

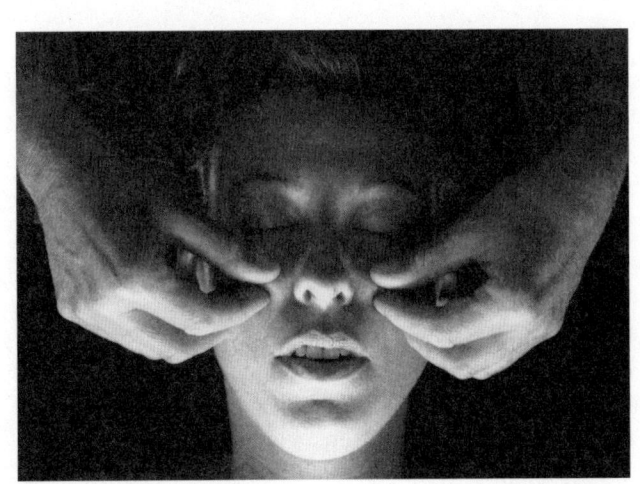

Laterale Dekompression und Entwirren

Zygomatica: Orale Anteriore Dekompression und Entwirren

Du stehst beim Kopf des Klienten. Du legst deine Zeigefinger in seinen Mund, an die Außenseite der oberen Zähne, und machst die fingerspitzengroße Öffnung unmittelbar posterior der zygomaticomaxillaren Naht ausfindig. Du beugst deine Zeigefinger in diese Höhlungen hinein. Bevor du mit einer Dekompression oder mit dem Entwirren beginnst, wartest du, bis du Motilität fühlen kannst.

Diese Technik eignet sich sehr gut, um beide Zygomatica anterior zu bringen. Es kann hilfreich sein, wenn du visualisierst, daß die temporozygomatische Naht im zygomatischen Bogen und die sphenozygomatische Naht gleich posterior der Augenhöhle auseinandergehen. Das ist eine vorbereitende Eröffnungstechnik für die Arbeit an jenen Knochen, die von den Zygomatica bestimmt werden: die Maxillae, die Palatina, das Sphenoidale und die Temporalia. Sie ist ebenfalls ein wichtiger Bestandteil beim Lösen von Sinusitis.

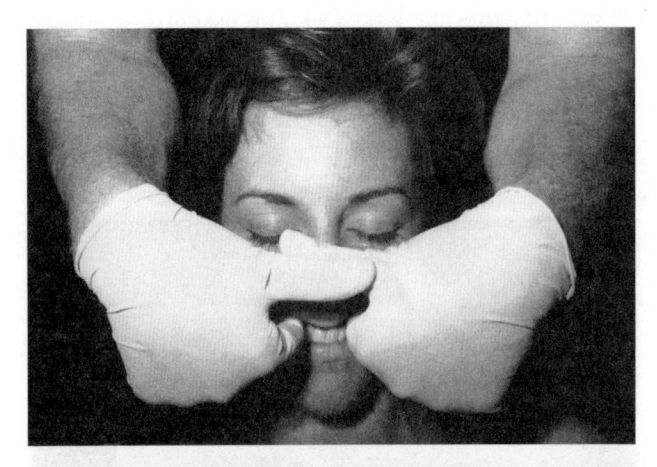

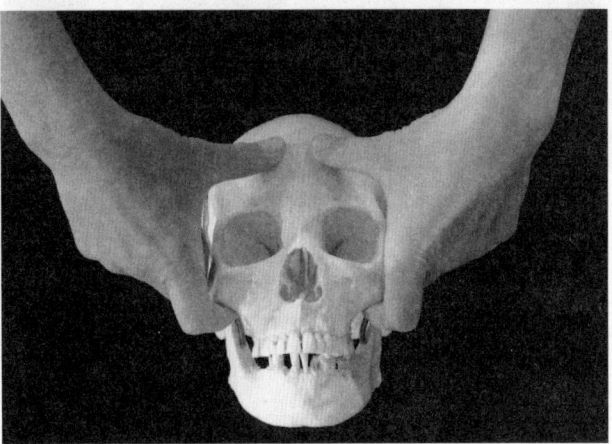

Zygomatica: Orale anteriore Dekompression und Entwirren

Orale Zeigefingertechnik mit Zygomatica und Nasalknochen

Bei einer medial gerichteten Stauchung können die Zygomatica eine Verschiebung oder Kompressions-Läsion der Nasalknochen verursachen. Diese Technik, auf einer etwas ungewöhnlichen Einwärtsdrehung des Zeigefingers beruhend, arbeitet daran, eine solche Kompression zu beheben. Sie befreit die Maxillae, indem sie jeglichen Druck seitens der Zygomatica oder der Nasalknochen auflöst.

Du sitzt oder stehst zur Linken des Klienten und legst deinen linken Zeigefinger in seinen Mund, so daß der Fingerschaft medial und inferior des zygomatischen Bogens liegt; der inferiore Winkel der zygomaticomaxillaren Naht dient dir als Anhaltspunkt für die Lage deines ersten Phalangealgelenks. Du folgst der normalen Flexionsbewegung, indem du den Schaft deines Zeigefingers einwärts drehst und die Maxillae inferior nimmst. Gleichzeitig nimmst du mit Zeige- und Mittelfinger der andern Hand einen „kneifenden" Kontakt auf und greifst so die oberen Rampen der Maxillae. Wenn du deinen medial gerichteten kneifenden Druck betonst, drehen die Nasalknochen sich dadurch nach außen.

Variationen sind eine Dekompression der Nasalknochen vom Frontale nach einer Stauchung oder das Ziehen der Zygomatica genau nach lateral, um für die Maxillae mehr emphatischen Raum zu schaffen.

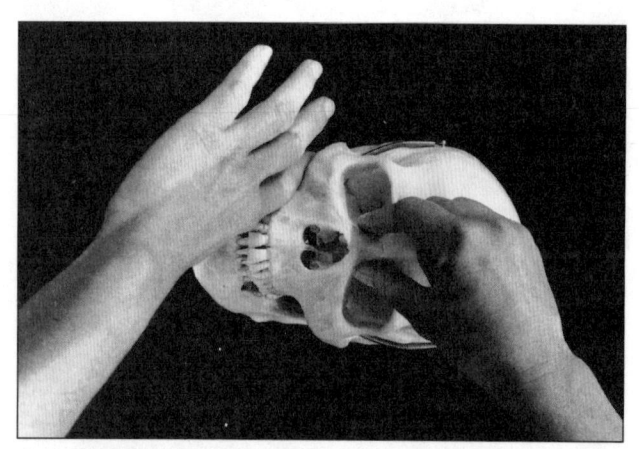

Orale Zeigefingertechnik mit Zygomatica und Nasalknochen

Zygomatica: Asymmetrisches Lösen der Frontalnaht

Diese Technik dient dazu, eine Kompression der frontozygomatischen Naht zu lösen, die beinahe immer das Sphenoidale beeinflußt haben wird.

Du stehst zur Linken des Klienten und drehst seinen Kopf auf die rechte Seite. Mit deiner rechten Hand nimmst du auf Sphenoidale und Glabella einen sehr eng umspannenden Kontakt auf, so daß deine Handfläche seine Schläfen und Stirn vom einen großen Flügel bis zum andern berührt. Dann umspannst du mit deinem linken Zeigefinger und Daumen beide Zygomatica. Du beginnst mit einer Dekompression, indem du die Zygomatica während der Flexionsphase inferior in eine Auswärtsdrehung (Flexion) bringst. Gleichzeitig holst du mit deiner rechten Hand den sphenofrontalen Komplex von den Zygomatica weg, indem du eine Extensionsbewegung einleitest und diese mit einer superioren Dekompression verbindest. Wenn nötig, fügst du zusätzlich eine leichte sphenobasilare Torsion oder eine Seitenbeuge-Bewegung an der Zielnaht hinzu.

Du normalisierst den Kopf mit einer oralen anterioren Dekompression der Zygomatica und gehst, sobald die frontozygomatische Naht sich gelöst hat, zum Entwirren über. Wenn diese Reihenfolge nicht funktioniert, gehst du, ohne Flexion oder Extension zu betonen, zu sensibler interaktiver Arbeit und dann zum Entwirren über, bis die Nähte sich lösen und zu ihrer normalen Elastizität zurückkehren.

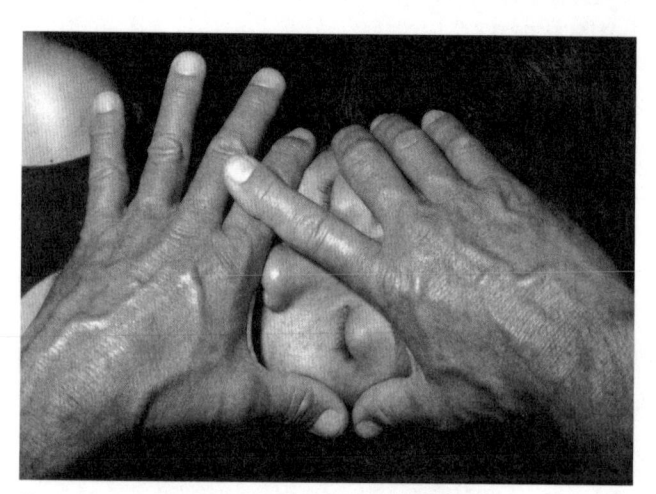

Zygomatica: Asymmetrisches Lösen der Frontalnaht

Weitere Techniken, die die Zygomatica beeinflussen können

- Sämtliche Temporaltechniken
- Maxillare laterale Dekompression der medianen Palatinalnaht
- Lösen der Masseter
- Anteriore Dekompression des Frontale
- Sphenobasilare Dekompression
- Oraler coronaler Scherungstest
- Den Klienten anhalten, vom Aufstützen seines Kopfs über ein Zygomaticum in die Hand abzusehen

31 Die Maxillae

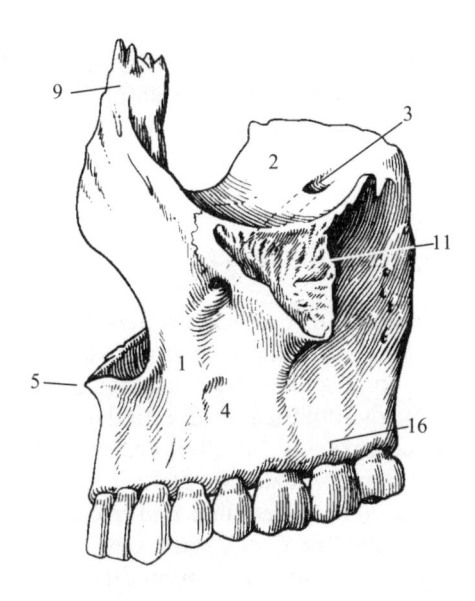

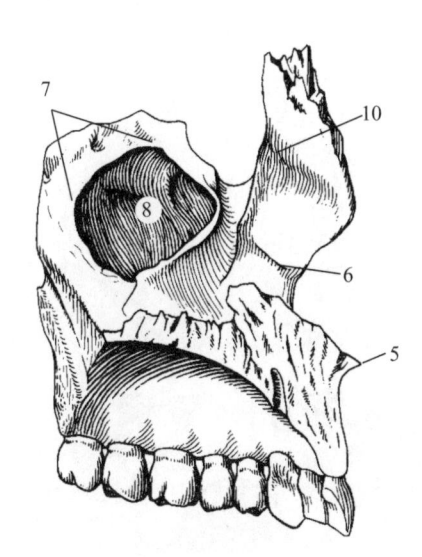

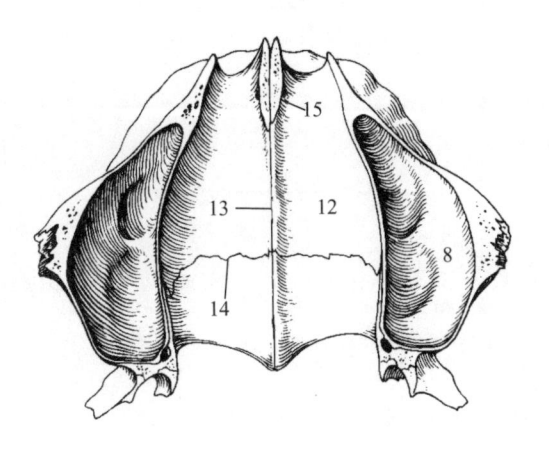

Etymologie

Maxilla: *Lateinisch für „Oberkiefer"*

1. Corpus maxillae; enthält die maxillare Lufthöhle
2. Facies orbitalis maxillae; bildet einen Teil des Augenhöhlenbodens
3. Foramen infraorbitale und Kanal; führt Infraorbitalarterie und -nerv, Teil des CN V, Trigeminus
4. Facies anterior maxillae
5. Spina nasalis anterior; scharfe vorspringende Verlängerung für die Anheftung des knorpeligen Septum nasi; Gouverneursgefäß 26, „Mitte des Menschen", liegt im tiefsten Teil der Kurve unterhalb der Spina
6. Crista conchalis, geformt durch die Anheftung der Concha inferior
7. Hiatus maxillaris; große Öffnung in der medialen Wand der maxillaren Lufthöhle, posterior vom Palatinum, anterior von der Concha inferior weitgehend zugedeckt
8. Sinus maxillaris oder Antrum Highmori
9. Processus frontalis maxillae; artikuliert mit dem Frontale über eine verzahnte Naht mittlerer Tiefe
10. Crista ethmoidalis; diagonale Kante für die Artikulation der Concha media
11. Processus zygomaticus, artikuliert mit dem Zygomaticum über eine gezahnte Naht
12. Processus palatinus; horizontale Platte, die die anterioren zwei Drittel des harten Gaumens bildet
13. Sutura palatina mediana, etwas aufgerauhte intermaxillare Artikulation
14. Sutura palatina transversa; etwas aufgerauhte maxillopalatinale Artikulation
15. Canalis incisivus, an der Nasenoberfläche doppelt, an der oralen Oberfläche einfach; führt den nasopalatinalen Nerv, einen Zweig des pterygopalatinalen Ganglions
16. Alveolarkamm; erweitertes Gebiet der Maxilla; formt Sockel für die Zähne

Embryologie und Osteologie

Die Knochen und Muskeln, die mit Saugen und Schreien zu tun haben, sind natürlicherweise zuerst entwickelt und aktionsfähig. Die Maxillae beginnen sieben Wochen nach der Empfängnis von vier Ossifikationszentren aus einer membranösen Matrix heraus zu verknöchern. Bis zur zehnten Woche ist jede Maxilla in zwei Teilen verknöchert, dem Os incisivum anterior und der eigentlichen Maxilla posterior. Die maxillare Lufthöhle bildet sich als erste Lufthöhle; sie beginnt sich während des vierten Monats in der Entwicklung des Fötus zu zeigen.

Anatomie

Die Maxillae sind die zweitgrößten Knochen des Viscerocraniums und formen den inferioren und einen Teil des lateralen Randes der Augenhöhle. Sie bilden auch Teile der Nasenlöcher und des Mundes.

Struktur

Die Maxillae sind pneumatische Knochen; an den Alveolarkämmen bestehen sie aus widerstandsfähigem Diploeknochen; die übrigen knöchernen Anteile bestehen aus einer Mischung von viel dünnerem Diploeknochen (der posteriore maxillare Teil des harten Gaumens), dichtem und starkem einschichtigem Corticalknochen (dort, wo die Maxillae mit dem Frontale artikulieren) und hauchdünnem Corticalknochen, der die posterioren Wände der maxillaren Lufthöhle umgibt. Letzterer Knochen kann derart dünn sein, weil die Maxillae in diesem Bereich von den Zygomatica und den Massetermuskeln geschützt sind. Die Lufthöhlen haben die Größe von vollen zwei Dritteln der Augenhöhlen und sind die weitaus größten Lufthöhlen im Kopf.

Lage

Die Lage der Maxillae kann durch die oberen Zähne leicht ausgemacht werden – sie wurzeln alle in den Maxillae. Die Knochen reichen superior bis zu Nasion und posterior bis zu den Palatina; sie treffen medial aufeinander.

Orientierungspunkte

Räumlich scheinen sich die Maxillae beinahe überall vor dem Rampenlicht zu verstecken. In Wirklichkeit bilden die Nasalknochen den Vorsprung der Nase gleich inferior von Nasion, obwohl die Maxillae für deren Rampen sorgen. Am Rand des Gesichts entziehen die Zygomatica die Maxillae der Sicht. Mit Ausnahme der Schnurrbartlinie der Oberlippe und der inferomedialen Hälfte der Augenhöhlen sind die Maxillae beinahe versteckte Knochen.

Nähte und Artikulationen

Die Maxillae sind mit einer großen Vielfalt an Knochendicken und Nahtarten ausgestattet. Jede Maxilla besitzt eine sehr widerstandsfähige gezahnte Naht mit den Zygomatica – die tiefste Naht im Cranium –, eine gezackte Naht mit der benachbarten Maxilla, eine leicht gezackte Nahtlinie mit dem Incisivknochen, eine aufgeraute und irreguläre harmonische Nahtlinie für den Vomer, eine leicht verzahnte Naht mit den Palatina, ein modifiziertes har-

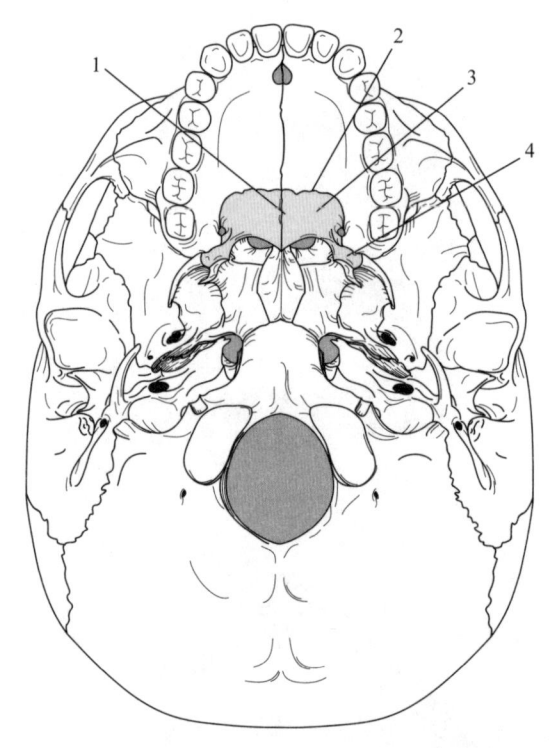

Die craniale Basis; gezeigt wird die Beziehung der Maxillae zu Sphenoidale und Palatina
1. *Sutura palatina mediana*
2. *Sutura palatina transversa*
3. *Os palatinum*
4. *Processus pyramidalis des Palatinum*

monisches Gelenk mit dem Ethmoidale und ein harmonisches Gelenk mit den Nasalknochen. Die Maxillae sind dort, wo sie mit dem Frontale artikulieren, durch eine gezahnte Naht ein wenig vertieft.

Jede Maxilla artikuliert mit mindestens neun Knochen, mit ihren eigenen Zähnen und den gegenüberliegenden Zähnen der Mandibula. Die Artikulationen bestehen mit:
- der anderen Maxilla
- dem Vomer
- dem Ethmoidale
- einem Zygomaticum
- einem Palatinum
- einer inferioren Concha
- einem Nasale
- dem Frontale
- einem Incisivknochen (dort verschwindet die Naht oft im Alter von fünfzig Jahren)
- jedem maxillaren Zahn
- der Mandibula über die Berührung der Zähne
- dem Sphenoidale, wenn die Palatina fehlen

Gewicht

Eine medizinisch präparierte, disartikulierte Maxilla – einschließlich ihres Incisivknochens – wiegt ca. 7 g.

Anatomie und Muskulatur im Detail

Jede Maxilla besitzt zwei Fossae (zygomatica und sphenomaxillaria), zwei Fissurae (sphenomaxillaria und pterygomaxillaria) und vier Processi (zygomaticus, nasalis, alveolaris – der selber acht Fächer für die Zahnwurzeln enthält – und palatinus). Jede von ihnen ist Teil von drei Höhlen, formt das Dach des Mundes, den Boden und die Seitenwände der Nasenhöhle und den größten Teil des Bodens der Augenhöhle.

Die Incisivknochen sind bis zum fünfzigsten Lebensjahr gewöhnlich von den Maxillae getrennt; danach verschwinden die Nähte, die sie von den Maxillae trennen, oft. Sie sind kleine, variable Knochen am anterioren Teil der Maxillae, die beidseitig die Alveoli für die zwei oberen Schneidezähne beherbergen.

An jeder Maxilla heften elf Muskelgruppen an. Für Craniosacralarbeit sind mediale Pterygoidei, Masseter und Buccinator am wichtigsten. Die sehr starke Muskulatur der Zunge, die nicht an den Maxillae befestigt ist, spielt, je nach dem, wie sie an den harten Gaumen gepreßt wird, wenn wir nachdenklich, spielerisch oder belastet sind, nichtsdestoweniger eine wichtige dynamische Rolle.

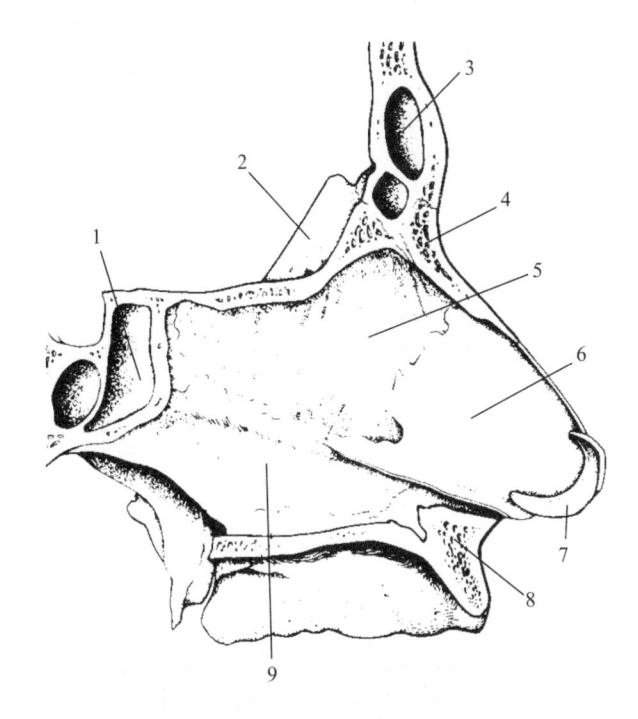

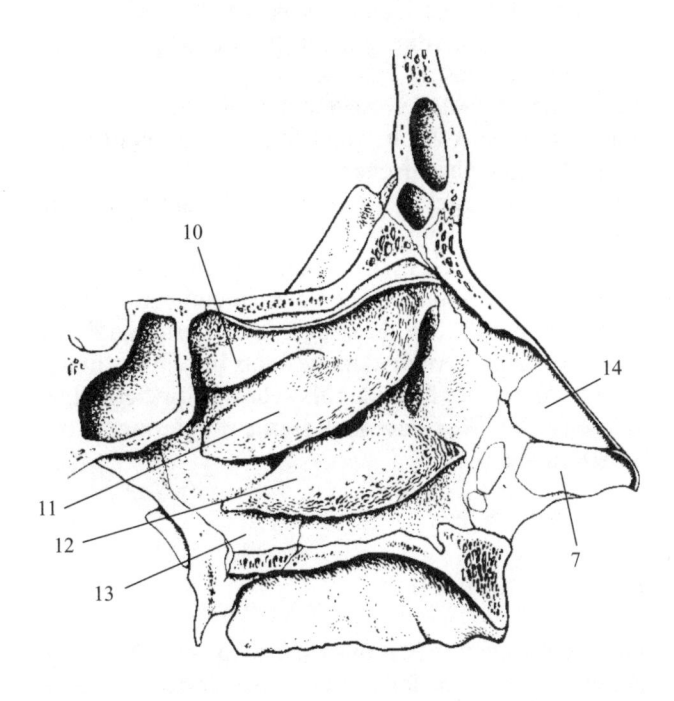

Nasenhöhle

Oben: Mediale Wand der rechten Nasenhöhle
Unten: Laterale Wand der linken Nasenhöhle

1. Sinus sphenoidalis (zwei Kammern)
2. Crista galli
3. Sinus frontalis
4. Rechter Nasalknochen
5. Lamina perpendicularis des Ethmoidale
6. Knorpel des Septum
7. Ala major des Nasenknorpels
8. Rechte Maxilla
9. Vomer
10. Concha superior
11. Concha media
12. Concha inferior
13. Linkes Os palatinum
14. Lateraler Nasenknorpel

Muskulatur

Folgende Muskeln heften an den Maxillae an:
- Mediale Pterygoidei (möglich)
- Masseter, die anterosuperioren Fasern
- Buccinator
- Orbicularis oris
- Depressor anguli oris
- Levator labii superioris
- Levator labii superioris alaeque nasi
- Levator anguli oris
- Nasalis
- Depressor septi nasi
- Risorius

Physiologie

Gerade die Dünnwandigkeit der Lufthöhle bedeutet, daß die komprimierenden Kräfte des Kauens durch die Flexibilität des Knochens zerstreut werden können, was den Maxillae auch hilft, Brüche zu vermeiden. Wir schlucken durchschnittlich 1800 Mal pro Tag. Jedes Schlucken bedeutet typischerweise eine Kompression der Zähne und kann zu einer möglicherweise bereits chronischen Hypertonizität des Temporomandibulargelenks weitere muskuläre Spannung hinzufügen.

Alle drei „Geschwindigkeitsbegrenzer" Sutherlands – die Zygomatica, die Palatina und der Vomer – artikulieren mit den Maxillae. Die Verteilung von Bewegungsmomenten kann deshalb für ein normales Funktionieren der Maxillae als sehr wichtig betrachtet werden. Die Maxillae sind starke Reglerinnen des Sphenoidale.

Rotationsachsen

Die klassischen Rotationsachsen für die Maxillae liegen in einer vertikalen Ebene; sie verlaufen durch die Mitte des harten Gaumens einer jeden Maxilla, lateral der medianen Palatinalnaht und anterior der transversen Palatinalnaht. Die Achsen gehen in ihrem Verlauf nach inferior lateral und leicht anterior auseinander.

Bewegung

Die Bewegung der Maxillae wird stark vom Zustand der Gesichtsmuskeln, der Bewegung des Sphenoidale und der Palatina und der gewohnheitsmäßigen Stellung der Zunge beeinflußt.

Osteopathisches Modell

Im klassischen (gleich-bewegenden) Modell gehen die Maxillae in Flexion auseinander, indem sie sich posterior weiten. Jede Maxilla divergiert um die oben beschriebene Rotationsachse.

Fließend-elektrisches Modell

Im fließend-elektrischen Modell ist die Bewegung der Maxillae ein Echo jener des Sphenoidale. Wenn das Sphenoidale also in seine fließend-elektrische Flexion geht, beugt sich der linke große Flügel zur Nase hin, bewegt sich aber auch inferior in eine leichte Torsion hinein, während die linke Maxilla sich gleichzeitig an ihrem posterioren Rand lateral und inferior bewegt.

Diagnostische Überlegungen

Die Maxillae erben dank der Nähe ihrer Lufthöhlen zu den oberen Zahnwurzeln mehr Krankheiten als jeder andere Knochen des Viscerocraniums. Der Zerfall der Wurzelkanäle breitet sich gern bis hinauf in die maxillare Lufthöhle aus, besonders dann, wenn, wie es oft vorkommt, der Wurzelkanal sich direkt in die Lufthöhle hinein öffnet. Die Herausforderung einer differenzierten Diagnose liegt darin, Zahnschmerzen vom Schmerz einer entzündeten Lufthöhle zu unterscheiden.

Energie

Die Maxillae bilden die obere Grenze von Vishuddha, der Kehl-Seele; deshalb beziehen sich ihre energetischen Inhalte auf Kommunikation, Beharrlichkeit, Zuneigung, Drohgebärde, Angriff und Verteidigung. Dieses Zentrum ist herausgefordert, unter Belastung klar zu kommunizieren – dann klingt deine Stimme optimalerweise klar wie Kristall. „Du willst die Wahrheit – ich werde dir die Wahrheit sagen!" – das ist die Kehl-Seele, die Energie, aufzustehen und die eigenen Rechte geltend zu machen. Sie ist auch Kreativität beim Singen, in Dichtkunst und Rede, gleichermaßen jedoch auch die entgegengesetzte Polarität, Ruhe – wie die alten Taoisten schrieben: „Die Quelle allen großen Handelns liegt in der Stille und in der Ruhe."

Jene, die wissen, sprechen nicht.
Jene, die sprechen, wissen nicht.
– Lao-Tse

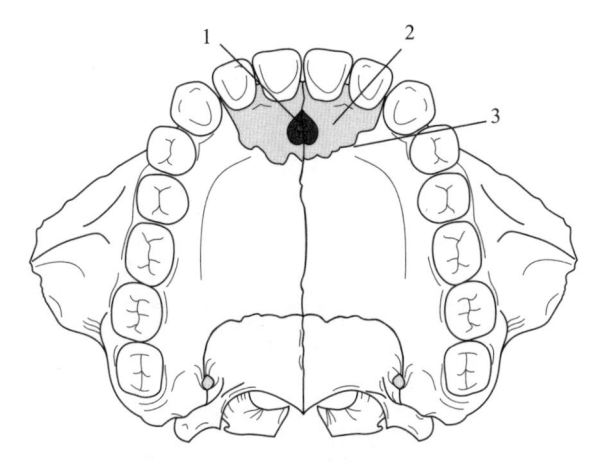

Inferiore Ansicht des Incisivknochens
1. Canalis incisivus (Nasen-Mundhöhlen-Gang)
2. Os incisivum
3. Sutura incisiva

Die Kehl-Seele ist vom ersten Eindruck bestimmt, den man durch das Empfangen von Nahrung und bedingungsloser Liebe mit der Muttermilch erhält. Sie ist ein Bereich, der mit der nach oben blickenden Haltung von Hingabe und ekstatischer Erfahrung in Verbindung gebracht wird (beredt gezeigt in der Euphorie des Läufers im Film *Chariots of Fire*).

Die Maxillae neigen dazu, Zorn, Ärger, sogar Bitterkeit, aber auch Loyalität zu speichern. Solche Loyalitätsgefühle sind oft unangebracht. Die Maxillae repräsentieren Grazie und die Anmut physischer Schönheit. Wenn sie von Überlegenheitsgefühlen oder Verachtung besetzt sind, blicken wir „hochnäsig" auf andere Menschen hinunter.

Zähne sind Stolz, Eitelkeit, Jugend, Attraktivität und Stärke. In einer Beziehung gegenseitiger Abhängigkeit „verbeißen sich" Maxillae und Mandibula in den geliebten Menschen. In jeder negativen Zustandsform verlieren die Maxillae ihre Flexibilität, und ihre Craniale Welle fühlt sich an, als ob sie sich durch grobkörnige Melasse bewegen würde.

Trauma und Dysfunktion

Die Kehle ist häufig ein Ort für Krankheit und emotionales Leiden. Wir ärgern uns, wenn wir zu jemandem sprechen wollen und das nicht tun dürfen oder können; wir neigen dazu, „uns auf die Lippen zu beißen" oder „auf die Zunge zu beißen". Bei geringeren Symptomen im Mund kann es sich darum handeln, ob wir die persönliche Wahrheit aussprechen, wenn wir uns aus Angst vor den Konsequenzen davor fürchten; das bringt das Feld in diesem Gebiet durcheinander.

Chirurgisch gesehen sind die Maxillae die wichtigsten Knochen im Viscerocranium, da sie, mehr als jeder andere Visceralknochen, Erben von Krankheit sind – allein schon wegen des Vorhandenseins der Lufthöhlen und des häufigen Durchbruchs von Wurzelkanalzerfall in dieselben. Die Austrittsöffnungen dieser tiefen Höhlen sind klein und liegen an den oberen Rändern der Höhle – eine gute Einrichtung für Wasserbewohner, da sie sie befähigt, mit der Nase gleich unterhalb des Wasserspiegels zu schwimmen und ihre Lufthöhlen trotzdem trockenzuhalten. Diese Einrichtung geht vermutlich auf die ausgedehnte Evolutionsperiode eines Lebens an Flußmündungen und in Küstennähe zurück, die frühe Hominoiden durchgemacht zu haben scheinen, doch es ist eine sehr unglückliche Einrichtung, wenn es darum geht, die Drainage der maxillaren Lufthöhlen wirksam zu gestalten.

Trotz all ihrer scheinbaren Stärke sind die Maxillae sehr rasch destabilisiert. Die weitverbreitete Verwendung von Zahnspangen, Brücken, Schienen, schlecht eingepaßten Teilprothesen und unverträglichen Füllungen wirken sich für die viscerocranialen Mechanismen verheerend aus. Für die Maxillae, weniger frei in ihrer Bewegung als die Mandibula und um so viel „näher der Heimat" (das heißt: näher am Sphenoidale und am Gehirn), ist es viel schwieriger, mit Kieferorthopädie fertigzuwerden, die die durchlaufenden cranialen Wellenformen behindert oder anhält.

In einer vollkommenen Welt wären sämtliche Zahnärzte voll ausgebildete Craniosacralheiler und würden vor und nach jedem zahnärztlichen Eingriff die craniale Mechanik ihrer Klienten überprüfen.

Maxillare Techniken zeichnen sich dadurch aus, daß sie das Viscerocranium ausbalancieren und Sinusitis, „Masken"- oder Kopfschmerzen im Bereich der Augenhöhlen und im Stirnbereich behandeln. Arbeit an den Maxillae kann bei Sehschwierigkeiten und nach Gesichtsverletzungen auf lange Sicht helfen. Torus palatinus kann mit craniosacraler Arbeit an den betroffenen Strukturen und an jenen, die diese beeinflussen, optimiert und manchmal geheilt werden. Bei Leiden, die durch ein *constant-on engram* bedingt sind, und besonders bei einer Hypertonizität der Massetermuskeln, wird die Mandibula die Maxillae zusammenpressen. Sutherlands Griff ist die beste Technik, um mit dem sphenopalatinalen Ganglion zu arbeiten, für die Behandlung und das Unterbrechen einer aufkommenden Migräne und fürs Lösen der Palatina aus einer traumatischen Verletzung, die sie zusammengepreßt hat.

Untersuchen von maxillaren Läsionen

Für die unten aufgeführten Untersuchungen maxillarer Läsionen möchte ich die Anwendung dreier Kontakte empfehlen. Die erste Möglichkeit ist der „Ethmoidale orale Daumenkontakt gepaart mit Occipitalkontakt". Du kannst auch das „Lösen der

Laterale und anteriore Ansicht des Lufthöhlennetzwerks
1. Sinus frontalis
2. Sinus sphenoidalis
3. Öffnung des Sinus maxillaris
4. Sinus maxillaris
5. Sinus frontalis
6. Bulbus olfactorius (CN I)
7. Sinus sagittalis superior
8. Falx cerebri
9. Crista galli
10. Sinus ethmoidalis
11. Sinus maxillaris

Copyright © 1995 Nielsen/Garbett

Lamina perpendicularis über Ethmoidale und Sphenoidale mit oralem Daumenkontakt" oder „Sutherlands Griff" anwenden.

Diese Untersuchungen bewegen sich in sehr intimen Bereichen. Wir müssen außerordentlich sorgfältig vorgehen, da es bemerkenswert einfach ist, bei Klienten, deren Kopf vom Trauma nicht genesen ist, über die Maxillae das Sphenoidale zu destabilisieren.

Obwohl sie robust scheinen, sind die Maxillae in Wirklichkeit ebenso sensitiv wie die Palatina und nach meiner Erfahrung leichter destabilisierbar als die Temporalia.

Halte in einem „neutralen" Zustand zwischen den einzelnen Untersuchungen stets inne, um eine Überforderung sowohl des „Mechanismus" wie auch des Traumkörpers zu vermeiden.

Synchronie

Zygomatica, Vomer und Palatina wirken als „Geschwindigkeitsbegrenzer", um die Bewegung des Sphenoidale etwas zu zerstreuen, bevor sie die Maxillae erreicht. Schätze ab, ob Sphenoidale und Maxillae einander entgegenkommen und sich wie gute Nachbarn harmonisch bewegen. Falls es notwendig sein sollte, Synchronie hineinzubringen, ist Entwirren der beste Weg, um mit dem Feld und seinen Strukturen zu interagieren. Sutherlands Griff ist eine der besten Techniken; der orale coronale Scherungstest und der „ethmoidale orale Daumenkontakt gepaart mit Occipitalkontakt" können ebenfalls sehr nützlich sein.

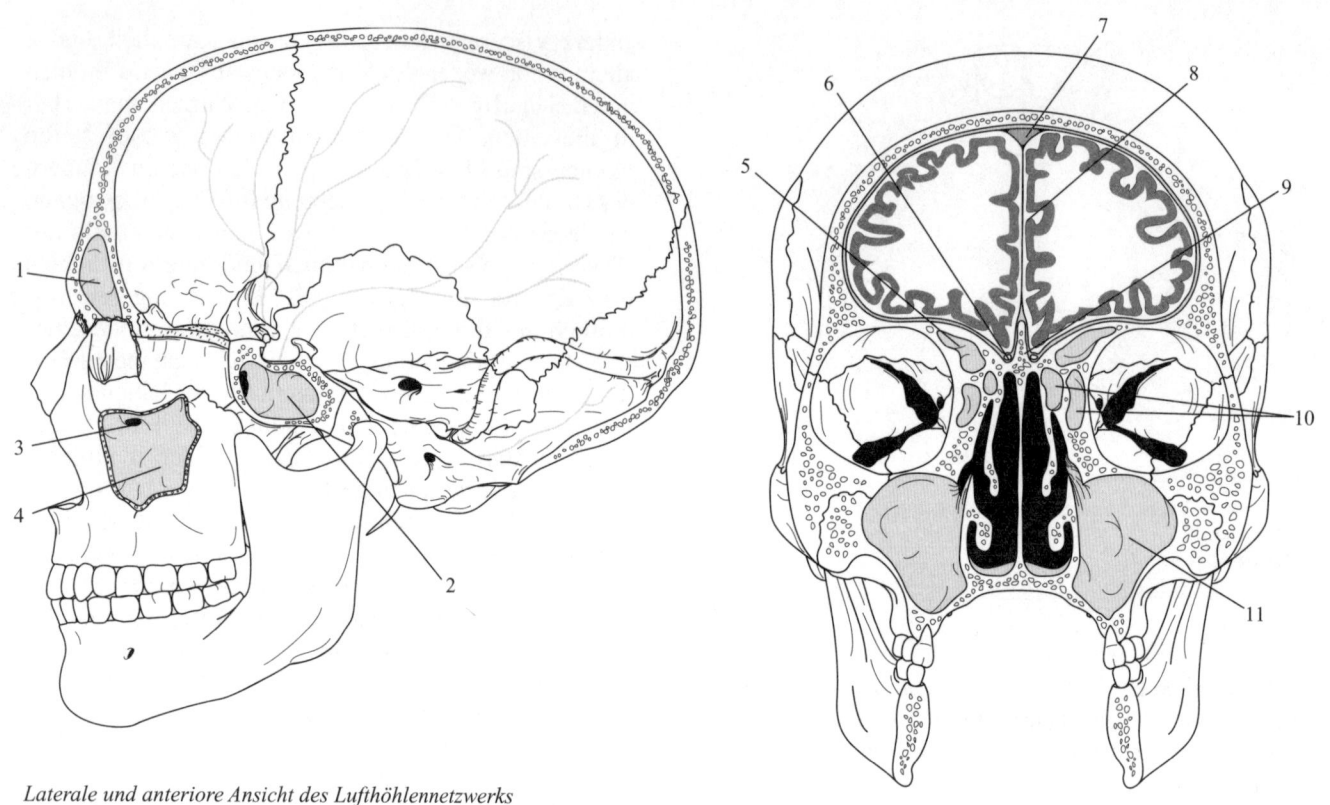

Torsion

Um nach maxillaren Torsions-Läsionen zu suchen, richtest du deine Aufmerksamkeit zuerst auf deinen Kontakt mit dem Occipitale oder mit den großen Flügeln des Sphenoidale. Du wartest, bis du die Beschaffenheit der Cranialen Welle durch den Knochen, den du berührst, fließen fühlst, und beginnst dann, ihre Bewegungen zu „dämpfen" – das heißt, du reduzierst sie leicht. Danach beginnst du die Maxillae um eine imaginäre Vertikalachse durch die Mittellinie der medianen Palatinalnaht zu drehen. Du prüfst, ob eine linksseitige Torsion besteht (vom Scheitel her gesehen eine Bewegung gegen den

Uhrzeigersinn), und stellst fest, wie weit und wie leicht die Maxillae sich nach links drehen, bevor das Sphenoidale ins Spiel kommt. Dann kommst du auf die Mittellinie zurück, hältst inne und wiederholst denselben Vorgang in bezug auf eine rechtsseitige Torsion. Du vergleichst die Bewegungen und stellst sie einander gegenüber. Eine Läsion besteht, wenn die Maxillae sich auf eine Seite hin leichter und weiter bewegen.

Mit Sutherlands Griff läßt sich eine Torsionsläsion am besten behandeln. Zuerst bewegst du dich in jene Richtung, in die es am einfachsten geht, bis alle Spannung gelöst ist; dann beginnst du die Maxillae zwanglos zu ermutigen, in jene Richtung zu gehen, in die sie anfangs nicht haben gehen wollen. Dabei kommt es darauf an, daß du in bezug auf Energie und Bewegung sehr sensitiv und präsent bleibst. Du wendest minimalen Druck an und bleibst, bis du eine vollkommene Lösung spürst – nach Minuten des Widerstandes geschieht gewöhnlich alles auf einmal.

Scherung

Nach einer Scherungsläsion suchst du mit einer rein lateralen Verschiebung der Maxillae – erst nach links, dann nach rechts. Der „ethmoidale orale Daumenkontakt gepaart mit Occipitalkontakt" ist für diesen Test gewöhnlich die sensitivste Technik. Die Läsion wird nach jener Seite benannt, auf die sich die Maxillae leichter bewegen. Falls du deutlich fühlst, daß ein Unterschied besteht, behandelst du die Läsion, indem du erst auf die fließende Seite gehst (das heißt auf jene Seite, auf die sich die Maxillae leichter bewegen).

Sobald die Einschränkungen in den Knochenstrukturen, Nähten und Muskeln nachgelassen haben, wirst du merken, daß du die Strukturen auf jene Seite hin mitnehmen kannst, auf die sie ursprünglich nicht gern haben mitgehen wollen. Deine Arbeit ist beendet, wenn sie sich nach beiden Seiten hin mit derselben Leichtigkeit bewegen können.

Dekompression

Für diese Einschätzung verwendest du Sutherlands Griff. Du untersuchst, indem du die Spitzen von Zeige- und Mittelfinger deiner dominanten Hand beidseitig am letzten Molarzahn einhakst und auf einer anterioren Ebene entlang der McGregor-Linie einen dekomprimierenden Zug und deine Absicht hineinbringst. Ein anteriores Gleiten von etwa 1 mm sollte deutlich fühlbar sein. Das Sphenoidale wird nicht stark betroffen sein, außer wenn die Maxillae durch ein Trauma nach posterior verschoben worden sind.

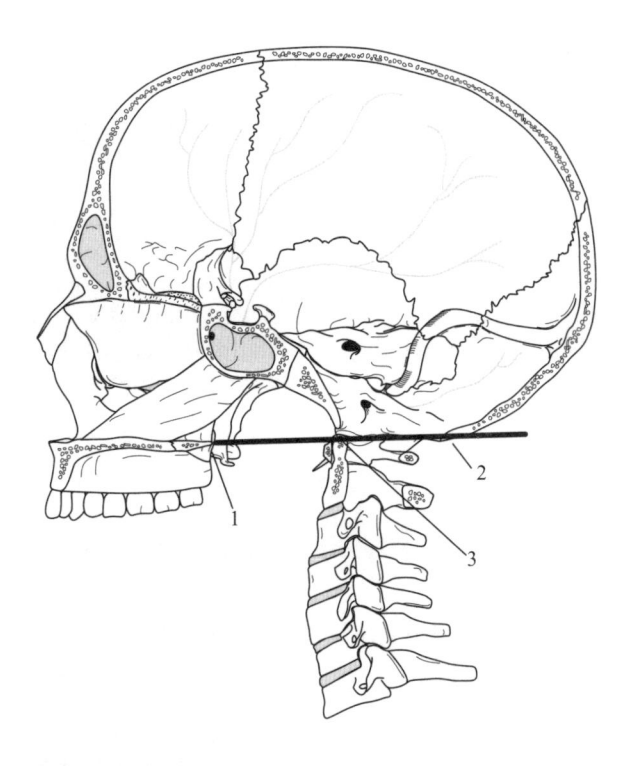

Die McGregor-Linie
1. *Die McGregor-Linie verläuft vom posterioren Rand des harten Gaumens...*
2. *... zum posterioren Rand des Foramen magnum...*
3. *... und kreuzt die Spitze des Dens*

Sollte das Sphenoidale betroffen sein, wird es sich plötzlich, und gewöhnlich in eine Extension hinein, freischwingen, sobald der Druck der Maxillae auf seine Pterygoidprozesse weggenommen wird. Du hältst die Dekompression aufrecht, bis die Gewebe nachgeben und sich zu normalisieren scheinen; dann arbeitest du mit all den damit verbundenen Strukturen, bis die Maxillae die Bewegung des Sphenoidale oder die Bewegung der drei Geschwindigkeitsbegrenzer (Palatina, Zygomatica, Vomer) nicht mehr einschränken.

Querverbindungen

In der Kehl-Seele verbinden wir das, was wir sehen (Sphenoidale), mit dem, was wir sagen, und auch mit dem, was wir fühlen (Herz und *Hara*). Die Maxillae sind dynamische Knochen; sie handeln als Grenzzonen zwischen Viscerocranium und Neurocranium und üben einen großen Einfluß auf die Homöostase des Sphenoidale und die optimale Funktion des stomatognathischen Systems aus. Ebenso spielen sie eine Schlüsselrolle bei einer Dysfunktion der Temporomandibulargelenke und sind bei Migräne eine entscheidende Komponente.

Visualisieren

Es braucht etwas Zeit, um die Maxillae wirklich zu visualisieren, da sie, bis auf den Bereich der Schnurrbartlinie der Oberlippe und die unteren Ränder der Augenhöhlen, nicht direkt vorstehen. Der Schwierigkeit, die genaue Form und überraschende Größe der maxillaren Lufthöhle zu visualisieren, begegnet man am besten durch das intensive und sorgfältige Betrachten von anatomischen Bildern, Zeichnungen und Fotos und durch das Umgehen mit disartikulierten Maxillae.

Techniken

Dekompression und Entwirren der Incisivknochen

Du sitzt beim Kopf des Klienten und legst auf beiden Seiten deine Zeigefinger und Daumen gegeneinander auf die anterioren und posterioren Flächen der vordersten Schneidezähne. (Vielleicht benötigst du ein Stück Papiertaschentuch von der Größe einer Briefmarke zwischen deinen Handschuhen und dem Zahnschmelz, um den Speichel zu trocknen und dir den nötigen Halt zu geben). Du beugst deine Handgelenke so weit, wie du dich noch wohlfühlst, und bist bestrebt, deine Ellenbogen auf die Oberfläche der Liege nahe des Kopfes des Klienten zu bringen. Du wartest eine bis zwei Minuten, bis der Speichel getrocknet ist. Du wartest, bis du die Motilitätsmuster der Incisivknochen fühlen kannst, und gehst dann zu einer Dekompression – direkt caudad – und zum Entwirren über.

Diese Technik ist die bevorzugte Behandlung jener Art von Kopfschmerzen im Bereich von Glabella, die die Brauen zusammenziehen läßt. Deine Dekompressionslinie verläuft superior durch Vomer und Ethmoidale zur Falx und entwirrt die Falx. Sobald die Falx frei ist, verschwinden die Kopfschmerzen. Das beansprucht in der Regel nicht mehr als drei bis vier Minuten.

Sutherlands Griff

Du stehst auf einer Seite der Liege und umspannst mit der einen Hand die großen Flügel des Sphenoidale, wobei du darauf achtest, daß die Wurzel deines Zeigefingers Glabella berührt. Mit Zeige- und Mittelfinger der anderen Hand nimmst du einen V-förmigen Kontakt mit der Beißfläche der oberen Zähne auf.

Sutherlands Griff läßt sich mannigfaltig anwenden. Du kannst ihn als diagnostisches Werkzeug benutzen, indem du die Motilität von Sphenoidale und Maxillae erfühlst und daraus auf die Verfassung der Palatina schließt, die zwischen ihnen liegen (in diesem Fall bleiben deine oralen Finger flach). Oder du kannst deine Finger posterior der hintersten maxillaren Zähne (oder am verbliebenen Alveolarkamm, falls der Klient zahnlos ist) einhaken und für die Maxillae eine anteriore Dekompression einleiten. Das ist die wirksamste Behandlung für Migräne.

Bevor du mit der anterioren Dekompression beginnst, wartest du, bis du die Motilität des Sphenoidale fühlen kannst. Falls das Sphenoidale vollkommen frei ist, wird es von dieser anterioren maxillaren Dekompression wenig beeinflußt werden. Wenn jedoch die Maxillae auf die Palatina und die Pterygoidprozesse des Sphenoidale gedrückt haben, wird es sich auf dramatische Weise „freistrampeln" und sich auf einmal mehr – typischerweise in eine Extension hinein – bewegen. Du wartest, bis du die Motilität des Sphenoidale fühlen kannst. Das wird möglich, weil die posteriore Stauchung der Palatina durch die Maxillae gelöst worden ist und dadurch die Pterygoidei frei wurden, sich anterior zu bewegen, was einer Extension des Sphenoidale entspricht. Du vervollständigst deine Arbeit mit einem sehr sanften, doch gründlichen Entwirren, bis du einen tiefen Stillpunkt erreichst.

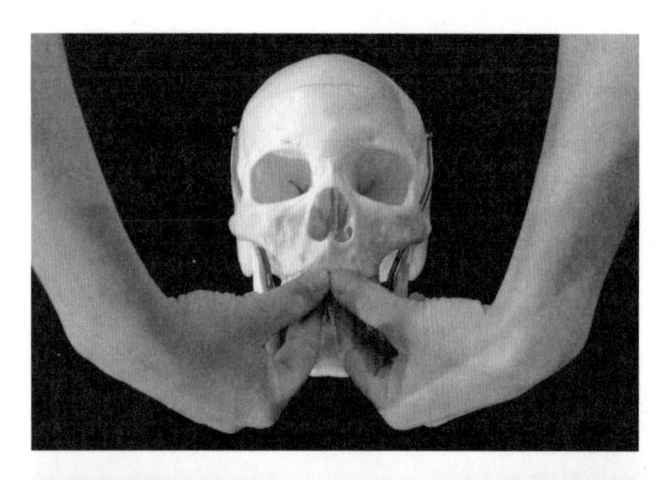

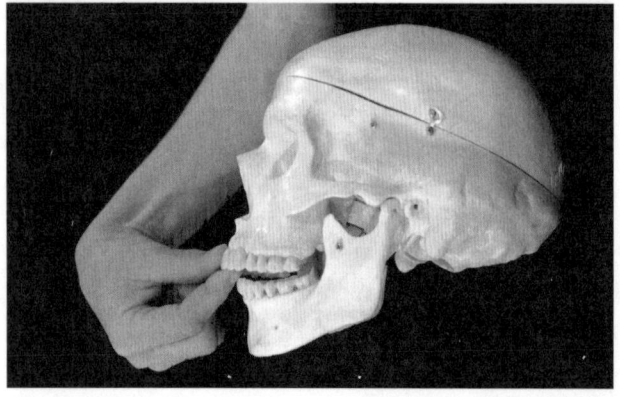

Dekompression und Entwirren der Incisivknochen: der Klarheit halber zeigt das untere Bild lediglich eine Hand

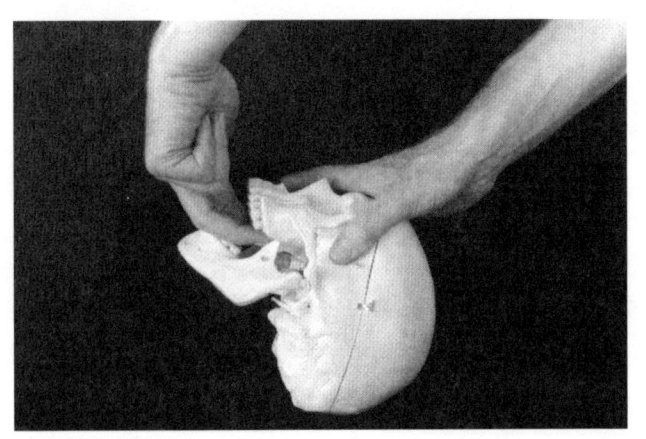

Sutherlands Griff

In Fällen eines schweren Gesichtstraumas wirst du unter Umständen beträchtlichen anterioren Zug anwenden müssen, bevor die Maxillae freikommen werden.

Palpieren der Maxillae von innen

Du sitzt am Kopfende der Liege. Um den oralen Kontakt aufzunehmen, legst du beide Hände mit den Handflächen nach unten über das Gesicht des Klienten. Deine Ring- und kleinen Finger schlägst du gegen deine Handflächen hin ein, beugst dann deine Mittelfinger in einen Winkel von 90 Grad zu deinen Handflächen, legst einen Mittelfinger nach dem andern auf die Beißfläche der oberen Zähne und läßt sie langsam posterior gleiten, bis dein Kontakt so weit posterior wie möglich (möglichst am letzten Zahn) ist. Die Zeigefinger legst du aufs Kinn, auf den hervortretenden Mentalismuskel, und beugst sie sehr leicht, so daß die natürliche Tendenz der Zeigefinger, sich strecken zu wollen, für einen konstanten Druck sorgt, der den Mund des Klienten offenhält. Sobald beide Mittelfinger im Mund und beide Zeigefinger auf dem Kinn sind, kreuzt du deine Daumen übereinander, damit sie sich selber gegenseitig Halt geben können.

Das ist ein sehr leichter Kontakt. Du ermutigst den Klienten, seinen Unterkiefer loszulassen, damit es in der Kiefermuskulatur keine fortlaufende unterschwellige Spannung gibt. Du wartest, bis die sanften Muster der Maxillae in deine Mittelfinger aufsteigen.

Laterale maxillare Dekompression der medianen Palatinalnaht

Mit demselben Kontakt auf der Beißfläche der maxillaren Zähne, den du in der vorangegangenen Technik verwendet hast, führst du an der medianen Palatinal-

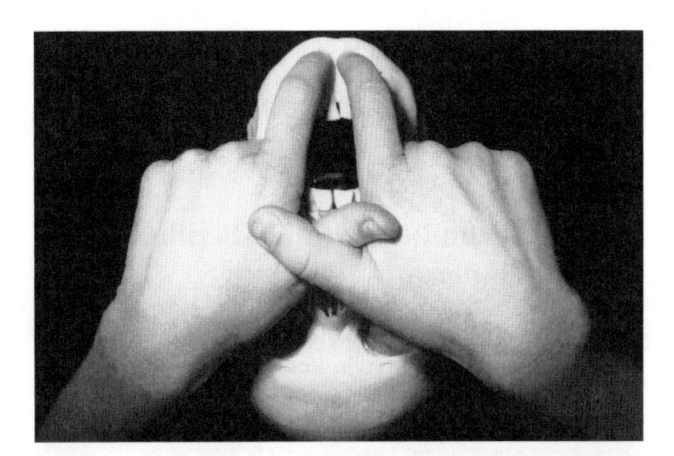

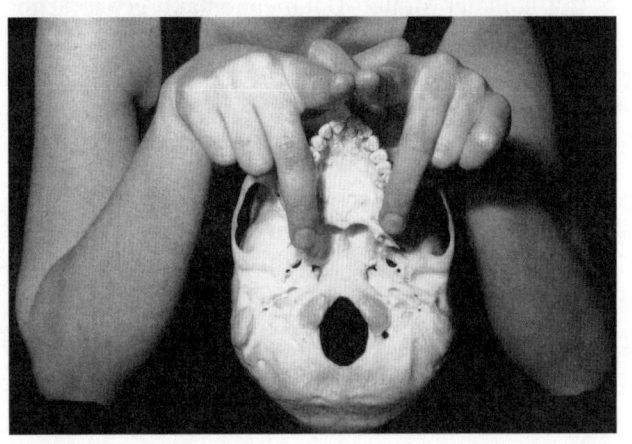

Palpieren der Maxillae von innen und laterale Dekompression; zwei Ansichten

naht eine laterale Dekompression ein. Vielleicht mußt du deinen Druck in superiorer Richtung verstärken oder andernfalls deine Finger leicht um die mediale (linguale) Seite der Zähne biegen, um ein Gleiten zu vermeiden.

Eigentlich sollte man meinen, daß diese Technik besser funktionieren würde, wenn sie mit einer scharnierartigen Bewegung ausgeführt würde – das heißt, wenn sie posterior in einer Bewegung auseinanderginge, die der klassischen Flexion ähnlich sieht (wobei sich der posteriore Teil der Palatinalnaht mehr löst als der anteriore). Dennoch scheint eine rein laterale Dekompression in beinahe allen Fällen besser zu wirken. Deine dekomprimierende Kraft dient dazu, die mediane Palatinalnaht zu lösen; finde heraus, welcher Vektor optimal wirkt.

Diese Dekompression hilft mit, bei „Masken"-(Augenhöhlen-)Kopfschmerzen und Cluster-Kopfschmerzen die Motilität zurückzubringen. Oft hilft sie bei Migräne. Sowohl das Palpieren der Maxillae von innen wie auch diese dekomprimierende Technik eignen sich ausgezeichnet, um das Viscerocranium auszubalancieren und die Motilität der Knochen zu verbessern, die wir in der Behandlung von Sinusitis als unerläßlichen Bestandteil zu erreichen suchen. Laterale Dekompression kann das sphenopalatinale

Ganglion und die Palatina selbst befreien helfen und bei Sehschwierigkeiten wohltuend wirken. Sie kann auch nach traumatischen Gesichtsverletzungen von Nutzen sein.

Weitere Techniken, die die Maxillae beeinflussen können

- Sämtliche Mandibulartechniken
- Sämtliche Palatinaltechniken
- Arbeit mit dem Sphenoidale, um sphenobasilare Läsionsmuster zu korrigieren
- Ethmoidaler oraler Daumenkontakt gepaart mit Occipitalkontakt
- Angehen des Ethmoidale mit oralem Zeigefinger auf der Maxilla
- Laterales Lösen der Zygomatica
- Ausbalancieren des Vomer
- Lösen von Masseter, Temporalis, Buccinator und medialen Pterygoidmuskeln
- Entwirren des stomatognathischen Systems
- Zahnkorrekturen
- Klärende Arbeit mit der Kehl-Seele: Arnold Mindells Prozeßarbeit, Gestalttherapie, Psychotherapie (besonders in Fällen von sexuellem Mißbrauch), und Gesprächstherapie

32
Die
Ossa palatina

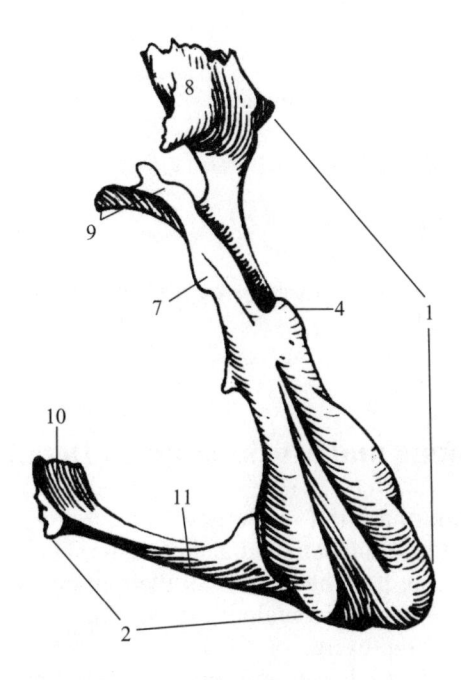

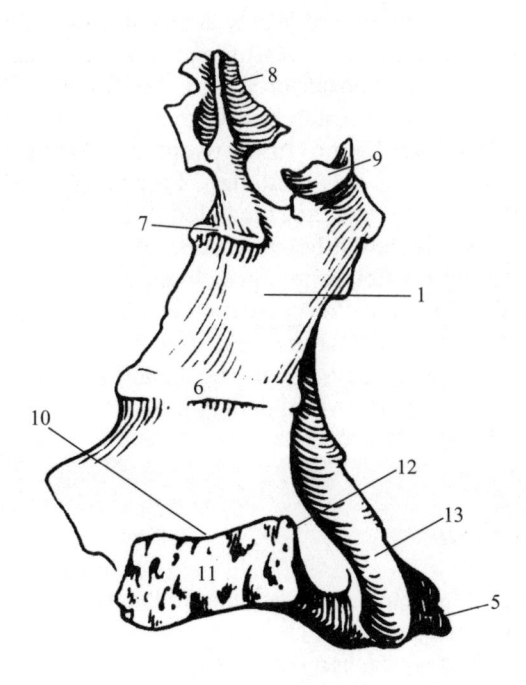

Etymologie

Palatinum *aus dem lateinischen „palatum", der Gaumen*

1. *Lamina perpendicularis, formt einen Teil der medialen Wand der maxillaren Lufthöhle*
2. *Lamina horizontalis, formt das posteriore Drittel des harten Gaumens und des Nasenbodens und artikuliert über eine aufgerauhte Oberfläche mit dem andern Palatinum*
3. *Facies nasalis, Teil der Lamina perpendicularis, der gegen die Nasenhöhle gerichtet ist*
4. *Facies maxillaris, laterale Oberfläche der Lamina perpendicularis, die den palatinalen Rand des Foramen pterygopalatinale bildet*
5. *Processus pyramidalis, artikuliert über eine harmonische Naht mit der geschwungenen anterioren Fläche des Pterygoidprozesses des Sphenoidale*
6. *Crista conchalis, artikuliert mit der Concha inferior über eine harmonische Naht*
7. *Crista ethmoidalis, artikuliert mit der Concha media über eine harmonische Naht*
8. *Processus orbitalis, liegt zwischen Maxilla, Ethmoidale und Sphenoidale auf der Rückseite der Augenhöhle*
9. *Processus sphenoidalis, artikuliert über eine harmonische Naht mit der Unterseite des Sphenoidalkörpers und der Ala des Vomer*
10. *Crista nasalis, eine Knochenkante, die durch die Artikulation der medianen Palatinalnaht gebildet wird*
11. *Facies palatina der medianen Palatinalnaht, artikuliert mit dem benachbarten Palatinum*
12. *Spina nasalis posterior, posterosuperiore Grenze der Crista nasalis*
13. *Sulcus palatinus major, hilft den Kanal für den großen Palatinalnerv und die absteigende Palatinalarterie formen*

Embryologie und Osteologie

Jedes Palatinum beginnt, eingebettet in seine membranöse Matrix, in der siebten Woche nach der Empfängnis von einem Zentrum aus zu verknöchern. Die Ossifikationszentren liegen strategisch an der Verbindung der horizontalen und der vertikalen Platten des Knochens.

Anatomie

Die Palatina sind ziemlich außergewöhnlich. Vom Schädel disartikuliert, läßt ihre zarte, hauchdünne Konstruktion aus Corticalknochen sie wie ein Überbleibsel des Beines einer Mondlandefähre der NASA aussehen: dünn, zierlich – ein sehr interessanter Anblick.

Struktur

Die Palatina bestehen aus hauchdünnem Corticalknochen, und dort, wo sie den harten Gaumen formen helfen, aus 0,8 bis 1 mm dickem Diploeknochen.

Lage

Die Palatina bilden das posteriore Drittel des harten Gaumens, wo sie im Innern des Mundes ertastet und gesehen werden können. Sie befinden sich zwischen Sphenoidale und Maxillae und sind in den Augenhöhlen eines intakten medizinischen Schädels als sehr kleine, dreieckige Knochen posterior der maxillaren Anteile der Augenhöhlen sichtbar.

Orientierungspunkte

Die transverse Palatinalnaht, das Gelenk zwischen den Maxillae und den Palatina, liegt auf der Höhe des Zwischenraums zwischen dem siebten und achten Zahn. Dort wechselt die Schleimhaut in der Regel ihre Farbe. Wo die Schleimhaut sich an die Bänder der Naht anheftet, gibt es oft kleine, runzlige Vertiefungen.

Nähte und Artikulationen

Die Palatina sind nicht schwere Knochen, sondern Ballerinen; ihre Verzahnungen sind winzig und bebend und auf ihre Artikulationen mit den Maxillae begrenzt. Die Grenzfläche der Palatina zu den Pterygoidprozessen des Sphenoidale bildet ein ausgestellter, V-förmiger Kanal. Der Kanal ist sichelförmig wie der zunehmende Mond, und seine konkave Seite schaut anterior, um sich vollkommen an den konvexen, vorstehenden Bogen der anterioren Fläche der Pterygoidprozesse anzuschließen. Die übrigen Palatinalgelenke sind modifizierte harmonische Nähte.

Jedes Palatinum artikuliert mit sechs anderen Knochen:
- dem andern Palatinum
- dem Sphenoidale
- dem Ethmoidale
- dem Vomer
- einer Maxilla
- einer inferioren Concha

Gewicht

Ein medizinisch präpariertes, disartikuliertes Palatinum wiegt ca. 0,5 g.

Anatomie und Muskulatur im Detail

Die Palatina sind außergewöhnliche, zarte und geflammte Knochen und außerordentliche Erscheinungen. Sie bestehen aus zwei Platten, einer vertikalen und einer horizontalen; die vertikale ist bei weitem die komplexere.

Die Palatina helfen mit, drei Höhlenräume zu formen: Boden und äußere Wand des posterioren Teils der Nasenmündung, deren Öffnungen als die Choanae bekannt sind, den posterioren Teil des Munddaches und einen winzigen Anteil des Augenhöhlenbodens.

Die Palatina haben eine wichtige muskuläre Anheftung: jene der medialen Pterygoidei. Der Muskel ist weitgehend am medialen Aspekt der lateralen Pterygoidplatten befestigt, doch sein anteriorer und superiorer Anteil schwingt sich um den inferioren Bauch des äusseren Pterygoideus herum und verbindet sich mit den Palatina und den Maxillae. Die andern Muskeln, die sich an die Palatina anheften, dienen dem Schlucken und dem Würgen.

Muskulatur

Folgende Muskeln heften sich an die Palatina an:
- Pterygoidei mediales
- Muskeln des weichen Gaumens
- Levator veli palatini
- Tensor veli palatini (der sich nach anterior zum Hamulus schwingt)

- Palatopharyngeus
- Uvulae
- Palatoglossus

Physiologie

Das Palatinum ist ganz und gar ein viscerocranialer Knochen – ganz Nase, Mund und Auge.

Rotationsachse

Im klassischen Modell wird gesagt, daß die Bewegung des Palatinums um eine horizontale coronale Achse, ähnlich der Achse des Sphenoidale, herumführt. Diese Achse wird von Bewegungsimpulsen der Maxillae modifiziert, die sich um eine beinahe vertikale Achse drehen.

Bewegung

Die Palatina sind das beste Beipiel für Geschwindigkeitsbegrenzer. Durch ihre ausgedehnten Nahtgebiete und ihre Geschmeidigkeit verringern sie das Bewegungsmaß zwischen Sphenoidale und Maxillae. Sutherland bezeichnete sie als „Geschwindigkeitsbegrenzer" und „Unterlegscheiben" – doch welch außerordentlich komplexe Unterlegscheiben! Fein zwischen dem Sphenoidale und den Maxillae eingekeilt, fördern die Palatina die freie Beweglichkeit beider Knochen und kommen den wechselnden Umständen in deren Bewegung entgegen.

Osteopathisches Modell

Die normale Motilität der Palatina im klassischen (gleich-bewegenden) Modell ist ein leichtes Schaukeln, bei dem sich der anteriore Rand erst inferior, dann posterior bewegt. Als paarige Knochen drehen sie sich in Flexion nach außen, den Mustern folgend, die von ihren großen Schwestern, dem Sphenoidale und den Maxillae, vorgegeben sind. Wenn sich die Pterygoidprozesse während der Flexion posterior zurückziehen, bewegen sie sich an ihren inferioren und posterioren Rändern leicht posterior.

Fließend-elektrisches Modell

Auch im fließend-elektrischen Modell folgt die Bewegung der Palatina jener der Maxillae. Wenn das Sphenoidale sich also in seine fließend-elektrische Flexion begibt, beugt sich der linke große Flügel zur Nase hin, geht aber auch inferior in eine leichte Torsion. Gleichzeitig bewegt sich das linke Palatinum lateral und inferior, während sich das rechte im Gegensatz dazu medial und superior bewegt.

Diagnostische Überlegungen

Energie

Wenn es uns „bis hier steht", reicht „es" bis hinauf zu den Palatina: Wir beginnen sämtliche Gefühle, die wir in einer Situation oder Beziehung „schlucken" mußten, hervorzuwürgen, zu erbrechen.

Die Behandlung der Palatina ruft oft empfindsame und traurige Emotionen wach; viele Menschen beginnen zu weinen.

Die Palatina werden als Tor zur Seele erfahren. Während eines Kurses in Zürich wurde eine Frau ängstlich, als ihre Palatina berührt wurden. Sie wurde auf einmal gewahr, daß sie sich schrecklich verletzlich fühlte, und sagte: „Wenn du diese Knochen mit dieser Dekompression löst, wird jedermann in diesem Raum aufblicken und meine Seele sehen können."

Trauma und Dysfunktion

Da sie so gut geschützt sind, werden die Palatina selten verschoben. Dünnwandige Knochen sind fähig, sich bereitwillig zu verformen, was sie sowohl vor Brüchen als auch vor einer Verschiebung ihrer Nähte bewahrt. Ein unsorgfältiger Finger im Mund kann sie jedoch leicht in ein Fehlmuster bringen.

Die orale Behandlung der Palatina kann bei einem Temporomandibularsyndrom oder bei emotionalen Blockierungen im Bereich des Mundes viel Lösung bringen und dir einen Schlüssel zu den möglichen Ursachen „struktureller Dysfunktion" als Folge gewaltsamer sexueller Übergriffe in die Hand geben.

Der posteriore Bereich der Palatina ist bei den meisten Menschen der Anfang des Bereichs, in dem der Würgreflex beginnt. Die Palatina sind mit all dem verbunden, was jemanden zum Würgen gebracht hat. (Das Kapitel über die Tubae auditoriae stellt eine Technik vor, mit der ein vorzeitiger Würgreflex normalisiert werden kann).

Bei einem Torus palatinus zwingt der Vomer die Maxillae, inferior durch das Dach des Mundes vorzutreten, eine wurstförmige Erhebung zu bilden und die

Mechanismen des Craniums zu beeinflussen. Obwohl der Vomer zu beinahe gleichen Teilen auf den superioren Rändern der Palatina und der Maxillae ruht, habe ich nie gesehen, daß er die Palatina bei einem Torus palatinus verschieben würde – das liegt zweifellos an deren Dünnwandigkeit, kombiniert mit der Mobilität, die ihnen der weitläufige Bereich ihrer Nahtoberflächen verschafft. Es ist wichtig, mit einem Torus palatinus so lange zu arbeiten, bis alle benachbarten Strukturen normal funktionieren (für weitere Einzelheiten vgl. das Kapitel „Die Maxillae").

Die Palatina scheinen die Schlüssel zu sein, die die Augenhöhlen ver- oder aufschließen. Es ist bemerkenswert, wie oft sich Schwierigkeiten mit den Augenhöhlen lösen, wenn die Palatina gelöst werden; deren Lösung kann daher in der Behandlung von Kopfschmerzen, die so oft die Augen mitbetreffen, wohltuend sein.

Querverbindungen

Die Palatina sind wichtig, weil sie das Sphenoidale von den Maxillae trennen können. Das sphenopalatinale Ganglion, das zwischen dem Sphenoidale und den Palatina eingenistet ist, innerviert die Schleimhäute der gesamten Nasenhöhle und des Munddachs.

Visualisieren

Die Palatina sind außerordentliche, zarte und geflammte Knochen von außergewöhnlicher räumlicher Gestalt, die sich schlecht beschreiben läßt. Aneinandergelegt und auf der anteroposterioren Ebene direkt von vorne gesehen, zeigen sie den Umriß der archetypischen stämmigen deutschen Hausfrau: einen kleinen Kopf (orbitale Anteile), einen ausladenden Busen (oberer Nasalanteil), ständig wachsende pralle Hüften (die Choanae) und schließlich einen bodenlangen Rock über etlichen Unterröcken (der harte Gaumen), der die Füße verdeckt.

Palatina sind Flügel des Kolibri,
entfalten sich sanft und behutsam.
Der dritte Rhythmus ist
das Lied ihres Fluges.

Techniken

Einige craniosacrale Autoritäten behaupten, es sei bloße Zeitverschwendung, die Palatina zu behandeln, bevor deren schroffere Nachbarn nicht korrigiert worden seien. Dennoch besitzt jeder Bereich seinen eigenen Sinn für Autonomie und seine eigenen lokalen und entfernten Reflexe; jeder ist von einem *constanton engram* unterschiedlich beeinflußt. (Dasselbe gilt, weniger emphatisch, für die Nasenknochen.) Nimm die „Landstraße" und fühle, was angebracht ist.

Maxillae, Palatina und Temporalia können von allen Knochen im Cranium am leichtesten aus dem Gleichgewicht gebracht werden. Behandle sie allesamt mit großer Sorgfalt. (Behandle alles mit großer Sorgfalt, selbst wenn du mit Gebieten arbeitest, die unter Umständen viel Kraft benötigen, wie zum Beispiel mit den hinteren Oberschenkelmuskeln.) Dennoch müssen die Palatina mit mehr taktiler Feinfühligkeit angegangen werden als irgendein anderer Knochen im Cranium; es ist deshalb angemessen, sie als die ultimative Prüfung deiner Berührungsqualität zu betrachten. Es gibt keinen direkten Weg, sie mit den Fingern zurück nach unten zu bringen, wenn sie zu weit nach cephalad gezwungen worden sind; achte also äußerst sorgfältig darauf, jeglichen superior gerichteten Druck zu beschränken und zu kontrollieren. (Das Zurückholen der Palatina im Abschnitt über die Techniken gibt Rat, was in diesem Fall zu tun ist.)

Denke daran, daß das meist- und bestgehütete Geheimnis des Schamanismus die Absicht ist – wie du diese Strukturen visualisierst und wie du planst, mit ihnen zu arbeiten, verändert ihre Reaktion auf deine Berührung. Beeile dich niemals, wenn du mit den Palatina arbeitest; sie brauchen unter Umständen viel Zeit.

Einige craniosacrale Autoritäten empfehlen, die Palatina nacheinander zu behandeln, und raten, das im Stehen zu tun. Das hat mir nie eingeleuchtet, denn es scheint mir im Körper der Heilerin mehr Spannung und, da keine Stabilisierungsmöglichkeit besteht, mehr Wackeln und daher weniger Genauigkeit zu schaffen. Ich finde in bezug auf Komfort und Stabilität – und dadurch auf Kontrolle und Sensitivität – einen sitzenden, bilateralen Zugang besser.

Die Palatina einschätzen

Du ermutigst den Klienten, während dieser Technik seinen Unterkiefer zu lockern, so daß es in den Kiefermuskeln keine fortgesetzte unterschwellige Spannung gibt. Du sitzt am Kopf des Klienten und legst deine Ellbogen möglichst nahe am Kopf des Klienten auf die Liege. Falls deine Unterarme hierfür zu kurz sind, legst du zwischen jeden Ellbogen und die Liege ein dickes Buch. Nun legst du deine Zeigefinger auf die Beißfläche der maxillaren Zähne und gehst nach hinten bis zum achten Zahn; dann bewegst du deine Finger medial, bis sie sich berühren. Falls die Raumverhältnisse es gestatten, löst du deine Finger ganz leicht voneinander, da du so die Bewe-

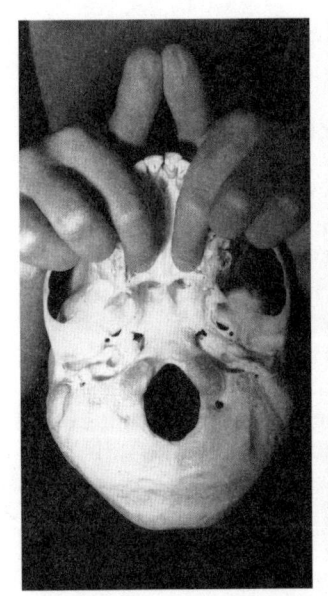

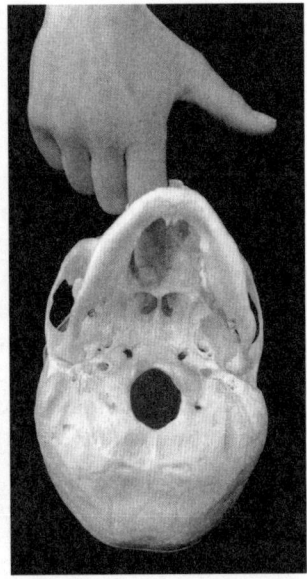

Kompression und Dekompression der Palatina; der Klarheit halber zeigt die Abbildung rechts nur einen Finger am richtigen Ort.

gung der einzelnen Palatina fühlen und zwischen der linken und rechten Seite wirksamer unterscheiden kannst. Du vergewisserst dich, daß deine Finger die Schneidezähne und die Alveolarkämme nicht berühren, denn diese sind Teil der Maxillae.

Du wartest. Du wartest, bis du die winzigen Bewegungen jedes Palatinums fühlen kannst. Du benötigst hier mehr Sensitivität als für jeden andern Knochen im Kopf. Sobald du die statische Lage und die Formen der Cranialen Welle, die durch jedes Palatinum läuft, spüren kannst und eine Gefühl für ihre Energie hast, hast du deine Einschätzung abgeschlossen und bist bereit, zur Dekompression der Palatina überzugehen.

Kompression und Dekompression der Palatina

Die Dekompresssion der Palatina erfordert große Sensibilität. Wenn du die Motilität der Palatina nicht fühlen kannst, bist du nicht genügend sensibel aufgeschlossen, um diese Technik auszuführen – unternimm in diesem Fall den Versuch nicht.

Du verwendest denselben Zeigefingerkontakt wie in der oben beschriebenen Einschätzung. Du wartest, bis du die Motilität der Palatina fühlen kannst; dann, wenn sie sich superior in Flexion bewegen, gehst du mit ihnen und betonst die Bewegung um 0,4 mm. Normalerweise wird eine Seite sogleich superior in eine Kompression hineinschwimmen, während die andere etwas länger – vielleicht eine bis zwei Minuten – brauchen wird. Dieses Phänomen erklärt sich durch die abwechselnde Bewegung des fließend-elekrischen Motilitätsmusters, dessen Bewegungen gelegentliche „Fenster" erlauben, wenn das eine Palatinum auf einmal nicht bloß von einem, sondern von all seinen benachbarten Knochen gelöst wird. Diese Ausrichtung der Kräfte geschieht nicht bei jeder cranialen Wellenform, und deshalb mußt du vielleicht während ein bis zwei Minuten warten, bis der optimale Augenblick kommt, in dem der Druck der Nähte auf die Palatina sich löst. Wenn sich einmal beide Knochen superior bewegt haben, hältst du denselben sanften Druck aufrecht und bringst eine zarte laterale Kraft mit ins Spiel. Wiederum wird sich das eine Palatinum zuerst lösen, wird sich wie der Flügel eines Kolibri sanft und behutsam entfalten; das andere wird in der Regel nach etwa einer Minute folgen.

Sobald sich beide Palatina in laterale Dekompression begeben haben, kehrst du die Reihenfolge der Bewegungen um: Du bringst sie beide medial (Kompression), und dann inferior (Dekompression). Die inferiore Bewegung wird mittels der leichten, natürlichen Haftung der Fingerspitzen am feuchten Gewebe ausgeführt. Dann nimmst du deine Zeigefinger sanft und langsam und mit einem leichten Druck entlang jeder Seite der medianen Palatinalnaht aus dem Mund.

Die Palatina zurückgewinnen

Es gibt drei Möglichkeiten, komprimierte oder traumatisierte Palatina zurück in normale Bezugsverhältnisse zu bringen: energetisch, mit Anhaften und mit Sutherlands Griff.

Energetisch: Diese Methode hängt von einem sehr detaillierten und genauen Visualisieren der Palatina ab und von einem Anlegen der Fingerspitzen oder Fingerbeeren ans Berührungsgebiet der Palatina, verbunden mit einer Invokation, Visualisierung und Absicht, daß sie sich normalisieren – „zurück nach unten kommen" – mögen.

Mit Anhaften: Diese Möglichkeit wird funktionieren, wenn du kleine Stücke eines Papiertaschentuchs zwischen deine Handschuhe und die feuchten Schleimhäute der Palatina legst und so für zusätzliche Haftfähigkeit sorgst. Du wartest, bis der Speichel getrocknet ist, und leitest eine Rückkehr zur Mittellinie ein, gefolgt von einer rein inferioren Bewegung. Vergiß nicht zu atmen.

Sutherlands Griff: Du umspannst die großen Flügel des Sphenoidale und spreizt Zeige- und Mittelfinger der anderen Hand, um sie je auf die Beißflächen der oberen Zähne zu legen. Hinter dem letzten Zahn hakst du sie ein und dekomprimierst das ganze Viscerocranium anterior, vom Neurocranium weg. Die Vektoren und die Absicht, die du auf den Zug des Sphenoidale richtest und übermittelst, sind entscheidend, denn diese schaffen den Raum dafür, daß sich die Palatina normalisieren können. Du führst das Sphenoidale, wenn du es vom Sphenobasilargelenk dekomprimierst, in eine Flexion und schaffst so den Raum, den die Palatina benötigen, um sich inferior zu bewegen und in ihre normale Lage in bezug zu den Maxillae zurückzukehren.

Weitere Techniken, die die Palatina beeinflussen können

- Maxillare laterale Dekompression der medianen Palatinalnaht
- Lösen der lateralen Pterygoidmuskeln
- Ethmoidaler oraler Daumenkontakt gepaart mit Occipitalkontakt
- Sämtliche Sphenoidaltechniken, besonders die, das Sphenoidale in Flexion zu bringen
- Würgen, das, obwohl es keine „Technik" ist, autonome Reaktionen einschließlich der Lösung der Nähte im gesamten Viscerocranium und ein Lösen der Spannung im Tentorium beinhaltet

33
Die Tubae auditoriae (auditivae)

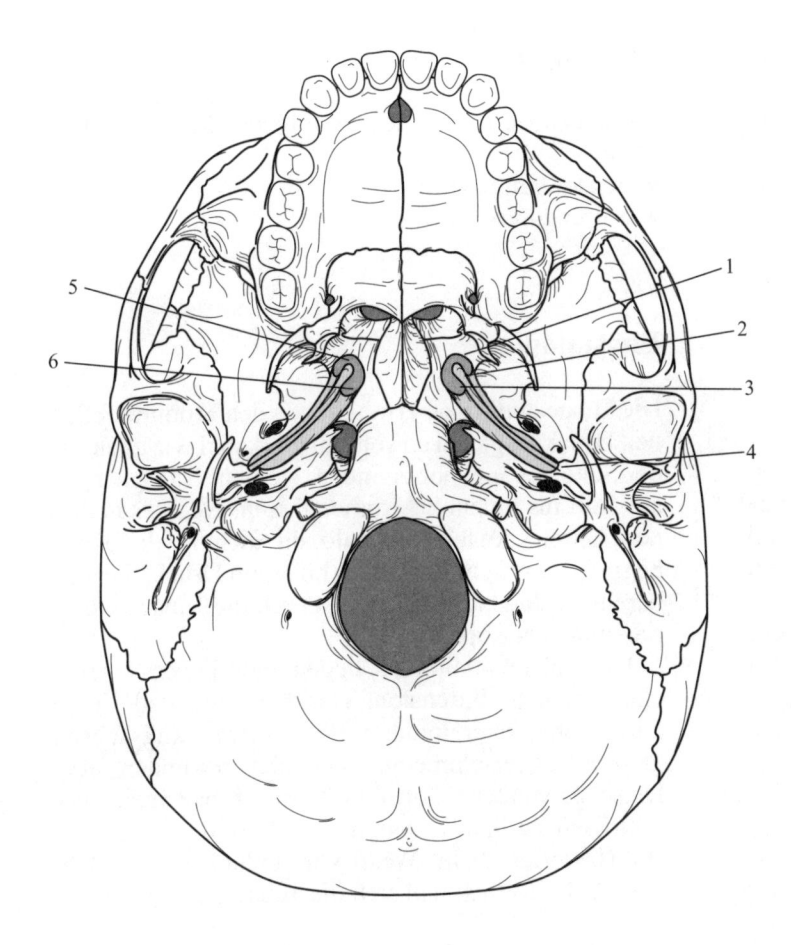

Etymologie

Eustachische Röhren, benannt nach dem italienischen Anatomen Bartolomeo Eustachio (1520–1574)

Beachte: Bis vor kurzem waren die Tubae auditoriae als ‚Eustachische Röhren' bekannt, was immer noch ihre umgangssprachliche Bezeichnung ist.

Craniale Basis und die knorpeligen Tubae auditoriae (Eustachischen Röhren)

1. Artikulation der knorpeligen Tuba mit dem superioren Anteil der Lamina processi pterygoidei medialis
2. Lumen für die muskuläre Tuba auditoria
3. Auf den Kopf gestellte J-Form der knorpeligen Tuba
4. Canalis musculotubarius
5. Lamina lateralis (Cartilago tubae auditoriae)
6. Lamina medialis (Cartilago tubae auditoriae)

Anatomie

Die Tubae auditoriae (oder Eustachischen Röhren) sind außerordentlich zarte, weiche, leicht muskulöse dünne Röhren, die zwischen dem Innenohr und dem Nasopharynx verlaufen. Sie sind ungefähr 3,9 cm lang. Ihr inneres Lumen (Öffnung) ist geschlossen, außer wenn wir schlucken, würgen oder erschrecken.

Struktur

Die Tubae auditoriae bestehen aus drei Teilen: einem knöchernen Tunnel durch die Partes petrosae der Temporalknochen; einem J-förmigen Schutzmantel, der als „Cartilago tubae auditoriae" bekannt ist und sich in eine Lamina medialis und eine Lamina lateralis aufteilt; einer dünnwandigen, mit Schleimhaut ausgekleideten Röhre, der eigentlichen Tuba auditoria, die durch den Tunnel verläuft und vom Knorpelgewebe geschützt wird.

Lage

Die Tubae auditoriae liegen auf dem inferioren Aspekt der cranialen Basis und sind von der Außenwelt vollkommen abgeschirmt. Sie verlaufen von den Temporalknochen zu den medialen Pterygoidplatten, wo sie sich in den Nasopharynx öffnen. An dieser Öffnung, ihrer verletzlichsten Stelle, sind sie vor Fremdkörpern durch den Würgreflex geschützt.

Orientierungspunkte

Die Tubae auditoriae können durch die Berechnung der McGregor-Linie (siehe S. 209) ausfindig gemacht werden. Die McGregor-Linie verläuft vom posterioren Rand des harten Gaumens zum inferioren Teil des Occipitale. Der tiefste Punkt der Tubae auditoriae, dort, wo sie sich in die posteriore Wand des Nasopharynx öffnen, liegt ungefähr 6 mm superior der McGregor-Linie. Ein Punkt 1,3 cm anterior des Ohrkanals markiert ihre posteriore Grenze.

Anatomie und Muskulatur im Detail

Die Tubae auditoriae treten aus dem Innenohr über den lateralen Teil der Partes petrosae der Temporalknochen aus. Die Öffnungen der Tubae auditoriae in die Partes petrosae liegen direkt medial der internen Carotisarterie. Sie liegen in einem Winkel von 45 Grad anterior und medial der Pars petrosa und verlaufen entlang der inferioren Flächen der Partes petrosae und der großen Flügel des Sphenoidale, um sich an die superioren halbmondförmigen Wölbungen in den medialen Pterygoidplatten, gleich inferior der Wurzeln der großen Flügel des Sphenoidale, anzuheften. Die Tubae auditoriae münden in den Nasopharynx.

An den Tubae auditoriae sind zwei kleine, doch außerordentlich kräftige Muskeln angeheftet.

Muskulatur

An den Tubae auditoriae sind folgende Muskeln angeheftet:
- Tensor veli palatini
- Salpingopharyngeus

Physiologie

Die Tubae auditoriae ermöglichen den Trommelfellen den Druckausgleich sowohl im Ohrkanal wie auch auf der Seite des Innenohrs, indem sie vom Nasopharynx aus Luft ins Innenohr strömen lassen. Wenn es in deinen Ohren „knackt", sobald du dich in die Höhe begibst, entweicht Luft unter höherem Druck, die sich bereits im Innenohr befindet, durch die Tubae auditoriae in den Nasopharynx.

Die Tubae auditoriae liegen natürlicherweise in einer leichten Extension. Das bedeutet, daß sie in einer Einwärtsdrehung entlang ihrer Längsachsen ganz leicht zusammengedreht oder gewunden sind. Diese gewundene Form hilft, die Tubae meist geschlossen zu halten, was dem Schutz des Innenohrs vor Bakterien dient. Wenn wir schlucken, veranlaßt ein lokaler Reflex, daß sich die Tubae kurz öffnen.

Rotationsachse

Im klassischen osteopathischen Modell liegt die Rotationsachse der Tubae auditoriae 45 Grad anteromedial, analog zu jener der Temporalknochen. In diesem Modell sind die Achsen der Tubae auditoriae Temporalachsen, das heißt, die Tuben schwingen im selben Bewegungsbogen wie die Temporalknochen. Im fließend-elektrischen Modell werden sowohl die Temporalia wie auch das Sphenoidale als von der Hirnbewegung angeschwungen gesehen, die eine vollständig schwimmende Bewegung der Tubae auditoriae in der Art eines Universalgelenks hervorruft.

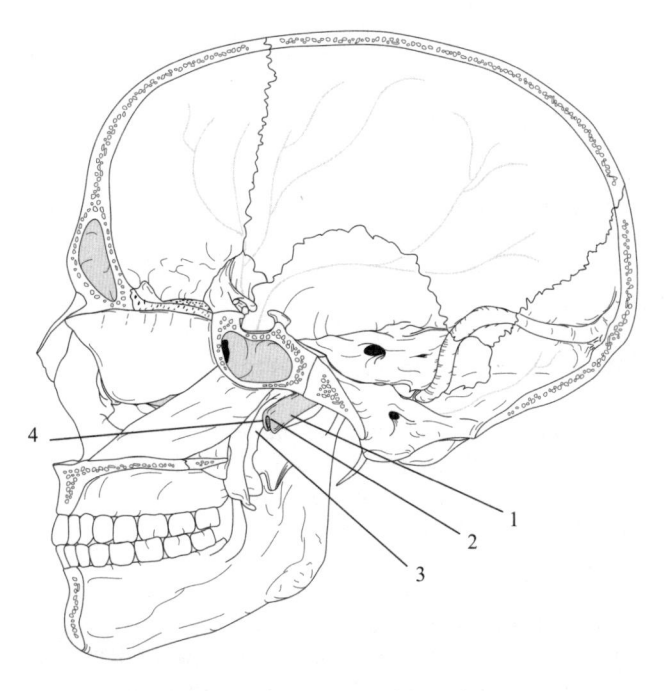

Laterale Ansicht des rechten Cartilago tubae auditoriae
1. Lamina medialis der knorpeligen Tuba auditoria
2. Lumen
3. Lamina lateralis pterygoidei
4. Lamina lateralis

Bewegung

Die Tubae auditoriae sind normalerweise ganz leicht einwärts gedreht oder gewunden (Extension). Daher geht es in einem Aspekt craniosacraler Arbeit bezüglich des Öffnens der Tubae auditoriae darum, die Temporalia und das Sphenoidale in eine Auswärtsdrehung (Flexion) zu bringen, was bei sonst gleichbleibenden Umständen die Tubae tendenziell öffnen wird.

Diagnostische Überlegungen

Unser Hauptinteresse bezüglich des Lösens von Verkrampfungen oder Stauchungen der Tubae auditoriae liegt in der Behandlung von Tinnitus, der durch verschlossene Tuben verursacht oder verstärkt werden kann.

Falls Valsalvas Manöver und die Drehung der Tubae auditoriae die Tuben nicht öffnen, kannst du dir überlegen, mit der Ernährungsweise des Klienten zu arbeiten und besonderes Gewicht darauf legen, daß er alle Produkte, die raffinierten Zucker enthalten, Milchprodukte und möglicherweise auch Weizen reduziert oder bestenfalls wegläßt. (Weizen deshalb, weil er eines der verbreitetsten Allergene ist und die allergische Reaktion starke Schleimbildung in der Nase, dem Nasopharynx und den Tubae auditoriae hervorruft.)

Energie

Die Tubae auditoriae sind der Seele sehr nahe – es sind zarte, sensible Gebiete; wir möchten nicht, daß jemand, und sei er noch so geschickt, daran herumpfuscht. Wir würgen, um unerwünschte Menschen („Er macht mich krank!") und Dinge von unseren Tubae auditoriae fernzuhalten. Der Würgreflex schützt die Trachea, den Ösophagus und die Tubae auditoriae. Würgen bringt auch unerfreuliche Assoziationen und Erinnerungen ins Bewußtsein hoch.

Wenn du das nächste Mal nachts allein im Wald unterwegs bist und ein unvermitteltes fremdes Geräusch dir Schauer über den Rücken jagt (die „erschreckte Katze"-Reaktion: die Haare sträuben sich, damit man größer wirkt), dann achte darauf, was dein Mund tut. Erst öffnet er sich instinktiv, und das aus zwei Gründen: Er bereitet sich für den Fall eines Angriffs aufs Zubeißen vor, und du kannst besser hören. Letzteres deshalb, weil die Tubae auditoriae sich bei solchen Gelegenheiten öffnen und es Geräuschen ermöglichen, uns aus vier verschiedenen und nicht, wie sonst, bloß aus zwei Richtungen zu erreichen; das erhöht unsere Fähigkeit, die Quelle des Geräuschs zu orten, drastisch.

Trauma und Dysfunktion

Bei der Geburt sind die Tubae auditoriae so kurz, daß der hintere Teil des Mundes sozusagen im Innenohr liegt.

Wenn Kinder aufwachsen und umherzukrabbeln beginnen, beginnen sie Dinge in den Mund zu stecken, um sie besser erfahren zu können (hier schlägt unsere Zeit als Grasfresser vor etwa 100 Millionen Jahren durch, das unser Normalverhalten – ganz eigentlich unsere Hauptinformationsquelle – war). So finden Würmer, tote Fliegen, allerlei bakteriell oder giftverseuchter Müll den Weg in den Kindermund, und die Bakterien wandern nach hinten in die einladend warme, feuchte und dunkle Tuba auditoria, die eine ideale Brutstätte darstellt. Die Bakterien erreichen die Paukenhöhle (Cavum tympani) und gewinnen anschließend Zugang zum sich entwickelnden Luftzellennetzwerk der Mastoidei, wo die Vermehrung der Bakterien zu Eiterbildung, Verschiebung der Knochen und Anschwellen der Mastoidei führt. Das ist für jedermann äußerst schmerzhaft und für ein Kind, das nicht verstehen kann, was geschieht oder daß es bald geheilt sein wird, erschreckend. (Kinder, die gestillt wurden, sind deutlich weniger anfällig für Infektionen und Funktionsstörungen des Innenohrs als Kinder, die mit der Flasche aufgezogen wurden.)

Valsalvas Manöver dient dazu, die Tubae auditoriae zu öffnen und den Druck beidseitig des Trommelfells zu normalisieren. Dabei schließt du deine Nase und deinen Mund und preßt wachsenden Luftdruck rückwärts hinauf in die Tubae auditoriae, was diese öffnet. Wenn kleine Kinder durch plötzlichen Druckausgleich bei einem Flug oder einer Autofahrt auf eine Paßhöhe Schmerzen verspüren, kannst du ihnen die Nase zuhalten, deine Lippen auf die ihren drücken und ihre Tubae sehr, sehr sanft (ihre Lungen und Tubae auditoriae sind winzig) durch Blasen öffnen. Das tust du einmal und schaust dann, ob das Kind erleichtert ist; wenn nicht, versuchst du es ein wenig länger und fährst fort, bis das Kind erleichtert scheint und zu weinen aufhört.

Wenn die Tuben bei Kindern oder Erwachsenen, meist als Ergebnis einer Erkältung, blockiert sind, ist es besser, nicht zu fliegen. Wenn der Druckausgleich in der Fluzeugkabine hergestellt wird, fällt der äußere Luftdruck und saugt die Trommelfelle nach lateral, wo sie auf das Öffnen der Tubae auditoriae warten, um den Tiefdruck auszugleichen. Wenn die Tuben blockiert sind, wird dieser Vorgang verhindert, und die Trommelfelle werden vom restlichen Luftdruck auf ihrer medialen Seite in der Paukenhöhle aufgebläht; die Tensor-tympani-Muskeln werden überdehnt, und heftiger Schmerz ist die Folge.

Piloten dürfen nicht fliegen, wenn ihre Tubae auditoriae blockiert sind, und zwar deshalb, weil dies schon zur Ursache fataler Flugzeugkatastrophen beigetragen hat. Der Schmerz ist derart heftig, daß er den betroffenen Piloten von seinen Aufgaben in einem Ausmaß ablenken kann, daß er sich im Urteil irrt, ein Warnblinken übersieht oder ein wichtiges Landemanöver vergißt.

Techniken

Bei der Behandlung der Tubae auditoriae ist wegen ihrer sensitiven Anatomie und dem häufigen Vorhandensein einer archaischen Wunde im Zusammenhang mit oraler sexueller Gewalt große Sorgfalt geboten.

Normalisieren des Würgreflexes

Bei Menschen, die als Kinder oral sexuell mißbraucht worden sind, beginnt der Würgreflex oft vorzeitig, vor den Backenzähnen. Mit Sorgfalt und Verständnis ist es möglich, den Auslösepunkt des Würgens nach hinten, zurück auf seine normale Grenzlinie an der posterioren Begrenzung des harten Gaumens zu bringen.

Um das zu erreichen, zeigt man solchen Klienten, wie sie Buccinator und Masseter von außen lösen können, indem sie die Muskelfasern entweder längs der Längsachsen oder quer dazu dehnen; dazu können sie mit einem Daumen auf der Innenseite des Mundes und den Fingern auf der Außenseite an den Muskelbäuchen arbeiten. Innerhalb von wenigen Wochen beginnt sich der Würgreflex nach hinten an seinen korrekten Platz zurückzuverlagern. Selbstverständlich kann Psychotherapie hier enorme Hilfe leisten.

Drehen der Tubae auditoriae

Vorsicht: Diese Technik ist äußerst anspruchsvoll und darf bei Klienten mit einem „Borderline-Kopf" – einem Kopf, der sich leicht destabilisiert – nicht angewendet werden.

In natürlichem Zustand liegen die Tubae auditoriae in leichter Extension. Das heißt, sie sind entlang ihrer Längsachsen sehr leicht gedreht oder gewunden. Diese Drehung hilft mit, die Tuben die meiste Zeit über geschlossen zu halten, was dazu beiträgt, das Innenohr vor Bakterien zu bewahren. Normalerweise veranlaßt die Veränderung von Muskel- und Knochendruck beim Schlucken die Tuben, kurz in Flexion zu gehen, sich also zu öffnen.

Diese Technik dient dazu, die leichte Drehung der Tubae auditoriae aufzuheben und ihnen dadurch zu ermöglichen, „aufzuplatzen". Sie ähnelt der Technik „Passiv-interaktiver quadratischer Aschenbecher"; doch bei dieser Technik sind deine Daumenschäfte entlang der lateralen Flächen der Mastoidei, nicht entlang ihrer posterioren Rampen, ausgerichtet.

Du stehst am Kopfende der Liege. Du erklärst dem Klienten genau, was du tun wirst, und bittest ihn, dich wissen zu lassen, wenn dein Druck sich zu stark oder zu bedrängend anfühlt. Du legst acht Finger übereinander (dominante Hand oben) unter das Occipitale – was mehr Sensibilität zuläßt als das Verschränken – und legst deine Daumen längs ihrer lateralen Flächen auf die Mastoidei. Mit deinen Daumenschäften leitest du eine Auswärtsdrehung der Temporalia ein, indem du die Mastoidei medial und sehr leicht posterior führst (das bedeutet, daß du die normale Bewegung der Mastoidei in Flexion betonst).

Sobald du die Flexion mit dem Einatem des Klienten synchronisiert hast, bringst du den vorstehenden Teil deiner nicht-dominanten Schulter in eine leichte Berührung mit Glabella und fügst, gleichzeitig mit der medialen Führung des Mastoideus-Kontakts, posterior gerichteten Druck hinzu. Du fährst fort, dich beim Klienten zu versichern, daß er sich wohlfühlt. Du fragst ihn, ob das, was du tust, wirksam zu sein scheint. Wenn nicht, richtest du deinen Druck und deine Winkel ganz fein anders aus, bis sich die Technik für euch beide wirksam anfühlt. Diesen Kontakt hältst du, indem du Druck und Vektor abwandelst, bis du fühlen und „sehen" kannst, daß sich die Tubae auditoriae normalisieren.

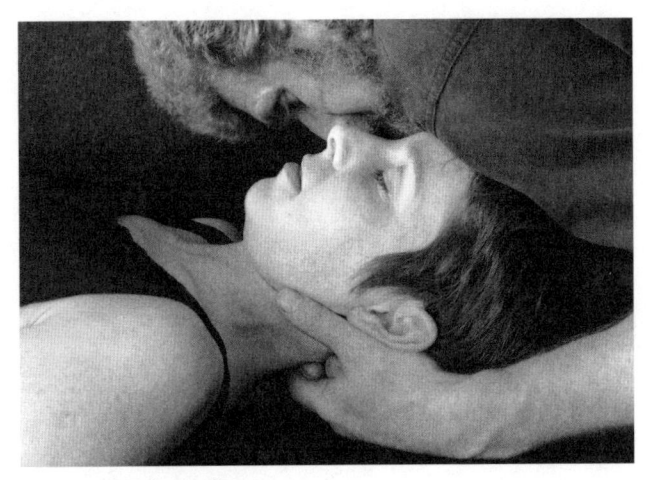

Drehen der Tubae auditoriae

Du endest mit den Handflächen über den Temporalia oder dem oralen coronalen Scherungstest, um den Zustand der Temporalia zu normalisieren.

Tubae auditoriae: Direkter Zugang mit dem Zeigefinger

Erst versuchst du die Tubae auditoriae mit Valsalvas Manöver und dem Drehen der Tubae auditoriae zu öffnen. Falls dies keinen Erfolg zeitigt, kanst du folgende Technik versuchen. Beachte, daß der direkte Zugang zu den Tubae auditoriae mit dem Zeigefinger eine sehr fortgeschrittene Technik ist; sie soll von Anfängern oder Menschen mit beschränkten anatomischen Kenntnissen nicht angewendet werden.

Du erklärst dem Klienten, was du vorhast und daß dies einige Menschen würgen macht. Du läßt ihn wissen, daß du deinen Finger entfernen wirst, sobald das Würgen beginnt. Versichere dich, daß er damit einverstanden ist, daß du diese Technik an ihm ausführst und daß er deren Notwendigkeit versteht. Du stehst am Kopf des Klienten. Du visualisierst die Lage seiner Tuben und besonders die genaue Lage der Mündungen der Tubae auditoriae in den Nasopharynx. Sobald du ein klares Bild und dich räumlich orientiert hast, drehst du seinen Kopf nach rechts. Du richtest deinen rechten Zeigefinger so, daß du schließlich die nasopharyngeale Mündung erreichen kannst; du gehst entlang der Beißfläche der linksseitigen oberen Zähne posterior bis zum letzten Backenzahn und machst mit deiner rechten Fingerspitze die Spitze des Hamulus aus.

Nun legst du die Spitzen deines linken Zeige- und Mittelfingers über die Sutura squamosa, die Temporal- und Parietalknochen verbindet, und beginnst mit einem raschen Klopfen (drei- oder viermal pro Sekunde) um die Rundung der Naht herum. Dies dient als neurologische Ablenkung, um den Würgreflex zu verhindern – wie weit es gelingt, ist sehr unterschiedlich. (Dieses Klopfen mußt du mit beiden Händen gleichermaßen beherrschen. Um es mit den Worten Miyamoto Musashis zu sagen: „Das Langschwert beidhändig zu halten, ist nicht der wahre Weg … Der Weg besteht darin, mit zwei Langschwertern, einem in jeder Hand, zu üben.")

Nun beugst du die Spitze deines oralen Fingers und bewegst sie superior über den posterioren Rand des weichen Gaumens. Du bleibst in Kontakt mit der lateralen Wand des Nasopharynx und achtest sorgfältig darauf, wo du dich befindest. Beim Schlucken und beim Würgen schnellt der J-förmige knorpelige Teil der Tubae auditoriae kräftig nach vorn und stößt deine Fingerspitze aus der Mündung heraus. Das bestätigt endgültig, daß du dich an der richtigen Selle befindest. Mit raschen Vibrationen von niedriger Amplitude auf der superior-inferioren Ebene löst du sämtliche möglichen Muskelverkrampfungen und Schleimstauungen in der Tuba. Das mußt du tun lernen, während deine linke Hand damit beschäftigt ist, die Sutura squamosa zu klopfen.

Danach drehst du den Kopf zur andern Seite und wiederholst den Vorgang, indem du deinen linken

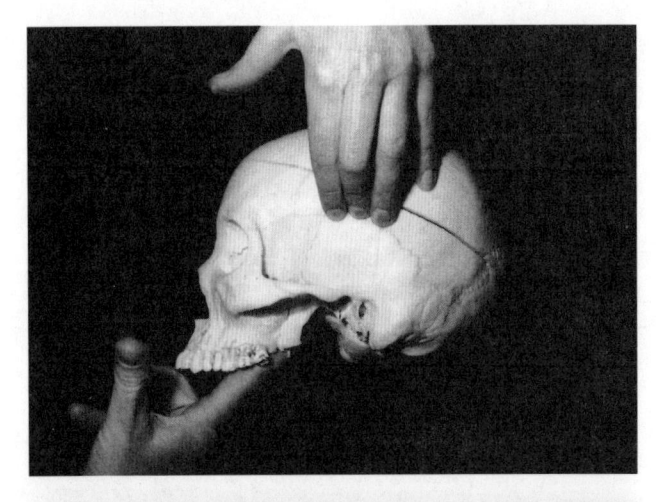

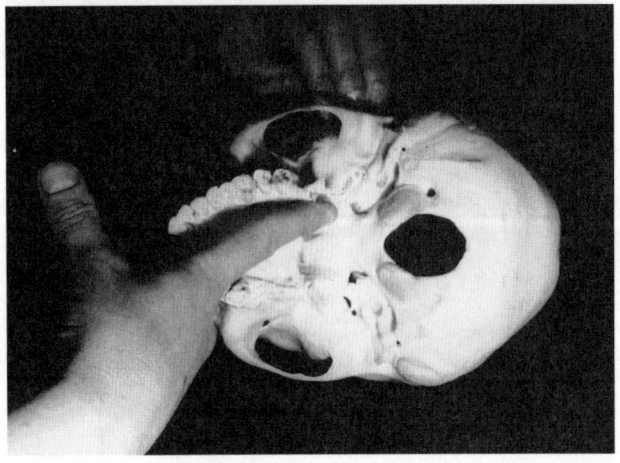

Tubae auditoriae: Direkter Zugang mit dem Zeigefinger; zwei Ansichten

223

Zeigefinger in den Mund bringst und die rechte Hand für das Klopfen des Temporale verwendest.

Weitere Techniken, die die Tubae auditoriae beeinflussen können

- Entwirren der Mandibula
- Temporale Dekompression mittels Ohrzug
- Eine makrobiotische Diät

Zeigefinger in den Mund bringst und die rechte Hand für das Klopfen des Temporale verwendest.

34 Die Mandibula

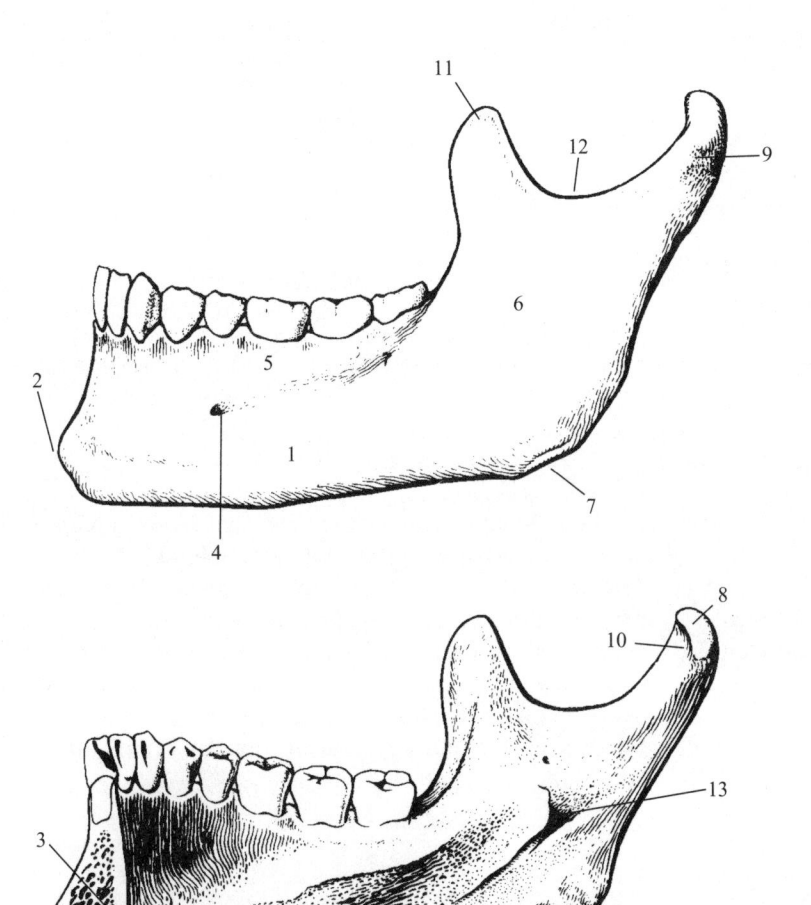

Etymologie

Mandibula: *lateinisch für „Unterkiefer"*

1. *Corpus mandibulae; horizontale Partie, an die die Rami anschließen*
2. *Protuberantia mentalis, oder Kinn*
3. *Spina mentalis; paarige Knochenspitzen, die durch die Anheftung der Genioglossus- und Geniohyoidmuskeln gebildet werden*
4. *Foramen mentale; führt einen Zweig der externen Carotisarterie nach innen und den sensorischen Teil des Mandibularzweigs des Trigeminus und den Mentalnerv nach außen*
5. *Alveolarkamm, oder Teilpartie des Corpus*
6. *Ramus oder vertikaler Anteil der Mandibula*
7. *Angulus mandibulae an der Verbindung von Corpus und Ramus; beim Mann ausgeprägter*
8. *Artikulierende Condyle (Processus condylaris); artikuliert über einen Meniskus mit der Fossa mandibularis des Temporale*
9. *Collum mandibulae; schmale Partie unterhalb der Condyle*
10. *Fovea pterygoidea oder Vertiefung anterior und inferior der Condyle, wo ein Teil des lateralen Pterygoidmuskels anheftet*
11. *Processus coronoideus, gebildet durch die Anheftung des Temporalismuskels*
12. *Incisura mandibulae: Vertiefung zwischen Condylar- und Coronoidprozess*
13. *Foramen mandibulae: führt den Eintritt des inferioren Alveolarnervs, des größten Zweigs des Mandibularteils von CN V (Trigeminus); enthält wowohl sensorische als auch motorische Fasern*
14. *Lingula: eine dünne Knochenplatte, geformt durch die Anheftung des Ligamentum sphenomandibulare*

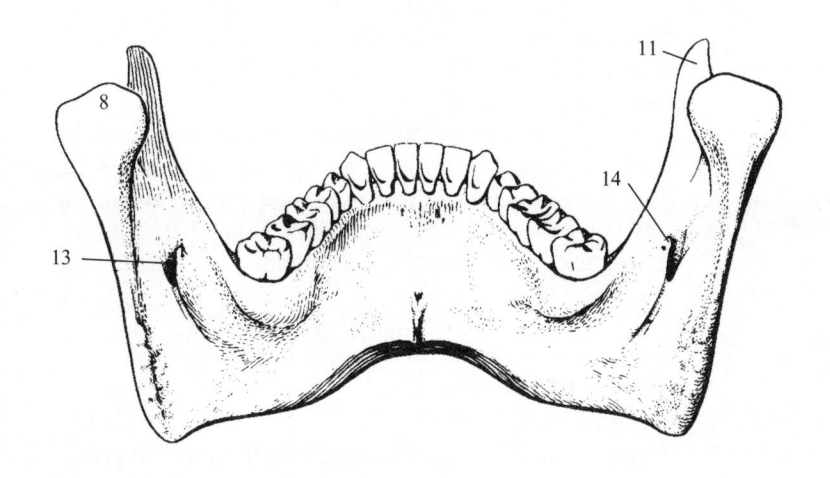

Embryologie und Osteologie

Vier Wochen nach der Empfängnis besitzt der menschliche Fötus drei wunderschön geformte und perfekt funktionierende Kiemenschlitze. Die oberste beginnt sich von der fünften Woche an zu verändern und bald zur Mandibula zu verknöchern. Die Mandibula ist also in ihrer genetischen Erinnerung eine Kieme, und Kiemen pulsieren gerne.

Der Bereich des Alveolarkammes und der Corpus mandibulae entwickeln sich aus Knorpel, der Ramus aus Membran. Die Ossifikation beginnt sehr früh – in der fünften Woche nach der Empfängnis –, früher als bei jedem anderen Knochen mit Ausnahme des Schlüsselbeins. Mandibula und Clavicula (Schlüsselbeine) bilden die knöchernen Anker und Hebel für zwei der allerwichtigsten Anforderungen nach der Geburt: das Saugen und das Halten. Zum Zeitpunkt der Geburt besteht die Mandibula immer noch aus zwei Hälften, die von der fibrösen Symphysis mentis zusammengehalten werden; diese verknöchert während des ersten Jahrs nach der Geburt.

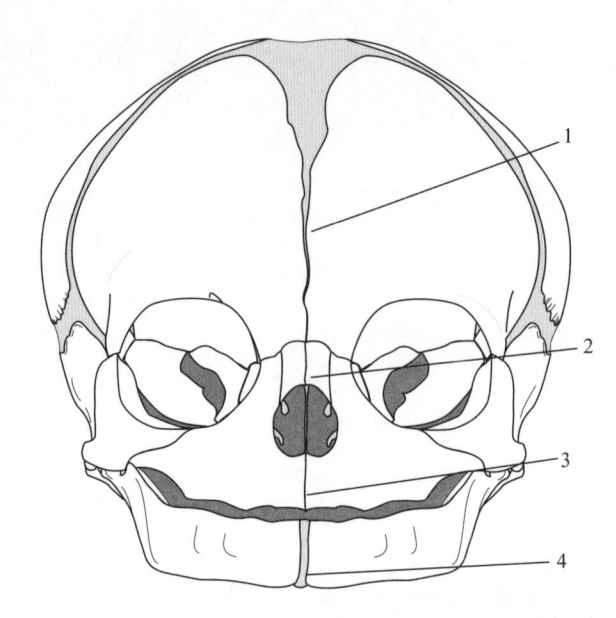

Symphysis mentis bei der Geburt
1. *Sutura frontalis (Metopische Naht)*
2. *Sutura internasalis*
3. *Sutura palatina mediana*
4. *Symphysis mentis*

Anatomie

Die Mandibula ist der größte, stärkste und weitaus mobilste Knochen des Viscerocraniums. Sie formt den knöchernen Rahmen für die untere Hälfte des Mundes.

Struktur

Die Mandibula ist ein äußerst widerstandsfähiger Diploeknochen mit vielen Alveolarhöhlen für die Zähne und einer komplexen condylaren faßförmigen Gelenkfläche für die Temporomandibulargelenke.

Lage

Die Mandibula liegt am anterioren und inferioren Rand des Kopfes. Die Temporomandibulargelenke sind unmittelbar anterior der Ohrkanäle und leicht zu ertasten, wenn man die Finger an diesen Bereich legt und den Kiefer in eine Gähnstellung bringt; diese läßt die lateralen Aspekte der Condylen mehr vorstehen.

Orientierungspunkte

Das Kinn, durch zwei knöcherne Verdickungen beidseits der Mittellinie gekennzeichnet, ist einzig beim *Homo sapiens sapiens* vorhanden. Neanderthaler hatten kein Kinn, ebensowenig wie der *Homo erectus* und unsere anderen entfernteren Ahnen. Das Maß, in dem ein Kinn vorsteht, ist sehr unterschiedlich; über der Mittellinie, die von der Protuberantia mentis gekennzeichnet ist, kann (wie bei Kirk Douglas) ein Grübchen sichtbar sein. Der Winkel des Kiefers tritt bei schlanken Menschen klar hervor; er ist beim Mann schärfer und aggressiver, bei der Frau sanfter und runder geformt.

Nähte und Artikulationen

Die Mandibula besitzt eine Naht am Kinn, wo die beiden Hälften der Mandibula miteinander artikulieren. Bei der Geburt besteht hier eine Symphyse, die bis zum Ende des ersten Lebensjahrs verknöchert.

Die Mandibula artikuliert mit den Temporalknochen durch zwei Menisci und mit ihren sechzehn Zähnen durch Okklusionskontakt mit den sechzehn maxillaren Zähnen.

Der Kontakt zwischen den oberen und unteren Zähnen wird sowohl für die Mandibula als auch für die Maxillae als wichtig angesehen: Da der Kiefer so oft verspannt ist, sind die Zähne täglich in Kontakt miteinander und knirschen manchmal.

Gewicht

Eine medizinisch präparierte Mandibula wiegt ca. 37,8 g.

Anatomie und Muskulatur im Detail

Das Spiel „Trivial Pursuit" (ein Frage- und Antwortspiel) beschreibt die Mandibula als stärksten Knochen des Körpers, doch das stimmt nicht: Mit einer Belastbarkeit von ungefähr 4000 kg ist der Femur der stärkste Knochen des Körpers. Zweifelsohne meinte der Erfinder des Spiels, daß Mandibula „der stärkste Knochen im Kopf" sei – was die Mandibula mit einer Belastbarkeit von maximal 200 kg auch tatsächlich ist.

Die Mandibula setzt sich aus einem Corpus, zwei Rami und der Protuberantia mentalis (die lateral beidseitig zwei Vorsprünge hat) zusammen. Die Protuberantia mentalis entwickelte sich vermutlich als Signal, das unsere Drohgebärden angsterregender aussehen lassen sollte. Wir schieben den Kiefer vor, wenn wir drohen (und wenn wir Bedeutsamkeit unterstreichen wollen.) Auch dient das Kinn dazu, bei einem Sturz die Zähne zu schützen; unsere vierbeinigen Verwandten können, im Gegensatz zu uns, nirgendwo herunterfallen.

Der Corpus mandibulae ist der horizontale, der Ramus der vertikale Anteil. Der Angulus mandibulae steht beim Mann mehr vor und ist besser entwickelt – er ist das einzige geschlechtliche Unterscheidungsmerkmal eines menschlichen Craniums. Die Basis der Mandibula ist der inferiore Anteil des Corpus, der Bereich unterhalb der Alveoli. Die Protuberantia mentalis verdickt sich beidseitig der urprünglichen Symphysis mentis, was ausmacht, daß man sich bei diesem Teil der Mandibula irgendwie an die Symphysis pubis erinnert fühlt.

Weiterhin ist die Mandibula mit den Spinae mentales, den Tubercula mentalia und den Foramina mentalia ausgestattet. Letztere sind im disartikulierten Knochen deutlich sichtbare Orientierungspunkte. An seiner Außenseite zeigt der Corpus mandibulae einen aufwärts schwingenden Wall, bekannt unter dem Namen Linea obliqua mandibulae, die superior verläuft, wenn sie posterior geht, um die Verbindung zwischen Ramus und Corpus zu stützen. Die Linea obliqua hat auf der Innenseite ein Gegenstück, die Linea mylohyoidea; in diese Gruben sind die Unterkieferspeicheldrüsen eingebettet. Der Alveolarkamm vervollständigt die Anatomie des Corpus; er besteht aus dentalen Alveoli, dem Alveolarkamm, den interalveolaren Septa und den Juga.

Die Rami sind anterior durch die Coronoidprozesse, posterior durch die Condylarprozesse gekennzeichnet. Deren laterale Flächen bilden an ihrer Außenseite Anheftungsstellen für den Masseter und für ein Achtel der Sehne des Temporalis. Auf der Innenseite heften die übrigen sieben Achtel der Sehne des Temporalis und die medialen und lateralen Pterygoidei an. Die medialen Pterygoidei ahmen in Form und Funktion den (äußeren) Masseter nach, während die lateralen Pterygoidei darauf spezialisiert sind, den Kiefer vorzuschieben und für den Kauvorgang, der als „Trituration" bekannt ist, die Hauptmuskeln stellen. Der Buccinator, der sich gleich superior der Linea obliqua und via die pterygomandibulare Raphe anheftet, spielt (gemeinsam mit der Zunge) die Hauptrolle, wenn es darum geht, die abgebissene Nahrung zu den Zähnen zu bringen, damit diese sie bearbeiten können.

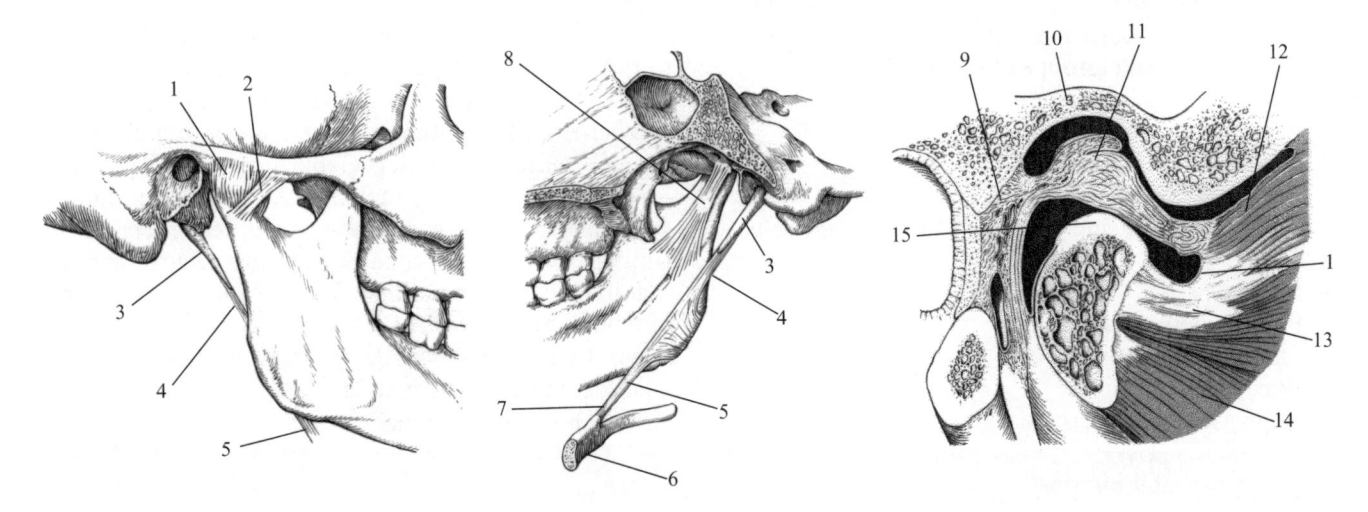

Drei Ansichten des Temporomandibulargelenks
1. Gelenkkapsel
2. Ligamentum laterale
3. Processus styloideus
4. Ligamentum stylomandibulare
5. Ligamentum stylohyoideum
6. Os hyoideum
7. Hyoideum: Cornu minor
8. Ligamentum sphenomandibulare
9. Ligamentum retrodiscale
10. Fossa mandibularis
11. Artikulierende Bandscheibe
12. Superiorer Teil des superioren Bauches des lateralen Pterygoidmuskels
13. Sehne des lateralen Pterygoidmuskels
14. Inferiorer Bauch des lateralen Pterygoidmuskels
15. Artikulationsfläche der mandibularen Condyle

Die Condylarprozesse werden von den Köpfen der Mandibula, ihrem Beitrag an Temporomandibularkapsel und -gelenk, gekrönt. Die Condylar- und die Coronoidprozesse sind durch eine talartige Vertiefung, die Incisura mandibulae, voneinander getrennt. Auf der Innenseite formt der Mandibularkanal die Eintrittsstelle für den inferioren Alveolarnerv (einen Zweig des fünften Cranialnervs); das ist eine der Stellen, die Zahnärzte suchen, wenn sie die unteren Zähne betäuben wollen.

Den Temporomandibulargelenken ist im cerebralen Cortex ein sehr großes motorisches und somästhetisches Gebiet zugeteilt, und sie sind reichlich mit – afferenten wie efferenten – Nerven versorgt. 38 Prozent der neurologischen Impulse an das Gehirn kommen von Gesicht, Mund und der temporomandibularen Gegend her. Die Muskeln ober- und unterhalb der Mandibula drehen den Kiefer und bewegen ihn nach vorn, wenn der Mund sich öffnet. Die Summe der neurologischen Information von sensorischen und propriozeptorischen Nerven für das Gehirn während der mandibularen Bewegung ist für den motorischen Cortex ein dominanter Musterformer. Das bedeutet, daß die Bewegung der Mandibula das Muster von mindestes 38 Prozent der motorischen Muskeln im Leib bestimmt, besonders jener des Halses, im Gebiet des Pectoralismuskels in der Brust und in Gegenden des Beckens. Die Normalisierung der Funktionsweise der Mandibula und der Temporomandibulargelenke ist für jeden Versuch, die neuromuskulären Mechanismen des übrigen Körpers zu normalisieren, eine wertvolle Grundvoraussetzung.

Die Mandibula besitzt die üppige Anzahl von sechzehn Anheftungen von Muskelgruppen – mehr als jeder andere Cranialknochen und mehr als jeder übrige Knochen im Körper mit Ausnahme der Scapula, die siebzehn Muskelgruppen besitzt.

Muskulatur

An der Mandibula sind folgende Muskeln angeheftet:
- Temporalis
- Masseter
- Pterygoidei laterales
- Pterygoidei mediales
- Buccinator
- Depressor anguli oris
- Orbicularis oris
- Depressor labii inferioris
- Hyoglossus
- Mylohyoidus
- Digastricus
- Platysma
- Genohyoideus
- Mentalis
- Constrictor pharyngis superior
- Genioglossus

Der Masseter besitzt von sämtlichen Muskeln im Körper die größte Kontraktionsstärke pro Faser und ist für die Bewegung der Mandibula als Musterformer von großer Bedeutung. Die lateralen Pterygoidei sind kurze, gedrungene und zähe Muskeln. Um durch Fingerdruck ihre Hypertonizität zu lösen (vgl. unten: Lösen der lateralen Pterygoidei: Oraler Ansatz), ist ein sanfter Kontakt während ungefähr dreißig Sekunden bis maximal zwei Minuten vonnöten. Die posterioren Fasern des Temporalis sind an Beschwerden der Temporomandibulargelenke oft diskret beteiligt. Sie spielen bei Temporomandibularschmerzen durch ein *constant-on engram* und spannungsbedingten Kopfschmerzen eine Rolle und können dazu beitragen, die Temporalknochen aus dem Gleichgewicht zu bringen. Diese Fasern sind die Antagonisten der lateralen Pterygoidmuskeln: Die lateralen Pterygoidei schieben den Kiefer nach vorn, die posterioren Fasern des Temporalis ziehen ihn zurück.

Physiologie

Ein neuromuskuläres Muster, ein Engramm, erlaubt den Zähnen, ihre Beziehung untereinander aufrechtzuerhalten, und zwar unabhängig davon, in welcher Lage sich der Körper befindet. Eine „zentrische Okklusion" ist dann gegeben, wenn wir zwischen den oberen und unteren Schneidezähnen eine vollkommene Linie haben – eine vertikale Linie, die durch die Spalte zwischen den superioren und inferioren Schneidezähnen verläuft; diese Ausrichtung kann unseren Zähnen behilflich sein, eine vollkommene Schlußbißstellung einzunehmen.

Das Vorhandensein einer Symphyse am Kinn (sie erhöht die Überlebenschancen während des ganzen Lebens) ist aus der Sicht der Evolution dem verknöcherten Kinn übergeordnet, das wir nun innerhalb eines Jahres nach der Geburt haben. (Sämtliche Fische besitzen lebenslänglich eine mandibulare Symphyse.) Eine Symphyse ermöglicht mehr Flexibilität, wenn die Zähne reißen und kauen, und sie stellt eine weitere Variante dar, eine Okklusion sicherstellen zu helfen. Das Fehlen einer Symphyse in unserem Leben bedeutet, daß es uns weitaus schwerer fällt, eine perfekte Schlußbißstellung und eine zentrische Okklusion zu erhalten.

Rotationsachse

Die klassische Rotationsachse der Mandibula ist eine vertikale Linie, die gleich posterior der Protuberantia mentalis liegt. Man sagt, daß die Mandibula sich in Flexion an der anterioren Mittellinie scharnierartig bewegt und sich an den Rami weitet. Die Mandibula kann die Bewegung der Temporalia widerspiegeln; das übermittelte Bewegungsmaß ist abhängig davon, unter wieviel muskulärem Druck die Temporomandibulargelenke stehen. Der tiefe Ursprung der mandibularen Bewegung liegt im oberen Nacken, wie es in Guzays Theorem erklärt wird (s. nebenstehende Zeichnung).

Bewegung

Die Mandibula ist für psychologische Informationen offener als jeder andere Knochen des Kopfs. Diese Informationen, ob sie nun von unausgesprochenem Zorn, Entschlossenheit oder einer Furcht zu sprechen herrühren, verändern die mandibulare Bewegung in subtilem bis dramatischem Ausmaß. Während Wutzuständen beispielsweise ist die Mandibula muskulär derart angespannt, daß praktisch keine Bewegung mehr vorhanden ist. Tatsächlich kann der betreffende Mensch seine Zähne zum Sprechen kaum auseinanderbringen.

Osteopathisches Modell

Die Bewegung der Mandibula im osteopathischen (gleich-bewegenden) Modell gleicht jener aller paarigen Knochen – sie weitet sich leicht in Flexion. Wenn die Temporomandibulargelenke und die oberen und unteren Zähne komprimiert sind, werden Echos temporaler und maxillarer Bewegungen durch sie auf die Mandibula übertragen. Des weiteren ist die Mandibula stark durch das Ausmaß an Kontraktion aller sechzehn an ihr anheftenden Muskelgruppen beeinflußt, besonders des Temporalis, der lateralen Pterygoidei und des Masseter, die ihre eigenen Spannungswerte übermitteln.

Fließend-elektrisches Modell

Im fließend-elektrischen Modell widerspiegelt die Mandibula die abwechselnden, gegenläufig-bewegten Flexions- und Extensionsmuster der Temporalknochen. Die linke Seite der Mandibula bewegt sich daher mit der Flexion des linken Temporale inferoposterior, während die rechte Seite anterosuperior geht. Falls der Bereich des oberen Halses angespannt und in der Bewegung eingeschränkt ist, wird die Mandibula dessen Verfassung spiegeln. Die Mandibula erhält über die pterygomandibulare Raphe und das Ligamentum sphenomandibulare auch craniale Wellenimpulse vom Sphenoidale. Ihre sechzehn Muskelanheftungen sorgen für zusätzliche Impulse.

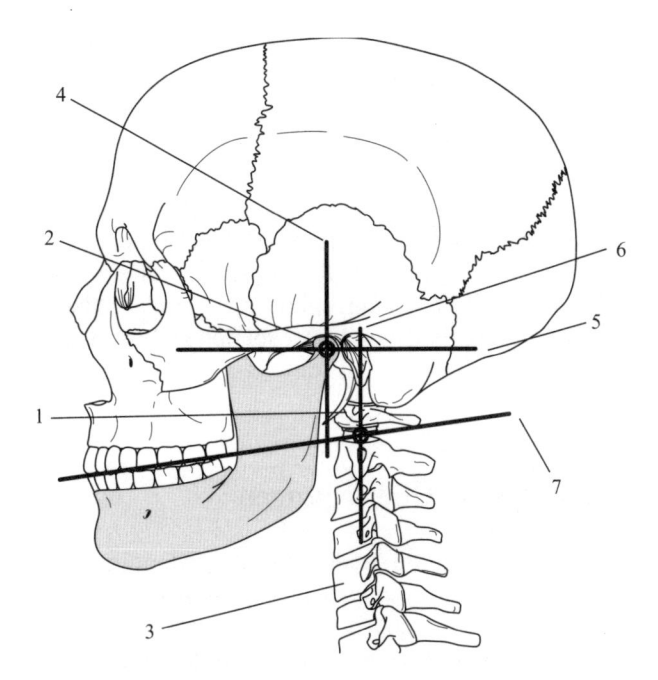

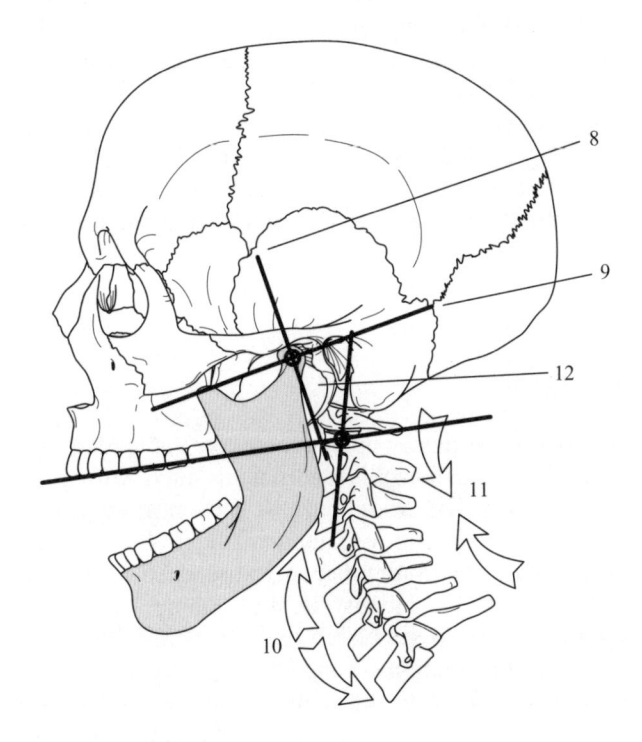

Guzays Theorem: Kiefer geschlossen (oben), und Kiefer voll offenstehend (unten)

1. *Primäre mandibulare Bewegungsachse an der Wurzel des Dens*
2. *Sekundäre mandibulare Bewegungsachse durch das Temporomandibulargelenk (TMG)*
3. *Halswirbelsäule neigt beim Beißen dazu, ihre Neigung etwas zu verlieren*
4. *Vertikale Linie durchs TMG*
5. *Horizontale Linie durchs TMG*
6. *Vertikale Linie durch den Dens*
7. *Horizontale Linie entlang der Okklusionsfläche der Zähne*
8. *Veränderung der vertikalen Linie während Translation*
9. *Veränderung der horizontalen Linie während Translation*
10. *Verlängerung*
11. *Kontraktion*
12. *Veränderte Kräfte entlang den Achsen 4, 5, 6, 7*

Die mandibulare Bewegung ist im weiteren davon beeinflußt, was die Füße tun. Zwischen Füßen, Mandibula und Augen besteht eine tiefe evolutionäre Verbindung. Wenn wir mit dem linken Fuß vortreten, macht die linke Seite der Mandibula eine Mikrobewegung in eine Translation (das heißt, sie bewegt sich anterior, wenn das Temporomandibulargelenk sich zu öffnen beginnt.) Falls du daran zweifelst, daß sich das so verhalten kann, kannst du versuchen, beim Gehen das gegenläufige Muster spielen zu lassen, und feststellen, wie verzweifelt schwierig das ist.

Diagnostische Überlegungen

Es ist schwierig, die Bedeutung der Mandibula in visionärer Craniosacralarbeit zu übertreiben. Die angemessene Wertschätzung von Energie und Dynamik der Mandibula wird den ganzen Unterschied zwischen wirksamer Craniosacralarbeit und ineffizienter Arbeit ausmachen. Es ist erstaunlich, wie der übrige Körper auf eine Optimierung des Zustandes der Mandibula reagiert. So können beispielsweise Spannungen im Hals, Knochen- und Gelenkentzündungen, Atembeschwerden, wie sie bei Asthma auftreten, sowie Schmerzen im unteren Rückenbereich durch das Normalisieren der Mandibula gelindert werden.

Energie

Mandibula ist der Hauptknochen von Vishuddha, der Kehl-Seele, die sowohl Ausdruck als auch Aufnahme repräsentiert. Die Mandibula ist stark mit archetypischen Mustern und verhaltensmäßigen Imperativen verbunden: Hominiden haben während 20 Millionen Jahren überlebt, indem sie ihre Zähne fletschten, kämpften, indem sie bissen und mit den Zähnen rissen, und aßen, indem sie ungekochte Wurzeln, Körner und Fleisch kauten und mahlten. Seit etwa 160 000 Menschengenerationen hat die Mandibula erfreut gelächelt, in Todesangst gezittert, geklappert und sich seitwärts bewegt, wenn es galt, Fragen zu prüfen. Sie hat geschmollt, geküßt und sich entschlossen, verführt und signalisiert. Viele steinzeitliche Verhaltensmuster sind bis heute in unseren Kiefern und der Kiefermuskulatur eingeschlossen und richten in unseren Temporomandibuargelenken und Temporalia verheerenden Schaden an, wenn sie mit der neueren Entwicklung dauernder Belastung konfrontiert werden, die für die heutige Zeit so typisch ist.

Unter den Energien, die in der Mandibula gehalten werden, figurieren:

Identität: Die Mandibula ist jener Knochen, der am meisten mit dem Sinn eines Menschen für das, was er ist, verbunden wird. Da der Kopf selber das Totem für das Selbst ist, werden sämtliche Cranialknochen mit Identität assoziiert, doch die Mandibula verkörpert sie. (Der Hypothalamus wird in bezug aufs Gehirn gleich assoziiert).

Aggression: Hier signalisieren wir unsere Kampfbereitschaft – wir schieben den Kiefer vor. Wir heben auch unsere Augenlider und Augenbrauen (zeigen das Weiße in unseren Augen), schieben unseren Kopf nach vorn gegen unser Ziel hin, beißen unsere Zähne zusammen und heben unsere Schultern; damit sehen wir größer aus – wie Katzen, die ihr Fell sträuben.

Entschlossenheit: Mit unserem Kiefer stellen wir uns Widrigkeiten entgegen; wir überdenken die nächste Bewegung, indem wir uns bedächtig über das Kinn streichen. Das Unterdrücken unseres Instinkts hat sich möglicherweise zu entwickeln begonnen, als wir im Augenblick, als das Wild auftauchte, zum ersten Mal den unmittelbaren Jagdtrieb zurückstellten, um besser eine wirksame Strategie entwickeln und diese unseren Jagdkameraden mitteilen zu können. In diesem Augenblick haben sich unsere Vorfahren möglicherweise übers Kinn gestrichen und darüber nachgedacht, was als nächstes zu tun sei. Eine solche Instinkthemmung kann das Muster für sämtliche nachfolgenden Muster von Gehirndominanz geformt haben. Die Mandibula ist „kluge Entschlossenheit".

Beharrlichkeit: Wir halten mit Zähnen und Klauen an etwas fest; wir beißen die Zähne zusammen; wir lächeln und ertragen, halten durch.

Sexualität: Unsere Beziehung zu unserer Sexualität ist tief beeinflußt von Konditionierungen in der Kindheit und den tausend Verletzungen der Liebe: Sie formt unseren Körper und die Art, wie wir unseren Kiefer und unsere Lippen halten. Wilhelm Reich und Alexander Lowen weisen darauf hin, daß Bewegung etwas Natürliches ist. Sexuelle und sinnliche Bewegung des Beckens ist natürlich, jedoch aus Gründen der Furcht, sozialer Sittencodices oder sinnlicher oder sexueller Konditionierung oft gehemmt. Wenn sich unser Becken nicht natürlich bewegen darf, verschieben wir unseren Bewegungsdrang auf die Mandibula (*etwas* muß sich bewegen), und wir sprechen über unsere eigene oder anderer Leute Sexualität. Wenn wir weder Becken noch Kiefer bewegen können, beginnen wir unseren Bauch zu panzern und psychotisch zu werden: Wir fühlen gar nichts mehr. Es gibt Menschen, die ihre sexuellen Hemmungen ausdrücken, indem sie schmallippig werden oder einen Schmollmund ziehen, als ob sie sagen möchten: „Das Geheimnis, daß ich ein sexuelles Wesen bin, wird nicht über meine Lippen kommen; nein, das bin ich nicht!" Die Starre der Hemmung zeigt sich als Starre im oberen Halsbereich und in den Temporomandibulargelenken und wird als Zorn ausgedrückt, der sich besonders gegen Menschen richtet, die ihre Sexualität zu genießen scheinen.

Sinnlichkeit: Wir schürzen unsere Lippen, um zu saugen, zu singen, zu feiern, indem wir, nachdem wir die Wahlen gewonnen haben, Saxophon spielen, um Freude zu zeigen und zu küssen.

Unterdrücken zärtlicher Gefühle: Wenn uns mit fünf gesagt wird: „Werde endlich erwachsen; weine nicht wie ein Baby; handle wie ein Mann!", dann zittert und bebt der Mentalismuskel am Kinn und versucht, die Emotion zu unterdrücken. Die Unterlippe dreht sich wie bei einem Schmollmund nach außen, um zu weinen, und zieht sich dann rasch zu einem bleistiftdünnen Strich zusammen, „um alles zurückzuhalten". Das hinterläßt auf Mandibula, Zähnen (durch Zusammenbeißen) und Temporomandibulargelenken einen nachhaltigen Eindruck – von Herz und menschlicher Empfindsamkeit ganz zu schweigen. Wir werden früh zu Soldaten.

Den Engländern wird nachgesagt, sie hätten „steife Oberlippen". In der Gegend von Yorkshire wird dir folgender Rat erteilt: „Stell keine Fragen, erzähl keine Lügen, halt deine Schnauze, und dir wird keine Fliege in den Mund fliegen". In Schottland lautet die Ermahnung, „deine Zunge zu hüten". In Deutschland muß man manchmal „in den sauren Apfel beißen" – trotz Unannehmlichkeiten etwas Schwieriges vollbringen. In Amerika „versiegelst du deine Lippen", um ein Geheimnis zu wahren, wirst „schmallippig", wenn deine Gefühle verletzt werden, und „hältst deinen Mund" über ungünstige Umstände. Mit der Mandibula legen wir auch „Lippenbekenntnisse" ab und spucken als „Plappermäuler" oberflächliche Energie aus.

In Deutschland gibt es die interessante Redensart, „an etwas zu kauen", was bedeutet, dasselbe neurotisch wieder und wieder durchzukauen, ohne einen Ausweg zu finden. Fritz Perls weist andererseits auf den positiven Aspekt der Fähigkeit hin, sich durch etwas bis zum Schluß „durchzubeißen".

Trauma und Dysfunktion

Die Mandibula ist häufig traumatisiert. Wieviele Narben weist die Haut über der deinigen auf? Wieviele Besuche beim Zahnarzt hinterlassen physische oder psychische Spuren? Wer hat dich zusammengeschlagen? Wer war der Schultyrann – siehst du sein Gesicht noch vor dir? Faustkämpfe betreffen die linke Seite der Mandibula am häufigsten (da die meisten Menschen Rechtshänder sind und daher mit der rechten Faust zuschlagen, was das Opfer in der Regel auf der linken Seite trifft). Diese Geschichte dessen, was man „mit Fassung trägt" (engl. „to take it on the chin"), erklärt irgendwie die Stärke der Mandibula, denn wir kämpfen seit Jahrtausenden. Der Unterkiefer und seine unterstützenden Strukturen sind derart stark, daß wir durch eine belastende Zeit gehen

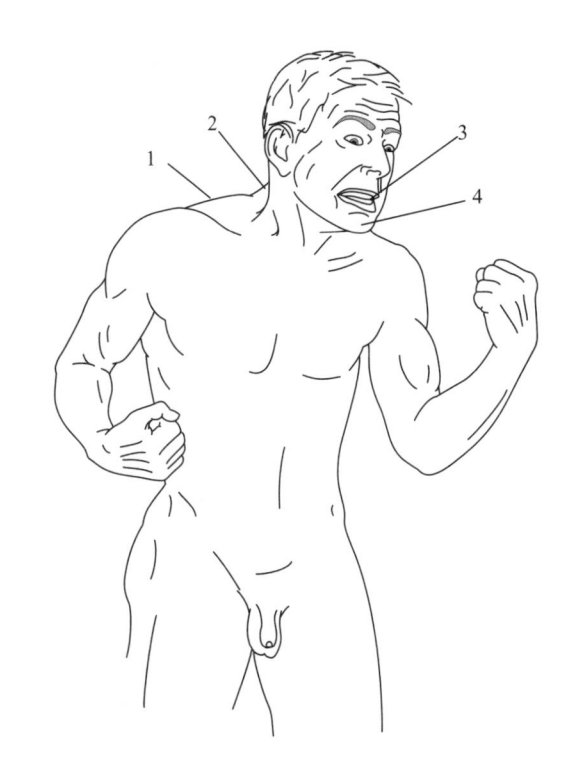

Zorn
1. Hochgezogene Schultern
2. Vorgestreckter Nacken
3. Entblößte Zähne
4. Vorgeschobener Unterkiefer

und eine Menge „Kampfspuren" tragen können. (Muhammad Ali kämpfte während der drei letzten Runden eines seiner Titelkämpfe mit einem gebrochenen Unterkiefer.)

Trotzdem ist es die emotionale Belastung, die die Mandibula am meisten traumatisiert. Andauernder Streß schließt sich in ihr ein und führt unter Umständen zu nächtlichem Zähneknirschen (Bruxismus) und allmählicher Degenerierung der Temporomandibulargelenke. Sorgen, Streß und Aggression verändern die Physiologie der Unterkiefermuskulatur, der Temporomandibulargelenke und des oberen Halsbereichs. Aus meiner eigenen umfangreichen Arbeit mit Klienten, die unter einer Dysfunktion der Temporomandibulargelenke litten, weiß ich, daß Craniosacralarbeit diesbezüglich einen der wirksamsten Ansätze darstellt.

Sei vorsichtig, wenn du ein orales sexuelles Trauma vermutest. Direktes Fragen ist mit Schwierigkeiten verbunden; es ist wahrscheinlicher, daß die Fragen abschlägig beschieden werden und zu einer weiteren Verinnerlichung des Traumas führen. Allein die Fragen können vom Klienten als weitere Verletzung seiner Intimsphäre erfahren werden. Achte sorgfältig darauf, eine positive, unterstützende Atmosphäre zu schaffen. Laß den Klienten wissen, daß du da bist, um ihm zu helfen. Befreie dich selbst von sämtlichen negativen Urteilen. Statt Fragen zu stellen, horchst du

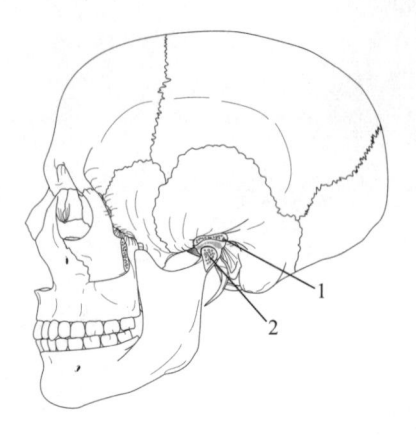

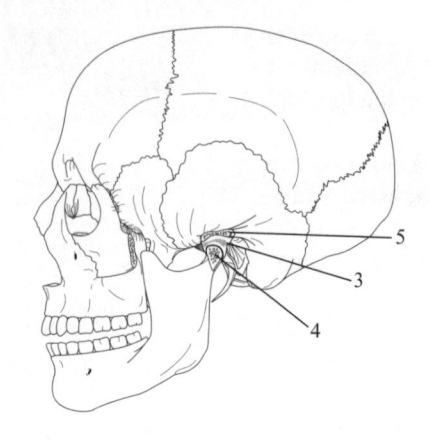

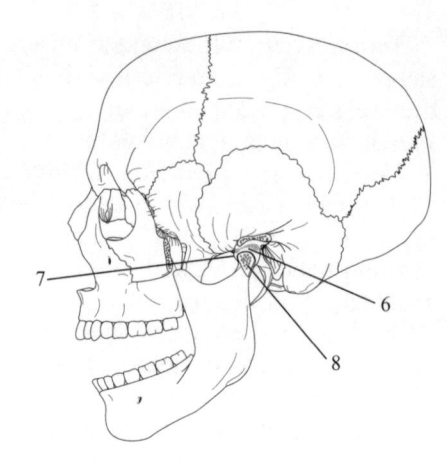

Translation des Temporomandibulargelenks: Beachte die Koppelung von Scharnier- und anteriorer Bewegung („Translation") der Condyle
1. Artikulierende Bandscheibe und Gelenkkapsel des Temporomandibulargelenks; neutrale Position
2. Processus condylaris; neutrale Position
3. Durch den Zug des lateralen Pterygoidmuskels beginnt die Bandscheibe, sich anterior zu bewegen
4. Die Condyle übersetzt anteroinferior
5. Fossa mandibularis
6. Maximale anteroinferiore Bewegung der Bandscheibe
7. Gelenkkapsel
8. Condyle an der anteroinferioren Grenze der Translation

aufmerksam auf das, was der Klient zu sagen hat, achtest aber ebensosehr – oder vielleicht mehr – darauf, wie sich seine Mandibula wirklich bewegt, während er spricht (und betrachtest diese Bewegung als eine eigene Geschichte, als ein eigenes Gedicht). Auch hältst du mit einem Auge Ausschau nach sekundären physischen Bewegungen oder Signalen, besonders in Becken und Hüftgelenken – dieses Gebiet stellt häufig die Quelle mandibularer Dysfunktion dar.

Die Temporomandibulargelenke schwimmen normalerweise lose in ihren Kapseln. Wenn wir uns Sorgen machen, wird die Mandibula eng in die Fossae temporalis gepreßt, was schließlich zum Zerfall der Temporomandibulargelenke, zu Arthritis in der Halswirbelsäule und zu Muskelspannungskopfschmerzen führt. (Wir tun klug daran, die Beteiligung der Mandibula bei allen Arten von Kopfschmerzen zu untersuchen.)

Die Wurzelhaut der Zähne ist „gewellt" und kann unter konstantem Druck gedehnt werden. Wenn ein Zahn ersetzt oder mit einer zu hohen Krone versehen wird, wird er die Zahnwurzelhaut des gegenüberliegenden Zahns komprimieren und das Temporomandibulargelenk aus der Fassung bringen, was Kopfschmerzen oder Sehstörungen nach sich ziehen kann. Die Verfassung der Temporomandibulargelenke kann auch durch Computertomographie, Röntgenaufnahmen, die Krankengeschichte und das weiter unten beschriebene Testen von Mandibula und Temporomandibulargelenken beurteilt werden. Die häufigste Ursache eines Taubheitsgefühls im Kinn ist eine sekundäre Metastase im Knochen, die auf die Foramina mentalia übergreift.

Querverbindungen

Die Mandibula ist der energetisch meistgeladene Cranialknochen. Sie spielt eine Hauptrolle für die Verfassung des Sphenoidale und der Temporalia und kann über die Zähne die Funktion der Maxillae dominieren. Ebenso spielt sie eine Hauptrolle bei den meisten Arten von Kopfschmerzen und handelt als starke Beherrscherin und Musterformerin für Hals, oberen Brustbereich, Beckengürtel und Füße. Lage und Motilität der Mandibula sind von sämtlichen Mittellinienstrukturen des Körpers – Hyoideum, Sternum, Processus xiphoideus, Linea alba und Symphysis pubis – beeinflußt.

Visualisieren

Da sie ein derart vorspringender Knochen ist, ist das Visualisieren der Mandibula relativ einfach. Du siehst die faßartige Form der Condylen, die scharfen Spitzen der Coronoidprozesse, die Stärke oder Weichheit des Winkels, die Entschlossenheit des Kinns, den Sitz des Unterkiefers.

Techniken zum Lösen der Muskeln

Lösen der Masseter: Drei Ansätze

Diese drei Masseter-Techniken sind dazu da, vor spezifischerer Arbeit im Mundbereich die Muskeln von Spannung zu befreien. Der Masseter ist in drei deutliche Schichten unterteilt, die durch Faszienhüllen voneinander getrennt sind.

Lösen der Masseter: Oberflächliche Fasern

Dies ist die sanfteste der drei Techniken und zielt darauf ab, die oberflächlichen Fasern des Masseter zu lösen. Du sitzt oder kniest am Kopfende der Liege. Du beugst beide Handrücken und legst die mittleren oder proximalen Phalangealknochen deiner drei mittleren Finger an die zygomatischen Anheftungen der Masseter und den Muskelbauch inferior des zygomatischen Bogens. Du lebst dich in die Motilität der Masseter und die Zustandsform ihres Energiefeldes ein und übst in inferiorer und posteriorer Richtung einen ganz zarten Druck aus (5–10 g) – dann wartest du, bis das Entwirren beginnt. Du bleibst mit den oberflächlichen Fasern, bis du fühlst, daß sämtliche Spannungen daraus gewichen sind.

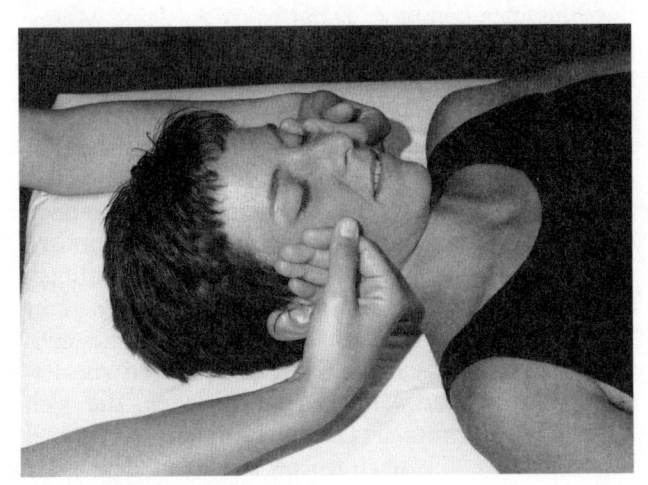

Lösen der Masseter: Oberflächliche Fasern

Lösen der Masseter: Tiefe Fasern

Diese zweite Technik ist ein kräftiger Ansatz und richtet sich an die tiefe oder mittlere Schicht des Massetermuskels. Sie erfordert mehr Druck als in der Craniosacralarbeit üblich – in der Größenordnung von 60–120 g –, je nachdem, wie es die Situation verlangt.

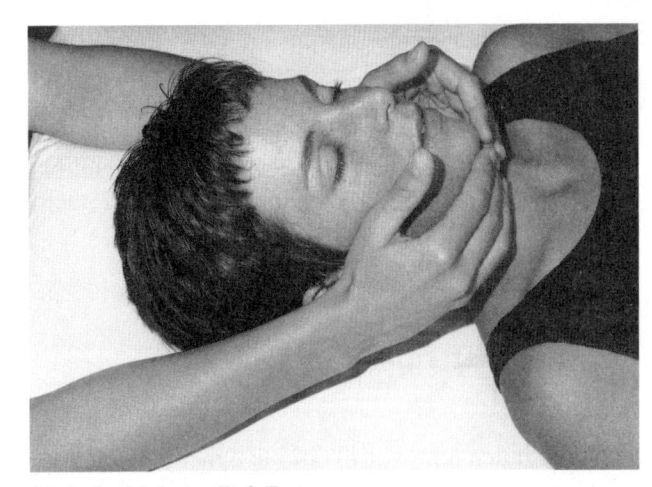

Lösen der Masseter: Tiefe Fasern

Du sitzt oder kniest am Kopfende der Liege. Du legst deine Daumenballen direkt auf die Masseter und deine Handflächen flach an die Wangen. Du drehst deine Hände in den Handgelenken in Extension, um der Längsachse der Masseterfasern entlangzuarbeiten, indem du dich wie in der letzten Technik inferior und posterior bewegst. Wenn du den Kieferwinkel erreichst, sind deine Handgelenke in voller Extension. Vielleicht möchtest du ein Massageöl verwenden, damit das Streichen reibungslos vor sich geht.

Lösen der Masseter: Tiefste Fasern

Das ist der direkteste und tiefgreifendste Ansatz; er richtet sich an die tiefste Schicht der Masseterfasern. Du sitzt oder kniest am Kopfende der Liege. Mit deinen Fingerbeeren suchst du das am stärksten kontrahierte Faserbündel an beiden Masseter des Klienten – die Krisenherde. Du berührst mit den Daumenspitzen beidseitig jene Stelle, die deinen Fingern am

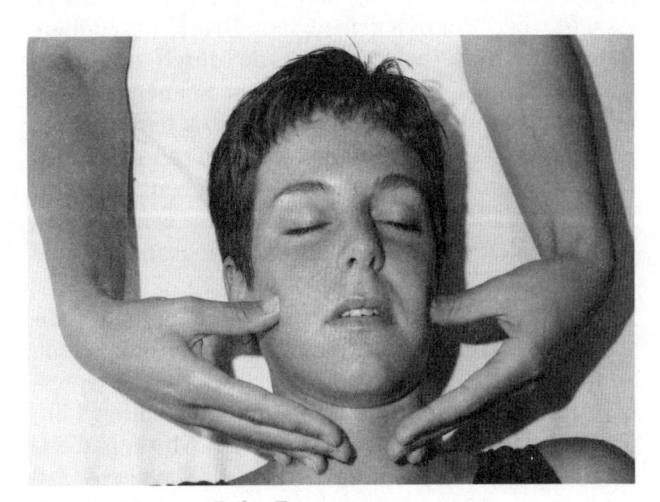

Lösen der Masseter: Tiefste Fasern

empfindlichsten, angespanntesten oder energetisch attraktivsten erscheint. Du richtest deine Daumen so aus, daß sie beinahe direkt in die Masseter hineinweisen – so direkt, wie es deine Daumennägel erlauben –, und wendest einen Tiefenbindegewebedruck an, bis du fühlst, daß sich das Muskelgewebe löst und nachgibt; dann hörst du sogleich auf.

Lösen der lateralen Pterygoidei: Vier Ansätze

Einige Schulen lehren, daß direkte Arbeit an den lateralen Pterygoidei nicht notwendig sei, daß das Normalisieren des Viscerocraniums automatisch auch die Pterygoidei normalisiere. Das ist möglich; meiner Erfahrung nach ist es jedoch nicht immer der Fall.

Es ist sinnvoll, unterschiedliche technische Möglichkeiten und eine offene, fragende Einstellung zur Verfügung zu haben.

Lösen der lateralen Pterygoidei: Direkter Ansatz

Du sitzt oder kniest am Kopfende der Liege. Du legst die Innenflächen deiner Hände über das Gebiet unmittelbar anterior der Temporomandibulargelenke. Deinen Zeige- oder Mittelfinger legst du direkt über die Temporomandibulargelenke; dann bittest du den Klienten, seinen Mund sanft zu öffnen und zu schließen. Du wartest, bis du das anteriore Gleiten der Condylen leicht fühlen kannst; sie stehen viel mehr vor, wenn sie sich in ihre extrem anteriore Stellung (die volle Gähnstellung) begeben; in dieser Lage wirkt diese Technik am besten.

Du bittest den Klienten, seine Mandibula so nahe wie bequem möglich an eine volle Gähnstellung heranzubringen und richtest deine Finger neu aus, um unmittelbar anterior der nun vortretenden lateralen Aspekte der Condylen medialen Druck auszuüben. Indem du dies tust, wendest du durch die Massetermuskeln hindurch Druck auf die Sehnen der lateralen Pterygoidmuskeln an. Wenn du zu hart drückst, wird sich deine Sensibilität verringern und einen scharfen, zuckenden Schmerz verursachen; du siehst also zu, daß dein Druck in einem erträglichen Rahmen bleibt, und arbeitest sehr langsam, um die Spannung in den Sehnen zu lösen.

Das ist ein sehr direkter Ansatz und kann sehr schnell zu Ergebnissen führen. Dennoch kann man vom Klienten nicht erwarten, daß er seinen Unterkiefer sehr lange in einer vollen Gähnposition hält; überdies läßt die Empfindlichkeit des Muskels diese in der Regel unerfreulich wirken, und weitere Zugänge müssen beherrscht werden.

Lösen der lateralen Pterygoidei: Retrusion (Zurückziehen) der Mandibula

Der exakteste und beste Ansatz, um mit der Mandibula zu arbeiten, beginnt dem Kopf des Klienten zugewandt, während du auf Brusthöhe seitlich der Liege stehst. Du machst es dir bequem – das kann bedeuten, daß du einen Stuhl bereitstellst, auf den du deinen Außenfuß stellen kannst, daß du ein gebeugtes Knie auf die Liege bringst oder deinen Außenfuß auf die Liege stellst. (Das geschickte Lagern eines Knies oder Fußes sorgt für wertvolle Unterstützung deines eigenen unteren Rückens und bringt eine zusätzliche Dimension wertvoller Stabilität mit hinein.)

Du drehst den Kopf des Klienten so, daß er auf dein Herz blickt, und richtest deine Schultergelenke parallel zu seinen Temporomandibulargelenken aus, so daß die Länge deiner beiden Arme ungefähr gleich ist. Du führst die Daumen nacheinander in seinen Mund und legst ihre Innenseiten auf die Beißflächen der unteren Zähne. Du orientierst deine Daumenspitzen posterior bis zu den letzten Backenzähnen, bis sie an die aufschwingende scharfe Kante des Ramus stoßen. (Falls der Klient einige Backenzähne verloren hat, gehst du auf die superiore Zahnfleischlinie des Alveolarkammes und mit deinen Daumenspitzen ebenfalls an den Ramus). Du richtest deine Daumen mit einem beständigen, gleichmäßigen Kontakt auf so viele Molar- und Prämolarzähne wie möglich aus. Dann legst du deine Zeigefinger außen an den Mund, so daß sie auf die Spitze der Ohrmuscheln des Klienten weisen – das läßt deine Zeigefinger in Kontakt mit der Anheftung des Masseter kommen. Dann hakst du deine Mittel- und Ringfinger posterior des Ramus unter und legst deine kleinen Finger in die kleine Kuhle unmittelbar anterior des Kieferwinkels. Nun hältst du den Unterkiefer in einem stabilen, kontrollierten und beruhigend vollständigen Griff. Ich nenne ihn die Kiefer-Wiege. (Achte darauf, daß du weder die Lippen noch die Mundwinkel zusammendrückst oder einklemmst.)

Sobald du dich mit diesem Kontakt wohlfühlst, beginnst du damit, die Mandibula bis zu ihrer bequemsten posterioren Bewegungsgrenze mitzunehmen (Retrusion) und im Gewebe nach den spezifischen Stellen und Vektoren zu forschen, die sich hypertonisch anfühlen. Da die lateralen Pterygoidei Muskeln sind, die nach vorne schieben, dehnt das Zurückschieben der Mandibula die Längsachse ihrer Spindeln. Wenn du während des Zurückschiebens eine Rotation einleitest, kannst du entweder eine Seite nach der anderen dehnen oder dich auf die hypertonische Seite konzentrieren. Du hältst deine posteriore Präsenz, bis sich die Mandibula frei anfühlt.

Dies ist der natürlichste und erfreulichste Weg, um Spannung in diesen Muskeln zu lösen. Auch ist er bemerkenswert wirksam, wenn es darum geht, Muskelspannungen in den drei oberen Halswirbeln und im Atlantooccipitalgelenk zu lösen.

Lösen der lateralen Pterygoidei: Oraler Ansatz

Das ist eine komplizierte Technik; sie verlangt, daß du zunächst die exakten Ansatz- und Ursprungspunkte der lateralen Pterygoidmuskeln visualisierst. Sie ist wesentlich wirksamer und rücksichtsvoller als der direkte Zugang mit den Fingern, jedoch auch zeitaufwendiger.

Du denkst daran, auf deinen Atem zu achten, und ermutigst deinen Klienten, durch den Mund zu atmen, was in der Regel eine weitere Lösung des stomatognathischen Systems fördert.

Du stehst am Kopfende der Liege. Für den linken lateralen Pterygoideus bringst du dein linkes Knie auf die Liege und findest einen bequemen Stand. Du drehst den Kopf des Klienten um etwa 45 Grad nach rechts. Du führst den fünften Finger deiner rechten Hand in seinen Mund ein und läßt ihn nach hinten zum letzten oberen Backenzahn gleiten. Dann bewegst du deinen Finger zum inferioren Strebepfeiler des zygomaticomaxillaren Bogens und drehst deinen Unterarm in eine volle Supination – so, daß deine rechte Handfläche nun gegen deine linke Schulter weist.

Nun gleitest du mit deinem Finger weiter posterior und hältst den Kontakt mit dem inferioren Aspekt der zygomaticomaxillaren Naht, bis du die scharfe anteriore Kante des Ramus mandibulae fühlst. Es kann scheinen, als ob sie deinen Weg teilweise blockieren würde. Deine Aufgabe besteht darin, medial des Ramus, aber lateral des auslaufenden Alveolarkammes weiterzugehen. Falls der Ramus den freien Zugang zum Muskel blockiert, bittest du den Klienten, seine Mandibula abwechselnd zu öffnen und zu schließen oder sie gar ein bißchen nach jeder Seite hin zu drehen, bis du die größte Öffnung oder den größten „Tunnel" findest.

Der Bauch des lateralen Pterygoideus kann von ungefähr 1,3 cm posterior der anterioren Kante des Ramus an gefühlt werden. An oder vor diesem Punkt fühlst du dich vielleicht wohler, wenn du von der gegenwärtigen Annäherung mit der Mitte des Fingernagels zu einer Annäherung mit der Seite des Fingernagels überwechselst. Ich persönlich finde, daß der Ansatzmethode mit der Mitte des Fingernagels (die Handfläche der arbeitenden Hand schaut bezüglich der Ebene des Kopfs des Klienten lateral) das Handgelenk spindelförmiger hält und einen klaren energetischen Pfad und einen wirksamen Kontakt mit dem lateralen Pterygoideus ermöglicht. Der Vorteil des Ansatzes mit dem seitlichen Fingernagel liegt darin, daß du, sobald du den Kontakt mit dem Muskel hergestellt hast, sensibler bist und mehr Reaktionsmöglichkeiten hast.

Sei sanft und ausdauernd; bohre nicht. Du kannst nicht zu tief gehen – bloß zu schnell. Du veränderst das Energiefeld des Muskels (und sein Engramm) bereits dadurch, daß du anwesend bist, wartest und

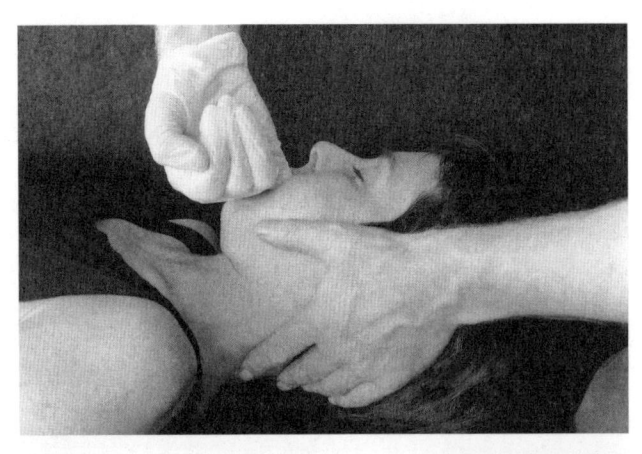

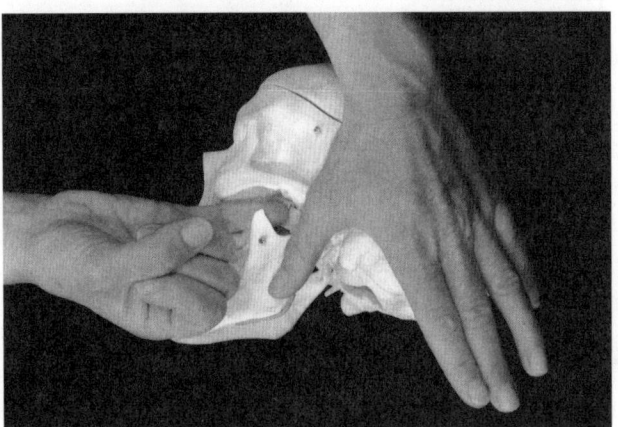

Lösen der Lateralen Pterygoidei: Oraler Ansatz; zwei Ansichten

lauschst. Wenn sich der Muskel auf der einen Seite gelöst hat, was vom Beginn des eigentlichen Kontakts an dreißig Sekunden bis zwei Minuten dauern wird, wiederholst du die Technik auf der anderen Seite.

Wenn diese Technik richtig ausgeführt wird, bewirkt sie ein bemerkenswertes Gefühl der Entspannung und des Wohlbefindens. Der Klient wird sich danach fühlen, als wäre seine Mandibula einen Meter breit. Ich betrachte diese Technik für die vollständige Beurteilung und Behandlung von Beschwerden des Temporomandibulargelenks als unerläßlich.

Lösen der lateralen Pterygoidei: Ansatz über die Triggerpunkte

Es gibt eine vierte Möglichkeit, die lateralen Pterygoidei zu erreichen – über ihre Triggerpunkte. Der superiore Bauch hat einen Triggerpunkt an der schmalsten Stelle des zygomatischen Bogens, genau dort, wo die Faszie des Temporalismuskels sich an den superioren Rand des Bogens anheftet (er ist an deinem eigenen oder am Kopf des Klienten einfach zu ertasten.) Wenn dieser Bauch des Muskels hypertonisch ist, werden sich Knochen und Faszie genau auf dem Triggerpunkt empfindlich anfühlen. Der inferiore Bauch hat seinen Triggerpunkt unmittelbar inferior der schmalsten Stelle des zygomatischen Bogens.

Die Hypertonizität reduzierst du mit langsamen, sanften, reibenden Bewegungen in drehender Richtung oder mit einem Kontakt von ca. 5 g auf den Triggerpunkten. Du bleibst mit deiner leichten Berührung dort, bis du craniale Wellenformen aufnehmen kannst, die durch den Bereich der Triggerpunkte strömen, oder bis ein entfernter cardiovasculärer Puls spürbar wird. Du fühlst, wohin die Welle sich bewegt, und erleichterst ihr den Durchgang. Das wird dem darunterliegenden Muskel Lösung bringen.

Lösen der posterioren Fasern des Temporalis: Zwei Ansätze

Die posterioren Fasern des Temporalis sind die posteroinferioren 25 Prozent des Muskels und jener Anteil, der im Zustand des *constant-on engram* bei Dysfunktion der Temporomandibulargelenke am häufigsten als hypertonisch befunden wird. Sie sind die einzigen wirklichen Antagonisten der kräftigen lateralen Pterygoidmuskeln. Wenn die lateralen Pterygoidei einmal gelöst sind, ist es beinahe stets angemessen und therapeutisch elegant, ihre Antagonisten ebenfalls zu lösen. Arbeite daran, die chronisch verkürzten Muskelfibrillen und die Faszie des Temporalis mit einer der folgenden Techniken zu verlängern.

Lösen der posterioren Fasern des Temporalis: Dehnen entlang der Längsachse

Du sitzt oder kniest am Kopfende der Liege und beginnst dich zu orientieren. Die posterioren Fasern beginnen an der anterioren Fläche der Ohrmuschel – bei „Tor zum Ohr" (Dreifacher Erwärmer 21) – und erstrecken sich nach rückwärts zur posterioren Begrenzung des Temporalismuskels superior von Asterion. Du ordnest die Spitzen deiner drei mittleren Finger so an, daß sie direkt medial zur superiorsten Spitze der Ohrmuschel zu liegen kommen. Falls du an der Richtigkeit deiner Position zweifelst, bittest du den Klienten, seine Zähne kurz zusammenzubeißen: Wenn du richtig liegst, werden deine Fingerspitzen von den kontrahierenden Muskelfasern zur Seite geschoben werden. Du versicherst dich, daß die Spitze deines Zeigefingers posterior einer Linie liegt, die vom anteriorsten Teil der Ohrmuschel superior gezogen wird. Der Temporalis liegt viel weiter posterior und inferior am Kopf, als unser Instinkt uns weismacht. Du arbeitest daran, das Engramm der angespannten Haltemuster zu reduzieren, indem du medialen Druck mit cephaladem Zug (quer zur Längsachse der posterioren Fasern) verbindest.

Du wendest mäßigen, medial gerichteten Druck an; ohne über Haar oder Haut des Klienten zu gleiten, ziehst du deine Fingerspitzen in eine superior gerichtete Bewegung und hältst sowohl den medial gerichteten Druck wie auch den superioren Zug, bis du fühlst, daß sich die Muskeln lösen. Das dehnt die Fasern entlang ihrer Längsachse. Wenn einfaches Dehnen wirkunslos bleibt, kannst du die Fasern „schnellen" lassen, das heißt, du dehnst sie und läßt sie dann unvermittelt los. Dieses Schnellen wiederholst du, bis der Muskel sich weicher anfühlt und die Temporomandibulargelenke sich weicher bewegen. Diese Technik kann wunderbar euphorisierend wirken. Sie bewirkt oft mehr parietale Dekompression als die Standardtechnik des Anhebens der Parietalia, erlaubt dem Calvarium, sich weiter nach oben zu bewegen und dadurch Raum zu schaffen, in den sich Gehirn und Energiefeld ausweiten können. Sie ist eine wesentliche Komponente in der ganzheitlichen Behandlung der Temporomandibulargelenke.

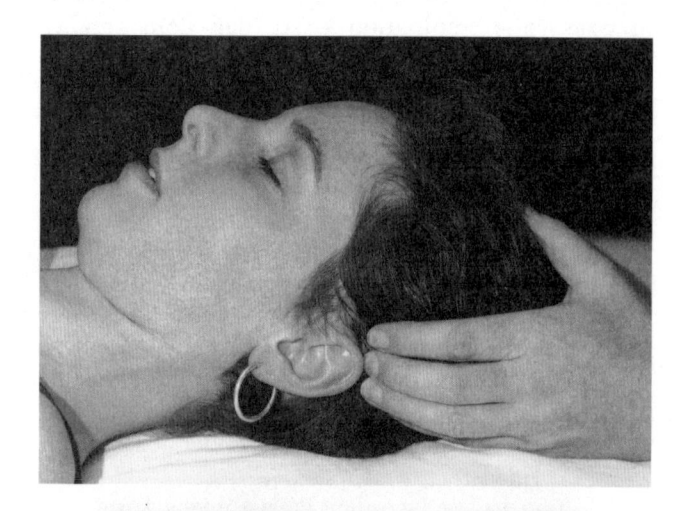

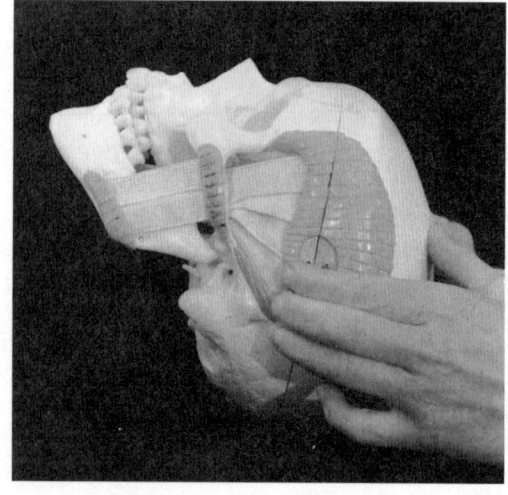

Lösen der posterioren Fasern des Temporalis: Dehnen entlang der Längsachse; zwei Ansichten

Lösen der posterioren Fasern des Temporalis: Druck über die horizontale Längsachse

Der zweite Ansatz arbeitet mit einem sanften, doch ausdauernden, lösenden Streichen entlang der horizontalen Längsachse der posterioren Fasern des Temporalis. Du benutzt dieselbe Position und Orientierung, um den Muskel zu finden, nimmst mit den Fingerspitzen Kontakt mit der posterioren Fasergruppe auf und arbeitest nun in der Richtung optimaler vaskulärer Drainage – von posterior nach anterior.

Knochentechniken

Mandibula: Daumen im Mund; Palpieren und Entwirren

Du beginnst, indem du die Kiefer-Wiege aufnimmst, die unter „Lösen der lateralen Pterygoidei: Retrusion der Mandibula" auf S. 234 beschrieben ist.

Du machst es dir bequem und wartest. Du verfolgst die hereinkommenden Kräfte und Vektoren aller beteiligten Strukturen und läßt vor deinem geistigen Auge ein Bild der sechzehn Muskelgruppen, der mandibularen Bänder und der Temporomandibulargelenke entstehen. Du beginnst das, was du fühlst, mit dem, was du „siehst", zu verbinden und zu identifizieren. Du analysierst die Grundposition der Mandibula und wie weit bzw. wie leicht sie in Flexion und in Extension geht. Du spürst die energetische Ladung der Mandibula: Fühlt sie sich an, als ob sie voll aufgestauter Aggressionen oder voll unausgesprochener zärtlicher Gefühle wäre? Wenn du nach fünf Minuten nicht ganz von alleine zu einem sanften, tanzenden Entwirren der Mandibula übergegangen bist, überlegst du dir, ob du das nun tun willst. Eine sanfte Bewegung in Richtung Dekompression kann helfen, die Entwirrmuster der Mandibula zum Vorschein zu bringen.

Diese Technik ist in der Arbeit mit Schmerzen und Dysfunktion der Temporomandibulargelenke, steifem und schmerzendem Nacken und „Masken"- und Stirn-Kopfschmerzen sehr wirkungsvoll.

Mandibula und Temporomandibulargelenk auf zwei Ebenen prüfen

Diese Technik prüft die Mandibula in acht Richtungen.

Du beginnst mit einer einfachen Prüfung der Beweglichkeit: Du bittest den Klienten, seinen Unterkiefer zu öffnen, zu schließen, mit ihm zu mahlen, ihn vorzuschieben und zurückzuziehen. Du kannst jede Muskelgruppe isometrisch (gegen geringen Widerstand) prüfen. Dazu legst du deine Hand in jener Richtung an die Mandibula, die du zu prüfen wünschst, und bittest den Klienten, seine Mandibula in deine Handfläche hineinzuschieben. Du achtest auf die Kraft seiner Anstrengung, erlaubst ihm jedoch keinerlei Bewegung. Wenn du beispielsweise die Stärke des linken lateralen Pterygoideus prüfen willst, stellst du dich ans Kopfende der Liege und legst deine rechte Handfläche auf die rechte Seite seines Gesichts und seiner Mandibula. Du bittest deinen Klienten, der sich in Rückenlage befindet, seine Mandibula nach rechts zu schieben (zu drehen) und achtest auf die Kraft, mit der er dies zu tun versucht. Als nächstes gehst du mit mäßigem Widerstand nach demselben Prinzip vor, erlaubst jedoch dem Klienten diesmal, seine Mandibula auch tatsächlich in die gewünschte Richtung zu bewegen – das heißt, du läßt ihn „gewinnen". Das wird die Kraft des Muskels prüfen und dir gleichzeitig einige Informationen über seine Temporomandibulargelenke geben.

Danach gehst du das unten beschriebene Protokoll der acht Bewegungstests durch, indem du, wie bereits beschrieben, die Einstellung der Heilerin und den Griff der Kiefer-Wiege aufnimmst. Dieses Protokoll wird dir über viele verschiedene Aspekte des Zu-

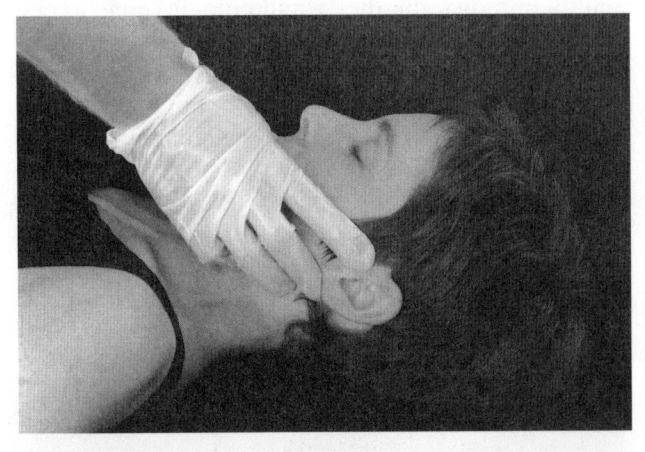

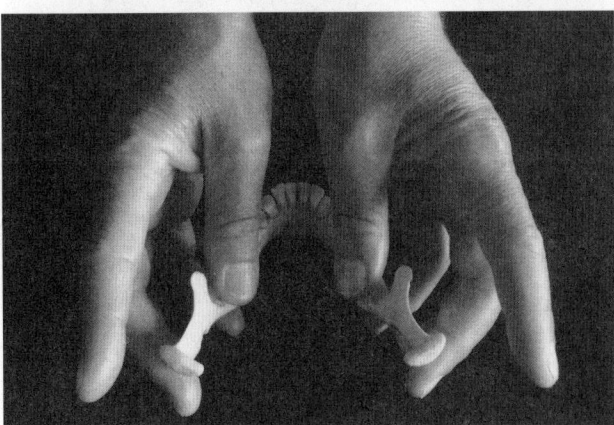

Mandibula: Daumen im Mund; zwei Ansichten

stands der Mandibula genaue Informationen liefern. Selbstverständlich achtest du, wenn du diese Sequenz durchgehst, auch auf die Grundposition und das energetische Lied der Mandibula.

Die Bewegung prüfen

In jedem der folgenden Bewegungstests legen wir eine Einschätzung fest, die auf drei Maßstäben beruht:
- Leichtigkeit der Bewegung
- Ausmaß der Bewegung
- Leichtigkeit und Ausmaß der Bewegung der einer Seite im Vergleich zur andern

Du achtest in jeder Richtung darauf, wie die Mandibula sich anfühlt und wie leicht sie sich dorthin bewegt; die Einschränkungen oder Veränderungen in der Struktur der Bewegungen sind Schlüssel, mit denen sich herausfinden läßt, welche Strukturen – Muskel, Faszie, Band, Knochen oder Gelenk – weiterer Untersuchung oder Arbeit bedürfen. Es ist sehr nützlich, dieselbe Bewegung mehrmals zu wiederholen, bis du wirklich ein Gefühl für sie erhältst. Sie bloß einmal auszuführen, ist für einen Vergleich kaum ausreichend. Es bewährt sich, besonders während des Erlernens, die Mandibula zwischen jedem Test für eine kleine Weile in neutraler Stellung ruhen zu lassen.

Diese Tests lassen sich auf zwei Arten durchführen: kräftig, als eine Art physikalischer Therapie, um das Maß der Beweglichkeit zu untersuchen, oder subtil und anmutig, indem man die Craniale Welle fühlt. Du beginnst mit dem subtilen Testen, bei dem du innerhalb der Bewegungsgrenzen der Cranialen Welle bleibst – das heißt innerhalb der unwillkürlichen Bewegungen der Mandibula. Lediglich, wenn du eine spezifische Bewegung mit einem sanften Druck von ca. 5 g nicht prüfen kannst, prüfst du mit kräftigem Druck von 0,25 bis 0,5 kg. Danach kommst du auf den feinen Druck zurück und schaust, ob die Mandibula sich nun mit der Cranialen Welle bewegt.

I: Caudader Test auf der Axialebene: Du dekomprimierst die Mandibula (das heißt, du bewegst sie inferior) und stellst fest, wie sie sich gemäß den drei oben erwähnten Maßstäben bewegt. Das dehnt die Gelenkkapsel des Temporomandibulargelenks, den Masseter, den Temporalis und den medialen Pterygoideus und beansprucht an der unteren Bewegungsgrenze die Ligamenta sphenomandibulare und temporomandibulare.

II: Posteroanteriorer Test auf der horizontalen Ebene: Du prüfst die mandibulare Protrusion oder Bewegung auf der horizontalen Ebene in anteriorer Richtung. Das testet das Gelenk selber, dehnt die posterioren Fasern des Temporalis und beansprucht an der anterioren Bewegungsgrenze der Mandibula das Ligamentum stylomandibulare.

III & IV: Mediolateraler Test auf der horizontalen Ebene: Du prüfst das rein laterale Gleiten erst aus der neutralen Position nach links und achtest auf das laterale Gleiten beider Temporomandibulargelenke. Dann wiederholst du den Test für das laterale Gleiten auf der rechten Seite. Das prüft Gelenk, Meniskus und Ligamentum temporomandibulare auf der Seite der Abweichung, ist jedoch als Muskeltest nicht besonders geeignet.

V & VI: Rotationstest auf der horizontalen Ebene: Nun nimmst du die Mandibula in eine reine Drehung nach links und stellst fest, wie sie sich bewegt; dann wiederholst du die Drehung nach rechts. Du vergleichst die beiden Drehungen und stellst sie einander gegenüber. Die Linksdrehung dehnt den linken lateralen Pterygoidmuskel und die posterioren Fasern des rechten Temporalismuskels. Sie prüft auch beide Temporomandibulargelenke und das Retrodiscalband.

VII: Anteroposteriorer Test auf der horizontalen Ebene: Nun ziehst du die Mandibula zurück oder nimmst sie posterior. Du stellst fest, wie das, verglichen mit dem zweiten Test, geht, bei dem die Protrusion geprüft wurde. Retrusion dehnt beide lateralen Pterygoidei, löst Spannung im Retrodiscalband und liefert uns Informationen über das Ausmaß an „Hingabe", das der Klient zulassen kann.

VIII: Cephalader Test auf der Axialebene: Zum Schluß nimmst du die Mandibula in eine axiale Kompression gegen den Scheitel hin. Da diese das Temporomandibulargelenk zusammenpreßt, würdest du sie bei einem Klienten, von dem du weißt, daß er unter Schmerzen in den Temporomandibulargelenken leidet, auslassen. Das prüft den Meniskus des Temporomandibulargelenks, die Verfassung des Tentorium Leresri und die Beweglichkeit der Sutura squamosa. Der Test prüft direkt keine Muskeln.

Abschließend: Du endest mit einem freien Prüfen, als ob du ein Universalgelenk testen wolltest. Das führt natürlicherweise zu einem Entwirren, was für die Mandibula und alles, was sie quält, die optimale Behandlungsart darstellt.

Entwirren der Mandibula vom Scheitel her

Das seitliche Stehen wie in den vorangegangenen Techniken, die die Kieferwiege benutzen, gibt dir die beste Mischung aus Sensitivität und einem bestimmten Kontakt, um die Mandibula zu entwirren; es wird jedoch schwierig, wenn sich die Mandibula während des Entwirrens auf die von dir entfernte Seite bewegt. In diesem Fall kannst du dir überlegen, ans Kopfende der Liege, superior des Scheitels des Klienten, zu gehen. Du bringst deine Daumen von neuem auf die Beißflächen der mandibularen Zähne und legst deine

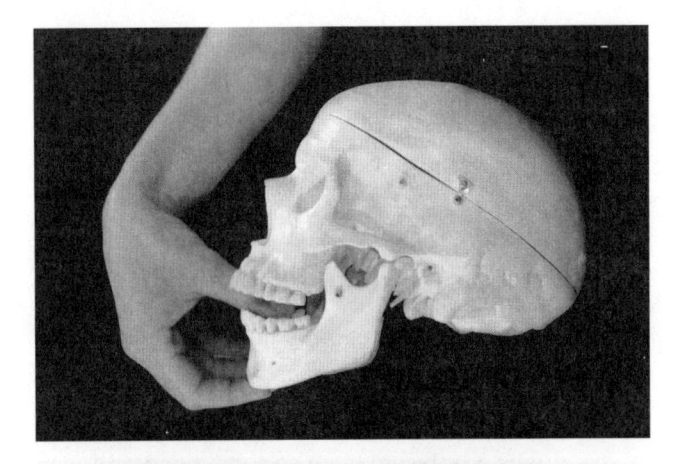

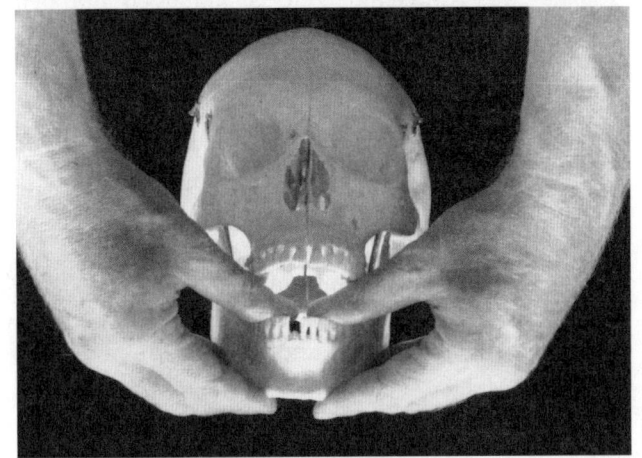

Entwirren der Mandibula vom Scheitel her; zwei Ansichten. Das obere Bild wird der Klarheit halber nur einhändig gezeigt.

andern Finger unter den Körper der Mandibula. Diese Position ist weniger spezifisch, aber über längere Zeit hinweg leichter zu halten als der Griff aus den vorangegangenen Techniken.

Kompression der Mandibula

Bei Klienten mit Schmerzen in den Temporomandibulargelenken wendest du diese Technik nicht an.

Du sitzt am Kopfende der Liege und nimmst mit dem inferioren Rand des Mandibularkörpers einen sanften, lauschenden Kontakt auf. Sobald du die cranialen Wellenformen hindurchströmen fühlst, leitest du eine mandibulare Kompression ein, indem du alle acht Finger unter den Mandibularkörper legst und deine Daumen über die Foramina mentalia legst (im Bild nicht gezeigt), um etwas laterale Stabilität zu erhalten. Du öffnest den Mund des Klienten, um dich zu vergewissern, daß sich seine unteren und seine oberen Zähne nicht berühren. Deine Absicht besteht darin, die Mandibula über die Temporomandibulargelenke in die Temporalknochen hineinzupressen und keine maxillare Kompression zu verursachen. Du verfolgst das Fortschreiten deiner kompressiven Absicht und Kraft durch die Temporomandibulargelenke und deren Menisci, durch die Bewegungen der Temporalknochen, die Spannung des Tentoriums, die parietale Dekompression und schließlich durch den Widerstand der Falx hindurch. Sobald du all diese Gewebe unter deinem Druck sich lösen fühlst, änderst du deine Absicht und Richtung und nimmst die Strukturen durch eine Dekompression genau so langsam nach unten zurück; währenddessen lädst du jede Struktur ein, sich zu entspannen.

Abschließend prüfst du die Mandibula, um dich zu vergewissern, daß in ihrer Struktur kein restlicher Druck zurückgeblieben ist. Du bringst deine Hände in den Standardkontakt für die Mandibulartests (Kieferwiege): Du legst die Daumen im Mund auf die Beißfläche der unteren Zähne, deine Zeigefinger entlang der inferioren Aspekte der zygomatischen Bogen, deine Mittel- und Ringfinger hinter den Ramus mandibulae und deine kleinen Finger gleich anterior des Kieferwinkels. Du leitest eine spezifisch mandibulare Dekompression ein, prüfst dann die Bewegungsfreiheit in allen Richtungen und wirst schließlich interaktiv, indem du „Lenkrad"- oder Entwirrungsarbeit anwendest, um die Mandibula vollends zu lösen.

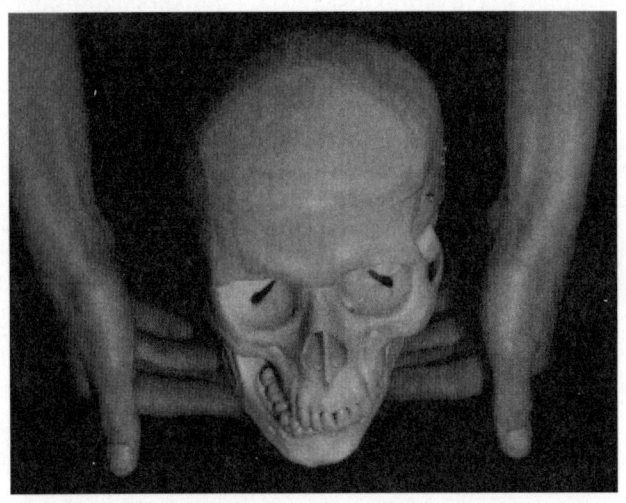

Kompression der Mandibula

Zehn Gründe, um die Mandibula zu entwirren

Diese Aufstellung soll dazu dienen, dein Verständnis für die Möglichkeiten einer relativ einfachen Technik, wie es die Mandibulartechnik mit den Daumen im Mund ist, zu erweitern. Du kannst sie benutzen,
- um das Atlantooccipitalgelenk zu entspannen und den Nacken, besonders die drei oberen Halswirbel, zu lösen;

- um den mandibularen Druck zu lösen, der durch die Maxillae ans Sphenoidale weitergegeben wird und Palatina, Vomer und Ethmoidale beeinflußt (das Lösen mandibularen Drucks wird auch die Temporalknochen befreien und dadurch das Tentorium normalisieren helfen);
- um die Kehl-Seele (Ausdruck) und dadurch die Stimme zu befreien, damit sie klar und ohne Hindernisse sprechen kann;
- um „archaische Wunden" von oralem sexuellem Missbrauch, Inzest und/oder unerträglichem körperlichem Schmerz in diesem Gebiet zu lösen (wenn der Schmerz zu groß ist, als daß man gleichzeitig mit ihm bleiben und arbeiten könnte, wird er in einen „anderen Raum" weggepackt, damit er später hervorgeholt und verdaut werden kann);
- um durch den Bezug der motorischen Nerven der Mandibula mit der Hälfte der motorischen Nerven des Körpers im motorischen Cortex einen euphorischen Zustand von Entspannung im ganzen Körper zu veranlassen (das Entwirren des Kiefers löst ganz besonders Gesicht, Nacken, Pectoralismuskeln und Beckengürtel);
- um mit allen gängigen Arten von Kopfschmerzen – Muskelspannungskopfschmerzen, Augen- und Lufthöhlenkopfschmerzen, Migräne, menstruationsbedingter Migräne und Cluster-Kopfschmerzen – zu arbeiten;
- um mit dem Normalisieren des stomatognathischen Systems zu beginnen, was wiederum das Hyoideum normalisieren hilft;
- um lokomotorische, sexuelle oder spirituelle Energien in Sacrum und Becken zu befreien (das wird bewirkt, indem man sich die neurologische und energetische Spiegelung zwischen Mund und Perineum, Symphysis mentis und Symphysis pubis zunutze macht);
- um mit Aggression, Entschlossenheit, dem Unterdrücken zärtlicher Gefühle und Identität zu arbeiten;
- um Unausgewogenheiten des Skelettmuskelsystems auszugleichen, die, bedingt durch die alten Überlebensreflexe, die den Kiefer mit den Füßen verbinden, so weit entfernt wie ein Fuß liegen können.

Zwölf Gründe, um die lateralen Pterygoidei zu entwirren

Hier werden zwölf Gründe aufgeführt, mit den lateralen Pterygoidmuskeln zu arbeiten. Weitere Einzelheiten findest du in Kapitel 18, „Das stomatognathische System".

Du kannst mit den lateralen Pterygoidei arbeiten,
- um das Sphenoidale aus einer chronischen Flexions-Läsion zu befreien; das kann Symptome eines „Flexionskopfes" wie Kopfschmerzen im Stirnbereich, Schmerzen im Bereich des unteren Rückens und Sinusitis lösen. (Hypertonizität beider lateralen Pterygoidei bei Fehlen mandibularer Prognation wird das Sphenoidale in eine Flexion zwingen);
- um chronische Kontraktion der Mandibula, der Menisci ihrer Temporomandibulargelenke und deren Gelenkkapseln zu lösen und die Translation der Drehung der Temporomandibulargelenke mit der Prognation in weiche Übereinstimmung zu bringen;
- um, besonders in der Behandlung von Muskelspannungs-Kopfschmerzen, Spannungen mit den Antagonisten der lateralen Pterygoidei, den posterioren Fasern der Temporalismuskeln, auszugleichen;
- um Druck auf das Sphenobasilargelenk und die sphenotemporalen Nähte zu lösen (dies ist bei den ernsteren sphenobasilaren Läsionsmustern wie vertikale Verschiebung, laterale Verschiebung und „Kompressions-Kopf" besonders nützlich);
- um mit physischen und emotionalen Traumata – „archaischen Wunden" – zu arbeiten, ganz besonders, um Erinnerungen und Gewebekontraktionen zu lösen, die von einem Zahntrauma oder oraler sexueller Gewalt herrühren;
- um dem Kiefer seine Breite zurückzugeben. (Die häufigste Aussage von Klienten nach dem Lösen ihrer lateralen Pterygoidei lautet, daß sich der Kiefer anfühlt, als sei er einen Meter breit.);
- um daran zu arbeiten, daß sich im Fall von Asthma, bei unkommunikativen oder zurückgezogenen Menschen, bei Autismus und Psychose die Kehl-Seele öffnen kann.
- um Tinnitus zu behandeln, da eine Verkrampfung der Pterygoidei über Läsionsmuster wie die Torsions-Läsion oder die vertikale Verschiebung, „Sphenoidale unten", zu Druck auf die Tubae auditoriae führen kann. (Zunehmender Druck der mandibularen Condylen auf die Fossae der Temporomandibulargelenke kann die internen Carotisarterien leicht in die Nähe der Tubae auditoriae zwingen und so zu den „tosenden" Geräuschen führen, die von den internen Carotisarterien ausgehen und das Kennzeichen einiger Arten von Tinnitus sind);
- als Teil des Behandlungsprotokolls bei Schleudertrauma, Verlust des Arbeitsgedächtnisses, Schwindel und Unwohlsein nach Schleudertrauma. (Arbeit an den lateralen Pterygoidei wird durch die Verringerung des Zuges, der durch das Retrodiscalband auf sie ausgeübt wird, die Temporalia normalisieren helfen.);
- um Bruxismus (Zähneknirschen) zu behandeln und das *constant-on engram* zu unterbrechen, das zu Kopfschmerzen im Stirnbereich und zum Verfall der Temporomandibulargelenke führen kann;

- um durch das Lösen von Sphenoidale und Temporalia (für das laterale Ganglion geniculi) visuelle Klarheit zu optimieren;
- um den vollen Nutzen einer Lösung der Mandibula zu erhalten, der aus muskulärer Entspannung im Nacken, im Bereich der Pectorales im oberen Brustbereich und im gesamten unteren Rücken und Becken besteht. (Spezifische Arbeit an den lateralen Pterygoidmuskeln kann reflexiv eine Entspannung der Hypertonizität von Perineum, Sacrum und Hüftrotatoren auslösen und dazu beitragen, daß sich das Gebiet der Pectoralmuskeln nach einer belastenden Zeitspanne wieder normalisieren kann.)

Überlegungen zu den Temporomandibulargelenken

Die folgende Liste deckt die meisten Ursachen für Schmerzen und Dysfunktion in den Temporomandibulargelenken ab. Du kannst sie, bevor du mit einem neuen Klienten arbeitest, der unter einer Dysfunktion der Temporomandibulargelenke leidet, als Checkliste oder Fragebogen verwenden.

Die Erkenntnis, daß du mit der Arbeit an seinen Temporomandibulargelenken die Zahnmechanik deines Klienten verändern kannst, ist sehr wichtig. Das korrekte Vorgehen ist hier, daß du mit seinem Zahnarzt Kontakt aufnimmst und mit ihm zusammenarbeitest, um eine optimale Funktionsfähigkeit zu erreichen. Der Zahnarzt und seine Assistenten haben vielleicht viele, viele Stunden damit zugebracht, die Bißstellung, die Okklusion und die Mobilität des Kiefers nach ihren eigenen Maßstäben bestmöglich zu richten. Wir müssen ihre Arbeit respektieren und sehr sorgsam in unsere Wechselbeziehungen mit dem stomatognathischen System treten, damit wir keine unwillkommenen Änderungen hervorrufen.

Aufgeklärte Zahnärzte arbeiten heute weltweit mit Craniosacraltherapeuten aller Richtungen eng zusammen: mit cranialen Osteopathen, mit Chiropraktikern, die mit Sacro-Occipitaltechniken arbeiten, mit physikalischen Therapeuten oder mit Massagetherapeuten, die in dieser Arbeit speziell ausgebildet sind.

Genau deshalb, weil sich die Arbeit an der Optimierung des Flusses der Cranialen Wellen durch die Temporomandibulargelenke und die damit verbundenen Bereiche des Beiß-, Kau- und Schluckmechanismus auf einer derart unterschiedlichen „Wellenlänge" zur konventionellen kieferorthopädischen Arbeit bewegt, kann sie tiefgreifende Veränderungen hervorrufen, die in der Arbeit des Zahnarztes nicht vorgesehen oder berücksichtigt worden sind. Das muß klar verstanden werden.

Stillen ist die optimale Form früher Musterbildung für den Kiefer und die Temporomandibulargelenke: Die Mutter hält das Baby beruhigend nahe bei sich und ihrem Herzschlag und gibt ihm aus jeder Brust bis zu zehn Minuten lang zu trinken. Wenn sie das Baby an der anderen Brust ansetzt, bewirkt das eine vollständige Umkehrung der Lage, eine Änderung der ungleichen Muskelzüge, der mandibularen Rotation und der Aktivität von Lippen und Zunge. Mit der Flasche gefütterte Babys werden in der Regel nicht umgelagert, sondern einfach auf der linken Seite der Mutter gehalten, so daß im formenden Stadium und auf der Entwurfsebene des stomatognathischen Systems ein sehr einseitiges neuromuskuläres Muster geprägt werden kann. Auch wird die Flasche in einem andern Winkel als die Brustwarze gehalten. Es gibt für eine Frau viele Gründe, nicht zu stillen, und in diesen Fällen wird es für die Entwicklung des kindlichen Mundes hilfreich sein, wenn sie daran denkt, beim Füttern aus der Flasche die Seiten zu wechseln und darauf zu achten, in welchem Winkel sie die Flasche hält.

Stillen

Du fragst den Klienten:
- Wurdest du gestillt oder mit der Flasche aufgezogen?
- Hast du eine Ahnung, wann du entwöhnt worden bist?
- Erinnerst du dich, ob du am Daumen gelutscht hast?
- Wie alt warst du, als du aufgehört hast, am Daumen zu lutschen?

Zahnspangen

Du fragst den Klienten:
- Wann wurde deine Zahnspange angepaßt?
- Warum wurde sie angepaßt?
- Wie lange hast du sie getragen?
- Wie fühlte (fühlt) es sich an, am Morgen mit einer Zahnspange aufzuwachen?
- Warst (bist) du froh darüber, daß du die Zahnspange hattest (hast)?

Emotionale Verfassung

Du stellst dem Klienten von den folgenden Fragen jene, die du für angemessen hältst und mit denen du dich wohlfühlst. (Die psychologischen Zustände, nach denen wir fragen, – ob jemand zum Beispiel seine Arbeit liebt oder haßt – werden in der Mandibula und der Funktionsfähigkeit der Temporomandibulargelenke widergespiegelt.)

- Betrachtest du dich selber als einen glücklichen Menschen?
- Macht dir deine Arbeit Freude?
- Hast du eine primäre Beziehung? Wie ist sie?
- Wie würdest du deine familiären Beziehungen beschreiben?
- Betrachtest du dich als ehrgeizig oder als gelassen?
- Wie steht's mit deinen finanziellen Verhältnissen? Kommst du mit deiner Miete/Hypothek gut zurecht?
- Wie gut kannst du dich ausdrücken, wenn du konfrontiert wirst?
- Kommt es je vor, daß du „kein Wort hervorbringst" oder „deine Wahrheit hinunterschluckst"?
- Läßt du dir deine Worte während Stunden oder Tagen durch den Kopf gehen, bevor du sprichst?

Überlege dir, ob es angemessen ist, die nächsten beiden Fragen zu stellen, um herauszufinden, ob der betreffende Mensch zu oralem Sex gezwungen wurde, was eine „versteckte" Ursache extremer temporomandibularer Kontraktion und Kompression sein kann:
- Bist du dir aus deinen frühen Tagen irgend eines oralen sexuellen Mißbrauchs bewußt?
- Hast du als Erwachsener unter oraler sexueller Gewalt gelitten?

Psychologische Gewohnheiten

Wie würdest du, die Heilerin, die Lebenshaltung des Klienten beschreiben?
- Hat er eine „steife Oberlippe"?
- Was bleibt ihm in der Kehle stecken?
- Legt er in bezug auf seine Ideale bloßes Lippenbekenntnis ab?
- „Klammert er sich an einen Strohhalm?"
- „Steht es ihm bis hier?"
- „Verbeißt er sich" in seine Partnerin?
- Hat er die Gewohnheit, ein Projekt bis zu seinem Abschluß durchzukauen?
- „Grinst und erträgt" er es und „macht gute Miene zum bösen Spiel"?
- Kann er Liebe ausdrücken?
- Kann er Liebe einlassen?
- Ist er imstande, seine Gefühle differenziert auszudrücken? (Dem typischen Amerikaner wird nachgesagt, daß er bloß zwei Arten kennt, sich seiner Gattin gegenüber zu äußern: durch Zorn oder durch Schweigen.)

Weitere Geschichte der Zähne

Du fragst den Klienten:
- Bist du im Besitz aller deiner Weisheitszähne?
- Sind dir jemals Zähne gezogen worden? Wann? Hat es geschmerzt?
- Hattest (hast) du Wurzelbehandlungen / Brücken / Kronen / Prothesen / Teilprothesen?
- Fürchtest du dich vor Zahnärzten?

Trauma in Gesicht und Mund

Du fragst den Klienten:
- Warst du in der Armee?
- Hattest du mit deinem Kopf irgendwelche Auto-, Motorrad-, Ski-, Surf-, oder Reitunfälle?
- Hattest du irgendwelche Sportverletzungen – durch Baseballstöcke, Hockeystöcke, Cricketbälle – am Kopf?
- Hast du irgendwelche Sportarten mit „vollem Körperkontakt" ausgeübt wie Karate, Tai Kwon Do oder Boxen?
- Hattest du irgendwelche Operationen oder ernsthafte Krankheiten am Mund und im Halsbereich?
- Neigst du zu Sinusitis? Bist du deswegen je operiert worden?
- Hast du jemals ein Medikament genommen, das deinen Kiefer hat steif werden lassen?

Ernährung und orale Gewohnheiten

Du fragst den Klienten:
- Bist du Anhänger vegetarischer, makrobiotischer oder sonst irgendeiner besonderen Ernährungsweise? (Einige Makrobiotiker kauen jeden Bissen hundert Mal).
- Wie würdest du deine Ernährung beschreiben?
- Wählst du sorgfältig aus, was du ißt?
- Ißt du täglich Früchte oder Gemüse?
- Kaust du Kaugummi oder Tabak?
- Rauchst du Zigaretten, Zigarren oder Pfeife?
- Wieviele Tassen Kaffee trinkst du ungefähr am Tag?
- Spielst du ein Blasinstrument?

Sicherheitsgurte

Du fragst den Klienten:
- Schnallst du dich beim Fahren an? Immer?
- Besitzt du Schoß- und Diagonalgurte oder Renngurte?
- Falls du einen diagonalen Gurt benutzt: Wie nahe kommt er deinem Sternocleidomastoideus?

- Wieviel Spannung liegt auf dem Gurt?
- Stört dich die Spannung des Gurtes?

Arbeit

Du fragst den Klienten:
- Benutzt du für deine Arbeit ein Telefon?
- Wieviel Zeit verbringst du am Telefon?
- Arbeitest du an einem Schreibtisch?
- „Du bist ein Workaholic" – wie würdest du auf diese Anschuldigung reagieren?
- Neigst du dazu, während der Arbeit deinen Kiefer auf deine Hand zu stützen?
- Beißt du deine Zähne zusammen, wenn du dich durch ein unerfreuliches Projekt durcharbeitest?

Gebrauch des Telefons

Du fragst den Klienten:
- Wie hältst du den Hörer: (1) Hast du einen konventionellen Hörer? (2) Klemmst du ihn zwischen deine Schulter (angehoben und gespannt) und deinen Kiefer (zusammengepreßt und verschoben)? Hast du einen Kopfhörer (die optimale Möglichkeit)?
- Findest du beinahe jedes Telefongespräch belastend (für viele ältere Menschen zutreffend)?

Steckenpferde

Du fragst den Klienten:
- Hast du irgendwelche Steckenpferde, die deine Temporomandibulargelenke belasten?
- Spielst du Violine (und hältst sie natürlich einseitig, was deine Mandibula dreht und komprimiert)?
- Benutzt du ein Gewehr (das unter den Kiefer gepreßt wird und die Strukturen von Kiefer und Cranium mit jedem Schuß durchrüttelt)?

Übungen

Du fragst den Klienten:
- Machst du Übungen in irgendeiner Form? Welcher Art? Wie viel? Wie oft?
- Welche Übungen pflegtest du zu machen?
- Kannst du beim Gehen spüren, daß deine Zähne sich nicht berühren?

Haltung

- Bitte zeige mir, wie du ein Buch liest.
- Welche Haltungen nimmst du ein, wenn du studierst?
- Wie sitzt du beim Fernsehen?
- Wie trägst du eine schwere Tasche oder einen Koffer?
- Trägst du für gewöhnlich deine Tasche nur an einer Schulter? (Das ist für die Physiologie der cranialen Basis sehr belastend. Es ist besser, die Tasche in der Hand zu halten; ein kleiner Rucksack oder eine Gürteltasche sind am besten.)

Sexualität

Falls es angemessen scheint und du in einem entsprechenden Bereich des Gesundheitswesens staatlich anerkannt bist, kannst du deinem Klienten die folgenden Fragen stellen. Beachte alles, was er vielleicht sagt (Bewegung der Mandibula), und beachte auch, was er vielleicht tut: die sekundären Signale besonders von Becken und Hüftgelenken (Ursprungsbewegung). Die sekundären Signale drücken aus, was der Traumkörper fühlt. Achte besonders auf die Haltungen, die der Klient einnimmt, und halte Ausschau nach einem Zusammenpressen der Temporomandibulargelenke und hervortretenden Masseteren.
- Wie würdest du dich dabei fühlen, einige Fragen über Sexualität zu beantworten?
- Würdest du deine sexuellen Beziehungen als zufriedenstellend bezeichnen?
- Ist Sex für dich etwas Erfreuliches oder etwas Unangenehmes?
- Würdest du sagen, daß Sex dich manchmal die Zähne zusammenbeißen läßt?
- Ist oraler Sex für dich etwas Garstiges?
- Wurdest du je dazu gezwungen?

Du fragst dich selber:

- Ist er verschlossen?
- Verzieht er seinen Mund?
- Ist er halsstarrig?
- Wie bewegt er seinen Körper?

Schlaf

Du fragst den Klienten:
- Leidest du unter wiederkehrenden Alpträumen?
- Wurde bei dir jemals ein Leiden an post-traumatischen Belastungserscheinungen diagnostiziert? (Das sind Beschwerden, die man bei Überlebenden

von äußerst grauenvollen Ereignissen feststellen kann, wie bei Vietnamveteranen, die unter wiederkehrenden Alpträumen leiden und Schwierigkeiten haben, sich wieder in die Gesellschaft einzugliedern.)
- Knirschst du nachts mit den Zähnen (Bruxismus)?
- Sind deine Zahnkronen vom Bruxismus betroffen?
- Hast du jemals Zahnschienen getragen, um weitere Abnützungserscheinungen zu vermeiden?
- Hast du versucht, deinen Bruxismus mit Meditation, psychologischer Beratung oder Biofeedback zu heilen?

Constant-on Engram

Achte bei deinem Klienten auf folgendes:
- Öffnet er beim Sprechen kaum seinen Mund?
- Klagt er über Kopfschmerzen im Stirnbreich, Sinusitis und Schmerzen in den Temporomandibulargelenken?
- Lebt er offensichtlich sehr gestreßt, leugnet es jedoch?
- Trinkt er übermäßig Kaffee und Alkohol, raucht er, nimmt er Freizeitdrogen, um wieder auf den Boden zu kommen?
- Leidet er an einer Schilddrüsenüberfunktion, oder steht er kurz davor? (Schilddrüsenüberfunktion ist durch nächtliches Schwitzen, schwitzende Hände und Füße, sprunghaftes und aufgeregtes Benehmen, Herzklopfen oder zusätzliche Systolen und Paranoia charakterisiert; in diesem Fall sollte der Klient in medizinische Behandlung überwiesen werden.)

Du fragst den Klienten:
- Stimulierst du dich (mit Koffein), wenn du müde bist, oder ruhst du dich aus?
- Arbeitest du mehr als sechzig Stunden pro Woche?
- Wieviele Beschäftigungen hast du inne?
- Um wieviele Menschen kümmerst du dich?
- Wieviele Menschen sind finanziell von dir abhängig?
- Wann warst du zum letztenmal im Urlaub? (Eine enthüllende Frage – achte sorgfältig auf die sekundären Signale).

Weitere Techniken, die die Mandibula beeinflussen können

- Sämtliche Arbeit am Sphenoidale über die Pterygoidei, Muskeln und sphenomandibularen Bänder
- Doppelgriff mit Sphenoidale und Mandibula von außen
- Dreifacher Spreizgriff mit Frontale-Zygomatica-Mandibula
- Der CV4
- Temporale Dekompression mittels Ohrzug, Handflächen über den Temporalia und Quadratischer Aschenbecher
- Entwirren des Hyoideum
- Entwirren des Halses und osteopathische und chiropraktische Korrekturen
- Muskuläre und energetische Lösungsarbeit an Sternum, Xiphoidprozeß, Linea alba, Rectus abdominis und Symphysis pubis
- Psychotherapie, besonders Voice Dialogue: das Aussprechen zutiefst verstörender Angelegenheiten, die sich in Kehl-Seele und Mandibula aufgestaut haben
- Akupunktur
- Tiefe emotionale Entspannung, Arnold Mindells Prozeßarbeit, Bioenergetik, Biofeedback und Regressionstherapien

Besondere Anwendungsbereiche

35 Craniosacralarbeit mit Kleinkindern 246

36 Schlimmer Rücken 250

37 Kopfschmerzen 267

38 Gehirntumore 277

35
Craniosacralarbeit mit Kleinkindern

Bei der Geburt *ist* ein Kind ganz *da*: Sein ganzer emotionaler, instinktiver und perzeptiver Apparat ist vorhanden – unterentwickelt vielleicht, sicherlich begrenzt in den verbalen Fähigkeiten Erwachsener, doch sensoriell intakt. Die Psyche des Kindes ist so weichschalig wie sein Schädel. Alles wirkt sich auf es aus, und es ist gut, sich bei der Behandlung von Kindern daran zu erinnern.

Wenn du mit Kindern arbeitest, erzähle ihnen mit Worten und durch deine Haltung: „Ich werde dir helfen." Von der Geburt her sind die Sensoren ihres Intuitiven Herzens offen und empfänglich, und sie werden sich, je nach der Qualität deines Feldes, entweder für dich erwärmen oder sich von dir zurückziehen. Behandle sie mit ebenso viel Respekt und Sorgfalt wie einen Erwachsenen.

Rebekka, vierzehn Monate alt, kannte Thomas von Geburt an. Sie hatte ihn immer gemocht. Sie lachten viel zusammen. Außerdem war Thomas der beste Freund ihres Papas. Thomas war ein vielbeschäftigter Arzt, und heute war einer seiner Patienten gestorben. Es war ein großer Verlust. Noch schlimmer: Eine Schwester hatte in letzter Minute einen entscheidenden Fehler gemacht, und Thomas, in einer Mischung aus Traurigkeit und Zorn, hatte sie danach beiseite genommen, um ihr ihren Irrtum zu erklären in der Hoffnung, ihr einen Weg zu zeigen, diesen künftig zu vermeiden. Die Schwester bockte, wollte nicht einsehen, daß sie einen Fehler gemacht hatte, und begann Thomas anzuschreien, ihm seinen Zorn zurückzuspiegeln. Sie trennten sich sehr kühl. Für alle Betroffenen war es ein schlimmer Tag. Müde, traurig, zornig und überreizt blickte Thomas auf seine Uhr und merkte, daß er sich für die Einladung zum Abendessen im Hause von Rebekkas Vater um eine Stunde verspätet hatte. Als er dort ankam und mit dem Schatten des Todes hinter sich durch die Türe trat, warf Rebekka einen einzigen Blick auf ihn und stieß, ohne eine Sekunde zu zögern, einen markerschütternden Schrei aus. Thomas war nicht dazu gekommen, auch nur ein einziges Wort zu sagen. Mit einer raschen Bewegung drehte sie ihm den Rücken zu, und während der nächsten zwanzig Minuten weigerte sie sich, Thomas anzusehen oder sich von ihm berühren zu lassen.

Zweige

„Wie der Zweig gebogen ist, so neigt sich der Baum." Sutherland verwendete dieses Zitat, um seinen Glauben zu veranschaulichen, daß kleinere unkorrigierte craniale Defekte beim Neugeborenen (Zweig) zu großen physiologischen Deformationen bei den Erwachsenen (Bäume) führen.

Lange vor der Geburt kann der Fötus seine Umgebung akustisch vollkommen wahrnehmen; tatsächlich klingen einige Geräusche für das Ohr des Fötus in Wirklichkeit lauter, als das in der Außenwelt der Fall wäre, denn Wasser – die amniotische Flüssigkeit, in der der Fötus schwimmt – leitet Klang besser als Luft, und da sich die Ohren im Wasser entwickelt haben, arbeiten sie mit ihm vorzüglich zusammen. Das kann gar bedeuten, daß einige Babys mit Gehörschäden zur Welt kommen, wenn ihre Mütter bei der Arbeit einem hohen Lärmpegel ausgesetzt waren. Es scheint wenig Zweifel daran zu geben, daß das Baby bei der Geburt nicht bloß mit dem Körper der Mutter, sondern auch mit den Stimmen seiner Eltern verbunden ist.

Beim Neugeborenen greifen die benachbarten Cranialknochen nicht ineinander; sie sind nicht verzahnt. Die Knochenplatten der cranialen Wölbung sind frei, um wie Eisberge in einem elastischen Meer membranöser Dura zu schwimmen. „Der Mechanismus" von Fontanellen, geschmeidigem Knorpel, zarten Membranen, offenen Nähten, cerebrospinaler Flüssigkeit, Falx und Tentorium hat sich so entwickelt, daß das, was aus Sicht der Evolution ein gewaltig großer Kopf ist, intakt durch einen schmalen Geburtskanal hindurchkommen kann. Das wird durch progressive und kontrollierte craniale Implosion erreicht.

Falls diese formenden Mechanismen nicht durch eine ungewöhnlich lange Kompression im Geburtskanal oder von Medikamenten, durch Vakuumextraktion, Zangengeburt oder Furcht blockiert worden sind, wird der Kopf des Neugeborenen binnen drei Tagen „in Ordnung" sein. Er hat die Geburt innerhalb seiner Belastungsgrenzen überstanden und besitzt seine eigenen Mechanismen, um sich selbst zu korrigieren. Die reziproke Spannungsmembran besitzt ihren eigenen Entwurf für das Gedächtnis des Gewebes; diese führt individuelle Cranialknochen und Knochengruppen in die optimale Lage zurück, die sie in der Gebärmutter innehatten. Die innewohnende Spannung und Elastizität der reziproken Spannungsmembran garantieren dafür. Weinen und Saugreflexe helfen wie der Atem mit, das Cranium des Neugeborenen zu formen; die Craniale Welle und die natürlichen Rhythmen cranialer Expansion und Kontraktion tragen ebenfalls dazu bei, eine normale craniale Physiologie wiederherzustellen.

Eine verlängerte Geburt kann die Toleranz der Gewebe überbeanspruchen, was zu einem verzerrten knöchernen Cranium führt, das sich in drei Tagen oder drei Monaten nicht normalisiert. Sichtbare Verformung und verlorengegangene artikuläre Bewegung ziehen, wenn auch oft lange Zeit danach, mechanische und neurologische Konsequenzen nach sich. Das kann einen Menschen von der Wiege bis zum Grab unerbittlich verfolgen.

Warum Eltern für ihre Kinder Craniosacralarbeit beanspruchen

Eltern wenden sich in der Regel an einen Craniosacraltherapeuten, wenn der Kopf ihres Kindes „nicht richtig aussieht". Die zweithäufigste Klage ist ein Fehlen des Saugreflexes, was mit starkem Sabbern und Schluckschwierigkeiten verbunden sein kann. Auch extreme Ruhelosigkeit und Weinen macht den Eltern Sorgen, was vollkommen verständlich ist. Eine weitere häufige Sorge ist der Verdacht auf eine Entwicklungsstörung. Das Kleinkind sollte

- sich mit fünf bis sechs Monaten ohne Hilfe vom Rücken auf den Bauch drehen können;
- mit sechs Monaten seinen Kopf selbst hochhalten können;
- mit sechs bis sieben Monaten aufrecht sitzen können;
- mit zehn Monaten (contralateral) krabbeln und bald darauf stehen können;
- mit einem Jahr gehen können;
- mit etwa achtzehn Monaten die ersten Sprechversuche tätigen.

(Es ist dies eine interessante Wiederholung unserer evolutionsgeschichtlichen Entwicklung: Eine 500 Millionen Jahre während Evolution wird im Zeitraffer in achtzehn Monaten wiederholt. Rollen ist die ozeanische Bewegung einer Seeschlange, von der aus das Kleinkind zum vierfüßigen contralateralen Krabbeln (das die Vierbeiner nachahmt) zum Wunsch nach Klettern (aus unserer Zeit auf den Bäumen) über zweibeiniges Gehen schließlich zu Kommunikation mittels Sprache übergeht.)

Beurteilung

Wenn du ein Kind behandelst, beginnst du genauso wie mit einem Erwachsenen – mit Respekt und Staunen. Löse dich von jeder Herablassung: Hier hast du vielleicht ein kleines, aber kein minderwertiges Wesen vor dir. Es ist ein hypersensibles, bewußtes Medium, das sofort und unausgesetzt auf die kleinsten Veränderungen deiner Herzlichkeit und Absicht und auf die Veränderungen in Qualität und Kraft deines eigenen Feldes reagiert. Wenn du einen schlechten Tag hattest und in Eile bist, kannst du die Gelassenheit des Kindes stören. An einem schlechten Tag kann es schwierig sein, ihm auf der Spur zu bleiben und seine Craniale Welle zu fühlen; wenn es jedoch nicht von sich selbst eingenommen ist, wird es dir unbeirrbar folgen.

Du beginnst, indem du ruhig mit dem Kind sitzt. Du entledigst dich deines Alltagspanzers und verwirfst jeden Gedanken an Fortschritt und Zeitgewinn. Das Kind steht in einer unterschiedlichen Beziehung zur Zeit; eine Minute erscheint ihm gleich lang wie einem Erwachsenen zehn. Du versenkst dich in deinen Zustand erweiterter Wahrnehmung und stimmst dich so fein und sensibel wie nur möglich ein. Du tauchst in seinen Seelenzustand ein, sprichst zu ihm und spürst seinen Reichtum, sein Potential und seine Gaben. Dann nimmst du wahr, wodurch es behindert wird und worin sich das ausdrückt. Sobald du fühlst, wo die Schwierigkeit liegt, gehst du dazu über, abzuwägen, was dagegen getan werden könnte. Dann beginnst du mit der Arbeit.

Denke daran, häufig zurückzutreten, um dich neu auf das einzustellen, was wirklich da ist. Ein Kind wird auf deine Absicht und physischen Impulse fünf bis zehnmal schneller reagieren als ein Erwachsener.

Behandlung

Es ist selten, daß Kinder für Craniosacralarbeit still sitzen oder liegen. Es gibt drei Strategien zu erwägen, die ihren Bewegungsdrang zumindest herabsetzen. Handelt es sich um einen Säugling, besteht die erste darin, daß die Mutter ihn stillt, was bei jeder Brust bis zu zehn Minuten dauert. Du stehst hinter der Mutter und arbeitest, während das Kind trinkt, über ihre Schulter hinweg. Du wirst deine Behandlung auf die Lage und Energetik der Knochen abstellen müssen, denn es ist äußerst schwierig, die Craniale Welle inmitten intensiver Trinktätigkeit zu ertasten.

Die zweite Möglichkeit besteht darin zu arbeiten, während das Kind schläft oder bevor es abends allzu müde ist: die Dämmerung ist hierfür die beste Zeit. Die dritte Möglichkeit ist das Singen: Wenn ein Elternteil oder ein Geschwister ein Wiegenlied singt und mit dem Kind in Augenkontakt bleiben kann, mag die Zeit ausreichen, damit du deine Arbeit abschließen kannst.

Untersuchungsprotokoll für das zu behandelnde Kleinkind

Du beginnst mit deiner physischen Untersuchung vielleicht bei den Füßen oder beim Herz, da es für das Kind erschreckender ist, wenn du dich unmittelbar dem Kopf zuwendest. (Das gilt für Kinder, solange die Nähte und Fontanellen offen sind.) Du hältst die Füße und wartest, bist du dort einen vollständigen Atemzyklus wahrnehmen kannst. Wenn es an den Füßen keine feststellbare Craniale Welle gibt, gehst du zu den Hüftgelenken hoch und prüfst deren Mobilität. Du prüfst die volle Drehung der Hüftgelenke und erinnerst dich daran, daß bei der Geburt sämtliche Gelenke aus Knorpel bestehen. Eine volle Drehung der Hüftgelenke, über eine Zeitspanne von einigen Minuten hinweg – jeweils eine Hüfte auf einmal –, wiederholt ausgeführt, läßt in der Regel die Craniale Welle auch bei Kindern „anspringen", die diese vermissen lassen.

Wenn der Beckengürtel danach immer noch keine Craniale Welle zeigt, gehst du zu einer lumbosacralen Dekompression und einem Entwirren der Wirbelsäule über. Bei einem Neugeborenen kannst du einen Kernverbindungsgriff anwenden, indem du das Becken in die eine Hand und das Cranium in die andere Hand nimmst. Das kannst du auf deiner Behandlungsliege oder auf deinem Schoß tun; letzteres ist beruhigender. Säuglinge lieben diesen Kontakt instinktiv, und er gibt dir die Freiheit, die Wirbelsäule, den atlantooccipitalen Bereich und sowohl die craniale Basis wie auch die craniale Kuppel zu entwirren.

Nach der Drehung der Hüftgelenke und dem Entwirren der Kernverbindung nimmst du als nächstes einen Kontakt mit einem oder beiden großen Trochantern des Femur auf, wobei die zweite Hand auf dem Sacrum liegt. Du beginnst am winzigen Sacrum zu pumpen, indem du es abwechselnd sehr sanft in Flexion und in Extension bringst und die Flexion betonst, um eine craniale Flexionswelle anzuregen, während du gleichzeitig die Femora nach außen drehst.

Du überprüfst die Augenbewegung und erinnerst dich, wie wichtig das Sphenoidale für das Sehvermögen und die äußeren Augenmuskeln ist. Wenn der Atem richtig fließt, werden die Augen leicht rollen und das Gesäß wird zu schwimmen scheinen, wenn du das Sacrum in Rückenlage behandelst.

Der Säuglingskörper ist derart biegsam und in sich zusammenhängend, daß selbst das Normalisieren einer fibularen Subluxation eine frontale Überlappung lösen kann. Stell dir das Bindegewebe als ein großes Blatt aus Klarsichtfolie vor, das den ganzen Körper umhüllt. Alles ist miteinander verbunden. Du drückst einen Punkt, und die Belastung wird steigen, an einem andern Punkt wird sie zurückgehen.

Entwirren

Entwirren ist in der Arbeit mit Kindern die bevorzugte Technik; es ist natürlich, anstrengungslos, und sie wissen sofort, was du tust. Schließlich ist es noch nicht so lange her, daß sie in ihrem eigenen, versteckten inneren Meer trieben, und, mit dem gelegentlichen vergnügten Stoß gegen die Bauchwand der Mutter als Abgrenzung, ihre eigenen Entwirrungsmuster schwammen.

Archaische Wunden

Archaische Wunden treten früh auf. Denke daran, daß die Beziehung eines Kindes zur Zeit sich bis in die späte Pubertät hinein von der von Erwachsenen unterscheidet. Kinder erfahren ein traumatisches Ereignis in ihrer Erinnerung als übermäßig lang. Unangenehme dreißig Minuten beim Zahnarzt werden vom Traumkörper des Kindes wie zwei Wochen eines Erwachsenen erinnert – der Schock ist derart groß, daß wir ihn als Erwachsene kaum nachvollziehen können, außer wenn wir uns selber zurückerinnern. Wenn du mit Kindern, die alt genug sind, um dir davon zu erzählen, über ein Trauma sprichst, solltest du ihre Beziehung zum „Reich der Zeit" im Gedächtnis behalten. Kinder erinnern sich in emotionalen, nicht in chronologischen oder geordneten Zeitbegriffen. Sie dehnen, was emotional schmerzlich war – oder ist –, sehr stark aus.

Behandlungsmöglichkeiten

Behandlungsmöglichkeiten für die Arbeit mit Säuglingen und Kindern sind unten aufgeführt. Korrigierende Kontakte können überall außer an den Fontanellen vorgenommen werden.
- Ein Kontakt mit der Occipitalschale und den Augenbrauenbogen wie ein Kontakt des Umfassens und Umspannens des Frontale eignet sich gut, um die Motilität des Gehirns zu normalisieren.

- Verwende einen sehr zarten Kontakt mit den Handflächen über den Temporalia, um Rotationsläsionen der atlantoaxialen Gelenke zu korrigieren.
- Arbeite mit tiefer Lymphdrainage an der Ohrspeicheldrüse, dem Bereich unmittelbar posterior des Kieferwinkels und dem anterioren Dreieck des Halsgebietes. Diese eignet sich besonders, um den Atlantooccipitalbereich von Blutstauungen zu befreien, und hilft in der Regel, Stauungen oder Entzündungen der Mastoidei zu lösen.
- Verwende einen vierfachen Spreizgriff oder eine Technik für die lateralen Strukturen wie „Handflächen über den Temporalia", um den Schädel zu modellieren. Arbeite direkt, sanft und fortschreitend, um Resultate zu erzielen. Sei vorsichtig, damit du das Kind nicht erschreckst.
- Korrigiere die Temporalia mit einer „Temporalen Dekompression mittels Ohrzug" oder einem kleinen einhändigen CV4.
- Verwende eine der sacralen oder iliacalen Techniken, um Hüften, Iliosacralgelenke oder Becken zu normalisieren.

Epilepsie

Der Epilepsie liegt die energetische Dissonanz zugrunde, daß eine Hemisphäre „erregt" ist und den größten Anteil der corticalen elektrischen Aktivität absorbiert. Wenn das Ungleichgewicht überhand nimmt, gibt es einen unvermittelten und überwältigenden Stoß elektrischer Energie über das Corpus callosum in die schlafende Hemisphäre, was zu Körperzuckungen führt, die jenen ähnlich sehen, die in der Elektroschocktherapie ausgelöst werden.

Um mit Epilepsie zu arbeiten, verwendest du umspannende Kontakte, gerichtete Energie und formst eine innere Absicht großer Ruhe. Du konzentrierst dich darauf, das Feld zu zerstreuen und die beiden Hemisphären zur Zusammenarbeit zu ermutigen. Erwäge folgende Techniken:
- Verwirrung klären
- gerichtete Energie zu den Mamillarkörpern
- Drainage der sphenoidalen Lufthöhle
- Mitte des Menschen
- Umfassen und Umspannen des Frontale mit Entwirren des Nackens
- den Doppelgriff, bei dem eine Hand auf oder vor dem Scheitel liegt und die andere „Windpalast" (Gouverneursgefäß 16, am Atlantooccipitalgelenk gelegen) am Nacken bedeckt; Energie durch die Falx senden.

Zusammenfassung

Obwohl Kleinkinder dir nicht mit Worten mitteilen können, wenn etwas, was du tust, sie stört, werden sie es dir mit Sicherheit durch Zappeln, Schreien, Beißen oder den Versuch, deine Hände von ihrer „Heimat" zu lösen, kundtun. Wenn das, was du tust, „richtig" ist, lassen sie es dich durch euphorisches Gurgeln, Speichelblasen und ekstatische Stillpunkte wissen. Sie krümmen glücklich ihre kleinen Zehen, wenn sich eine komprimierte Naht öffnet.

Spüre, was der Säugling braucht, wieviel er vertragen kann und wann die reziproke Spannungsmembran genügend elastisches Gedächtnis hat, um „den Mechanismus" wieder auszulösen. Höre auf, wenn das Maß erreicht ist; es ist besser, wenn das Kind ein andermal wieder hergebracht wird, als wenn du seinen „Mechanismus" überlädst.

36
Schlimmer Rücken

Evolution

Während der letzten drei Millionen Jahre haben wir unsere Körpergröße verdoppelt. In den dreißig Jahren vor 1991 hat die europäische und nordamerikanische Jugend zur bisherigen durchschnittlichen Standardgröße mit einundzwanzig Jahren 12,7 cm zugelegt. Je größer und schwerer wir werden, desto mehr wächst der Druck auf den unteren Rücken, besonders wenn wir uns niederbeugen, um ein Gewicht zu heben. Kleine, drahtige Menschen kommen mit ihrem Rücken weit besser zurecht.

Vom neurologischen Standpunkt aus gesehen, ist der Rücken der am wenigsten sensitive Bereich des Körpers: Wir können einen Nadelstich bloß innerhalb von 7,6 bis 10,7 cm genau lokalisieren, während die Sensitivität im Gesicht den Bruchteil davon (1 oder 2 mm) beträgt. Wie die Kiemen, die wir als Embryo haben, oder der Tieftauchreflex an der Stirn sind auch die Verletzlichkeit und Unempfindlichkeit unseres Rückens eine Folge der evolutionären Selektion. Das könnte den letzten Überrest eines alten Rückenpanzers, eine versteckte Version der ungeheuren vorspringenden Platten der Dinosaurier oder einfach die Art und Weise bedeuten, in der unser Nervensystem ein begrenztes Maß an Sensitivität aufgeteilt hat.

Da wir uns der dazu notwendigen Muskelarbeit nur schwach bewußt sind, scheint es erst einmal ein Leichtes zu sein, uns vorwärtszubeugen, um zu arbeiten oder etwas zu heben. In unseren Beinen fühlen wir eine Belastung sofort und wissen, wann wir aufhören müssen, sie zu gebrauchen, und uns räkeln und ausruhen müssen. Den Schmerz in unseren Rückenmuskeln fühlen wir oft nicht oder nur verschwommen, bis es zu spät ist und unausgesetztes Heben und Vorbeugen dazu geführt hat, daß die darunterliegende Bandscheibe erst gedehnt und dann verletzt wurde. Der aufrechte Gang, den wir vor etwa fünf Millionen Jahren angenommen haben, stellt größere Anforderungen an die Bandscheiben als der vierbeinige Gang. Man kann behaupten, daß unsere Wirbelsäulen keine Gelegenheit hatten, sich anzupassen.

Tatsächlich ist unser Rücken unempfindlich, „einfach da", aber eben doch verletzlich. Das Sitzen auf Stühlen verschlimmert die Situation; weitere verschärfende Faktoren sind falsche Ernährung, falsche Haltung, Streß, Fahren, Büroarbeit und ein Mangel an Bewegung im Freien. Menschliche Wesen waren schließlich dieser Mischung von Faktoren bis zum Beginn der industriellen Revolution vor dreihundert Jahren nie ausgesetzt.

Doch die tieferen Ursachen von Bandscheibenrissen und Bandscheibenvorfällen, die die unmittelbaren Quellen der meisten Rückenschmerzen bilden, sind psychologischer und spiritueller Natur. Ernste Rückenschmerzen werden beim einzelnen durch einen Verlust an Unterstützung der nächsten Umgebung, einen Verlust sozialer Stellung und Selbstvertrauen (besonders bei Männern), oder einen Verlust der Richtung im Leben begleitet. Die Gedankenlosigkeit einer Depression oder eines gebrochenen Herzens macht uns anfälliger für Unfälle und dafür, unseren Rücken zu verletzen. Ungeduld, Müdigkeit und Vernachläßigung infolge Überarbeitung lassen Freitagnachmittage zur Spitzenzeit für unvermittelte und lähmende Rückenschmerzen werden. Hinter dem Rücken verstecken wir tendenziell auch unsere Schatten, und das schmerzt ebenfalls. Wenn wir – körpersprachlich – irgend etwas „unseren Rücken kehren", ignorieren wir es. Mit Sicherheit ignorieren wir auch unseren Rücken selbst so lange, bis er unsere Aufmerksamkeit erheischt. Auf diese Weise können Rückenschmerzen Aspekte unseres Schattens (das heißt unseres Unbewußten) spiegeln, den wir „hinter uns zu lassen" und „außer Sichtweite zu legen" versucht haben. Obwohl die Ursachen von Rückenschmerzen also mannigfaltig sind, liegen die wichtigsten oft der Seele und dem, was D. H. Lawrence den „Lebensfehler" nannte, am nächsten.

Die Statistik zeigt klar, daß Schmerzen im unteren Rücken in der westlichen Welt eine Hauptquelle von Schmerz sind. Mit dreißig haben schätzungsweise 90 Prozent der Menschen im Westen mindestens eine akut schmerzende und lähmende Schmerzperiode im unteren Rücken erfahren. In England werden pro Jahr 5000 Bandscheibenoperationen ausgeführt. In den Vereinigten Staaten leiden 60 Millionen Menschen unter Rückenschmerzen, alle zwei Wochen einer von fünf. Allein in den Vereinigten Staaten werden jährlich mehr als 100 000 Laminektomien durchgeführt.

Jedes Jahr gehen wegen Rückenschmerzen 45 Millionen Arbeitstage verloren, und es werden 2,4 Millarden Dollar für kurzfristige Maßnahmen wie Schmerz- oder Muskelentspannungsmittel ausgegeben.

In 90 Prozent der Untersuchungen wegen Schmerzen im unteren Rücken finden Ärzte, wieviele Tests (z. B. Magnetresonanztomographie, Röntgen, Blutproben und Computertomographie) sie auch durchführen, keine Ursache. Metastasen oder sekundäres Auftreten von Krebs anderswo im Körper führen in der Wirbelsäule am häufigsten zu Beschwerden (beachte: *Beschwerden*, nicht Verletzungen); das macht jedoch weniger als 1 Prozent aller Schmerzen im unteren Rücken aus.

Craniosacralarbeit bietet hochwirksame Möglichkeiten an, um sowohl mit den Ursachen als auch mit den Symptomen der meisten Arten von Rückenschmerzen zu arbeiten. Sie bietet dem oft erschrockenen und in der Regel hilfsbedürftigen Klienten auch Anleitung, Verständnis und Selbsthilfemöglichkeiten an.

Anatomie und Physiologie

Bandscheiben ermöglichen, daß sich die Stärke der Knochen mit der Geschmeidigkeit der Haut verbindet; sie sind es, die der Schlange das Gleiten und Schwimmen erlauben. Bandscheiben von Vierbeinern, wie jene der großen Affen, haben sich entwickelt, um einer beinahe horizontalen Wirbelsäule Bewegungsfreiheit und Schockabsorption zu gewährleisten. Affen sitzen zwar, sind jedoch nicht durch Stühle eingeschränkt. Mobilität auf allen Vieren bedeutet, daß sich die Lendenwirbelsäule natürlicherweise in Lordose (leichter Rückwärtsbeugung) befindet, was die Bandscheibe im Prinzip vor Verletzungen schützt. Schau dir den freien, wiegenden Gang eines Gorillas an, und du siehst die Antwort der Natur auf das Vermeiden von Bandscheibenschäden: perfekte lumbale Haltung und stabile Flexibilität.

Die Bandscheiben

Die Bandscheiben bestehen aus einem zentralen, geleeähnlichen Nucleus, der von konzentrischen Ringen zähen und flexiblen Knorpelgewebes, dem Annulus fibrosus, einer härteren Variante des Knorpels, aus dem unser Ohr besteht, umgeben ist. Schneidet man sie an ihrer Horizontalachse durch, sieht die Bandscheibe aus wie eine Zwiebel, die auf gleiche Weise geschnitten wurde, mit der Ausnahme, daß eine menschliche Bandscheibe in ihrem Kern einen Nucleus (Nucleus pulposus) besitzt. Der Nucleus ist derart wirksam verkapselt, daß er, wenn jemand in Rückenlage daliegt, immer noch einen Restdruck von etwa 2,05 kg/cm^2 (ungefähr 2 bar) aufweist (etwas größer als jener in einem normalen Autoreifen).

Bandscheiben werden nicht mit Blut versorgt. Sie halten ihren Tonus durch Bewegung und die ununterbrochene Aufnahme und Abgabe einer Flüssigkeit, die der Synovialflüssigkeit gleicht. Im Alter von achtzehn Jahren besteht der Annulus zu 72 Prozent, der Nucleus zu 81 Prozent aus Wasser. Mit fünfunddreißig reduziert sich der Wassergehalt auf 65 Prozent respektive 78 Prozent. Bereits 1724 rechnete R. Wasse aus, daß wir jeden Tag durch Stehen oder Sitzen etwas mehr als 2,6 cm an Größe einbüßen. Wir gewinnen unsere Größe und die verlorene Flüssigkeit zurück, wenn wir uns für eine längere Zeit hinlegen.

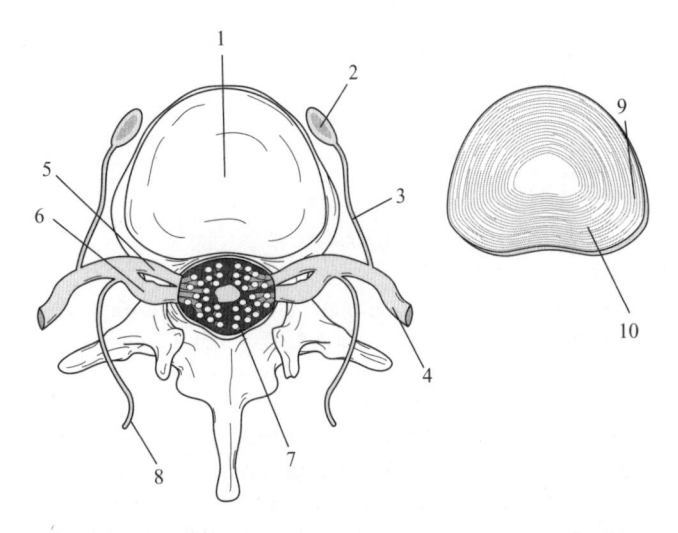

Superiore Ansicht des zweiten Lendenwirbels und der Bandscheibe
1. Wirbelkörper
2. Sympathisches Ganglion
3. Grauer Ramus communicans
4. Ventraler Ramus des Spinalnervs
5. Ventrale Wurzel des Spinalnervs
6. Dorsale Wurzel des Spinalnervs
7. Cauda equina
8. Dorsaler Ramus des Spinalnervs
9. Annularringe
10. Nucleus pulposus

Das Rückenmark

Das Rückenmark liegt unmittelbar posterior der Bandscheiben und ist von ihnen durch eine 3 mm breite Schicht von spinalen Bändern, Fett, Dura, Arachnoidalgewebe und cerebrospinaler Flüssigkeit im Subarachnoidalraum getrennt. Das Rückenmark ist eine Verlängerung des Gehirns und natürlich eine außerordentlich lebenswichtige Struktur. Wenn das Rückenmark chemisch irritiert, physisch erschüttert oder gar leicht komprimiert wird, reagiert es in gewissem Maß mit Schmerz, Taubheit oder Funktionsverlust. Wenn das Rückenmark nachdrücklich komprimiert wird oder schwere innere Blutungen aushalten muß, kommt es unterhalb der Verletzung zu Lähmungen.

Da das Rückenmark derart lebenswichtig ist, wird es durch die Dorn- und Querfortsätze, gedrungene knöcherne Vorsprünge, die es vor äußeren Verletzungen bewahren, zusätzlich geschützt. (Im weiteren wird es auch von großen Gruppen dichter und tiefer Rückenmuskulatur geschützt.) Obwohl die knöchernen Bogen einen wirksamen Schutzpanzer bilden, beschränken sie das Rückenmark auf einen eng begrenzten Raum. Mit der geringen Elastizität der spinalen Dura (5 Prozent) und der Formbarkeit des Fettes, das die Dura mater umgibt, hat das Rückenmark etwas Spielraum, kann jedoch nirgendwohin ausweichen. Seine Freiheit wird zusätzlich von den distalen Ansätzen seiner Spinalnerven eingeschränkt.

Dysfunktion

Axiale Kompression

Wenn wir stehen, beginnen die Bandscheiben das Körpergewicht zu unterstützen; das nennt man „axiale Kompression". Wenn jemand 67,5 kg wiegt, verursacht die axiale Kompression auf die fünfte Lumbalbandscheibe, daß ihr Druck um mehr als 10,5 kg/cm² (10,2 bar) ansteigt – für eine organische Struktur ein beträchtlicher Druck, mit dem umgegangen werden muß. A. Nachemson fand heraus, daß, wenn der Druck auf eine Bandscheibe bei einem aufrechtstehenden Menschen einen Nennwert von 100 betrug, er sich auf 70 absenkte, wenn die Person sich hinlegte. Der Druck im Stehen stieg auf 150 an, wenn die Person sich leicht nach vorn beugte, und auf 210, wenn sie sich stark vorbeugte. Vorgebeugt ein Gewicht zu heben gipfelte in einem Druck, der 400 überstieg. Im Sitzen betrug der Druck 150 bei aufrechtem Sitzen, 180 bei Vorbeugen und 270 bei starkem Vorbeugen. Sitzen, Vorbeugen und besonders Vorbeugen mit Heben eines Gewichts – das alles veranlaßt, daß der Nucleus der Bandscheibe gegen deren Rückseite zu stoßen oder zu „quetschen" beginnt und im Annulus fibrosus eine Ausbuchtung schafft. Falls diese Haltung zur Gewohnheit geworden ist, beginnen sich die posterioren Ringe des Annulus zu dehnen und daher zu schwächen. Wenn diese Person dann 9 kg auf Armeslänge anhebt und sich dabei vorbeugt, schiebt die axiale Kompression die Bandscheibe auf demselben Weg posterior, und die bereits geschwächte Bandscheibe beginnt weiter vorzufallen.

Bandscheibenvorfall

Mit vorfallenden Bandscheiben wird der Klient typischerweise Rückenschmerzen auf der Höhe der Ausbuchtung erfahren, begleitet von einem gewissen Maß an Schmerz oder Taubheit, falls der Wulst auf die Wurzel eines Nervs drückt; das wird entlang des ganzen oder eines Teils des betroffenen Spinalnervs spürbar sein (in der Regel strahlt es in ein Bein hinunter.) Auch wird der Klient erfahren, daß sich die Muskeln „selber schienen" – eine instinktive Körperreaktion, wobei sich Muskeln über einem Bereich oder Gelenk versteifen, um die Möglichkeit weiteren Schadens durch die darunterliegende Verletzung zu reduzieren (ob es sich nun um eine gerissene Bandscheibe oder einen gebrochenen Knochen handelt).

Im Bereich des unteren Rückens betrifft dieses Selbstschienen hauptsächlich den Iliopsoas und die sacrospinalen Muskeln. Selbstschienen ist eine unmittelbare Auswirkung – keine Ursache – von Rückenbeschwerden. Der Klient mag sich über das verursachende Ereignis im unklaren sein, und es kann sein, daß kein einzelnes auslösendes Ereignis vorausgegangen ist. Der Vorfall ist eher ein Ergebnis zu langen Sitzens und lange vernachlässigte Haltung, verbunden mit einem Mangel an körperlicher Tätigkeit. Der gesunde Menschenverstand sagt uns, daß sich ein Bandscheibenvorfall durch Übergewicht verschlimmern kann, doch die Statistik scheint das auf den ersten Blick zu widerlegen. Bei näherer Prüfung stellt sich die übliche Sichtweise – daß das meiste Übergewicht unterhalb der Höhe der betroffenen Bandscheibe liegt und daher den Druck auf sie nicht vergrößert, sie folglich nicht für Leiden anfällig macht – aber als fragwürdig heraus. Die Fortbewegung wird von Fettansatz im unteren Bauchbereich, an den Oberschenkeln und am Gesäß merklich betroffen. Die daraus resultierenden Veränderungen in Haltung und Bewegung beeinflussen die flüssige lumbale Integrität und den Durchgang der zarten cranialen Wellenformen zwangsläufig negativ. Die Tatsache, daß Schmerzen im unteren Rücken auf den korrekten Gebrauch des Selbst reagieren, wie es in Feldenkrais-Arbeit und Continuum demonstriert wird, scheint diese Hypothese zu bestätigen.

Falls die Irritation des Spinalnervs durch eine vorfallende Bandscheibe in der Lendenwirbelsäule minimal ist, der Vorfall jedoch auf das posteriore Longitudinalband oder die spinale Dura drückt, wird der entsprechende Schmerz im darüberliegenden Muskelgewebe und/oder im Ischiasnerv gespürt, wenn der Klient sein Bein anhebt (der Lassegue-Test). Schmerzen im Lumbalbereich können auch ausgelöst werden, wenn der Klient in Rückenlage seinen Hals anhebt. Neurologische Insensivität im Bereich des unteren Rückens bedeutet, daß dieser Muskelschmerz vierundzwanzig Stunden braucht, um sich zu manifestieren.

Angerissene Bandscheiben

Bandscheibenanrisse haben dieselben Ursachen wie Bandscheibenvorfälle, sind jedoch ernster. Die äußeren Ringe des Annulus fibrosus wölben sich nicht einfach vor, sondern sie brechen (oder „zerreißen") und verursachen Schmerzen, wenn sie sich in eine schmerzempfindliche Struktur wie die Wurzel eines Nervs, das posteriore Longitudinalband oder die äußerst schmerzempfindliche spinale Dura hineinschieben. Wiederum wird der Schmerz entlang des Spinalnervs oder in die untere Rückenmuskulatur weitergeleitet und gespürt, wenn der Klient in Rückenlage seinen Kopf oder Hals anhebt. Alles, was der Klient zum Zeitpunkt, als er sich vorbeugte und etwas anhob, vielleicht gemerkt hat, war ein knackendes Geräusch in seinem Rücken, das er vergaß, weil kein unmittelbarer Schmerz folgte. Deshalb kann sich der Klient über das verursachende Ereignis vorerst im unklaren sein; wenn du ihn jedoch bittest, die letzten vierundzwanzig Stunden noch einmal durchzugehen, kann er sich an die Ursache unweigerlich erinnern.

Gerissene Bandscheiben

Wenn der Druck auf den gedehnten Annulus über das Stadium des Vorfallens oder das Reißen einiger der äußeren Ringe hinaus anhält, kann der Annulus vollständig durchreißen, und der Nucleus wird dann posterior durchbrechen. Wie beim Vorfallen oder Anreißen wird er, abhängig von der Lage und der Ausdehnung des Risses, Druck auf die Wurzel des Nervs, das Band oder die spinale Dura ausüben. Wenn der Riß zentral und ausgedehnt ist, wird er auf beide Ischiasnerven drücken. Bei einem Riß entsteht ein unmittelbarer, bewegungsunfähig machender Schmerz, der wie ein „Messer im Rücken" erfahren wird. Er kann von akut schmerzhaften, unwillkürlichen „rollenden" oder „windenden" Empfindungen in der unteren Rückenmuskulatur begleitet werden. Der Leidende krümmt sich in großen Schmerzen auf dem Fußboden und sucht, wenn möglich, ins Bett zu gelangen.

Wird ein Spinalnerv oder die spinale Dura von einem durchgebrochenen Nucleus gedrückt, kann eine Lageveränderung der Wirbelsäule Nerv oder Dura genug bewegen, um den Schmerz zu verringern. Das Selbstschienen der Muskeln führt in der Regel zu einer „analgetischen Haltung", bei der der Klient sich auf eine Seite lehnt, eine Lage, die den Druck auf den Bruch verringert und daher dessen Einwirkung auf die Wurzel des Nervs und die spinale Dura vermindert.

Etwa 42 Prozent aller Bandscheibenläsionen geschehen am vierten Lumbalgelenk. Entsteht der Vorfall oder der Riß der Bandscheibe zwischen dem vierten und fünften Lendenwirbel, kann der vierte Lumbalnerv betroffen sein, was möglicherweise zu Schmerzen im inneren Quadranten des Gesäßes, der posterolateralen Seite von Oberschenkel und Wade, dem medialen Rand des Fußes und der medialen Seite der großen Zehe führt, die kribbeln können. (Es kann auch auf der dorsalen Seite des Fußes zu Schmerzen kommen). Der Klient spürt, daß der Schmerz aus dem mittleren lumbalen Bereich oder von der Crista iliaca herkommt, und wird dorthin zeigen, wenn er gebeten wird, seine Herkunft zu lokalisieren. Läsionen im vierten Lumbalgelenk können auch den fünften Lumbalnerv zusammendrücken (siehe unten).

Etwa 37 Prozent der Bandscheibenläsionen geschehen am fünften Lumbalgelenk (d.h. dem Lumbosacralgelenk). Wenn der Bandscheibenvorfall zwischen dem fünften Lendenwirbel und dem ersten Sacralsegment auftritt, entsteht wahrscheinlich ein Druck auf den fünften Lumbalnerv, was zur typischen analgetischen Haltung und zu Ischiasschmerzen führt, die Osteopathen täglich zu sehen bekommen; der Schmerz erstreckt sich von der Rückseite des Oberschenkels übers Knie und die Wade zum lateralen Rand des Fußes und zu den drei äußeren Zehen hin. Manchmal betrifft er die laterale Hälfte der großen Zehe. Eine Kompression dieses Nervs führt oft zu weitergeleitetem Schmerz im superolateralen Bereich des Gesäßes der komprimierten Seite; dieser kann jedoch auch auf eine Hypertonizität des Glutaeus medius, der Piriformis- oder Coccygeusgruppen zurückzuführen sein, die selbst die Ursache eines sacralen Ungleichgewichts sein können, das die Bandscheibe für den Riß hat anfällig werden lassen, oder er kann auf Müdigkeit infolge langdauernder analgetischer Haltung zurückgehen. Diese Haltung ist in der Regel, aber nicht immer, eine Lateralflexion (Seitenbeugung) von der verletzten Seite weg. Die Fähigkeit, in Rückenlage das Bein gestreckt anheben zu können, ist vermindert.

In schweren Fällen von Kompression des ersten Sacralnervs wird der Ischiasschmerz vom oberen Gesäß bis zu den Zehen hinunter ausstrahlen und zu Schmerzen, Taubheit und Kraftverlust in der Muskulatur führen. Wenn der Bruch zentral und so groß ist, daß er beidseitig auf die Ischiasnerven drücken kann, scheint eine Operation der einzig mögliche Ausweg zu sein.

Pathologie

In der Gewebepathologie gibt es eine grundsätzliche Faustregel: Wenn ein Gewebe einmal ernsthaft verletzt ist, heilt es, indem es sich in eine einfachere, weniger spezialisierte Form zurückverwandelt. Haut heilt beispielsweise, indem sie Narbengewebe bildet. Narbengewebe ist der ursprünglichen Haut insofern

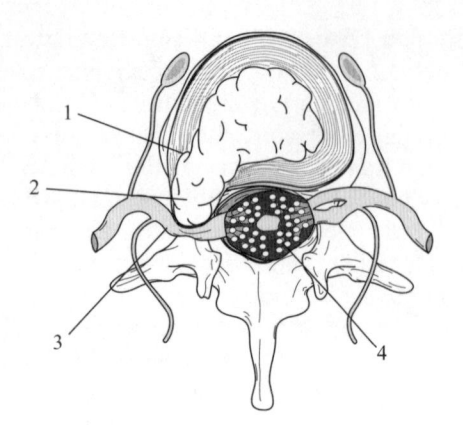

Unilaterale Fraktur des Annularrings mit nuclearer Retropulsion (Bandscheibenbruch)
1. Bruch des Annularrings
2. Nucleare Retropulsion
3. Kompression der ventralen und dorsalen Nervenwurzeln
4. Verschiebung von Dura, Cauda equina und Cona medullaris

unterlegen, als ihm in der Regel Schweißdrüsen, Haarfollikel, etwas Pigment und die Elastizität fehlen. Einige medizinische Autoritäten behaupten, daß die Bandscheibe, wenn sie einmal genügend angerissen ist, um einen Durchbruch zu ermöglichen, nicht heilen kann. Eine andere medizinische Erkenntnis gründet auf der sechsmonatigen „spontanen Heilungsquote" und spricht für die Möglichkeit einer begrenzten Heilung. Eine Ausbuchtung kann sich verkleinern, wenn sie außen am posterioren Longitudinalband liegt. Ein gewisses Maß an Heilung des Bandscheibenrisses *scheint* stattzufinden; doch die Besserung, die der Klient erfährt, kann mehr mit der Reduktion des Selbstschienens und der spinalen Nervenentzündung zu tun haben als mit dem Zusammenwachsen des Bandscheibenrisses. In Zukunft wird sich der Riß aus geringerem Anlaß öffnen, als es für eine unverletzte Bandscheibe notwendig ist, bis sie reißt. Der Klient hebt zum Beispiel in unvorsichtiger Haltung ein Gewicht, schläft in einem weichen Bett oder verbringt die Nacht auf einem Sitz im Flugzeug: dann läßt ihn sein Rücken unter Umständen binnen Stunden wissen, daß er überbelastet ist. Wegen des Vorhandenseins des unverheilten Bruchs kann das lokale Selbstschienen bis zu einem gewissen Grad weiterbestehen. Unbeschädigte Bandscheiben, die an den verletzten Bereich angrenzen, neigen dazu, mehr Bewegung zu übernehmen, was sie belasten und für weitere Verletzungen anfällig machen kann.

Indirekter Schmerz und Selbstschienen

Nach konventioneller medizinischer Auffassung entstanden Schmerzen im unteren Rückenbereich durch Verkrampfung oder Überarbeitung der unteren Rückenmuskulatur. Das ist bloß ein Teil des ganzen Bildes – es ist selten so, daß lediglich die Muskeln beteiligt sind. Wenn die Muskeln mitbetroffen sind, hat ihr Fehlgebrauch oder ihre Überbelastung eine Verschiebung der Knochen oder einen Verlust der natürlichen cranialen Wellenbewegung ermöglicht, und hierin liegt die primäre Ursache von Muskelschmerzen. Unter der falschen Annahme, daß die Muskeln der verursachende Faktor seien, wurde die Behandlung danach ausgerichtet, die schmerzhafte Vekrampfung zu lösen, von der man dachte, daß sie ein isoliertes Problem ohne Verbindung zu einer Bandscheibe oder einem Facettengelenk, geschweige denn zum Bereich des Geistigen sei. Wärme, Massage und korrektive physikalische Therapie wurden (und werden noch) angewandt und Millionen von Dollars jährlich an dieses wohltuende, doch ansonsten nutzlose Ritual verschwendet. Während „Selbstschienen" bei einer durchgebrochenen Bandscheibe für die unten abgebildete analgetische Haltung verantwortlich ist, ist es von entscheidender Bedeutung, sich klarzumachen, daß es unklug sein kann, bei zugrundeliegendem Bandscheibenriß durch muskelentspannende Maßnahmen das Selbstschienen aufzuheben.

Die Tatsache, daß Schmerzen im Bereich des unteren Rückens mit korrigierender Manipulation oder Craniosacralarbeit *sofort* verschwinden, illustriert und beweist die Beziehung von muskulären Rückenschmerzen zu einer Bandscheibenverletzung. Weder Wärme noch Massage kann hier Abhilfe schaffen, denn beide tun nichts, um die zugrundeliegende Ursache der Beschwerden zu beseitigen. Die Ent-

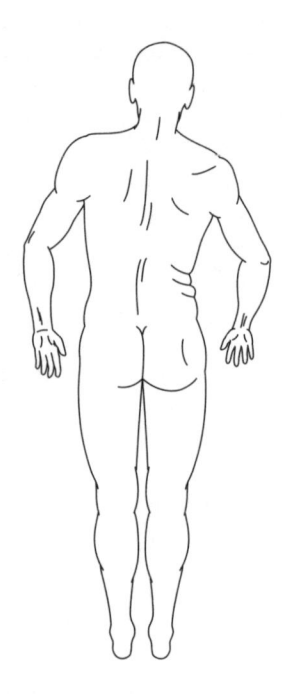

Analgetische Haltung als Ergebnis eines unilateralen Bandscheibenrisses auf der linken Seite mit der daraus resultierenden Kontraktion des rechten Iliopsoas

wurfsebene, der Ort, von dem Dinge herkommen, wurde nicht berührt, geschweige denn, daß sie berücksichtigt oder daß hier Abhilfe geschafft wurde.

Die Ursachen von Rückenschmerzen

Dreiheiten

In der Flugzeugindustrie sagt man, daß es für einen Flugzeugabsturz immer mindestens drei Ursachen gebe. Wenn ein Flugzeug nachts aus 10 000 Metern Höhe im Sinkflug einen Flughafen anfliegt, besteht kein Grund zu Panik, wenn alle seine Motoren plötzlich ausfallen sollten; das ist bloß eine Ursache. Doch wenn aufgrund des Versagens eines Höhenmessers dasselbe Flugzeug wesentlich tiefer, sagen wir auf 3000 Metern Höhe, fliegt, ist da schon eine zweite Ursache, die die Dinge kompliziert. Wenn ein dritter Faktor hinzukommt, wenn, sagen wir, das Navigationssystem ebenfalls aussteigt und es für den Piloten unmöglich wird, einen Flughafen oder einen flachen Landeplatz zu finden, dann ist die Wahrscheinlichkeit einer Katastrophe groß.

Halte bei Klienten mit einem schlimmen Rücken nach Dreiheiten Ausschau: Eile, Müdigkeit und Zorn; Übergewicht, Steifheit und Mangel an emotionaler Unterstützung; oder Fahren, Heben schwerer Dinge und falsche Ernährung. Lerne auf solche Dinge zu achten, wenn du einen Klienten nach den Ursachen seiner Rückenschmerzen fragst, und fahre fort zu fragen, bis du das ganze Bild beisammen hast – wenn dir ein Element der verursachenden Dreiheit fehlt, wird deine Behandlung weniger wirksam oder gar nutzlos sein. Ich fühle, daß ich auf der richtigen Spur bin, wenn ich mir ein kognitives Bild dessen machen kann, was geschehen ist. Wenn eine Ursache fehlt, *fühlt* sich etwas nicht richtig an. Versichere dich, daß du das menschliche Element findest – es wird oft verschwiegen (schließlich will niemand zugeben, eine Dummheit begangen zu haben).

Vorbeugen und Drehen

Eine ernste Bandscheibenverletzung tritt in der Regel dann auf, wenn das Heben eines schweren Gewichts sich mit Vorbeugen und Drehen verbindet. Wir haben schon früher gesehen, daß Vorbeugen, um ein Gewicht anzuheben, den Druck auf die unteren Lumbalbandscheiben mehr als verdreifacht. Eine gesunde Bandscheibe kann mit einer auf sie ausgeübten Axialkompression von 454 kg unbeschadet umgehen – und das ist beinahe das Doppelte des Weltrekords im Gewichtheben. Eine bereits geschwächte Bandscheibe jedoch kann unter so wenig wie 3,075 kg/cm² (3,2 bar) axialer Kompression reißen. Wenn wir uns vorbeugen, sind die Bandscheiben auf einmal verletzlich. Bei Vorbeugen, Drehen und Heben reißen die Annularringe der Bandscheibe, die durch eine krumme Haltung bereits gedehnt und geschwächt ist, und der Nucleus gleitet unter dem Punkt maximaler Axialkompression hervor und in posterolaterale Richtung. (Wegen der spinalen Rotation und weil das posteriore Longitudinalband dort 3 mm dick ist, während es an seinen lateralen Rändern viel dünner ist– etwa 0,8 mm –, liegt der Riß selten rein posterior.) Ist der Druck auf den Nucleus groß und die gedrehte und vorgebeugte Haltung gewunden genug, bricht der Nucleus durch den Riß im Annulus wie Saft aus einer zerquetschten Orange, wobei er auf eine Nervenwurzel oder die spinale Dura (gelegentlich auf beide) trifft. Der verletzliche Spinalnerv wird in die posteriore Wand des Foramen intervertebrale getrieben und kann auf die Facettengelenke, den anterioren Teil der Gelenkkapsel und den lateralen Rand des Ligamentum flavum treffen. Für den Leidenden besteht kein Zweifel, welche Bewegung dazu führte; der Schmerz fixiert ihn mitten in der Bewegung.

Jean verletzte ihre Bandscheibe, als sie ihrem zweijährigen Sohn Artur beibrachte, die Toilette zu benutzen. Es war eine enge Toilette in einem alten Londoner Haus, und um ihn hochzunehmen, lehnte sie sich vor und drehte sich dann, um den Türgriff zu erreichen. Das Halten von Arturs Gewicht in leichtem Abstand, verbunden mit Vorbeugen und Drehen, war für ihre fünfte Lumbalbandscheibe zuviel. Vom plötzlichen, entsetzlichen Schmerz überwältigt, brach sie auf dem Fußboden zusammen. (Hätte sie den Raum rückwärts verlassen und so das Vorbeugen von der Drehung getrennt, wäre vermutlich alles in Ordnung gewesen.)

Spitzenzeiten

Freitag nachmittags verletzen mehr Menschen ihren Rücken als zu jeder anderen Zeit. (Aus ähnlichen Gründen ist die letzte Skiabfahrt des Tages statistisch die gefährlichste.) Wir sind so sehr in Eile, Dinge noch vor dem Wochenende zu erledigen, daß wir nicht angemessen Sorge tragen. Gewöhnlich sind wir auch müde und oft schlechter Laune. Vom Fertigwerden am Arbeitsplatz (keine Unterstützung) ganz zu schweigen. Und wenn es bloß noch einen schweren Gegenstand zu verrücken gilt, sagen wir uns: „Ach was, bringen wir's hinter uns". Und weil wir müde und irritierbar sind, tun wir es nachlässig und unsorgfältig. Immer, wenn wir Eile, Müdigkeit und Zorn zusammenbringen, haben wir eine brisante Dreiheit. Unsere Intelligenz zu gebrauchen, eine geruhsame Teepause einzulegen, um zu überlegen, wie etwas geschickt zu bewegen wäre, oder uns für überfordert zu erklären –

alles ist bei weitem besser, als einer Bandscheibenverletzung wegen monatelang unter Arbeitsunfähigkeit zu leiden. Auch Vorbeugen, kombiniert mit Husten oder Niesen, kann eine Bandscheibe zu sehr belasten; stell dich vor der Explosion besser gerade hin!

Psychologische Komponenten

Die häufigste Situation, die bei Männern zu Rückenschmerzen Anlaß gibt, ist die Schwangerschaft – jene ihrer Partnerinnen –, besonders während des letzten Drittels. Zu diesem Zeitpunkt fühlt ein Mann in der Regel einen Mangel an Sympathie, Unterstützung und Wertschätzung, tut sich jedoch schwer damit, diese Gefühle zu äußern, da er sieht, was seine Partnerin ihrerseits alles durchmacht. Aber auch seine Welt steht kopf, und seine Partnerin ist vielleicht von ihrer Schwangerschaft derart eingenommen, daß sie vergißt, daß auch er Unterstützung braucht. Die sensitiveren Gründe, die zur Beziehung geführt hatten, mögen vergessen sein, wenn das Paar sich auf die bevorstehende Geburt vorbereitet. Die Häufigkeit von Rückenschmerzen bei Männern während dieser Zeit wurde durch eine britische Studie bestätigt, die aufzeigte, daß Männer während des letzten Drittels der Schwangerschaft ihrer Partnerin öfter unter Rückenschmerzen leiden als zu jedem andern Zeitpunkt. Das häufigste Alter dafür war achtundzwanzig.

Das Phänomen eines wahrgenommenen Mangels an Unterstützung seitens des geliebten Menschen ist bei Rückenschmerzen ein konsistenter Faktor; doch im allgemeinen haßt es der entsprechende Partner oder die entsprechende Partnerin dementsprechend auch, das zu hören. Achte darauf, nicht Partei zu ergreifen. Sieh das ganze Bild.

Ein Klient zeigte mir seine Röntgenbilder, die ernstlich komprimierte und deformierte Lendenwirbel zeigten. Komprimiert wie von einem lebenslänglich getragenen Gewicht. „Wen hat er die ganze Zeit mit sich getragen?" wunderte ich mich. „Welcherlei Belastungen im Leben haben ihn von seinem Ort der Unterstützung weggetragen?"

Ich ging kurz auf die Angelegenheit ein. Fühlte er sich in seinem Leben unterstützt? Tränen kamen hoch. Stumm schüttelte er den Kopf. Instinktiv fragte ich ihn, ob er von seiner Mutter Unterstützung erfahren habe. „Nie!" Fühlte er sich von seiner Partnerin unterstützt? Er biß sich auf die Unterlippe, gefolgt von einem kurzen Aufflackern von Optimismus: „Vielleicht wird sie mich ja jetzt unterstützen, da der Beweis vorliegt, daß ich so krank bin!"

Einige Zeit darauf sah ich die fragliche Frau in seiner Begleitung. Er sagte zu ihr: „Hugh sagt, daß ich von dir etwas Unterstützung im Leben brauche, daß es mir an Unterstützung fehlt ...". Sie warf ihren Kopf zurück und versetzte verächtlich: „Oh ja, du suchst immer noch nach deiner Mutter." Er hatte in ihr seine Mutter gesucht. Sie aber wollte einen Liebhaber und einen Gatten, keinen Sohn. Die Auswegslosigkeit ließ sich in seiner Wirbelsäule nieder.

Stühle

Das Sitzen auf Stühlen jeder Art ist hart für den Rücken. Für westliche Körper, ans Sitzen auf dem Boden nicht gewöhnt, gibt es keine einfache Alternative. Präsident Kennedy hatte im Oval Office ein hohes Schreibpult installiert, so daß er im Stehen arbeiten konnte; das linderte seine chronischen Rückenschmerzen. Es kann jahrelanger Arbeit mit Yoga oder Dehnübungen bedürfen, bis man den Punkt erreicht, an dem man leicht und für längere Zeit auf dem Boden sitzen, knien oder hocken kann; doch all diese Haltungen sind für den Rücken definitiv besser als das Sitzen auf einem Stuhl. (Das Sitzen auf dem Boden kann Männern auch jene Art längerer Blutstauung in der Prostata vermeiden helfen, die bei Prostatakrebs einen Risikofaktor unter vielen bildet. Das kann ein Grund dafür sein, daß die Häufigkeit von Prostatakrebs in China bloß den fünfzigsten Teil der amerikanischen Quote beträgt.) Stühle nehmen die natürliche Flexibilität und Gewichtsverteilung der Beine weg und halten das Becken relativ unbeweglich. Deshalb muß der Ruf nach „orthopädischen" Stühlen im Licht der Tatsache gesehen werden, daß das Sitzen auf einem Stuhl an und für sich schlecht für den Rücken ist. (Es kommt nicht darauf an, wie gut ein Gefängnis konzipiert ist – es bleibt ein Gefängnis.) Eine Studie zeigte, daß 12,6 Prozent der Rückenschmerzen bei Arbeitern von zu langem Sitzen herrührten; wenn das Sitzen durch Stehen unterbrochen wurde, hatten nur noch 1,5 Prozent Rückenschmerzen.

Autositze, unabhängig davon, wie sie konzipiert sind, sind ebenfalls kleine Gefängnisse. Räder und Motorräder sind für die Wirbelsäule – und wohl auch für die Seele – wesentlich gesünder, da sie in der Regel so angelegt sind, daß die Fersen sich direkt unter dem Gesäß befinden, was der Lendenwirbelsäule eine freie und natürlich wirksame leichte Vorwärtsbeugung ermöglicht. Lastwagen- und Busfahrer, die beim Fahren eine aufrechtere Haltung einnehmen, haben eine bessere Ausgangslage als Autofahrer. Flugzeugsitze in der Economy-class sind mit Ausnahme der Möglichkeit, daß du häufig aufstehen und umhergehen kannst, wenig segensreich; das macht, wie die erwähnten Statistiken zeigen, einen dramatischen Unterschied.

Betten

Weiche Betten verschlimmern Rückenschmerzen und können sogar eine ihrer Ursachen sein. Ich finde, daß ein Futon, die japanische zusammenrollbare Baumwollmatratze, den besten orthopädischen „Wunderbetten" überlegen ist. Da ein Futon wesentlich stabiler ist als die meisten konventionellen Federkernmatratzen, muß man sich etwas daran gewöhnen, und ein kleiner Prozentsatz von Menschen mit verletztem Rücken kann sich ganz und gar nicht damit anfreunden. In diesem Fall ist eine Federkernmatratze mit einem darunterliegenden Brett vorzuziehen. Sich mit Rückenschmerzen längere Zeit ins Bett zu legen bringt den Nachteil mit sich, daß es im ganzen Körper zu einem Rückgang des Muskeltonus kommt, was die Wirbelsäule beim Wiedereinnehmen einer aufrechten Haltung instabiler werden läßt.

Während einer Rückenkrise ist es für den Klienten – wenn er das schafft – besser, in einem Schlafsack auf dem Fußboden, anstatt in irgendeinem Bett (außer auf einem dünnen Futon) zu schlafen. Die einzigen Umstände, bei denen der Fußboden nicht angezeigt ist, sind Kälte oder Feuchtigkeit, oder wenn der Klient so mager und knochig ist, daß er es sich auf keinerlei Art und Weise bequem machen kann. Ein Brett unter eine Federkernmatratze zu legen ist besser als nichts, doch immer noch ziemlich nutzlos.

Ich erinnere mich, daß mein Vater, ein schottischer Osteopath, mit einem Polizisten gearbeitet hat. Der Mann war in ein Pub gerufen worden, um einen Streit zu schlichten, und von drei Männern deswegen zusammengeschlagen worden. Eine Bandscheibe riß und ließ ihn sich auf dem Boden zusammenkrümmen. Arbeitsunfähig, wie er war, begann er auf den Rat meines Vaters hin auf dem Fußboden zu schlafen, und er entdeckte, daß ihm das ungeheure Erleichterung verschaffte. Ein neues Problem entstand, als er sich nach einem Monat bewußt wurde, daß er es so sehr genoß, daß er nicht mehr zu seiner Frau ins Bett zurückkehren wollte.

Überraschung

Einer von Amerikas Starturnern war kurz vor der Olympiade 1988 auf dem College. Bei der Immatrikulation waren er und sein Trainer die Liste der verfügbaren Kurse durchgegangen, und hatten jene ausgewählt, die seinen Ausbildungsanforderungen genügen, jedoch keine übertriebenen Risiken bezüglich seiner turnerischen Entwicklung beinhalten würden. Kein Football, keine Metallarbeiten ... aber Theater schien in Ordnung.

Eines Tages half der Turner im Theaterkurs bei der Bemalung der Kulissen für die bevorstehende Aufführung von „König Lear". Er ging zur Bühnenmitte, um ein Achtlitergefäß mit Farbe zu holen, beugte sich nieder und drehte sich leicht, damit er das Gefäß hochheben konnte, ohne seinen Gang zu unterbrechen; mitten im Schritt brach er jedoch unter qualvollen Schmerzen zusammen. Unerwarteterweise war das Gefäß leer, und sein ruckartiges Ziehen, das auf keinen Widerstand stieß, traf seine Wirbelsäule unvorbereitet. Er fehlte bei den Olympischen Spielen.

Geschwindigkeit

Arm-, Rücken- und Beinmuskeln scheinen unterschiedlich schnell zu arbeiten. Die meisten Nerven leiten Impulse mit einer Geschwindigkeit von ca. 70 Metern pro Sekunde, doch es gibt mit Berührung verbundene sensorische Fasern, die lediglich mit einer Geschwindigkeit von etwa 90 cm pro Sekunde leiten. (Der Herzmuskel verbreitet seine Kontraktionswelle mit etwas mehr als 21 Metern pro Sekunde.) Beinmuskeln scheinen Bewegung ein entscheidendes kleines bißchen eher auszulösen als Rückenmuskeln. Langsames Anheben kann den wesentlichen Unterschied zwischen Eleganz und Verletzung ausmachen. Es scheint uns die notwendige Integrations- und Koordinationszeit zu verschaffen, um den Rücken und dessen Bandscheiben zu schützen.

Sexualität

Sexualität und Lebenswille sind die beiden stärksten Kräfte in uns. Natürliche Sexualität besitzt die Naturgewalt einer Flutwelle oder eines Vulkans. Wird er eingepfercht, leidet der Traumkörper besonders in den Bereichen des unteren Rückens und des Beckens. (Der untere Rücken beheimatet das sacrale Seelenzentrum).

Wie wir uns zu unserer Sexualität stellen, hängt weitgehend von unserer Konditionierung ab. Die meisten Gesellschaften und viele unter den großen Religionen (mit Ausnahme der heidnischen Religionen, des Taoismus und des tantrischen Yoga) beginnen kurz nach der Geburt, sexuellem Verhalten umfassende Restriktionen aufzuerlegen. Sex wird verdammt und daher zu etwas Verborgenem, Schmutzigem, zu etwas, was lediglich im Dunkel der Nacht zu geschehen hat.

Sexuelle Repression hat es nicht immer gegeben. Oft ist die kulturelle Verurteilung derart durchdringend, daß der einzige Weg, sich offen und frei sexueller Lust hinzugeben, nur mittels Alkohol oder Freizeitdrogen möglich ist.

Der untere Rücken, die Liebe zum Vergnügen und die Freude an sinnlichen, schlangengleichen Windungen erleben unter calvinistischen Botschaften eine sehr harte Zeit. Wenn ein sexuelles Wesen – und sexuelle Wesen sind wir alle – seine sexuellen Bedürfnisse nicht ausleben kann, sammelt sich die Energie in Gesäß, Perineum und Lendenwirbelsäule – es kommt zu einem „Rück-Stau". Die Hände, nach zärtlicher Berührung dürstend, entwickeln durch deren Fehlen möglicherweise Arthritis. Wenn sexuelle Energie eingepfercht wird, wird das Sacrum verwirrt und hart wie Stein; es verliert seine Craniale Welle. Ein Mangel an euphorischem sexuellem Erleben verurteilt den Rücken erst zu Steifheit, später zu Rigidität. Bald durchdringt diese Rigidität den ganzen Körper, da jegliche sinnliche Bewegung irgendwie bedrohlich und unterschwellig mit Sexualität assoziiert wird. Da diese Rigidität jede schwingende Bewegung zum Tabu erklärt, verlieren die Wirbel und deren Bandscheiben, in eine „Zwangsjacke" gedrängt, ihre Craniale Welle, und ein langsamer Zerfallsprozeß setzt ein. Die Bandscheiben werden in Ermangelung offener Bewegung spröde, federn Schläge weniger wirksam ab und reißen leichter. Je mehr die Sexualität eingepfercht wird, desto zorniger – oder depressiver – wird ein Mensch.

Im Gegensatz dazu wird Sexualität in einem Umfeld tiefer Liebe und Unterstützung zur spirituellen Erfahrung. Das Spirituelle Herz öffnet sich den Geschlechtsorganen und verschmilzt mit ihnen – die Geschlechtsorgane werden zu seinem Südpol. Tränen sexueller Ekstase drücken die Energie des Herzens aus und steigen auf die Höhe des Inneren Auges. Tantrische Praxis nutzt diese Energie, um das Feld bis ganz nach oben zum Bindu-Seelenzentrum gleich hinter dem Scheitel, dem Nordpol des Herzens, auszudehnen.

Ernährung

Selbst eine kurze Zeitspanne von Unterernährung, unausgewogener Diät oder Ernährung durch „junk food" spielt bei Schmerzen im Bereich des unteren Rückens meiner Erfahrung nach unweigerlich eine Rolle. Frage danach und ermutige den Klienten, seine Ernährungsweise zu verbessern. Es hilft, Milchprodukte und Zucker zu reduzieren oder zu vermeiden. Koffein verhindert tiefe neurologische Ruhe, und Heilung setzt im allgemeinen nicht ein, bevor nicht ein Zustand der Entspannung (typisch vom dritten Tag eines wohlverdienten Urlaubs an) erreicht wird – ein tiefes, grundlegendes Loslassen. Wenn die Ernährungsweise geändert wird, reagiert der Rücken häufig innerhalb von Tagen positiv. Während einer Periode von Rückenschmerzen ist es – wie zu anderen Zeiten auch – sehr wichtig, daß der Leidende leicht, jedoch gut ißt, auf angemessene Weise erstklassige Proteine zu sich nimmt (die alle wesentlichen Aminosäuren enthalten) und viel Wasser trinkt (um die Bandscheiben zu befeuchten). All das wird die Genesung unterstützen.

Die Einstellung eines Menschen der Nahrung gegenüber entspricht seiner Einstellung der Liebe gegenüber, und Liebe, oder ihr Fehlen, ist bei Schmerzen im Bereich des unteren Rückens ein wesentlicher Faktor (wie das oben beschriebene Beispiel des Klienten mit der komprimierten und deformierten Lendenwirbelsäule zeigt). Wenn wir für uns Sorge tragen, indem wir mehr auf unsere Ernährung achten, bedeutet das, daß wir uns selbst wieder zu lieben beginnen. M. F. K. Fisher, von W. H. Auden 1963 „Amerikas größter Schriftsteller" genannt, hatte 1943 folgendes zu sagen:

Die Leute fragen mich: „Warum schreiben Sie über Nahrung, über Essen und Trinken? Weshalb schreiben Sie nicht wie die andern über den Kampf um Kraft und Sicherheit und über Liebe? Sie fragen das anklagend, als ob ich mit meiner Arbeitsehre irgendwie grob und untreu umginge.

Die einfachste Antwort liegt darin, daß ich, wie die meisten Menschen, hungrig bin. Doch dahinter steckt mehr. Mir scheint, daß unsere Grundbedürfnisse nach Nahrung, Sicherheit und Liebe sich derart überschneiden, vermischen und ineinander verquicken, daß wir an das eine nicht losgelöst von den andern denken können. So kommt es, daß ich, wenn ich von Hunger schreibe, in Wirklichkeit von Liebe und dem Hunger danach, und von Wärme und der Liebe zu ihr und dem Hunger nach ihr schreibe.

Heilen

Gehen

Über rauhes Gelände zu gehen kann eine vorfallende Bandscheibe, ein verschobenes Facettengelenk oder einen Wirbel, der sich in einer verdrehten Lage fixiert hat, vollständig normalisieren. Was geschieht: Universales Sich-Bewegen beim Gehen über unebenen Grund, besonders bei ununterbrochenem Gehen über zwei oder mehr Stunden hinweg, bringt erst die selbstschienenden Muskeln und danach die verschobenen Wirbel dazu, sich zu lösen. Wenn das Gewebe sich löst, kehrt die Craniale Welle zurück, und der Traumkörper freut sich. Irgendwann findet die notwendige Korrektur sowohl der Bandscheibe wie auch des Geistes von selbst und auf natürliche Weise statt.

Bevor du einem Klienten diesen Vorschlag machst, mußt du als verantwortliche Heilerin seine konditionelle Verfassung abschätzen. Wenn er jahrelang nicht mehr zwei Stunden hintereinander gewandert ist, würde das mehr Schwierigkeiten aufwerfen als lösen.

Auch gilt es, den Grad der Bandscheibenverletzung zu berücksichtigen: wenn die Ischiasschmerzen sich bis unters Knie ausdehnen, ermutigst du ihn, falls überhaupt, nicht mehr als zehn bis fünfzehn Minuten am Stück zu gehen. Wenn die Zeichen eines Bandscheibenrisses noch ausgeprägter sind, wird jedes Gehen die Situation verschlimmern.

Siestas

Meine Nichte nannte als Vierjährige eine Siesta eine „Fiesta". Das gefällt mir. Siestas sind kleine Behandlungen für Rücken und Seele – kleine Selbstheilungen. Winston Churchill bemerkte: „Irgendwann zwischen Mittagessen und Abendbrot mußt du schlafen … Zieh dich aus und geh zu Bett." Während der Kaffeepausen bei Treffen des Nationalen Sicherheitsrates, wenn jedermann sich mit Milch bediente, pflegte John F. Kennedy ein Nickerchen zu machen – besonders dann, wenn schwierige Entscheidungen bevorstanden. Nach zehn Minuten wachte er erfrischt auf und wußte genau, was zu tun war.

Eine Siesta ist für die Wirbelsäule mit Sicherheit wertvoll, besonders dann, wenn du dich hinlegen kannst. Wenn wir morgens aufwachen, sind wir ungefähr 2,6 cm größer, da die Bandscheiben (besonders die Nuclei) notwendige Flüssigkeit aufnehmen, wenn sie kein Gewicht tragen müssen. (Astronauten im Weltraum gewinnen aus denselben Gründen 5 bis 7,6 cm). Das ist für die Gesundheit der Bandscheiben lebenswichtig. Ein gewisser Anteil der Flüssigkeitsaufnahme geschieht während einer Siesta, und die Psyche klärt sich. Diese Verbesserungen können bei Menschen mit leichten Schmerzen im Bereich des unteren Rückens entscheidend sein.

Genährt von der Großen Mutter

In ihrem inspirierenden Buch *The Solaces of Open Spaces* meditiert Gretel Erlich darüber, wie offene Wildnis die Seele heilt. Es ist eine Taufe in der universalen Quelle. Trotz der Begeisterung der Amerikaner für Gymnastik habe ich mich nie davon überzeugen können, daß solche Übungen wirklich etwas taugen – die Seele bleibt dabei ohne Nahrung. Ich ziehe es vor, jeden Tag eine Stunde draußen zu verbringen. Das Gehen im Freien heilt den Geist von der Quelle seiner Rückenschmerzen. Alleinsein kann sehr nährend sein, kann eine Rückkehr zu innerem Aufrichten der Wirbelsäule bedeuten. Auch Gesellschaft kann hilfreich sein: Wenn du für eine Stunde auf dem Land spazierengehen und dich mit einem guten Freund „aussprechen" kannst, bist du deinen Sorgen nicht mehr verhaftet.

Einsichten der Seele

In einem meiner Kurse erzählte eine Chiropraktikerin die Geschichte eines Klienten mit Schmerzen im Bereich des unteren Rückens. Der Mann war ein gut gebauter Enddreißiger. Sie machte Röntgenaufnahmen und führte die notwendigen Untersuchungen durch; es schien nichts Ernsthaftes vorzuliegen. Also hieß sie ihn sich hinlegen und begann, cranial auf seine Lendenwirbelsäule und sein Sacrum zu „lauschen". Plötzlich richtete er sich kerzengerade empor und rief mit lauter, klarer Stimme: „Ich muß den Speer tragen!" Er verließ den Raum und bezahlte die Sprechstundenhilfe in aller Eile. Die Chiropraktikerin wußte, daß er sein eigenes Heilmittel gefunden hatte. Sie sah ihn nie wieder.

Zeit

Im alten Persien wandern ein Schamane und sein Schüler durch das staubige Vorgebirge. Wie sie einen Hügel umrunden, sehen sie in der Ferne die gebeugte Gestalt eines alten Mannes, der sich ihnen nähert. Der Schüler, der während zehn Jahren intensiv bei dem Schamanen studiert hat, ist begierig darauf, seine Fähigkeiten unter Beweis zu stellen. Er läuft vom Schamanen weg und zum alten Mann hin. „Herr, ich weiß, was Euch fehlt, ich weiß es: Was gegen Eure Beschwerden nottut, sind Granatäpfel!" Der alte Mann schiebt ihn irritiert zur Seite. Er sieht erschöpft und niedergeschlagen aus. Bald erreicht er den Schamanen, der ihn anredet: „Lieber Herr, Ihr seht müde aus. Bitte verweilt einen Augenblick und trinkt etwas Tee mit mir – mein eifriger Schüler hier wird etwas Feuerholz für uns holen, und wir können uns erfrischen." Der alte Mann nimmt diese warme Einladung bereitwillig an.

Es dauert eine Stunde, bis das Feuer entzündet, der Kessel ausgepackt, Wasser aus einer etwas abgelegenen Bergquelle geholt und Tee vom Teeblock abgeschabt ist. Der Schamane geht mit sich selbst zu Rate und erlaubt dem alten Mann – durch seine eigene Ruhe – zu sprechen. Es beginnt rückwärts: wohin er heute unterwegs ist; seine Frau, die gestorben ist; ihre Heirat; seines Vaters Bauernhaus im Frühjahr. Er erzählt sein Leben. Als sie am Zusammenpacken und zum Aufbrechen bereit sind, wendet sich der Schamane dem Alten zu und bittet ihn mit weicher, freundlicher Stimme, ihm einen Ratschlag bezüglich seiner Gesundheit erteilen zu dürfen. Der Schamane vollführt mit seinen Händen eine geschickte, ruhige Gebärde; sie sieht wie ein kleines Ritual aus. Der alte Mann willigt dankbar ein.

„Herr, was gegen Eure Beschwerden nottut, sind Granatäpfel", sagt der Schamane. Der alte Mann verneigt sich in Dankbarkeit und reicht dem Schamanen aus seiner gewobenen Börse drei Silberstücke. Er wandert weiter, und sein Gang wirkt leichter.

Sobald der alte Mann außer Hörweite ist, kann sich der Schüler nicht länger zurückhalten und ruft: „Aber ich habe ihm das gesagt! Ich habe ihm das sogleich gesagt!" „Ja", versetzt der Schamane, „du hattest recht, er brauchte Granatäpfel. Aber er brauchte Granatäpfel und Zeit."

Behandlung

Übersicht

Bei der Behandlung von Rückenschmerzen kommt der „sacrale" Teil im Wort „Craniosacralarbeit" ins Spiel. Ein Klient, der in Schwierigkeiten ist, ist ein heiliges Wesen, das die Beziehung zu seiner Wirbelsäule, seinem Kern, seinem Wesen, verloren hat. In der Körpersprache ist die Wirbelsäule die primäre Struktur, eine der ersten, die sich nach der Empfängnis formt. Knochen stehen für das Unsterbliche in uns, und die Wirbelsäule beheimatet den Kern unseres Empfindens für Beständigkeit.

Du beginnst deine Sitzung, indem du dich ins „Größere Ich" begibst, um das „große Bild" des Lebens deines Klienten wahrzunehmen; denn die Wirbelsäule ist wie der Rote Pfad, der indianische Ausdruck für den Weg durchs Leben. Schmerzen in der Wirbelsäule wurzeln so oft in einer Verwirrung oder einem Verlust der Seele. („Die Seele zurückholen" ist ein schamanischer Ausdruck, der sich auf die Praxis bezieht, daß man in jene Zeit zurückkehrt, in der Seele und Körper auseinandergingen, und sie durch die nochmalige Erfahrung des primären Traumas, die dessen schmerzliche Erinnerung tilgt, wieder miteinander verbindet.)

Bei deinen drei ersten Schritten geht es darum, ein Verständnis dafür zu gewinnen, wer der Klient ist, was ihm wirklich zu schaffen macht und was ihm aus anatomischer Sicht fehlt.
- Was belastet die Seele?
- Was ist das? (Ist der Bogen überspannt? Ein Weckruf?)
- Weshalb mußte er seinen Rücken brechen oder erlauben, daß er gebrochen wurde?
- Was repräsentiert dieser Schmerz in bezug auf seinen Roten Pfad?
- Was ist das nicht? (Das bedeutet, daß du Nichtvorhandenes ausschließt.)

Du nimmst eine klare Krankengeschichte auf. Du lauschst auf jedes gesprochene Wort. Was belastet den Klienten am meisten an diesen Beschwerden? Du stellst deine eigenen nagenden Fragen; du läßt nichts außer acht. Du hältst nach den „drei Ursachen" Ausschau, berücksichtigst Ernährung, Haltung, Beruf, Flexibilität, Einstellung der Sexualität gegenüber, emotionale Angelegenheiten und das Bedürfnis nach Unterstützung im Leben.

Schmerz im Bereich des unteren Rückens schränkt die Bewegung ein. Du überlegst dir, den Klienten zu fragen, ob er sich durch jemand anderen oder durch seine eigenen Ängste in seiner Bewegung oder Freiheit eingeschränkt fühle. Du bittest ihn, dir die ersten Worte mitzuteilen, die ihm auf die Frage „Wer kontrolliert dich?" einfallen. Du fragst ihn, was er unter idealen Voraussetzungen damit anfangen würde. Bewegung ist innerhalb des Traumkörpers totemistisch; das heißt, sie bedeutet etwas und ist nicht einfach bloß Bewegung. Bewegung an einer Stelle spiegelt Bewegung (oder deren Fehlen) an einer andern Stelle; du achtest also auf die Augenbewegungen des Klienten, wenn er die Fragen aufnimmt und die Antworten ins Bewußtsein kommen. Du schaust peripher, um auch auf sekundäre Signale, besonders der Füße, zu achten. Oft sprechen die Füße aus, was die Wirbelsäule zurückhält.

Versagt sein Rücken, weil sein Leben ins Wanken gerät? Erzählen seine Rückenschmerzen dir, daß sein „Rückgrat gebrochen" ist – daß es etwas gibt, was er leugnet und worauf sein Schmerz ihn aufmerksam macht? Hat das Leben ihn gebrochen? Oder, näher am Kern: Hat er sich selber zweigeteilt?

Behandlung eines Bandscheibenvorfalls

Wenn die äußeren Ringe des Annulus fibrosus gerissen sind, der Nucleus jedoch verkapselt bleibt, wird ein lumbosacraler Zug mit einem craniosacralen Entwirren der Segmente an den Lendenwirbeln in der Regel den Wirbeln ermöglichen, zu normaler Bewegung und Lage zurückzukehren. (Wirbel neigen dazu, sich in jener Position festzusetzen, in der sie sich befanden, als die Verletzung geschah – meist vorgebeugt und in Rotation.) Du arbeitest mit den Psoasmuskeln, den Hüftrotatoren und dem Coccygeus und entwirrst die Beine. Du verwendest das Sacrale Lenkrad und den Doppelgriff mit Sacrum und Symphysis pubis, um Spannung im Perineum zu lösen. Du überlegst dir, ob du aus denselben Gründen in Bauchlage am Perineum arbeiten willst.

Solche Verletzungen sprechen gut an, da der Nucleus an Ort und Stelle geblieben ist. Der Klient mag mit einem akuten Leiden in die Praxis kommen, nach einer Sitzung mit Lösen des Psoas, Entwirren von Beinen und Wirbelsäule und lumbosacraler Dekompression jedoch leichtfüßig von dannen gehen.

Bei allen Arten von Rückenschmerzen ist es wichtig, eine Gewichtsreduktion in Betracht zu ziehen. Sei jedoch vorsichtig – leichtes Übergewicht ist nicht notwendigerweise schlecht für den Rücken, und wenn du automatisch Gewichtsabnahme empfiehlst, nimmst du möglicherweise die grundlegende Ursache der Rückenschmerzen nicht wahr. Das Einhalten einer Diät bringt es mit sich, daß Menschen sich tendenziell elend fühlen.

Behandlung eines Bandscheibenrisses

Wenn die Bandscheibe eines Klienten durch gleichzeitiges Vorbeugen und Drehen gerissen und durchgebrochen ist, ist es wesentlich, die Wirbel wieder optimal auf Lage und Bewegung auszurichten, wenn die Zeit gekommen ist. Erst muß die schützende Muskelverkrampfung – das Selbstschienen – verringert werden. Du betrachtest dir den Tonus des Iliopsoas und der mit ihm verbundenen Sacrospinalis-, Quadratus lumborum-, Latissimus dorsi-, Multifidus- und Rotatorenmuskeln. Du arbeitest mit den Hüftrotatoren und jenen Muskeln, die an den Rändern des Sacrums ansetzen. Diese auf Muskeln gerichtete Aufmerksamkeit fördert emotionale Entspannung und Einsicht. Eine geschickte Kombination von craniosacraler Arbeit an Sacrum und unterem Rücken, Entwirren der Beine für die Hüftrotatoren, sanfte lumbale Dekompression und cephalader Zug mit den langen Armhebeln verhelfen oft zu weiterer Einsicht und Lösung.

Bettruhe reduziert die selbstschienenden Auswirkungen lokaler Muskelverkrampfung und hilft oft mit, den Erfolg craniosacraler Behandlung sicherzustellen. Sie kann dem Klienten die notwendige Zeit und Pflege verschaffen. Die Alternative dazu bilden vorsichtiges, unterstützendes Bewegen und das Achten auf alle hintergründigen Emotionen. Gehen ist möglicherweise für Bandscheibenverletzungen die beste, Sitzen fraglos die schlimmste Betätigung. (Auch das Sitzen mit gekreuzten Beinen auf dem Boden muß vermieden werden). Für dich, wenn vielleicht auch nicht für den Klienten, mag es offensichtlich sein, daß das Heben irgendwelcher Art kontraindiziert ist. Husten sollte tunlichst vermieden werden; zu diesem Zeitpunkt sind Hustenmedikamente oft gerechtfertigt.

Wenn der Nucleus durch den zerrissenen Annulus durchgebrochen ist und Ischiassymptome folgen, muß die Behandlung konservativer sein. Oft ist es möglich, mit osteopathischer oder chiropraktischer Manipulation den ausgetretenen Nucleus an seinen Platz zurückzubringen, was relativ rasche Heilung bewirken kann – ein Zeitraum von drei bis vier Wochen kann genügen. Im schlimmsten Fall jedoch hat die Axialkompression die nucleare „Höhle" derart verkleinert, daß sie zu klein ist, als daß der ausgetretene Nucleus voll in sie zurückkehren könnte. Dann mußt du warten, bis der Körper das ausgetretene nucleare Material zersetzt und absorbiert hat, oder du mußt den Klienten an den Chirurgen überweisen.

Während die Gewebe um die durchgebrochene Bandscheibe herum heilen, ist es wichtig, sich in diesem Bereich nur mit Einschränkungen und sensitiv zu bewegen. Das garantiert ein Maximum für die Wiederherstellung von Gesundheit und Elastizität des Gewebes. Die schädlichen Auswirkungen von Bewegung müssen gegen deren Wert bezüglich Blutversorgung und Reduktion von Muskelschwund abgewogen werden. Indiziert ist individuelle Beratung aufgrund einer klaren Beurteilung des Ausmaßes, in dem Bandscheiben beteiligt sind. Spezifisch zugeschnittene Übungsprogramme unterstützen den rastlosen und selbstmotivierten Klienten ausgezeichnet.

Schmerzstillende Medikamente heilen nicht. Sie sind im Umgang mit Leiden wertvoll, jedoch manchmal kontraproduktiv, da sie wertvolle Rückmeldungen (Schmerz) unmöglich machen, wenn der Klient sich nicht korrekt bewegt. Falls sie vor einer Craniosacralsitzung eingenommen werden, können Schmerzmittel die Diagnose verfälschen und eine gute Behandlung stören. Dennoch scheinen Valium oder ähnliche muskelentspannenden Medikamente, werden sie bei starken Schmerzen und Behinderung nach ärztlicher Vorschrift und Aufsicht über einige Wochen hinweg eingenommen, das ihre beizutragen: Sie beruhigen Workaholiker und machen es ihnen möglich, sich auszuruhen.

Die Verabreichung von Epiduralinjektionen mit zweiprozentiger Procain-Kochsalzlösung durch einen Arzt hat sich für die Normalisierung leichter Bandscheibenvorfälle und von bis zu 60 Prozent durchgebrochener Bandscheiben als erfolgreich herausgestellt. Craniosacralarbeit, die mit Epiduralinjektionen eines zugelassenen Arztes kombiniert wird, kann Wunder wirken.

Operatives Entfernen der ganzen Bandscheibe – eine Laminektomie – ist nur als letzte Möglichkeit in Erwägung zu ziehen. C. N. Shealy errechnete 1973, daß zu jener Zeit in den Vereinigten Staaten von zehn Laminektomien lediglich eine gerechtfertigt war. Eine vollständige Laminektomie erreicht eine Mißerfolgsquote von 10 bis 20 Prozent und schafft „23 000 Krüppel pro Jahr." Eine partielle Laminektomie, bei der lediglich der vorfallende Wulst entfernt wird, ist vorzuziehen. Versuchsoperationen oder Laminektomien, die aufgrund des Ausbreitungsgebiets des Schmerzes auf eine bestimmte Bandscheibe abzielen, finden gelegentlich keinen Defekt oder bewirken nichts. Das ist deshalb so, weil einige Menschen einmalige neurologische Verbindungen besitzen, bei denen beispielsweise der fünfte Lumbalnerv jene Aufgaben übernimmt, die für gewöhnlich vom ersten Sacralnerv übernommen werden. Aus verschiedenen Gründen untersucht der Chirurg möglicherweise die angrenzenden Schichten nicht, und die Operation scheitert. Ich ermutige meine Klienten, es bis zu einem Jahr mit alternativen Therapien zu versuchen, bevor sie für eine durchgebrochene Bandscheibe ernsthaft an eine Operation denken. Als ich in Santa Fe arbeitete, weigerte sich ein ansäßiger orthopädischer Chirurg, eine Laminektomie durchzuführen, bevor der Klient nicht mindestens während eines Monats in „konservativer" Therapie gewesen war. Behalte die Mißerfolgsquote im Auge, wenn du eine Laminektomie erwägst. Es können auch zukünftige Komplikationen auftreten; die benachbarten Bandscheiben müssen zusätzliche Arbeit leisten und können nach einem Jahr oder später vorzufallen oder zu reißen beginnen (besonders dann, wenn der Klient in seinem Leben nichts verändert hat). Dann sieht sich der Klient auf schlüpfrigem Gefälle. Falls er sich für eine zweite Laminektomie entscheidet – und viele tun das –, wird er mit einem weiteren Verlust an Bewegung und Schockabsorption und damit bezahlen, daß er die Belastung jetzt möglicherweise auf andere Bandscheiben oder Facettengelenke abgewälzt hat.

Die „Behandlungen" des Traumkörpers

Vor Jahren, als ich in Indien Osteopathie lehrte – erschöpft, allein und nachlässig (nach einer Möglichkeit Ausschau haltend, einem beschwerlichen Stundenplan zu entrinnen?) –, riß meine fünfte Lumbalbandscheibe. Am dritten Tag im Bett, als ich um drei Uhr nachmittags am Dösen war, kam ein Traum: Ich war im Dschungel und wanderte mit einem Freund. Ein bengalischer Tiger sprang hervor, um mich mit ausgestreckten Krallen zu packen. Im Traum rannte ich über die ganze Lichtung. In Wirklichkeit trieb ich mich rollend über das Doppelbett und wachte dabei auf. Etwas schnappte leise und ekstatisch ein. Der Schmerz, das Selbstschienen der Muskeln, die ganze Ischialgie verschwand – alles war sogleich verschwunden. Ich dankte meinem Traumkörper und dessen Tiger.

Weitere Behandlungen

Sämtliche Sacraltechniken aus dem Kapitel „Das Sacrum" sind unter folgenden Überlegungen mögliche Behandlungsarten:
- Welche Technik oder Kombination von Techniken wäre für diesen Menschen am angemessensten?
- Wo würde eine Entwirrungssitzung hineinpassen?
- Was braucht er?
- Wie kann ich dafür sorgen?

Erinnere dich daran, den Klienten zu fragen, was seiner Meinung nach falsch ist. Oft wird er es wissen.

Überlege dir, ob du den CV4 verwenden willst: Er kann Muskelverkrampfungen im unteren Rücken reduzieren und über die Kernverbindung die Bewegung des Sacrums verbessern. Lösungsarbeit am Unterkiefer hilft dem unteren Rücken durch neurologische Reflexe und tiefe energetische Verbindungen ebenfalls und oft auf wunderbare Weise. Entwirrungsarbeit oder spezifische Lösungsarbeit an Muskeln, Nähten und Gelenken des stomatognathischen Systems können bei Schmerzen in der Wirbelsäule – sowohl im unteren Rücken wie im Nacken – dramatische Verbesserungen erzielen. (Die Brustwirbelsäule reagiert oft besser auf Entwirrungsarbeit mit Armen und Beinen als auf direkten Kontakt.)

Laterales Denken

Manchmal braucht der Klient etwas sehr Unerwartetes; das bedeutet, daß du auf – wie Edward De Bono es nennt – „laterales Denken" umstellen mußt. De Bono, ein Mathematiker, wurde von einer großen Firma um Rat angegangen, die von einer außerordentlich hohen Personalrotationsrate geplagt war. Es schien, daß die Leute zum Teil wegen der Aufzüge kündigten – es dauerte zu lange, bis einer kam, und das trieb die Leute zur Verzweiflung. Die Warterei war eine der häufigsten Klagen unter den Angestellten. De Bono wurde beauftragt, das Betriebssystem neu zu programmieren. Er war sich nicht sicher, ob das die beste Lösung war, denn es würde eine langwierige, kostspielige und vielleicht erfolglose „Reparatur" bedeuten. Er fand eine andere. Er veranlaßte, daß vor jeder Aufzugtüre mannshohe Spiegel installiert wurden. Nun konnten die Angestellten sich in den Spiegeln betrachten, statt müßig auf den Aufzug zu warten. Die Klagen verstummten.

Eispackungen und Hydrotherapie

Wärme kann sich für einen schmerzenden Rücken gut und wohltuend anfühlen, doch eine Eispackung zeitigt mehr Wirkung. Kälte stimuliert die tiefe Blutzirkulation im Umfeld der Bandscheibe und beschleunigt dadurch die Heilung, während Wärme tendenziell einen Rückstau bewirkt und den Schmerz nicht in gleicher Weise dämpft. Verwende eine Eispackung nicht öfter als dreimal täglich oder länger als je zwanzig Minuten – und verwende sie niemals, wenn sie die Schmerzen verstärkt. Der Körper reagiert auf eine Eispackung wie folgt: (1) Eine Empfindung von Kälte, die zwischen fünf und fünfzehn Minuten lang andauert; (2) Taubheit durch die verlängerte Kälteeinwirkung; (3) Schmerz – das Signal des Körpers, daß es an der Zeit ist, das Eis zu entfernen. Hör stets auf, sobald die Berührung mit dem Eis Schmerzen verursacht.

Trotz all dem Gesagten kann ein tägliches einstündiges Einweichen in einem sehr heißen Bad, wobei sich die Wirbelsäule in einer natürlichen, leicht rückwärts gebogenen Haltung (Lordose) befindet, eine wertvolle Ergänzung zu Bettruhe, Zug, manipulativer Therapie und Gehen bilden. Es ist der Anwendung von Eispackungen als Heilmaßnahme technisch unterlegen, jedoch psychologisch wohltuend. Beim Ein- und Aussteigen aus Bad und Bett muß man Sorgfalt walten lassen. Die Art, in der die meisten Menschen aufstehen – sie spannen ihre Bauchmuskeln an und richten sich ruckartig auf – dehnt den posterioren Teil der Bandscheiben explosiv und führt zu deren allmählichem Ausleiern und zu Tonusverlust, was die Betroffenen wiederum anfällig für angerissene oder durchgebrochene Bandscheiben werden läßt.

Korsetts

Das Tragen eines speziell für Probleme im unteren Rücken entworfenen Korsetts kann für Klienten, die morgen unbedingt zur Arbeit erscheinen müssen, ebenfalls eine wertvolle Ergänzung sein. Solche Korsetts verringern irritierende und unerwartete Bewegungen und halten die Wirbelsäule aufrecht; doch sie sind Notmaßnahmen und kein Ersatz für Bettruhe, angemessene Behandlung oder bewußtes und konstruktives Bewegen.

Anleitung

Ist der Annulus einer Bandscheibe einmal gerissen, wird dieser Riß nicht heilen. Der Klient muß begreifen, daß seine Wirbelsäule jetzt verletzungsanfälliger ist als zuvor, obwohl er sich einige Wochen nach einem Anfall von Ischias wieder „hundertprozentig" wohlfühlen mag. Er *muß* daher mehr Sogfalt walten lassen, wenn es um das Heben von Gewichten, um die Haltung und um weiche Betten geht. Wenn er das versteht und akzeptiert, kann er weiterhin surfen gehen, im übrigen ein volles, aktives Leben führen und wird nur selten einen Rückfall erleiden. Es besteht eine gewisse Ähnlichkeit zu einem gebrochenen Knorpel im Knie: Wird er sorgfältig und sachgemäß behandelt und nicht strapaziert, kann jemand sehr gut damit leben. Wenn jemand das nicht akzeptiert, wird er für den Rest seines Lebens in der Praxis seines Chiropraktikers ein- und ausgehen.

Kraft und Flexibilität

Flexibilität ist wichtiger als Haltung. Viele Klienten wollen wissen, wie sie ihren Rücken „kräftigen" können; doch wie der Wunsch nach Unsterblichkeit ist auch die Suche nach Unbesiegbarkeit zum Scheitern verurteilt. Es ist unmöglich, die Rückenmuskeln derart zu stärken, daß sie mit einer nachlässigen Haltung, Unvorsichtigkeit, einem Mangel an Zielen und Unterstützung im Leben oder dem Selbsthaß, der aus sexuellen Hemmungen erwächst, fertigwerden könnten. Das muß ganz klar sein: Weder bezüglich der Mechanik noch bezüglich der Muskelkraft wird der Rücken je unverletzlich sein. Er kann Mißbrauch und Bestrafung nicht unbeschadet bewältigen. Obwohl es keine Möglichkeit gibt, den Rücken unzerstörbar werden zu lassen, können wir uns und andere dazu erziehen, den Rücken sensitiv, reaktionsfähig, flexibel und intelligent werden zu lassen.

Unser Rücken ist ein von Natur aus unstabiler Bereich unseres Körpers: teils wegen der aufrechten Haltung des Zweibeiners, teils wegen der Entwicklung unseres großen und schweren Kopfes, teils bedingt durch Stühle, Autos, weiche Betten, Publikumssport und die Entfremdung von der Seele der Wildnis und teils, weil unsere Psyche manchmal aussteigen und etwas Abstand davon haben muß, sich der Welt zu stellen („Ich halt's nicht mehr aus!") – bei solchen Gelegenheiten schickt uns die Psyche ins Bett.

Das Kräftigen der lumbalen Rückenmuskulatur lindert weitere Rückenprobleme selten; es kann die Dinge sogar verschlimmern. Wenn sich die Muskeln nach einer neuerlichen Verletzung selbst schienen, werden stärkere Muskeln sich umso stärker schienen. Das verursacht größere Schmerzen und erschwert es dem Therapeuten, die Verkrampfung zu lösen, bevor die zugrundeliegende Verschiebung der Wirbel korrigiert werden kann. Es ist wie so oft: Durch Furcht motiviertes Handeln verursacht Schwierigkeiten. Auf rohe Kraft als Quelle des Schutzes zu bauen bedeutet eher eine Ursache als ein Verhüten von Schwierigkeiten.

Wassili Aleksejew, der sowjetische Gewichtheber, hält den Weltrekord im Reißen mit 253 kg. Um dieses Gewicht über seinen Kopf emporzuheben, achtet er mit peinlicher Sorgfalt auf seine Haltung; wenn sich die Lendenwirbelsäule in leichter Lordose befindet, ist es praktisch unmöglich, daß eine Bandscheibe anreißt oder durchbricht. (Viele Gewichtheber tragen dicke Ledergürtel; diese unterstützen ein bißchen, wirken jedoch eher, weil sie an die Haltung erinnern.)

Das östliche Modell eines gesunden Körpers beruht nicht auf Kraft (der *idée fixe* der westlichen Welt) oder gesunder Erscheinung, sondern auf Flexibilität und Reaktionsfähigkeit. Einer indischen Beobachtung zufolge ist das Stärkste auf der Welt ein Grashalm – denn selbst wenn ein Elefant darauftritt, richtet er sich wieder auf. Aikido, Tai Chi, Yoga und *Qui Gong* arbeiten allesamt mit sorgfältigen und rücksichtsvollen Techniken hinsichtlich des Körpereinsatzes. In den meisten Spielarten von Karate wird den Schülern vorbildlich gezeigt, wie sie ihren Rücken einsetzen können. Im Tai Chi gibt es nichts, was dem Rücken schaden könnte, und das Üben eignet sich ausgezeichnet, um sich Flexibilität anzueignen, und als Übungs- und Meditationsform. (Die Kampfsportart in der Tradition des Shaolin-Klosters, die unter dem Namen Kung Fu bekannt ist, lehrte die Novizen, auf Reispapier zu gehen, das auf grobkörnigem Granitboden ausgelegt wurde; sobald sie dazu imstande waren, ohne das Papier zu knittern, mußten sie darüber laufen; hatten sie das gemeistert, mußten sie lernen, darauf zu kämpfen. Eine solches Bewußtsein für Bewegung führt zu ausgezeichneter Mobilität und Haltung der Wirbelsäule.) Bauchtanz ist, vor allem für Wöchnerinnen, ein ausgezeichneter Beitrag des Mittleren Ostens an ein günstiges Bewegen des Rückens. Die besten westlichen Entsprechungen bezüglich der Suche nach Bewegungskontrolle sind Ballett und Fechten.

Ob der Klient eine vorfallende oder eine durchgebrochene Bandscheibe hat – er muß begreifen, daß etwas, was dem Rücken schadet, nicht notwendigerweise unmittelbar zu Schmerzen führt. Es braucht objektive Richtlinien, da die subjektive Erfahrung irreführend ist. Grundsätzlich muß der Klient, wenn er sich von einer Bandscheibenverletzung erholt, jedes Vorbeugen und Gewichtheben – selbst von Dingen, die so harmlos scheinen wie eine Geldbörse – vermeiden.

Berate deine genesenden Klienten so, daß sie einen andern Weg finden, wenn sie den Gegenstand, den sie anheben wollen, in Lordose nicht erreichen können. Wenn du etwas hebst, trennst du stets das Vorbeugen von der Rotation, da die Kombination beider irgendwann eine angerissene Bandscheibe garantiert.

Geduld

Männer – und einige ehrgeizige und ungeduldige Frauen – "wollen es wissen". Sobald der Rücken sich zu etwa 30 Prozent geheilt anfühlt, beginnen sie, ihn zu testen. Männer haben das Gefühl, daß sie sich selber testen müssen – um einmal mehr zu sehen, ob sie "wirkliche Männer" sind (stark, kompetent, widerstandsfähig, imstande, eine Frau aus einem brennenden Haus zu retten – etwa in dieser Art). Das ist durchwegs katastrophal. Die Frauen, die mit unterschiedlichen Konditionierungen erzogen wurden und mit mehr selbstfürsorglichen genetischen Imperativen "fest verdrahtet" sind, scheinen es sich leichter machen zu können. (Vielleicht ändert sich das alles nun?) Jedenfalls testen 75 Prozent der Menschen mit verletztem Rücken ihren Rücken zu früh und erleiden dadurch Rückfälle.

Charles, einem Schriftsteller, ging es endlich wieder gut. Es war eine ganz schöne Schinderei gewesen – dreieinhalb Monate Rückenschmerzen. Wir hatten zwei-, manchmal dreimal wöchentlich miteinander gearbeitet. Endlich war er symptomfrei – die gefährliche Zeit. Ich riet ihm: "Daß die Schmerzen verschwunden sind, bedeutet nicht, daß es besser ist." Vier Tage danach, an einem Sonntag vormittag, rief er mich zu Hause an.

"Ich leide Höllenqualen ... kannst du kommen?"

"Was hast du getan?" fragte ich instinktiv.

"Nun, ich fühlte mich wirklich soviel besser, weißt du ... ich wachte heute früh putzmunter auf; also ging ich nach unten, um für meine Frau Frühstück zu machen. Als alles bereit war, Rühreier, Speck, Orangensaft, Kaffee und alles, ging ich wieder die Treppe hoch, setzte alles auf die Kommode neben der Tür und weckte sie mit einer schwungvollen Bewegung auf. Eine Überraschung! Sie sah so glücklich aus, ich fühlte mich so gut, ich war so stolz. Ich lehnte mich über das Bett zu ihr hinüber, wie Superman. Mittendrin fühlte ich, wie die Bandscheibe rausging. O mein Gott, dachte ich, nun sind wir wieder so weit!"

In der chinesischen Medizin gibt es ein wunderschönes Wort: "Auf die Veranda hinaustreten". Es bezieht sich auf diese (euphorische) Zeit der "Beinahe-Genesung". Du bist krank und bettlägerig gewesen, vielleicht war es dein unterer Rücken, und du fühlst dich, als ob "die Welt dich fertiggemacht" hätte. Du fragst dich, oft im Versteckten, ob du je wieder du selbst sein wirst. Langsam renken sich die Dinge trotz deiner Zweifel wieder ein. Eines schönen Frühlingstages fühlst du dich so gut, daß du es kaum glauben kannst, und du steigst behutsam aus dem Bett und trittst hinaus auf die Veranda. Und da liegt die ganze Welt zu deinen Füßen, voller Leben, und du bist von einem neuen Gefühl der Freude und für dein Potential erfüllt. Du bist bereit, wieder teilzunehmen!

Aber dein Rücken ist es nicht. Diese Zeit ist schwierig zu ertragen.

Ein anderer Klient hatte dieses Stadium erreicht, und seine Version des "Hinaustretens auf die Veranda" bestand darin, in seiner Wohnstube die Möbel umzustellen. Alles ging gut. Dann fing er an, sein Schlafzimmer umzustellen. "Alles lief bestens, bis zu jener Kommode", erzählte er mir später am Tag. "Ich habe einen Monat lang in diesem verdammten Zimmer auf dem Rücken gelegen, und die Kommode hat mir dort nie gefallen. Habe zu mir selber gesagt: "Tom, sobald's dir besser geht, stellst du sie um, damit sie die Türe nicht derart blockiert." Ging in die Knie, stemmte meine Schulter dagegen, um sie zurechtzurücken, und *bumm!* – verdammter Rücken war wieder entzwei!"

Du berätst also deine Klienten so, daß sie erkennen, daß der Heilungsprozess noch lange weitergeht, nachdem die Rücken- oder Ischiasschmerzen verschwunden sind. Ich rate zu einer Wartezeit von mindestens zwei Wochen nach dem letzten Empfinden von Schmerz, bevor das Gebiet in irgendeiner Weise belastet wird. Wenn der Klient seine Bandscheibe erneut verletzt, bevor sie vollends ausgeheilt ist, dauert die neuerliche Heilung beträchtlich länger.

Haltung

Sobald der Klient von einer Zeit akuter Rückenschmerzen genesen ist, ist es wichtiger denn je, daß er auf seine Haltung achtet und darauf, was F. M. Alexander „den korrekten Gebrauch des Selbst" nannte.

Rate Klienten, so wenig wie möglich zu sitzen und (wie John F. Kennedy) bei der Arbeit zu stehen oder sich hinzulegen. Zeige dem Klienten, wie er, wenn er unbedingt sitzen muß, seine Füße direkt unter sein Gesäß stellen kann (so, daß die Lendenwirbelsäule bequem in einer aufrechten, sanften Lordose sein kann). Zeige ihm, wie er seine großen Beinmuskeln – sowohl die rückwärtigen Oberschenkelmuskeln wie auch den Quadriceps auf der Vorderseite – dehnen kann, um die Lendenwirbelsäule von Einschränkungen durch die Beine zu entlasten, damit sie „im Raum schwimmen" (wie Moshe Feldenkrais postulierte) und einer Beanspruchung ohne Verletzungen begegnen kann.

1973 schaute ich Moshe Feldenkrais bei der Arbeit zu. Ein Kursteilnehmer, Lehrer der Alexandertechnik, wollte, daß dieser ein- für allemal definieren solle, was eine „korrekte Haltung" sei. Doch wie sehr er auch bedrängt wurde, Feldenkrais gab keine Definition. Er wies darauf hin, daß es keine richtige Haltung gebe, sondern lediglich die Fähigkeit, sich zu bewegen, flexibel zu sein, sich in keinerlei Gewohnheitsmustern zu fangen.

Die Klienten dazu zu erziehen, ihre Beinmuskulatur zu gebrauchen und zu kräftigen, wird das hohe Risiko einer Verschlimmerung ihrer Bandscheibenverletzung beinahe auf Null reduzieren. Wie wir oben gesehen haben, ist die Unempfindlichkeit unseres Rückens dem übermäßigen Gebrauch der Muskulatur gegenüber das Ergebnis eines evolutionären Ausklammerns von Sensitivität; deshalb – da wir uns der geleisteten Muskelarbeit bloß so vage bewußt sind – erscheint das Beugen des Rückens anstrengungslos. In unseren Beinen fühlen wir die Spannung sofort und hören auf, sie zu belasten; wir richten uns auf, um uns auszuruhen. Wir fühlen den Schmerz in unseren Rückenmuskeln nicht oder nur schwach, bis es zu spät ist.

Sobald ein Klient begreift, daß diese Insensitivität ihm nicht zum Vorteil gereicht, kann er Fortschritte machen, und die Beine können ihrem richtigen Gebrauch zugeführt werden. Die Beine besitzen mindestens die vierfache Muskelmaße des unteren Rückens; daher ist es klug, beim Heben oder Bewegen von Gewicht sie die Arbeit tun zu lassen. Wenn deine Beine schmerzen, entlastest du sie, bis sie wieder arbeiten können. Den Rücken zu benutzen und sich vorzubeugen, um schwere Gewichte zu heben, bloß weil alles in Ordnung scheint, heißt Schwierigkeiten heraufzubeschwören. Hier ist ein alter jüdischer Ausdruck angebracht: „Du kannst tun, was immer du willst – bloß mußt du später dafür bezahlen."

Kibadachi, der reiterähnliche Stand, der in Karate geübt wird, ist eine Möglichkeit zu lernen, wie die Beine das Gewicht flexibel tragen und verlagern können. Du stehst auf deinen Beinen, als ob du auf einem großen Pferd sitzen würdest. Du drehst deine großen Zehen einwärts, bis die lateralen Aspekte deiner Füße parallel zueinander stehen, ähnlich, wie du es tun würdest, wenn du auf einem wirklichen Pferd säßest, das über unebenen Boden galoppiert. Du ziehst dein Becken ein. Diese Haltung nimmst du ein, wenn du ein schweres Gewicht heben mußt. Wenn du *Kibadachi* täglich während fünf bis zehn Minuten übst und die Knie dabei während der ganzen Zeit gebeugt hältst, wird sie dir in etwa sechs Wochen zur zweiten Natur geworden sein.

Aus dem Bett steigst du am besten, indem du dich erst auf die Seite drehst und dich dann mit den Händen hochschiebst. So kannst du die Lordose beibehalten und sowohl ein Dehnen als auch einen plötzlichen Druck auf die Bandscheiben vermeiden. Die Bodenarbeit nach Feldenkrais lehrt gar einen noch eleganteren Weg, aus dem Liegen aufzustehen; er beruht darauf, sich mittels der Beine als lange Hebel spiralförmig hochzubringen. Es lohnt sich, das zu lernen und an die Klienten weiterzugeben. Es ist einfach, wirksam und lustig.

Zusammenstellung von Ratschlägen für Klienten

- Eine akzeptierende, verständnisvolle Einstellung dir selber gegenüber ist hilfreich.
- Ungeduld zieht für den Heilungsprozeß benötigte Energie ab.
- Das Leben wie bisher weiterzuführen bedeutet, daß du das Wesentliche nicht erfasst hast. Fahre weiter wie bisher, und du wirst, wie bisher, unter Rückenschmerzen oder einem Nebensymptom leiden.
- Schmerz ist oft dazu da, uns etwas zu lehren. Lausche und lerne.
- Beschließ in aller Ruhe, denselben Fehler nächstes Mal nicht zu wiederholen.
- Widme täglich zehn Minuten – weniger als ein Prozent deiner Zeit – Übungen, die deine Beinmuskulatur kräftigen: mache Feldenkrais-Übungen oder, in der richtigen Haltung, etwas Yoga. Das wird deine Chancen, nicht bloß schmerzfrei, sondern gesund zu sein, erheblich erhöhen. Übe Tai

Chi oder geh spazieren (der amerikanische Medizinerverband befürwortet heute zur Erhaltung fundamentaler Gesundheit einen täglichen Spaziergang von mindestens einer Stunde).
- Übe, sei bewußt, begreife, sei geduldig und nimm dir Zeit. Und halte Ausschau nach Freitagnachmittagen, „Dreiheiten" von Streßfaktoren, einer Anhäufung von sexuellem Verlangen oder sexueller Unterdrückung, Eile, Nachlässigkeit und Müdigkeit.

37
Kopfschmerzen

Die erste überlieferte Schilderung von Kopfschmerzen – einer Migräne – wurde vor etwa fünftausend Jahren auf eine Tontafel geschrieben. Heute konsultieren jährlich 42 Millionen Amerikaner einen Arzt, um sich wegen Kopfschmerzen behandeln zu lassen. Die Statistik zeigt, daß 78 Prozent der Frauen und 64 Prozent der Männer mindestens einmal jährlich unter Kopfschmerzen leiden und daß 36 bzw. 19 Prozent wiederkehrende Kopfschmerzen kennen.

Menschen, die unter Kopfschmerzen leiden, suchen craniosacrale Behandlung. Die Ursache der Kopfschmerzen eines Klienten zu verstehen bedeutet zu fühlen, wie diese sich in seine Welt einfügen und wie die Welt sich, vielleicht zu eng, um seinen Kopf herum legt. Es bedeutet wahrzunehmen, welche seiner Einstellungen sich selbst gegenüber (im besonderen) und dem Leben gegenüber (im allgemeinen) ihm „Kopfzerbrechen" bereitet. Es wurde schon postuliert, daß es in Wirklichkeit nur eine Form von Kopfschmerzen gebe, die jedoch in der Intensität zwischen „leicht" und „fürchterlich" schwanke. Dieses Kapitel unterteilt Kopfschmerzen in die geläufigsten Arten: Muskelspannungskopfschmerzen, Migräne und Cluster-Kopfschmerzen.

Muskelspannungskopfschmerzen

Muskelspannungskopfschmerzen sind die einfachste und häufigste Art von Kopfschmerzen. Eine Mehrheit der Menschen, die unter Muskelspannungskopfschmerzen leiden, sind Frauen, und bei 40 Prozent erscheinen Kopfschmerzen in der Familiengeschichte. Diese reichen vom Typ: „Nicht heute, Liebling, ich habe Kopfschmerzen", der für sich selber spricht, bis hin zu den sozialen Kopfschmerzen, die dir eine glaubwürdige Ausrede liefern, eine Verabredung, die du nicht einhalten willst, abzusagen – im wesentlichen dasselbe Phänomen. Muskelspannungskopfschmerzen ergeben sich gerne in hoch konfliktträchtigen sozialen Situationen. Sozialer Druck, einschließlich Konditionierung, gibt dem Klienten ein, etwas zu tun, was seiner Seele zuwiderläuft. Er bringt vielleicht kein „Nein" über die Lippen, kann jedoch Kopfschmerzen produzieren.

Falls solche Kopfschmerzen sich wiederholen, kommt es zu physiologischen und emotionalen Veränderungen wie Launenhaftigkeit, Rückzug, Haarverlust, Augenspannung, chronischen Schulter- und Halsverspannungen und einem Verfall der Temporomandibulargelenke. „Ich möchte beißen, wage es jedoch nicht – also verbeiße ich mich stattdessen in mich selber." Der Körper muß mit der Energie, die durch die erstarrte Reaktion in den Temporomandibulargelenken zurückgehalten wird, etwas anfangen und neigt dazu, sie als Muskelspannung zu speichern.

Nach belastenden Ereignissen wie dem Rüffel eines Vorgesetzten müssen wir sprechen. In früheren Zeiten hätten wir nachts ums Feuer gesessen und jemand hätte mit ausladenden und heftigen Gebärden geschildert, wie er heute beim Durchqueren der Savanne auf einen Säbelzahntiger, das heißt eigentlich auf zwei Säbelzahntiger gestoßen sei und sich gegen sie behauptet habe. Er habe den Speer gezückt, sie mit den Augen fixiert, und die Tiger hätten sich eines besseren besonnen und sich davongemacht. Die Wahrheit ist stets komplexer und enthält auch Aspekte unseres eigenen Verhaltens, deren wir uns schämen, die uns verwirren oder die wir ganz einfach nicht verstehen. In Wahrheit könnte er sich ins Lendentuch gemacht haben, erst in die falsche Richtung gelaufen und beinahe getötet worden sein und sich dann durch irgendein Wunder, bevor er wußte, wie ihm geschah, auf einen Baum gerettet haben.

Dieser verbale Exorzismus, ein Heilungsritual des Stammes, ist ein natürliches Gegenmittel gegen Streß und Schrecken. Wir müssen uns unter allen Umständen „aussprechen", es exorzieren. Um das Ausmaß unserer Panik besser vermitteln zu können, übertreiben wir das Skript, wenn wir es nicht gar neu schreiben. Wir verherrlichen unsere eigene Rolle und verschweigen unsere Dummheiten. Doch wir „reden es uns vom Herzen" und aus einem verängstigten Nervensystem hinaus. Unser zeitgenössischer Stamm (ob es sich dabei nun um Partner, Kind, Kumpel oder Barkeeper handelt) hört uns zu und nimmt es nicht ganz für bare Münze, fühlt mit und glättet unser gesträubtes Gefieder. Das Gefühl der Sicherheit, das die Gemeinschaft uns vermittelt, beschwichtigt unsere tiefe Angst.

Befindet sich derselbe Mensch in einer Situation, in der er nicht sprechen kann – möglicherweise fühlt er sich gedemütigt und beschließt zu schweigen – werden das Vorkommnis und die durchgemachte Furcht zu einem tiefen Geheimnis, zu einer seelischen Verletzung, zu einer im Körper begrabenen archaischen Wunde. Sein Feld verändert sich, und um die Masseter herum, die angewiesen wurden, „abzuklemmen", windet sich eine enge Energiespirale. Nach sechs Monaten beginnt sein Kopf vom Druck, den die Masseter via Mandibula, Zygomatica und Maxillae auf das Sphenoidale ausüben, zu schmerzen. Die Muskelspannungskopfschmerzen können einen Selbstbestrafungsprozeß einleiten: Er könnte, im Bemühen, seine Nähte freizubekommen, mit dem Kopf gegen die Wand schlagen. Nach einem Jahr könnte dieser Mensch Schmerzen in den Temporomandibulargelenken, nach fünf Jahren Arthritis in den Halswirbeln entwickeln. Fragst du einen solchen Menschen, was ihn bedrückt, reagiert sein Feld ganz eigenartig: es macht sich fest. Dann kannst du beobachten, wie Menschen auf die Frage, was falsch sei, instinktiv den Kopf schütteln. (Das Schütteln ist in sich ein instinktiver Versuch, „den Mechanismus" zu befreien). Sie klemmen ab und können es dir nicht erzählen. Sie haben über eine derart lange Zeit abgeklemmt, daß es scheint, als könnten sie das Muster nicht durchbrechen; doch die Kopfschmerzen tun ihre Arbeit und zwingen sie zu warten. Wenn du darauf wartest, daß sie zu sprechen beginnen, kommt die Wahrheit und die Geschichte schnell heraus, vielleicht ganz durcheinander und in einer nicht endenwollenden Flut von Mitteilungen.

Besonders der Unterkiefer kann Spannung enthalten. Das Vorschieben des Unterkiefers ist ein primäres Kampfsignal: Es weist auf unsere Bereitschaft hin, zu kämpfen und zu beißen. (Vor zehn Millionen Jahren hatten wir ein ansehnliches Gebiß!) Wenn wir im nachhinein über ein traumatisches Ereignis sprechen, erleichtert das nicht bloß die Psyche – es entwirrt und löst auch die Spannungen in Unterkiefer und Massetern.

Streßbedingte Haltungsmuster sind der unterwürfig gesenkte Kopf (der Scham eingesteht, gleichzeitig jedoch auch die verletzliche Kehle schützt), die geballten Fäuste, die schließlich arthritisch werden, und der Hals, der bereit war, nach vorn zu schnellen, um zu kämpfen, dann jedoch zurückgebunden und zurückgehalten wurde, was zu chronischen suboccipitalen Einschränkungen, Tinnitus und Kompression des Atlantooccipitalgelenks führt. Schlagbereite Schultermuskeln neigen dazu, ihren Bereitschaftstonus niemals mehr loszulassen, sofern sie nicht die ausdrückliche Erlaubnis und Gelegenheit erhalten, sich zu entspannen, wie sie ihnen craniosacrale Berührung, eine Bewegungsmeditation wie Tai Chi

oder Continuum-Bodenarbeit verschaffen können. Sie versteifen sich immer mehr und werden schließlich arthritisch, was über Trapezius, Levator scapulae und die Sternocleidomastoidei zu weiterer Immobilität der cranialen Basis führt.

Muskelspannungskopfschmerzen treten tendenziell zwischen vier und acht Uhr morgens und zwischen vier und acht Uhr abends auf (leicht zu merken), zu Zeiten, in denen die Psyche näher an der Oberfläche ist und ihre Bedürfnisse und Unzufriedenheiten auf unnachahmliche Weise anmeldet.

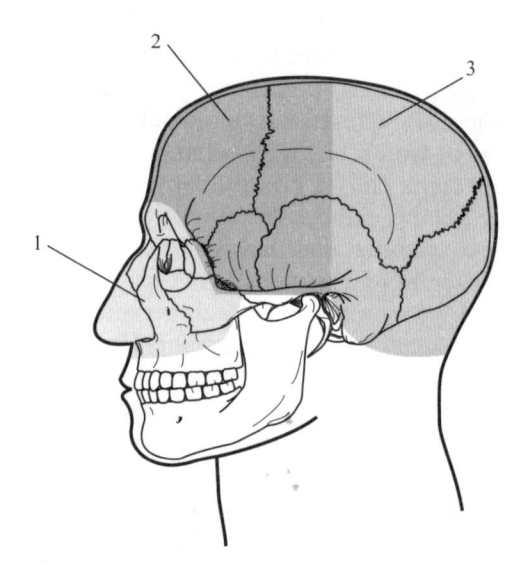

Verteilung von Kopfschmerzen

1. *Kopfschmerzen, die von den Augen oder vom Sinusnetzwerk herrühren*
2. *Kopfschmerzen, deren Ursprung in den Cerebralarterien, Meningen oder im Cortex liegt*
3. *Kopfschmerzen mit Ursprung im Cerebellum oder in der Halswirbelsäule*

Weitere Gründe für Muskelspannungskopfschmerzen: Das „Constant-on Engram"

Das Innervierungsmuster eines bestimmten Bereichs zu einer bestimmten Zeit wird „Engramm" genannt, abgeleitet vom griechischen Begriff für „Spur". Das Gehirn vermittelt den Muskeln Signale auf der Grundlage von „ein" und „aus". Wie bei einem Lichtschalter ist der Fluß chemisch-elektrischer Neurotransmitter zu den Muskeln entweder ein- oder ausgeschaltet; dazwischen gibt es nichts. In einem *constant-on engram* ist der Fluß eingeschaltet, es wird fortlaufend signalisiert, und der Muskel zieht sich fortwährend zusammen. Das gesunde, rhythmische oder periodische Kontraktionsmuster ist verschoben und ein Notfallmuster installiert worden.

Ein überladenes Nervensystem produziert ein *constant-on engram* und endet dank folgender Mechanismen in einem Spannungszustand der Mandibula. Der Nucleus für die motorische Verteilung des Trigeminus befindet sich in jenem Teil des Hirnstamms, den wir „Pons" nennen und der äußerst nahe beim retikulären Aktivierungssystem liegt; der Grund hierfür liegt in unserer früheren Entwicklung, als wir im Fall eines Überraschungsangriffs in der Lage sein mußten, sofort zuzubeißen. Wenn wir ein sehr belastetes Leben führen – besonders, wenn viele Arten von Streß (Flugreisen, Wechsel der Zeitzonen, sozialer Druck, unregelmäßiger Schlaf, Mangel an Fürsorge, Alkohol-, Koffein- oder Zuckermißbrauch) sich miteinander verbinden –, wird das retikuläre Aktivierungssystem hyperaktiv; überladen, beginnt ein Teil seiner elektrischen Erregung in den motorischen Nucleus des Trigeminus überzufließen. Das stimuliert die vom Trigeminus kontrollierten Muskeln, besonders die für den Unterkiefer zuständigen Muskelgruppen, die dann ins *constant-on engram* geraten.

Das wird zu einem Teufelskreis. Das bereits überladene retikuläre Aktivierungssystem wird vom neu auftretenden Schmerz im Unterkiefer zusätzlich belastet, was seine elektrische Aktivität in der Nähe zum Nucleus des Trigeminus weiter stimuliert. Die Kiefermuskeln verspannen sich noch mehr; die Temporomandibulargelenke werden komprimiert und beginnen zu schmerzen, und damit verbundene Muskeln (wie die Nackenmuskeln oder die vorderen Halsmuskeln) verspannen sich ebenfalls. Muskelspannungskopfschmerzen, Schmerzen in den Temporomandibulargelenken und Nackenschmerzen setzen ein und tragen alle zur Überladung des retikulären Aktivierungssystems bei. Was die Angelegenheit noch verschlimmert: Die primitive automatische Reaktion auf Schmerz ist Verspannung, was in diesem Fall den Schmerz weiterhin steigert. Wenn sich nicht etwas Wesentliches ändert, wenn nicht zum Beispiel Urlaub gemacht wird oder eine Migräne Bettruhe erzwingt, neigt die Situation dazu, sich zu verselbständigen. Der Ausweg des Traumkörpers besteht darin, dich zusammenbrechen und in ein sicheres, warmes Bett kriechen zu lassen.

Wie wir in Kapitel 27 gesehen haben, werden in der Akupunktur Stirnkopfschmerzen auch mit einer möglichen Verbindung zum Dickdarm in Zusammenhang gebracht.

Erscheinungsformen von Muskelspannungskopfschmerzen

I: Kopfschmerzen wegen eines Geheimnisses: Kopfschmerzen treten auch lange Zeit nach einem physischen Trauma auf, besonders dann, wenn der Betreffende nicht auf eine bedeutungsvolle und katharthische Art und Weise über das Trauma hat sprechen können. Ich denke dabei an eine Frau aus Deutschland, die zwanzig Jahre zuvor, gerade eben achtzehn geworden, um vier Uhr früh mit drei Freunden aufgebrochen war, um sich den Grand Prix auf dem Nürburgring anzusehen. Um sich wachzuhalten, hatte der Fahrer der Gruppe Methedrin („Speed") eingenommen; er ließ sich unter dessen Einfluß auf den verlassenen frühmorgendlichen Straßen mit einem andern Wagen auf ein Rennen ein. Als sie sich einer Stahlbrücke über einen Fluß näherten, verlor der Fahrer die Kontrolle über sein Fahrzeug, der Wagen kam ins Schleudern und krachte in die Abschrankung des Fußgängerbereichs – das allein bewahrte sie vor dem Ertrinken. Der Wagen erlitt Totalschaden. Die betreffende Frau kam mit einem kleinen Riß in ihrem Occipitale davon, stand jedoch unter schwerem Schock und konnte sich kaum auf den Füßen halten. Ihre Hauptsorge war, daß ihre Mutter vom Unfall erfahren könnte – sie war eben dabei, sich von zu Hause zu lösen, und diese Freunde waren der Weg dazu. Sie wußte, daß ihre Mutter den Unfall ihren Freunden anlasten würde. Als sie sich daher mit dem Bus auf den Heimweg machte, fraß sie alles in sich hinein, damit ihre Mutter nie erfahren würde, was geschehen war. Unfähig, zu irgend jemandem über ihre Erfahrung zu sprechen, trug sie eine psychologische Narbe in sich und begann stattdessen mit einem Zyklus von Kopfschmerzen.

Zwanzig Jahre danach berührte jemand in einem Craniosacralkurs ihr Occipitale, und die ganze Geschichte kehrte wieder – erst der Geruch, dann die visuelle Erinnerung: der Abhang zur Brücke hinunter, die nasse Straße, die Dunkelheit, die Musik im Wageninnern, der Geruch nach Gauloises, die Aufregung des morgendlichen Wettrennens und dann jener fürchterliche Aufprall. Als ihre Verletzung auf physischer Ebene berührt wurde, kam sie mit ihrem Trauma wieder in Kontakt, konnte diesmal jedoch auch darüber sprechen und es so aus ihrem Körper lösen. Sie konnte es – wie am Lagerfeuer – zwanzig andern Menschen erzählen. Vier Jahre danach sind ihre Kopfschmerzen beinahe vollständig verschwunden.

II: Membransystem-bedingte Kopfschmerzen: Eine Frau erlitt ein schweres Schleudertrauma, als sie in ihrem Wagen vor einer Verkehrsampel in Texas stand und ein anderer Wagen sie ungebremst von hinten rammte. Obwohl sie nicht bewußtlos war, erlitt sie eine Gehirnerschütterung, und innerhalb weniger Stunden nahmen stechende Kopfschmerzen von ihr Besitz. Zwei Tage danach ließen die Kopfschmerzen nach, wurden jedoch innerhalb von Stunden von allmählich einsetzenden Schmerzen im Bereich des unteren Rückens abgelöst. Während zwei Jahren unterzog sie sich unterschiedlichen Behandlungen für die Rückenschmerzen, doch sie halfen alle nichts. Nach unserer ersten Craniosacralsitzung fühlte ich, daß sich in ihrem unteren Rücken eine entscheidende Ausrichtung vollzogen hatte. Als sie sich am Ende der

Sitzung von der Liege erhob, bemerkte sie: „Das ist ja wunderbar. Mein Rücken ist schmerzfrei." Sehr ermutigt schwebte sie durchs Zimmer. Ich erinnere mich immer noch, wie sie nach der Türklinke griff und plötzlich wie vom Blitz getroffen innehielt. Ich sah ihr Feld zusammenbrechen. Sie drehte sich langsam um und sagte mit großen Augen: „Die Kopfschmerzen sind wieder da."

Das ist ein unglückliches Beispiel dafür, wie Dura und reziproke Spannungsmembran einem Trauma Rechnung tragen. Ein Bereich, der fürs Überleben sehr wichtig ist – das Cranium – hatte es geschafft, sein durales Trauma in einen Bereich zu verschieben, der fürs Überleben weit weniger wichtig ist – die Lendenwirbelsäule.

III: Kopfschmerzen als Folge physischen Mißbrauchs: Während eines Diavortrags über das Sphenoidale im Rahmen eines Craniosacralkurses in Zürich kamen einer zierlichen, blonden vierzigjährigen Frau, die seit ihrer Kindheit unter Kopfschmerzen unbekannter Herkunft gelitten hatte, folgende Worte in den Sinn: „Wenn eine Mutter wüßte, wie empfindlich der Kopf ist, würde sie dort niemals kneifen." Sie stellte bei sich fest, daß das ein merkwürdiger Gedanke sei, ließ ihn jedoch als etwas Eigenartiges stehen und dachte nicht mehr daran. Als sie selbigen Tags etwas später auf der Liege lag und ihre Partnerin ihr Sphenoidale berührte, wurde sie blaß und begann sich schlecht zu fühlen. Ihr Kopf begann zu schmerzen. Ihre Partnerin rief mich herbei und ich übernahm in der Annahme, daß ihre Partnerin das Sphenoidale verschoben hätte.

„Sie drückt zu stark", sagte die Studentin, als ich damit begann, ihr Sphenoidale äußerst sanft zu berühren. „Sie drückt zu stark", wiederholte sie. Ich war schwer von Begriff und mir einige Minuten lang nicht im klaren darüber, daß wir uns nicht in der Gegenwart befanden; nicht ihre Partnerin drückte zu stark, sondern ihre Mutter, und wir befanden uns nicht in der Gegenwart, sondern in einer Zeit vor siebenunddreißig Jahren. Die Frau folgte ihrem eigenen Verlangen nach Bewegung, begann ihren Kopf hin- und her zu werfen, zu schreien und eine bis dahin ruhige und meditative Klasse aufzurütteln. Das Schreien dauerte beinahe eine ganze Stunde; ihre Stimme wechselte zwischen jener eines dreijährigen Kindes und jener einer erwachsenen Frau voll heftigen Zorns über die erlittene Mißhandlung.

Als sich der Sturm verzogen hatte, war sie blaß, sie zitterte, schwitzte und war matt vor Erschöpfung. Alles war zurückgekommen: Wie ihre Muter sie, bevor sie fünf war, gequält hatte, indem sie ihr die Schläfen zusammenpreßte, bis ihr kleiner Kopf beinahe platzte. Sie hatte die ganze Erinnerung verdrängt. Alles, was sie normalerweise wußte, war, was eine Tante ihr erzählt hatte: „Als du ein kleines Mädchen warst, hast du nie glücklich gewirkt; du warst stets ängstlich, und du warst oft krank … deine Mutter schob es immer wieder auf, dich bei uns zu lassen."

Ich schlug vor, daß sie sich für den Rest des Tages freinahm, vielleicht niederschrieb, was geschehen war, still war und eine Freundin fand, mit der sie sitzen und sprechen konnte. Sie erlaubte mir, der Klasse zu erzählen, was geschehen war; es hatte uns alle zusammen tief betroffen – der Schmerz in ihrem Schreien war zutiefst echt gewesen. Um vier Uhr nachmittags kehrte sie mit einer riesigen Schweizer Schokoladentorte für die ganze Klasse zurück, strahlend und glücklich; eine ungeheure Last war von ihrer Psyche genommen und ein drückendes Band für immer aus ihrem Kopf verschwunden.

Ein Kopftrauma führt nicht immer zu Kopfschmerzen; wenn es jedoch ungelöst und verdrängt bleibt, kann es das Feld auslaugen und zu einem flachen, stumpfen Leben führen.

Migräne

Schätzungsweise leiden acht Millionen Amerikaner an Migräne, die allgemeinhin als „Übelkeits-Kopfschmerz" bekannt ist. 15 Prozent der unter Vierzigjährigen leiden unter Migräne, und obwohl einige Menschen nur selten Kopfschmerzen haben, haben andere die Symptome während mehrerer Tage und mehrmals monatlich oder gar wöchentlich, was es ihnen schwermacht, einer Arbeit nachzugehen. Die meisten Menschen, die unter Muskelspannungskopfschmerzen leiden, leiden auch unter Migräne.

Migräne besitzt tausend verschiedene Gesichter. Ein Klient sagte nach der Lektüre von Oliver Sacks' erschöpfendem und endgültigem Buch *Migraine: Revised and Expanded* zu mir: „Dieser Kerl, Sacks, wußte nicht das mindeste über Migräne. Er schilderte nichts, was *meiner* Migräne auch nur im entferntesten nahekommt."

Grundsätzlich ist Migräne ein hemicranialer oder „halbseitiger" Kopfschmerz. Von jenen, die darunter leiden, haben 60 bis 80 Prozent Familienmitglieder ihrer oder einer nachfolgenden Generation, die ebenfalls unter Migräne leiden. Etwa 50 Prozent dieser Patienten erleben vor dem Auftauchen der Symptome eine zwei- bis vierstündige Vorwarnperiode, während der sie vage Anzeichen wie eine gewisse Lichtempfindlichkeit, Appetitverlust, ein Empfinden von Nicht-Verankertsein oder Anflüge von Dyslexie erfahren. (Craniosacralarbeit ist in diesem Stadium von Migräne äußerst wirksam). 20 Prozent der Betroffenen sehen eine „Aura" oder irgendwelche Lichterscheinungen. Der aktuelle Kopfschmerz wird von klopfendem Schmerz, Übelkeit und Unverträglichkeit gegenüber Licht und Geräuschen begleitet.

Über Hunderttausende von Jahren hinweg haben wir uns auf unsere linke Hemisphäre verlassen; daraus folgt, daß sie merklich größer als die rechte ist und bewirkt, daß unser gesamtes Nervensystem grundsätzlich leicht aus dem Gleichgewicht gebracht und leicht destabilisiert werden kann.

Menschen, die unter Epilepsie, Migräne und Cluster-Kopfschmerzen leiden, weisen allesamt eine merklich erhöhte Aktivität der linken Hirnhälfte auf, was, je nach dem, welche Gewebe des Gehirns betroffen sind, und abhängig von den spezifischen Kompensationsgewohnheiten und neuromuskulären Mustern des einzelnen, zu Beschwerden in derselben oder der Gegenseite des Kopfes führt.

Migräne ist eine außerordentlich sensitiv psychogene Krankheit. Das wird durch die Tatsache illustriert, daß bei bis zu 40 Prozent der von Migräne Betroffenen eine Besserung eintritt, wenn sie ein Placebo erhalten. Etwa 30 Prozent jener, die während einer Migräneattacke ihren Arzt aufsuchen, fühlen sich während der Konsultation besser, noch bevor irgendeine Behandlung stattgefunden hat.

Migräneintensität

Intensität ist für das Verständnis aller Formen von Kopfschmerzen, besonders aber von Migräne, ein gutes Schlüsselwort. Betroffene sind oft intensive Menschen, die vergessen haben, wie man spielt, deren Intensität sich in der Art ausdrückt, in der sie sich im Leben hervortun, in der Art, in der sie ihr Brot verdienen. Manchmal vergraben sie sich derart in ihre Arbeit, daß dies beinahe zu ihrer einzigen Funktionsmöglichkeit wird – als wäre das Gehirn ein Computer, der ihr Leben mit nur einem Programm, der „Arbeitsdiskette", bestimmt. Um das Migränemuster verändern zu können, mußt du mit der Beziehung des Klienten zu seiner eigenen Intensität arbeiten. Der „Migräne-Persönlichkeit" wird nachgesagt, daß sie perfektionistisch, zwangsneurotisch und möglicherweise zwanghaft, sensitiv, angespannt, peinlich genau, ehrgeizig und in der Regel hochintelligent sei. (Alle solchen Klassifizierungen sind irgendwie unangemessen, da sie unserer individuellen Komplexität nicht gerecht werden; sie bieten jedoch einen guten Ausgangspunkt).

Erscheinungsformen von Migräne

I: *Samstagvormittag-Migräne:* Eine der interessantesten Migräneformen ist als „Samstagvormittag-Migräne" bekannt. Sie betrifft Menschen, die von Montag bis Freitag sehr hart arbeiten und sich während dieser Zeit rücksichtslos über ihre eigene Sensitivität und ihr Bedürfnis nach Ruhe hinwegsetzen. Sie setzen sich durch und sind oftmals Perfektionisten. Wenn der Samstagvormittag da ist und sie endlich ihre Füße hochlegen, den Fernseher einschalten und eine Schachtel mit Pralinen aufmachen – beginnen schlagartig die Kopfschmerzen. „Warum ich?" fragen sie sich, indem sie sich einen Weg durch einige Schuldgefühle hindurchmogeln. „Ich habe die ganze Woche derart hart geschuftet – verdiene ich nicht etwas Ruhe?" Sie nehmen an, daß ihre Kopfschmerzen etwas mit dem Sessel zu tun haben, daß sie ihre Augen beim Fernsehen überanstrengt haben oder ihnen möglicherweise die Schokolade nicht bekommt. Was jedoch wirklich geschieht, ist, daß der Traumkörper seinen Tribut fordert. Es ist nicht so, daß der Traumkörper etwas heimzahlen will: Ich glaube nicht, daß er an Rache interessiert ist; sicherlich ist er jedoch an Ausgewogenheit, an der Suche nach einer optimalen Homöostase interessiert. Was kann er mit einer Persönlichkeit anfangen, die fünf Tage lang voll aufgedreht ist und deren Blut von Koffein, Zucker und Aufputschmitteln überschwemmt ist? Nun: eine Fastenkur von vierundzwanzig Stunden, verbunden mit vollständiger Bettruhe in einem hübschen, ruhigen, abgedunkelten Raum wird den Zweck bestens erfüllen, und eine Migräne sorgt dafür.

II: *Menstruationsbedingte Migräne:* 30 Prozent aller Frauen, die unter Migräne leiden, haben ihre erste Migräne mit ihrer ersten Periode. Nach der Pubertät haben Frauen zwei- bis dreimal öfter Migräne als Männer, während die Zahlen vor der Pubertät dieselben sind. Bei mindestens 60 Prozent der unter Migräne leidenden Frauen scheint diese ausschließlich ein Ergebnis von Schwankungen des sexuellen Hormonhaushalts zu sein. (In der Körpersprache scheinen Hormone weitgehend mit Gefühlen gleichgesetzt zu sein; daraus folgt, daß die Gefühle einer Frau bezüglich ihrer Sexualität und Fruchtbarkeit offensichtlich hineinspielen. Hormoneller Fluß findet nicht in irgendeiner mysteriösen Leere statt; er ist von Emotionen, vom Bedürfnis, Liebe zu schenken und zu erhalten, von Absicht und Einstellung sowohl betroffen als auch gesteuert.) Bei solchen Frauen tauchen die Kopfschmerzen lediglich im Zusammenhang mit ihren Menstruationszyklen auf, oder wenn sie sich in einer Behandlung mit Sexualhormonen befinden. Dennoch haben Frauen, die für menstruationsbedingte Migräne anfällig sind, nicht notwendigerweise während jeder Periode eine Migräne.

Menstruationsbedingte Migräne scheint von einem abrupten Abfall des Östrogenspiegels im Blut herzurühren, der ebenfalls ein Zurückhalten von Körperflüssigkeiten und empfindliche Brüste verursacht. Orale Verhütungsmittel auf der Basis von Östrogen können eine menstruationsbedingte Migräne auslösen oder verschlimmern. Die ärztliche Verabreichung von Östrogen zwecks anderer Indikationen verschlimmert die Kopfschmerzen bei 50 Prozent der von Migräne betroffenen Frauen. Auch ein erhöhter Prostaglandinspiegel spielt eine Rolle – Prostaglandine erhöhen die

Sensitivität des Nervensystems gegenüber Stimuli wie Schmerzen, Licht und Lärm so sehr, daß normalerweise angenehme Empfindungen unerträglich werden.

Die meisten der von menstruationsbedingter Migräne Betroffenen finden große Erleichterung, wenn sie schwanger sind und der Östrogenspiegel im Blut ständig hoch bleibt. Während der Menopause ändert sich die Sachlage: Die Migräne kann für immer verschwinden oder sich verschlimmern.

Die Beschaffenheit einer Migräne

Das Verständnis von Kopfschmerzen hat sich durch die Arbeit von orthopädischen und Gehirnchirurgen vertieft, die eine Sensitivität der weichen Gewebe in der Wirbelsäule, den Duralmembranen und dem Hirngewebe selbst dokumentiert haben. Der eigentliche chemische Vorgang, der zu einer Migräne führt, war einer Erforschung weniger zugänglich. Er scheint mit einem lokalen Mangel an Serotonin (einer neurochemischen Substanz) zu beginnen, der seinerseits vermutlich durch Streß initiiert wird und zu einer Erweiterung der oberflächlichen temporalen und mittleren Meningealarterien führt. Während der Migräne selbst werden Zellrezeptoren für Serotonin eingeschaltet, und es setzt eine Überproduktion von Serotonin ein, die in der Folge auch schneller resorbiert wird. Serotonin hemmt auch die Ausschüttung von Endorphinen, unseren natürlichen Schmerzkillern. Lokale Hyperaktivität im cerebralen Cortex scheint zusätzliche, manchmal isolierte chemische Veränderungen zu verursachen, die die schmerzempfindlichen Teile von Arachnoidea und Dura mater betreffen, sie entzünden und zu Trigeminusschmerzen und Funktionsveränderungen des Trigeminus führen, was unter anderem weitere Veränderungen in der Dynamik der Blutgefäße bewirkt.

Wenn die Biochemie der Migräne einmal angelaufen ist, beginnt eine große Vielfalt an Symptomen aufzutauchen. Diese können mit dem Erscheinen der „Aura" beginnen, die eine Form von Störung des Gesichtsfeldes darstellt. Es kann zu einem Lichtschein am Rande des Gesichtsfeldes, zu einem borealisartigen Flimmern am Himmel oder partieller Blindheit kommen. Ein Mann, mit dem ich arbeitete, setzte sich zum Abendessen nieder, konnte jedoch den Teller, der direkt vor ihm stand, nicht sehen – da war bloß ein schwarzes Loch. Die Aura wird oft von hypoglykämischen Symptomen begleitet oder von einem Gefühl, als ob man sich am Rande einer Manie befände, als ob man zuviel Kaffee getrunken hätte. Übelkeit, Erbrechen, kalter Schweiß und Schmerz – typischerweise in einer Hälfte des Kopfes – kennzeichnen die Ankunft der vollen Migräne. Diese wird in der Regel von Photophobie (erhöhter Lichtempfindlichkeit), Überempfindlichkeit gegenüber Lärm und einer unheimlichen und ausgeprägten Stimmungsveränderung begleitet. Für manche Menschen ist das erste Anzeichen einer Migräne Schwindel; einer der cranialen Nerven ist auch hier betroffen, doch statt visueller Symptome geht es dabei um den Gleichgewichtssinn.

Es ist interessant, daß diese letzteren Symptome einem Kater sehr ähnlich sind und auf eine ähnliche Beteiligung der Leber und des Wasserhaushalts hinweisen. Ob die Migräne nun durch Intensität, den Samstagvormittag-Effekt oder die Menstruation ausgelöst wird – sie besitzt oft eine starke ernährungsbedingte Komponente. Koffein, Alkohol (besonders Rotwein), lange gelagerter Käse, Milch, überreife Bananen und sämtliche Kakaoprodukte können jemanden für Migräne anfällig machen oder eine solche auslösen. Einige Menschen reagieren empfindlich auf Limabohnen, Feigen, Zwiebeln, Kartoffelchips, Monosodiumglutamat und Verhütungspillen. Andere haben ihre „Lieblingsauslöser", wie Benzingeruch oder Zigaretten.

Die Franzosen können dir erzählen, daß die Leber sowohl der Sitz der Seele als auch die Grundlage für eine robuste Gesundheit ist. Sie haben eine interessante Einsicht: Die Leber und ihre enge Partnerin, die Gallenblase, scheinen diejenigen Teile des Körpers zu sein, die am meisten mit Reizbarkeit und Bosheit assoziiert werden. Unausgedrückter Groll und Zorn sind definitiv Teil des Migräneszenarios, besonders wenn sie bei Menschen vermutet werden, die sich große Mühe geben, nett und höflich zu sein, in Wirklichkeit jedoch zu den emotionalen „Blockern" zählen. Blocker geben ausgezeichnete Soldaten ab: Die verbreitetsten Krankheiten, unter denen U.S.-Infanteristen leiden, sind Migräne, Cluster-Kopfschmerzen und Nierensteine. Eine Dysfunktion der Leber spiegelt sich in rechtsseitigen Kopfschmerzen, rechtsseitiger Sinusitis und Schmerzen im rechten Bein.

Achte sorgfältig auf den Klienten, der unfähig ist, seinen Zorn auszudrücken; achte besonders auf den „flachen Affekt" – die monotonen sprachlichen Mitteilungen von jemandem, der auf einer emotional begrenzten Ebene zu funktionieren scheint. Der Volksmund sagt:

- Unter dem zweifelnden Menschen ist der zornige Mensch.
- Unter dem zornigen Menschen ist der ängstliche Mensch.
- Unter dem ängstlichen Menschen ist der schuldige Mensch.

Wenn wir mit unseren Emotionen tief verbunden sind und uns fähig fühlen, ihnen Ausdruck zu verleihen, und uns nicht zurückhalten, kommunizieren wir unsere Gefühle wirksam und angemessen. Das befreit den Traumkörper von der Tendenz, eine Spannung aufzustauen, die zu Kopfschmerzen führt. Margaret Thatcher wurde 1993 von einem Mitglied des Britischen Parlaments „ein emotionaler Ausbruch" als Reaktion auf den Genozid in Bosnien vorgeworfen, worauf sie unverblümt erwiderte: „Ich bin sehr stolz darauf, ein emotionaler Mensch zu sein. Jedermann sollte mit seinen Emotionen verbunden sein!"

Unregelmäßige Mahlzeiten, Flüssigkeitsmangel und unregelmäßiger Schlaf, all das prädestiniert jemanden für Migräne, ebenso wie Klimaanlagen – besonders die trockene Klimatisierung in Flugzeugen – und die meisten Arten fluoreszierenden Lichts. Daher sind Stewardessen dafür besonders anfällig.

Behandlung

Migräne ist einer jener Bereiche, für die Craniosacralarbeit wirklich ausgezeichnete Dienste tut. Spezifische Arbeit mit dem Sphenoidale, den Maxillae und der Mandibula ist die wirksamste Art, Migräne sowohl vorzubeugen als auch zu unterbrechen. Position und Bewegung der Maxillae bzw. das Fehlen letzterer scheint beim Auslösen von Migräne eine führende Rolle zu spielen und macht Sutherlands Griff zur besten craniosacralen Behandlungsform dafür. Es ist eine gute Idee, den Klienten beizubringen, wie sie diesen als Mittel zur Selbsthilfe bei sich selber anwenden können.

Sanftes Manipulieren der Halswirbelsäule durch geeignetes medizinisches Fachpersonal lindert Migräne bei einer Minderheit von Klienten. Aus ähnlichen Gründen (vermutlich im Zusammenhang mit der sympathischen Innervierung der internen Carotisarterie) lohnt sich immer der Versuch, innerhalb der ersten zwei Stunden einer Migräne mit geschickter Craniosacralarbeit die Mandibula und den oberen Halsbereich zu entwirren.

Die meisten handelsüblichen Medikamente gegen Migräne wirken nicht zuverläßig und haben starke Nebenwirkungen: sie wirken sedativ und verursachen Übelkeit. Sie wirken weder auf die zugrundeliegenden biochemischen Mechanismen noch auf die psychologischen Komponenten ein. Manchmal werden Narkotika verwendet, um Migräneschmerzen zu dämpfen; sie können sie jedoch nicht stillen. Sumatriptan, ein Medikament, das 1991 auf den Markt kam und chemisch mit Serotonin verwandt ist, scheint die erweiterten Arterien zu normalisieren; es ist, zusammen mit den Ergotaminen (die ebenfalls auf die Gehirnrezeptoren einwirken), das einzige Medikament, das eine Migräne nach deren Ausbruch aufhalten kann. Sumatriptan kann eine Migräne selbst nach vier Stunden auflösen – also lange nachdem mit einer Wirkung craniosacraler Abeit gerechnet werden kann.

Biofeedback bildet eine wertvolle Ergänzung zur vorbeugenden Behandlung von Migräne. Wenn Versuchspersonen mittels Biofeedback-Technik die Blutzufuhr zum Kopf steigern können, merken sie, daß sie eine Migräneattacke in ihren Anfängen verhindern können. Von verschiedenen Studenten wurde mir berichtet, daß sexuelle Aktivität, besonders ein Orgasmus, eine sich anbahnende Migräne oft abwenden könne; der wirksame Mechanismus hierfür gleicht vermutlich jenem, der durch Biofeedback gelernt wird.

Forscher hatten bezüglich der Reduktion einer Migräne ebenfalls Erfolg, indem sie die Schlafzeit auf 7,5 Stunden beschränkten.

Cluster-Kopfschmerzen

Cluster-Kopfschmerzen treten tendenziell zwei bis drei Stunden, nachdem der Betroffene sich schlafengelegt hat, auf, oder zwei bis drei Stunden bevor er normalerweise erwacht. Er wird von einem intensiven Schmerz in einem Auge geweckt, der in der Regel durch Alkoholkonsum verursacht wird. Cluster-Kopfschmerzen sind derart schmerzhaft, daß Betroffene einen Selbstmord erwägen und gelegentlich auch begehen. Der Name kommt daher, daß die Schmerzen dicht gehäuft auftreten: in zwei bis fünf Perioden täglich während einer Zeitspanne von bis zu sechs Monaten; in seltenen Fällen dauern die Schmerzen bis zu einem Jahr. Diese verheerende Zeitspanne wird in der Regel von einer wesentlich längeren schmerzfreien Zeit abgelöst, die manchmal bis zu zwei Jahren andauert. Im Gegensatz zu einer Migräne können Cluster-Kopfschmerzen sich nach sehr kurzer Zeit legen: nach dreißig Minuten im besten, nach bis zu drei Stunden im schlimmsten Fall.

Lerne eine Migräne von Cluster-Kopfschmerzen zu unterscheiden. Der typische Migränepatient sucht einen ruhigen, dunklen Ort auf, legt sich hin und fühlt sich schrecklich, weiß jedoch, daß das Leiden innerhalb von zwölf bis sechsunddreißig Stunden ein Ende hat. Der Cluster-Kopfschmerzenpatient (90 Prozent der Betroffenen sind männlichen Geschlechts) leidet derart akute Qualen, daß er durchs Zimmer tigern wird, unfähig, stillzusitzen oder stillzuliegen; er ist beim Versuch, den Schmerz loszuwerden oder einen Teil des Gehirns durchs Verletzen eines andern abzulenken, sogar imstande, seinen Kopf gegen die Wand (oder gegen solide Metallobjekte wie eine Feuerleiter) zu schlagen.

Einige der Betroffenen haben Cluster-Kopfschmerzen, die Muster von Muskelspannungskopfschmerzen mit einem ausgeprägten Zweitagesmuster spiegeln (Migräne weist kein solches Muster auf). Bei Cluster-Kopfschmerzen tritt keine „Aura" auf; die oberflächliche Temporalarterie erweitert sich jedoch wie bei einer Migräne. Cluster-Kopfschmerzen werden als durchdringend, brennend oder stechend, ununterbrochen und intensiv, Migräneschmerzen als klopfend oder pulsierend geschildert. Bei 90 Prozent der von Cluster-Kopfschmerzen Betroffenen tauchen die Kopfschmerzen in der Familiengeschichte nicht auf; bei Migräne gibt es beinahe immer eine Familiengeschichte.

Bei Cluster-Kopfschmerzen ist der Schmerz meist in einem Auge sehr intensiv, und zwar gleich hinter dem Auge oder am großen Flügel des Sphenoidale derselben Seite. Er strahlt gelegentlich in den Hals hinunter, in die Umgebung des Auges oder in den Unterkiefer aus. Bei Migräne lokalisiert sich der Schmerz in der Regel an Stirn oder Schläfe; gelegentlich schmerzt der Kopf jedoch derart unangenehm, daß es für den Leidenden schwierig ist, herauszufinden, welcher Teil am meisten betroffen ist.

Während einer Attacke von Cluster-Kopfschmerzen weint die eine Seite des Gesichts. Die Haut schwitzt, die Augen sind wäßrig, die Nase läuft und der Mund produziert vermehrt Speichel. Die Augenlider der betroffenen Seite schwellen an, und die Sklera (Lederhaut) rötet sich. Es ist, als ob die Seele, unfähig, das auf übliche Weise zu tun, eine Möglichkeit gefunden hätte zu weinen. Der verleugnete Teil der Psyche kann endlich hervorkommen und sein Mißfallen kundtun. Cluster-Kopfschmerzen bringen als Teil des Phänomens des weinenden Gesichts einen Blutandrang in den Nebenhöhlen mit sich.

Das Trinken von Rotwein während einer Zeit von Cluster-Kopfschmerzen wird die Sache mit Sicherheit verschlimmern. Während der schmerzfreien Monate scheint das problemlos, doch kann die Leber gestaut werden und so zum Beginn der nächsten Attacke beitragen.

90 Prozent der von Cluster-Kopfschmerzen Betroffenen sind männlichen, 60 Prozent der von Migräne Betroffenen weiblichen Geschlechts. Die meisten Opfer von Cluster-Kopfschmerzen sind starke Raucher und starke Trinker. Sie streiten beides beinahe durchwegs ab und rechtfertigen sich etwa folgendermaßen:

Nun ja, wenn ich aufstehe, trinke ich einen Tequila Sunrise – doch das tun viele Leute. Zugegeben, ja, manchmal sind es zwei. Mitte Vormittag zur Stärkung einen Schuß Whisky; doch so halten es die meisten meiner Geschäftsfreunde. Und gegen ein paar zum Mittagessen – besonders bei Geschäftsessen – ist nichts einzuwenden, oder?

Zigaretten? Nun ja, ein paar rauche ich schon. Vielleicht eine Schachtel pro Tag. An Wochenenden. Unter der Woche rauche ich etwas mehr, immer unter Druck, wissen Sie, und wenn alle andern rauchen, macht das die Sache auch nicht besser ... Ja, wenn ich's recht bedenke, manchmal geht's bis zu zwei oder drei Schachteln pro Tag. Aber nicht immer.

Bei von Migräne Betroffenen gibt es kein vergleichbares Trink- und Rauchmuster, obwohl die überladene Leber ihre Rolle spielt. Du kannst die hohe Rate von Cluster-Kopfschmerzen in der U.S.-Infanterie als Schlüssel für den Typus von Mann nehmen, der darunter leidet. Männer mit Cluster-Kopfschmerzen kommen mit typischen Einzeilern daher, die sie mit einer ganz besonderen, beinahe militärischen, abgehackten Intensität von sich geben:

„Fast hatte ich in meinem Leben alles erreicht, was ich mir immer gewünscht hatte, und dann kamen diese verfluchten Kopfschmerzen und vermasselten alles!"

„Alles, was ich schon immer erreichen wollte, habe ich erreicht." (Mit ehrfurchtgebietender Schärfe vorgebracht.)

„Wenn ich bloß diese Kopfschmerzen loswerden könnte – mein Leben wäre wesentlich freier." (Das Schlüsselwort für Verständnis und Behandlung ist „frei" – befreie die Nähte, befreie die Einstellung des Angetriebenseins, befreie den eingesperrten Menschen.)

Erscheinungsformen von Cluster-Kopfschmerzen

I: Macbeth-Typen: Der Mann mit Cluster-Kopfschmerzen besitzt ein deutliches pschologisches Profil. Die ersten Kopfschmerzen treten tendenziell zwischen zwanzig und vierzig auf, gelegentlich auch in jüngeren oder späteren Jahren. Solche Männer neigen zum „Typ Macbeth" – das heißt, es handelt sich um grundsätzlich umgängliche, vernünftige, gelassene Männer, die sich mit extrem ehrgeizigen Frauen zusammengetan haben, die ihren Ehrgeiz auf ihre Ehemänner projizieren. Man denke an einen der letzten amerikanischen Präsidenten und seine zierliche, doch sehr eigenwillige Gattin. Von Cluster-Kopfschmerzen Betroffene sind tendenziell großknochig, von roter Gesichtsfarbe und weisen massige Gesichtszüge, eine ausgeprägte Nase, Orangenhaut und viele kleine gerissene Blutgefäße im Gesicht auf. Oft werden sie von einer kleinen, zierlichen Frau in den Behandlungsraum geführt, die nicht willens ist wegzugehen. Manchmal ist ein Mann mit „Clusterkopf" mager, hart aussehend und in Extension (groß und hager). Der Kopf hat seine fließende, flexible Weichheit verloren; er ist zum Panzer geworden. Die zarte Psyche hat sich tief im Innern verstecken müssen.

II: Angetriebene Männer: Wenn von Cluster-Kopfschmerzen Betroffene nicht dem „Typ Macbeth" angehören, sind sie tendenziell angetrieben, äußerst ehrgeizig und hart mit sich selbst („dickschädelig"). Ihr Leben war unglaublich fordernd und wurde erst durch das Auftreten der Kopfschmerzen gebremst. Es

Ein Symptomvergleich von Kopfschmerzen

	Cluster	*Migräne*
Art des Schmerzes	unablässiger, intensiver, stechender, bohrender oder brennender Schmerz	klopfender, pulsierender Schmerz an der Schläfe oder auf einer Seite des Kopfes
	Lage: Auge, Stirn oder Schläfe, manchmal in den Nacken, in die Region hinter der Augenhöhle oder in den Kiefer ausstrahlend	Verschärfung durch Körperübungen
	durch Körperübungen nicht verschlimmert	
Dauer	15 bis 90 Minuten	2 bis 72 Stunden
Wer hat sie	weit mehr verbreitet bei Männern (90%) Vererbung spielt keine Rolle	verbreiteter bei Frauen (60%); Vererbung spielt eine Rolle
Verlauf der Attacken	typischerweise zwei- oder mehrmals täglich über eine Zeitspanne von drei bis sechzehn Wochen hinweg, in der Regel gefolgt von schmerzfreien Perioden über Monate oder Jahre hinweg	in der Regel nicht gehäuft; Attacken können jederzeit auftreten, und der Schmerz meldet sich oft beim Erwachen
	Attacken oft frühmorgens oder 2 bis 3 Stunden nach Arbeitsschluß	auch „Samstag-Vormittag"-Migräne, „Menstruationsmigräne" und ernährungsbedingte Migräne
	weitere Muster schließen Schmerzen zwischen vier Uhr und acht Uhr morgens und abends ein. Typische Cluster treten ein- oder zweimal jährlich auf	
Vorwarnung	keine	oft visuelle, nervöse oder mentale Symptome wie Dyslexie oder das Erblicken einer Aura aus gleißendem Licht
Weitere verbreitete Zeichen und Symptome	gestaute Lufthöhlen oder verstopfte Nase, ein- oder beidseitiger Gesichtsschweiß, Gesichtsrötungen, Orangenhaut	Übelkeit und Erbrechen, Phonophobie (Lärmempfindlichkeit), Photophobie (Lichtempfindlichkeit), blasses Gesicht
Ernährung	während der Schmerzperioden ruft Rotwein eine Attacke hervor; zu andern Zeiten kann er ungestraft genossen werden	fettreiche Ernährung begünstigt Migräne: Käse, Liqueur, Schokolade und Rotwein

Anmerkung: Anhaltende Kopfschmerzen sind häufig ein Symptom von Gehirntumoren, besonders wenn sie nachts oder beim Erwachen auftreten. Klienten mit derartigen Mustern von Kopfschmerzen müssen die Möglichkeit eines Tumors – unverzüglich – ausschließen, da eine rasche Diagnose und Behandlung oft lebensrettend sind.

sind zielorientierte Menschen, die zu Zwanghaftigkeit neigen. Sie können auch Ähnlichkeit mit der Migränepersönlichkeit haben – gewissenhaft, ausdauernde Perfektionisten, hochgradig selbstgenügsam, verantwortungsbewußt und einfallsreich –, jedoch auch angespannt, überreizt und oft in Verdrängung verstrickt. Sie neigen zu folgenden Aussagen:

Oh ja, ich gehe früh zu Bett, halte meine Gewohnheiten ein. Doch sehen Sie, dann liege ich da und beginne nachzudenken. Ich schaue mich um und erblicke den Fernseher, und ich erinnere mich, daß ich meiner Frau versprochen habe, ihn neu zu programmieren. Also stehe ich auf, bloß für einige Augenblicke, Sie verstehen, und richte ihn für sie her. Ich schalte ihn ein, um nachzuprüfen, ob alles in Ordnung ist, und da läuft gerade eine Sendung über die Börsenkurse, und so sehe ich mir die an. Dann ist es ein Uhr morgens, und mir kommt in den Sinn, daß ich ja BBC auf Kurzwelle empfangen kann, und so höre ich mir das an und sehe zu, daß ich mit meiner Lektüre über die neuesten Laptops auf den aktuellsten Stand komme. So führt eins zum andern. Mein Verstand ruht niemals. Schlaf? Nun, ich nehme an, von drei bis sechs. Doch oft reicht das für mich. Es gibt so viel zu tun, bevor ich mich aufmache, um ins Geschäft zu gehen.

Wenn sie gerne Spaß haben, treiben das Typen mit Cluster-Kopfschmerzen bis zum Äußersten, wie ein Klient, der Surfer ist und den Anschein erweckt, als ob er die Welt bereisen müßte, um hierfür die vollkommene Welle zu finden (keine schlechte Lebensart!). Doch es fehlt ein Element der Spontaneität; es liegt ein erbarmungsloser Zwang darin. Ein Übermaß an Selbstgenügsamkeit ist eine Komponente des Persönlichkeitstyps mit Cluster-Kopfschmerzen.

Einer meiner Klienten mit Cluster-Kopfschmerzen hatte in der Grundschule eine schwierige Zeit; Lesen und Lernen fielen ihm schwer, und so tat er das, was er gut konnte – er arbeitete mit den Händen. Er wurde ein meisterlicher Handwerker. Er sagte mir: „Alles, was ich habe erreichen wollen, habe ich erreicht. Ich habe im Leben meinen eigenen Weg gefunden, und ich hab's sehr gut gemacht! Nun möchte ich, daß Sie mir sagen, wie ich diese verfluchten Dinger ein für allemal loswerden kann. Ich werde alles dafür tun."

Ich schlage vor, meditieren zu lernen, und weise darauf hin, daß das vielleicht seinen angetriebenen Lebensstil mäßigen könnte.

Seine Antwort: „Na gut, doch wofür? Wozu sollte ich meditieren? Wozu soll das gut sein?"

Ich wende ein, daß es der Seele guttut.

„Kein Geflunker mit mir, Kumpel", versetzte er. „Ich glaube nicht an die Seele. Es gibt keine Seele. Beweisen Sie mir, daß es eine Seele gibt!" Und sein Gesicht nahm unvermittelt wieder seinen starren und maskenartig abwehrenden Ausdruck an.

38
Gehirntumore

Das Auftreten von Gehirnkrebs hat sich in den letzten zwanzig Jahren um 20 Prozent gesteigert. Menschen, die unter Gehirnkrebs oder an einem Gehirntumor leiden, suchen craniosacrale Behandlung; es ist deshalb angezeigt, daß du dich bezüglich der neuesten Entwicklungen auf dem laufenden hältst, damit du deinen Klienten bestmöglich dienen kannst. Um deine Kenntnisse im Hinblick auf Tumore zu vertiefen, kannst du die wissenschaftliche und medizinische Fachliteratur lesen, mit Onkologen und andern Medizinern sprechen und lernen, welche Behandlungsarten zur Verfügung stehen.

Von den frühen achtziger Jahren an begann das „Center for Disease Control" in Atlanta/Georgia eine exponentielle Zunahme gewisser Arten von Gehirntumoren bei bestimmten Altersgruppen festzustellen. Lymphome des Zentralnervensystems beispielsweise nahmen zwischen 1980 und 1989 in zehn Jahren um 300 Prozent zu. Während der zwanzig Jahre zwischen 1968 und 1987 nahmen die Todesfälle durch Gehirntumore in den Vereinigten Staaten und Westeuropa bei Menschen von 65 und mehr Jahren um 200 Prozent zu. Lediglich ein kleiner Anteil dieses verzeichneten Wachstums war AIDS oder der verbesserten Diagnose- und Untersuchungstechnologie zuzuschreiben.

Starke emotionale Kräfte – wie überwältigender Verlust und unterdrückter Zorn – scheinen bei einer Krebskonstellation ebenfalls eine Rolle zu spielen, und der Verlust von Lebenszielen – besonders dann, wenn er sich mit dem Verlust spiritueller Ziele und Visionen oder mit dem Verlust des Lebenstraumes verbindet –, kann den Boden für das Entstehen eines Tumors bereiten. Typischerweise liegt zwischen dem belastenden Ereignis und der Diagnose des Tumors ein Zeitabstand von sieben bis zehn Jahren. Veränderungen von Faktoren wie Ernährung, Rauchen und elektromagnetisches Umfeld können vierzig Jahre brauchen, bis sie sich als Gehirntumor manifestieren. Andererseits hat die medizinische Forschung nun bewiesen, daß regelmäßige körperliche Betätigung die Auftretensquote sämtlicher Krebsarten reduziert.

Der Traumkörper liebt es zu wachsen, sich in Herzlichkeit und Geist zu entwickeln. Die Hypothese, daß irregeleitete Zellen in unserem Körper an unserer Stelle zu wachsen beginnen, wenn wir zu wachsen aufhören, ergibt einigen Sinn. Eine andere Ebene von Wahrheit liegt im Ausspruch: „Es gibt keine Zufälle" – alles ist vorherbestimmt, karmisch: „Es steht geschrieben". Doch es gibt auch Zufälle – Leben und Zellphysiologie sind zu komplex, als daß sie diese ausschließen würden.

Während der hitzigen Debatte über Ronald Reagans Strategische Verteidigungsinitiative, die gemeinhin als „Star Wars" bekannt ist, berichtete ein Chef-Ingenieur aus Bell's größtem Forschungslabor für Telekommunikation, daß es in einer Grosstadt mit über fünf Millionen Anschlüssen täglich durchschnittlich einen oder zwei wirkliche „Phantomanrufe" gebe – was heißt, daß eine Nummer angerufen wurde, die niemand gewählt hatte. Auf die projizierte Komplexität der strategischen Verteidigungsinitiative übertragen, würden elektronische Phantomereignisse entscheidende und unwiderrufliche Fehler produzieren. Wendet man das auf den Körper an, der selber ein elektrisches Medium ist, kann man sich nur fragen, wie viele zelluläre Fehler durch einen cranialen „Telefonaustausch" von 100 Milliarden Zellen wohl produziert werden.

Faktoren im Zusammenhang mit Störungen des Nervensystems und Tumorbildung

Es folgen einige der bekannten Faktoren, die ein Kind für neurologische Störungen oder das Entstehen von Gehirntumoren anfällig machen können. Dieselben Anfälligkeitsfaktoren können vermutlich für das Auftreten von Gehirntumoren bei Erwachsenen geltend gemacht werden.

Die Seite des Vaters

Der männliche Fortpflanzungstrakt ist Giften und Strahlungen gegenüber äußerst empfindlich, da er aus Zellen mit einem sehr hohen Metabolismus besteht.

Für Mutagene ist es einfach, deren Gene oder die der darin enthaltenen Spermien zu schädigen. Blei, Industrielösungen wie Benzin, Methylbenzol, Farbverdünner und Karbondisulphid, Pestizide wie DBCP (Dibromochloropropan) und Kepon, Marihuana, Alkohol in großen Mengen und ionisierende Strahlungen sind alle bekannt dafür, daß sie Produktion, Lebensfähigkeit und Integrität der Spermien schädigen.

Der gesunde Menschenverstand und einige wissenschaftliche Erkenntnisse sagen uns, daß das Risiko der Mutter für eine Fehl- oder Totgeburt steigen kann, wenn ein Vater toxischen Substanzen ausgesetzt ist, da solches in der Regel das Ergebnis einer anomalen Entwicklung des Fötus ist. Bei Kindern von Männern, die in ihrem Beruf irgendwelchen der oben erwähnten Substanzen ausgesetzt sind, werden Gehirntumore vermutlich häufiger vorkommen. Der Zusammenhang zwischen einem Vater, der ionisierender Strahlung ausgesetzt ist, und einer höheren Quote von Leukämie bei seinen Kindern ist durch Studien, die auf Nachwirkungen der Atombombenexplosionen über Hiroshima und Nagasaki zurückgehen, gut erforscht. Ebenfalls ist die Häufigkeit von Leukämie in der Kindheit bei jenen Kindern größer, deren Väter mit Lösungen, Petroleumprodukten und Spraybarben arbeiten oder solchen ausgesetzt sind.

Aus den erwähnten Giften und Mutagenen können wir schließen, daß Kinder ein leicht erhöhtes statistisches Risiko für Gehirntumore und Krebs aufweisen können, wenn ihre Väter mit Chemikalien arbeiten. Risikoberufe sind also Automechaniker, Maschinenschlosser, Metallarbeiter und Berufe, in denen Arbeiter überdurchschnittlich starken elektromagnetischen Feldern oder Strahlung ausgesetzt sind. Bei Bauern, die mit bestimmten Arten von Herbiziden umgehen, ist das Risiko, bestimmte Arten von Krebs zu entwickeln, sechsmal größer als beim Durchschnitt. Bei Funkern kommt akute Knochenmarkleukämie bedeutend öfter vor. Eine Studie zeigte beispielsweise, daß bei Kindern von männlichen Anästhesisten die Wahrscheinlichkeit von Mißbildungen wie Spina bifida, Herzfehler und Wolfsrachen um 25 Prozent höher lag als bei Kindern männlicher Chirurgen. Die Väter teilen denselben Arbeitsplatz, befinden sich jedoch in unterschiedlicher Nähe zu gewissen potentiell schädlichen Chemikalien und Gasen.

Auch wurde bei Gattinnen von Zahnärzten, die mit Distickstoffmonoxid (Lachgas) arbeiten, und bei Ehefrauen schwerer Raucher eine ungewöhnlich hohe Rate an Fehlgeburten festgestellt. Babys, deren Väter mehr als eine halbe Packung Zigaretten täglich rauchen, sterben bei der Geburt eher als Babys nichtrauchender Väter. Doch das Rauchen der Väter kann sogar noch subtilere und zerstörerische Auswirkungen auf die Gehirnentwicklung eines Kindes zeitigen. In einer 1992 in Kanada publizierten Studie waren Kinder, deren Mütter während der Schwangerschaft Zigarettenrauch von andern Leuten ausgesetzt waren, bezüglich Sprech- und Sprachentwicklung, motorischen Fähigkeiten, Mathematik, Intelligenz und Verhalten während der ersten Schuljahre auf einem niedrigeren Stand. Es ist wohlbekannt, daß Alkoholkonsum der Mutter während der Schwangerschaft – selbst in kleinen Mengen – das Risiko einer Gehirnschädigung des Kindes erhöht und daß Alkoholismus des Vaters ebenfalls in Form von Schädigungen des Nervensystems beim Kind weitergegeben wird. Laborratten, gezeugt von Männchen, die regelmäßig große Alkoholmengen konsumierten, wiesen grundlegende Mängel in ihrer Fähigkeit auf, einfache Aufgaben zu lernen.

Die Seite der Mutter

Da Frauen in sämtlichen oben erwähnten Berufen arbeiten, ist das Risiko für sie und ihre Kinder ähnlich hoch. Es hat sich gezeigt, daß schwangere Frauen, die als Telefonistinnen arbeiten und den ganzen Tag vor Computerbildschirmen sitzen, öfter eine Fehlgeburt erleiden als Telefonistinnen in älteren Zentralen, die noch nicht mit Computern ausgerüstet sind.

Die Rolle von Zigaretten und Alkoholkonsum bei Geburtsschäden und Entwicklungsstörungen ist hinlänglich bewiesen und kann nicht überschätzt werden. Fötales Alkoholsyndrom ist ein Leiden, bei dem der Alkoholgehalt im Blut der Mutter in kritischen Augenblicken der embryonalen und frühen fötalen Schwangerschaftsstadien hoch genug ist, um ernstliche Abnormitäten in Gehirn und Cranialknochen zu verursachen. Es kommt zu Microcephalus (anomal kleines Gehirn) und Anencephalus (dem vollständigen oder beinahe vollständigen Fehlen der cerebralen Hemisphären). Verschriebene Medikamente werden daraufhin geprüft, daß sie dem Kind nicht schaden; doch leichtsinnige oder verzweifelte Mütter sind dennoch imstande, während der Schwangerschaft kontraindizierte Medikamente einzunehmen. All diese Faktoren erhöhen das Risiko einer Tumorbildung während der Kindheit oder im frühen Erwachsenenalter.

Die häusliche Umgebung

Es ist umstritten, ob elekromagnetische Felder, wie sie von vielen Haushaltgeräten und Starkstromleitungen in der Nähe eines Kinderzimmers erzeugt werden, das Risiko von Leukämie erhöhen. Der gesunde Menschenverstand bejaht das. Die 50-Hertz-Schwingung eines elektrischen Haushaltgerätes entspricht zufällig genau jener, die der Körper für sein eigenes Feld braucht. Schwedische Studien verbinden das Vorhandensein von Leukämie bei Kindern mit der Nähe von zwei oder mehreren Hochspannungsleitungen, die auf verschiedenen Seiten meternah am Kinderzimmer vorbeiführen. Man wundert sich über die Wirkung, die solche elektrischen Felder als Beschleunigungsfaktoren – auf genetischer oder energetischer Ebene – für jene haben, die dafür besonders empfänglich sind. Was als „Kleine Gauss'sche Felder" bekannt ist – äußerst feine elekromagnetische Strahlungen – verursacht bei Versuchstieren, die dem bloß während weniger Tage ausgesetzt werden, ganz eindeutig Zellmutationen. Bestimmte Arten von Mikrowellen verursachen ebenfalls ähnliche Zellveränderungen. Als Reaktion auf solche Forschungen gab der Amerikanische Physikerverband 1995 bekannt, „daß er keine Beweise dafür finden kann, daß die von Hochspannungsleitungen verursachten elektromagnetischen Felder Krebs verursachen."

Die Verwendung von gewöhnlichen Küchengeräten wie einem Toaster schafft intensive lokale elektrische Felder, die wiederum elektrische Wellen auf 50 Hertz ausstrahlen. Der Haartrockner, der bis zu zweitausend Watt benötigt, verursacht in unmittelbarer Nähe des Gehirns ein intensives elektrisches Feld. Obwohl es zum Gebrauch von Haartrocknern in Verbindung mit dem Entstehen von Gehirntumoren keine endgültige Statistik gibt, kann man sich der Vorbehalte nicht erwehren. Funktelefone, eine weitere elektromagnetische Quelle, senden über ihre Antennen Radiowellen aus (die in einem Auto nahe beim Gehirn des Fahrers oder Mitfahrers liegen können); doch das gesammelte Datenmaterial schildert diese als harmlos. Forschungen von Genevieve Matanoski an der Johns-Hopkins-Universität ergaben, daß sämtliche Krebsarten bei Arbeitern, die auf oder nahe von Hochspannungsleitungen arbeiten, gehäufter auftreten.

Die Arbeit mit Klienten, die einen Gehirntumor haben

Die Arbeit mit Gehirntumoren stellt eine der herausforderndsten Facetten craniosacraler Arbeit dar. Die Craniale Welle reflektiert das Vorhandensein von Tumoren dadurch, wie sie sich „anfühlt" (piezoelektrische Qualitäten), und durch ihre Bewegung (mechanische Komponenten). Die beste therapeutische Kombination in der Arbeit mit Gehirntumoren gründet sich auf eine medizinische Diagnose und Strahlen- oder Chemotherapie, unterstützt durch die angemessene Anwendung von Akupunktur, Biofeedback, Craniosacralarbeit, makrobiotischer oder traditioneller chinesischer Medizinalernährung und Meditation.

In der visionären Craniosacralarbeit beginnst du dich auf das gesamte Feld des Klienten zu konzentrieren und nimmst danach das craniale Energiefeld wahr. Was geschieht für diesen Menschen gerade jetzt? Du sitzt und meditierst mit ihm. Du meditierst mit den sieben Seelen des Klienten und schenkst dabei den oberen drei besondere Aufmerksamkeit. Du suchst die Cranialknochen einzeln ab und beachtest sämtliche Abweichungen in Membransystem oder Hirnstrukturen. Du wartest, bis du von der Lage und der Situation des Tumors ein klares Bild hast. Sprich mit dem Tumor – mach dir ein Bild von seinen Bedürfnissen. Liebe ihn. Frage ihn, warum er hier sein muß.

Liebe ist die stärkste Heilenergie überhaupt. In der Behandlung kann Gebet mit Liebe verbunden und als Heilmittel verwendet werden. Für die Verkleinerung oder das Verschwinden des Tumors zu beten, stellt eine Art von Tunneldenken dar; der höhere Weg liegt darin, darum zu beten, daß das optimale Gute geschehen möge, was immer das sei. Das kann heißen, daß wir darum beten, daß diese Menschen ihr Leben leben oder die Begabungen teilen können, die sie mitgebracht haben. Sowohl Gebet wie auch Meditation sind machtvolle Heiler: Sie befähigen unsere Seele, sich mit unserem Herzen zu verständigen. Sie ermöglichen auch, daß die Kollektivseele – die Lange Welle – mit unserem Herzen sprechen kann. Ein fünfjähriges Mädchen, gefragt, ob es den Unterschied zwischen Gebet und Meditation kenne, antwortete ohne Zögern: „Gebet ist, wenn du mit Gott sprichst, und Meditation ist, wenn Gott mit dir spricht."

Den ungeübten Klienten kann Meditation gezeigt werden, oder du kannst ihre bisherige Praxis durch deine Präsenz vertiefen. Heilungsrituale, im Schamanismus als „Intensivierungsrituale" bekannt, können herangezogen werden, um dem Klienten behilflich zu sein, sich der Kräfte in seinem Feld, die vielleicht zu seinem Leiden beitragen, bewußter zu werden. Es hat sich herausgestellt, daß eine fettarme Diät und alltägliche Betätigungen wie Gehen (oder handfestere Tätigkeiten) die Häufigkeit sämtlicher Krebsarten reduziert. Solches könnte die Tumorkontrolle durchaus beeinflussen.

Jede Craniosacraltechnik, die den Druck im Gehirn verringert, wird Klienten mit Gehirntumoren vermutlich Erleichterung verschaffen. Jede Technik, die den Druck im Gehirn verstärkt, wie der „Quadratische Aschenbecher" oder der „CV4", macht die Dinge vermutlich schlimmer. Suche nach weiteren „Negativfaktoren" –, nach Dingen, die zu vermeiden sind. Manchmal sind selbst schwach komprimierende Techniken wie „Handflächen über dem Temporale" oder eine Sphenobasilardekompression belastend.

Du öffnest die Nähte des Kopfes, reduzierst mandibulare Kompression und verbesserst den Fluß der cranialen Energie mittels gerichteter Energiearbeit. Vielleicht arbeitest du mit tiefer Lymphdrainage am anterioren Halsdreieck, löst die Scaleni und arbeitest gründlich mit den Kaumuskeln – alles, um die craniale Hydraulik und Mechanik zu optimieren. Du überlegst dir, einige „Himmelsfenster"-Sitzungen zu geben, um die craniale Basis weiter zu entlasten und Einsicht und Träumen zu fördern.

Protokolle und Tests

39	Craniosacrale Protokolle	282
40	Vertraut werden *Ein Grundprotokoll*	284
41	Eine Sequenz von Techniken gegen Kopfschmerzen	286
42	Protokoll der Kardinalen Acht	287
43	Protokoll für die lateralen Strukturen	289
44	Entwirrungstechniken	291
45	Fenster zum Himmel	295

39
Craniosacrale Protokolle

Die folgenden Kapitel bieten ein kurze Auswahl craniosacraler Protokolle oder Behandlungssequenzen, die Hilfestellungen vermitteln, um dem Studenten den Einstieg zu erleichtern. Auch führen sie die erfahrenere Praktikerin durch neue und komplexe Lernkurven, wie durch das „Protokoll für die lateralen Strukturen" oder die Serie der „Fenster zum Himmel". Man muß sich nicht strikt an die Protokolle halten; vielmehr können sie als Richtlinien dienen, aufgrund derer man sich weiterentwickeln kann. Es handelt sich nicht um die Zehn Gebote der Craniosacralarbeit.

Das Kapitel „Einführung in die Techniken" enthält wichtige Richtlinien bezüglich der Gestaltung einer Craniosacralsitzung. Bitte mach dich mit seinem Inhalt vertraut, bevor du irgendeines der Protokolle anwendest.

Die Logik von Protokollen

Protokolle existieren aus bestimmten anatomischen und physiologischen Gründen. In Kapitel 40, „Vertraut werden", beginnen wir mit dem Sacrum, weil es die Grundlage des cranialen „Mechanismus" und der Anker der spinalen Dura ist. Wenn die Grundlage unausgewogen ist oder sich nicht angemessen bewegt, kann der Gipfel der Struktur nicht im Gleichgewicht sein. Vom Sacrum gehen wir zum Occipitale weiter und arbeiten mit einem CV4; dieser hilft das Atlantooccipitalgelenk zu lösen, das Membransystem im Kopfinnern zu befreien und auszubalancieren und den Muskeltonus im ganzen Körper zu optimieren. Diese Veränderungen helfen mit, die ganze nachfolgende Arbeit auf eine tiefere Ebene zu bringen. Zwei Schritte darauf arbeiten wir mit einer temporalen Dekompression mittels Ohrzug, die den temporalen Anteil der Sutura squamosa mit den Parietalia befreien hilft. Sobald wir die Temporalia von den Parietalia gelöst haben, gehen wir als nächstes dazu über, die Parietalia selber zu lösen; als Ergebnis der vorbereiteten Temporalia werden sich diese sehr viel bereitwilliger bewegen ... usw.

Es gibt viele unterschiedliche Arten, ein vorgegebenes Ziel – zum Beispiel das Lösen der Sutura squamosa – zu erreichen. Wenn du für eine Weile mit dem Protokoll des „Vertrautwerdens" gearbeitet hast, möchtest du vielleicht bei einem bestimmten Klienten instinktiv keine temporale Dekompression mittels Ohrzug verwenden. Da du verstehst, daß der Grund, weshalb diese Technik dem Anheben der Parietalia voranging, darin lag, die Sutura squamosa zu öffnen, kannst du dir nun einen neuen Weg ausdenken, um dasselbe Ergebnis zu erzielen. Du könntest einen unilateralen Griff wie die temporale Gegenprobe oder das Lösen der posterioren Fasern des Temporalis heranziehen oder mit einer mandibularen Kompressionstechnik arbeiten. Du hast damit begonnen, den Klienten wahrzunehmen und auf ihn zu reagieren, statt ihn in ein vorgegebenes Protokoll hineinzuzwängen.

Grundlagen und Prinzipien

Die Fähigkeit, die Craniale Welle zu fühlen, bildet die Grundlage dieser Arbeit. Meditiere, um Stille in dich einzulassen. Sitze ruhig mit deinen Klienten, bevor du sie berührst. Bitte innerlich um Erlaubnis, den Kopf zu berühren, bevor du ihn berührst. Dann legst du deine Hände an den Kopf und wartest, bis die Craniale Welle sich von sich aus fühlen läßt.

Fühle die Cranialen Wellen vieler Menschen, besonders jene von Kleinkindern oder von Menschen, die Kopfverletzungen überlebt haben. Diese Köpfe befähigen dich, eine normale Cranialwelle besser zu verstehen, da sie Extreme cranialer Bewegung aufzeigen. Köpfe von Säuglingen bewegen sich am stärksten und am fließendsten. Nach Kopfverletzungen sind die cranialen Bewegungsmuster in einer Weise gestört oder eingefroren, die sich von der Norm deutlich unterscheidet. Einen posttraumatischen Kopf zu fühlen wird dir helfen, weitere zu identifizieren.

Sämtliche craniosacralen Techniken und Protokolle fußen auf der Fähigkeit, die Craniale Welle zu fühlen. Es ist äußerst wichtig, daß dein Handkontakt sensitiv bleibt. Du mußt fähig sein, die cranialen Wellenformen während der gesamten Dauer deines Kontakts zu spüren. Wenn deine Hand wegen deiner eigenen

Haltung oder wegen des Gewichts des Klienten taub wird, kannst du seine Craniale Welle natürlich nicht mehr spüren. Mehr noch: Du mußt beständig sensibel aufgeschlossen auf die Antwort seiner Cranialwelle auf deinen Kontakt horchen. Du mußt fähig sein, in jedem Augenblick zu fühlen, wie der von dir berührte Teil auf deinen Kontakt reagiert, und dann auf diese Reaktion reagieren usw. Indem du das tust, mußt du auch auf deine eigene Haltung achten: Je mobiler dein Körper ist, während du seinen berührst, desto fließender wird die Bewegung sein, die du ihm übermittelst. Doch selbst wenn es dir schwerfällt, die Craniale Welle zu fühlen: Gib nicht auf. Wichtig ist, daß du spürst, wohin der Knochen (oder das Gewebe, auf das du dich einstellst) gehen will – das ist der erste Behandlungsgrundsatz. Von da gehen wir dazu über, festzustellen, wohin er nicht gehen will – das ist der zweite Grundsatz. Sobald du beides fühlen kannst, kannst du damit beginnen, wirksam und sicher zu arbeiten. Sicherlich kannst du mit dem „Protokoll des Vertrautwerdens" beginnen. Du fährst mit der Arbeit fort, bis du fühlen kannst, wann die Craniale Welle still wird unter deinem Kontakt – den Stillpunkt; das ist der dritte Grundsatz, an dem du für die Entwicklung deiner Sensitivität arbeiten mußt. Der vierte Grundsatz ist die archaische Wunde, die sich insgesamt von einem Stillpunkt unterscheidet, da in ihr überhaupt nichts Friedvolles liegt – sie fühlt sich eher wie jener Teil an, der in tödlicher Stille verharrt, weil er sich davor fürchtet, nochmals von diesem Lastwagen überfahren zu werden. Du hast ihn in dieselbe Lage gebracht, in der er sich befand, als er verletzt wurde, und er erstarrt vor Furcht.

Entwicklung und Zielsetzungen

Wenn du diese vier Prinzipien „fühlen" kannst, bist du über die Grundlagen deiner Craniosacralpraxis hinausgelangt und beginnst ein fortgeschrittenes Stadium deiner Entwicklung zu erreichen. Wenn du es nicht kannst, mußt du hier weiterüben. Bedenke, daß der Schlüssel zum Palpieren und Heilen in deinem eigenen inneren meditativen Zustand liegt – besonders dann, wenn du dich schwertust, die Welle oder eines der vier Prinzipien zu spüren. Je tiefer und leichter du dich in einen veränderten Bewußtseinszustand hineinversetzen kannst – dahin, wo sich deine Wahrnehmung und die Zeit verlangsamen – desto eher wirst du Schattierungen der Cranialen Welle fühlen können. Das Beherrschen dieser vier Aspekte der Cranialwelle stellt in der Entwicklung deiner craniosacralen Fähigkeiten das zentrale Ziel dar. Betrachte diese Protokolle als Herausforderung, die dir dabei helfen sollen, deine Fähigkeiten zu entwickeln.

Die hohe Kunst, das Ziel der Entwicklung deiner Fähigkeiten, liegt darin, genau zu fühlen, was der Klient braucht, und die entsprechende Technik zu erfinden. Vorbildliches craniosacrales Heilen liegt nicht im Anwenden einer bestimmten Technik oder einer bestimmten Sequenz von Techniken auf einen bestimmten Klienten, sondern eher im Reagieren auf die Veränderungen im Bewußtseinsfeld des Klienten – Augenblick für Augenblick. Der Körper ist das bewußte Medium. In craniosacraler Arbeit formen wir es auf der tiefstmöglichen Ebene.

Verwende diese Protokolle als Ausgangspunkte; binde dich nicht an sie. Sobald du die anatomischen und energetischen Gründe für ihr Vorhandensein einmal verstehst, kannst du sie gemäß den Bedürfnissen der jeweiligen Klienten abwandeln. Wenn du einige Monate oder Jahre geübt hast, kannst du sie allesamt hinter dir lassen und zur wirklichen Arbeit übergehen.

40
Vertraut werden

Dieses Protokoll ist dazu da, eine einfache, jedoch systematische Sequenz von Kontakten mit den hauptsächlichen Knochen des Neurocraniums und des Viscerocraniums zur Verfügung zu stellen. Es erlaubt dir, damit zu beginnen, die reziproke Spannungsmembran zu fühlen und auszubalancieren. Oftmalige Wiederholung wird die Übungsgrundlage legen, die zum Erlangen von Sachkenntnis in Craniosacralarbeit unabdingbar ist. Ein vollständiges Protokoll, sorgfältig, konzentriert und liebevoll, das heißt kunstfertig, ausgeführt, dauert zwischen sechzig und neunzig Minuten. Die Beschreibung der Techniken kann, wie unten angegeben, in den entsprechenden Kapiteln zu den Knochen nachgeschlagen werden.

Protokoll

Beginn

- Du zentrierst dich.
- Du verbindest dich zum Boden hin.
- Du wählst zwei Stellen für den ersten Kontakt.

Sacrum

Du verwendest eine der folgenden Techniken:
- Sacraltechnik in Bauchlage (Das Os sacrum, S. 101)
- Sacraltechnik von der Bein-Außenseite her (Das Os sacrum, S. 106)
- Sacraltechnik von der Bein-Innenseite her (Das Os sacrum, S. 106)

Occipitale

Du verwendest eine der folgenden Techniken (beachte die Kontraindikationen für den CV4 in Kapitel 23, „Das Os occipitale"):
- Occipitaler Acht-Finger-Kontakt (Das Os occipitale, S. 120) für Klienten, bei denen ein CV4 nicht angezeigt ist, oder
- CV4 (Das Os occipitale, S. 120–122) für Zug und Lösen des Halses, Diagnose von Fehlmustern im Kopf und das Induzieren eines Stillpunkts

Sphenoidale

- Sphenobasilare Dekompression (Das Os sphenoidale, S. 142)

Temporalia

Du verwendest beide Techniken:
- Temporaler Drei-Finger-Kontakt (Die Ossa temporalia, S. 158)
- Temporale Dekompression mittels Ohrzug (Die Ossa temporalia, S. 158)

Parietalia

Du verwendest beide Techniken:
- Parietale Grundtechnik (Die Ossa parietalia, S. 168)
- Anheben der Parietalia (Die Ossa parietalia, S. 169)

Frontale

- Frontales Umfassen und Umspannen (Das Os frontale, S. 179)

Zygomatica

Du verwendest alle drei Techniken:
- Palpieren der Zygomatica mit drei Fingern (Die Ossa zygomatica, S. 200)
- Laterales Lösen der Zygomatica (Die Ossa zygomatica, S. 201)
- Der zygomatische „Fahrradlenker" – Entwirren (Die Ossa zygomatica, S. 201)

Maxillae

- Laterale maxillare Dekompression der medianen Palatinalnaht (Die Maxillae, S. 211)

Mandibula

- Mandibula: Daumen im Mund (Die Mandibula, S. 237)

Abschließend

Du verwendest eine, zwei oder alle drei der folgenden Techniken:

- Ventrales heiliges Gefäß der Energie (Das Os sacrum, S. 109)
- Verwirrung klären (Das Os frontale, S. 178)
- Einen oder mehrere Kontakte deiner Wahl

41
Eine Sequenz von Techniken bei Kopfschmerzen

In dieser Aufstellung sind die grundsätzlichen Techniken angeführt, die bei der Behandlung der meisten Formen von Kopfschmerzen zu berücksichtigen sind. Die Abfolge ist so gewählt, daß ausgewählte, individuell angemessene Griffe verwendet werden könnten, um einen Klienten mit Muskelspannungs-Kopfschmerzen oder Migräne zu behandeln. Für eine einzelne Sitzung wählst du nicht mehr als acht oder zehn Techniken. Falls du die richtige Technik auswählst, mag eine einzige genügen. Beachte, daß das Vorhandensein starker Überanstrengung der Augen, eines Hitzschlages, eines cerebrovasculären Unfalls (Hirnschlag), hohen Blutdrucks oder eines Gehirntumors als mögliche Ursache von Kopfschmerzen in Erwägung gezogen und möglicherweise durch die zuständigen Spezialisten untersucht werden muß.

Die „Fenster-zum-Himmel"-Sequenz kann für die Behandlung der energetischen und spirituellen Komponenten von Kopfschmerzen ebenfalls erwogen werden. Sie stellt sich oft dann als wirksam heraus, wenn die eher mechanischen craniosacralen Techniken versagen. Beachte schließlich: Studien belegen, daß bis zu 40 Prozent der Kopfschmerzen auf die Präsenz eines Arztes oder auf Placebos positiv reagieren; als Heilerin kann infolgedessen deine Einstellung und die Art und Weise, in der du für den Klienten „Raum hältst", eine entscheidende Rolle spielen.

Protokoll

- Unilaterale Arbeit am Perineum mit gebeugtem Knie (Das Os sacrum, S. 99)
- Unilaterales Lösen von Piriformis und Coccygeus (Das Os sacrum, S. 104)
- Sacraltechnik von der Bein-Außenseite her (Das Os sacrum, S. 106)
- Doppelgriff mit Sacrum und Occipitale: Beurteilen der Kernverbindung (Das Os occipitale, S. 118)
- Windpalast (GG16) (Letzter Paragraph des Windpalast-Kontakts in „Fenster zum Himmel", S. 302 f.)
- Lösen der Masseter – drei Ansätze (Die Mandibula, S. 233)
- Suboccipitalgriff (Das Os occipitale, S. 119)
- Der CV4 (Das Os occipitale, S. 120 ff.)
- Occipitaler Zugang zum Sinus transversus (Das Os occipitale, S. 122)
- Mandibula: Daumen im Mund (Die Mandibula, S. 237)
- Lösen der lateralen Pterygoidei: Oraler Ansatz von innen (Die Mandibula, S. 235)
- Frontale anteriore Dekompression (Das Os frontale, S. 177)
- Sutherlands Griff (Das Os sphenoidale, S. 144)
- Orale Zeigefingertechnik mit Zygomatica und Nasalknochen (Die Ossa zygomatica, S. 201)
- Orale anteriore Dekompression der Zygomatica und Entwirren (Die Ossa zygomatica, S. 201)
- Sphenobasilare Dekompression (Das Os sphenoidale, S. 142)
- Doppelgriff mit Sphenoidale und Mandibula von außen (Das Os sphenoidale, S. 146)
- Lösen der posterioren Fasern des Temporalis (Die Mandibula, S. 236)
- Anheben der Parietalia (Die Ossa parietalia, S. 169)
- Lösen der Lamina perpendicularis über Ethmoidale und Sphenoidale mit oralem Daumenkontakt (Das Os ethmoidale, S. 187)
- Dekompression der Palatina (Die Ossa palatina, S. 217)
- Dekompression und Entwirren des Os incisivum (Die Maxillae, S. 210)
- Handflächen über den Temporalia: Vierfacher Spreizgriff über die lateralen Strukturen (Die Ossa temporalia, S. 159)
- Oraler coronaler Scherungstest (Das Os sphenoidale, S. 145)
- Verwirrung klären (Das Os frontale, S. 178)
- Dreifacher Spreizgriff über Frontale – Zygomatica – Mandibula (Das Os frontale, S. 180)

42
Das Protokoll der Kardinalen Acht

Bei diesem Protokoll handelt es sich um eine fortgeschrittene Sequenz von Techniken, die gerichtete Energiearbeit an spezifischen Energie- und Akupunkturpunkten mit kombinierten craniosacralen Doppelgriffen verbindet. Der Name „Kardinale Acht" bezieht sich auf das Potential dieser Techniken, mit den kardinalen Aspekten des cranialen Mechanismus und Feldes zu interagieren. Die Hälfte dieser Methoden erscheint in den technischen Abschnitten am Ende der jeweiligen Kapitel zu den Knochen (mit Anmerkungen, wo sie zu finden sind); die restlichen vier tauchen hier erstmals auf. Wir entwickeln unsere Fähigkeiten am besten, wenn wir uns Stufe um Stufe weiterbewegen, einige bekannte Techniken anwenden und unser Geschick durch das Einflechten einiger neuer erweitern. Auch dient es dem Ausbalancieren des „Mechanismus" des Klienten, wenn wir symmetrische mit asymmetrischen Techniken und mechanisch orientierte mit energetisch orientierten mischen – es verleiht unserer Arbeit Tiefe und Spielraum.

Dieses Protokoll eignet sich gut bei Muskelspannungs- und Stirnkopfschmerzen, Schleudertrauma und Hypertonizität der Halswirbelsäule. Auch wirkt es sehr balancierend und in der Regel euphorisierend.

Protokoll

- Hypnagogische Punkte am Axis (s. unten)
- Kompression der Mandibula (Die Mandibula, S. 239)
- Doppelgriff mit Sphenoidale und unilateraler Mandibula von außen (s. unten)
- Dekompression und Entwirren des Os incisivum (Die Maxillae, S. 210)
- Occipitale und Viscerocranium (s. unten)
- Passiv-interaktiver Quadratischer Aschenbecher (Die Ossa temporalia, S. 161)
- Laterales Lösen der Zygomatica: Dekompression (Die Ossa zygomatica, S. 201)
- „Mitte des Menschen" (s. unten)

Neue Techniken

Hypnagogische Punkte am Axis (Hypnagogic Points at Axis)

Du ortest die posterolateralen Vorsprünge über den lateralen Aspekten des Axis (dem zweiten Halswirbel) und fühlst beidseitig nach den kleinen energetischen Strudeln, die Energie nach innen zu saugen scheinen. Der Druck, der hier angemessen ist, bewegt sich im Bereich von 10 bis 20 g und ist von der Absicht her minimal anterior und weitgehend cephalad gerichtet. Diese Technik bringt den Klienten möglicherweise recht schnell in einen veränderten Bewußtseinszustand – er fällt in einen tieferen, dem Träumen und der Einsicht eher förderlichen Zustand – in den hypnagogischen Bereich.

Doppelgriff mit Sphenoidale und unilateraler Mandibula von außen

Du beginnst mit dem mandibularen Standardkontakt (vgl. Mandibula: „Daumen im Mund") und wartest. Wenn du die cranialen Wellenmuster fühlst, beginnst du mit interaktiver oder Entwirrungsarbeit, um das Viscerocranium zu lösen und die Lösung dann über die Temporomandibulargelenke und auch durch spontane Dekompression der Maxillae, Palatina und des Sphenoidale an die Falx zu übermitteln. Du prüfst die Größe der mandibularen Bewegung und die Leichtigkeit der Bewegung in Prognation und Retrusion, im lateralen Gleiten von Seite zu Seite, in Trituration (Rotation) und Dekompression. Danach fährst du mit interaktiver Arbeit fort und fühlst die Entwirrungsmuster der Mandibula. Bedenke, wie stark sie im cerebralen Cortex vertreten ist, wo die Neuronen, die ihre sechzehn Muskelgruppen aktivieren, sich mit der Hälfte der motorischen Neuronen im Cortex koppeln.

Du machst dir ein Bild davon, welche Seite des Unterkiefers angespannter ist. Du behältst deinen Kontakt auf der angespannteren Seite bei – einen

Daumen auf der Okklusionsfläche der einen Seite von Mandibula – und gehst mit deiner freien Hand zu einem umspannenden Kontakt mit den großen Flügeln des Sphenoidale über. Dreidimensionale, asymmetrische Techniken wie diese eignen sich sehr gut dazu, „den Mechanismus" zu entwirren und zu normalisieren. Verwende sie, um die lateralen Strukturen – die Temporalismuskeln, die Masseter, die lateralen Pterygoidei, die Sphenoidalnähte und beide Temporomandibulargelenke – auszubalancieren und zu entwirren. Ebenfalls könnte sie für Palatina, Vomer und Zygomatica Raum schaffen.

Occipitale und Viscerocranium

Du sitzt seitlich vom Kopf des Klienten und umgibst das Occipitale mit der hohlen Hand. Sobald du mit dem Occipitale einen stabilen Kontakt hergestellt hast, bringst du deine freie Hand in einen umspannenden Kontakt mit der Außenseite des Mandibularkörpers. Sobald du Mandibula und Occipitale ausbalanciert hast, gehst du mit der viscerocranialen Hand zum nächsten Kontakt auf der Außenseite der Maxillae, dann auf die gleiche Weise superior und lateral zu den Zygomatica, zum Frontale und schließlich zum Sphenoidale. Du balancierst jeden Knochen mit dem Occipitale aus, bis die anteriore und die posteriore Hälfte des Kopfes (letztere repräsentiert durchs Occipitale) gegenseitig vollkommen ausgewogen sind.

Mitte des Menschen

„Mitte des Menschen" ist ein Akupunkturpunkt (Gouverneursgefäß 26), der an der tiefsten Stelle der Kurve der anterioren Spina nasalis liegt. Den Kontakt nimmst du mit dem Nagel eines Mittelfingers auf; mit der anderen Hand umspannst du die großen Flügel des Sphenoidale (siehe Abbildung S. 303).

Deine Zielstruktur ist der Hypothalamus, das „Gehirn des Gehirns". Er ist jene Gehirnstruktur, in dem unser Sinn für Identität zu wohnen scheint. Du richtest *Qui Gong*-Energie durch deinen Mittelfinger hindurch, der direkt auf den Hypothalamus gerichtet ist. Gleichzeitig richtest du Energie von einem Flügel zum andern und konzentrierst dich darauf, daß sich beide Energievektoren im Hypothalamus überschneiden, ihn in Energie baden und ihn „erhellen".

Mit dieser Technik läßt sich eine Sitzung sehr gut beenden, denn sie hilft dem Klienten, sein Bewußtsein zu seiner Mitte, seiner „cerebralen Heimat" hin zu bringen.

43
Protokoll für die lateralen Strukturen

Dieses Protokoll für die lateralen Strukturen in fünfzehn Schritten stellt eine nützliche Übungsgrundlage dar, um den Kopf dreidimensional wahrzunehmen, zu fühlen und zu verstehen. Es eignet sich insbesondere dafür, dem Kopf zu lateralem Raum zu verhelfen, den Energiefluß in der reziproken Spannungsmembran zu befreien und die Verbindung zwischen Neurocranium und Viscerocranium zu öffnen. Es wird dir dabei behilflich sein, auf einer tieferen Ebene zu sehen, wie die inneren Strukturen zueinander in Beziehung stehen. Übe dieses Protokoll, bis du gründlich damit vertraut bist.

Wie im vorangegangenen Protokoll werden auch hier neue Techniken eingeführt, um die bereits vorhandenen zu ergänzen. Die Beschreibung der bereits vorgestellten Techniken kann durch die untenstehenden Seitenangaben ermittelt werden.

Protokoll

- Scaleni und Temporale; Kopf zur Seite gedreht (Die Ossa temporalia, S. 158) Diese Technik beginnt die Muskulatur der cranialen Basis zu lösen und verbessert auf diese Weise die craniale Bewegung.
- „Windpalast" und Glabella
  Du nimmst mit „Windpalast" (Akupunkturpunkt Gouverneursgefäß 16) Kontakt auf, indem du zwei Finger auf die Mittellinie zwischen Occipitale und Atlas (dem ersten Halswirbel) legst, und koppelst diesen mit der zweiten Hand, die das Gebiet von Nasion/Glabella (der Seele des Inneren Auges) und von Bregma (der Kronen-Seele) umspannt. Diese Technik beginnt den Kanal des Inneren Auges zu öffnen, energetisiert Falx cerebelli und Falx cerebri und hilft mit, das Atlantooccipitalgelenk zu befreien.
- „Windpalast" und „Mitte des Menschen"
  Diese Technik erleichtert wiederum das Öffnen des Gouverneursgefäßmeridians und schätzt das Feld sowohl bei „Windpalast" (Gouverneursgefäß 16) als auch bei „Mitte des Menschen" (Gouverneursgefäß 26) ein. Mit „Windpalast" nimmst du den oben beschriebenen Kontakt auf. Für „Mitte des Menschen"

nimmst du einen präzisen Fingernagelkontakt unterhalb der Nase auf. Durch beide Kontakte übermittelst du eine cephalad gerichtete Absicht.

Diese Technik eignet sich sehr gut dafür, den Kopf vom Nacken und die Maxillae von der Mandibula zu lösen. Auch sie betrifft den Hypothalamus.
- Laterales Lösen der Zygomatica: Dekompression, und Entwirren mit dem zygomatischen „Fahrradlenker" (Die Ossa zygomatica, S. 201)
  Diese beiden Techniken arbeiten mit dem Rollenvorteil der Zygomatica als „Beherrscher" einiger der nächstliegenden Strukturen, die wir zu befreien und auszubalancieren suchen – des Sphenoidale, der Maxillae und der Temporalia. Du möchtest vielleicht eine dritte Technik wählen und im Innern des Mundes arbeiten, um die Zygomatica lateral und anterior zu dekomprimieren.
- Pressen des Ethmoidale
  Diese Griffkombination beginnt damit, daß du das Frontale in eine anteriore Dekompression nimmst, indem du die lateralen orbitalen Einbuchtungen umspannst; du spürst, wenn es sich löst. Das Ethmoidale kann nicht frei werden, bevor das Frontale losgelassen hat. Einen Daumen und Finger plazierst du so nahe wie möglich beim Ethmoidale, direkt anterior der medialen Augenwinkel.

Das löst das Ethmoidale, so daß es sich anterior bewegen und seine Kontrolle über den darunterliegenden Vomer lockern kann.
- Lösen der Lamina perpendicularis über Ethmoidale und Sphenoidale mit oralem Daumenkontakt (Das Os ethmoidale, S. 187)
  Diese Technik benutzt du als Diagnose und für die Dekompression des Vomer. Du dekomprimierst erst nach caudad, dann nach anterior.
- Sutherlands Griff (Das Os sphenoidale, S. 144 und Die Maxillae, S. 210)
  Du nimmst sowohl das Sphenoidale wie auch die Maxillae in eine anteriore Dekompression. Du beabsichtigst, mit dem Sphenoidalkontakt das Sphenobasilargelenk und mit dem oralen Kontakt die Maxillae von den Palatina (und also auch die Palatina vom Sphenoidale) zu lösen. Anatomisch gesprochen wird sich das Sphenoidale eher lösen, wenn es in Flexion genommen wird, da sich die Pterygoidpro-

zesse so von den Palatina weg nach posterior drehen. Das ist eine kraftvolle korrigierende Technik für die meisten Arten sphenoidaler Verletzungen und eine der wirksamsten Arten, die vordere Kopfhälfte von der rückwärtigen zu lösen.

- Mandibula: Daumen im Mund, Palpieren und Entwirren („Die Mandibula", S. 237)

Da wir die Maxillae in bezug auf das Sphenoidale bereits normalisiert haben, verwenden wir diese Technik nun, um die Mandibula zu normalisieren. Du arbeitest daran, über die Temporomandibulargelenke das Viscerocranium zu lösen (und die Lösung an die Falx zu übermitteln). Die bloße Tatsache, daß die Temporomandibulargelenke freier werden, kann in den Maxillae, in den Palatina und im Sphenoidale eine spontane Dekompression bewirken. Du testest Dekompression, Prognation, Retrusion, laterales Gleiten nach beiden Seiten hin, Trituration (Rotation) und Kompression; dann gehst du zum Entwirren über.

- Handflächen über den Temporalia: Vierfacher Spreizgriff über die lateralen Strukturen (Die Ossa temporalia, S. 159)

Diese leicht komprimierende Technik befreit einige Muskeln des stomatognathischen Systems und löst den Druck der Nähte auf die Temporalia.

- Quadratischer Aschenbecher (Die Ossa temporalia, S. 160)

Diese Technik wird für ein grundlegendes Ausbalancieren der Temporalia und des Tentoriums gebraucht. *Vorsicht:* Verwende diese Technik nicht bei einem Klienten, dessen Innenohr beschwerdefrei ist. (Verwende sie ausschließlich bei Klienten, deren Symptome auf ein Ungleichgewicht der Temporalknochen hinweisen).

- Temporale Oszillation (Die Ossa temporalia, S. 161)

Diese Technik verwendest du, um die squamosen Nähte erst zu „schmieren" und dann zu lösen. Verwende sie mit großer Sorgfalt, da es sehr leicht möglich ist, die normalen Muster zu destabilisieren.

- Passiv-interaktiver quadratischer Aschenbecher (Die Ossa Temporalia, S. 161)

Mit dieser Technik kannst du auf energetischer Ebene stark mit dem Tentorium interagieren.

- Gerichtete Energie zu den Mamillarkörpern (Die Ossa temporalia, S. 161)

Sie kann des Klienten Wohlbefinden steigern.

- Temporale Dekompression mittels Ohrzug (Die Ossa temporalia, S. 158)

Diese Technik dient zur abschließenden Beurteilung der Temporalia; wir können uns damit vergewissern, daß die Knochen durch die letzte Technik keinen Schaden davongetragen haben. Du „mißt die ganze Welt aus", indem du der Reihe nach alle Bewegungsebenen durchgehst und die letzten Spuren von Verklebung oder Ungleichgewicht in den strukturellen Beziehungen tilgst. Diese Technik wirkt auf einer Ebene, zu der die vorangegangenen Temporalkontakte keinen vollen Zugang hatten.

- Verwirrung klären (Das Os frontale, S. 178)

Nachdem wir so viel Zeit auf die lateralen Strukturen – besonders auf deren Berührungspunkte mit dem Tentorium – verwendet haben, gehört zu einem angemessenen Schluß, daß wir der Falx Beachtung schenken. Während du cephalad streichst, hast du nacheinander Hypophyse, Hypothalamus, Thalamus und Epiphysenstrukturen im Sinn, indem du deine Intensität und deinen Vektor jeweils veränderst und Veränderungen des Feldes wahrnimmst. Das dient dazu, in den lateralen Bereichen des Kopfes mehr Energie freizusetzen und Gleichgewicht in die Mitte zurückzubringen.

44
Entwirrungstechniken

Deine ersten Kontakte in einer Entwirrungssitzung können irgendwo und in beliebiger Kombination am Körper liegen. Der Weg liegt nicht darin, dieselben Kontakte immerzu zu wiederholen – reagiere auf die unterschiedlichen Gegebenheiten der Menschen; versuche nicht, unterschiedliche Menschen in dieselbe Technik hineinzupressen. Präsenz, nicht das Versuchen, ist der Schlüssel dazu.

Entwirrungsarbeit auf einer Matte am Boden erlaubt tiefere Regressionszustände – der Klient muß nicht fürchten, von der Liege herunterzufallen, und du mußt nicht fürchten, daß die Liege möglicherweise kippt. Auf dem Boden zu arbeiten bringt ein Empfinden der Rückkehr zu einem ursprünglichen Bewußtseinszustand mit sich, einem aus jener Zeit, als wir noch nicht gehen konnten. Überall kann die Erdenergie reich empfunden werden. Oft kannst du mit dem Kind in Verbindung treten und mit verletzlichen Bewußtseinszuständen besser arbeiten als auf einer Liege. In solch unschuldigen Seinszuständen kann vieles sich enthüllen:

Wenn ich mich verteidige, werde ich angegriffen werden.
Wenn ich lerne, was meine Verteidigungsstrategien verbergen, wird keiner mich angreifen müssen.
Wenn ich die Kunst ursprünglicher Schutzlosigkeit meistere,
werde ich stark sein.

Deine Absicht in der Entwirrungsarbeit liegt darin, damit zu beginnen, die hereinkommenden Kräfte umzukehren, die die Fähigkeit des Klienten überrollt haben, Trauma zu absorbieren, abzulenken oder zu integrieren. Laß dich von den cranialen Wellen leiten. Bleibe bei jedem Kontakt, solange es notwendig ist. Behalte deine eigenen Atemmuster im Auge und nimm tiefe, seufzende Atemzüge, um offen, frei und zugänglich zu bleiben.

Hier folgen zwei mögliche Sequenzen für Entwirrungsarbeit. Du beginnst mit einem Protokoll, horchst jedoch darauf, wie der Körper sich bewegen will – wenn er sich in sein eigenes Muster hineinbewegt, gibst du das Protokoll auf und vertraust dich der Führung des Traumkörpers an.

Erstes Protokoll

- Füße

Du beginnst mit einem bilateralen Kontakt an Calcaneus und den lateralen Aspekten beider Füße – einem unübertroffenen Anfangskontakt. Er erlaubt dir, in die Verfassung von Beinen, Hüften und Iliopsoas, dann auch der Wirbelsäule und des Sphenoidale einzutauchen. Du unterstützt beide Füße, indem du die Hände um die Calcanei legst und sie von der Liege weghebst.

Du versenkst dich in die Bewegungsmuster. Die Herausforderung liegt darin, zu realisieren, daß die beiden Beine ein ziemlich unterschiedliches Entwirren benötigen, um dem gerecht zu werden.

Dieser Kontakt kann in interaktives Arbeiten münden – du merkst vielleicht, daß du „direktes Handeln" oder „gegenläufige physiologische Bewegung" brauchst, um ein Knie oder die Hüftrotatoren zu lösen. Du gehst zu einem unilateralen Griff über oder bleibst beim bilateralen – wie es dir angemessen scheint.

- Sacrum

Du wählst eine der folgenden Techniken: Sacraltechnik von der Bein-Außenseite her (S. 106); Sacraltechnik von der Bein-Innenseite her (S. 106); Sacrales Lenkrad (S. 107); Doppelkontakt mit Occipitale und Sacrum: Beurteilen der Kernverbindung (S. 118)

Die Technik des Sacralen Lenkrads legt beide Hände in einem transversen, unterstützenden Kontakt unter das Sacrum. Sie ermöglicht die volle Kontrolle der sacralen Motilitätsmuster, wobei die Fingerspitzen den entfernter gelegenen Rand des Sacrums überlappen und so Kontakt zu einigen Muskelfasern von Glutaeus, Piriformis und Coccygeus erhalten. Diese Technik eignet sich ausgezeichnet für das verhärtete, resistente Sacrum. Du wartest, bis sich die cranialen Wellenformationen selber erklären, bevor du dazu übergehst, sie zu unterstützen.

- Arme

Du beginnst, indem du wählst, ob du die Hände pedad oder cephalad nehmen willst. Falls du dich entscheidest, sie pedad zu nehmen, stellst du dich seitlich auf Kniehöhe des Klienten und nimmst mit einer oder beiden Händen einen Handgelenkskontakt auf. Du beginnst damit, pedad zu dekomprimieren und zu entwirren. Falls du dich entscheidest, sie cephalad zu nehmen, schwingst du die Arme – vielleicht über das Herz – nach oben und machst Mikrobewegungen, bis du innerhalb des Bogens den Stillpunkt findest. Du benutzt einen Handgelenksgriff, umfaßt jeweils die drei mittleren Finger oder legst deine Zeigefinger an die zentrale Mittellinie der Unterarme. Wenn es angemessen ist, gehst du zu einem unilateralen Kontakt über, und wenn du eine craniale Verbindung mit dem Arm bemerkst, arbeitest du mit dem Zugang zum Sphenoidale über den Ellbogen.

- Hals

Die beste Möglichkeit, den *ganzen* Hals zu entwirren, besteht darin, die Schultern des Klienten ganz an den oberen Rand der Liege zu bringen, so daß sich Hals und Kopf im „Raum außerhalb" befinden und sich in jeder beliebigen Richtung vollkommen frei bewegen können. Es ist überraschend, wie kraftvoll und wie oft sich Kopf und Hals in posterolateraler Richtung entwirren wollen. Vielleicht liegt es an der Häufigkeit von Schleudertraumata. Mit Sicherheit ist es oft ein entferntes Echo von Geburtstraumata ...

Du nimmst einen starken, breiten und angemessenen Stand ein. Deine Knie bleiben beweglich. Du nimmst einen bilateralen Kontakt mit dem Hals auf oder unterstützt den ganzen Kopf. Du wartest, bis sich die Muster von selbst offenbaren, fügst dich dann in sie ein und bist ihnen behilflich, zu tun, was sie nicht gut von alleine tun können.

Solange du nicht störst, ist das der optimale Weg, um ein Entwirren des Halses und des Membransystems einzuleiten. Die Wirbel lieben es, sich zu drehen, sich zur Seite zu neigen, in Flexion oder Extension zu gehen. Du nimmst wahr, wohin sich der Hals von sich aus begeben will, und hilfst ihm dann, jene Bewegungen sicher und langsam zu entdecken.

- Handflächen über den Temporalia (Die Ossa temporalia, S. 159) als Entwirrungskontakt für das Cranium

Nun schaffst du dir ein Empfinden für die Lage des Gehirns in seiner wassergefüllten, hochgewölbten Höhle. Du nimmst den Handflächenkontakt mit den Temporalia auf und versicherst dich, daß deine Daumen die Zygomatica und deine kleinen Finger nach Möglichkeit das Occipitale berühren; so erhältst du mehr Stabilität und eine kompetente Technik. Du kannst diese Technik verfeinern, indem du – falls notwendig und vom Klienten akzeptiert – dein eigenes Inneres Auge (Glabella) über jenes des Klienten legst.

Mit dem Kontakt über das Innere Auge und damit, daß der Kopf des Klienten auf der Liege ruht, stehst du nun mit allen vier Hauptpolen des Membransystems in Verbindung. Du findest einen Abschluß, indem du deinen Kontakt mit dem Inneren Auge an den vorderen Haaransatz verschiebst und deine temporalen Finger an die Krone legst. An der Krone löst du den Kontakt im selben Augenblick, in dem sich deine Stirn von jener des Klienten löst.

Zweites Protokoll

- Mandibula: Daumen im Mund; Palpieren und Entwirren (Die Mandibula, S. 237)

Du sitzt oder stehst am Kopfende der Liege und beginnst, mit den Daumen auf der Beißfläche der unteren Zähne, die Mandibula zu lösen. Diesen Kontakt hältst du durch das volle Entwirren des Halses hindurch, bis du einen tiefen Stillpunkt erreichst.

- Fötale Beugung und Sacrum

Ein provokativer Anfangskontakt, jedoch einer, von dem du feststellen wirst, daß er sich aus dem bilatera-

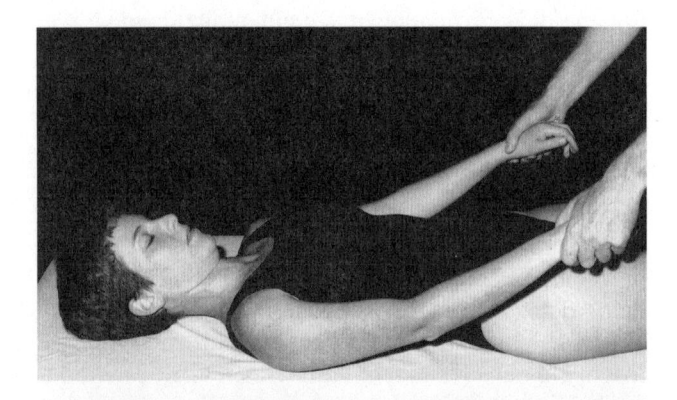

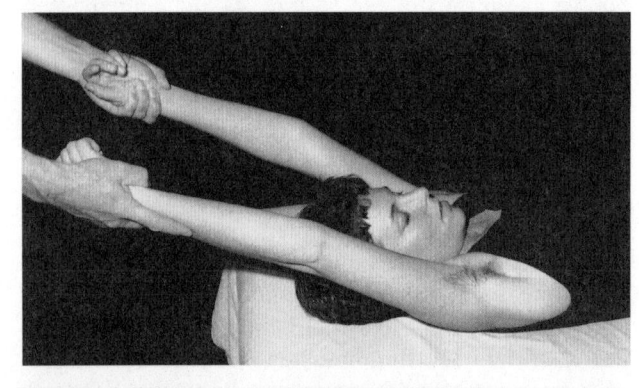

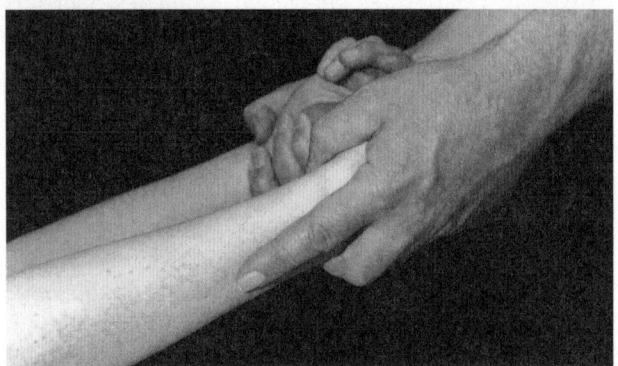

Grundkontakte für das Entwirren der Arme

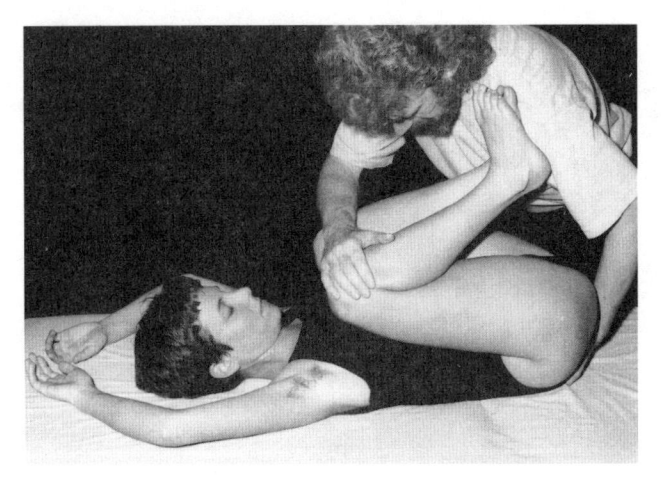

Fötale Beugung und Sacrum

len Fußkontakt des ersten Protokolls spontan ergibt: Der Traumkörper liebt diese Form. Du nimmst einen ersten Kontakt mit den voll gebeugten Knien des Klienten auf und einen zweiten mit dem Sacrum für die Verbindung mit der Wurzel-Seele und das Entwirren der Wirbelsäule. Du achtest darauf, daß du selber gut verankert stehst. Dieser Griff entwickelt sich gelegentlich zu einer vollen Fetalbeugung, einem regressiven Kontakt in Seitenlage. Du bleibst auf deinen Atem konzentriert und in einem Zustand sensitiver Ruhe; die Wahrscheinlichkeit, daß der Klient in einen tief heilenden Raum eintreten kann, ist sehr groß.

- Unilateraler Arm- und Beinkontakt

  Du entscheidest dich für eine Seite und bist gewahr, weshalb. Du stehst auf mittlerer Oberschenkelhöhe des Klienten. Du nimmst einen Beinkontakt unter dem gebeugten Knie auf und bringst das Knie gegen deine eigene Hüfte. Hand und Arm derselben Seite holst du mit einem Handgelenksgriff, einem Dreifingerkontakt oder dem Ergreifen der offenen Hand ab. Dieser Griff verlangt viel Übung und Reaktionsfähigkeit, denn der Arm und das Bein fühlen sich sehr unterschiedlich an und haben unterschiedliche Bedürfnisse. Wenn du auf dieser Seite ein Ende gefunden hast, spürst du, ob die andere Seite denselben Kontakt braucht.

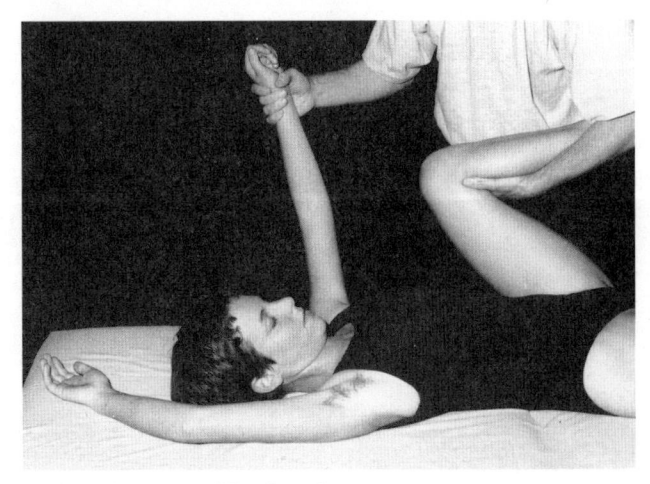

- Zentrum der Zentren: das Herz

  Dieser Kontakt kann auf verschiedene Arten stattfinden; zum Beispiel:
  - Du stehst auf einer Seite und legst die eine Hand über (anterior), die andere unter (posterior) das Herz. Du stehst breitbeinig beim Kopf des Klienten. Du legst deine anteriore Hand auf die Mitte des Sternums. Du nutzt deine wahrnehmerischen Fähigkeiten, um die Lage des Herzens in seiner warmen, gepolsterten Höhle zu spüren (genauso, wie du es mit den Gehirnhemisphären in der cranialen Kuppel tätest). Dann gehst du zum Entwirren über, bis du den Stillpunkt findest, bis du fühlst, daß sich das Herz verschiebt, niederläßt und entspannt, sobald es seinen zentralen Rastplatz gefunden hat.
  - Du näherst dich dem Herzen mit deinen Handflächen auf der „Yin-Oberfläche" (dem unbehaarten, weichen, medialen Aspekt) der Oberarme. Die Arme des Klienten ruhen dabei beidseitig seines Kopfs auf der Liege. Deine Finger weisen direkt auf sein Herz.
  - Du nimmst mit dem „Kleinen Hineinschießen" (Herz 9) am lateralen und proximalen Rand des Kleinfingernagels einen Fingernagel- oder Fingerspitzenkontakt auf.
  - Du näherst dich dem Herzen über die „Phoenix-Position"; dabei werden die Hände des Klienten über seinen Kopf hinaus geschwungen und von dort her entwirrt.
  - Du näherst dich dem Herzen über das „Ventrale Gefäß heiliger Energien" (Das Os sacrum, S. 109) Du spürst das Herz in seiner gepolsterten Höhle und führst es genau in die Mitte.

- Kopf

  Wir schließen den Kreis. Wir haben mit der Mandibula begonnen, Temporomandibulargelenke und Hals gelöst, und nun schließen wir, indem wir die Cranialknochen selbst feinstimmen:

- Pol-Arbeit mit dem Membransystem

  CV4 (S.) (posteriorer Pol); Verwirrung klären (S. 178) (anteriorer Pol); Handflächen über den Temporalia: Vierfacher Spreizgriff über die lateralen Strukturen (S. 159) (laterale Pole). Mit jeder Technik hast du Zugang zu den hauptsächlichen Anheftungspolen des Membransystems; mit jedem Kontakt spürst du seine Bedürfnisse nach Entwirrung, Stabilisierung oder Dekompression.

Unilateraler Arm- und Beinkontakt

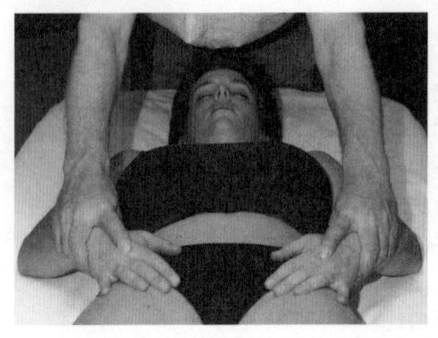

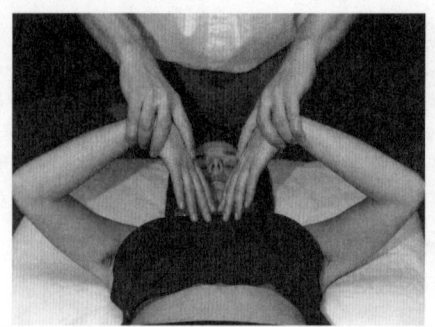

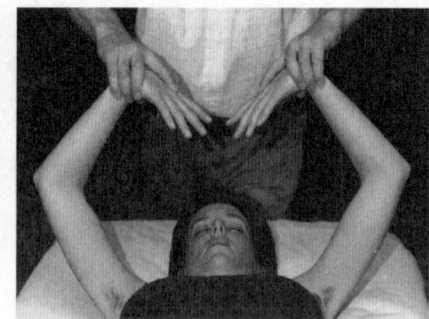

Zugang zum Herzen aus der „Phoenix-Position" heraus

- Dreifacher Spreizgriff über Frontale-Zygomatica-Mandibula (Das Os frontale, S. 180)

Diese Technik umfaßt sowohl Neurocranium wie Viscerocranium und vollendet das Ausbalancieren des Kopfes. Du sitzt bequem beim Kopf deines Klienten und legst deine drei mittleren Fingerbeeren beidseitig auf die Protuberantia mentalis. Die distalen Anteile deiner Handflächen kommen auf die Erhebungen der Zygomatica, die Handballen auf das Frontale zu liegen. Du versenkst dich in alle sechs Kontakte – drei in jeder Hand – und beginnst Viscerocranium und Neurocranium miteinander auszubalancieren.

- Kronen-Seele – Gerichtete Energiearbeit

Mit einem Daumennagelkontakt oder einem Nagelkontakt mit den drei mittleren Fingern an der Kronen-Seele am Scheitel (Gouverneursgefäß 20, „Hundertfache Vereinigung") findest du zu einem Ende – und richtest Energie durch den „Roten Pfad" des Rückenmarks hinunter zu Coccyx und Wurzel-Seele.

Dieser abschließende Kontakt führt die Arbeit in den Bereich der reinen Energie des Geistes.

45
Fenster zum Himmel

Wenn sensitive Menschen an bestimmten Akupunkturpunkten berührt werden, fühlen sie sich in ein älteres Reich enthoben. Diese Akupunkturpunkte sind Orte tiefer Wandlung; wenn wir sie ansprechen, können sich die Dinge für den Klienten – die Art, wie er sich fühlt, wie er aussieht, wie er sich und seine Welt erfährt – rasch verändern.

Die Himmelsfenster-Punkte sind stark wachrufende Orte, die besonders geeignet sind, Klienten in den hypnagogischen Bereich, durch Erfahrungen außerhalb des Körpers und in Rückführungen in vergangene Leben hineinzuführen. Sie werden von Reinkarnationstherapeuten zur Unterstützung ihrer Arbeit verwendet; im „The Light Institute" in New Mexiko beispielsweise verwendet Chris Griscom eine Kombination von Craniosacralarbeit und Himmelsfensterpunkten, um Klienten in frühere Inkarnationen hineinzuführen. Viele Körperarbeiterinnen brauchen sie instinktiv, um zu beruhigen, zu vertiefen und Entfaltung zu unterstützen.

Diese Arbeit stellt eine der höchsten Anwendungen heiliger Berührung dar – sowohl bezüglich der Steigerung spiritueller Klarheit als auch dafür, jene Klienten zu ankern, die „allzu kopflastig" sind. Die Himmelsfensterpunkte sind kraftvolle Zugänge; sie müssen deshalb mit großem Respekt angegangen werden. Es ist wichtig, Menschen nicht über ihre Grenzen hinauszustoßen.

Angemessenheit

Jack Worseley, eine Autorität bezüglich Akupunktur gemäß dem Gesetz der fünf Elemente, glaubt, daß mit diesen Punkten nur dann gearbeitet werden darf, wenn der Klient darum „bittet". Im chinesischen Modell bedeutet „bitten", daß er bestimmte körperliche Empfindungen oder Lebenserfahrungen schildert, die auf eine Notwendigkeit hindeuten, einigen oder all diesen Punkten Aufmerksamkeit zu widmen. Diese Bitte kann auch die Form eines ergreifenden Traumes annehmen oder eines ausgesprochenen Bedürfnisses, etwas im Leben klarer zu sehen –, wenn der Klient nahe daran ist, etwas zu verstehen und bloß noch ein Fenster braucht, durch das er sehen kann. Ebenso, wie die Arbeit mit dem Sphenoidale das Innere Auge öffnen kann, kann das Öffnen eines der Fensterpunkte ihm zu vermehrter Klarsicht verhelfen.

Du überlegst dir die Anwendung dieser Punkte, wenn jemand danach fragt, was wohl aus jenem Menschen, der er zu sein pflegte, aus seiner alten Entschlossenheit, geworden ist. Du horchst auf Schlüsselworte, auf spirituell oder emotional geladene Sätze, in denen ein Klient erklärt, daß er das Bedürfnis fühlt, zu handeln, jedoch realisiert, daß er es aus irgendwelchen unerfindlichen Gründen nicht tut. Du verwendest diese Sequenz in Fällen von Niedergeschlagenheit, wenn der Klient spürt, daß etwas schiefläuft, jedoch nicht weiß, woran es liegt und woraus er sich normalerweise ohne weiteres lösen könnte. Dieses Gewahrsein von Dysfunktion, gekoppelt mit der Unfähigkeit, wirksam dagegen anzugehen, ist ein Kennzeichen für die Notwendigkeit von Fensterarbeit.

Eine weitere Gelegenheit, diese Sequenz zu verwenden, ist dann gegeben, wenn die Handlungen des Klienten mit seiner Absicht oder mit seinen Lebenshaltungen nicht übereinstimmen *und er sich dessen bewußt ist*. Letzteres ist das entscheidende Kriterium bezüglich der Anwendung von Fensterarbeit – Gewahrsein der Dissonanz zwischen Handlung und Absicht. Das Fenster ermöglicht ihm zu sehen, was er benötigt, um auf seine naturgegebene Integritätsebene zurückzukehren.

Dreiheit

In Kapitel 36, „Schlimmer Rücken", diskutiere ich die Bedeutung, die dem Zugang zu den drei kardinalen Komponenten einer Krankheit beizumessen ist. In der Arbeit mit den „Fenstern" halten wir ebenfalls nach drei Indikationen Ausschau. Hier ist die erste, daß der Klient in Kopf oder Herz physische Symptome wie Hörverlust oder Schmerzen „hinter dem Herzen" schildert. Die zweite ist, daß in den „himmlischen" Aspekten seines spirituellen Lebens etwas fehlt oder daß er eine allgemeine spirituelle Stumpfheit ver-

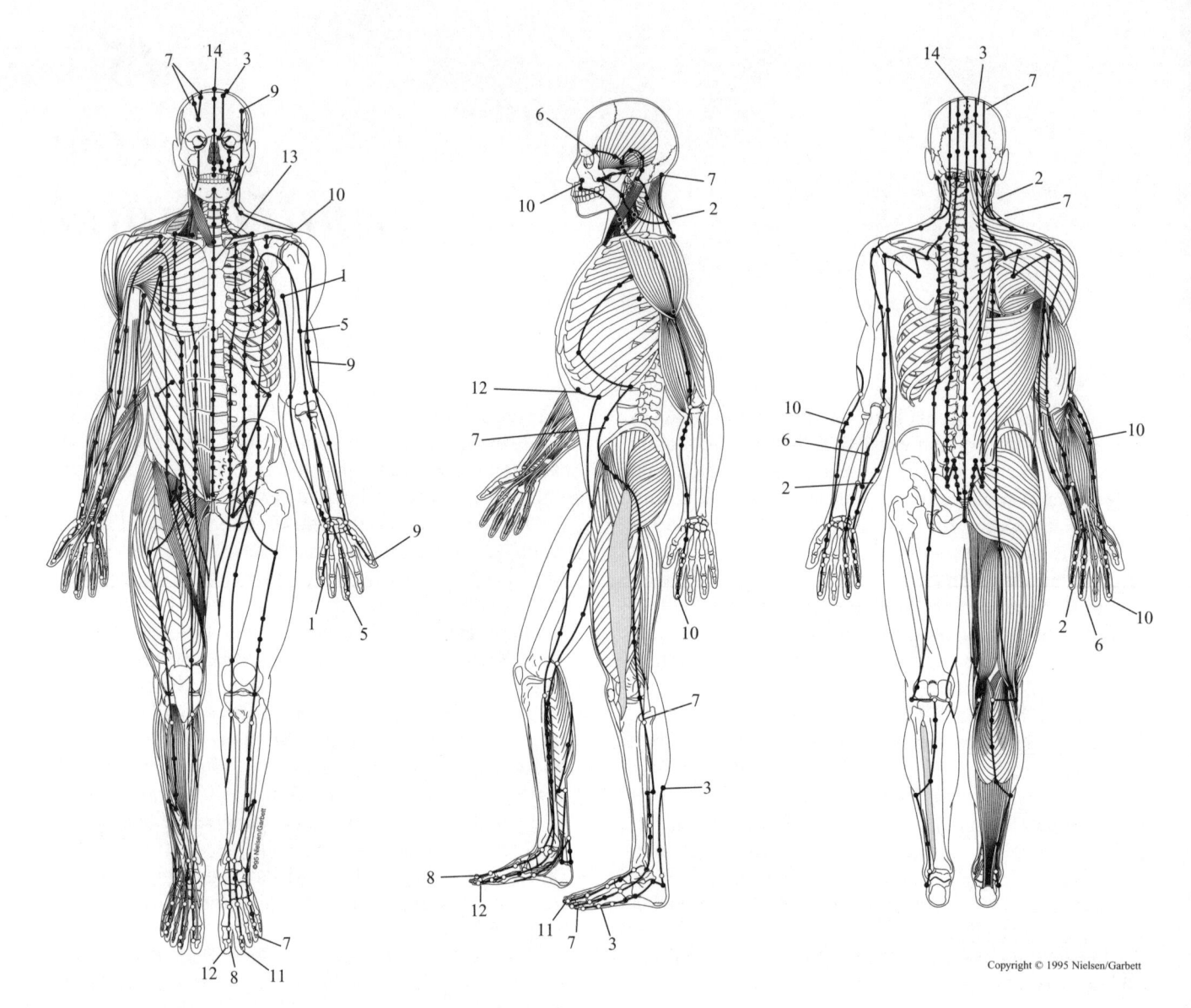

Akupunkturmeridiane und -gefäße

1. Herz
2. Dünndarm
3. Blase
4. Niere
5. Herzschützer
6. Dreifacher Erwärmer
7. Gallenblase
8. Leber
9. Lunge
10. Dickdarm
11. Magen
12. Milz
13. Konzeptionsgefäß
14. Gouverneursgefäß

spürt, die in der Empfindung gipfeln kann, daß etwas in seinem Leben nicht verknüpft ist. (Das gleicht den Auswirkungen einer sphenoidalen Lateroflexions-Läsion.) Die dritte Komponente liegt darin, daß er realisiert, daß seine jüngsten Handlungen im Leben mit seinen Überzeugungen nicht in Einklang stehen, er bisher jedoch das Muster nicht kontrollieren kann. Wenn diese drei Faktoren zusammentreffen, ist Fensterarbeit angezeigt.

Himmel und Erde

Der Rumpf des Leibes ist Erde und das Physische; der Kopf ist Himmel, der spirituelle Bereich. Der Hals – an dem alle klassischen Fensterpunkte liegen – ist die Vebindung zwischen Himmel und Erde. Er ist das Fenster der Erde zum Himmel. Die Fensterpunkte werden hauptsächlich verwendet, um Kopfsymptome zu behandeln oder um den Kopf mit dem Herzen zu verbinden.

Manchmal muß sich unser Hals öffnen; manchmal sind wir allzu offen und müssen ein Fenster schließen, damit wir „geerdeter" sein können. Die Fensterpunkte können in offenem oder in geschlossenem Zustand fixiert sein. Daher ist diese Reihenfolge von Punkten in visionärer Craniosacralarbeit von großer Bedeutung.

Die Lage der Punkte

Als Anfangshilfe für die Lokalisierung der Kehlpunkte betrachtest du den Hals des Klienten, wenn er sich in Rückenlage befindet, und merkst dir die genaue Lage des vorspringendsten Teils des Adamsapfels. Von hier aus ziehst du eine Linie posterior zum Sternocleidomastoideus und merkst dir ihre anteroposteriore Tiefe. Magen 9 liegt auf der anterioren Fläche des Sternocleidomastoideus, Dickdarm 18 an seiner mittleren (lateralen) Kante und Dünndarm 16 auf der posterioren Fläche. Die Linie dieser drei Punkte bildet eine ganz leichte Kurve, deren posteriorer Punkt ein klein wenig mehr superior liegt als ihr anteriorer Anfang.

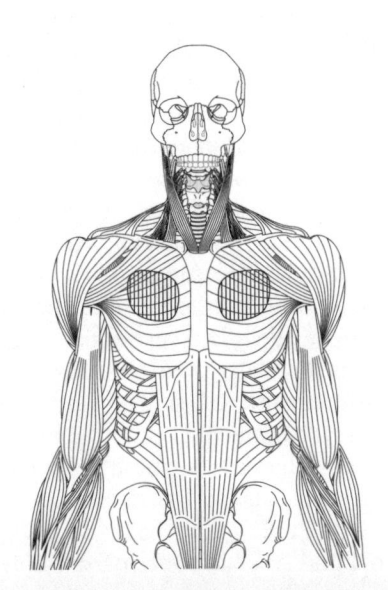

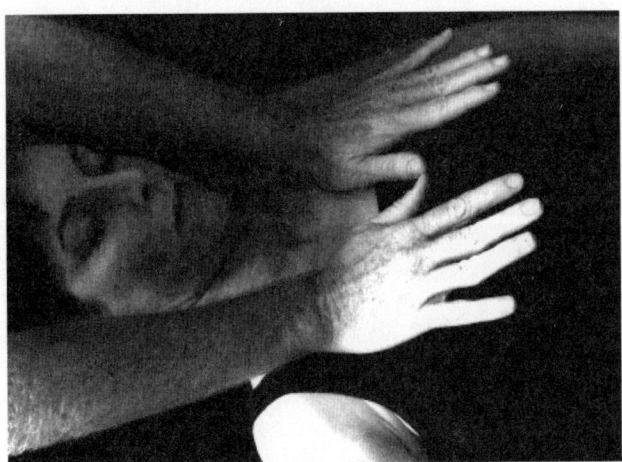

Dies ist ein Vorschlag für eine Sitzung mit den Fenstern zum Himmel. Fokus, Rhythmus und Bewußtseinskanal, mit dem du arbeitest, sind ebenso bedeutsam wie das korrekte Lokalisieren der Punkte. Die Wirksamkeit dieser Arbeit hängt von ihrer Angemessenheit ab – davon, daß sie durch die Bedürfnisse des Klienten indiziert ist, von der Qualität deiner Präsenz und der Klarheit deiner Absicht beim Berühren jedes Punktes.

- „Brustpumpe", 2., 3., 4. Rippe

Diese Technik dient als Vorbereitung vor Beginn der Fensterarbeit. Du beginnst mit einem beidhändigen Handballenkontakt auf den anterioren Aspekten der dritten und vierten Rippen, unmittelbar lateral des Brustbeins. Du weist den Klienten an, hintereinander einige tiefe Atemzüge zu nehmen. Du folgst den ersten drei oder vier Atemzügen mit allmählich verstärktem Druck: Du erlaubst ihm, einzuatmen, läßt ihn jedoch gegen deinen Widerstand angehen, so daß ihn das Einatmen Arbeit kostet. Gleichzeitig mit dem Beginn des vierten Einatems löst du sehr plötzlich allen Druck und beendest den Kontakt (vergewissere dich, daß du nicht ruckartig vorgehst). Die unerwartete Plötzlichkeit dieses Vorgangs löst einen scharfen Einatem aus; dieser ist durch die Luft, die durch die Kehle einströmt, oft von einem leichten Keuchen - einer Art Implosionsgeräusch – gekennzeichnet. Diese Technik bereitet Hals und Cranium für die Fenster zum Himmel vor; sie wirkt, indem sie venösen und lymphatischen Rückstau auflöst und den Kopf „leert".

- „Raumteiler"; Magen 15, 2.–3. Rippe

Der Name dieses Punktes wird auch als „Dachteiler" übersetzt; wie die letzte Technik ist auch er kein klassischer Fensterpunkt, sondern eher eine Anfangstechnik für diese Sequenz. Du sitzt zur Linken des Klienten, legst deine linke Hand quer unter sein linkes Schulterblatt und hebst dieses voll-

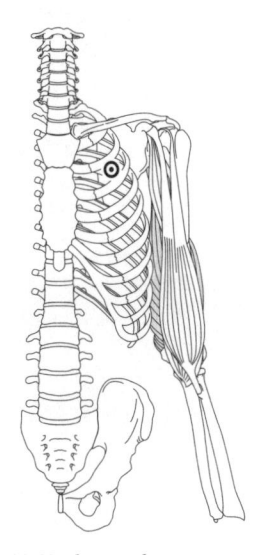

oben: „Brustpumpe"; Vorderansicht
unten: Lage der Hände für die „Brustpumpe"

„Raumteiler", Magen 15, Vorderansicht

ständig von der Liege weg. Seinen linken Oberarm oder Ellbogen legst du auf deinen linken Unterarm, so daß sein linker Arm, Brustkorb und Schultergürtel vollständig von der Liege losgelöst sind. Nun legst du den Handballen deiner rechten Hand über den anterioren Vorsprung seines Humerus und peilst mit der Spitze deines Mittelfingers „Raumteiler" (Magen 15) an, der zwischen der zweiten und dritten Rippe, direkt oberhalb der Brustwarze, liegt. Auf hypnagogischer Ebene veranlaßt du einen sanften lateralen Zug an der Schulter, während du den energetischen Zugang durch „Raumteiler" vertiefst. Du sendest die Energie durch deinen Finger tief in die Höhle von Anahata, der Herz-Seele, hinein.

„Raumteiler" kontrolliert die Raumverhältnisse des Spirituellen Herzens. Das Bewegen der Schulter (des Flügels – siehe unten) und das Öffnen des Herzraums bereitet den Klienten auf den Flug in andere Reiche vor, in denen nichts existiert und alles sich klärt.

- „Himmlischer Palast"; Lunge 3, 6. Rippe

Der Punkt „Himmlischer Palast" ist auch unter dem Namen „Himmlische Wohnung" bekannt. „Himmel" steht für Göttlichkeit, Klarheit der Vision und das Empfinden des Geistes. Wir verwenden Himmelspunkte, wenn es dem Klienten an Kontakt mit seiner eigenen Göttlichkeit oder seiner eigenen Klarheit in der Absicht mangelt. Ein „Palast" ist ein Ort, den wir selten betreten, ein magischer und besonderer Ort, von Wächtern geschützt. Du kannst um Einlaß bitten, doch du wirst ohne Erlaubnis nicht eingelassen werden. Dieser Punkt wird auch in der Behandlung von fibröser Schultersteife (Periarthritis) verwendet; in diesem Fall wird er vermutlich akut schmerzen.

Du legst einen Arm seitlich neben dich. Beachte, wo die Achselfalte inferior endet. Mit deiner andern Hand langst du quer über deine Brust und mißt vom inferioren Ende der Achselfalte aus vier Fingerbreit gegen deinen Ellbogen hin ab. „Himmlischer Palast" liegt auf dieser Höhe, auf dem lateralsten Teil des Biceps brachii. Er wird manchmal sehr schön als ein Punkt beschrieben, den man nur gerade mit der Nasenspitze berühren kann.

Die Arme sind Teil der Herz-Seele und können unsere Flügel darstellen (Federn sind stark abgewandelte Knochen). Der Biceps und der Deltoideus sind unsere beiden kräftigsten „Flugmuskeln". Mit diesem Kontakt beabsichtigst du, das Potential des Knochens, Federn zu sein, wachzurufen. Du verwendest einen leichten, doch durchgehenden Kontakt, um den Flug aus der gegenwärtigen Wirklichkeit in einen andern Bereich zu unterstützen.

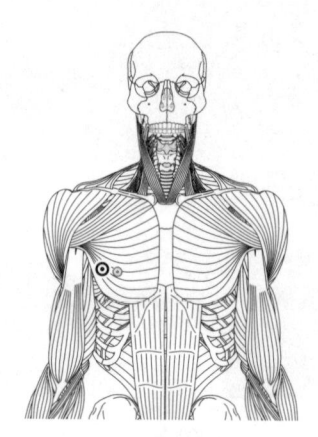

- „Himmlischer Teich", (Herzschützer 1), 1, 5. Rippe

Dieser Punkt ist auch als „Himmlischer Weiher" bekannt. Der „Teich" repräsentiert eine Quelle, Ressource oder ein Reservoir von Energie für den Geist. Einige dieser Reservoire sind größer, wie das „Meer von Chi" (Konzeptionsgefäß 6) im Hara, einige sind kleiner, wie „Bogenförmige Quelle" (Leber 8).

Der Sommertag ist glühend heiß. Du gehst über Land, dein Mund ist vom Durst ausgedörrt, dein Kopf beginnt unter der Sonne zu pochen. In der Ferne erspähst du einen Wald. Sowie du näherkommst, siehst du, daß er eingezäunt ist, doch der Zaun läßt sich leicht überspringen. Dann findest du dich in einem kühlen, erfrischend dämmerigen Laubgehölz wieder. Du wanderst weiter auf die Mitte des Waldes zu, und dort siehst du zu deinem großen Entzücken einen Teich, schimmernd und klar. Ein himmlischer Teich. Du ziehst dich aus und springst hinein. Sogleich befindest du dich in einer andern Dimension – schwerelos, fließend und kühl.

Dieser Punkt ist imstande, den Übergang von normalem „Sonnenlicht-Bewußtsein" zum „Wasserwesen- oder ozeanischen Bewußtsein" zu erleichtern. Er liegt 1,3 cm unmittelbar lateral der Brustwarze auf dem Pectoralismuskel. Du verwendest ihn, um mit dem Entfernen des Alltagspanzers des Klienten und mit dem Öffnungsprozeß seines Herzschützers an dessen Quelle zu beginnen. Das wird die Anteilnahme des Herzens im folgenden vertiefen. Du wendest erst posterioren und medialen Druck an, und sobald du dich bei diesem Punkt „eingehakt" hast, beginnst du deine Energie und Absicht superior zu richten.

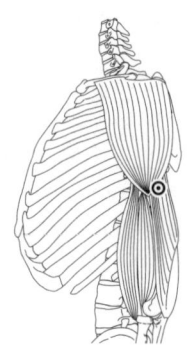

„Himmlischer Palast"

„Himmlischer Teich", Herzschützer 1

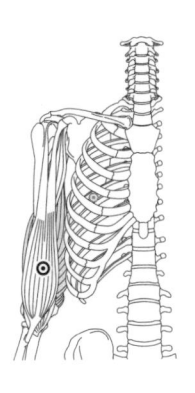

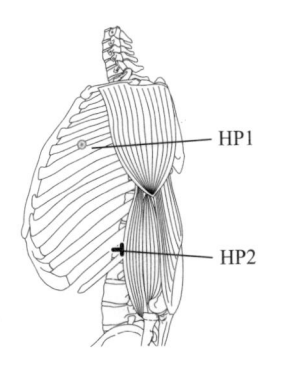

„Himmlische Quelle", Herzschützer 2; Vorderansicht (links) und laterale Ansicht mit Herzschützer 1 und Herzschützer 2 (rechts)

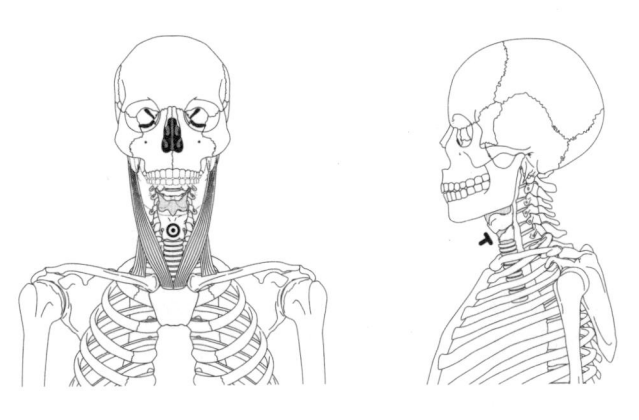

„Der Himmel schießt heraus", Konzeptionsgefäß 22; Ansicht von vorn und von der Seite

„Himmlische Quelle" (Herzschützer 2) wird bei Frauen wegen des umgebenden Brustgewebes eher verwendet als „Himmlischer Teich". „Himmlische Quelle" liegt auf halbem Weg auf der Vorderseite des Biceps, ungefähr drei chinesische Akupunktureinheiten (cun) inferior der Achselfalte.
- „Der Himmel schießt heraus"; Konzeptionsgefäß 22, 7. Halswirbel

Der Name dieses Punktes wird auch als „Kamin zum Himmel" übersetzt. Er liegt auf dem Konzeptionsgefäß, das streng genommen kein Meridian, sondern ein Gefäß, das heißt, eine Hauptenergieleitung, eine Art Hauptfluß des Körpers ist. Es kann mehr Energiefluß handhaben als die kleineren Nebenflüsse, die Meridiane.

„Der Himmel schießt heraus" kommt zum Tragen, wenn das spirituelle Selbst durch physisches Handeln nicht unterstützt wird – wenn die äußere Ausrichtung der inneren nicht entspricht. Ein Schlüsselsymptom sind Herzschmerzen, die in den Rücken ausstrahlen. Das Herz hat mit dem Sinn für Bestimmung und Absicht zu tun; folglich sind Herzschmerzen, gekoppelt mit einem Mangel an übereinstimmender Absicht, eine Indikation für Fensterarbeit. „Der Himmel schießt heraus" ist sehr eng mit emotionalem und spirituellem Ausdruck verbunden – er gehört zur Kehl-Seele. In der Akupunktur wird er in der Behandlung von Aphonie (Stimmverlust) verwendet.

Dieser Punkt liegt unmittelbar inferior der „glänzenden" Fläche des Adamsapfels an dessen Übergang zum Ringknorpel. Er liegt gleich inferior der Schilddrüse, wo sich das Gewebe nicht mehr fett, sondern eher knorpelig anzufühlen beginnt; er kann auch weiter unten, bis hin zur Mitte der Incisura jugularis ossis sterni auf der anterioren Mittellinie, gefunden werden. Bezüglich des Fingerkontakts liegt der Punkt auf dem superioren Aspekt des Ringknorpels. Du legst deine freie Hand unter den Nacken, so daß du einen „Sendefinger" auf „Der Himmel schießt heraus" und eine empfangende oder „Mutterhand" unter dem Nacken hast (alles kehrt zur Großen Mutter zurück).

Deine Absicht ist es, den Hals weiterhin vom restlichen Körper zu „lösen". Du arbeitest erst mit sanftem posteriorem Druck deines Ringknorpelfingers und richtest deine Intention dann superior. Du ermutigst den Champagner, aus der Flasche zu sprudeln.
- „Menschen willkommen heißen"; Magen 9, 6. Halswirbel

Dieser Punkt wird auch „Menschliches Willkommen" (was seiner Bedeutung in meinen Augen eine etwas andere Färbung verleiht) und „Des Mannes Fortschritt" genannt, was ihn vollkommen anders interpretiert. Bei „Der Himmel schießt heraus" verläßt Energie den Körper. Bei „Menschen willkommen heißen" wird Energie – werden Menschen – zu Hause willkommen geheißen. Stell dir ein von Kerzen erleuchtetes Haus tief im Wald zur Zeit der Abenddämmerung vor. Die Türen stehen offen. Du bist willkommen und darfst eintreten.

Das ist ein sehr beruhigender Punkt – er beruhigt Blut und Energie; die Arbeit hier läßt einen Menschen empfänglicher werden. Dieser Punkt wird traditionellerweise verwendet, um den Blutdruck zu senken. Wir könnten uns entscheiden, mit diesem Punkt zu arbeiten, wenn der Klient eine „Bitte" hat, die sich um das Gewahrsein eines Bedürfnisses nach Unterstützung und Genährtwerden durch andere Menschen dreht. Er liegt auf dem Magenmeridian; der Magen hat mit Nahrungsaufnahme zu tun. Das Öffnen dieses Fensters erlaubt es dem Klienten, nährende Energie einzulassen. In der Akupunktur kann eine allzu große Beruhigung hier Bewußtlosigkeit oder gar den Tod verursachen; behandle diesen Punkt also sehr sorgfältig, wenn du mit Fingerdruck und Intention arbeitest.

„Menschen willkommen heißen" liegt auf gleicher Höhe mit dem Cricoidknorpel am anterioren Rand des Sternocleidomastoideus. Er liegt unmittelbar anterior des Wirbelkörpers des sechsten Halswirbels. Wenn du richtig liegst, werden deine Fingerspitzen den Puls der gemeinsamen Carotisarterie aufnehmen. Arbeite sanft mit diesem Punkt und wende Druck lediglich auf einer Seite nach der andern an.

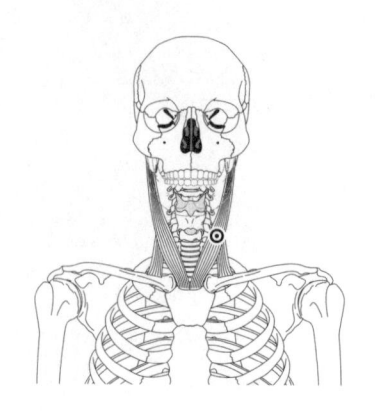

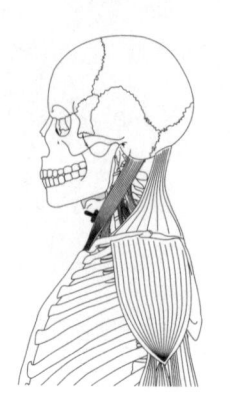

„Menschen willkommen heißen", Magen 9; Vorder- und Seitenansicht

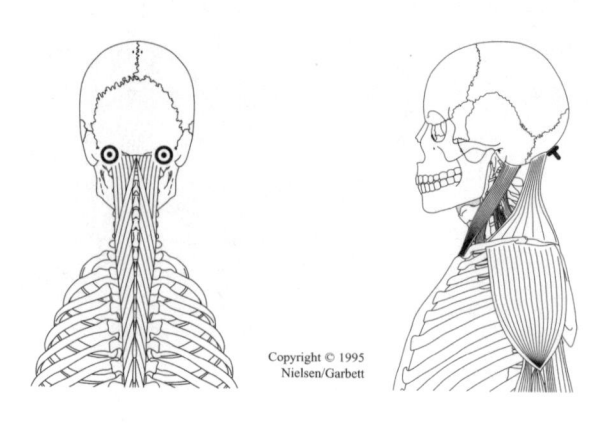

„Himmlischer Pfeiler", Blase 10; posteriore und laterale Ansicht

- „Himmlischer Pfeiler"; Blase 10, Atlantooccipitalgelenk

Der Name dieses Punktes wird auch als „Säule des Himmels" übersetzt. Er gehört zu den „Meer des Chi"-Punkten – mit anderen Worten: Er ist nicht bloß ein Energieteich, sondern ein weit größeres Reservoir. „Pfeiler" gibt ihm die Bedeutung des Unterstütztseins, in Berührung mit dem zu sein, wer wir sind, und der uns umgebenden Welt. Wenn unsere Pfeilerpunkte optimal arbeiten, stehen wir auch in Verbindung mit unserer inneren Kraft. Die Energie, die diese Punkte durchfließt und dort beheimatet ist, hat mit Willen, Ehrgeiz und innerer Stärke zu tun – ähnlich einigen der Energien, die sich im Feld der Mandibula verkörpern.

Eine Dysfunktion der „Himmlischen Pfeiler" kann sich als tiefe Traurigkeit oder Sorge, verbunden mit einem Mangel an innerer Stärke oder innerem Willen, äußern. Der Klient ist traurig, weil er die innere Willenskraft nicht aufbringen kann, um seine Trägheit und Niedergeschlagenheit zu durchbrechen. Irgendwie weiß er, daß etwas nicht in Ordnung ist, und daß er sich normalerweise daraus befreien könnte. Dieses Bewußtsein einer Dysfunktion, gekoppelt mit der Unfähigkeit, wirksam dagegen vorzugehen, ist, wie wir gesehen haben, ein Anzeichen für die Notwendigkeit von „Fensterarbeit".

Samson riß den Tempel nieder, indem er die Säulen wegstieß. Die „Himmlischen Pfeiler" unterstützen unseren Tempel, den Kopf. Die Stränge des Semispinalis capitis stellen die Säulen dar. Der Punkt liegt an den lateralen Rändern dieser Muskeln, dort, wo sie sich an das Occipitale anheften.

„Himmlischer Pfeiler" liegt 1,3 cm lateral und ganz leicht superior von „Windpalast" (Gouverneursgefäß 16). Er ist einer der hypnagogischen Hauptpunkte. Du wendest einen anterior und superior gerichteten sanften Druck und die entsprechende Absicht an. Die feine Kombination von Winkel, Druck und Absicht bestimmt die Wirksamkeit. Die Normalisierung dieses Punktes ist äußerst wichtig, um den Kopf weiter vom Hals zu lösen. Er ist ein wichtiger „Triggerpunkt" für die Lösung des Rectus capitis posterior minor und für die Arbeit mit Muskelspannungs-Kopfschmerzen.

- „Unterstützen und Ausscheiden"; Dickdarm 18, 5. Halswirbel

Dieser Punkt ist auch als „Hervorstehendes unterstützen und entlasten" bekannt. Du arbeitest mit ihm, wenn der Klient, fühlt, daß es in seinem Leben an Unterstützung fehlt oder daß er mit seiner inneren Kraft nicht verbunden ist. Bei diesem Punkt geht es um die Verbindung von Himmel und Erde und um die Fähigkeit, beide in die Welt hineinzutragen. Sanfter Druck an dieser Stelle hilft die Verbindung des Kopfes zum Körper befreien. Du unterstützt den Kopf, läßt ihn wissen, daß für ihn gesorgt wird, und erlaubst der Spannung auszuströmen. Das ist eine ruhige, euphorische Technik.

„Unterstützen und Ausscheiden" liegt auf dem mittleren Teil des Sternocleidomastoideus, in der Mitte des Muskelbauches, genau auf der Höhe des fünften Halswirbels. Du findest diesen Punkt durch einen Kontakt auf der Mitte zwischen der clavicularen Anheftung des Muskels und der Spitze des Mastoideus. Wenn du von vorn schaust, liegt er dort, wo die horizontale, geneigte Ebene der Schulter in die vertikale Ebene des Halses übergeht.

- „Himmlisches Fenster", Dünndarm 16, 4. Halswirbel

Dieser Punkt, auch als „Fenster zum Himmel" bekannt, wird verwendet, um ein „Fenster zum Himmel hin" zu öffnen, besonders bei jenen, die Hilfe brauchen, um wahrzunehmen, wie sie ein negatives Verhaltensmuster in ein produktives und harmonisches umwandeln können.

Dieser Punkt liegt auf halbem Weg zwischen dem letzten Punkt („Unterstützen und Ausscheiden") und der Mastoidspitze. Anders ausgedrückt: Er liegt auf halber Höhe des Sternocleidomastoideus (vgl. die Lage der Punkte, oben). Er liegt lateral des Rückenmarks selbst, auf der Höhe des vierten Halswirbels, von der Seite her gesehen genau auf der Halsmitte. Verglichen mit „Unterstützen und Ausscheiden" liegt

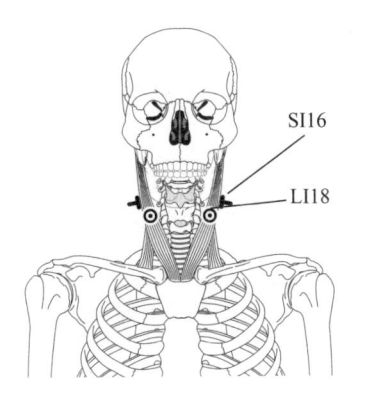

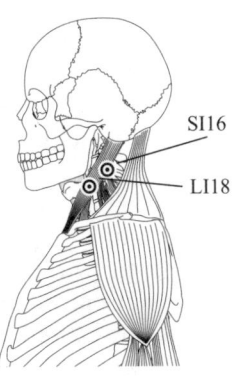

"Unterstützen und Ausscheiden", Dickdarm 18, und "Himmlisches Fenster", Dünndarm 16, von vorn und von der Seite

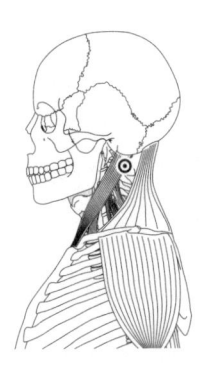

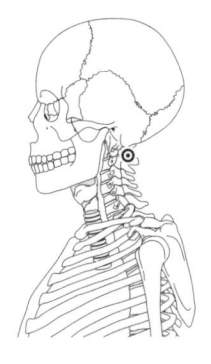

"Himmlische Erscheinung", Dünndarm 17, von der Seite: die Anheftung des Muskels (links) und der Knochenkontakt (rechts)

„Himmlisches Fenster" einen Wirbel darüber. Diese Stelle finden die Fingerspitzen der meisten Körperarbeiter während der Arbeit am Hals instinktiv.
- „Himmlische Erscheinung" („Himmlischer Empfang"), Dünndarm 17, 2. Halswirbel

Der Name wird auch mit „Himmlisches Antlitz" übersetzt. Dieser Punkt kann verwendet werden, um vom Kopf in den Körper hinunter eine starke Energiebewegung hervorzurufen. Als solcher ist er in spirituellen Notfällen sehr dienlich, nämlich dann, wenn der Klient sich zu sehr in seinem „Himmel" befindet, alle Verbindung zur Erde verloren hat und dringend wieder heruntergeholt werden muß. Ist dieser Punkt dysfunktional, kann derart viel Energie aus dem Kopf entweichen, daß Taubheit oder Tinnitus die Folge sind. Du arbeitest mit diesem Punkt, wenn der Klient gehörbezogene Symptome oder ein Energiedefizit im Kopf oder in den „himmlischen" Aspekten seines spirituellen Lebens aufweist und ebenfalls, wenn er fühlt, daß in seinem Leben etwas nicht verbunden ist. Arbeit mit diesem Punkt ist auch dann indiziert, wenn Handlungen im Leben nicht mit Überzeugungen übereinstimmen und wenn der Klient dies zwar sehen, das Muster jedoch nicht kontrollieren kann. Das würde, sobald sie bewußt sind, auf sämtliche Suchtformen zutreffen.

Der Punkt liegt auf halbem Weg zwischen Dünndarm 16 und dem Ohrläppchen auf der lateralen Fläche des Sternocleidomastoideus. Er befindet sich auf der Höhe des Körpers des Axis (des zweiten Halswirbels). Du arbeitest mit langsamem, tiefem Druck in medialer, dann superiorer Richtung; die Fingerspitzen liegen gleich anterior der vorspringenden lateralen Maße des axialen Querfortsatzes.
- „Himmlisches Fenster", Dreifacher Erwärmer 16, 1. Halswirbel

In der deutschen Sprache hat dieser Punkt denselben Namen wie Dünndarm 16; im Chinesischen werden die beiden jedoch unterschiedlich charakterisiert: Es gibt mehr als eine Möglichkeit, in den Himmel zu blicken.

Dreifacher Erwärmer 16 liegt unmittelbar inferior der Mastoidspitzen. Du preßt einen Zeige- oder Mittelfinger sanft medial an die Mastoidspitze, und du wirst die laterale Maße des Atlas (des ersten Halswirbels) ertasten. Sobald du den richtigen Ort gefunden hast, arbeitest du mit Daumenbeerenkontakt und richtest deine Absicht und deinen Druck medial. Du wirkst unmittelbar auf der Höhe des Foramen magnum, der Medulla oblongata und von „Windpalast" (s. oben). Beruhigendes Arbeiten kann bei Sorgen helfen und dazu dienen, bei Herzflattern das

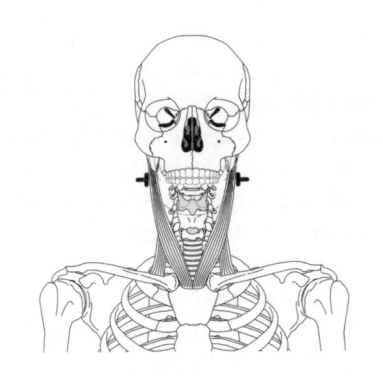

"Himmlische Erscheinung", Dünndarm 17, von vorn

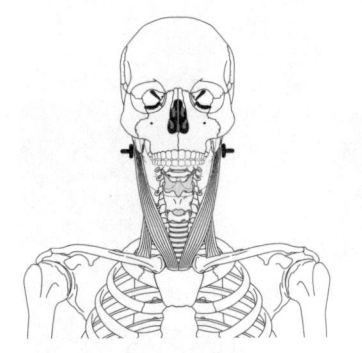

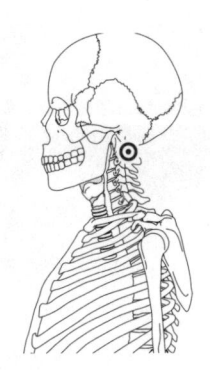

"Himmlisches Fenster", Dreifacher Erwärmer 16, von vorn und von der Seite

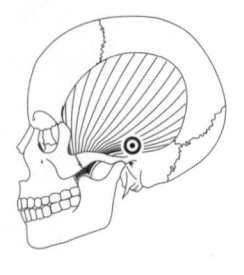

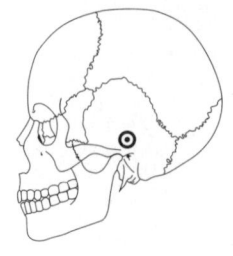

„Tor zum Ohr", Dreifacher Erwärmer 21; Ansicht mit dem Temporalis (links) und Knochenkontakt (rechts)

aufgeregte Herz zu besänftigen. Der Dreifache Erwärmer 16 wird verwendet, wenn sich im Körper zuviel Hitze angesammelt hat.
- „Tor zum Ohr", Dreifacher Erwärmer 21, zygomatischer Bogen

„Tor zum Ohr" ist kein traditioneller Fensterpunkt; für das Einführen spezifischer Bewußtseinszustände finde ich ihn jedoch nützlich. „Tore" sind Eingänge, in diesem Fall zu versteckten, erbsengroßen Aggranulationen grauer Substanz, den Mamillarkörpern, die unser Wohlgefühl regulieren und fein abstimmen helfen. Energetischer Kontakt mit diesen tiefen Strukturen hilft, innere Erleuchtung und Zufriedenheit herbeizuführen.

Die Mamillarkörper liegen genau anterior des Nucleus ruber und posterior des Hypophysenstiels, inferior des Hypothalamus und anterior des Pons. Ihr Zugangspunkt, „Tor zum Ohr", liegt genau dort, wo die Ohrmuschel sich mit dem superioren Aspekt des temporalen Anteils des zygomatischen Bogens trifft. Der Punkt liegt unmittelbar superior des temporalen Anteils des zygomatischen Bogens und kann am besten gefunden werden, wenn der Klient seinen Mund öffnet.

Sobald du die exakte Lage gefunden hast, verwendest du deine Mittelfinger als Übermittler von Energie und richtest sie direkt gegeneinander auf die genaue Mitte des Gehirns. Sobald deine Mittelfinger das „Tor" gefunden haben und du fühlen kannst, wie deine Energie in den Kopf des Klienten einzudringen beginnt, verbindest du dich mittels eines tiefen Atemzuges oder einer *Qui Gong*-Technik mit deinem eigenen Energiefeld. Du konzentrierst deine projizierte Energie wie einen Regenbogen oder einen Laserstrahl auf die Mamillarkörper und erhellst sie. (Weitere Informationen findest du in Kapitel 25, „Die Ossa temporalia").
- „Windpalast", Gouverneursgefäß 16, Atlantooccipitalgelenk

In der chinesischen Medizin gibt es viele Unterkategorien spiritueller Energie, und „Wind" wird manchmal zu ihnen gezählt. Dennoch ist es sicherer, wenn wir sagen, daß „Wind" sich auf eine energetische Bewegung im Körper bezieht. Diese energetische Bewegung wirbelt den Rückenmarkskanal und die Wirbelsäule, die Domäne der Erde, hoch, um in ihren „Palast" – die höchste physische Heimat des Geistes – zu gelangen. Wenn die Palastwächter (Muskelkontraktion und Kompression des Atlantooccipitalgelenks) beiseite treten, öffnet sich „Windpalast", und Windenergie kann sich durch die potentielle Verengung des Foramen magnum in den „Himmel" des weiten Raums des Craniums ausdehnen. Im „Windpalast" verbinden wir Himmel und Erde; deshalb ist er ein wichtiger Übergangspunkt – einer der wichtigsten des ganzen Traumkörpers.

Manchmal, wie es auch in der Natur vorkommt, gerät der Wind außer Kontrolle; das kann sich als Muskelkrämpfe oder als Zuckungen über den ganzen Körper hin ausdrücken. „Windpalast" verbindet sich direkt mit dem Gehirn, und wenn im Gehirn zuviel Wind weht, kann es zu Zuckungen, Epilepsie oder Lähmungen kommen.

Wei chi ist die Defensivenergie des Körpers; man sagt, daß sie bloß außerhalb und unterhalb der Hautoberfläche existiere, wo sie mithilft, Erkältungen und Schüttelfrost zu bekämpfen. Auf einer metaphysischen Ebene hat *Wei chi* mit energetischem Schutz jener Art zu tun, den Körperarbeiter benötigen, um nicht an „anderer Menschen Kram" hängenzubleiben. „Windpalast" ist ein sehr guter Punkt, um das *Wei chi* zu stärken.

Er ist auch ein „Meer des Wesentlichen" – ein Ort, an dem wir zur tiefsten Energieebene des Körpers Zutritt erlangen können.

„Windpalast" liegt auf der Mittellinie, 8 mm inferior des Inion, im Zwischenraum zwischen dem Occipitale und dem superioren Aspekt des Atlas. Du legst deine nicht-dominante Hand umgebend um das Frontale und bringst den Mittelfinger deiner dominanten Hand in Kontakt mit „Windpalast". Nun beugst du den Kopf des Klienten leicht nach rückwärts und führst einen leichten Zug ein, um einen sanften Übergang in hypnagogisches Bewußtsein zu

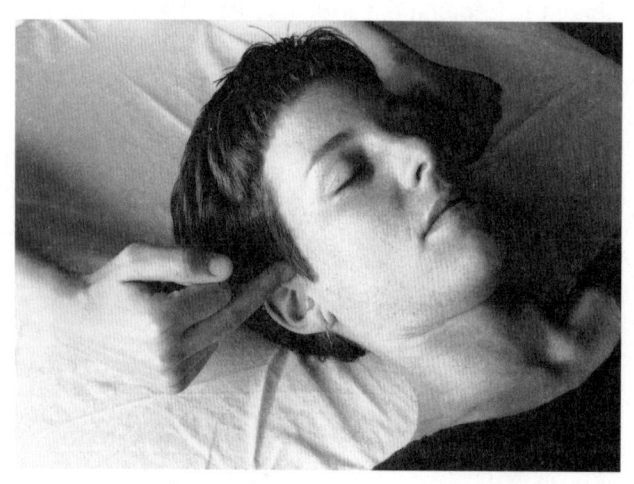

„Tor zum Ohr": Gerichtete Energie zu den Mamillarkörpern

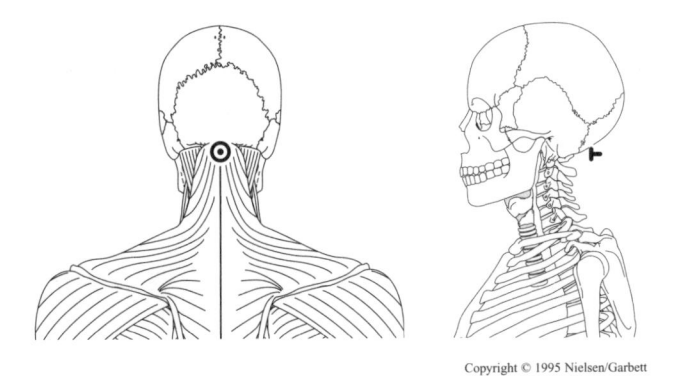

„Windpalast", Gouverneursgefäß 16; Rückansicht mit Muskelanheftungen (links) und Seitenansicht des Knochenkontakts (unten)

veranlassen. Den „Windpalast"-Mittelfinger führst du sanft gegen die Falx und das Zentrum deiner nichtdominanten „Mutterhand" hin.

Du bist sensitiv bezüglich der Cranialen Welle und wach für das Entfalten von Entwirrungsmustern. Diese Technik eignet sich gut dafür, das sanfte Entwirren des Kopfes vom Hals her zu unterstützen; auch ist sie wirksam, wenn es darum geht, Nasenbluten zu stillen (indem du den Kopf noch weiter nach hinten beugst). Sie kann ebenso bei Stirn-Kopfschmerzen helfen; in diesem Fall hältst du den Kopf in einer neutralen Lage oder leicht vorgebeugt und vertiefst den Druck mit dem Mittelfinger, bis du fühlst, daß sich Falx, Occipitale und Atlas lösen.

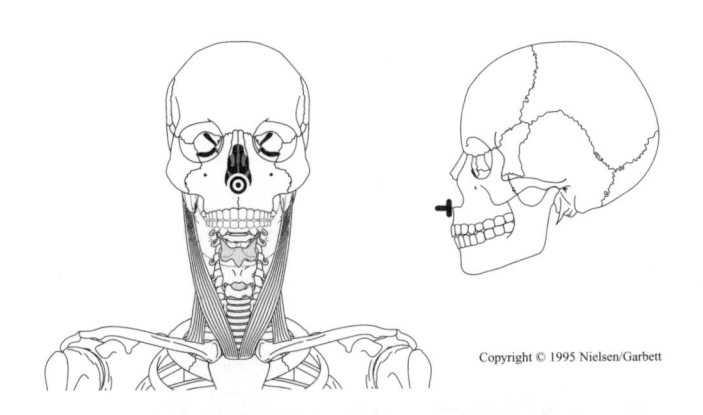

- „Mitte des Menschen", Gouverneursgefäß 26, 1. Halswirbel

„Mitte des Menschen" liegt in der Spitze der Kurve der anterioren Spina nasalis. Mit dem Mittelfinger deiner dominanten Hand nimmst du einen Fingerspitzenkontakt auf und versicherst dich, daß du nur wenig anterior zu Knochenkontakt bist. Mit Daumen und Mittelfinger deiner andern Hand umspannst du die großen Flügel des Sphenoidale, wobei das Metacarpophalangealgelenk mit einer bedeutsamen physischen und energetischen Berührung auf Glabella ruht. Von „Mitte des Menschen" aus richtest du Energie nach innen zum Hypothalamus, dem cerebralen Zentrum von Identität und dem zentralen Initiator von Wachheit. Diese Energielinie läßt du auf eine Querlinie treffen, die zwischen den großen Flügeln medial verläuft. Schließlich richtest du von deinem Glabellakontakt aus einen Energievektor zum Hypothalamus. Diese Technik hilft Menschen, „nach Hause zu kommen", an jenen Ort, an dem eine tiefere Identitätsebene wohnt. Sie wirkt tief stabilisierend (vgl. auch Kapitel 42, „Das Protokoll der Kardinalen Acht").

- „Zerbrochene Schale", Magen 12, Mitte des Schlüsselbeins

Hierhin gehst du, um die „Zerbrochene Schale" zu kitten – um ungleiche Teile in ein harmonisches Ganzes zurückzuführen, um ein Wiedererstehen des Heiligen Gefäßes zu erreichen. „Zerbrochene Schale" ist für viele Energiepfade ein Integrationspunkt, zudem ein geeigneter Abschluß und ein ausbalancierender Punkt für sämtliche Fensterpunkte. Er ist der oberste Ausgleicher.

Dieser Punkt liegt auf halbem Weg zwischen der Spitze des Acromions und dem Sternoclaviculargelenk, gleich posterior der superioren Kante des Schlüsselbeins. Am besten kann er vom Kopfende der Liege aus mit einem bilateralen Kontakt erreicht werden, wobei beide Daumenspitzen auf die Punkte und die Finger auf die anteriore Fläche der Schlüsselbeine

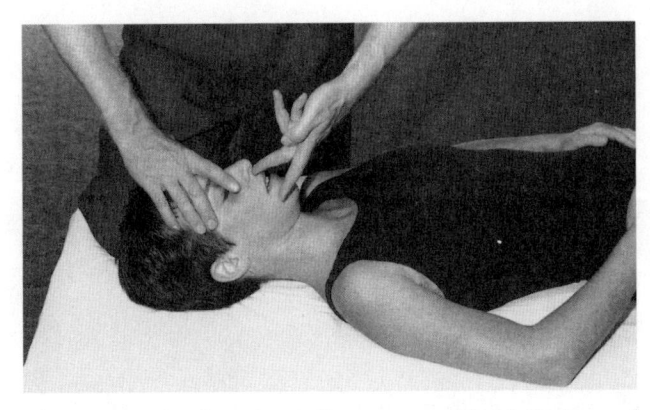

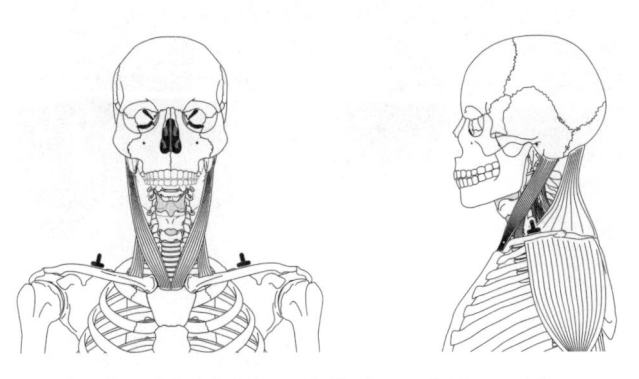

oben: „Mitte des Menschen", Gouverneursgefäß 26, Vorder- und Seitenansicht
unten: „Mitte des Menschen", kombiniert mit einem Kontakt am Sphenoidale

„Zerbrochene Schale", Magen 12, Vorder- und Seitenansicht

zu liegen kommen und dort für die Daumen einen sanften Widerstand bilden.

- „Hundertfache Vereinigung", Gouverneursgefäß 20, Scheitel

Dieser Punkt ist auch unter dem Namen „Hundertfaches Zusammenströmen" bekannt. Er ist Sahasrara, die Kronen-Seele, und liegt auf dem Scheitelpunkt. Gemäß dem Prinzip der Gegensätze wirkt sich das Beachten des Feldes an „Hundertfacher Vereinigung" bei Hämorrhoiden positiv aus und eignet sich für die Behandlung von Klienten, für die der Geschlechtsverkehr mit Schmerzen verbunden ist. Er hilft in der Behandlung von Schmerzen im Sacrum und kann bei Lumbago (Hexenschuß) hilfreich sein.

„Hundertfache Vereinigung" findest du, wenn du von der Öffnung des Ohrkanals aus eine Linie direkt superior gegen den obersten Punkt des Kopfes hin ziehst. Dort liegt der Scheitelpunkt. Du tastest nach der leichten Vertiefung oder Veränderung des Gewebetonus auf der Naht. Als Kronen-Seele vereinigt dieser Punkt unter sämtlichen Punkten in Akupunktur, Craniosacralarbeit und Energiearbeit möglicherweise am meisten Fähigkeiten in sich. Von hier aus kann jeder beliebige Bereich des Körpers leicht erreicht werden. Er eignet sich besonders gut, um Energie durch den „Roten Pfad" des Rückenmarks hinunterzusenden. Zu diesem Zweck findest du mit Finger- oder Daumennägeln die Naht und arbeitest mit inferior gerichtetem Druck; du sendest Energie hinunter zur Spitze des Coccyx und sogar bis in die Fußsohlen. Es ist wichtig, daß du den Rückenmarkskanal visualisierst und ihn mit deiner Energie durchdringst, die du in warmer, liebevoller, stets bewegter inferiorer Richtung projizierst.

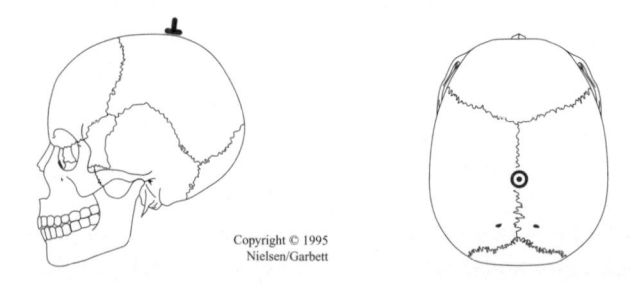

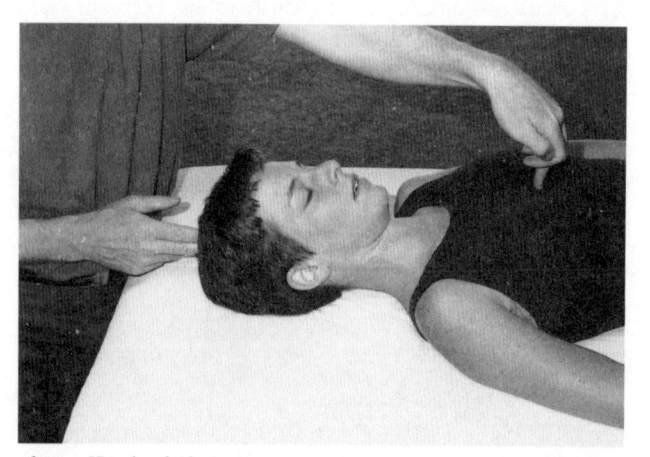

oben: „Hundertfache Vereinigung"; laterale und superiore Ansicht
unten: „Hundertfache Vereinigung" und möglicher Kontakt mit dem Herzen

Glossar

Ahnengeister: Eine indianische Umschreibung für intelligente Formen nicht-materieller Energie, die mit dem Individuum durch dessen Stammbaum oder durch seine Beziehung zum Clan oder Stamm verbunden ist. Botschaften von Ahnengeistern können in veränderten Bewußtseinszuständen, in Zeiten großer Not oder in Augenblicken der Gefahr empfangen werden. Das Konzept des Schöpfens aus der Weisheit der Ahnengeister hat mit dem Konzept der „Führer" einiges gemeinsam. Der Zugang zu dieser Weisheit kann durch Ahnengeisterzeremonien erleichtert werden; diese können auch dazu dienen, ungewohnte neurologische Pfade zum rechten cerebralen Cortex oder zu wenig verstandenen subcorticalen Bereichen einzuschlagen.

„Das Andere": Dieser poetische Ausdruck umschreibt außergewöhnliches Bewußtsein, besonders dann, wenn wir durch die Verwendung von Informationen des Intuitiven Herzens, des Inneren Auges und des Inneren Ohrs zu Entscheidungen oder Diagnosen geführt werden.

Archaische Wunde: Wiegt ein physisches, emotionales oder spirituelles Trauma zu schwer, um es zur Zeit des Ereignisses ins bewußte Gedächtnis zu integrieren, speichert es der Traumkörper, um es zu einem späteren Zeitpunkt zu assimilieren oder zu lösen. Andere Bezeichnungen für die archaische Wunde sind: „Psychotische Ecke", „Energiezyste" und „COEX", „Bereich kondensierter Erfahrung" (engl. „Area of *C*ondensed *Ex*perience")

Asterion: Asterion liegt auf der Kreuzung des posterioren superioren Randes der temporalen Pars petrosa mit der Lambdoidnaht. Der Name bedeutet wörtlich „kleiner Stern", da er eine phantastische Ähnlichkeit mit den Ausstrahlungen dreier Strahlen von Sternenlicht aufweist.

Augen eines Toten: Der Ausdruck „Die Welt mit den Augen eines Toten sehen" stammt aus der medialen Wahrnehmungsarbeit. Er bezieht sich auf die Notwendigkeit, andere Menschen oder irgendwelche Ereignisse anzusehen, als ob man tot wäre. Das bedeutet, Erregung, gefühlsmäßiges Engagement, den Ausdruck von Sorge, Furcht, das Bedürfnis, zu beeindrucken oder bestätigt zu werden, und Konkurrenzdenken loszulassen. Es bedeutet, vom selbstlosen Bewußtsein aus zu sehen.

Bewußtsein: Das Vorhandensein eines Meta-Kommunikators oder „Wissers", der sich vom instinktiven Prozeß unterscheidet. Bewußtsein ist jener Teil unseres Wesens, der sich aus Emotionen und archetypischem Verhalten heraus individualisieren und anstelle derer nach eigener Wahl handeln kann.

Bindu: Ein zusätzliches Seelenzentrum; „Bindu" ist der hinduistische Name für den Energiepunkt auf der Sagittalnaht gleich posterior des Scheitelpunktes, dort, wo der Geist im Augenblick des Todes den Körper verlassen soll, um sich mit der Seele zu vereinigen. Einige Menschen fühlen, wie das geschieht; man nennt es „den Geist beobachten".

Bodhisatva: Eine buddhistische Bezeichnung für jemanden, der Erleuchtung erlangt hat, jedoch beschließt, seine Vereinigung mit dem *Nirvana* (etwa dem „Himmel" entsprechend) aufzuschieben, bis er allen anderen empfindungsfähigen Wesen geholfen hat, Erleuchtung zu erlangen.

Borderline-Kopf: Ein scheinbar normaler Kopf, der unter Streß oder dann, wenn er in Craniosacralarbeit harmlos und sehr leicht berührt wird, unvermittelt (und oft alarmierend) Symptome wie Migräne oder Schwindel an den Tag legt. Das bedeutet, daß der Kopf, obwohl er normal erscheint, in Wirklichkeit zumindest ein zugrundeliegendes Verletzungsmuster oder eine archaische Wunde in sich trägt, die beim geringsten Anreiz über die Grenze hinaus und ins Manifestieren von Symptomen gerät.

Bramacharya: Wörtlich ‚Zölibat'; impliziert ist jedoch eine spirituelle Entscheidung bezüglich der Suche nach einer leidenschaftlichen Verbindung mit Gott.

Bregma: Ein Orientierungspunkt auf der Kreuzung von Coronal- und Sagittalnaht, etwa 5 cm anterior der Krone des Kopfes.

Chakra: Ein Bereich kondensierter, nicht-neurologischer Energie oder Chi; er wird mit spezifischen Bewußtseinszuständen, Gefühlen, Archetypen und Schatten, Polaritäten und Farben verbunden. Im hinduistischen System existieren sieben, im altägyptischen System ebenfalls sieben, im Sufi-System neun Chakras, und drei hauptsächliche, die Dantian, sind es im Taoismus. Die Ägypter nannten die

Chakras „Seelen", ein Ausdruck, den ich mit Vorliebe verwende.

Chi: Menschliche, nicht-neurologische Energie; sie ist im ganzen Körper vorhanden und fließt auch entlang der Energiekanäle, die in der Akupunktur als Meridiane und Gefäße bekannt sind. Synonym zur deutschen „Lebenskraft", dem hinduistischen *Prana* und dem japanischen *Ki*.

Chu'a Ka: Eine alte mongolische Kriegermethode; eine Form tiefer Muskelmassage, die am Vortag einer Schlacht vorgenommen wurde, um den Körper von jeglichen Einschränkungen durch Muskeln oder Faszien zu befreien; idealerweise auch am Tag nach der Schlacht angewendet, um Trauma und Spannungen loszuwerden.

Continuum: Eine von Emily Conrad D'aoud entwickelte äußerst sanfte Richtung von Bewegungsmeditation. Sie hilft insbesondere bei Bewegungsschwierigkeiten, Rückenverletzungen oder neurologischen Störungen. Auch ist sie ein kraftvolles Hilfsmittel für innere Arbeit.

Coronalebene: Die lateromediale anatomische Ebene; sie verläuft von einer Körperseite zur andern. Ähnlich, doch nicht identisch, mit der Ebene der Coronalnaht.

Craniale Welle (Cranialer Rhythmus, Cranialer Puls): Das diskreteste der drei Bewegungsmuster – Atem, Herzschlag und Cranialwelle – des menschlichen Körpers. Die Craniale Welle scheint ihre Quelle in unwillkürlichen Muskelkontraktionen zu besitzen, die im ganzen Körper in gezeitenartiger, ozeanischen Wogen gleichender Bewegung stattfinden (die Muskelkontraktionen werden ihrerseits vom fluktuierenden Feld ausgelöst, dessen Mitte das Spirituelle Herz ist). Diese unwillkürliche Bewegung wird durch die Rückenmarksnerven, die Knochen der Schädelbasis und das Mediastinum ans Rückenmark weitergegeben. Ihr normaler Rhythmus bewegt sich innerhalb von acht bis vierzehn Zyklen pro Minute. Sie kann mit den Traube-Hering-Wellen analog sein (siehe unten). Die Craniale Welle wird auch cranialer Rhythmus oder cranialer Puls genannt.

Encephalisationsquotient: Das Verhältnis zwischen dem Bereich der Oberfläche des cerebralen Cortex und der Körpergröße; je höher das Verhältnis ist, desto intelligenter ist das Individuum. Menschen besitzen den höchsten „Encephalisationsquotienten" (E.Q.) aller Landsäugetiere; Delphine besitzen den höchsten unter den Geschöpfen des Wassers.

Endosteale Dura: Die äußere der beiden Schichten der Dura mater in der cranialen Höhle. Sie fühlt sich wie ein weicher Fingernagel an und sieht wie Parmaschinken aus. Sie ist fest an die Innenseite der Cranialknochen, wo sie die Aufgabe des Periosteums übernimmt, und an die innere (meningeale) Schicht der Dura mater angeheftet.

Energetische Ladung: Verschiedene Bereiche des Körpers sind mit besonderen Energien oder Emotionen verbunden oder „geladen". So sind das Sphenoidale energetisch durch Wahrnehmung und die Energie des Inneren Auges, die Leber durch freudiges Aufnehmen oder zornige Reizbarkeit, die Beine durch Bewegungsfreude geprägt usw.

Energie: Menschliche Energie wird in China *Chi*, in Japan *Ki* und in Indien *Prana* genannt. Sie ist eine nicht-neurologische Kraft, die durch Leitungen verläuft, die in der Akupunktur als Energiegefäße oder Meridiane, im Yoga als *Nadis* bekannt sind; sie ist jedoch nicht auf diese Verläufe beschränkt. Diese Energie ist der Geist. Chi kann durch Absicht oder mittels physischer Berührung auf einen anderen Menschen übertragen werden.

Entwurfsebene: Hauptebene oder die Ebene, auf der Bewegungsmuster formuliert werden. Die tiefste Ebene der physischen Dimension des Traumkörpers.

Epigame Differenzierung: Die Entwicklung von stimulierenden Systemen in der Evolution, die sich spezifisch auf ein anderes Individuum beziehen (d.h. Systeme, die eine Paarung veranlassen) – besser bekannt als „sich verlieben". Die Epigame Differenzierung beinhaltet zwei Faktoren. Erstens: Der Hominide wird zu einem Individuum, das sich in Verhalten, Erscheinung und Geruch von jedem andern unterscheidet und, weil er so unterschiedlich ist, bloß wenige potentielle Partner anzieht. Zweitens: Der Begriff bezieht sich auf die Verbindung zweier solcherart differenzierter Partner untereinander und auf das Eingehen einer monogamen Paarbindung. So verlieben sich Menschen, sorgen für einander, beschützen sich gegenseitig und teilen sexuelle Intimität miteinander; männliche Paviane werden brünstig und paaren sich mit jedem beliebigen Weibchen, das Paarungsbereitschaft zeigt. Epigame Differenzierung wird als einer der Hauptgründe für unsere Entwicklung zu einer dominanten Art angesehen.

Feld: Das menschliche Energiefeld ist im Körper angelegt und erstreckt sich darüber hinaus. Es besteht aus folgenden Aspekten:

- dem piezoelektrischen Feld: Dieses wird durch Spannung oder Kompression auf in Knochenzellen eingebettete Kalziumkristalle geschaffen, die ihre Polarität entsprechend den auf sie einwirkenden Kräften verändern. (Vgl. „Piezoelektrische Ladung", unten.) Sensible Finger können Veränderungen in diesem Feld wahrnehmen;
- dem Energiefeld der Meridiane. Dieses umfaßt das gesamte nicht-neurologische Fließen von Chi in den Meridianen und Energiegefäßen des menschlichen Körpers. Es kann durch Veränderungen des mikroelektrischen Widerstandes in den Akupunkturpunkten gemessen werden. Lokale Verdichtungen dieses Feldes werden „Chakras" oder Seelenzentren genannt. Ich nenne dieses Feld, das dem Bewußtsein zugänglich ist, „den Geist";
- dem ausgeweiteten menschlichen Energiefeld oder der Aura. Das ist jener Anteil des Energiefeldes der

Meridiane, der sich über den menschlichen Körper hinausdehnt und für Kinder, mediale Menschen und jene, die die Gabe des Inneren Auges besitzen, sichtbar ist;
- dem Millivolt-Feld. Dieser Anteil des menschlichen elektrischen Feldes kann von Elektrokardiographen gemessen werden, die die Entladung des Sinoatrialknotens (der Herzreizleitung) registrieren. Es kann im ganzen Körper festgestellt werden;
- dem neurologischen Feld. Dieses kann von feingestimmten Instrumenten gemessen werden, die die elektrochemische Energie in den Nerven registriert; es zeigt sich auch als Veränderungen in der elektrischen Aktivität im menschlichen Cortex;
- dem fluktuierenden Feld. Dieses ist die Summe der fünf oben erwähnten Felder. Das fluktuierende Feld durchdringt den Körper und dehnt sich über diesen hinaus; es scheint der Auslöser der cranialen Wellenformtion zu sein. Es strahlt außerordentlich leichte Radiowellen aus. In diesem Buch wird es einfach als „das Feld" bezeichnet.

Fließend-elektrisches Bewegungsmuster: Eines von drei Modellen, die die Art, in der sich Cranialknochen bewegen, zu erklären suchen. Dieses Modell setzt für jeden Cranialknochen eine vollständig schwimmende Kugelachse ein, die als Quantenfeld zusätzlich von der energetischen Präsenz der Heilerin beeinflußt wird. Siehe auch „Gleich-bewegendes Modell" und „gegenläufig-bewegendes Modell" und Kapitel 19, „Quantencranial: Das fließend-elektrische Modell".

Führer: Ein spiritueller Führer ist eine nicht-körperliche Energieform, von der wir Botschaften oder Weisheiten erhalten können, die uns für gewöhnlich nicht zugänglich sind. Eine familiäre oder sippenbezogene Beziehung kann, muß jedoch nicht vorhanden sein. Der/die Führer können, müssen jedoch nicht auf diesem Planeten gelebt haben. Man nennt sie auch „Schutzengel" (vgl. „Ahnengeister", weiter oben). Führer werden in innere und äußere Führer unterteilt. Innere Führer sind Teil deines eigenen archetypischen Quellenmaterials; äußere Führer sind Quellen, die außerhalb deiner selbst liegen.

Gefährdete Homöostase: Homöostase ist die Fähigkeit eines Systems, seinen inneren Metabolismus zu regulieren; „Gefährdete Homöostase" bezieht sich auf eine Situation, in der eine Heilerin aus dem Gleichgewicht gerät, weil sie mehr Energie weggibt, als sie erhält. Verschenke vom Überfluß an Wasser (Energie) aus deiner randvollen Quelle; tauche deinen Eimer niemals in die Quelle, in deine Energievorräte, hinunter – denn dann betrittst du den Bereich homöostatischer Gefährdung. Es besteht die Wahrscheinlichkeit, daß du erst lustlos, dann abgestumpft und schließlich krank wirst.

Gegenläufige Bewegungsmuster: Eine von drei Phasen in den Bewegungsmustern der Cranialknochen. Im gegenläufigen Bewegungsmuster bewegen sich die Cranialknochen abwechselnd, das heißt: Wenn der eine Parietalknochen in Flexion geht, geht sein Zwilling in Extension.

Geist: Das Feld des Körpers. Im selben Augenblick, in dem das Feld zusammenfällt, beginnen wir uns in die Erfahrung des Todes zu begeben; es gibt keine elektrische Energie mehr, die das Herz veranlassen würde, sich zusammenzuziehen, keine neurologische Energie, um dem Gehirn zu erlauben, lebendig zu sein. Es dauert zwanzig bis vierzig Minuten, bis Feld und Geist vollständig stillgelegt sind und der Geist den Körper verlassen und sich mit der Seele vereinigt hat. Während dieser Zeit gibt es im Körper immer noch eine vom Meridianfeld ausgelöste Cranialwelle. Sie klingt allmählich aus, wenn das Chi verebbt.

Geschwindigkeitsbegrenzer: Vier Cranialknochen (das Ethmoidale, die Palatina, der Vomer und die Zygomatica) wirken als „Geschwindigkeitsbegrenzer". Jeder Knochen reduziert die von seiner einen Seite hereinkommende Amplitude der Cranialwelle, bevor die Wellenformationen die Knochen auf der anderen Seite erreichen. Geschwindigkeitsbegrenzende Knochen tun dies mittels Gleiten an den Nähten und/oder durch ihre Geschmeidigkeit und die Formbarkeit des Knochens. So reduzieren die Zygomatica die „Geschwindigkeit" (genauer: die Amplitude) der Cranialen Welle, die sie vom Sphenoidale her erreicht, bevor sie sie an die Maxillae übermitteln.

Glabella: Ein anatomischer Orientierungspunkt am Cranium; er liegt zwischen den Augenbrauen, dort, wo wir gemeinhin vom „Dritten Auge" sprechen. In der Akupunktur ist dieser Punkt als Gouverneursgefäß 24.5 bekannt. Er besitzt keinen Namen.

Glamour: Ein archaischer englischer Ausdruck; er bezieht sich auf einen veränderten Bewußtseinszustand, in dem sich nicht-normale Fähigkeiten wie das Wahrnehmen mit dem Inneren Auge oder dem Inneren Ohr eröffnen. Er ist synonym zu Shunryu Suzukis „Größerem Ich". In Marion Zimmer Bradleys Artusroman *Die Nebel von Avalon* wird er häufig verwendet.

Gleich-bewegendes Muster: Eine von drei Phasen von Bewegungsmustern der Cranialknochen. In diesem Modell bewegt sich jeder paarige Cranialknochen gleichzeitig in Flexion oder Extension. Wenn also das eine Parietale in Flexion geht, gilt das für das andere ebenfalls, und sie weichen dabei an der Sagittalnaht voneinander ab bzw. bilden dort ein Scharnier.

Größeres Ich: siehe *glamour*

Hundertfache Vereinigung: Ein Akupunkturpunkt, technisch als Gouverneursgefäß 20 bekannt; er liegt auf dem Scheitel, auf dem Schnittpunkt der Coronal- mit der Sagittalnaht. Im hinduistischen Chakrensystem ist er die Kronen-Seele, Sahasrara.

Hyparxis: Dieser Ausdruck wurde von den altgriechischen Philosophen verwendet, um die Notwendigkeit zu umschreiben, die Welt sowohl durch das, was wir heute die rechte und die linke Hemisphäre nennen, wie auch durch das Intuitive Herz zu begreifen – das Wahrnehmen von allem von einem Ort der Einheit aus.

Intuition: Die paranormale Fähigkeit zu fühlen, was nicht offensichtlich, ausgesprochen oder sichtbar ist. Intuition umfaßt Hellsichtigkeit, das Erfühlen der tiefinnersten Gefühle anderer und das Gewinnen von Einsicht in die wirklichen Nöte anderer. Sie schließt die Fähigkeit mit ein zu fühlen, was ein anderer Mensch wirklich braucht, um erst zu heilen und dann Erfüllung zu finden.

Intuitives Herz: Die Begriffe „Intuitives Herz", „Spirituelles Herz" und „Himmlisches Herz" beziehen sich allesamt auf Aspekte des Herzens als dem Energiezentrum des Körpers und des Feldes, der – gemäß dem Verständnis der alten Ägypter – wichtigsten der sieben Seelen.

- „Intuitives Herz" bezieht sich auf jenen Teil des Herzens, der – instinktiv oder mittels Empathie – fühlt, was jedermann bedrückt.
- „Spirituelles Herz" ist jener Teil des Herzens, der nach bedingungsloser Liebe strebt und selbstlos liebt.
- „Himmlisches Herz" beschäftigt sich mit inneren (oft euphorischen) Prozessen, nicht notwendigerweise mit dem Einfühlen anderer oder mit dem Schenken von Liebe. Himmlisches Herz ist das Zentrum meditativer Prozesse wie des „Zirkulierens des Lichts", das im altchinesischen Text als *Das Geheimnis der Goldenen Blüte* beschrieben wird.

Kernverbindung: William Sutherlands Bezeichnung für die Verbindung der spinalen Dura zwischen dem Foramen magnum des Occipitale und dem zweiten Sacralsegment.

Ki und Kime: *Ki* ist der japanische Begriff für *Chi*. Kime bezieht sich auf das Übertragen von Energie durch den Raum oder mittels Berührung und ist daher synonym zu Qui Gong.

Kompressions-Kopf: Eine Zustandsform des Kopfes, in der es im Sphenobasilargelenk keine oder eine ernstlich reduzierte Cranialwelle gibt; das bedeutet in der Regel, daß die Cranialwelle im ganzen Kopf, außer in der Mandibula, fehlt. Dieser Umstand ist beinahe immer das Ergebnis eines schweren Traumas, eventuell eines Geburtstraumas. Auch das Atlantooccipitalgelenk ist in der Regel komprimiert.

Kontakt-High: Die Übermittlung spezifischer Bewußtseinszustände durch Berührung oder, wie in Shaktipat, durch physische Nähe.

Kuppeln und Schalen; Kuppel- und Schalenstrukturen: Der Traumkörper kann als Gefäß für insgesamt acht miteinander verbundenen Kuppeln und Schalen betrachtet werden. Er enthält fünf gewölbte (kuppelförmige) Strukturen – das Calvarium oder die Schädeldecke, das Tentorium cerebelli, den harten Gaumen, das Dach des Mundes, die Lungenspitzen und den muskulären Anteil des Zwerchfells. Er enthält drei schalenförmige (nach oben offene, leicht kegelförmige) Strukturen – das Perineum, die zentrale Sehne des Zwerchfells und die Schädelbasis.

Lambda: Ein anatomischer Orientierungspunkt am Kopf, dort, wo beide Lambdoidnähte auf das posteriore Ende der Sagittalnaht treffen. Aus dem Wort für den griechischen Buchstaben „L" entstanden, dessen Form Lambda nachbildet. In der Akupunktur ist hier der Ort von ‚Kraftvoll in Raum und Zeit' (Gouverneursgefäß 18).

Läsionsmuster: Eine Läsion ist ein Defekt: Ein Schnitt in deiner Haut ist eine Hautläsion. In der Craniosacralarbeit wird unter einer Läsion eine abweichende Position, Bewegung, piezoelektrische Ladung oder ein abweichender energetischer Tastbefund eines Cranialknochens oder eines Paars von artikulierenden Knochenstrukturen verstanden.

Die meisten cranialen Läsionsmuster werden entsprechend ihrer Fehlbewegung oder -lage oder beidem am Sphenobasilargelenk beschrieben (siehe „Kompressions-Kopf", oben).

Laterales Denken: Dieser Ausdruck wurde von Edward De Bono geprägt, um die Fähigkeit zu umschreiben, Probleme durch ungewohnte Denkvorgänge zu lösen. Ein Beispiel: Den Klagen über zu langsame Aufzüge wird – statt mit der traditionellen Lösung des Ersetzens des Aufzugssystems – mit dem Installieren mannshoher Spiegel in den Vorräumen begegnet.

Lesen mit dem Inneren Auge: Das Einschätzen der Seele und des Traumkörpers eines anderen Menschen, das auf dem Wahrnehmen mit dem Inneren Auge beruht – das heißt darauf, daß wir unter dem oberflächlichen Anschein der Dinge in eine tiefere Wirklichkeit blicken.

Liebe, besonders bedingungslose Liebe: Eine nicht-neurologische Form von Energie, deren Kommunikation durch Augenkontakt, Sprache, Gesang oder Berührung die mächtigste der Menschheit bekannte Heilkraft (für einen selber und für andere) darstellt.

Lordose: Die anteriore Konvexität oder das Vorschwingen der Lendenwirbelsäule. Der Begriff wird in der Regel verwendet, um einen abnormalen Grad anteriorer Konvexität zu suggerieren; eine leichte anteriore Konvexität ist jedoch gesund und normal.

„Der Mechanismus": Sutherland nannte die Gesamtheit von Cranialknochen, Gehirn und cerebrospinaler Flüssigkeit, Sacrum, Membransystem im Kopf und spinaler Dura (siehe „Kernverbindung", oben) und die Art und Weise, in der sie sich alle bewegen und zusammenspielen, „den Mechanismus".

Meningeale Dura: Die innere der beiden Duralschichten in der cranialen Höhle. Die meningeale Dura bildet die sichelförmigen, verstärkenden und unterstützenden Streben, die als Falx cerebri und cerebelli und als Tentorium cerebelli bekannt sind. Via subduralen Raum ist sie benachbart mit dem arachnoidalen Meningealgewebe.

Mittellinienknochen: Occipitale, Sphenoidale, Frontale, Vomer, Ethmoidale und Mandibula sind alle Mittellinien-, d.h. zentrale und einzelne Knochen. Die übrigen Cranialknochen sind allesamt paarig.

Mudra: Eine Handposition, die einen spezifischen Bewußtseinszustand sowohl ausdrückt als auch hervorruft. Mudras haben ihren Ursprung im Yoga, im Jainismus, im Buddhismus und im klassischen indischen Tanz. Aus dem Sanskrit übersetzt bedeutet der Begriff „ein Zeichen".

Musterpräger: Einige Knochen oder Muskeln handeln als „Musterpräger": Sie helfen aufgrund ihrer Lage oder ihrer Verbindungen, das Verhalten angrenzender oder entfernter Strukturen zu bestimmen, und geben Aspekte ihrer spezifischen statischen Position, ihrer cranialen Wellenbewegung und energetischen Ladung an andere Knochen weiter. In dieser Art ist das Sphenoidale ein Musterpräger für das gesamte Neurocranium; jeder laterale Pterygoidmuskel ist für Sphenoidale und Mandibula musterprägend; das Sacrum, mit ihm durch die Kernverbindung verbunden, ist ein Musterpräger für das Occipitale usw.

Nasion: Ein anatomischer Orientierungspunkt auf der medianen oder Mittellinie des Schädels, wo die Nasalknochen mit dem Frontale artikulieren. Nasion liegt etwa 1,3 cm inferior der Glabella.

Neurocranium: Jener Teil des Schädels, der das Gehirn umschließt.

Paarige Knochen: Alle Cranialknochen, die, wie die Zygomatica oder die Parietalia, auf beiden Seiten des Kopfes vorhanden sind.

Piezoelektrizität: Wird ein Knochen komprimiert oder unter Spannung gesetzt, registrieren die nichtleitenden anorganischen Kristalle, die 70 Prozent des Knochens ausmachen, eine minime elektrische Ladung, die unter dem Begriff „piezoelektrische Polarität" bekannt ist. Kompression produziert eine negative, Spannung eine positive piezoelektrische Polarität im Knochen. Die Knochenzellen, die für die Form des Knochens nach einem Bruch verantwortlich sind, benutzen diese piezoelektrischen Veränderungen, um entweder Knochenzellen abzulagern (Osteoclasten) oder abzubauen (Osteoblasten). Sensibel aufgeschlossene Finger können die Veränderung von Piezoelektrizität in einem Cranialknochen ertasten und daraus schließen, ob er unter Kompression oder unter Spannung steht; sie können diese Information verwenden, um ihre Behandlung fein abzustimmen.

Prana: Synonym zu *Chi*. Prana ist im ganzen Körper vorhandene Energie; sie fließt entlang der „Nadis" (synonym zu Meridianen) und polarisiert sich in männliche (*Pingala*) und weibliche (*Ida*) Energie. Wenn Pingala und Ida an der Basis der Wirbelsäule aufeinandertreffen, bilden sie den Anfang der doppelspiralförmigen Energieform der *Kundalini*, der aufstrebenden spirituellen Energie des Menschen. Yogis lernen ihr Prana willentlich zu richten und erlangen so oft die Beherrschung über ihr autonomes Nervensystem.

Prana Yama: Diese Yogapraxis arbeitet mit vorgeschriebenen Atemübungen, um Veränderungen in Bewußtsein, Physiologie oder beidem herbeizuführen. Das bekannteste Beispiel dafür ist das abwechselnde Schließen des einen Nasenlochs, während durch das andere geatmet wird.

Prozeß, prozeßorientierte Psychologie („POP"): Eine körperorientierte Psychotherapie, erwachsen aus dem Genius von Arnold Mindell, einem Jungschen Psychotherapeuten aus Portland, Oregon. Einige der Techniken und Einsichten Mindells gelangen in meiner Entwirrungsarbeit zur Anwendung.

Psyche: Ein archetypischer, von psychologischem Gewicht durchdrungener Aspekt des Geistes. Die Psyche besteht aus drei Aspekten – Mythos, Eros und Logos – und jeder besitzt seine eigenen Gaben und Bedürfnisse. Benannt nach der wohlgestalteten Heldin eines griechischen Mythos; von Apuleius dokumentiert.

Pterion: Ein anatomischer Bezugsbereich am Kopf; Pterion liegt an der Schläfe, dort, wo der große Flügel des Sphenoidale, Frontale, Temporale und Parietale sich einander annähern oder sich berühren. „Pterion" bezeichnet also ein Aufeinandertreffen von vier Knochen; seine spezifische Bauweise unterscheidet sich von Mensch zu Mensch.

Qui Gong: Die Übermittlung von Chi durch den Raum hindurch oder durch physische Berührung von Heilerin zu Klient, oft über spezifische Haltungen, Mudras, Augen und Atemmuster vermittelt. Um es zu beherrschen, braucht es eine jahrelange, disziplinierte Ausbildung; synonym zu *Kime*.

Rechtes Denken: Die Fähigkeit, eine Wahl unter Berücksichtigung sämtlicher möglicher Verzweigungen durchzudenken und in bezug auf das Handeln einen Kurs einzuschlagen, der das angemessenste Ergebnis und das größtmögliche allgemeine Gute zeitigt. Es ist das Gegenteil schludrigen, selbstsüchtigen Denkens.

RTM: Reziproke Spannungsmembran (für ‚Reciprocal Tension Membrane'): William Sutherland und Harold Magoun einigten sich auf diesen Begriff, um ein System leicht elastischer Membrane im Neurocranium zu beschreiben, die aus Falx und Tentorium, zwei räumlich unterschiedlichen, doch physiologisch kontinuierlichen Teilen aus meningealer Dura bestehen.

Sagittalebene oder anteroposteriore Ebene: Diese Ebene verläuft von vorn nach hinten durch die Körpermitte und ist identisch mit der Ebene der Sagittalnaht.

Seele: „Seele" bezieht sich auf jenen Teil des Traumkörpers, der außerhalb des Körpers wohnt und mit unserer siebten Seele, Sahasrara, verbunden ist. Sie hält in ihren eiförmigen Grenzen die gesammelte Weisheit, das Streben und die spirituelle Identität des Individuums. Der Geist vereinigt sich mit der Seele zwanzig bis vierzig Minuten nach dem Tod.

Seelen, wie in „Sieben Seelen": (vgl. „Chakras", oben). Die Ägypter nannten die Chakras „Seelen", ein Ausdruck, den ich vorziehe, da er dem westlichen Bewußtsein leichter zugänglich und auch poetischer ist.

Seelenzentrum siehe „Chakras", oben.

Seelenzustand: Ein Ausdruck, den ich verwende, um eine außerkörperliche Technik zu umschreiben, bei der sich jemand bewußt vom gewöhnlichen, körperzentrierten Bewußtsein ins Einssein mit der eigenen Seele bewegt. Das wird bei der Diagnose mit dem Inneren Auge getan, um sich in die Gesamtheit eines anderen Wesens besser einfühlen zu können. Vom selben Phänomen wird bei (unfreiwilligen) Nahtod-Erfahrungen berichtet: „Ich sah meinen Körper dort liegen, als ob ich von der Decke herabblicken würde". Der Seelenzustand liegt typischerweise über der rechten oder linken Schulter (für die meisten Menschen befindet er sich oberhalb und leicht vor der rechten Schulter).

Sekundäre Signale: Gebärden, Haltungsänderungen oder Veränderungen im Ausdruck, die der primären Botschaft oder dem primären Signal des Klienten oft widersprechen oder diesbezüglich tiefere Informationen liefern. So sagt beispielsweise jemand: „Ich würde dich samstags sehr gerne treffen", kratzt sich jedoch, während er dies sagt, unbewußt hinter dem linken Ohr – ein sekundäres Signal, das in seiner tieferen Bedeutung heißen mag: „Die Aussicht, dich samstags zu treffen, verwirrt mich." In der Craniosacralarbeit sind sekundäre Signale nützliche Schlüssel, die dem Behandelnden erkennen helfen, was im Klienten wirklich vor sich geht.

Selbst: „Selbst", groß geschrieben, bezieht sich auf das höhere oder individualisierte, bewußte Selbst.

Selbstschienen: Ist ein Gelenk, ein Knochen oder ein Bereich ausgerenkt, gebrochen oder verletzt, gehen die Muskeln, die ein Gelenk bewegen (oder einen visceralen Bereich abdecken), in eine schützende Hypertonizität, um weitere Bewegung, die weitere innere Verletzungen verursachen könnte, zu verhindern. So geht bei der Verletzung einer Lumbalbandscheibe der eine Psoas typischerweise in einen hypertonischen Krampf, um zu verhindern, daß die Bandscheibe noch weiter reißt. Es ist angezeigt, die Ursache seines Selbstschienens und nicht bloß den „angespannten Muskel" anzugehen. Wird der Bandscheibenriß durch Craniosacralarbeit gelindert, normalisiert sich der Psoas spontan. Das funktioniert auch umgekehrt. Manchmal wird das Lösen des Psoas durch Tiefenbindegewebearbeit dem Wirbel ermöglichen, seine Lage zu normalisieren, wodurch der Bandscheibenriß gemildert wird.

Shaktipat: Ein hinduistischer Ausdruck für die Übertragung von Energie vom Guru zum Schüler oder von der Heilerin zum Klienten durch Berührung, Augenkontakt oder durch vermittelnde Instrumente, wie wenn der Guru den Schüler mit dem wunderbaren Mittler einer Pfauenfeder berührt.

Scherung: Ein physikalischer Begriff. „Scherung" bezieht sich auf einen Bruch oder auf eine Verschiebung entlang einer inneren Ebene als Reaktion auf eine Krafteinwirkung auf die zur Ebene parallele Struktur. Der Ausdruck „Scherung" wird verwendet, um die Bewegung oder Verschiebung in zwei sphenoidalen Läsionsmustern, der Vertikalen Verschiebung und der Lateralen Verschiebung, zu beschreiben; in beiden Fällen verursacht eine von außen auf den Kopf einwirkende Kraft eine Verschiebung entlang der inneren Ebene des Sphenobasilargelenks.

Spezielle Drei: Diese Wendung bezieht sich auf die drei wichtigsten Cranialknochen in visionärer Craniosacralarbeit – das Sphenoidale, die Temporalia und die Mandibula.

Spirituelles Herz: siehe Intuitives Herz

Stillpunkt: Ein spontanes oder induziertes Stillstehen der cranialen Wellenformationen. Ein Stillpunkt ist in der Regel ein Augenblick der Ruhe, ist manchmal euphorisch und kann wenige Sekunden bis zu einer Minute dauern. Stillpunkte sind Zeiten, in denen sich die cranialen Wellenformationen neu organisieren; optimalerweise legt das Soma dann ein dysfunktionales Cranialwellenmuster ab und nimmt ein günstigeres auf. Der Stillpunkt endet, wenn das neue Muster erscheint.

Stillpunkt-Atmen: Eine meditative Praxis, in der das Stillstehen des Atems am Ende des Ausatems und/oder am Ende des Einatems induziert wird. Das wird getan, um spezifische Bewußtseinszustände wie tiefe Stille oder das Eintreten in einen *glamour* zu fördern. Es tritt auch spontan auf.

Sutherland: William Garner Sutherland D.O., 1873–1954, amerikanischer Osteopath, intuitives und deduktives Genie, der Begründer der cranialen Osteopathie.

Traube-Hering-Wellen: Sie werden manchmal „Dritte Wellen" genannt, was bedeutet, daß es im Körper neben dem Atem und dem Herzschlag noch eine dritte, andere Bewegung gibt. Traube beobachtete diese Wellen sich verändernden arteriellen Drucks bei Tieren, deren Brustkorb geöffnet und deren Zwerchfell stillgelegt wurde. Traube beobachtete, daß während des Schlafens gewisse weit längere wellenähnliche Variationen auftreten. Russische Forscher haben herausgefunden, daß Dritte Wellen teilweise für dieselbe Art von cerebrospinalen Fluktuationen verantwortlich sind, von denen Sutherland berichtet.

Traumkörper: Dieser Ausdruck wurde von Arnold Mindell geprägt. In diesem Buch bezeichnet der Begriff die Gesamtheit von Geist, Körper und Seele, die in den meisten westlichen Kulturen die Ganzheit des menschlichen Wesens ausmacht. Wir sehen die Wirkung des Traumkörpers sehr gut, wenn der Geist (oder die „Psyche") dem Verstand durch Träume eine körperliche Situation oder Not mitteilt (vgl. „Der Traum des Sphenoidale" in Band 1, Kapitel 1, „Visionäre Craniosacralarbeit", und den Abschnitt über C. G. Jung in Band 1, Kapitel 4, „Skizzen aus der Geschichte des Heilens"). Geist, Körper und Seele sind nicht bloß miteinander verbunden – sie *sind* eins: „Traumkörper" bezeichnet die Ganzheit.

Vektor: Bewegung mit Schubkraft oder Absicht entlang eines spezifischen Winkels; wird in der Cranialarbeit verwendet, wenn wir Energie oder Druck entlang eines genauen Winkels richten, um ein Zielgewebe wie die Epiphyse oder eine spezifische Zielnaht wie jene zwischen dem kleinen Flügel des Sphenoidale und dem Frontale erreichen wollen – eine Naht, die wir nicht direkt berühren können.

Verdeckte Aufmerksamkeit: Der Ausdruck wurde von einem Schweizer Psychologen um die Jahrhundertwende geprägt; „verdeckte Aufmerksamkeit" bezieht sich auf nichtcorticale Wege des Wissens und Erinnerns. Verwandt, doch nicht identisch mit Intuition.

Verwirrung klären: Eine mediale Heiltechnik, die dazu dient, den energetischen Raum zwischen den Gehirnhemisphären zu klären und Spannung in der Falx cerebri zu entwirren.

Viscerocranium: Jener Teil der cranialen Knochenstruktur, der nicht das Gehirn umschließt, wie Zygomatica, Maxillae, Mandibula; es bezeichnet das Gesicht.

Visionäre Berührung: Ein ungewohnter Weg des Berührens, der sich die tiefe Wahrnehmung zugrundeliegender Strukturen nutzbar macht und sie mit der Übermittlung von Energie zu jenen Strukturen hin verbindet. Gleichzeitig konzentriert die Heilerin ihre Aufmerksamkeit (das „Lauschen") auf die Information, die in diesen Zielstrukturen gehalten oder von ihnen ausgestrahlt wird.

Voice Dialogue: Eine Variation von Gestalttherapie, entwickelt von Hal Stone und Sidra Winkelman; bei Voice Dialogue geht es ums Dramatisieren oder Externalisieren von normalerweise schlafenden „Unterpersönlichkeiten" oder archetypischen Anteilen in uns. So erhält das verängstigte Kind in uns seine „Zeit im Zeugenstand", um von seinen Ängsten zu sprechen; die zweifelnde Tochter erhält Rat bezüglich ihrer Loyalitätsanliegen usw. Diese Archetypen ins Bewußtsein zu bringen hilft, komplexe Lebenssituationen und zwischenmenschliche Schwierigkeiten zu verstehen.

Windpalast: Ein Akupunkturpunkt, Gouverneursgefäß 16; er liegt auf der dorsalen Mittellinie des Atlantooccipitalgelenks. „Wind" bezieht sich in der traditionellen chinesischen Medizin auf den Geist und dessen Bewegungen im ganzen Körper; „Palast" bezeichnet einen erhabenen Ort für den Geist, einen Ort, den wir nicht oft aufsuchen, dessen Eingang normalerweise von Wächtern gehütet wird. Ich betrachte ihn als Eingang des Kanals des Dritten Auges.

Anmerkung

In der englischen Originalausgabe dieses Buches findet sich ein ausführlicher Anmerkungsteil mit weiteren Literaturangaben.

Index der Techniken

Angeordnet nach den Kapiteln zu den spezifischen Knochen

Bilateraler Druck auf die Tubera ischiadica – „Das Os sacrum", S.102
Bilaterales Lösen von Piriformis und Coccygeus – „Das Os sacrum", S.105
Lösen des Glutaeus medius – „Das Os sacrum", S. 98
Hara-Kontakt – „Das Os sacrum", S. 102
Lösen der Hüften und Iliosacralgelenke – „Das Os sacrum", S. 105
Lösen des Iliacus – „Das Os sacrum", S. 104
Jitsu auf der inferioren Glutealfalte – „Das Os sacrum", S. 98
Ausstreichen vom Lendenbereich bis zum Scheitel – „Das Os sacrum", S. 109
Lumbosacrale Dekompression und Entwirren – „Das Os sacrum, S. 107
Piriformis: Reziproke Innervation auf dem Boden – „Das Os sacrum", S. 105
Lösen des Psoasmuskels – „Das Os sacrum", S. 103
Sacrales Lenkrad – „Das Os sacrum", S. 107
Anheben des Sacrums mit Hebelkraft – „Das Os sacrum", S. 105
Sacrum und Spina iliaca anterior superior – „Das Os sacrum", S. 108
Sacrum und Symphysis pubis – „Das Os sacrum", S. 108
Sacraltechnik von der Bein-Innenseite her – „Das Os sacrum", S. 106
Sacraltechnik von der Bein-Außenseite her – „Das Os sacrum", S. 106
Sacrum: Einführen eines Stillpunkts in Bauchlage – „Das Os sacrum", S. 101
Sacrum: Neulagern des Beckens – „Das Os sacrum", S. 102
Sacralarbeit während der Schwangerschaft – „Das Os sacrum", S. 102
Stills Technik – „Das Os sacrum", S. 100
Unilaterales Arbeiten am Perineum mit gebeugtem Knie – „Das Os sacrum", S. 99
Unilaterales Lösen von Piriformis und Coccygeus – „Das Os sacrum", S. 104

Ventrales Heiliges Gefäß der Energie – „Das Os sacrum", S. 109
Suboccipitalgriff – „Das Os occipitale", S. 119
Der CV4 – „Das Os occipitale", S. 120
Einhändiger CV4 – „Das Os occipitale", S. 121
Doppelgriff mit Occipitale und Sacrum: Einschätzen der Kernverbindung – „Das Os occipitale", S. 118
Occipitaler Zugang zum Sinus transversus – „Das Os occipitale", S. 122
Occipitaler Acht-Finger-Griff – „Das Os occipitale", S. 120
Occipitofrontale Kanthakentechnik – „Das Os occipitale", S. 122
Craniales Prana Yama – „Das Os occipitale", S. 118
Korrektur des Sphenobasilargelenks über Handgelenk und Ellbogen – „Das Os sphenoidale", S. 150
Stapeln – „Das Os sphenoidale", S. 145
Doppelgriff mit Sphenoidale und Zygomatica von außen – „Das Os sphenoidale", S. 146
Vier-Finger-Kontakt am Sphenoidale – „Das Os sphenoidale", S. 142
Sphenotemporale orale Korrektur – „Das Os sphenoidale", S. 148
Sphenobasilare Dekompression – „Das Os sphenoidale", S. 142
Sphenofrontales Lösen am kleinen Flügel (Kanthakentechnik) – „Das Os sphenoidale", S. 149
Drainage der sphenoidalen Lufthöhle – „Das Os sphenoidale", S. 148
Umfassen und Umspannen von Sphenoidale und Occipitale – „Das Os sphenoidale", S. 143
Sphenoidale und einhändiger CV4 – „Das Os sphenoidale", S. 144
Lösen von Sphenoidale und Viscerocranium (Kanthakentechnik) – „Das Os sphenoidale", S. 149
Doppelgriff mit Sphenoidale und Mandibula von außen – „Das Os sphenoidale", S. 146
Oraler coronaler Scherungstest – „Das Os sphenoidale", S. 145
Temporale Dekompression mittels Ohrzug – „Die Ossa temporalia", S. 158
Temporale Gegenprobe – „Die Ossa temporalia", S. 162
Temporale Oszillation – „Die Ossa temporalia", S. 161

Handflächen über den Temporalia: Vierfacher Spreizgriff über die lateralen Strukturen – „Die Ossa temporalia", S. 159

Lösen der temporalen Sutura squamosa – „Die Ossa temporalia", S. 162

Temporaler Drei-Finger-Kontakt – „Die Ossa temporalia", S. 158

Passiv-interaktiver quadratischer Aschenbecher – „Die Ossa temporalia", S. 161

Gerichtete Energie zu den Mamillarkörpern – „Die Ossa temporalia", S. 161

Scaleni und Temporale: Technik mit zur Seite gedrehtem Kopf „Die Ossa temporalia", S. 158

Quadratischer Aschenbecher – „Die Ossa temporalia", S. 160

Parietale Grundtechnik – „Die Ossa parietalia", S. 168

Qui Gong an der Kronen-Seele – „Die Ossa parietalia", S. 169

Anheben der Parietalia – „Die Ossa parietalia", S. 169

Entwirren der Kopfhaut – „Die Ossa parietalia", S. 169

Anteriore Dekompression des Frontale – „Das Os frontale", S. 177

Frontales Umfassen und Umspannen – „Das Os frontale", S. 179

Fronto-occipitale Drainage – „Das Os frontale", S. 179

Dreifacher Spreizgriff über Frontale-Zygomatica-Mandibula – „Das Os frontale", S. 180

Verwirrung klären (die Falx entwirren) – „Das Os frontale", S. 178

Lösen der Lamina perpendicularis über Ethmoidale und Sphenoidale mit oralem Daumenkontakt – „Das Os ethmoidale", S. 187

Ethmoidaler Frontonasalkontakt mit Daumen und Zeigefinger – „Das Os ethmoidale", S. 186

Ethmoidaler Frontonasalkontakt mit einem Daumen – „Das Os ethmoidale", S. 187

Angehen des Ethmoidale mit oralem Zeigefinger auf der Maxilla – „Das Os ethmoidale", S. 188

Ethmoidaler oraler Daumenkontakt gepaart mit Occipitalkontakt – „Das Os ethmoidale", S. 188

Vomertechnik mit oralem Zeigefingerkontakt – „Der Vomer", S. 195

Vomertechnik mit oralem Daumenkontakt – „Der Vomer", S. 196

Orale Zeigefingertechnik mit Zygomatica und Nasalia – „Die Ossa zygomatica", S. 201

Asymmetrisches Lösen der Frontalnaht über die Zygomatica – „Die Ossa zygomatica", S. 202

Zygomatischer „Fahrradlenker": Entwirren – „Die Ossa zygomatica", S. 201

Laterales Lösen der Zygomatica: Dekompression – „Die Ossa zygomatica", S. 201

Orale anteriore Dekompression und Entwirren der Zygomatica – „Die Ossa zygomatica, S. 201

Palpieren der Zygomatica mit drei Fingern – „Die Ossa zygomatica, S. 200

Sutherlands Griff – „Das Os sphenoidale", S. 144; „Die Maxillae", S. 210

Palpieren der Maxillae von innen – „Die Maxillae", S. 211

Maxillare laterale Dekompression der medianen Palatinalnaht – „Die Maxillae", S. 211

Dekompression und Entwirren des Incisivknochens – „Die Maxillae", S. 210

Kompression/Dekompression der Palatina – „Die Ossa palatina", S. 217

Einschätzen der Palatina – „Die Ossa palatina", S. 216

Die Palatina zurückgewinnen – „Die Ossa palatina", S. 217

Tubae auditoriae: Direkter Zugang mit dem Zeigefinger – „Die Tubae auditoriae", S. 223

Drehen der Tubae auditoriae – „Die Tubae auditoriae", S. 222

Normalisieren des Würgreflexes – „Die Tubae auditoriae", S. 222

Lösen der lateralen Pterygoidei: Direkter Ansatz „Die Mandibula", S. 234

Lösen der lateralen Pterygoidei: Retrusion der Mandibula – „Die Mandibula", S. 234

Lösen der lateralen Pterygoidei: Oraler Ansatz – „Die Mandibula, S. 235

Lösen der lateralen Pterygoidei: Über die Triggerpunkte – „Die Mandibula", S. 235

Mandibula und Temporomandibulargelenke auf zwei Ebenen testen – „Die Mandibula", S. 237

Kompression der Mandibula – „Die Mandibula", S. 239

Mandibula. Daumen im Mund: Palpieren und Entwirren – „Die Mandibula", S. 237

Entwirren der Mandibula vom Scheitel her – „Die Mandibula", S. 238

Lösen der Masseter: Tiefste Fasern – „Die Mandibula", S. 233

Lösen der Masseter: Tiefe Fasern – „Die Mandibula", S. 233

Lösen der Masseter: Oberflächliche Fasern – „Die Mandibula", S. 233

Lösen der posterioren Fasern des Temporalis: Dehnen entlang der Längsachse – „Die Mandibula", S. 236

Lösen der posterioren Fasern des Temporalis: Druck quer über die horizontale Längsachse – „Die Mandibula", S. 237

Hypnagogische Punkte am Axis – Das Protokoll der Kardinalen Acht", S. 287

Mitte des Menschen – „Das Protokoll der Kardinalen Acht", S. 288

Occipitale und Viscerocranium – Das Protokoll der Kardinalen Acht", S. 288

Doppelgriff mit Sphenoidale und unilateraler Mandibula von außen – „Das Protokoll der Kardinalen Acht", S. 287

„Windpalast" und Glabella – „Protokoll für die lateralen Strukturen", S. 289

„Windpalast" und „Mitte des Menschen" – „Protokoll für die lateralen Strukturen", S. 289

Pressen des Ethmoidale – „Protokoll für die lateralen Strukturen", S. 289

Zentrum der Zentren: das Herz – „Techniken für das Entwirren", S. 293

Fötale Beugung und Sacrum – „Techniken fürs Entwirren", S. 292

Unilateraler Arm- und Beinkontakt – „Techniken für das Entwirren", S. 293

Index

Dieser Index enthält Anhaltspunkte für die im Text diskutierten Gedanken und Behandlungen. Kulturelle Bezüge wurden im allgemeinen nicht in den Index aufgenommen.
Index der Techniken s. S. 319

Abkürzungen
Aborigines, vgl. Australische Eingeborene
Absicht
    in der Behandlung   65
    und Veränderungen des Körpers   21, 70, 88
Aggression, *siehe auch* Zorn; Emotionen
Aikido   263
Ajna, *siehe* Seele des Inneren Auges
Akupunktur   59
    „Fenster-zum-Himmel"-Protokoll   295–304
    Lage der Punkte   297–304
    Meridiane und Gefäße   296
    Stirnkopfschmerzen verstanden durch   177
Alexander F. M.   162
Ali Muhammad   231
Alkoholkonsum   257, 273, 274, 278
Alltagspanzer, Wiederherstellen   66
Amygdala   79
Anästhesie
    Dental-   39, 47, 228
Anatomie
    craniale, *siehe* Craniale Anatomie
    des Embryos, *siehe* Embryologie
    des Gehirns   71–83, 228
    siehe auch spezifische Kapitel
    des Kindes, *siehe auch* Kind, Entwicklung
    reziproke Spannungsmembran   31–40
    Sitz der Seelen-Zentren in der; *siehe* einzelne Seelenzentren
    Sitz des Bewußtseins in der   72, 78
Angetrieben   274–276
Angina (Tonsillitis)   176
Angst, *siehe* Furcht
Anheben, und Schmerzen im unteren Rücken   252, 255, 257, 264, 265
Anheftungen, reziproke Spannungsmembran und   35
Arachnoidea   32
Archaische Wunden
    Craniale Welle und   283
    Kindern bei, und Beziehung zu Zeit   248
    Knochen im   54
    siehe auch Entwirren
Arme, Entwirren   291 f.
Armee
    und unter Kopfschmerzen Leidende   272, 274
    siehe auch Krieg
Arthritis und Kopfschmerzen   268
Asterion   19, 21
Asthma   64, 230, 240
Atem
    Craniale Welle und   55, 56
    und Kühlen des Gehirns   129
    Verhältnisse beim Einatmen   184, 192
    siehe auch Zwerchfell; *spezifische Craniosacraltechniken*
Atem des Lebens; *siehe* Craniale Welle
Atlantoaxialgelenk   41, 45/46
    lösen des   119/120
Atlantooccipitalgelenk
    Behandlung   119, 123, 234, 289
    Energetik des   48
    Inneren Auge, Bezug zum   44, 117
    und Streß   268
    Windpalast, Lage von   117
Atlas, befreien   119/120
Atmung, *siehe* Atem
Auditive Wahrnehmung
    siehe auch Hören; Wahrnehmung
Augen
    entspannen   180, 216
    motorische Probleme   134
    Seelen-Zentren   131
    und Bewegung von Mandibula und Füßen   230
    und cerebrospinale Flüssigkeit   37
    siehe auch Inneres Auge; Vision
Aura bei Migräne   270, 272
Ausgewogenheit
    im Leben   155, 156
    Temporalia und   153, 156
Autismus   158, 161, 240
Automobil
    fahren   105, 256
    Sitzgurte   51
    Verletzungen   88, 161, 176, 269 f.
Autonomes Nervensystem, und Feld   60
Axialkompression   252
Axis, Lösen des   119/120, 287

Balcombe, Betty   178
Bandscheibenverletzungen, *siehe unter* Schmerzen im unteren Rücken
Basalganglia   80
Bauchlage, Kontakt in   237 ff.
Bauchtanz und unterer Rücken   264
Becken: Neu lagern, für Techniken in Rückenlage   102
Beckengürtel
    Behandlung   240
    Mandibula und   232

Beckenzentrum, *siehe* Wurzel-Seele
Beckenzwerchfell, *siehe* Perineum
Bedingungslose Liebe 70
Behandlung 65/66
    Abschließen 196, 288
    eröffnende Techniken 118/119, 179/180
        siehe auch Entwirren
    normale Bewegungsmuster, bestimmen 65/66
    Protokolle 282–283
        Entwirren 291 ff.
        Fenster-zum-Himmel 295 ff.
        Kardinale Acht 287 f.
        Kopfschmerzen 286
        Laterale Strukturen 289 ff.
        Perineum 99
        Vertraut werden 284 ff.
        Zygomatica in den, als Standard 200
    von Kleinkindern und Kindern 246–249
    Vorbereitung, *siehe* Vorbereitungen
    siehe auch Diagnose; Orale Arbeit; Techniken; *spezifische Knochen, Körperteile, Symptome oder Beschwerden*
Beine
    entwirren 291
    rechtsseitige Schmerzen 177
    und ein gesunder unterer Rücken 261, 265
    und Sacrum 97
Bellsche Lähmung 157
Berührung
    angewandter Druck 88, 148
    siehe auch Anleitungen zu spezifischen Techniken
    Dauer 88, 216
    Gewebeschichten lösen 142/143
    Palatina als Qualitätstest 216
Beschaffenheit
    des Bindegewebes 25
    des Knochens 24 f.
    von Migräne 272
Beschwerden,
    drei kardinale Aspekte 255, 295/296
    siehe auch Trauma; *spezifische Beschwerden*
Betten und Bettruhe, und Schmerzen im unteren Rücken 257, 261, 263, 265
Bewegung
    als totemistisch 260
    als bestimmend für die Form eines Gelenks 23
    der Cranialknochen, *siehe unter* Cranialknochen
    des Gehirns, *siehe unter* Gehirn
    Querverbindungen 53/54
    schaukeln 58
    sexuelle, verhindert 95
    siehe auch Craniale Welle; Migration
Bewegung der Knochen
    siehe auch Cranialknochen: Bewegung; Bewegungsmuster; *einzelne Knochen und Gruppen von Knochen*
Bewegung, Nomenklatur definiert 15
Bewegungsmuster 61–63, 65/66
    siehe auch Läsionen, Muster; Fließend-elektrische Bewegung; Gegenläufige Bewegung; Gleiche Bewegung
Bewußtsein
    anatomische Lage 72, 78
    Definition 15
    Quantenphysik 65/66, 70
    Techniken zur Veränderung
    siehe auch glamour
Beziehungen
    siehe auch Klienten; Heiler

Bindegewebe, Zusammensetzung von 25
Bindu 33, 165
Bioenergetik 50, 102
Biofeedback 273
Biologische Uhren 77, 129, 131
Biorhythmen
    Synchronisieren der 57
Blut
    -abfluß aus dem Kopf 31, 32, 72, 122, 129
    -druck
        Behandlung 299
        Gehirnfunktion und 81
        hoher, kontraindizierte Techniken 86
    -versorgung des Gehirns 72, 128/129
Blut-Hirn-Schranke 36
Borborygmus, Bestätigung der Wahl der Technik 60
Bregma 19, 21
Brocasches Zentrum 74
Brustpumpe 297
Brustwirbelsäule 262
Bruxismus 50, 64, 226, 240
Buddhismus 56/57, 167, 193

Calvaria/Calvarium
    Diagnose 121
Capsula interna 80
Cerebellum 82
    Diagnose 121
Cerebraler Cortex
    Anatomie und Funktion 72 ff., 76
    Diagnose 121
Cerebrospinale Flüssigkeit 36–39, 60, 76 f.
    als Lösungsebene 143
    als Kühlung der Hypophyse 129
    Behandlung 123, 179
Chakras, *siehe* Seelenzentren
Chi
    als Geist, *siehe* Geist
Chinesische Tradition
    Akupunktur, *siehe* Akupunktur
    Ergänzungen 37, 58
    siehe auch Seelenzentren
    taoistisch, *siehe* Taoismus
Chiropraktik
    Feld anerkannt 58
Christentum
    Wallfahrten und nomadischer Trieb 97
    siehe auch Religion
Christusbewußtsein 131
Cluster-Kopfschmerzen, *siehe unter* Kopfschmerzen
Coccygeusmuskel 95
    lösen 104, 105
Coccygodynie 92, 99
Coccyx
    Artikulation 92
    Bewegung 94
    Dysfunktion, *siehe* Coccygodynie
    rudimentärer Schwanz 91
    Struktur und Lage 91, 92
    Wurzel-Seele 94
Commissura anterior 76
Constant-on engram 45, 268 f.
Continuum 58, 252
Coronale Scherungsebene 140, 141
Coronalnaht 166
Corpus callosum 75
Craniale Anatomie

Orientierungspunkte	19, 21
Unterteilungen	18, 21, 27–30
craniale Basis, *siehe* Craniale Basis	
craniale Kuppel, *siehe* Craniale Kuppel,	
Schädelgewölbe, craniale Wölbung	18, 29
der Mechanismus	18, 65, 70
Geschwindigkeitsbegrenzer, *siehe* Geschwindigkeitsbegrenzer	
Neurocranium, *siehe* Neurocranium	
stomatognathisches System, *siehe* Stomatognathisches System	
Viscerocranium, *siehe* Viscerocranium	
Übersicht	21
siehe auch Anatomie; Nähte; *spezifische Knochen*	
Craniale Basis	18, 28 f., 112, 113, 152
Einfluß des Sacrums	97
Entwirren	123
Spirituelles Herz beeinflußt ihre Funktion	56
und Schulterverspannung	268
siehe auch Neurocranium	
Craniale Kuppel	18, 29
Craniale Membran, *siehe* Reziproke Spannungsmembran	
Craniale Welle	52–60
als manifestierter Geist	60
Amplitude	30, 54
bei Kleinkindern	59, 248
Bewegung der Cranialknochen, *siehe unter den spezifischen Knochen*	
Blutabfluß	72
Einfluß auf das Bewußtsein	63
Frequenz	55, 56
Herz-Seele	56
Manifestierungsprozeß	59–61
nicht-lokale Charakteristika	57
Quelle	56, 58/59, 70
Stillpunkte, *siehe* Stillpunkte	
Übersicht	52–54
und Atem	55–56 f.
und Knochengeschmeidigkeit	25
und Meditation, *siehe unter* Meditation	
und Nähte	24, 25
Ursprünge, und Tiere	58
Veränderungen	63
Cranialer Respirationszyklus, *siehe* Craniale Welle	
Cranialer Rhythmischer Impuls, *siehe* Craniale Welle	
Cranialknochen	
Bewegung	
beeinflussende Faktoren	63–65, 70
Feld	59/60
Muster, *siehe* Bewegungsmuster	
normal für jedes Individuum	65/66
Unterschrift	52, 54
siehe auch unter den spezifischen Knochen	
energetische Ladung	63
Geschmeidigkeit	25
materielle Struktur	27/28
Nomenklatur	60–61
Wachstumsphasen	28
zahnärztliche Behandlung, *siehe* Zahnärztliche Behandlung	
siehe auch Knochen; Kopf; Schädel; *spezifische Knochen*	
Craniosacralarbeit	
Spiritualität	52
verwendeter Druck, *siehe unter* Techniken	
visionäre, *siehe* Visionäre Arbeit	
siehe auch Bewußtsein; Energiearbeit; Heilen; Bewegung; Berührung; Behandlung	
Cranium, *siehe* Cranial ..., Kopf, Schädel	
Cro-Magnon, *siehe* Homo sapiens sapiens	
CV4	120–122
bei Schmerzen im unteren Rücken	262
damit zusammenhängende Techniken	143–144, 178
Möglichkeiten	81, 120, 123
Reaktion der rollenden Welle benutzen	82
Schleudertrauma und Vorbehalte	117
Defibrillation	55
Depression	
Behandlung	158, 162, 300
Sphenobasilare Läsionsmuster	138
Der Himmel schießt heraus (Konzeptionsgefäß 22)	299
Diabetes	86
Diagnose	
Läsionsmuster als allgemeine Hilfe	132
siehe auch glamour; Wahrnehmung; Behandlung; *spezifische Knochen, Körperteile oder Symptome*	
Diaphragmen	
siehe auch Zwerchfell	
Die Seele zurückholen	259
Diencephalon	77–79
Drachen, Jagen von	101
Drashta, siehe Bewußtsein	
Dritte Welle, *siehe* Craniale Welle	
Drittes Auge, *siehe* Inneres Auge	
Druckkopfschmerzen	138
Dura	131 f.
als Lösungsebene	143
dem Bewußtsein zugänglich	32
Einschätzen	118
Elastizität	31, 39–40
endosteale	31/32, 59
entwirren	177/178
Spielraum	61, 93, 115
siehe auch Reziproke Spannungsmembran;	
Spinale Dura	35–36, 44, 115
Duralsack	32
Dyslexie	
und Migräne	270
und Torsions-Läsionen	133, 135
Ebenen des Lösens	143
Einsicht, *siehe* Inneres Auge	
Eintauchen	89
Eis, behandeln von Schmerzen im unteren Rücken mit	262
Elektromagnetische Felder und die Bildung von Tumoren	278–278
Ellbogen, Kompression des Nervs, Lagerung des Klienten	89
Embryologie	
Drogen und Chemie ausgesetzt sein	277–279
Entwicklung der Augen	37
Entwicklung des Gehirns	71–76
Entwicklung des Kopfs	27
siehe auch unter den spezifischen Knochen	
Emotionaler Mißbrauch, Behandlung	161, 162
Emotionen	
beeinflussen Atem	56
beeinflussen die Dura	39
bei Kindern	248
Blocker, und Kopfschmerzen	272
geschlechtsspezifische Fähigkeiten	75 f.
Klient berichtet während der Behandlung	87
und das Frontale	176/177
und der Bereich des Herzens in der Behandlung	109–110
und Dysfunktion der Temporomandibulargelenke	48, 50

und Entstehen von Krebs	277
und Gehirnfunktion	79, 177
und hormoneller Fluß	271
und innewohnende Spannung	64
und Mandibula	50, 230, 231
und Maxillae	206 f.
und Palatina	215
und Taubheit	156
und Temporalia	156
und Trauma; Umgang; *siehe* Trauma; Entwirren	
siehe auch Zorn; Energetik; Furcht; Streß	
Endorphine	272
Energetik	
als Lösungsebene	143
Aufspüren von Verletzungsmustern	131 f.
siehe auch unter den spezifischen Knochen,	
Körperabschnitten oder Beschwerden	
Energie	
befreien	102, 143
richten durch die Mittelfinger	161, 162
Energiearbeit	
als Bestandteil visionärer Arbeit	52
gleich Craniosacralarbeit	52
Energiefeld, *siehe* Feld	
Engram	45, 268
constant-on	45, 268–269
Entschlossenheit	176, 230
Entspannung	
auslösende Techniken	98/99, 123, 239–241
Entwirren	
archaische Wunden tauchen auf beim, *siehe* Archaische Wunden	
Aufspüren von Läsionsmustern als passives	131 f.
mit Kindern, als bevorzugte Technik	248
Protokolle	291–294
siehe auch unter spezifischen Knochen oder Körperteilen	
Epiduralinjektionen und Bandscheibenvorfall	261
Epilepsie	76, 86, 249, 271
Epiphyse	78/79, 290
Epithalamus	78
Erbrechen	40
Erden	
und die „Fenster-zum-Himmel"-Punkte	295, 296, 301
Erinnerung	
Ausfälle	156
Gehirnfunktion und	74, 79
Rückkehr des Traumas	65/66
siehe auch Gedächtnis	
Ernährung	
und Kopfschmerzen	272, 275
und Krebs	279
und Schmerzen im unteren Rücken	258
und Tinnitus	157
und Tubae auditoriae	221
Ethmoidale	181
als Geschwindigkeitsbegrenzer	69/70, 182
Anatomie und Muskulatur	182/183
Behandlung	186–189, 196, 240, 289
Bewegung	68, 69, 184 f.
Diagnose	121, 145, 316
Embryologie und Osteologie	182
Energetik	185
Etymologie	181
Geschmeidigkeit	25/30
Nähte und Artikulationen	182
Orientierungspunkte und Lage	182
Physiologie	183 f.

Querverbindungen	186
Techniken	186–189
Trauma und Dysfunktion	185 f.
und die Behandlung des Sacrums	97
und Frontale	175 f.
und Sphenoidale	184
und Vomer	193, 194
Visualisieren	186
weitere nützliche Techniken	189
Eustachische Röhren, *siehe* Tubae auditoriae	
Evolution	
der Cranialknochen	21, 172
des Frontale	172
des Gehirns	71, 72, 76, 82
des stomatognathischen Systems	42, 230
und Exostose	154
und Tieftauchreflex	173 ff.
Zweibeinigkeit, *siehe* Zweibeinigkeit	
Exostose	154
Extension, Definition	60–61
Falx	33, 36, 82
energetisieren	289
entwirren	122, 170, 177, 178, 179, 188/189, 196, 210
Kopfschmerzen	178
und Ethmoidale	183
und Frontale	173, 175
und Inneres Auge	185
und Occipitale	114/115, 130
und Parietalia	167, 168
Faustkämpfe	199, 231
Fehlgeburt, Umwelt und	278
Feld	
als Geist	59
als Souverän	56
Quelle der Cranialen Welle	56, 58–60, 70
regt Muskeln an	59
siehe auch Diagnose; Wahrnehmung	
Feldenkrais, Moshe	265
Feldenkrais-Arbeit	252, 265
Fenster-zum-Himmel: Protokoll mit den Akupunkturpunkten	295–304
Fieber, *siehe* Gehirn: kühlen; Temperatur senken	
Finger, energetische Charakteristik der	161
Flasche, aufziehen mit der	241
Flexibilität und ein gesunder unterer Rücken	263/264
Flexion, Definition	60
Fließend-elektrische Bewegung	61, 62, 65
und stomatognathisches System	45
siehe auch Stichwort „Bewegung" *unter den spezifischen Knochen*	
Flugreise	
Migräne und	273
sitzen und	256
Tubae auditoriae und	222
Flüssigkeitszufuhr, Bedeutung von	258
Fontanellen	22, 27
Foramen magnum	
Anatomie	82, 114
und spinale Dura	44
Formen des Craniums	166
Fötale Beugung	292/293
Frauen	
Gehirntumore bei Kindern, vorbestimmende Faktoren	278
Menstruation *siehe* Menstruation	
Osteoporose und	26/27
Schwangerschaften, *siehe* Geburt	

Schwangerschaft
- Selbst-Ausdruck, sozial gehemmt — 48, 267
- und Heilen des unteren Rückens — 264
- und Kopfschmerzen — 267, 271
- *siehe auch* Geschlecht; Männer; geschlechtsbedingte Unterschiede

Freizeitdrogen — 257
- *siehe auch* Koffein; Nikotin

Frontale — 171
- Anatomie und Muskulatur — 172, 173
- Behandlung — 149, 186, 187, 202, 288
- Bewegung — 68, 175/176
- Diagnose — 121, 176
- Embryologie und Osteologie — 172
- Energetik — 176
- Etymologie — 171
- Nähte und Artikulationen — 172 f.
- Orientierungspunkte und Lage — 172
- Physiologie — 173 f.
- Querverbindungen — 177
- Stirnkopfschmerzen — 132, 176, 178, 207, 237, 287–288, 303
- Techniken — 177–180
- Trauma und Dysfunktion — 176
- und Ethmoidale — 185
- und Zygomatica — 200
- Visualisieren — 177
- weitere nützliche Techniken — 180

Frontallappen — 73, 74, 128, 176
Frühere Leben: Zurückgehen in — 295
Furcht
- instinktives Öffnen des Mundes — 221
- vor Bewertung — 95

Füße
- entwirren — 291
- und Bewegung der Mandibula — 230, 232
- und Sacrum — 97

Gallenblase — 177, 272
Gebet
- und Heilen — 279
- und Quantenphänomene — 70

Geburt
- Bauchtanz und unterer Rücken — 264
- Craniale Welle: „anspringen" — 59, 248
- Knochen beeinflußt — 22, 27/28, 31, 59, 182, 193, 246 f.
- rudimentärer Schwanz — 91
- Techniken zur Vorbereitung — 108, 108–109
- Trauma — 116
- *siehe auch* Schwangerschaft

Gedächtnis
- Verlust, Behandlung — 240
- *siehe auch* Erinnerung

Gedanke
- Gehirnfunktion und — 74

Geduld, und Heilen — 264
Gegenläufig-bewegendes Modell — 53, 62
- *siehe auch unter den spezifischen Knochen*

Gegenübertragung, *siehe* Übertragung und Gegenübertragung

Geheimnisse, und Muskelspannungskopfschmerzen — 268, 269
Gehen
- und Schmerzen im unteren Rücken — 258, 261, 266
- *siehe auch* Übungen

Gehirn
- -anatomie — 71–83, 228
- *siehe auch spezifische Kapitel zum Gehirn*
- bei der Geburt — 27
- Bewegung des — 59, 60
- Techniken, um sie zu erfühlen — 179
- cerebrospinale Flüssigkeit und — 36–39, 40
- Craniale Welle drückt Bedürfnisse aus des — 54
- elektrische Energie und — 73
- Evolution des — 71, 72, 76, 82
- Fünfte Welle – Muster der — 57
- Funktionen — 71–83
- *siehe auch spezifische Kapitel zum Gehirn*
- -hemisphären — 71–72, 75–76, 270–271
- Kaulquappe, verglichen mit dem — 58
- Kopfschmerzen und Aktivität des — 270
- Kühlen des — 59, 77, 129
- links/rechts — 71–72
- reziproke Spannungsmembran und — 33, 40
- Tumore des; *siehe* Tumore: Gehirn
- *siehe auch* Craniale Welle

Geist
- Ausdruck durch die Craniale Welle — 54, 60
- Definition — 58–59
- *siehe auch* Feld; Seele

Gelenke
- Bewegung bestimmt Form — 23
- des stomatognathischen Systems — 41
- *siehe auch spezifische Gelenke*

Genetik
- in der Knochenstruktur — 22
- und das Entstehen von Tumoren — 277, 278

Gerader Sinus, *siehe* Sinus rectus
Geräte, elektrische, und Tumorbildung — 278–279
Geruchssinn
- Gehirnfunktion und — 79
- und Ethmoidale — 184
- und Sphenoidale — 128

Geschlecht
- *siehe auch* Männer; Geschlechtsbedingte Unterschiede; Sexualität; Frauen

geschlechtsbedingte Unterschiede
- an den Haaren ziehen — 169
- Faustkämpfe — 199
- Gehirnstrukturen, und emotionale Fähigkeit — 75/76
- Kieferwinkel — 226, 227
- Selbst-Fürsorge — 264
- *siehe auch* Männer; Frauen

Geschlechtsverkehr, Schmerzen bei — 204
Geschwindigkeitsbegrenzer — 21
- Ethmoidale betrachtet als — 69, 182
- fließend-elektrische Bewegung der — 69
- Palatina — 69, 215
- Vomer — 69, 192
- Zygomatica — 69, 198/199

Gesichtstrauma — 146, 180, 199, 207, 210/211, 211/212
Gesten *siehe* Gestik
Gestik
- *siehe auch* Körpersprache

Glabella — 19, 21, 210
Gleich-bewegendes Modell (osteopathisches Modell),
- *siehe auch die Kapitel zu den einzelnen Knochen* — 53, 60/61, 62, 65

Glossar — 305
Glutaeus medius, Lösen des — 98
Gonion — 19, 21
Griechen, alte
- Ansichten über das Gehirn — 72

Hyparxis als Begriff	52 f.
Grippe	39/40
Größeres Ich, *siehe* glamour	
Haare: ziehen	169
Hals	
Arbeit am Sphenoidale und	141
Arthritis	179, 232, 268
Behandlung	160, 179, 287/288, 292
entwirren	292
siehe auch unter Spannung *und* Schmerz, *unten*	
Energetik	116/117
Schmerz	
Torsions-Läsionen und	133/134
Behandlung	237
Seitenbeugungs-Läsionen und	135
Spannung	
Mandibula und	230
sexuelle Hemmung und	230
Behandlung	120, 122, 123, 230, 234, 237, 287, 288, 299
und Streß	268, 269
Verstauchung	179
siehe auch Schleudertrauma	
Halswirbelsäule, *siehe* Hals	
Haltung	
analgetische, bei Schmerzen im unteren Rücken	254
der Heilerin	87
Schmerzen im unteren Rücken und	251, 252, 255, 256, 263 f., 265
und craniale Bewegung	270
und Probleme in den Temporomandibulargelenken oder im Hals	51
und Streß	268
Hämorrhoiden	304
Hände	
Arthritis	258, 268
Finger, energetische Charakteristik	161/162
von Heilerinnen, *siehe unter* Heilerin	
Hara-Seele	
Behandlung	102
und Bewegung des Gehirns	63
Haut, lösen	143
Hautspiel, Definition	61, 93
Heilen	
bedingungslose Liebe	70
berühren, *siehe* Berührung	
Definition	65
Geduld	264
siehe auch Heiler; Behandlung	
Heiler	
bedingungslose Liebe	70
Berührung, *siehe* Berührung	
Einfachheit	52
energetische Übereinstimmung	66
entspannen	87
Hände	
entspannen	87, 121
interpretieren, *siehe* Interpretation	
Neutralität	256
und Sexualität, *siehe* Sexuelles Trauma	
und Zeit, *siehe* Zeit	
Vorbereitungen, *siehe* Vorbereitungen	
siehe auch Klienten; Meditation; Wahrnehmung	
Hemisphären (Cerebrum)	71–72, 75–76, 270–271

Herz	
Behandlung	301/302
entwirren	293
Schmerzen	299
und Bewegung des Zwerchfells	56
und Grundaxiom	56
Herz-Seele	
Beeinflussung des Zwerchfells	56, 57
Behandlung	109, 297/298
und Craniale Welle	56
und Gehirnbewegung	63
und Sexualität	258
Himmlische Erscheinung (Dünndarm 17)	301
Himmlischer Palast (Lunge 3)	298
Himmlischer Pfeiler (Blase 10)	300
Himmlischer Weiher (Herzschützer 1)	298
Himmlisches Fenster (Dreifacher Erwärmer 16)	301
Himmlisches Fenster (Dünndarm 16)	300
Hindu-Überlieferungen	
Bewußtseinserweiterung	167
Chakras, *siehe* Seelen-Zentren	
Meditation	193
Yoga, *siehe* Yoga	
Hippocampus	79
Hirnschlag, Risiko, Kontraindikationen	86, 160
Hirnstamm	81
Homo erectus	226
Homo sapiens neanderthalensis	74, 114, 166, 184, 226
Homo sapiens sapiens	114, 172, 226
Hören	
Behandlung	156, 157, 158, 301
Dysfunktion	156 f.
und Gehirnfunktion	74, 77
und Sphenoidale	128
und Temporalia	153, 154, 156, 157
Hormonhaushalt	
Melatonin	78
und Migräne	271
Pheromone aufspüren	184
Serotonin	80/81, 272, 273
und Sphenoidale	128 f.
Hüftfrakturen	26
Hüftgelenk	99, 100, 105, 107
entwirren	291
und Temporalia	157
Hundertfache Vereinigung (GG 20)	304
Husten und Bandscheibenverletzungen	256, 261
Hydrocephalus	28, 37/38
Hydrotherapie und Schmerzen im unteren Rücken	262
Hyparxis	52–54
Hypophyse	127, 128,/129, 290
Regeln der Temperatur	128/129, 175
Hypothalamus	78, 128, 288, 290, 303
Identität	
und Hypothalamus	78, 128, 288, 290, 303
und Mandibula	230
Iliacusmuskel, lösen	104
Iliopsoas	
entwirren	291
Selbstschienen	252
Iliosacralgelenke	91, 93, 99, 100, 102, 105
Immunologische Funktionen	36, 40
Indianer, *siehe* Nordamerikanische bzw. Südamerikanische Indianer: Überlieferung	

Informationen sammeln, und Funktion des Gehirns	71–82, 83
Inion	19, 112, 113
Innenohr, Infektionen des	157, 176, 221 f.
Inneres Auge	
für Diagnose	
Gehirnfunktion	78/79
Kanal	33, 44, 117, 176
Techniken, die beeinflussen	
und Ethmoidale	185
und Frontale	176
und Occipitale	117
und sexuelle Ekstase	258
und Sphenoidale	131, 140
und Vomer	193
und Wahrnehmung, *siehe* Wahrnehmung	
siehe auch Bewußtsein; *glamour*	
Instinktverhalten	
Frontale und	176
Frontallappen und	74
Jagen und Unterdrücken	230
modernes, und Evolution, *siehe* Evolution	
Präfrontallappen und	74
Intelligenz, Sitz der	79/80, 176
Intensität, und Migränepersönlichkeit	271
Intention, *siehe* Absicht	
Interpretation	
von Träumen	131
Intrauterine Entwicklung, *siehe* Embryologie	
Ischias	
siehe auch Schmerzen im unteren Rücken	
Jagen	
und Emotion	75–76
und Evolution	230
Unterdrücken des Instinkts	230
Jetlag	78
Judäo-christliche Tradition	
siehe auch Christentum; Religion	
Kanthakentechniken	149
Karate	263–264, 265
Katzen	76
Kehl-Seele	
Behandlung	240, 299
Mandibula und	230
Maxillae und	206
stomatognathisches System und	48
Temporalia und	155
Vomer und	193
Kelten	
anatomischer Unterschied	114
Kernverbindung	35–36, 40
als Begriff	29
Behandlung	100, 118
Diagnose	118
und Temporalia	157
siehe auch Reziproke Spannungsmembran	
Kibidachi-Stand	265
Kiefer, *siehe* Mandibula	
Kieferorthopädie	28, 46–47, 88–89, 200, 207
siehe auch Zahnärztliche Behandlung	
Kieferwiege	234
Kime	94
Kind, Entwicklung	
Besorgnis, und Craniosacralarbeit	247
Bewegung und Gelenke	23–24
craniale	28
deformierte Knochen	22, 166
Fontanellen und Nähte	22, 27–28
Lufthöhle	173–175
neurologische	71
Tubae auditoriae	157, 221–222
siehe auch Embryologie	
Kinder	
Ohrinfektionen	157
Tieftauchreflex	173–175
und Craniosacralarbeit	246–249
unterdrückte Wahrnehmung	63–65, 133–134
Zeitgefühl	247
siehe auch Kleinkinder	
Kinder großziehen	71
Kinn	227, 232
Klatsch	95
Kleinkinder	
Craniosacralarbeit	246–249
Ohrinfektionen	157
Stillen gegenüber Aufziehen mit der Flasche	241
siehe auch Kinder; Embryologie	
Klienten	
Bewußtsein, Klarheit	65
Lagerung	87, 89, 98
Rolle während der Sitzung; Ermutigung	87
Vorbereitungen, *siehe* Vorbereitungen	
siehe auch Heilerinnen	
Knie: entwirren	291
Knochen	
als lebendiges Wesen	24, 27
als Lösungsebene	143
archaische Wunden im	54
Beschaffenheit und Funktionen des	24–27
Brüche	26, 27, 54
energetische Ladung des	25, 54, 63
Funktion bestimmt Form und Masse des	22, 24
Geschmeidigkeit des	25, 94
piezoelektrische Ladung des	60
Verlust von	26
Wachstum geschieht an den Nähten	24, 28
siehe auch Cranialknochen; *einzelne Knochen*	
Koffein	55, 80, 258
Kohlenmonoxidvergiftung	72
Kokain	194
Koma, Craniale Welle und	55
Kompressions-Kopf	39, 54, 117, 158
Behandlung	188, 240
Läsionsmuster	136–137, 139–140
siehe auch Sphenobasilare Läsionsmuster	
Konditionierung	
und Kopfschmerzen	267
und menschliche Entwicklung	71
Kopf	
archaische Wunden	54
Diagnose: normal gegenüber traumatisiert	123
Energetik	116/117
innewohnende Spannung	64
Kompression, *siehe* Kompressions-Kopf	
Protokoll, um zu verstehen	289–290
Techniken	
entwirren	292, 293, 299, 300, 303
leeren	297
mit Sacralenergie verbinden	109–110

Zygomatica als Fahrradlenker 201
siehe auch Körper; Cranial...; Schädel
Kopfhaut, entwirren der 169
Kopfschmerzen 267
  Augen 240–241, 268
  Behandeln des Sacrums 97
  Behandlung 122, 123, 158, 176, 240
    Protokolle 286, 287–288
    siehe auch untergeordnete Stichwörter zu Behandlung, oben
  Cluster- 271, 273–276
    Behandlung 81, 135, 138, 211, 240
    Erscheinungsformen 274–276
    im Unterschied zu Migräne 273–276
  Druck 138
  dumpf 132
  Falx 178/179
  Fehlmuster des Sphenoidale 131
  Frontale 132, 176–177, 178, 207, 237, 287–288, 303
  Gehirntumore 86, 123, 275
  Glabella 210
  Kompressionskopf 139
  Masken- 178, 207, 211, 237
  Migräne 81, 133, 176, 209, 270–273, 275
    Behandlung und Verbote 144, 207, 210, 211, 240, 273, 286
    Beschaffenheit 272–273
    Erscheinungsformen 271
    im Unterschied zu Cluster- 273–274, 275
    Persönlichkeit 271
  Muskelspannungs- 81, 176, 232, 267–270
    Behandlung 123, 157, 240, 286, 287–288, 300
    Erscheinungsformen 269–270
  Palatina 216
  rechtsseitig 177
  schmerzende Bereiche und deren Ursprung 268
  Sinus 240, 268
    siehe auch Sinusitis
  und Mandibula 232
  Vorsicht bei der Behandlung 286
  Zeitpunkt des Auftretens 177, 268
Körper
  Ebenen der Lösung, aufspürbar 143
  -temperatur, *siehe* Temperatur senken
  Trauma, Reaktion auf, *siehe* Trauma
  Verbundenheit mit 54
  siehe auch Kopf
Körpersprache
  sphenobasilare Läsionsmuster und 132–134
  siehe auch Gestik
Körpertyp, sphenobasilare Läsionsmuster und 132
Korsetts und Schmerzen im unteren Rücken 263
Krebs 26, 251, 256, 277–279
Krieg
  siehe auch Jagen; Armee
Kronen-Seele
  Behandlung 169, 294
  und Parietalknochen 165, 167, 169
  und reziproke Spannungsmembran 33
Kulturen
  Sexualität und Haltungen ihr gegenüber 257
Kundalini 58–59, 108, 167
Kung Fu 264

Lambda 19, 21

Laminektomie 261
Lange Welle 57
Läsionen
  Muster
    maxillare 207–209
    sphenobasilare, *siehe* Sphenobasilare Läsionsmuster
    Standard künstlich 132
    Vomer 194–195
  Psychometrie und 123
Laterale Pterygoidei 41,–42, 227, 234–236, 237, 238, 287–288
Laterales Denken 262
Latex-Handschuhe und Mundarbeit 88
Latihan 58
Leber, Dysfunktion 177, 272, 274
Leichtathletik 63
Lendenwirbelsäule, *siehe* Coccyx; Schmerzen im unteren Rücken; Sacrum
Leugnen, *siehe auch* Verdrängte Materie
Licht
  Empfindlichkeit
    und Gehirnfunktion 78, 129
    und Migräne 270, 272
  heilen mit 78, 131
Liebe
  bedingungslose 70
  der Heilerin 70
  und Nahrung, Einstellungen 258
  wahrgenommener Verlust von, unterdrückte 63–65, 134
Liege, Lage des Klienten 87, 89, 98
  siehe auch spezifische Techniken
Limbisches System 76, 79–80
Lockern, Definition 61, 93
Lösen, Ebenen des 143
Lösen, *siehe* Entwirren
Lufthöhlen 29, 147, 174, 185, 208
  Drainage 148, 188–189
  ethmoidale Luftzellen 183, 184
  Maxillae 204, 206, 207
  siehe auch Sinusitis
  Schutz der Augen 173, 175
  und Kommunikation 175
  und Tieftauchreflex 173–175
  und Zahnverfall 207
  Wachstum, Fehlmuster und 28

Mamillarkörper 79, 161–162, 302
Mandala, sein im;
  siehe auch glamour
Mandibula
  Anatomie und Muskulatur 226–228
  Behandlung 287–288, 292
    siehe auch Techniken, *unten*; entwirren, *unten*
  Bewegung 69, 228–230
    Tests 237–238
  Diagnose 230–232, 237–238
  Embryologie und Osteologie 226
  Energetik 176, 230–231, 232
  Engramm der 45, 269
  entwirren
    Techniken 237, 238, 292
    zehn Gründe für das 239–240
  Etymologie 225
  Fehlmuster der 48–49
  Neurocranium und 30

Prognation, und Streß	268–269
Querverbindungen	232
Sphenoidale und	129, 141
Techniken	
Knochentechniken	237–239, 287–288
Möglichkeiten	239–241
Muskeln lösen	233–237
weitere nützliche	244
Temporalia und	154, 157
Trauma und Dysfunktion	231 f.
und Migräne	273
und Schmerzen im unteren Rücken	262
visualisieren	232
siehe auch Stomatognathisches System; Temporo-mandibulargelenk	
Manipura, *siehe* Hara-Seele, Solarplexus-Seele	
Manische Depression	135, 138
Männer	
Gehirntumore bei Kindern, vorbestimmende Faktoren der	277–278
und Heilen des unteren Rückens	264
und Kopfschmerzen	273, 274–276
und Osteoporose	27
siehe auch Geschlecht; geschlechtsbedingte Unterschiede; Frauen	
Masken-Kopfschmerzen	178/179, 207, 211, 237
Masseter	
lösen der	233, 287–288
und Kopfschmerzen	268
Mastoiditis	157, 176, 221
Mastoidprozesse	102, 157
Maxillae	203
Anatomie und Muskulatur	204–206
Behandlung	144, 149/150, 188, 189, 195, 196, 201–202, 208, 210–212, 287–288, 289, 290
Bewegung	206
Diagnose	206–207
Embryologie und Osteologie	204
Energetik	206
Ethmoidale und	185
Etymologie	203
Fließend-elektrische Bewegung der	206
Läsionstests	207–209
Mandibula und	232
Nähte und Artikulationen	204
Neurocranium und	30
Orientierungspunkte und Lage	204
Palatina und	215
Querverbindungen	209
Techniken	210–212
Trauma und Dysfunktion	207
und Migräne	273
Visualisieren	210
Vomer und	193, 195
weitere nützliche Techniken	212
Zygomatica und	199, 200
Maxillare Läsionstests	207–209
McGregor-Linie	209, 220
Mechanismus, der; Definition	18, 65, 70
Mediastinum	56, 63
Meditation	
heilen mittels	279
Position der Zunge	193
und Craniale Welle	
Übereinstimmung, Gruppe	202
Frequenz	55
Gleichzeitigkeit	57
und Dysfunktion der Temporomandibulargelenke	50
Medulla oblongata	81/82
Melatonin	78
Membransystem, *siehe* Reziproke Spannungsmembran	
Meningeale Anatomie	31–36
Menopause	26 f., 271
Menschen willkommen heißen (Magen 9)	299
Menschen, *siehe* Homo sapiens sapiens	
Menstruation	
Migräne und	271
Zyklen, Synchronisierung	57
Mesencephalon, *siehe* Mittelhirn	
Metopische Naht	172
Migräne, *siehe unter* Kopfschmerzen	
Migration	
und Evolution	21, 23
verhinderter Trieb, und Dysfunktion	97
Milne Hugh, Hintergrund	61
Milne Institute	
Mißbrauch, *siehe* Sexuelles Trauma; Trauma	
Mitte des Menschen (Gouverneursgefäß 26)	78, 303
Techniken	288, 289
Mittelhirn	80–81
Motorische Kontrolle, Gehirnfunktion und	74–75, 77, 80, 81, 83
Muladhara, *siehe* Wurzel-Seele	
Multiple Persönlichkeitsstörung	40
Mumps (Parotitis)	176
Musik	
Gehirnfunktion und	72, 74
und Einstimmen auf die craniale Welle	57
Muskeln	
als Lösungsebene	143
des stomatognathischen Systems	41, 42, 48
Entspannungsmedikamente	261
Feld löst Impulse aus	59
Gehirnfunktion und	74–75, 77, 80, 81, 83
Reaktionsgeschwindigkeit	257
Selbstschienen, und Schmerzen im unteren Rücken	252, 254
und craniale Wellenbewegung	59
siehe auch spezifische Muskeln; unter den spezifischen Knochen	
Muskelspannungskopfschmerzen, *siehe unter* Kopfschmerzen	
Nähte	20, 24, 59
als Ebene in der Behandlung	143
Behandlung	122, 123, 161
Einstellung, und Mobilität	24
Oberflächenbereich der, und Bewegung	24
und Entwicklung des Kindes	22. 27–28
siehe auch unter den spezifischen Knochen	
Nahtod-Erfahrung	
Craniale Welle und	55
Gehirnfunktion und	74
Nasenbluten	
Nasion	19, 21
Neanderthal, *siehe* Homo sapiens neanderthalensis	
Neben-Seelenzentren	33, 165
Nervensystem	
autonomes	60
Beschwerden, prädisponierende Faktoren	277–279

323

siehe auch Gehirn; Zentralnervensystem; Rückenmark
Neurocranium 27–30, 63
   Behandlung 123, 187/188, 188, 294
      Protokolle 284 f., 289 f.
   craniale Basis des, *siehe* Craniale Basis
   craniale Kuppel 18, 29
Neuronen 73
Nickerchen und Schmerzen im unteren Rücken 259
Niesen, und Bandscheibenverletzungen 256
Nikotin 80
   siehe auch Rauchen
Nordamerikanische Indianer: Überlieferungen
   Indianische Zeit 57
   Roter Pfad 260
   siehe auch Südamerikanische Indianer: Überlieferung
Obelion 21
Occipitale 111
   Anatomie und Muskulatur 112, 114–115
   Behandlung 120, 123, 288
   Bewegung 67, 116, 131
   Beziehung des Sacrums zum 93, 95, 97, 115
   Diagnose 116–177
   Embryologie und Osteologie 112
   Energetik 116
   Etymologie 111
   Gehirnanatomie und 75, 82
   Nähte und Artikulationen 111, 114
   Orientierungspunkte und Lage 112
   Querverbindungen 117
   Sphenoidale und
   Techniken 118–123, 143
   Trauma und Dysfunktion 117
   Visualisieren 117
   weitere nützliche Techniken 123
Occipitallappen 73, 75
Offene Räume und Heilen 259
Öffnen, „Fenster-zum-Himmel"-Punkte und 296 f.
Ohren 154, 156, 157
Olfaktorische Stimuli, *siehe* Geruchssinn
Orale Arbeit
   angewandter Druck 148
   archaische Wunden und 50, 54, 88, 207/208, 215, 222
   Lösen des Viscerocraniums, ermutigen 149
   Sensitivität gefordert 88, 208, 231
   Untersuchungshandschuhe 88
   Vorgehen 88
   Zahnprothesen und 88/89
   siehe auch Zahnverfall; Zahnärztliche Behandlung
Orgasmus 273
Osteopathie
   Feld anerkannt durch 59
   mechanische Natur der 61/62
Osteopathisches Modell, *siehe* Gleich-bewegendes Modell
Osteoporose 26
Östrogenspiegel
   und Migräne 271
   und Osteoporose 26

Palatina 213
   als Geschwindigkeitsbegrenzer 69, 215
   Anatomie und Muskulatur 214
   Behandlung 144, 201, 207, 216–218, 240, 287/288
   Bewegung 69, 215
   Diagnose 210, 215
   Embryologie und Osteologie 214
   Energetik 215
   Etymologie 213
   Formbarkeit 25, 30
   Genesung 216, 217
   Maxillae und 206
   Nähte und Artikulationen 214
   Orientierungspunkte und Lage 214
   Querverbindungen 216
   Sensibilität gefordert 216, 217
   Techniken 216–218
   Trauma und Dysfunktion 215
   Visualisieren 216
   weitere nützliche Techniken 218
Panzer, wiederherstellen 66
Parietalia 164
   Anatomie und Muskulatur 165–166
   Behandlung 162/163, 168–170, 236
   Bewegung 68, 130, 166–167, 168
      Muster 53, 62/63
   Diagnose 167–168
   Embryologie und Osteologie 165
   Energetik 167
   Geschmeidigkeit 25
   Nähte und Artikulationen 165
   Orientierungspunkte und Lage 165
   Techniken 168–170
   Trauma und Dysfunktion 168
   Visualisieren 168
   weitere nützliche Techniken 170
Parietallappen 73, 75–75
Parkinsonsche Krankheit 80
Parotitis, *siehe* Mumps
Perineum 96
   Behandlung 99, 108–109
   und Wurzel-Seele 94
Persönlichkeit
   rigider Typ, Techniken für 99, 102
   Störung, und sphenobasilare Läsionsmuster 135
   Typ, und sphenobasilare Läsionsmuster 132/133, 134, 136–137, 138, 139
   und craniale Bewegung 63
   Veränderung 135, 156, 158
   siehe auch Emotionen; Energetik
Pheromone 184
Piezoelektrische Ladung
   archaische Wunden und 54
   Bewegung beeinflußt durch 65
   des Knochens 60
Piriformis
   hypertonisch; Symptome 95
   lösen 98, 104, 105
Placebo, Migräne und 271
Planet Erde
   Heilen durch 259
Polygame Bindungsmuster
Pons 81, 128, 269
Präfrontallappen 73, 74, 176
Präfrontale Lobotomie 74
Prostatakrebs 256
Protokolle, *siehe* Behandlung
Psoasmuskel 95
   lösen 100, 103–104, 105
Psychologische Zustandsformen, *siehe* Emotionen, Energetik
Psychometrie 123
Psychose

Behandlung	240
sexuelle Hemmung und	95
und sphenobasilare Läsionsmuster	135
Psychosomatische Krankheit	
Migräne als	271
Pterion	21
Pterygoidprozesse, Behandlung	144/145
Pubertät, craniale Entwicklung	28
Quantenphysik	
und visionäre Arbeit	65, 70
Qui Gong	66, 94, 263
Rauchen	274, 278
Raumsinn, und Gehirnfunktion	74
Raumteiler	297/298
Rechtes Gehirn, *siehe* Hemisphären	
Rechtsseitige Dysfunktion	177
Religion	
und sexueller Ausdruck, verhindert	95, 257/258
siehe auch Spiritualität	
Reziproke Innervation	
Techniken	104, 105
Reziproke Spannungsmembran	31–40, 59
Anpassen an Trauma	269/270
Behandlung	123, 160, 292, 293
Entwirren	178/179, 292, 293
Protokolle	284–285, 289–290
Cranialknochen Neugeborener reorganisieren	246–247
Diagnose	39–40, 121
Lockern, als Begriff	61, 93
Occipitale und	115
siehe auch Kernverbindung; Dura; Falx; Tentorium	
Rhythmus der Cranialen Welle	55
Richtungen und Bewegungen: Nomenklatur; Definition	14–15
Rotationsachse, *siehe* Bewegung *unter den Kapiteln zu den einzelnen Knochen*	
Roter Pfad	260
RTM, *siehe* Reziproke Spannungsmembran	
Rückenlage, Kontakt in	98, 100
Rückenmark	
Anatomie und Funktion	82, 83, 251–252
Behandlung	304
Bewegung des Zwerchfells und	56
rhythmische Bewegung	59, 60
Schäden, Symptome	55, 251–252
Spielraum	115
siehe auch Gehirn; Spinale Dura	
Rückenschmerzen, *siehe* Schmerzen im unteren Rücken	
Sacral-Seele	94
Gehirnbewegung und	62–63
Sacrum und	94
Sacrospinalismuskel, Selbstschienen des	252
Sacrum	90
Anatomie und Muskulatur	91–92
Behandlung	101/102, 102/103, 195–107, 109, 240, 291, 304
entwirren	291
Bewegung	66–67, 93–94
Diagnose	94–95, 96
Embryologie und Osteologie	91
Energetik	94
Etymologie	90

Geschmeidigkeit	93–94
Grundaxiom und	56
Kernverbindung und	93, 94
Nähte und Artikulationen	92
Occipitale und	93, 97, 115
Orientierungspunkte und Lage	91
Querverbindungen	97
Seelenzentrum, *siehe* Sacral-Seele	
Techniken	98–110
Grundtechnik	106
Grundtechnik mit gespreizten Fingern	100
Kontakte in Bauchlage bzw. Rückenlage	100
mit dem Sacrum	98, 100
Reihenfolge	100
weitere nützliche Techniken	110
Trauma und Dysfunktion	95, 97
Visualisieren	97
SAD, *siehe* Seasonal Affective Disorder	
Sagittale Scherungsebene	140, 141, 179
Sagittalnaht	20, 169
Sahasrara, *siehe* Kronen-Seele	
Säugetiergehirn, *siehe* Limbisches System	
Scaleni, lösen	118 f., 158–159
Schädel	
siehe auch Stichwörter Cranial...; Kopf	
Schamanentum	
siehe auch Heilerin; Heilen	
Scherungsebenen	140, 141
Schimpansen	71
Schizophrenie	117, 135, 138
Schlaf	
Rapid Eye Movement	128
und Migräne	273
und Schmerzen im unteren Rücken	257
vorher meditieren, und Bruxismus	50
siehe auch Träume	
Schleudertrauma	
Behandlung	158, 161, 179, 240, 287–288, 292
Diagnosetechniken	158
Indiziert	117, 179
Symptome	156
wiederkehrende	39
Vorsicht bei der Behandlung	117
Schlucken	44, 206, 215, 220
Schmerz	
Dura ist schmerzempfindlich	31
Klient schildert	87
-medikamente	261
Opiatrezeptoren und	83
Qualitäten	79
siehe auch Kopfschmerzen; Schmerzen im unteren Rücken	
Schmerzen im unteren Rücken	
Anatomie und	250–252
Bandscheibenverletzungen	
Anatomie	251
Behandlung	254, 258–263
Diagnose	118, 253
Erscheinungsformen	252–255
Anleiten des Klienten	263–266
Heilen der Gewebe und	253/254
Selbstschienen der Muskeln	252, 254 f., 261, 263
Vorsicht bei der Behandlung	102
Behandlung	99, 102, 107, 107/108, 258–263, 304
Operation	250–251, 261/262

siehe auch unter Bandscheibenverletzungen, *oben*	
Coccyx und	97
Evolution und	250
Mandibula und	230
Sacrum und	92
Schwangerschaft und	102, 256
Seitenbeugungs-Läsionen und	135
Sphenoidale Fehlmuster und	132, 136
Ursachen	251, 255–258
energetische	95, 250, 256, 257–258, 260, 263
Haltung und Anheben	251, 252, 255, 256, 257, 263 f., 265

Schulter
- fibröse Schultersteife 298
- -gelenke und Temporalia 157
- Spannung
  - Behandlung 120, 298
  - Streß und 268

Schwangerschaft
- Fehlgeburt, Umwelt 278
- Mann: Rückenschmerzen während 256
- Sacraltechniken 97, 102, 108
- Techniken zur Geburtsvorbereitung 108–109
- *siehe auch* Geburt

Schwindel 156, 158, 240
- und Migräne 272

Seasonal Affective Disorder 131

Seele
- Definition 15
- Einsichten, und Heilung 259
- Palatina als Tor zur 215
- *siehe auch* Bewußtsein; Seelen-Zentren; Seelenzustand

Seelenzentren
- Gehirnbewegung beeinflußt durch 63
- und Feld 59
- *siehe auch* Bewußtsein; *spezifische Seelen-Zentren*

Seelenzustand
- stomatognathisches System reguliert von 45

Sehvermögen, *siehe* Sicht; Vision
Selbst-Bewußtsein, *siehe* Bewußtsein
Sensorische Kontrolle, Gehirnfunktion und 74–75, 77
Septum pellucidum 80
Serotonin 80/81, 272, 273

Sexualität
- Sacral-Seele und 94–95
- Technik mit Symphysis pubis und 108/109
- und Kontrolle von Migräne 273
- und Schmerzen im unteren Rücken 257/258
- Verhinderung, und Dysfunktion 95, 230, 257/258

Sexualtrauma
- beeinflußt Behandlung 88, 108/109, 215, 231
- Behandlung 222, 240
- Dysfunktion der Temporomandibulargelenke und 50, 231, 242

Sicht, *siehe* Vision
Sieben Seelen, *siehe* Seelenzentren
Siestas, und Schmerzen im unteren Rücken 259

Singen
- Lufthöhle und 175

Sinnlichkeit 231

Sinus
- Blutabfluß, *siehe* Sinus venosus
- gerader, *siehe* Sinus rectus
- Luft, *siehe* Lufthöhle
- transversus 122

Sinus rectus 117
- Diagnose mit CV4 121
- und Parietalia 166/167

Sinus venosi 32, 72, 173, 175
- gerader Sinus und, *siehe* Sinus rectus
- meningeale Dura und 31
- Techniken, Drainage 122, 179/180

Sinusitis
- Behandlung 97, 132, 148, 199, 200, 207, 211
- Diagnose 206
- Energetik 194
- Ethmoidale betroffen 185/186
- rechtsseitig 177
- und Schwerkraft 176, 207
- Zygomatica und 199, 200

Sitzen
- und Schmerzen im unteren Rücken 256, 261, 265

Sitzung, *siehe* Behandlung
Skoliose 64, 133, 134

Solarplexus-Seele
- Zwerchfell beeinflußt durch 56

Somästhetischer Bereich, *siehe* Sensorische Kontrolle
Spermwale 174

Sphenobasilare Läsionsmuster
- Behandlung 132, 141/142. 144/145, 240
- Diagnose 131–132, 141–144, 145
- Extensions-Läsion 133, 136–137
- Flexions-Läsion 132 f., 136–137
- Kompressionskopf-Läsion 139 f., 136–137
- *siehe auch* Kompressions-Kopf
- Laterale Verschiebung 135, 136–137
- Lateroflexions-Läsion 136–137, 138 f.,
- Seitenbeugungs-Läsion 134 f. 136–137
- Torsions-Läsion 133 f. 136–137
- Vertikale Verschiebung 135 f. 136–137
- Zusammenfassung 136–137

Sphenobasilargelenk
- Behandlung 123, 144, 150, 240
- Bewegung 116
- craniale Fehlmuster und 117
- Orientierungspunkte 125
- und Zahnprobleme 47
- *siehe auch* Sphenoidale

Sphenoidale 124
- Anatomie und Muskulatur 125–127
- Behandlung 141–150, 187, 195, 201, 210, 240, 287–288
-   entwirren 291
- Bewegung 65, 67, 130 f.
- Christusbewußtsein 131
- Diagnose 131
- Embryologie und Osteologie 125
- Energetik 131, 140
- Ethmoidale und 184, 185
- Etymologie 124
- Fehlmuster 140
-   Scherungsebenen 140
-   sphenobasilare, *siehe* Sphenobasilare Läsions-Muster
- Gehirnanatomie und 75, 81, 126
- Geschmeidigkeit 25
- innewohnende Spannung 64
- Mandibula und 232
- Maxillae und 206, 208, 209
- Nähte und Artikulationen 126, 140
- Orientierungspunkte und Lage 125
- Palatina und 215

Physiologie	128–129
Querverbindungen	140
Richtknochen	62
Techniken	141–150
Temporalia und	148, 154, 157
Trauma und Dysfunktion	131
siehe auch Fehlmuster, *oben*	
Träume und Gesundheit	131
unterdrückte Wahrnehmung	63–64
Visualisieren	140
Vomer und	192, 193, 195
weitere nützliche Techniken	150
Zähne und	57
Zygomatica und	198, 199, 200
siehe auch Sphenobasilargelenk	
Sphenopalatinales Ganglion	207
Spina iliaca, Bewegungsoptimierung	108
Spinale Dura	35/36, 44, 115
Spielraum	61, 93, 115
und Bewegung des Sacrums	93–94
und Schmerzen im unteren Rücken	253
siehe auch Reziproke Spannungsmembran	
Spiralen	71
Spiritualität	
Einstellungen der Praktiker	52
Knochen, Bestandteil	25
Sacral-Seele und	94
Sexualität und	258
siehe auch Religion; Seelen-Zentren	
Spirituelles Herz, *siehe* Herz-Seele	
Sprache	
des Körpers, *siehe* Körpersprache; Gestik	
Gehirnfunktion und	75
siehe auch Sprechakt	
Sprechakt	
Fähigkeit, und Evolution	74
Gehirnfunktion und	74, 75
siehe auch Sprache	
Sprechen	
belastende Ereignisse und Bedürfnis zu	267–268, 269
Sternocleidomastoidei, lösen	118/119
Stille	
siehe auch Meditation	
Stillen	
als optimaler Musterformer für den Kiefer	241
und Ohrinfektionen	157
Stillpunkte	61
Einführen	
Techniken	101/102, 121
Stimme	
Behandlung	240
Lufthöhlen und	175
Stomatognathisches System	
Anatomie und Funktion	41–46
Behandlung	49–50, 158/159
Bewegungsachse und Behandlung	45/46
Diagnose	45, 48–50
Energetik	48
Anleiten des Klienten	50–51
Maxillae und	209
Trauma und Dysfunktion	48–49
und Schmerzen in der Wirbelsäule	262
Zahnheilkunde, *siehe* Zahnärztliche Behandlung	
siehe auch Mandibula; Temporomandibulargelenk	
Streß	

aussprechen als Mittel, loszuwerden	267–268
Krankheiten, Behandlung für	97
unausgesetzter, der heutigen Zeit	45, 230, 269
und craniale Bewegung	63
und Stillpunkte, Abwesenheit von	61
und temporomandibulare Probleme	231, 269
siehe auch Trauma	
Stühle und Schmerzen im unteren Rücken	256, 261
Sturheit	176
Subthalamus	79
Süchte	301
Südamerikanische Indianer: Überlieferung	
Prana	56
Sumatriptan	273
Sutherland, William	31, 62
Sutherlands Fulcrum	114, 130
Sutura squamosa	
Behandlung	161, 162–163
breiteste Naht	23
Svadisthana, *siehe* Sacral-Seele	
Symphysis pubis	
miteinbeziehende Technik	108–109
Verschmelzen der	91
Symptome	
siehe auch spezifische Symptome	
Tai Chi	58, 263–264
Tantra	258
Tanz und Einstimmen auf die Craniale Welle	57
Taoismus	
und Meditation	193
Taubheit	156
Taubheit, Klient auf der Liege	89
Techniken	
angewandter Druck	88, 148
siehe auch spezifische Techniken	
Berührung während, *siehe* Berührung	
bilaterale gegenüber unilateralen	86–87, 287
Dauer	88, 216
Entspannung der Heilerin	87, 121
Entwickeln der Fertigkeit	142
Index der	319
Lage des Klienten	87, 88, 89
siehe auch spezifische Techniken	
orale, *siehe* Orale Arbeit	
Protokolle, *siehe unter* Behandlung	
Umstände machen	121
Wahl	87
siehe auch Stillpunkte; Behandlung; *spezifische Knochen, Körperteile, Symptome oder Beschwerden*	
Telencephalon, *siehe* Cerebraler Cortex	
Temperatur, senken der	
im Gehirn	59, 77, 128–129
Techniken	123, 129
Temporalia	151
Anatomie und Muskulatur	152–154
Behandlung	102, 158–163, 201
Bewegung	58, 130–131, 154–155
Diagnose	155–157, 162
Embryologie und Osteologie	152
Energetik	155–156, 157
Etymologie	151
Laterale Pterygoidei und	240–241
Mandibula und	154, 232
Nähte und Artikulationen	152

Orientierungspunkte und Lage	152
Querverbindungen	157
Sphenoidale und	148, 154
Techniken	158–163
Zygomatica und	198–199
Temporalismuskel	17, 236–237, 240, 287–288
Temporallappen	74, 128

Temporomandibulargelenk
als Teil des stomatognathischen Systems	41
Anatomie	44, 227, 232
Atlantooccipitalgelenk und	46, 117
Diagnose	232, 235, 237–238
Dysfunktion, *siehe* Temporomandibulargelenk: Dysfunktion	
Energetik	48
Gehirnfunktion und	228
Sphenoidale und	129
Torsions-Läsionen und	134
siehe auch Mandibula; Stomatognathisches System	

Temporomandibulargelenk: Dysfunktion
Anatomie	44, 81
Bänder-Gruppen	42, 44
Behandlung	49–50, 102, 123, 215, 235, 236, 240, 241, 287–288
Erziehen des Klienten	50–51
Operation, um das Gelenk zu ersetzen	47
Überlegungen	45–46
Vorsicht	238
Diagnose	231–232, 235, 237–238
Kopfschmerzen und	267, 268
Occipitaltechniken und	117
sexuelle Hemmung und	230
Sprechen, Bedürfnis zu	267–268
Überlegungen	241–244
Ursachen	45–51, 206, 209, 231, 242, 267–268
Fragen, um zu bestimmen	241–244
Sexualtrauma	50, 231, 242
Tentorium	33, 36, 39, 82
Behandlung	
und Occipitale	115
und Parietalia	167
und Sphenoidale	128/129, 130, 148/149
und Temporalia	158
Thalamus	77, 290
Therapeuten, *siehe* Heiler	
Therapie	
siehe auch Heilen	
Thoracic-outlet-Syndrom	158|159
Tieftauchreflex	173–175

Tiere
Katzen	76
Schimpansen	71
Ursprünge der cranialen Welle und	58
Wale	174, 175
Wölfe	184

Tinnitus
Behandlung	158, 162, 240
Ursachen	156, 157, 240, 301
TMG *siehe* Temporomandibulargelenk: Dysfunktion	

Tod
anatomischer Austrittspunkt für den Geist	165
des Ego; *siehe* Ekstatisches Bewußtsein	
und Craniale Welle	54, 55
Tonsillitis, *siehe* Angina	
Tor des Geistes (Herz 7)	142
Tor zum Ohr (Dreifacher Erwärmer 21)	21, 79/80, 161, 302
Torus palatinus	28, 193, 194, 195/196, 207, 215/216
Trancezustände, heilende, *siehe* glamour	
Traube-Hering-Welle	54, 55

Trauma
Aussprechen, und Kopfschmerzen	267–268
Behandlung, *siehe* Entwirren	
Gehirntrauma	72, 74, 82
nützliche Techniken	109
Reaktion des Körpers	64–65
und frühere Verletzungen	64–65
siehe auch Verdrängte Materie; Streß; *spezifische Knochen*	

Träume
Behandlungen im Traum	262
Interpretation	131
von Knochen und Gewebe, und heilen	131
siehe auch Schlaf	

Traumkörper
siehe auch Körper; Emotionen; Seele; Geist

Tubae auditoriae
	219
Anatomie und Muskulatur	220
Bewegung	221
Diagnose	221–222
Energetik	221
Etymologie	219
Kindern bei	157
Orientierungspunkte und Lage	220
Techniken	222–224
Trauma und Dysfunktion	221
weitere nützliche Techniken	224
Tubera ischiadica	102, 157

Tumore
Diagnose	118, 123
Gehirntumore	277–279
Behandlung	279
Vorsicht	86, 160, 275, 279

Übelkeit	158
Übergewicht und Schmerzen im unteren Rücken	252, 260/261
Überweisungen	89

Übungen
und Krebs, Vorbeugung	277
und Schmerzen im unteren Rücken	258, 266
siehe auch Gehen	

Umwelteinwirkungen
in bezug auf das Vorkommen von Gehirntumoren	278–279
Unfälle, die Existenz von	277
Unterer Rücken, Schmerzen im	
vgl. Schmerzen im unteren Rücken	
Unteres Dantian, *siehe* Hara-Seele	
Unterstützen und Ausscheiden (Dickdarm 18)	300
Uterus und Beckenzwerchfell	96

Valsalvas Manöver	221–222
Ventrikel	76–77
Verdrängte Materie	
und craniale Bewegung	63–65

Verhalten
Behandlung	300
Evolution und instinktives, *siehe* Evolution	
und Gehirnfunktion	71–83

Verstand
siehe auch Körper; Emotionen; Kopf; Seele; Geist

Viscerocranium	18, 26, 27, 30, 63
Behandlung	123, 145, 149, 187/188, 188, 207, 211, 287 f., 294
CV4 Diagnose	117, 121
Protokolle	284–285, 289–290
Sphenoidale und	175/176
Vishuddha, *siehe* Kehl-Seele	
Vision	
Behandlung	207, 211/212
Gehirnfunktion und	75–76, 80/81
motorische Probleme	133/134, 135
und Parietalia	167–168
und Sphenoidale	128, 130/131, 133–134, 135, 140
siehe auch Augen	
Visionäre Arbeit	
Diagnose, *siehe* Diagnose	
Wahrnehmung, *siehe* Wahrnehmung	
siehe auch Bewußtsein; Energiearbeit; Heilen; Bewegung; Berührung; Behandlung	
Visualisieren	
und Quantenphänomene	70
siehe auch unter den spezifischen Knochen	
Vollkommenheit	121
Vomer	190
Anatomie und Muskulatur	191–192
Behandlung	194–195, 195–196, 240, 287–288, 289
Bewegung	69, 193
Diagnose	146/147, 193–194
Embryologie und Osteologie	191, 193
Energetik	193
Etymologie	190
Geschmeidigkeit	25, 30, 192
Geschwindigkeitsbegrenzer	69, 192
Läsionstests	194–195
Nähte und Artikulationen	192
Orientierungspunkte und Lage	191
Querverbindungen	195
Techniken	195–195
Trauma und Dysfunktion	193/194
und Drainage der Lufthöhlen	148, 194
Visualisieren	195
weitere nützliche Techniken	196
Vomer: Läsionstests	194–195
Vorbereiten für, *siehe* Vorbereitungen	
Vorbereitungen	
eintauchen	89
für Berührung	88
für orale Arbeit	88
Kleidung und Schmuck ablegen	86
Kontaktlinsen entfernen	86
Krankengeschichte	86, 241–244
vor Ankunft des Klienten	86
wenn der Klient da ist	86
Zahnprothesen entfernen	88
Zutaten	86
Wahrnehmung	
unterdrücken, und craniale Bewegung	63–65
siehe auch Diagnose; *glamour;* Inneres Auge; Intuition	
Wale	174, 175
Wärme, Behandeln von Schmerzen im unteren Rücken mit	254, 262
Wasser	
Flüssigkeitszufuhr, Bedeutung	258
Wernickesches Zentrum	73/74
Wiederbelebungstechnik	160
Windpalast (Gouverneursgefäß 16)	302–303
Techniken	289
Wirbelsäule	
Brust-	262
entwirren	291
Hals-, *siehe* Hals	
Lenden-, *siehe* Coccyx; Schmerzen im unteren Rücken; Sacrum	
Wölfe	184
Wolffsches Gesetz	22
Woodman, Marion	59
Würgreflex	215, 218, 220, 221, 223
normalisieren	222
Wurzel-Seele	94
Gehirnbewegung und	63
Perineum und	94
Zwerchfell beeinflußt	56
Wut, *siehe* Zorn	
Yin/Yang	58
Yoga	
Epiphyse und	79
Prana	56
und Gesundheit des unteren Rückens	263
Zahnärztliche Behandlung	
Anästhesie	39, 47, 228
Aufrechterhalten von Torsions-Läsionen	134
Beeinflussung der Dura	39, 47
Trauma als archaische Wunde	88, 207, 240
und ausgewogenes Cranium	46–47, 207, 241
und Behandeln der Zygomatica	200
und Beschwerden des stomatognathischen Systems	46–57, 48, 49, 231–232
und Fehlmuster der Maxillae	28, 207
Zusammenarbeit von Zahnärzten und Craniosacraltherapeuten	241
siehe auch Orale Arbeit; Zähne	
Zähne	
Biß, beeinflußt durch Torsions-Läsion	134
Bruxismus	50, 64
entwirren	49
Evolution und	42, 45
Maxillae und	204–207
stomatognathisches System und	42–51
siehe auch Zahnärztliche Behandlung	
Zahnprothesen, entfernen	88/89
Zahnverfall	
Beginn	42
und maxillare Lufthöhle	206
Zeit	
Dauer der Techniken	88, 216
des Auftretens von Kopfschmerzen	177, 268
Gehirnfunktion und	77, 129, 131
Sinn der Kinder für	247, 248
und Heilen	259
und innere Führung	57
Zen, *siehe* Buddhismus	
Zentralnervensystem	
Craniale Welle übermittelt durch	59
Feld, außerhalb handelnd	58–59
siehe auch Gehirn; Rückenmark	
Zerbrochene Schale (Magen 12)	303
Zorn	

Gehirnfunktion und	80
Mandibula und	230, 231
Maxillae und	207
Migräne und	272
Parietalia und	168
sexuelle Unterdrückung und	230, 257/258
stomatognathisches System und	48, 50
Temporalia und	156
Zufälle, Existenz von	277
Zug, *siehe* Dekompression	
Zunge	42
und Maxillae	205
und Meditation	193
Zustand erweiterter Wahrnehmung (*glamour*)	
hineinbegeben	89
siehe auch Diagnose; Behandlung	
Zustandsformen außerhalb des Körpers	
siehe auch Nahtod-Erfahrung	
Zweibeinigkeit	
Sacrum eingekeilt durch	93
und Schmerzen im unteren Rücken	250, 263
Zweite Seele, *siehe* Sacral-Seele	
Zwerchfell	
Bewegung, Einflüsse auf	56–57
Atemfrequenz	81
Zwillinge	77
Zygomatica	197
Anatomie und Muskulatur	198
Behandlung	200–202, 287–288
Bewegung	69, 199
Diagnose	199–200
Embryologie und Osteologie	198
Energetik	200
Etymologie	197
Geschwindigkeitsbegrenzer	69, 1987199
Maxillae und	204
Nähte und Artikulationen	198
Orientierungspunkte und Lage	198
Querverbindungen	200
Sphenoidale und	129
Techniken	200–202
Trauma und Dysfunktion	200
Visualisieren	200
weitere nützliche Techniken	202

Bibliographie

Artikel, Bücher, Forschungsberichte, Tonkassetten, Film

Jeanne Achterberg, *Imagery in Healing: Shamanism and Modern Medicine,* Shambala, 1985

Jeanne Achterberg and G. Frank Lewis, *Imagery and Disease,* Institute for Personality and Ability Testing Inc, Illinois, 1984

Acute Low Back Problems in Adults: Assessment and Treatment, U. S. Department of Health and Human Services, 1994

N. A. Aladzhalov et al, *The Ultralow Frequency Spectrum of Electrical Phenomenon in the Brain,* translated from Doklady Akademii Nauk USSR, Vol. 197, No. 4, 4/71

F. Matthias Alexander, *Constructive Conscious Control of the Individual,* Gollanz, 1987

R. McNeill Alexander, „Human Locomotion," pp. 80–85 in *The Cambridge Encyclopaedia of Human Evolution,* ed. Steve Jones et al, Cambride University Press, 1994

Ruthy Alon, *Mindful Spontaneity,* Prism Press, 1990

The Anatomy of Sleep, Hoffman-LaRoche, 1966

W. French Anderson, *Gene Engineering,* Omni, Vol. 13, No. 10, 7/91

John P. Angleton, ed. *The Amygdala: Neurobiological Aspects of Emotion, Memory and Mental Dysfunction,* Wiley Liss, 1992

Lucius Apuleius, *The Tale of Cupid & Psyche,* Shambala Centaur Editions, 1992

Beryl Arbuckle, „The Cranial Aspect of Emergencies of the Newborn," pp. 507–511, *The Journal of the American Osteopathic Association,* Vol. 47, 5/48

Angeles Arrien, *The Four-Fold Way,* Harper Collins, 1993

Angeles Arrien, *Signs of Life,* Arcus, 1992

Angeles Arrien, *The Tarot Handbook,* Arcus Books, 1987

W. H. Auden, *Epistle To A Godson and Other Poems,* Random House, 1972

F. G. Bailey, *The Prevalence of Deceit,* Cornell University Press, 1991

Ernest G. Baker, „Alteration in Width of Maxillary Arch and Its Relation to Sutural Movement of Cranial Bones," *Journal of the American Osteopathic Association,* Vol. 70, No. 6, 2/71

R. Robin Baker and Mark A. Bellis, *Human Sperm Competition: Copulation, Masturbation and Infidelity,* Chapman and Hall, 1994

Betty F. Balcombe, *As I See It,* Piatkus Books, 1994

Betty F. Balcombe, *The Energy Connection,* Piatkus Books, 1993

Michael Balter, „Did Homo Erectus Tame Fire First?" p. 1570, *Science,* Vol. 268, 6/16/95

Jean-Claud Baral, *Visceral Manipulation,* Eastland Press, 1988

Marcia Barinaga, „Anthropologists Overturn Old Ideas About New Developments," pp. 364–365, *Science,* Vol. 268, 4/21/95

Marcia Barinaga, „The Brain Remaps its Own Contours," *Science,* Vol. 258, 10/92

Marcia Barinaga, „Remapping the Motor Cortex," pp. 1696–1698, *Science,* Vol. 268, 6/23/95

W. Barlow, *The Alexander Principle,* Gollancz, 1973

Ellen Bass and Laura Davis, *The Courage to Heal: A Guide for Women Survivors of Child Sexual Abuse,* Harper and Row, 1988

Cary Baynes translation of the Wilhelm edition of the I-Ching, Princeton University Press, 1990

E. A. Bennet, *C. G. Jung,* 1961

Rollin E. Becker, „Diagnostic Touch: Its Principles and Application," pp. 165–177, *Academy of Aplied Osteopathy Yearbook,* 1965

Robert O. Becker and Gary Selden, *The Body Electric,"* Quill, 1985

Michael J. Benton, „Diversification and extinction in the history of life," p. 52, *Science,* Vol. 269, 4/7/95

Itzak Bentov, *Stalking the Wild Pendulum,* Dutton, 1977

The Bible, Standard Version and Revised Standard Version

Stanley J. Bigos, *Acute Low-Back Pain in Adults,* U.S. Department of Health and Human Services, 1994

Stephen J. Blood, „The Craniosacral Mechanism and the Temporomandibular Joint," pp. 516–519, *The Journal of the American Osteopathic Association,* Vol. 86, No. 8, 8/86

Robert Bly, *The Kabir Book,* Beacon Press, 1977

R. H. Blyth, *Zen in English Literature and Oriental Classics,* The Hokuseido Press (Tokyo) 1942

L. Bolk, „On the Premature Obliteration of Sutures in the Human Skull," *American Journal of Anatomy,* Vol. 17, No. 4, 5/15/15

M. Bolte and C. J. Hogan, „Conflict over the age of the Universe," pp. 399–402, *Nature,* Vol. 376, 8/3/95

Edward de Bono, *Parallel Thinking:* From Socratic to de Bono Thinking, Viking, 1993

Edward De Bono, *Master Thinkers Handbook,* International Center for Creative Thinking, 1990

Bruce Bower, „Conscious memories may emerge in infants," p. 86, *Science News,* Vol. 148, 8/5/95

Bruce Bower, „Talk of Ages: A Tiny Bone Rekindles Arguements Over the Roots of Speech and Language," pp. 24–26, *Science News,* Vol. 136, 7/8/89

Gerda and Mona-Lisa Boysen, *Biodynamic Des Lebens,* Synthesis Verlag, 1987

C. Loring Brace et al, „Gradual Change in Human Tooth Size in the Pleistocene and Post-Pleistocene," pp. 705–720, *Evolution,* Vol. 41, No. 4, 1987

Barbara Ann Brennan, *Hands of Light: A Guide To Healing Through the Human Energy Field,* Bantam, 1987

Barbara Ann Brennan, *Light Emerging: The Journey of Personal Healing,* Bantam, 1993

M. Brodrick and A. A. Morton, *Concise Dictionary of Egyptian Archeology,* p. 94, Methuen, 1922

Denis Brookes, *Lectures On Cranial Osteopathy,* Thorsons, 1981

Peter R. Brotchie et al, „Head position signals used by parietal neurons to encode location of visual stimuli," pp. 232–235, *Nature,* Vol. 375, 5/18/95

Stuart L. Brown, „Animals at Play," pp. 2–35, *Magazine of the National Geographic Society,* Vol. 186, No. 6, 12/84

Norman O. Brown, *Love's Body,* Random House, 1966

G. H. Brundtland et al, „Height, Weight and Menarche of Oslo Schoolchildren During the last 60 Years," *Annals of Human Biology,* Vol. 7, pp. 307–322, 1980

Gautama the Buddha, *The Dhammapada: The Sayings of the Buddha,* trans. Thomas Byron, Random House, 1976

E. A. Wallis Budge, *The Gods of the Egyptians,* Vols. 1 and 2, Dover, 1969

E. A. Wallis Budge, *From Fetish To God In Ancient Egypt,* Dover, 1988

James F. T. Bugenthal, *Intimate Journeys,* Jossey-Bass, 1990

Vern L. Bullough, *Science in the Bedroom: A History of Sex Research,* Basic Books, 1995

Margaret Bunson, *The Encyclopaedia of Ancient Egypt,* Facts on File, 1991

Robert Burns, *Robert Burns: The Complete Poetical Works,* ed. J. A. Mackay, Alloway Publishing, 1993

Maxwell Cade and Nona Coxhead, *The Awakened Mind,* Delacorte Press, 1979

Joseph Cambell, *The Masks of God: Creative Mythology,* Penguin, 1976

Joseph Campbell, *Oriental Mythology: The Masks of God,* Arkana, 1991

Fritzjof Capra, *The Tao of Physics,* Shambala, 1975

Richard Carlson, ed., *Healers on Healing,* St. Martin's Press, 1989

Robert Carroll, „Between fish and amphibian," pp. 389–390, *Nature,* Vol. 373, 2/2/95

Angus Cathie, „Growth and Nutrition of the Body with Special Reference to the Head," *Academy of Applied Osteopathy Yearbook,* 1962

David B. Chamberlain, „The Outer Limits of Memory," *Noetic Sciences Review,* Autumn 1990

Bruce Chatwin, *Songlines,* Jonathan Cape, 1987

Deepak Chopra, *Ageless Body, Timeless Mind,* Harmony Books, 1993

Cohen et al, „Electroencephalographic Laterality Changes During Human Sexual Orgasm," pp. 189–199, *Archives of Sexual Behavior,* Vol. 5, No. 3, 1976

A. L. Cochrane, *Working Group On Back Pain,* Her Majesty's Stationary Office, London, 1979

Joel E. Cohen, „Population Growth and Earth's Human carrying Capacity," pp. 341–346, *Science,* Vol. 269, 7/21/95

Elizabeth Collins, „Unadvertised Receptivity," pp. 24 & 26, *Scientific American,* 11/87

Emily Conrad-Da'oud, *Life on Land,* Tilbury Press, forthcoming in 1996

Robert H. Coombs, *Inside Doctoring,* Praeger, 1986

Paulo Coelho, *The Alchemist,* Harper Collins, 1993

Alan Cowey and Peter Stoerig, „Blindsight in monkeys," pp. 247–249, *Nature,* Vol. 373, 11/19/95

Thomas Cleary, *Zen Master Keizan,* North Point Press, 1990

T. H. Clutton-Brock and G. A. Parker, „Punishment in animal societies," pp. 209–216, *Nature,* Vol. 373, 1/19/95

Paul Colinvaux, *Why Big Fierce Animals Are Rare,* Princeton University Press, 1978

Robert H. Coombs, *Inside Doctoring,* Praeger, 1986

Calvin Cottam, „Cranial Manipulation Roots," Part 1, *Digest of Chiropractic Economics,* Vol. 23, No. 4, Jan/Feb 1981

Nephi Cottam, *The Story of Craniopathy,* Privately Published, 1936

Ted Crail, *Apetalk and Whalespeak,* J. P. Tarcher, 1981

Francis Crick and Christof Koch, „Are we aware of neural activity in primary visual cortex?," pp. 121–123, *Nature,* Vol. 375, 5/11/95

Elizabeth Culotta, „Birth Tale Gets a New Twist," p. 365, *Science,* Vol. 268, 4/21/95

e.e. cummings, *Collected Poems* Harcourt Brace and Co, New York, 1926

James Cyriax, *Textbook of Orthopaedic Medicine,* Vols I and II, Balliere Tindall, 1984

Donald J. Dalessio, ed., *Wolff's Headache and Other Head Pain,* 4th edition, Oxford University Press (New York), 1980

Major Betrand DeJarnette, *Cranial Technique – 1968,* privately published in Nebraska City, Nebraska, 1968

Major Betrand DeJarnette, *Sacro Occipital Technique – 1981,* privately published in Nebraska City, Nebraska, 1968

Arthur Deikman, *The Observing Self: Mysticism and Psychotherapy* Beacon Press, 1982

Robin Dennell, „In search of Neanderthals," p. 397, *Nature,* Vol. 376, 8/3/95

David Denton, *Craniopathy and Dentistry,* privately published in Los Angeles, 1979

Taisen Deshimaru, *The Way to the Martial Arts,* E. P. Dutton, 1982

Elizabeth Deuress, *The Seen and the Unseen,* Smith Barnes, U.K., 1924

Seymour Diamond and Jose Medina, „Headaches," *Clinical Symposium,* Vol. 41, No. 1, 1989

Annie Dillard, *Teaching a Stone To Talk,* Harper Collins, 1982

John Dobbing and Jean Sands, „Vulnerability of Developing Brain, IX, The Effect of Nutritional Growth Retardation on the Timing of the Brain Growth Spurt," *Biology of the Neonate* 19, 1971

Larry Dossey, „The Light of Health, the Shadow of Illness," from *Meeting the Shadow,* p. 93, ed. by Connie Zweig and Jeremiah Abrams, Tarcher, 1991

Larry Dossey, *Healing Words: the Power of Prayer and the Practice of Medicine,* Harper Collins, 1993

Karlfried Graf Von Durkheim, *Hara: The Vital Center of Man,* George Allen and Unwin, 1985

Albert Einstein, *Einstein: A Portrait,* compiled by Mark Winokur, Pomegranite Art Books, 1984

Mircea Eliade, *Shamanism,* Princeton University Press, Bollingen, 1974

Mircea Eliade, *Patanjali and Yoga,* Schoken Books, 1975

Henri Ellenberger, „Psychiatry from Ancient to Modern Times," in *The American Handbook of Psychiatry,* Vol. 1, ed. S. Arieti, Basic Books, New York, 1974

Frederick T. Elworthy, *The Evil Eye,* Citadel, copyrighted in 1895 (no recent publication date found)

Gretel Ehrlich, *The Solace of Open Spaces,* Penguin Books, 1985

Ralph F. Erlinghausen, „The Circulation of the Cerebrospinal Fluid Through the Connective Tissue System," *Academy of Applied Osteopathy Yearbook,* 1969.

B. d'Espignat, „The Quantum Theory and Reality," *Scientific American,* pp. 158–181, 11/89:

Clarissa Pinkola Estes, *Women Who Dance With Wolves,* Ballantine Books, 1992

W. Y. Evans-Wentz, *The Tibetan Book of the Dead,* Oxford University Press, 1960

Moshe Feldenkrais, *Awareness through Movement*, Harper Collins, 1990

Richard P. Feynman, *What Do You Care What Other People Think*, Bantam, 1989

Joshua Fischman, „Human Origins," pp. 37–40, *Discover*, 1/95

Joshua Fischman, „Painted Puzzles Line the walls of an Ancient Cave," p. 614, *Science*, Vol. 267, 2/3/95

Aelred C. Fonder, *The Dental Physician*, Medical Dental Arts, 1985

Aelred C. Fonder, *The Dental Distress Synndrome*, Medical Dental Arts, 1994

Richard Feely, *Clinical Cranial Osteopathy*, Cranial Academy, 1975

Richard P. Feynman, *Surely You're Joking, Mr Feynman: Adventures of a Curious Character*, Vintage, 1985

Francesca Freemantle and Chogyam Trungpa, *The Tibetan Book of the Dead*, Shambala, 1975

Philip Freund, *Myths of Creation*, Transatlantic Arts, 1975

Viola Frymann, „Relation of Disturbances of Craniosacral Mechanisms to Symptomatology of the Newborn: Study of 1,250 Infants," *Journal of the American Osteopathic Association*, pp. 1059–1075, Vol. 65, 6/66

Viola Frymann, „Learning Difficulties of Children Viewed in the Light of the Osteopathic Concept," *The Journal of the American Osteopathic Association*, Vol. 76, 9/76

Viola Frymann, „A Study of the Rhythmic Motions of the Living Cranium," pp. 928–945, *Journal of the American Osteopathic Association*, Vol. 70, 5/71

Joseph T. Fuhrmann, *Rasputin: A Life*, Praeger, 1990

Robert Fulghum, *All I Really Need to Know I Learned in Kindergarten*, pp. 6–7, Villard Books, 1990

Jack Gaines, *Fritz Perls: Here and Now*, Integrated Press, 1979

Albert M. Galaburda et al, „Cerebral Lateralization," pp. 428–456, *Archives of Neurology*, Vol. 42, 5/85

Alain Gehin, *Atlas of Manipulative Techniques*, Eastland Press, 1985

N. Giblin and A. Alley, „Studies in Skull Growth: Coronal Suture Fixation," *Anatomical Record*, Vol. 88, No. 2, 2/44

Dexter G. Girton et al, „Observation of Very Slow Potential Oscillations in Human Scalp Recordings," pp. 561–568, *Electroencephalography and Clinical Neurophysiology*, Elsevier Scientific Publishing House, Amsterdam, 1973

Mitchell Glickstein, „The Discovery of the Visual Cortex," pp. 118–127, *Scientific American*, 9/88

Gary W. Goldstein and A. Loris Betz, „The Blood Brain Barrier," *Scientific American*, 9/86

Jane Goodall, *In The Shadow of Man*, Houghton Mifflin, 1971

William P. Gordon, *Sleep: A Guide For Professionals*, Institute for Cortex research and Development, 1986

Cheryl L. Grady et al, „Age-Related Reductions in Human Recognition Memory Due to Impaired Encoding," pp. 218–221, *Science*, Vol. 269, 7/14/95

Alex Gray, *Sacred Mirrors*, Inner Traditions, 1990

Phillip E. Greenman, „Roentgen Findings in the Craniosacral Mechanism," *The Journal of the American Osteopathic Association*, Vol.70, 9/70

Wolfgang Gretschmer, „Meditative Techniques in Psychotherapy" pp. 224–234 of *Altered States of Consciousness*, ed. Charles T. Tart, Doubleday Anchor, 1969

John Gribbin, *Schrodinger's Kittens and the Search for Reality*, Little, Brown, 1995

Donald Griffin, *The Question of Animal Awareness*, 1970

John A. Grim, *The Shaman*, University of Oklahoma Press, 1983

Stanislav Grof, *LSD Psychotherapy*, Hunter House, 1980

Stanislov Grof, *Spiritual Emergency Network*, Tarcher Putnam, 1989

Adolf Guggenbuhl-Craig, „The Demonic Side of Sexuality," from *Meeting the Shadow*, pp. 98–99, ed. by Connie Zweig and Jeremiah Abrams, Tarcher, 1991

Arthur Guirdham, *The Cathars and Reincarnation*, Neville Spearman, 1970

Arthur Guirdham, *We Are One Another*, C. W. Daniel, 1991

Ruben C. Gur et al, „Sex Differences in Regional Cerebral Glucose Metabolism During a Resting State," pp. 528–531, *Science*, Vol. 267, 1/27/95

Arthur C. Guyton, *Basic Neuroscience*, W. B. Saunders and Company, 1987

Edward T. Hall, *The Dance of Life: The Other Dimension of Time*, Anchor, 1989

Dora Jane Hamblin, *The Emergence of Man*, TimeLife Books, 1973

Chester L. Handy, „History of Cranial Osteopathy," pp. 269–272, *Journal of the American Osteopathic Association*, Vol. 47, 1/48

Barbara Hannah, *Jung, His Life and Work*, Perigree Books, 1976

Michael Harner, *The Way of the Shaman*, Harper Collins 1980

T. R. Harrison, *Principles of Internal Medicine* McGraw Hill, 1977

William Hart, *Vipassana Meditation as taught by S. N. Goenka*, Harper and Row, 1987

John Heider, *The Tao of Leadership*, Humanics, 1985

Werner von Heisenberg, *Physics and Philosophy: the Revolution in Modern Science*, Harper, 1958

Melvin Henningsen, „Living Osteology of Interest to the Dentist," Part 1 and 2, *Dental Digest* 63, 10/57 and 11/57

Eugen Herrigel, *Zen in the Art of Archery*, Pantheon Books, 1964

A. R. Hildebrand et al, „Size and structure of the Chicxulub crater revealed by horizontal gravity gradients and cenotes," pp. 415–417, *Nature*, Vol. 376, 8/3/95

J. Allan Hobson, *The Dreaming Brain*, Basic Books, 1989

Herbert Hoffman, *Icons of Immortality*, forthcoming in 1996

John Horgan, „Fractured Functions: Does the brain have a supreme integrator?" pp. 36–37, *Scientific American*, 12/93

John Horgan, „Brain Storm," p. 24, *Scientific American*, 11/94

John M. Howell, „Early Farming In Northwestern Europe" pp. 118–124, *Scientific American*, 11/87

Jing Hui, „Chinese Patriarch: The Life and Teaching of China's Great Buddhist Monk Xu Yun," published in *Heaven Earth*, China Advocates, Vol. 1 No. 3, 1/92

Glyn W. Humphreys, „Acting without ‚seeing'" *Nature*, Vol. 374, pp. 763–764, 4/27/95

Michael Hutchison, *Megabrain*, Ballantine, 1986

Sandra Ingerman, *Soul Retrieval*, Harper Collins, 1991

Jennifer Isaacs, *Autralian Dreaming*, Lansdowne, 1980

Frederick E. Jackson, „The Pathophysiology of Head Injuries," *Clinical Symposia*, July–December 1966

Arthur Janov, *The Primal Scream*, Putnam, 1970

Charles Jennings, „New visions of the cortex," pp. 635–636, *Nature*, Vol. 375, 6/22/95

Conrad E. Johanson, „Potential for Pharmocological Manipulation of the Blood-Cerebrospinal Fluid Barrier," appearing in *Implications of the Blood-Brain Barrier and its Manipulation*, Vol. 1, edited by Edward A. Neuwelt, Plenum Press, 1989.

Donald Johanson and James Shreeve, *Lucy's Child: The Discovery of A Human Ancestor*, Early Man Publications, 1989

Donald Johanson, *Lucy: The Beginnings of Mankind*, Simon & Shuster, 1981

Donald Johanson and Leon Johanson, *Ancestors: In Search of Human Origins,* Villard, 1994

Alex de Jonge, *The Life and Times of Grigarii Rasputin,* Coward, McCann and Geoghegan, 1982

Steve Jones et al, *The Cambridge Encyclopaedia of Human Evolution,* Cambridge University Press, 1994

Don Hanlon Johnson, *The Protean Body,* Harper and Row, 1977

Don Hanlon Johnson, *Body, Spirit and Democracy,* North Atlantic Books, 1994

Jerry A. Johnson, *The Essence of Internal Martial Arts,* Vols. 1 and II, Ching Lien Healing Arts, 1994

W. Brugh Joy, *Joy's Way,* Tarcher, 1982

C. G. Jung, *Modern Man In Search of A Soul,* translated by W. S. Dell and Cary Baynes, Harcourt, Brace and Company, 1933

C. G. Jung, *Four Archetypes: Mother/Rebirth/Spirit/ Trickster,* Princeton University Press, 1992

C. G. Jung, *Man and His Symbols,* Aldus Books, London, 1964

C. G. Jung, *Collected Works,* translated by R.F.C. Hull, Bollingen Series XX, Princton University Press, 1980

Franz Kafka, *The Great Wall of China: Stories and Reflections,* Schocken Books, 1970

Holger Kalweit, *Shamans, Healers and Medicine Men,* Shambala, 1987

Richard E. Kappler, „Osteopathy in the Cranial Field," pp. 13–18, *The Osteopathic Physician,* 2/79

Ted J. Kaptchuk, *The Web That Has No Weaver: Understanding Chinese Medicine,* Congdon and Weed, 1983

Zvi Karni, John Upledger et al, „Examination of the Cranial Rhythm in Long-Standing Coma and Chronic Neurological cases," pp. 275–281 of *Craniosacral Therapy,* Upledger and Vredevoogd, Eastland Press, 1983

Akira Kasamatsu and Tomio Hirai, „An Electrocephalographic Study on the Zen Meditation," in Charles T. Tart, *Altered States of Consciousness,* Doubleday Anchor, 1969

Stanley Kelleman, *Emotional Anatomy,* Center Press, 1985

Kenneth A.R. Kennedy, „Morphological Variations in Ulnar Supinator Crests and Fossae as Identifying Markers of Occupational Stress," *Journal of Forensic Science,* 10/83

Kenneth A. R. Kennedy and M. Yasar Iscan, *Reconstruction of Life from the Skeleton,* Alan R. Liss Inc., 1989

Richard A. Kerr, „Did Darwin Get it All Right?" pp. 1421–1422, *Science,* Vol. 267, 3/10/95

Richard A. Kerr, „Timing Evolution's Early Bursts," pp. 33–34, *Science,* Vol. 267, 1/6/95

Harold K. Kimelberg and Michael D. Norenberg, „Astrocytes," pp. 66–76, *Scientific American,* 4/89

Jeffrey Kluger, „Magna Cum Laud Critters," pp. 18–22, *Discover,* 2/95

Samuel Noah Kramer, *Great Ages of Man: Cradle of Civilization,* Time-Life, 1967

I. Krejci and F. Lutz, *Zahnfarbene Adhasive Restaurationen im Seitenzahnbereich,* University of Zürich, 1994

I. Krejci et al, *In-vitro-testverfahren Zur Evaluation Dentaler Restaurationsysteme,* University of Zürich, 1994

Elisabeth Kubler-Ross, *Death: The Final Stage of Growth,* Simon and Schuster, 1975

H. Laborit, *Stress and Cellular Function,* Lippincott, 1959

Hugo Lagercrantz and Thodore A. Slotkin, „The Stress of Being Born," *Scientific American,* pp. 100–107, 6/86

R. D. Laing, *The Divided Self,* Pantheon, 1962

F. Bruce Lamb, *Wizard of the Upper Amazon,* Houghton Mifflin, 1971

H. Vincent Langley, *Essential Treatments in Manipulative Therapy,* Castle Cary Press Somerset, (England) 1963

Edward O. Laumann et al, *The Social Organization of Sexuality: Sexual Practices in the United States,* University of Chicago Press, 1995

Robert Lawlor, *Voices of the First Day,* Inner Traditions, 1991

D. H. Lawrence, *Selected Poems,* New Directions Books, 1947

Edna M. Lay, „The Osteopathic Management of Temporomandibular Joint Dysfunction," from *Clinical Management of Head, Neck and TMJ Pain and Dysfunction,* ed Harold Gelb, W.B. Saunders, 1985

Richard Leakey, *Origins: The Emergence and Evolution of Our Species and Its Possible Future,* E. P. Dutton, 1982

Richard Leakey and Roger Lewin, *Origins Reconsidered,* E. P. Dutton, 1977

Joseph E. LeDoux, „Emotion, Memory and the Brain," pp. 50–57, *Scientific American,* 6/94

Richard B. Lee and Irven De Vore, *Kalahari Hunter-Gatherers,* Harvard University Press, 1976,

Belinda Lees et al, „Differences in proximal femur bone density over two centuries," *The Lancet,* Vol. 341, 3/93

Anthony J. Legge and Peter A. Rowley-Conwy, „Gazelle Killing In Stone Age Syria," pp. 88–95, *Scientific American,* 8/87

Frederick Lehrman, *The Sacred Ladscape,* Celestial Arts, 1988

Steven Levine, *A Gradual Awakening,* Anchor, 1979

Roger Lewin, *In the Age of Mankind,* Smithsonian Books, 1988

Jacob Liberman, *Light, Medicine of the Future,* Bear and Company, 1991

Andrei Linde, „The Self-Reproducing Inflationary Universe," pp. 48–55, *Scientific American,* 11/94

J. Little and B. Thompson, „Descriptive Epidemiology," in *Twinning and Twins,* MacGilvray et al, John Wiley, New York, 1988

Konrad Lorenz, *On Agression,* Bantam, 1966

C. Owen Lovejoy, „Evolution of Human Walking," pp. 121–131, *Scientific American,* 11/88

Alexander Lowen, *Love and Orgasm,* Macmillan, 1965

Alexander Lowen, *The Betrayal of the Body,* Collier, 1967

Alexander Lowen, *Bio-energetics,* Penguin, 1976

Gay Gaer Luce, *Biological Rhythms in Psychiatry and Medicine,* U.S. Department of Health, Education and Welfare, 1970

Jacques Lussyran, *And There Was Light,* Parabola, 1989

Norman Maclean, *A River Runs Through It and Other Stories,* The University of Chicago Press, 1976

Louis MacNeice, *Autumn Journal,* Faber and Faber Ltd., 1939

Thomas E. Mails, *The Plains Indians,* Bonanza Books, 1985

Shizuto Masunaga and Wataru Ohashi, *Zen Shiatsu: How to Harmonize Yin and Yang for Better Health,* Japan Publications (Tokyo) 1977

R. E. L. Masters and J. Houston, *The Varieties of Psychedelic Experience,* Holt, Rinehart, New York, 1966

David A. McCormick, „The cerebellar symphony," pp. 412–413, *Nature,* Vol. 374, 3/30/95

Alexander Marshack, „The Ecology and Brain of Two-handed Bipedalism: An Analytic, Cognitive and Evolutionary Assessment," in *Animal Cognition,* Lawrence Erlbaum Associates, 1984.

Keith Mason, *Medicine for the 21st Century,* Element, 1992

Kiiko Matsumoto and Stephen Birch, *Hara Diagnosis: Reflections on the Sea,* Paradigm Publications, 1988

Terence McKenna, *The Archaic Revival,* Harper, 1992

J. Robert McLintic, *Physiology of the Human Body,* John Wiley & Sons, 1975

David Michael and Ernest Retzlaff, „A Preliminary Study of Cranial Bone Movement in the Squirrel Monkey," pp.

886–9, *Journal of the American Osteopathic Association*, Vol. 74, 5/75

Stuart Miller, *Men and Friendship*, Gateway (England) 1986

A. A. Milne, *House At Pooh Corner*, Dell, 1923

Alec Milne *Psychosomatic Stress: Asthma and Allergy*, Kingston, (Scotland) 1962

Arnold Mindell, *Dreambody*, Sigo Press, 1982

Arnold Mindell, *City Shadows: Psychological Interventions in Psychiatry*, Routledge, 1988

Arnold Mindell *Working on Yourself Alone*, Arkana, 1990

Roberta DeLong Miller, *Psychic Massage*, Harper and Row, 1975

Herbert C. Miller, „Head Pain," pp. 135–142, the *Journal of the American Osteopathic Association*, Vol. 72, 10/72

Mira, *For Love of the Dark One*, trans. Andrew Schelling, Shambala, 1993

Edgar D. Mitchell, *Psychic Exploration*, Putnam, 1974

Fred L. Mitchell et al, „Accuracy and Perceptual Decision Delay in Motion Perception," p. 149, *Journal of American Osteopathic Association*, Vol. 78, 10/78

Stephen Mitchell, *The Enlightened Heart*, Harper and Row, 1989

Betty Clare Moffat, *Soulwork* Wildcat Canyon Press, 1994

Richard Monastrsky, „The Edicaran Enigma," pp. 28–30, *Science News*, Vol. 148, 7/8/95

Raymond A. Moody, *Life after Life*, Stackpole Books, 1976

Virginia Morell, „The Earliest Art Becomes Older – and More Common," pp. 1908 1909, *Science*, Vol. 267, 3/31/95

Melvin Morse, *Transformed By the Light*, Ballantine Books, 1992

Yuri Moskalenko, *Cerebral Pulsation in the Closed Cranial Cavity*, Izv Akad Nauk USSR, Vol. 620, No. 4, 9/61

Vernon B. Mountcastle, *Medical Physiology*, C.V. Mosby, 1974

John H. Moyer et al, „Effect of Increased Jugular Pressure on Cerebral Hemodynamics," *Journal of Applied Physiology* 7, 11/54

Max Muller, trans, *The Upanishads*, Part II, Dover (England) 1962

Miyamoto Musashi, *A Book of Five Rings*, Overlook Press, 1974

Charles Muses and Arthur M. Young, *Consciousness and Reality*, Outerbridge and Lazard, 1972

John Napier, *The Roots of Mankind*, London, 1971

National Institute of Mental Health Epidemiologic Catchment Area Study on Obsessive-Compulsive Disorders, 1988

Loil Neidhoefer, *Intuitive Koerperarbeit*, Transform, 1990

John G. Neihardt, *Black Elk Speaks*, Bison, 1932

Martin G. Netsky and S. Shulangshoti, *The Choroid Plexus in Health and Disease*, University Press of Virginia, 1975

Frank Netter, *The Musculoskeletal System*, Ciba-Geigy, 1987

Frank H. Netter, *The Nervous System*, Ciba-Geigy, 1967

Frank Netter, *Atlas of Human Anatomy*, Ciba-Geigy, 1989

Forrest Nielsen, „Biochemical and Physiologic Consequences of Boron Deprivation in Humans," pp. 59–63, *Environmental Health Perspectives*, 11/7/94

Robert M. Nideffer, *Ethics and Practice of Applied Sports Psychology*, Mouvement [sic] Publications, 1981

Tim O'Brien, *The Things They Carried*, Viking, 1991

Robert E. Ornstein, *The Mind Field*, Viking, 1976

Robert Ornstein and Richard F. Thompson, *The Amazing Brain*, Houghton Mifflin Company, 1984

Robert Ornstein, *The Evolution of Consciousness*, Prentis Hall, 1991

Frank A. Oski, *Don't Drink Your Milk: New Frightening Medical Facts about the World's Most Overrated Nutrient*, TEACH Services, Brushton, New York, 1992

Walter N. Pahnke and William A. Richards, „Implications of LSD and Experimental Mysticism," in *Altered States of Consciousness*, ed. Charles T. Tart, Doubleday Anchor, 1969

H. W. Parke and D. E. W. Wormell, *The Delphic Oracle*, Vol. 1 and 2, Blackwell, London, 1956

Carol Pearson, *The Hero Within*, Harper & Row, 1986

Fritz Perls, *Ego, Hunger and Aggression*, Gestalt Journal Press, 1992

Lyons Petrucelli, *Medicine: An Illustrated History*, Abradale Press/Harry N. Adams Inc, New York, 1987

John C. Pierrakos, „Anatomy of Evil," from *Meeting the Shadow*, ed. by Connie Zweig and Jeremiah Abrams, Tarcher, 1991

John C. Pierrakos, *The Energy Field in Man and Nature*, Institute of Bio-energetic Analysis, undated

Norman St Pierre, Richard Roppel, Ernest Retzlaff, „The Detection of Relative Movements of Cranial Bones," p. 289, *Journal of the American Osteopathic Association*, 12/76.

Stuart Piggot, *The Druids*, Thames and Hudson, 1985

Teresa Pijoan, *Healers on the Mountain*, August House, 1993

Steven Pinker, *The Language Instict*, Morrow, 1994

Werner Platzer, ed., *Locomotor System*, Thieme, 1986

Fred Plum and Jerome B. Posner, *The Diagnosis of Stupor and Coma*, 3rd edition, F. A. Davis Co, 1980

Robert M. Poole, *The Incredible Machine*, National Geographic Society, 1986

J.J. Pritchard et al, „The Structure and Development of Cranial and Facial Sutures," Part 1, pp 73–86, *Journal of Anatomy*, 1/56

W. Rahula, *What the Buddha Taught*, Grove Press, New York, 1959

Peter Ralston, *Cheng Hsin: The Principles of Efforless Power*, North Atlantic Books, 1989

Peter Rambaut and James Johnston, „Prolonged Weightlessness and Calcium Loss in Man," *Acta Astronautica*, Vol. 6, pp. 1113–1122,

Michael E. Rampino and Bruce M. Haggerty, „Mass Extinctions and Periodicity," pp. 617–618, *Science*, Vol. 269, 8/4/95

Wilhelm Reich, *Orgasmusreflex, Muskelhaltung und Körperausdruck*, Sexpol Verlag, 1937

Wilhelm Reich, *Willhelm Reich Uber Sigmund Freud*, Reich Archive 1954

Wilhelm Reich, *Ether, God and Devil*, Doubleday, 1973

Boyce Rensberger, „Bones of Our Ancestors," pp. 29–34, *Science*, 4/84

Ernest W. Retzlaff et al, „Nerve Fibers and Endings in Cranial Sutures," *The Journal of the American Osteopathic Association*, Vol. 77, 2/78

Ernest W. Retzlaff et al, „Temporalis Muscle Action in Parietotemporal Suture Compression," *The Journal of the American Osteopathic Association*, Vol. 78, 10/78

Ernest W. Retzlaff et al, „The Structures of Cranial Bone Sutures," *Journal of the American Osteopathic Society*, Vol. 75, pp. 607–8, 2/76

Rainer Maria Rilke, *Letters To A Young Poet*, Vintage Books, 1987

Kenneth Ring, *Life at Death: A Scientific Investigation of the Near-Death Experience*, Coward, McCann and Geoghegan, 1980

Sogyal Rinpoche, *The Tibetan Book of Living and Dying*, Harper Collins, 1992

Bryant Robey et al, „The Fertility Decline in Developing Countries," pp. 60–67, *Scientific American*, 12/93

Jelaluddin Rumi, *Open Secret,* trans. John Moyne and Coleman Barks, Threshold Books, 1984

Jelaluddin Rumi, *Unseen Rain,* trans. John Moyne and Coleman Barks, Threshold, 1986

Jelaluddin Rumi *We Are Three*, trans. Coleman Barks, Maypop Books, 1987

Jelaluddin Rumi, *Like This,* trans. Coleman Barks, Maypop, 1990

Peter Rutter, *Sex in the Forbidden Zone,* Fawcett Crest, 1989

Yochanan Rywerant, *The Feldenkrais Method: Teaching by Handling,* Harper and Row, 1983

Oliver Sacks, *The Man Who Mistook His Wife for a Hat,* Summit Books, 1985

Oliver Sacks, „Making Up the Mind," New York *Review of Books*, p. 42, 4/8/93

Oliver Sacks, *Migraine,* University of California Press, 1992

Oliver Sacks, „A Neurologist's Notebook: Prodigies," pp. 44–46, *The New Yorker,* 1/9/95

Jamie Sams and David Carson, *Medicine Cards,* Bear and Co, 1988

Lee Sannella, *The Kundalini Experience: Psychosis or Transcendence,* Integral Publishing, 1992

Bennet A. Shaywitz et al, „Sex differences in the functional organization of the brain for language," pp. 607–609, *Nature,* Vol. 373, 2/16/95

Steven Schumacher, *The Encyclopeadia of Eastern Philosophy and Religion,* Shambala, 1994

H.W. Schumann, *The Historical Buddha,* Arkana, London, 1989

Theodor Schwenk, *Sensitive Chaos,* Anthroposophic, 1990

Lisa Seachrist, „Mimicking the Brain: Using computers to investigate neurological disorders," pp. 62–63, *Science News,* Vol. 148, 7/22/95

The Secret of the Golden Flower, trans. from Chinese to German by Richard Wilhelm, trans. from German by Cary Baynes, Arkana, 1984

Hans Selye, *The Stress of Life,* p. 68, McGraw Hill, 1956

Hans Selye, „The Nature of Stress," pp. 131–150 of A.C. Fonder's *The Dental Distress Syndrome,* Medical Dental Arts, 1993

Richard Selzer, *Mortal Lessons,* Simon and Schuster, 1974

M.I. Sereno et al, „Borders of Multiple Visual Areas in Humnas Revealed by Functional Magnetic Resonance Imaging," pp. 889–893, *Science,* Vol. 268, 5/12/95

Johannes Setekleiv, *Spontaneous Rhythmic Activity in Smooth Muscles,* Norske Legeforening, 1964, Neurological Laboratory, Anatomical Institute, University of Oslo, Norway.

Bernie Siegel, *Love, Medicine and Miracles,* Harper Collins, 1990

Meyer Silverman, „Effect of Skull Distortion on Occlusal Equilibrium," *Journal of Prosthetic Dentistry,* 4/73

Marsha Sinetar, *Ordinary People as Monks and Mystics,* Paulist Press, 1986

Dong Shaoming, *Some Like It Hot: The Chinese Idea of the Dantian,* Heaven Earth, Vol. 1, 1/92

Shalila Sharamon and Bodo J Baginski, *Das Chakra Handbuch,* Windpferd, 1989

Marsha Sinetar, *Ordinary People as Monks and Mystics,* Paulist Press, 1986

S.D. Smith, *Atlas of Temporomandibular Orthopedics,* Medical College of Philadelphia, 1982

C. Snow-Harter and R. Marcus, „Exercise, Bone Mineral Density, and Osteoporosis," *Exercise and Sports Science Reviews,* ed. J. Holloszy, Williams and Wilkins, 1991

H. Somberg, „The Relation of the Spinal Subarachnoid and Perineural Spaces," *Journal of Neuropathy and Experimental Neurology,* 4/47

Reynold Specter and Conrad E. Johanson, „The Mammalian Chroroid Plexus," pp. 68–74, *Scientific American,* 11/89

Reynold Spector, „Micronutrient Homeostasis in Mammalian Brain and Cerebrospinal Fluid, *Journal of Neurochemsitry,* 1989.

„Spinal Cord Injuries: New Optimism Blooms for Developing Treatements," p. 218, *Science,* Vol. 258, 10/9/92

Larry R. Squire and Stuart Zola-Morgan, „The Medial Temporal Lobe System," *Science,* p. 1380, 9/20/91

Rudolf Steiner, *Life Between Death and Rebirth,* Anthroposophic Press, 1968

Suzanne K. Steinmetz, *The Cycle of Violence,* 1977

L. Le Shan, *The Medium, the Mystic and the Physicist,* Viking, 1974

„Skullduggery," p. 34, *Scientific American,* 6/90

Larry R. Squire and Stuart Zola-Morgan on the hippocampus, *Science,* 9/91

Andrew Taylor Still, *Philosophy of Osteopathy,* Edwards Brothers, Ann Arbor, Michigan, 1946

Andrew Taylor Still, *Osteopathy: Research and Practice,* 1910, reprinted by Eastland Press, 1992

Andrew Taylor Still, *Autobiography of Andrew T. Still, with a History of the Discovery & Development of the Science of Osteopathy,* 1897, reprinted by Ayer, 1972

Alan Stoddard, *Principles of Osteopathic Technique,* pp 69–74, Hutchinson Medical, London, 1969

Hal Stone and Sidra Winkelman, *Embracing Our Selves: The Voice Dialogue Manual,* Delos, 1983

Anthony Storr, *Human Agression,* Bantam, 1968

Anthony Storr, *Solitude,* Ballantine Books, 1989

Hyemeyohsts Storm, *Seven Arrows,* Ballantine, 1972

R.S. Stowe et al, *Measurement of Bone Torsion In Vivo Via Biostereoroentgenography,* Thirteenth International Congress for Photogrammetry, Helsinki, 7/76

Christopher Stringer and Clive Gamble, In *Search of the Neanderthal,* Thames and Hudson, 1993

Olive M. Stretch, „The Pituitary and the Ageing Process in realtion to the Cranial Concept," in *Lectures on Cranial Osteopathy* by Denis Brookes, Thorsons, 1981

Ada S. Sutherland, *With Thinking Fingers,* Cranial Academy, 1962

William G. Sutherland, *Collected Writings of William Garner Sutherland D.O., D. Sc. (Hon)* ed. by Adah S. Sutherland and Anne L. Wales, Sutherland Teaching Foundation, 1967

William G. Sutherland, *The Cranial Bowl,* Free Press, 1939

D.T. Suzuki, *Manual of Zen Buddhism,* Rider London, 1950

D.T. Suzuki, *Studies in Zen,* Dell, 1955

Shunryu Suzuki, *Zen Mind, Beginner's Mind,* Weatherhill, 1988

Thomas Szasz, *The Theology of Medicine,* Harper, 1977

Rabindranath Tagore, *Gitanjali* Macmillan, 1912

Reah Tannahill, *Sex in History,* Scraborough, 1980

Charles T. Tart, *Altered States of Consciousness,* Doubleday Anchor, 1969

Melicien Tettambel et al, „Recording of the Cranial Rhythmic Impulse," p. 149, *Journal of the American Osteopathic Association,* Vol. 78, 10/78

Edward J. Thomas, *The Life of Buddha,* Routledge (London) 1969

Jessie R. Thomson, *Natural and Healthy Childhood,* Bloomfield Books, 1927

Times Literary Supplement, *Two Faces of Jung,* 8/2/63

Nikolai Tolstoy, *The Quest for Merlin,* Little Brown, 1985

Steve Van Toller and George H. Dodd, *Perfumery: The Psychology and Biology of Fragrance,* 1989

E. Fuller Torrey, „Are Twins Really Identical," pp. 18–21, *Parabola,* Vol. XIX, No. 2, 5/94

Erik Trinkaus and Pat Shipman, *The Neandetals,* Alfred A. Knopf, 1993

Chuang Tzu, *Inner Chapters,* trans. Gia-Fu Feng and Jane English, Random House, 1974

Chuang Tzu, „Inner Chapters," trans. Stephen Mitchell, from *The Enlightened Heart,* Harper and Row, 1989

Lao Tzu, *Tao Te King,* trans. Gia-Fu Feng and Jane English, Vintage, 1972

Understanding Acute Low Back Problems, U. S. Department of Health and Human Services, 1994

John E. Upledger, „The Relationship of Craniosacral Examination Findings in Grade School Children with Developmental Problems," *The Journal of the American Osteopathic Association,* Vol. 77, 6/78

John E. Upledger et al, „Diagnosis and Treatment of Temporoparietal Suture Head Pain," *Osteopathic Medicine,* 7/78

John E. Upledger and Zvi Karni, „Mechanical Electrical Patterns During Craniosacral Osteopathic Diagnosis and Treatment," pp. 782–791, *Journal of the American Osteopathic Association,* Vol. 78, 7/79

John E. Upledger and Jon D. Vredevoogd, *Craniosacral Therapy,* Eastland Press, 1983

George E. Valliant, *Adaptation To Life,* Little, Brown, 1978

Vanio Vannini, *Atlante Del Corpo Umano,* Fabri Editori (Milan), 1982

Frances E. Vaughan, *Awakening Intuition,* Anchor Press, 1979

Alberto Viloldo and Stanley Krippner, *Healing States* Fireside, 1987

Anne L. Wales, „The Work of William Garner Sutherland, D. O., D. Sc. (Hon.)," *The Journal of the American Osteopathic Association,* Vol. 71, 1972

Alan Walker and Mark Teaford, „The Hunt For Proconsul," *Scientific American,* 1/89

Barbara Walker, *The Woman's Encyclopedia of Myths and Secrets,* Harper, 1983

Brian Browne Walker, trans., *I-Ching,* St Martin's Press, 1992

John Warfel, *The Head, Neck and Trunk,* Williams Wilkins, 1992

S.L. Washburn, „The Relation of the Temporal Muscle to the Form of the Skull," *Anatomical Record,* Vol. 99, 11/47

Alan Watts, *Tao: The Watercourse Way,* Pantheon Books, 1975

John P. Welsh et al, „Dynamic organization of motor control within the olivocerebellar system," pp. 453–457, *Nature,* Vol. 374, 3/30/95

John Wernham, *Lectures on Osteopathy,* Maidstone College of Osteopathy (England), circa 1993

M. Westcott, *Toward a Contemporary Psychology of Intuition,* Holt, Rinehart and Winston, New York, 1968

Ian Wilson, *The After Death Experience: The Physics of the Non-Physical,* William Morrow, 1987

Arthur T. Winfree, „The Timing of Biological Clocks," *Scientific American Library,* 1987

Jonathan Winson, „The Meaning of Dreams," pp. 86–96, *Scientific American,* 11/90

Marion Woodman, *The Ravaged Bridegroom: Masculinity in Women,* Inner City Books, 1990

R. H. Woods and J. M Woods, „A Physical Finding Related To Psychiatric Disorders," *Journal of the American Osteopathic Association,* Vol. 60, pp. 988–993, 8/61

Jack Worsley, *The Meridians of Chi Energy: Point Reference Guide,* The College of Traditional Chinese Acupuncture, U.K., 1979

Richard J. Wurtman and Judith J. Wurtman, „Carbohydrates and Depression," p. 68, *Scientific American,* 1/89

James B. Wyngaarden and Lloyd H. Smith Jr, *Textbook of Medicine,* Saunders, 1982

Yatri, *Unknown Man: The Mysterious Birth of a New Species,* Simon and Schuster, 1988

Shinzen Young, „Purpose and Method of Vipassana Meditation," *The Humanistic Psychologist,* Vol. 22, Spring 1994

Alfred J. Zeigler, „Illness as Descent into the Body," from *Meeting the Shadow,* p. 95, ed. by Connie Zweig and Jeremiah Abrams, Tarcher, 1991

Mark Zvelebil, „Postglacial Foraging in the Forests of Europe," pp. 104–106, *Scientific American,* 5/86

Zweig and Abrams, *Meeting the Shadow,* Tarcher, 1991

Audio Tapes

Angeles Arrien, *The Story of Basque Mysticism,* Dolphin Tapes, 1982

Robert Bly and Marion Woodman, *Facing the Shadow In Men and Women,* Oral Traditions Archives, 1993

Deepak Chopra, *Quantum Healing Workshop,* Mystic Fire Audio, Sound Horizons Audio Video, 1990

Ken Cohen, *The Way of Chi Kung,* Sounds True Inc., 1993

James Hillman, Michael Meade and Meladoma Somez, *Images of Inititation,* Aural Traditions Archives, 1/24/92

John C. Lilly, *The Dolphin Experience,* Dolphin Tapes, 1969

Rollo May, *Violence and the Daimonic,* Dolphin Tapes, 1970

Fritz Perls, *Gestalt Therapy and How it Works,* Dolphin Tapes, 1966

Fritz Perls, *Dream Theory and Demonstration,* Dolphin Tapes, 1967–1968

Ram Dass, *Yoga of Daily Life,* Dolphin Tapes, 1970

William G. Sutherland:
The Science of Osteopathy
The Hole in the Tree
The Reciprocal Tension Membrane
Cranial Articular Surfaces
The Primary Respiratory Mechanism
Types of Cranial Lesions
(Audio Recordings made on to vinyl in 1953)

Marion Woodman, *Addiction and Sacred Emptiness,* c/o Inner City Books, Box 1271, Station Q, Toronto, Canada M4T 2P4

Shinzen Young, *The Red Road: A Review of Native American Spiritual Practices,* Insight Recordings

Shinzen Young, *Introduction to Vipassana: Where the Path Leads,* Insight Recordings

Film

Documentary film on C. G. Jung, *Matter of Heart,* available from the Jung Foundation in Los Angeles. Telephone 310-556 1196

Quellennachweise

W. French Anderson. „Omni," July, 1991, reprinted by interviewee's permission

From *W. H. Auden: Collected Poems* by W.H. Auden Copyright © 1969, by W.H. Auden, reprinted by permission of Random House Incorporated.

Keri Hulme, „The Bone People" (copyright © 1983 by Keri Hulme; Louisiana State University Press, 1985), page 71. Reprinted by permission

Lawrence S. Reed, M. D., „Letter to the Editor," *The New York Times,* November 6, 1990, Reprinted by interviewee's permission

Marion Woodman, „Addiction and Sacred Emptiness," reprinted by author's permission.

Autumn Journal, by Louis MacNeice, Faber & Faber Limited, Publishers, 1939.

A Book of Five Rings, by Miyamoto Musashi, translated by Victor Harris. Translation Copyright © 1974 by Victor Harris. Published by the Overlook Press. Reprinted by permission.

The Dammapada: The Sayings of the Buddha, by Thomas Byrom. Copyright © 1976 by Thomas Byrom. Reprinted by permission of Random House, Inc.

Dreambody, Arnold Mindell, Sigo Press, 1982. Reprinted by kind permission of Dr Mindell.

Poems from pages 14, 16, 17, 21-23, 32 and 87 from *The Enlightened Heart: An Anthology of Sacred Poetry* by Stephen Mitchell. Copyright © 1989 by Stephen Mitchell. Reprinted by permission of HarperCollins, Publishers, Inc.

„Global temperatures ... geniuses died out," by Malcolm W. Browne. *The New York Times*, December 15, 1992. Reprinted by permission.

A Gradual Awakening, by Steven Levine. Doubleday, a division of Bantom, Doubleday, Dell Publishing Group, Inc., 1979. Reprinted by permission.

„Healing" by D. H. Lawrence, from *The Complete Poems of D.H. Lawrence* by D. H. Lawrence, Edited by V. de Sola Pinto & F. W. Roberts. Copyright © 1964, 1971, by Angelo Ravagli and C. M. Weekley, Executors of the Estate of Frieda Lawrence Ravagli. Used by permission of Viking Penguin, a division of Penguin Books USA Inc.

„The hearing mechanisms ... coming ashore," by Malcolm W. Browne. *The New York Times*, March 16, 1993. Reprinted by permission.

The I Ching or Book of Changes, Translated by Richard Wilhelm and rendered into English by Cary F. Baynes. Princeton University Press, 1977. Reprinted by permission.

Inside Doctoring, by Robert Coombs, Praeger Publishers, 1986. Reprinted by permission.

From *The Kabir Book* by Robert Bly, Copyright © 1971, 1977 by Robert Bly, reprinted by permission of Beacon Press.

„Laughter is Still Music to Victor Borge's Ear," by Harold C. Schonberg. *The New York Times,* December 5, 1989. Reprinted by permission.

Letters to a Young Poet, Rainer Marie Rilke, translated by Stephen Mitchell, Random House, Inc., 1984. Reprinted by permission.

LSD Psychotherapy, by Stasislav Grof, Hunter House, Inc., 1980

The Merlin Trilogy, by Mary Stewart, Copyright © 1970 by Mary Stewart, William Morrow & Co. Hodder & Stoughton, 1980. Reprinted by permission.

„M. F. K. Fisher, Writer of the Art of Food, Dies at 83," by Molly O'Neill. *The New York Times,* June 23, 1992. Reprinted by permission.

From *Mortal Lessons,* Copyright © 1974, 1975, 1976, 1987 by Richard Selzer. Reprinted by permission of Simon & Schuster, Inc.

The New York Review of Books, „Freud's Creative Illness," by Charles Rycroft. Reprinted with permission from *The New York Review of Books.* Copyright © 1985, Nyrev Inc.

Novalis, translated by Arthur Versluis, Pollen and Fragments, Phanes Press, 1989. Reprinted by permission.

Open Secret: Versions of Rumi, translated by John Moyne and Coleman Barks, Threshold Books, RD4 Box 600, Putney, VT 05346. Reprinted by permission.

Quantum Healing, by Deepak Chopra, Bantam Books, 1989. Reprinted by permission.

Riding the Ox Home, by Willard Johnson, Copyright © 1982 by Willard Johnson. Reprinted by permission of Beacon Press.

A River Runs Through It, by Norman MacLean. University of Chicago Press, 1976. Reprinted by permission.

Rumi: We Are Three. Versions of Rumi, translated by Coleman Barks, Maypop Books, 1987. 196 Westview Avenue, Athens, GA 30606. Reprinted by permission.

The Secret of the Golden Flower, translated by Richard Wilhelm and Cary F. Baynes. Harcourt, Brace & Company. Reprinted by permission.

From *The Secret Pilgrim,* by John le Carré. Copyright © 1991 by John le Carré. Reprinted by permission of Alfred A. Knopf, Inc.

„somewhere i have never travelled, gladly beyond" is reprinted from *Complete Poems, 1904–1962,* by e. e. cummings, Edited by George J. Firmage, by permission of Liveright Publishing Corporation. Copyright © 1923, 1925, 1926, 1931, 1935, 1938, 1939, 1940, 1944, 1945, 1946, 1947, 1948, 1949, 1950, 1951, 1952, 1953, 1954, 1955, 1956, 1957, 1958, 1959, 1960, 1961, 1962 by e. e. cummings. Copyright © 1961, 1963, 1966, 1967, 1968 by Marion Morehouse Cummings. Copyright © 1972, 1973, 1974, 1975, 1976, 1977, 1978, 1979, 1980, 1981, 1982, 1983,

1984, 1985, 1986, 1987, 1988, 1989, 1990, 1991 by the Trustees for the e. e. cummings Trust.

Tao: *The Water Course Way,* by Alan Watts. Pantheon Books, 1977. Reprinted by permission.

Selected excerpt from page 16 of *Teaching a Stone to Talk* by Annie Dillard. Copyright © 1982 by Annie Dillard. Reprinted by permission of Harper Collins, Publishers, Inc.

From *W.H. Auden: Collected Poems* by W.H. Auden. Reprinted by permission of Random House, Inc.

Wizard of the Upper Amazon, by Dr. F. Bruce Lamb, Atheneum, 1971. Permission granted by Elizabeth S. Lamb.

From *Zen in the Art of Archery,* by Eugene Herrigel. Copyright 1953 by Pantheon Books, Inc. and renewed 1981 by Random House, Inc. Reprinted by permission of Pantheon Books, a Division of Random House, Inc.

Artwork

Laurence Olivier „Hamlet," circa 1930's stage production photo by J.W. Debenham. Motion Picture & Television Photo Archive. Reprinted by permission.

„Body, Mind, Spirit," 1985 (center panel), „Psychic Energy System," 1980, „Praying," 1984, from „Sacred Mirrors: The Visionary Art of Alex Grey," Inner Traditions International, 1990. Permission kindly granted by Alex Grey.

Calvin and Hobbes cartoon, 11/22/92. Universal Press Syndicate. Reprinted by permission.

Pocket Atlas of Human Anatomy by Heinz Feneis. Plates # 5, 9, 11, 13, 15, 17, 19, 21, 23, 25, 27, 29, 281 and 283. Georg Thieme Publishers, 1976. Reprinted by permission.

All other artwork by Jamey Garbett and copyright © Nielsen/Garbett 1995.

Hugh Milne und weitere LehrerInnen des Milne-Instituts unterrichten weltweit.

Weitere Informationen oder Ausbildungspläne/ Kursdaten für Europa oder die Vereinigten Staaten sind erhältlich beim

Milne Institute Inc.
P.O.Box 220
Big Sur, CA 93920 USA
Büro und Antwortdienst:
Tel.: (831) 6 67-23 23
Fax: (831) 6 67-25 25
E-Mail: milneinst@aol.com
Website: www.milneinstitute.com

Büro in Deutschland:
Hans-Matthiessen-Straße 21
21029 Hamburg
Tel.: 00 49-(0)40-72 00 65 40
E-Mail: cranio@milne.de

Weitere Bücher aus dem Verlag Via Nova:

Aus der Mitte des Herzens lauschen
Eine visionäre Annäherung an die Craniosacralarbeit
Hugh Milne

Gebunden, Großformat, 21 x 29,7 cm,
Band 1: 224 Seiten, 46 Graphiken, 9 Fotos   ISBN 978-3-928632-54-6
Band 2: 344 Seiten, 238 Graphiken, 125 Fotos   ISBN 978-3-928632-62-1

2. Auflage

Der Verfasser führt den Leser ein in die Geschichte visionärer craniosacraler Arbeit – ihrer Entstehung, Entwicklung, Philosophie und Praxis. Der Autor erklärt, wie eine Erdung in Meditation, sensitive Berührung und intuitive Wahrnehmung zu einer bemerkenswerten Entfaltung der eigenen Fähigkeiten führen kann. Die schamanischen Wurzeln, die die craniosacrale Arbeit mit allen Formen heilender Berührung teilt – ob Massage, Tiefengewebsarbeit, Energiearbeit oder Handauflegen –, werden genauso dargestellt wie der Auftrag des Heilers, die Entwicklung von Wahrnehmung und Intuition und visionärer Diagnose. Der zweite Band von „Aus der Mitte des Herzens lauschen" enthält Einzelheiten über die Anatomie, Physiologie sowie die Energien und Techniken, die das wesentliche Herzstück visionärer craniosacraler Arbeit ausmachen. „Ein wunderbares Buch. So viele Weisheiten und Bücher in einem Buch." (Betty Balcombe)

Gesundheit aufbauen
Die bewusste Kunst, sich wohl zu fühlen
Randolph Stone

Paperback, 216 Seiten, 26 Graphiken, 20 Fotos – ISBN 978-3-928632-97-3

Dieses Buch verbindet theoretische Aspekte der Polaritätstherapie mit praktischer Anwendung für ein gesundes Leben. Es ist ein wichtiges Gesundheitsbuch für jedermann und nicht nur als Einführung für Menschen geeignet, die sich für Energiemedizin interessieren. Für all jene, die sich mit der Polaritätstherapie behandeln lassen und die die Behandlungen durch Selbsthilfemethoden unterstützen wollen, ist es eine wertvolle Ergänzung. In dem Werk, das Dr. Stone geschaffen hat, übergibt er den Schlüssel zu den inneren Räumen von Frieden, Kraft, Respekt und Versöhnung, die er selbst geschaut hat. Die Tore sind Ordnung der Energiefelder im Körper, neue Einstellungen, Ernährung, Körperübungen, Polarity-Yoga. Es ist vor allem die geistige Ebene, auf der Stone so tief berührt und eine heilende innere Bewegung in Gang setzt. Es ist dieser Ort, an dem jeder den Zugang zu seiner Selbstheilungskraft findet. Dort geschieht es, dass „das Geschenk des Lebens" vom Wort zum Erlebnis, zum gefühlten, geschmeckten, erfahrenen Inhalt wird.

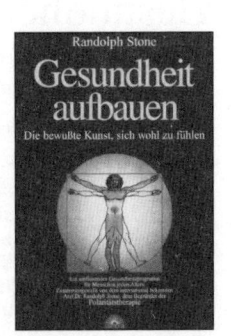

Selbsterkenntnis und Heilung
Die Auflösung emotionaler Energieblockaden
Jordan P. Weiss

Gebunden, 232 Seiten, 21 Zeichnungen – ISBN 978-3-928632-28-7

Die in diesem Buch dargestellte Methode „Psychoenergetics" wurde von Dr. Jordan Weiss entwickelt, einem Spezialisten auf den Gebieten Stressbewältigung, Verhaltensmedizin, Personaler Transformation und chronischer Erkrankungen. Der therapeutische Ansatz von Dr. Weiss beruht auf der Erkenntnis, dass der Mensch ein Energiefeld ist, also auch Emotionen als Energiemuster in uns existieren. Diese Methode schafft Zugang zu dem unbewussten Selbst und lässt Sie verborgene, falsche Denk- und Verhaltensmuster entdecken und auflösen, die Sie daran hindern, alle positiven Möglichkeiten des Lebens auszuschöpfen und ein glückliches Dasein zu führen. Mit den Methoden der „Psychoenergetics" können Sie lernen, Ärger, Angst und Unsicherheit freizusetzen; Blockaden zu entdecken, die Sie am Erreichen Ihrer Ziele hindern; Selbstsabotage zu eliminieren; sich von Schmerzen zu befreien; Schmerzen bei Menschen zu lindern, die Sie lieben; Liebe und Glück zu empfangen und negative Energien aufzulösen.

Die zwölf Grade der Freiheit
Spiraldynamik, Kunst und Wissenschaft
menschlicher Bewegungskoordination
Christian Larsen

3. Auflage

Geb., 318 Seiten, 324 Illustrationen, Fotos und künstlerische Umsetzungen,
Großformat, Zweifarbendruck – ISBN 978-3-928632-16-4

Einem Bildhauer vergleichbar, gestalten Sie zeitlebens Ihren eigenen Körper. Nur verwenden Sie Bewusstsein und Bewegung anstelle von Hammer und Meißel. Die Spur führt zur verblüffenden Wiederentdeckung des Selbstverständlichen. Die Bewegungen des Menschen folgen denselben Prinzipien von Raum und Zeit, von Energie und Materie, welche Bewegungskoordination überall in der Natur bestimmen. Der Mensch – ein „Stück Universum". Dieses Buch schult Ihr Auge in Wort und Bild. Sie werden sich selbst und andere mit anderen Augen betrachten lernen. Der „diagnostische Blick" erlaubt Ihnen zu erkennen, was koordiniert ist und was nicht. Darauf basierend finden Sie ein vierstufiges Übungsprogramm, das Ihren Alltag zur wirkungsvollen Übung werden lässt. Sie werden ein wissenschaftliches Kunstbuch besitzen – einzigartig in seiner Art. Es verdichtet, was Sie schon immer über Bewegung wissen wollten, zu persönlichen Erkenntnissen. Ein bewegendes Buch, an dem kein Weg vorbeiführt.

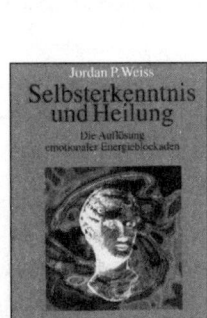

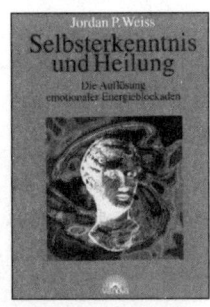

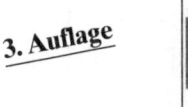

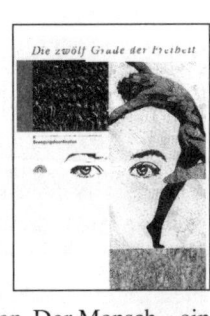

Mit Yoga Nidra das Leben meistern

Das Energiepotenzial des Unbewussten erkennen und die Kreativität der Alpha-Ebene nutzen

Anna Röcker

Hardcover, 192 Seiten
ISBN 978-3-86616-069-9

Leicht erlernbare „magische" Praktiken ermöglichen es auf verblüffend einfache Weise, die Fähigkeiten des Geistes optimal und zielgerichtet zu nutzen. Auf verschiedenen Stufen führt Yoga Nidra von einer ganzheitlichen, tiefen Entspannung bis hin zur Lösung von alten Mustern und Blockaden sowie Programmierungen aus der Kindheit. Davon frei zu werden eröffnet völlig neue Möglichkeiten, die innere Stimme zu hören und das eigene kreative Potenzial zu entwickeln und für die eigene Lebensgestaltung einzusetzen. Im besten Sinne führt Yoga Nidra nicht nur zur eigenen Weiterentwicklung und inneren Freiheit, sondern zur Mitgestaltung und Erhaltung der Schöpfung. Yoga Nidra ist für jeden Menschen geeignet, da es sich um ein in sich schlüssiges System handelt. Das uralte Yoga Nidra-Wissen wird damit zum Schlüssel für die „neue Zeit", von der die moderne Gehirnforschung spricht.

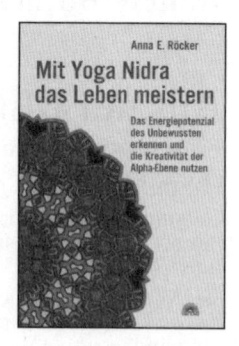

Gesundheit „selbst gemacht"

Wie Sie ohne fremde Hilfe mit Meridianklopfen und anderen nützlichen Methoden Ihr Wohlbefinden steigern

Verena Stollnberger

Paperback, 256 Seiten, 6 Fotos, 95 Zeichnungen – ISBN 978-3-86616-040-8

Meridiane sind Energiebahnen im menschlichen Körper, die durchlässig sein müssen, oft aber blockiert sind und den Fluss der Energie verhindern. Die daraus entstehenden Störungen im Energiesystem können zu psychischen wie körperlichen Erkrankungen führen. Mit Hilfe geeigneter Methoden lassen sich die Meridiane für das Fließen der Energie öffnen und offen halten. Dazu gehört auch das Meridianklopfen, das sich hervorragend für die Selbstanwendung eignet. Verena Stollnberger stellt diese Therapieform in ihrem praktischen, flüssig geschriebenen Buch überzeugend in jeweils zwei Schritten vor. Ihre Spielfigur ist der pfiffige Meridianus, der auf witzige Art und Weise, die schon für ältere Kinder verständlich ist, Neugier erweckt. Darauf folgt eine ausführliche, exakte und sachliche Beschreibung verschiedener Methoden des Meridianklopfens in Wort und Bild, die sich in die verschiedenen Anwendungsbereiche gliedert. Die eigentlichen Übungskapitel schließt ein knapper, stichwortartiger Kurzablauf in der Art eines Merkzettels ab. Damit gibt die Autorin dem Leser ein Werkzeug in die Hand, das auch bei hartnäckigen und chronischen Symptomen Selbstheilungsprozesse in Gang setzen kann.

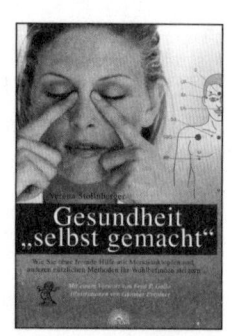

Über die Lichtkraft der Farben in unserer Nahrung

Kompass für genussreiches und gesundes Essen

Diethard Stelzl

Hardcover, 224 Seiten, vierfarbig, 70 Farbfotos, 48 farbige Grafiken und Tabellen
ISBN 978-3-936486-55-1

Dieses Ernährungsbuch schildert, wie wir trotz der üblichen Hektik des Alltags zu einer harmonisch ausgerichteten Ernährung (zurück)finden, warum die Farbe der Nahrungsmittel so wichtig ist und wie sich die in ihnen enthaltene kosmische Lichtkraft positiv auf Körper, Geist und Seele auswirkt. Es geht unter anderem auf grundlegende Erkenntnisse über Vitamine, Mineralstoffe, Enzyme, Kohlenhydrate oder über Verdauung und Stoffwechsel ein, beschreibt die heutzutage immer wichtiger werdende Rolle des Wassers sowie des Salzes und zeigt, wie Licht und Farben insgesamt auf den Organismus wirken. Die Kombination bestimmter Farben in der Ernährung kann den Energiegehalt von Lebensmitteln beträchtlich steigern, was sich auf verblüffende Weise sogar messen lässt!

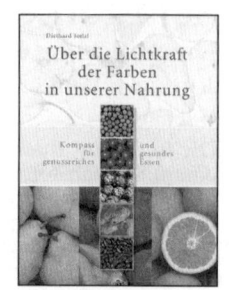

Sieben Schritte zu deinem Idealgewicht

Ein spiritueller Pfad zu Gesundheit und Wohlergehen

Mary Bray

Gebunden, 152 Seiten
ISBN 978-3-928632-67-6

Was wir essen, ist nur ein Teil des Lernvorgangs, der in diesem Buch angeboten wird. Dieses Buch ist nicht fanatisch. Es ist flexibel. Sein Thema sind weder Lebensmittel noch das Essen. Es sind nicht nur unsere schlechten Essgewohnheiten, die uns übergewichtig werden ließen oder sein lassen. Es sind vor allem unsere falschen Gedanken über uns selbst und andere, die uns das Leben schwer gemacht haben. Wenn wir uns mit der Vergangenheit aussöhnen und unsere falschen Gedanken und unseren Groll loslassen, uns und anderen nicht mehr die Schuld geben, lassen wir auch unser Fett los. Jeder, der bereit ist, seine „alteingesessenen" Lebensmuster aufzugeben, kann sein Idealgewicht erreichen. In Form von mentalen Übungen werden in diesem Buch grundlegende Einsichten und Anleitungen gegeben, wie man den Geist trainiert, um Gewicht abzubauen. Der Körper beginnt zu reagieren und fängt an, sich zu wandeln. Gleichzeitig mit dem körperlichen Wandel vollzieht sich eine Verbesserung der persönlichen Gefühlsebene, so dass sich Gesundheit und Wohlergehen einstellen.

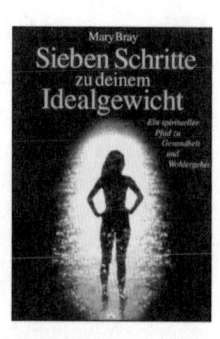

Durch Energieheilung zu neuem Leben

Atlas der Psychosomatischen Energetik

Dr. med. Reimar Banis

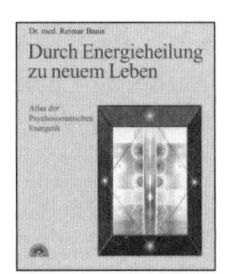

3. Auflage

Hardcover, 408 Seiten, Großformat, vierfarbig
ISBN 978-3-936486-15-5

Jeder Mensch, der mehr über sich, seinen unbewussten Charakter erfahren möchte, kann von diesem Buch nur profitieren. Der Leser findet Informationen aus allen Kultur-Epochen und spirituellen Disziplinen über die Lebensenergie, die Chakras und deren herausragende Bedeutung für Gesundheit, Lebensfreude und Sinnfindung im Leben. Der Autor verbindet das naturwissenschaftliche Weltbild mit Erkenntnissen der modernen Energiemedizin und uralter spiritueller Erkenntnisse. Ein neues Weltbild wird sichtbar, in dem die seelische Evolution des Einzelmenschen den eigentlichen Schlüssel darstellt. Dr. Banis schildert ein neues, einfaches System der Energiemedizin, das er entdeckt hat, um Energieblockaden in kürzester Zeit zu erkennen und zu heilen – die Psychosomatische Energetik.

Das große Ayurveda-Kinder-Gesundheitsbuch

bessere Gesundheit, mehr Lebensfreude, höhere Intelligenz

Dr. med. Detlef Grunert

Hardcover, 240 Seiten, 140 Fotos, Großformat
ISBN 978-3-86616-074-3

In diesem Buch hat der Arzt, Ayurveda-Therapeut und Ausdauersportler Dr. D. Grunert alle Themen berücksichtigt, die für eine optimale Förderung und Erziehung der Kinder und Jugendlichen notwendig sind. Gesunde Ernährung, Bewegungsförderung und Sport, ganzheitliche Behandlung von Erkrankungen im Kindes- und Jugendalter und wirklich ganzheitliche Prophylaxe sind zentrale Themen des Buches. Ayurveda liefert die Konzepte für eine individuelle Förderung der Kinder. Ayurveda für Erwachsene ist bereits hochaktuell (siehe Presse etc.). Jedes Lebewesen hat individuelle Eigenschaften! Diese Unterschiede werden im Ayurveda durch die Konstitiution beschrieben. Wenn Sie die Konstitution Ihres Kindes kennen, wissen Sie auch, welche Ernährung, welcher Sport, welche Bewegung, welche Umgebung etc. ideal wäre, um die Gesundheit zu erhalten. Das Buch ist auch für Laien verständlich geschrieben. Die Ratschläge und Tipps sind tatsächlich umsetzbar. Das Konzept und der Inhalt des Buches sind sicher auch für alle interessant, die professionell mit Kindern und Jugendlichen zu tun haben, für Lehrer, Erzieher, aber auch Allgemein- und Kinderärzte und natürlich für alle Ayurveda-Interessierten.

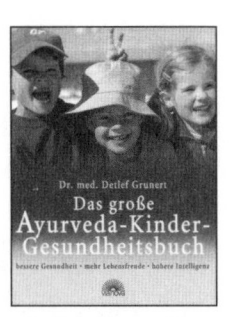

Die Heilkraft des Atems für einen erholsamen Schlaf

Ein Handbuch
Susanne Duden

Hardcover, 296 Seiten, 50 Fotos,
mit audioaktiver CD für einen besseren Schlaf
ISBN 978-3-86616-010-1

Menschen mit Schlafstörungen stecken in einem Teufelskreis. Auf der einen Seite finden sie nicht mehr ausreichend Schlaf, sind von der natürlichen Quelle der nächtlichen Ruhe und Erholung abgeschnitten. Auf der anderen Seite wollen sie ihre Frau bzw. ihren Mann stehen und den Anforderungen des Tages gerecht werden. Im theoretischen Teil des Handbuches erläutert die erfahrene Atemtherapeutin Susanne Duden, wie es zu Schlafstörungen kommt und was man dagegen tun kann. Sie stellt die Methode des bewussten, zugelassenen Atems vor und erklärt, wie diese den Schlaf fördert. Im praktischen Teil beschreibt die Autorin ausführlich Atemübungen, die auf unterschiedliche Beschwerden und Bedürfnisse bei Schlafstörungen eingehen und auch von Menschen ohne Atem- und Körpererfahrung nachvollzogen werden können. In der Beschäftigung mit dem eigenen Körper- und Atemgeschehen können als Voraussetzung für einen erholsamen Schlaf vegetative Stresszustände abgebaut und innere Ruhe wieder erlangt werden.

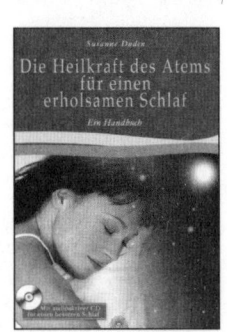

Der Dreiklang für ein vitales, gesundes Leben

Natürliche Ernährung, Mentale Fitness,
Seelische Ausgeglichenheit

Dr. Franz Decker

Paperback, 240 Seiten
ISBN 978-3-86616-042-2

Natürliche Ernährung sowie eine natürliche, ausgewogene Lebensweise sind die Basis für mehr Vitalität, Wohlbefinden und Gesundheit. Das Buch zeigt den Zusammenhang zwischen Zivilisationskost, Fertiggerichten, Fast Food und den Auswirkungen auf Vitalität, Gesundheit und Figur auf. Es macht die Bedeutung einer natürlichen Ernährung und Lebensweise für Stressabbau, Stimmungsschwankungen, Wohlbefinden, für Körper-Gesundheit, Fitness und Alterungsprozess deutlich. Das Ernährungskonzept wird ergänzt durch ein Körper, Geist und Seele stärkendes Programm, um so die Lebensqualität zu stärken und vital bis ins hohe Alter zu bleiben. Basis ist ein erprobtes siebenstufiges MindCoaching-Programm. Durch Mentaltraining soll Ernährungs- und Lebensverhalten entsprechend der individuellen Ziele reguliert bzw. umgestellt werden. Ein solches Mind-Programm wird ergänzt durch ein Ernährungs- und Lebensmanagement-Konzept mit dem Ziel, Vitalität und Gesundheit in einer Zeit des Umdenkens stärker zu beachten, zu erhalten und zu fördern.

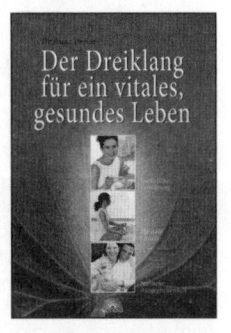

Die Heilkraft der Rituale
Weibliche Energien stärken

Erika Haindl

Paperback, 296 Seiten, 40 Abbildungen
ISBN 978-3-86616-102-3

Sind wir uns bewusst, dass in der Familie, im Freundeskreis, in vielen sozialen Gruppen, bei Festen und im Alltag Rituale, symbolische Gegenstände, magische Orte unser Leben beeinflussen oder sogar prägen? Deren Herkunft, Bedeutung und Wirkung ist uns oft unbekannt.
Die promovierte Kulturanthropologin Erika Haindl hat ihre spirituellen Erfahrungen aus langjährigen Kontakten mit nordamerikanischen Indianern und ihre diesbezüglichen Kenntnisse über europäische Kulturgruppen in Vergangenheit und Gegenwart in diesem Buch dargelegt. Sie beschreibt und interpretiert traditionelle und neu entwickelte Rituale im Kreislauf des Jahres und des Lebens, Märchenmotive, alte und neue Mythen, Kraftorte, Handlungen und Funktionen der beteiligten Personen und ihrer Mitgeschöpfe im kulturellen Zusammenhang und zeigt deren Wirkung auf. Dieses aufschlussreiche Buch kann Frauen und Männern helfen, ihren Alltag spirituell zu erweitern, eine höhere Bewusstseinsebene zu erlangen.

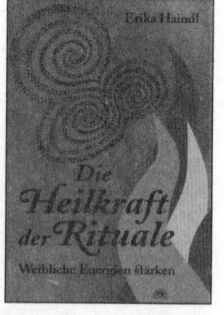

Homöopathie und Transpersonale Psychotherapie
Ein integratives Behandlungsmodell

Beata Schnebel

Paperback, 272 Seiten
ISBN 978-3-86616-086-6

In dem Buch wird die These vertreten, dass insbesondere die gleichzeitige Anwendung von Homöopathie und Transpersonaler Psychotherapie zu tiefgreifenden Wirkungen im Heilungsprozess führt. Das Buch richtet sich an Fachleute, die im Bereich der Homöopathie oder Psychotherapie tätig sind, und an interessierte Laien, die ein umfassendes Wissen über die Homöopathie und die Transpersonale Psychologie und ihre Methodik erfahren möchten.
Die Heilung körperlicher Erkrankungen, die Lösung emotionaler Konflikte und der Weg der Selbstverwirklichung auf der existentiellen und geistigen Ebene stehen im Zentrum der Therapie und werden in der Behandlung gleichermaßen berücksichtigt. Die therapeutische Arbeit führt zu einer Bewusstseinsentwicklung im personalen und transpersonalen Bereich und wird zu einer Reise der Seele und des Geistes, die das Individuum auf dem Weg zur Ganzheit begleitet.

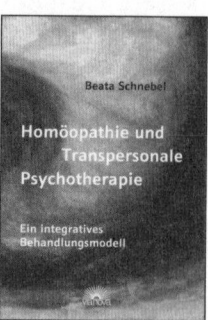

Von der Psychotherapie zu schamanischen Heilweisen
Feinstoffliche Heilung als Weg zum Kern des Bewusstseins

Carla Lamesch

Paperback, 192 Seiten
ISBN 978-3-86616-038-5

Das Buch zeigt auf, wie durch die Verbindung von Methoden der modernen Psychotherapie mit altem schamanischem Heilwissen auch schwer zugängliche Schichten im Unbewussten direkt erreicht werden können. Durch die auf diese Weise bewirkte Heilung kann der Weg zum innersten Kern des Bewusstseins erschlossen werden. In spannenden Protokollen beschreibt Carla Lamesch, wie blockierte Energien freigelegt werden und ein Heilungsprozess in Gang gesetzt wird. Sie macht deutlich, dass schamanische Traditionen nichts mit Magie oder Zauberei zu tun haben, sondern auf altem, überliefertem Wissen beruhen und sich der höchsten geistigen Ebenen bedienen, um Heilung zu bewirken. Dieses faszinierende und unkonventionelle Buch richtet sich nicht nur an Fachleute, sondern bietet auch interessierten Laien eine große Fülle an Anregungen und neuen Einsichten.

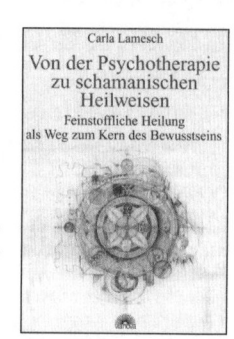

Heilung und Neugeburt
Aufbruch in eine neue Dimension des Lebens

Barbara Schenkbier / Karl W. ter Horst

Hardcover, 272 Seiten, 30 Fotos, 10 Grafiken
ISBN 978-3-936486-57-5

Immer mehr Menschen suchen Auswege aus Einsamkeit und Trauer, Isolation und Sinnkrise. Sie sehnen sich nach Wärme und Licht, einem Aufbruch ins Leben, dem erneute Enttäuschungen und Niederlagen erspart bleiben. Barbara Schenkbier und Karl W. ter Horst geben anregende Impulse für den Aufbruch in eine neue Dimension des Lebens, für die spirituelle Neugeburt des Menschen. Diese Impulse sind begleitet von wegweisenden Ratschlägen für die Heilung von Seele und Körper. Die Autoren schöpfen aus der spirituellen Erfahrung einer neuen Dimension der Heilung und der Geschichte ganzheitlicher Heilverfahren aus dem göttlichen Feld. Die spirituelle Heilung wird ausführlich dargestellt. Mit einer bisher unveröffentlichten evolutions-psychologischen Methode ermöglichen sie dem Leser überraschende Einblicke in die verschlungenen Verläufe seiner eigenen Entwicklung. Alles Mitmenschliche und Kraftspendende, das dabei ans Licht des Bewusstseins dringt, bewerten die Autoren als Quellen von Heilung und Glück.

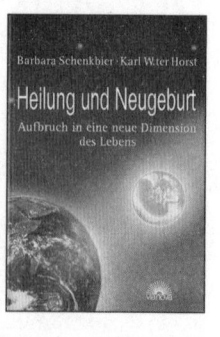